AF569180

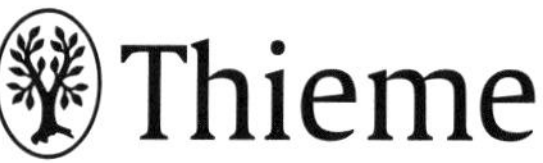

RRN

Referenz-Reihe Neurologie

Muskelerkrankungen

Begründet von Felix Jerusalem

Stephan Zierz

Unter Mitarbeit von
Marcus Deschauer, Katharina Eger, Berit Jordan, Malte Kornhuber,
Torsten Kraya, Tobias Jens Müller

4., vollständig überarbeitete Auflage

402 Abbildungen

Georg Thieme Verlag
Stuttgart • New York

Impressum

Bibliografische Information
der Deutschen Nationalbibliothek

Die Deutsche Nationalbibliothek verzeichnet diese Publikation in der Deutschen Nationalbibliografie; detaillierte bibliografische Daten sind im Internet über http://dnb.d-nb.de abrufbar.

Ihre Meinung ist uns wichtig!
Bitte schreiben Sie uns unter www.thieme.de/service/feedback.html

Wichtiger Hinweis: Wie jede Wissenschaft ist die Medizin ständigen Entwicklungen unterworfen. Forschung und klinische Erfahrung erweitern unsere Erkenntnisse, insbesondere was Behandlung und medikamentöse Therapie anbelangt. Soweit in diesem Werk eine Dosierung oder eine Applikation erwähnt wird, darf der Leser zwar darauf vertrauen, dass Autoren, Herausgeber und Verlag große Sorgfalt darauf verwandt haben, dass diese Angabe **dem Wissensstand bei Fertigstellung des Werkes** entspricht.
Für Angaben über Dosierungsanweisungen und Applikationsformen kann vom Verlag jedoch keine Gewähr übernommen werden. **Jeder Benutzer ist angehalten**, durch sorgfältige Prüfung der Beipackzettel der verwendeten Präparate und gegebenenfalls nach Konsultation eines Spezialisten festzustellen, ob die dort gegebene Empfehlung für Dosierungen oder die Beachtung von Kontraindikationen gegenüber der Angabe in diesem Buch abweicht. Eine solche Prüfung ist besonders wichtig bei selten verwendeten Präparaten oder solchen, die neu auf den Markt gebracht worden sind. **Jede Dosierung oder Applikation erfolgt auf eigene Gefahr des Benutzers.** Autoren und Verlag appellieren an jeden Benutzer, ihm etwa auffallende Ungenauigkeiten dem Verlag mitzuteilen.

Rüdigerstr. 14
70469 Stuttgart
Deutschland
www.thieme.de

Printed in Germany

1. Auflage: 1979
2. Auflage: 1991
3. Auflage: 2003
1. französische Auflage: 1981
1. italienische Auflage: 1984

Zeichnungen: Christiane und Dr. Michael von Solodkoff, Neckargemünd
Umschlaggestaltung: Thieme Verlagsgruppe
Redaktion: Ingrid Ahnert, Kunreuth
Satz: SOMMER media GmbH & Co. KG, Feuchtwangen
gesetzt aus Arbortext APP-Desktop 9.1 Unicode M180
Druck: Aprinta Druck GmbH, Wemding

ISBN 978-3-13-567804-7 1 2 3 4 5 6

Auch erhältlich als E-Book:
eISBN (PDF) 978-3-13-159814-1
eISBN (epub) 978-3-13-198864-5

Anschriften

Prof. Dr. med. Marcus **Deschauer**
Neurologische Universitätsklinik Haale/Saale
Ernst-Grube-Str. 40
06097 Halle/Saale
Deutschland

Dr. med. Katharina **Eger**
Neurologische Praxis
Ludwig-Wucherer-Str. 10
06108 Halle
Deutschland

Dr. med. Berit **Jordan**
Neurologische Universitätsklinik Halle/Saale
Ernst-Grube-Str. 40
06097 Halle
Deutschland

Prof. Dr. med. Malte **Kornhuber**
Neurologische Universitätsklinik Halle/Saale
Ernst-Grube-Str. 40
06097 Halle
Deutschland

Dr. med. Torsten **Kraya** (federführende Redaktion)
Neurologische Universitätsklinik Halle/Saale
Ernst-Grube-Str. 40
06097 Halle
Deutschland

Dr. med. Tobias Jens **Müller**
Neurologische Universitätsklinik Halle/Saale
Ernst-Grube-Str. 40
06097 Halle
Deutschland

Prof. Dr. med. Stephan **Zierz**
Neurologische Universitätsklinik Halle/Saale
Ernst-Grube-Str. 40
06097 Halle
Deutschland

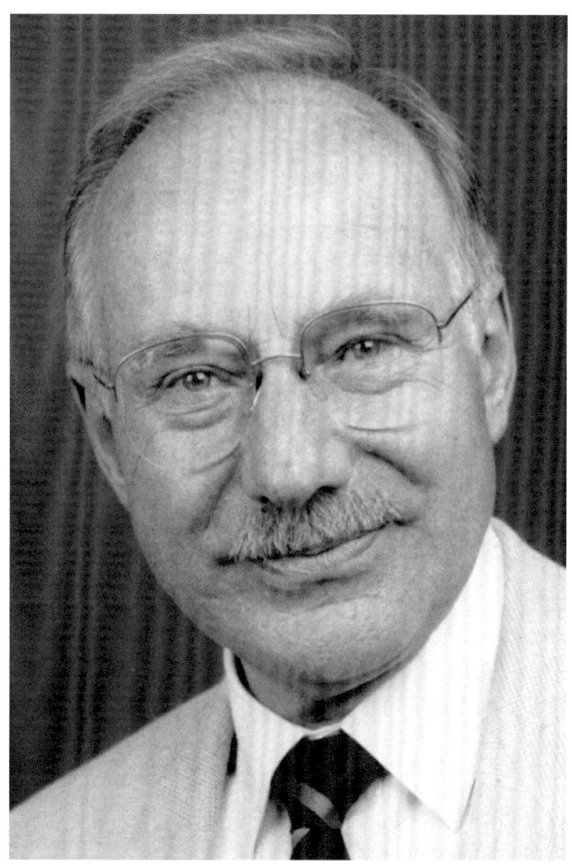

Felix Jerusalem (1932–1996)

Geleitwort

Die 4. Ausgabe des Lehrbuchs *„Muskelerkrankungen"* von Stephan Zierz und seinen Mitarbeitern ist ein herausragender Beitrag, um das sich rasch verändernde Fachgebiet der Myologie zu verstehen. Bereits die 1. Auflage des Buches, das der leider mittlerweile verstorbene Felix Jerusalem im Jahr 1979 verfasste, stieß auf eine begeisterte Leserschaft. Die 2. Auflage erschien unter der Federführung von Felix Jerusalem mit Reinhard Dengler und Stephan Zierz als Koautoren. Nach dem frühen Tod von Felix Jerusalem im Jahr 1996 vollendete Stephan Zierz die letzte Ausgabe 2003 und benannte Felix Jerusalem als Koautor.

Die aktuelle Ausgabe beginnt mit einer Beschreibung der normalen Anatomie der Muskelfaser und einem detaillierten Abschnitt zu manuellen Muskeltests. Danach folgt eine Übersicht über die pathologischen Reaktionen der Skelettmuskulatur, die allgemeinen Symptome und Anzeichen von Muskelerkrankungen sowie zum Einsatz spezieller Diagnosetechniken einschließlich bildgebender Verfahren mittels MRT und Ultraschall sowie Elektrodiagnostik und Muskelbiopsien. Die weiteren Abschnitte befassen sich mit den unterschiedlichen Muskelerkrankungen: Muskeldystrophien, kongenitalen Myopathien, muskulären Ionenkanalerkrankungen, entzündlichen Muskelerkrankungen, metabolischen Myopathien, mitochondrialen Myopathien sowie endokrinen und toxischen Myopathien. In den letzten Kapiteln des Buches diskutieren die Autoren Erkrankungen der neuromuskulären Übertragung und verschiedene Motoneuronerkrankungen.

Das Buch weist viele einzigartige und prägnante Charakteristika auf. Die verschiedenen Kapitel sind klar gegliedert, um den Leser sowohl durch historische als auch aktuelle grundlagenforschungsbasierte Aspekte des Fachgebiets zu führen. Diese Kapitel beschreiben klar und verständlich klinische, histopathologische und genetische Erkenntnisse, Diagnostik, Therapiemöglichkeiten und Prognose.

Zahlreiche Tabellen fassen das Wichtigste jedes Abschnitts jeweils kurz zusammen. Die vielen Illustrationen in allen Kapiteln liefern sorgfältig durchdachte und didaktisch ausgereifte Schemata und verdeutlichen zusammen mit Patientenfotografien die Besonderheiten der verschiedenen Erkrankungen. Die umfangreichen Literaturangaben sind auf dem neuesten Stand. Beispielsweise listet das Kapitel *„Muskeldystrophien"* nicht weniger als 434 Quellen auf.

Kurz gesagt: Die 4. Ausgabe der *„Muskelerkrankungen"* ist ein ausgezeichnetes und gut lesbares Lehrbuch, das ich Medizinstudenten, Ärzten in der Facharztausbildung, Neurologen, Rheumatologen und Internisten nur empfehlen kann.

Rochester, Minnesota, im Mai 2014
Andrew G. Engel

Preface

The fourth edition of *Muskelerkrankungen* by Stephan Zierz and his coworkers is a remarkable contribution to understanding the rapidly changing field of myology. The first edition of the book, written in 1979 by the late Felix Jersusalem, was well received and widely read. The second edition published in 1991 was coauthored by Felix Jerusalem, Reinhard Dengler, and Stephan Zierz. After Felix Jerusalem's untimely death in 1996, the last edition in 2003 was completed by Stephan Zierz but still included Felix Jerusalem as a coauthor.

The current edition begins with a description of the normal anatomy of the muscle fiber and by a well-illustrated section on manual muscle testing. This is followed by an overview of the pathologic reactions of skeletal muscle, the general symptoms and signs of myopathies, the use of special diagnostic tests that include imaging by MRI and ultrasound as well as electrodiagnostic procedures, and muscle biopsy studies. The subsequent sections deal with different categories of muscle diseases, namely the muscular dystrophies, congenital myopathies, channelopathies, inflammatory myopathies, metabolic myopathies, mitochondrial myopathies, and endocrine and toxic myopathies. The final chapters of the book discuss disorders of neuromuscular transmission and different types of motor neuron diseases.

The book has many unique and distinguishing features. The different chapters are clearly organized to guide the reader through historic as well as basic science aspects of the topic. These chapters provide lucid descriptions of the clinical, histopathologic and genetic findings, tenets of the diagnosis, possible therapies, and prognosis.

Numerous tables summarize key features of each topic. Many illustrations in all chapters provide carefully constructed and highly didactic schematic diagrams together with patient photographs to demonstrate special features of the different disorders. The references are up-to-date and extensive. Of note, the chapter on Muscular Dystrophies list no fewer than 434 references.

In summary, the fourth edition of *Muskelerkrankungen* provides an excellent and highly readable textbook of muscle diseases. It is recommended to medical students, neurology residents, practicing neurologists, rheumatologists and internists.

Rochester, Minnesota, May 2014
Andrew G. Engel

Geleitwort zur 3. Auflage

Erkrankungen der Muskulatur gehen mit mehr oder weniger ausgeprägten Muskelatrophien, mit Schwäche und mit Lähmungen einher. Dies sind wohl die Gründe, warum diese Krankheitsgruppe in den Zuständigkeitsbereich des Neurologen gerückt wurde. Lange waren Muskelkrankheiten allerdings zwar als vielfach genetisch bedingt erkannt, aber als therapeutisch wenig dankbar vernachlässigt worden. So war es schon 1979 ein besonderes Verdienst von Felix Jerusalem, diesem Spezialgebiet innerhalb der Neurologie die 1. Auflage seiner sorgfältigen Monografie gewidmet zu haben.

In den seither vergangenen 24 Jahren, besonders auch in den seit der gemeinsam mit Stephan Zierz herausgebrachten 2. Auflage verflossenen 12 Jahren, sind enorme Fortschritte erzielt worden: Die genetische Basis vieler erblicher Myopathien ist aufgedeckt worden, die Rolle der Ionenkanäle, die Bedeutung der Mitochondrien ist geklärt worden, die Auswirkung der Endokrinopathien und der exogen toxischen Einflüsse auf die Funktion der Muskelfasern besser erforscht worden. Vor allem hat man eine zunehmend große Erfahrung in der therapeutischen Beeinflussung entzündlicher Muskelschäden und in der Behandlung der Myasthenie gewonnen.

Dies alles sind Gründe, das bewährte Lehrbuch in 3. Auflage herauszugeben. Nach dem allzu frühen Tod von Felix Jerusalem hat Stephan Zierz die Überarbeitung allein übernommen. Bei aller notwendigen Aktualisierung war es jedoch sein Ziel, den ursprünglichen Charakter des Werkes nicht zu verändern und insbesondere die immer noch gültigen exzellenten klinischen Beschreibungen von Felix Jerusalem möglichst unverändert beizubehalten. Weil ein Hauptautor im Wesentlichen für den Inhalt verantwortlich ist, hat das Buch – im Gegensatz zu gewissen ausländischen umfangreicheren Werken – den großen Vorteil einer Einheitlichkeit im Stil einerseits und einer vernünftigen Gewichtung der Aspekte andererseits. Das Buch ist v. a. für den Facharzt bestimmt, der die Differenzialdiagnose eines neuromuskulären Leidens zu klären hat. Zwar wird der Hauptakzent auf die eigentlichen Muskelerkrankungen gelegt, aber es werden zu Recht die spinalen Muskelatrophien sorgfältig abgehandelt, da sie sich grundsätzlich ähnlich präsentieren wie die Myopathien.

Möge das Buch wie die beiden Vorauflagen dazu beitragen, diese Krankheitsbilder dem Arzt näherzubringen.

Zürich, im Frühjahr 2003
Marco Mumenthaler

Vorwort zur 2. Auflage

Seit der Erstauflage der „Muskelerkrankungen“ (1979) sind 11 Jahre vergangen. Die Entwicklung ist unter anderem auf den Gebieten der Molekulargenetik, Myobiochemie und Immunologie unerwartet schnell vorangekommen. Dabei haben vorerst noch die Diagnostik und Kenntnisse der Pathogenese der Muskelerkrankungen besonders profitiert, aber am Horizont zeichnen sich wesentliche neue Therapieansätze und Behandlungsfortschritte ab, auf die unsere Patienten hoffen und die das Ziel der vielfältigen Anstrengungen der Muskelforschung sind.

Mit dem Wechsel von Zürich nach Bonn (1981) hat sich mir die Möglichkeit gegeben, den wissenschaftlichen Schwerpunkt Myologie zu intensivieren. Entscheidend war die Entwicklung einer klinisch orientierten Myobiochemie in Bonn durch Stephan Zierz. Ferner der Aufbau eines klinischen elektrophysiologischen Labors, an dem W. Tackmann und P. Vogel beteiligt waren und das jetzt von R. Dengler geleitet wird. Von W. Schubert wurde die Immunpathologie intensiv bearbeitet und ein entsprechendes Labor etabliert. Ursula Thiemens hat in Praxis und Lehre exzellente Beiträge auf dem Gebiet der Krankengymnastik geleistet. Den genannten Mitarbeitern und zahlreichen Assistenten und Doktoranden ist es zu verdanken, daß die Bonner Neurologische Universitätsklinik heute über eine sehr leistungsfähige Abteilung für Diagnostik und Therapie von Muskelerkrankungen verfügt.

Sowohl die Ergebnisse der in Bonn gemeinsam geleisteten Arbeit als auch die zahlreichen neuen Erkenntnisse anderer Autoren aus den vergangenen 10 Jahren sind im Rahmen des Möglichen in der Neuauflage berücksichtigt worden. Es war notwendig, die klinischen Kapitel ganz neu zu schreiben. Ferner haben die erwähnten Mitarbeiter die Darstellung ihrer Spezialgebiete in der neuen Auflage übernommen. Ihnen allen und auch den zahlreichen Patienten, die unsere Anstrengungen bereitwillig und geduldig unterstützten, gilt ein besonderer Dank. Zu danken ist ferner der Rheinischen Friedrich-Wilhelms-Universität, der Landesregierung, der Deutschen Forschungsgemeinschaft und der Deutschen Gesellschaft zur Bekämpfung der Muskelkrankheiten, die die Muskelforschung Bonn intensiv unterstützten.

Bonn, im Herbst 1990
Felix Jerusalem

Vorwort zur 1. Auflage

Große klinische und genetische Studien, die Anwendung der Histochemie und Elektronenmikroskopie sowie elektrophysiologischer, immunologischer und biochemischer Methoden haben die Kenntnisse auf dem Gebiet neuromuskulärer Erkrankungen in jüngster Zeit enorm erweitert. Diese neuen Resultate sind teilweise in den deutschsprachigen Lehrbüchern der Klinik und Pathologie unbefriedigend berücksichtigt. Dieses Taschenbuch soll der raschen Orientierung über den derzeitigen Wissensstand der Klinik, Therapie und Morphologie der Muskelerkrankungen dienen.

Die starke Berücksichtigung der Myopathologie als Ergänzung der klinischen Darstellung basiert auf der Erfahrung, daß für eine exakte klinische Arbeit und Beurteilung neuromuskulärer Krankheitsbilder morphologische Kenntnisse oft unerläßlich sind und daß andererseits der Morphologe nicht ohne klinische Grundkenntnisse arbeiten kann. Zusätzlich werden die Grundlagen der Elektrophysiologie und der Biochemie des Muskels skizziert. Die heute noch stark vernachlässigte biochemische Analyse erkrankter Muskulatur hat in jüngster Vergangenheit gezeigt, wie groß für die Klinik der Erkenntnisgewinn aus einer Untersuchung des Funktions- und Baustoffwechsels der Muskulatur ist. Soweit es im Rahmen eines Taschenbuches möglich ist, werden diese neuen und klinisch relevanten Befunde in der Darstellung der Pathogenese der verschiedenen Krankheitsbilder berücksichtigt und Literaturhinweise gegeben.

Danken möchte ich Herrn Prof. A. G. Engel von der Mayo Clinic, in dessen Neuromuscular Research Laboratory ich den größten Teil der Ausbildung in der Histochemie und Elektronenmikroskopie erhielt, und Herrn Prof. G. Baumgartner, der meine Arbeit in den vergangenen 15 Jahren intensiv förderte.

Die diesem Taschenbuch zugrunde liegende klinische und myopathologische Erfahrung basiert auch wesentlich auf gemeinsamen Arbeiten mit den Dissertanten J. Pauli, W. Ingold, G. Schick, M. Rakusa, H. Mattle, L. Glutz, Th. Marty, T. Schubert, G. Casanova und auf der stetigen Hilfe von Frl. Lea Kläusli, Vreni Siegrist und Frau Ursula Schill.

Ein besonderer Dank gilt den Kranken, die bei wissenschaftlichen Untersuchungen im Zürcher Muskellabor bereitwillig mitarbeiteten und mir gestatteten, ihre Photographien zur Demonstration verschiedener Krankheitsbilder zu verwenden.

Zürich, im Herbst 1978
F. Jerusalem

Abkürzungen

A

ACD Acyl-CoA-Dehydrogenase
ACE angiotensin converting enzyme
AChR Azetylcholinrezeptor
ACTH adrenokortikotropes Hormon
ADL activity of daily life
ADP Adenosindiphosphat
AK Antikörper
ALAT Alaninaminotransferase
ALS Amyotrophe Lateralsklerose
ALS-FTD ALS mit frontotemporaler Demenz
ALS-LAUS ALS mit Laborauffälligkeiten unbestimmter Signifikanz
AMP Adenosinmonophosphat
ANA Antinukleäre Antikörper
ASAT Aspartataminotransferase
ATP Adenosintriphosphat
AZT Azidothymidin

B

BM Basalmembran
BMD Becker-Muskeldystrophie
BSG Blutkörperchen-Senkungsgeschwindigkeit

C

CACT Carnitin-Acylcarnitin-Translokase
CAM Cancer Associated Myositis
CANP calcium activated neutral protease
CCDD Congenital Cranial Dysinervation Disorders
CCM Central-Core-Myopathie
CEUS contrast-enhanced ultrasound
CFEOM kongenitale Fibrose der extraokulären Augenmuskeln
CIM Critical-Illness-Myopathie
CK Kreatinkinase
CMD kongenitale Muskeldystrophie (congenital muscular dystrophy)
CNM Zentronukleäre Myopathien
COX Cytochrom-c-Oxidase
CPAP continuous positive airway pressure
CPEO chronisch progrediente externe Ophthalmoplegie
CPT Carnitin-Palmityl-Transferase
CT Computertomografie

D

DAG dystrophinassoziierte Glykoproteine
DGK Dystrophin-Glykoprotein-Komplex
DHPR Dihydropyridinrezeptor
DM Dermatomyositis
DMD Duchenne-Muskeldystrophie
DML distal motorische Latenz
DNA Desoxyribonukleinsäure

E

EAMG experimentelle autoimmune Myasthenia gravis
EDMD Muskeldystrophie Typ Emery-Dreifuss
EEG Elektroenzephalografie
EKG Elektrokardiographie
EMG Elektromyografie
ENG Elektroneurografie
ETF Elektronentransfer-Flavoprotein

F

FAD Flavinadenindinukleotid
FCMD Fukuyama congenital muscular dystrophy
FD Faserdichte
FDC familiäre dilatative Kardiomyopathie
FDG-PET Fluorodesoxyglukose-Positronenemissions-tomografie
FGF Fibroblasten-Wachstumsfaktor
FKRP Fukutin-related-Protein
FPLD Familiäre Partielle Lipodystrophie vom Dunnigan-Typ
FSHD Fazioskapulohumerale Muskeldystrophie
FTD frontotemporale Demenz
FVC forcierte Vitalkapazität

G

GAD Glutamatdecarboxylase

H

HE Hämatoxylin-Eosin
hIBM Hereditäre Einschlusskörpermyositis
HIV human immunodeficiency virus
HLA humane Leukozytenantigene (human leucocyte antigen)
HMG-CoA-Reduktase 3-Hydroxy-3-methylglutaryl-Coenzym-A-Reduktase
HMSN hereditäre motorisch-sensible Neuropathie
HPT Hyperparathyreoidismus
HSP Hereditäre Spastische Paraplegie
HTMD Muskeldystrophie Typ Hauptmann-Thannhauser

I

IBM Einschlusskörpermyositis (inclusion body myositis)
IE Internationale Einheiten
IL 1 Interleukin-1
ILD interstitielle Lungenerkrankung
IMP Inosinmonophosphat
IVIG intravenöse Immunglobuline
IVKT In-vitro-Kontrakturtest

K

KFTD kongenitale Fasertypdisproportion
KSS Kearns-Sayre-Syndrom

L

LAP laminaassoziiertes Protein
LBR Lamin-B-Rezeptor
LDH Laktatdehydrogenase
LGMD Gliedergürteldystrophie (limb girdle muscular dystrophy)
LHON Lebersche hereditäre Optikusneuropathie

M

MAA myositisassoziierte Antikörper
MAC Membranangriffskomplex (membran attack complex)
MACF microtubule-actin crosslinking factor
MAD Myoadenylatdeaminase
MAP Muskelaktionspotenzial
MCD mean consecutive difference
MCM muskulärer Carnitinmangel
MCTD mixed connective tissue disease
MCV mittleres korpuskuläres Volumen der Erythrozyten
MEBD Muskel-Auge-Gehirn-Erkrankung
MELAS Mitochondriale Enzephalomyopathie, Lactatazidose und schlaganfallähnliche Episoden
MEPP Miniaturendplattenpotenzial
MERRF Myoklonusepilepsie mit Ragged-red-Fasern
MFM Myofibrilläre Myopathien
MH maligne Hyperthermie
MHC Haupthistokompatibilitätskomplex (major histocompatibility complex)
MHS Maligne-Hyperthermie-Suszeptibilität
MMN Multifokale Motorische Neuropathie
MND motor neuron disease
MRF myogeneseregulierende Faktoren
MRS Magnetresonanzspektroskopie
MRT Magnetresonanztomografie
MSA myositisspezifische Antikörper
MSAP Muskelsummenaktionspotentiale
MUAP Aktionspotenziale der motorischen Einheiten
MUNE Bestimmung der Anzahl motorischer Einheiten (motor unit number estimate)
MuSK muskelspezifische Rezeptor-Tyrosinkinase

N

NADH Nikotinamidadenindinukleotid
NAIP neuronal apoptosis inhibitor protein
NARP Neuropathie, Ataxie, Retinitis pigmentosa
NCAM neuronales Zelladhäsionsmolekül
NIR-Spektroskopie Nahe-Infrarot-Spektroskopie
NIV nicht invasive Beatmung
NLG Nervenleitgeschwindigkeit

O

OPMD Okulopharyngeale Muskeldystrophie
OXPHOS oxidative Phosphorylierung

P

PAS p-Aminosalicylsäure
pAVK periphere arterielle Verschlusskrankheit
PBK Phosphorylase-b-Kinase
PBP progressive Bulbärparalyse
PCR Polymerase-Kettenreaktion
PEG perkutane endoskopische Gastrostomie
PERM Progressive Enzephalomyelitis mit Rigidität und Myoklonien
PET Positronenemissionstomografie
PGA polyglanduläres Autoimmunsyndrom
PIRC druckinduzierte schnelle Muskelkontraktionen (percussion-induced rapid contractions)
PLP Pyridoxal-5-Phosphat
PLS Primäre Lateralsklerose
PM Polymyositis
PMA Progressive Muskelatrophie
PME Potenziale motorischer Einheiten
PMR Polymyalgia rheumatica
POLG Polymerase gamma
PP periodische Paralysen
PROMM Proximale Myotone Myopathie
PSS Progressive systemische Sklerose
PSW Positive scharfe Welle
PTH Parathormon

R

RAPSN receptor associated protein of the synapse
RBM Reducing-Body-Myopathie
RYR Ryanodinrezeptor

S

SBMA Spinobulbäre Muskelatrophie
SCARMD severe childhood autosomal-recessive muscular dystrophy
SCM systemischer Carnitinmangel
SDH Sukzinatdehydrogenase
SFEMG Einzelfaser-EMG (single fibre EMG)
sIBM Sporadische Einschlusskörpermyositis
SLONM Sporadische Nemalinmyopathie mit spätem Manifestationsbeginn (sporadic late onset nemaline myopathy)
SMA Spinale Muskelatrophien
SMN Survival-Motoneuron
SNP Einzelnukleotid-Polymorphismus (single nucleotide polymorphism)
SOD Superoxiddismutase
SRP signal recognition peptide
SSEP somatosensibel evozierte Potenziale
STH somatotropes Hormon
STIR short tau inversion recovery

T

TAK Thyreoglobulin-Antikörper
TFP trifunktionelles Protein
TMS Transkranielle Magnetstimulation
TPM Tropomyosin
TPO thyreoidale Peroxidase
TPP thyreotoxische periodische Paralyse
TRAK TSH-Rezeptor-Antikörper
TRH thyreoglobulin releasing hormon
TSH thyreoideastimulierendes Hormon

V

VCPDM Distale Myopathie mit Stimmband- und Rachenschwäche (vocal cord and pharyngeal weakness with distal myopathy)

W

WWS Walker-Warburg-Syndrom

Z

ZASP Z-band alternatively spliced PDZ motif-containing protein
ZNS Zentralnervensystem

Inhaltsverzeichnis

1 Normale Anatomie der Skelettmuskulatur

Tobias Müller, Stephan Zierz

1.1 Einleitung

▸ **Glatte und quer gestreifte Muskulatur.** Aufgrund morphologischer und funktioneller Kriterien lassen sich beim Menschen verschiedene Arten von Muskulatur unterscheiden: die glatte Muskulatur der Gefäße und Eingeweide, die Skelettmuskulatur des Bewegungsapparates und der Herzmuskel. Die Skelett- und die Herzmuskulatur werden auch als quer gestreifte Muskulatur bezeichnet.

Die Skelettmuskulatur macht beim Erwachsenen ca. 40–45 %, beim Neugeborenen etwa 25 % des Körpergewichts aus. Insgesamt lassen sich mehr als 400 verschiedene Skelettmuskeln benennen, die aus etwa 250 Millionen quer gestreiften Muskelfasern zusammengesetzt sind.

▸ **Aufbau.** Die Skelettmuskeln bestehen aus einem Gefüge von Bindegewebe und Bündeln von parallel angeordneten, als Muskelfasern bezeichneten mehrkernigen Synzytien mit zylinderförmiger Gestalt. Die einzelnen Muskelfasern erstrecken sich ohne Unterbrechungen von einem Ende des Muskels zum anderen und können im längsten Muskel des Menschen, dem M. sartorius, eine Länge von mehr als 30 cm erreichen. Makroskopisch werden je nach Faserverlauf verschiedene Fiederungstypen unterschieden. Die Fixierung des Muskels erfolgt meist durch Sehnen aus straffem Bindegewebe an den Knochen, viele Muskeln haben außerdem Anteile, die von Faszien und Bändern ausgehen.

▸ **Entwicklung.** Die Muskulatur des Rumpfes und der Extremitäten entwickelt sich aus embryonalen Myoblasten der aus den Somiten entstandenen Myotome, die fazialen und zervikalen Muskeln aus den Branchialbögen. Dieser Vorgang wird kontrolliert durch eine Familie von Transkriptionsfaktoren, den myogeneseregulierenden Faktoren (MRF). Ab der 7. Woche fusionieren unter dem Einfluss von Kalziumionen und Adhäsionsmolekülen wie N-Cadherin sowie dem neuralen Zelladhäsionsmolekül NCAM die postmitotischen Myoblasten zu vielkernigen Synzytien, den primären Myotuben. Diese Myotuben haben große, zentral gelegene Kerne mit prominenten Nukleoli.

Durch weiteres Wachstum mit Wanderung der Kerne in die Peripherie und Organisation der Myofibrillen und Zellorganellen innerhalb eines komplizierten Zytoskeletts differenzieren sich die Myotuben zu Muskelfasern. Ca. bis zur 18. Schwangerschaftswoche können die Muskelfasern nicht anhand ihres Färbeverhaltens der oxidativen Enzyme in Typ 1 oder Typ 2 unterschieden werden, dieses ist ab ca. der 28. Woche möglich (Auftreten des sog. Schachbrettmusters). Nach der Geburt kommt es zu einer Zunahme des Faserquerschnittes bis etwa zum 12. Lebensjahr.

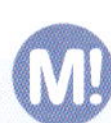

Merke

Trotz anatomisch vergleichbarer Struktur unterscheiden sich die einzelnen Skelettmuskeln nicht nur hinsichtlich ihrer Funktion, sondern auch bezüglich ihrer Vulnerabilität gegenüber pathogenen endogenen und exogenen Einflüssen, wodurch klinisch verschiedene Myopathien mit jeweils charakteristischem Verteilungsmuster resultieren.

1.2 Muskelfasern

1.2.1 Aufbau der Muskelfasern

Myofibrillen und Myofilamente

▸ **Myofibrillen.** Etwa 85–90 % des Volumens jeder Muskelfaser besteht aus zahlreichen, wie die Muskelfasern selbst parallel orientierten und etwa 1–3 µm dicken zylindrischen Myofibrillen (▸ Abb. 1.1c), die jeweils von einer Membran des sarkoplasmatischen Retikulums umhüllt und voneinander durch die sog. intermyofibrillären Spalten getrennt sind.

Durch die zur Längsachse der Muskelfaser parallele Anordnung der Myofibrillen kommt im Längsschnitt die besonders im Polarisations- oder Phasenkontrastmikroskop sichtbare Längsstreifung der Muskelfasern zustande. Die Anzahl der Myofibrillen pro Muskelfaser ist variabel und abhängig vom Trainingszustand. Während Myofibrillen durch körperliche Betätigung neu entstehen und sich die einzelnen Muskelfasern im Sinne einer Hypertrophie vergrößern, nehmen die Zahl der Myofibrillen und das Faservolumen bei Ruhigstellung ab (Hypotrophie).

▸ **Myofilamente, Sarkomer.** Jede Myofibrille besteht aus einem parallel zueinander, über die gesamte Länge der Myofibrillen in charakteristischer Weise angeordneten Bündel verschiedener Myofilamente, deren funktionelle Einheit man als Sarkomer (auch Myomer oder Myofibrillensegment) bezeichnet. Zu den dicken Filamenten zählen Myosin sowie die myosinbindenden Proteine C, H und X. Sie gehören zur sog. Immunglobulin-Superfamilie und bestehen aus einer Immunglobulin- und einer Fibronektinsequenz. Zu den dünnen Myofilamenten werden Aktin, Troponin und Tropomyosin gerechnet.

▸ **Querstreifung.** Quer zur Längsachse ergeben sich aufgrund der sich regelmäßig wiederholenden kontraktilen

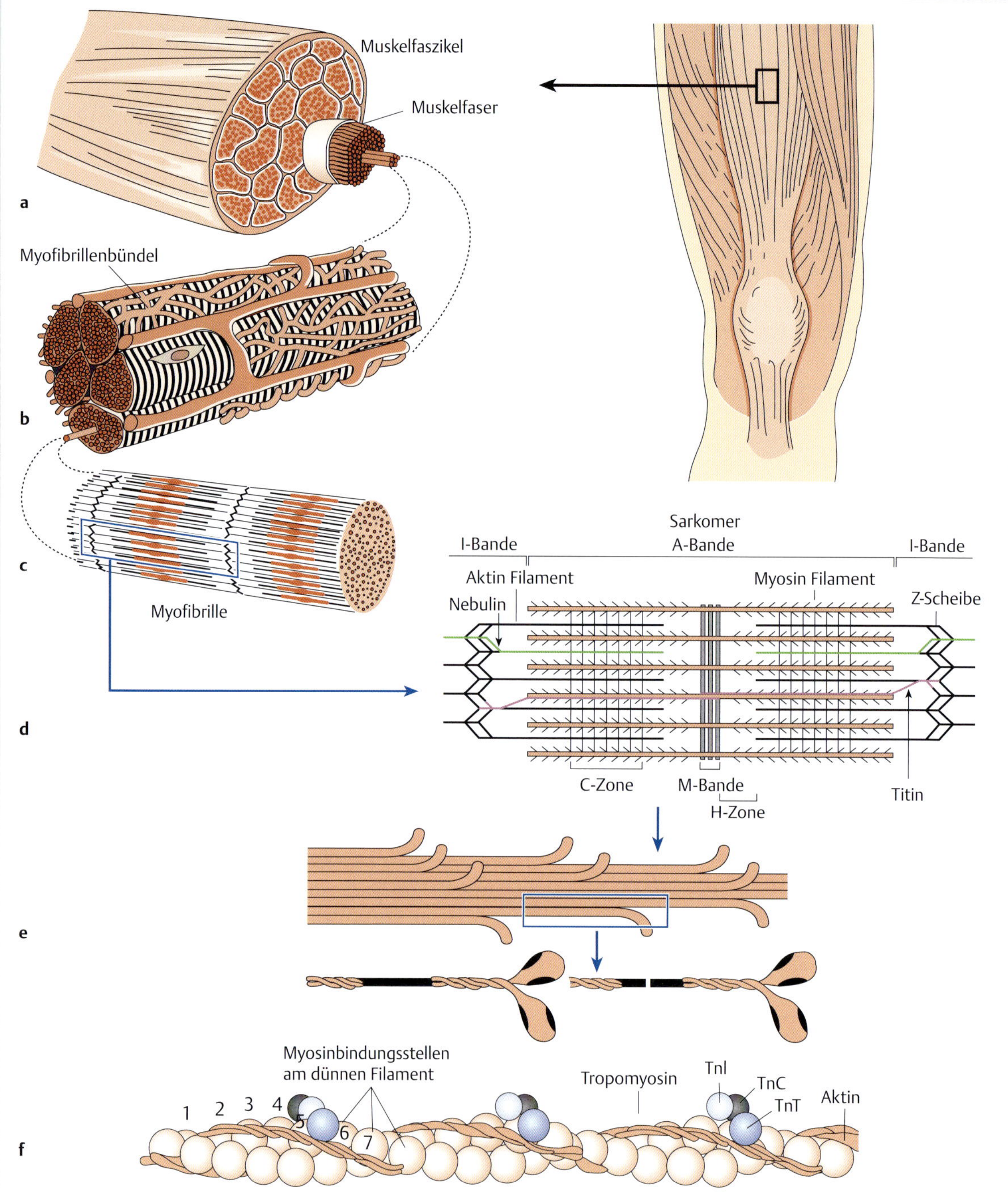

Abb. 1.1 Schematischer Bau der Muskelfasern anhand einer Biopsie des M. quadriceps femoris.
a Muskelfaserbündel (Faszikel).
b Aufbau der Muskelfaser aus Myofibrillen.
c Myofibrille mit Z-, I-, A- und M-Banden.
d Ineinandergreifen der Myosin- und Aktinfilamente in einem Sarkomer.
e Molekularer Aufbau des Myosins mit schwerem Meromyosin (Kopfteil) und leichtem Meromyosin (Schwanzteil).
f Anordnung von Aktin, Troponin und Tropomyosin am dünnen Aktinfilament; jeweils 7 Aktinmonomeren ist ein etwa 40 nm langes, dünnes Tropomyosinmolekül angelagert (TnI: Troponin-I, TnT: Troponin-T, TnC: Troponin-C).

und verschiedenen Strukturproteine innerhalb der Myofibrillen alternierend helle und dunkle Abschnitte. Entsprechend ihrer lichtbrechenden Eigenschaften werden die hellen, isotropen (einfach lichtbrechenden) als *I-Banden* (I-Streifen), die dunklen als anisotrope (doppelt lichtbrechende) *A-Banden* (A-Streifen) bezeichnet. Beide liegen in den benachbarten Myofibrillen auf annähernd gleicher Höhe und verursachen dadurch die charakteristische Querstreifung der Faser (▶ Abb. 1.1f, ▶ Abb. 1.2). Jedes Sarkomer kann je nach Kontraktions- bzw. Relaxationszustand eine Länge von etwa 1,6–3,6 mm aufweisen.

▶ **A-Bande, Myosin.** Die dunkle, zentral gelegene A-Bande bleibt konstant etwa 1,6 µm lang und besteht aus 12–18 nm dicken Myofilamenten, jedes einzelne zusammengesetzt aus mehreren hundert in Längsrichtung nacheinander bzw. parallel zueinander in Bündeln angeordneten Myosinmolekülen, dem dicken Myofilament Protein C und Titin.

Myosinmoleküle sind hexamere, aus zwei schweren und vier leichten Peptidketten aufgebaute Stäbchen mit einem Molekulargewicht von etwa 500 000 (▶ Abb. 1.1e). Sie sind 200 nm lang und jeweils 2–3 nm dick. Die beiden umeinander gewundenen schweren Peptidketten bilden den stäbchenförmigen Schaftanteil des Moleküls, an ihrem jeweiligen Aminoende entsteht durch globuläre Anordnung je ein beweglich dem Schaft aufsitzendes kugelförmiges Köpfchen, das mit jeweils zwei leichten Peptidketten verbunden ist. Die Köpfchen besitzen neben spezifischen ATP-Bindungsstellen sog. Querbrücken, mit denen der Kontakt von Myosin- zu Aktinmolekülen hergestellt werden kann. Im A-Banden-Querschnitt ergibt sich bei Kontraktion des Sarkomers eine hexagonale Gruppierung von jeweils sechs Aktinfilamenten um ein Myosinfilament. Am Ende der A-Banden sind die Myosinmoleküle so orientiert, dass die seitwärts aus den Filamenten herausragenden Köpfchen zu deren jeweiligen Enden zeigen.

▶ **H-Zone.** Durch eine optisch etwas hellere H-Zone (auch H- oder Hensen-Streifen) wird die A-Bande im Mittelabschnitt zweigeteilt. Die Myosinmoleküle weisen in diesem Abschnitt keine Köpfchen auf und bestehen hier lediglich aus den versetzt angeordneten Stabanteilen. Die H-Zone ist beidseits begrenzt von den Enden der Aktinfilamente, die zwischen die Myosinfilamente eingeschoben sind, und weist ihrerseits in der Mitte einen dunkler erscheinenden Bereich, die sog. Pseudo-H-Zone, auf. Durch Verdickung bzw. Querverbindung der Myosinfilamente ergibt sich in der Mitte der Pseudo-H-Zone die optisch quer zur Längsrichtung gelegene, schmale dunkle M-Linie. Innerhalb der M-Linie können je nach Muskelfaser zwischen drei und fünf Teilstreifen unterschieden werden.

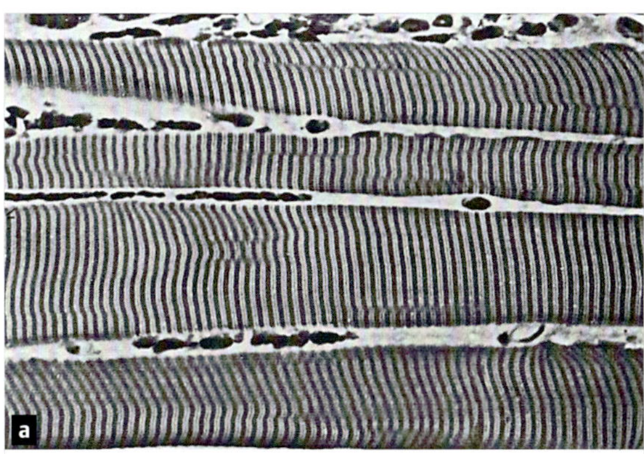

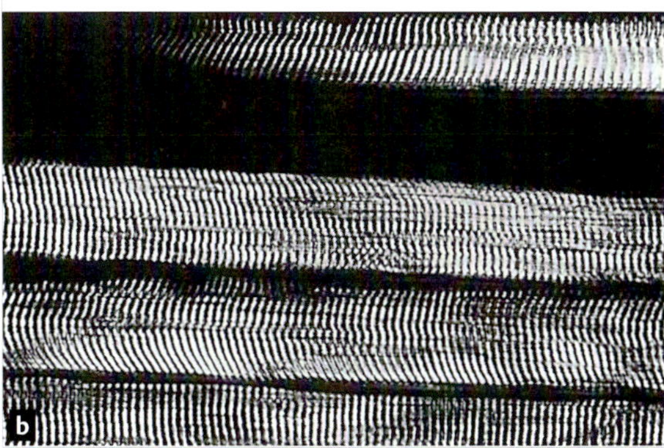

Abb. 1.2 Längsschnitte durch einige Muskelfasern.
a Im Phasenkontrastmikroskop erscheinen die A-Banden dunkel (anisotrop) und die I-Banden hell (isotrop).
b Polarisationsmikroskopische Darstellung.

▶ **M-Linie.** Durch die hier lokalisierte Creatinkinase (CK) und die Proteine Myomesin, Protein M und Skelemin sowie durch jeweils 3–5 Querbrücken benachbarter Myosinfilamente entsteht eine optisch als schmale dunkle Scheibe erscheinende Struktur, die quer zu den Myosinfilamenten angeordnet ist und als M-Linie (auch M- oder Mittelstreifen bzw. Mesophragma) bezeichnet wird. Durch die verschiedenen Bestandteile der M-Linie werden benachbarte Myosinfilamente präzise zueinander ausgerichtet [5].

▶ **I-Bande, Aktin.** Die helle I-Bande stellt die optische Fortsetzung der A-Bande in jede Richtung des Sarkomers dar. Jede I-Bande ist etwa 1 µm lang und besteht aus einem Bündel in Längs- und Parallelrichtung in Form einer Doppelhelix angeordneter F-Aktin-Filamente. Diese Filamente entstehen durch Polymerisation aus G-Aktin-Monomeren, deren Bindungen zwischen der Vorder- bzw. Rückseite benachbarter Moleküle erfolgen. Jeweils 14 Monomere bilden eine Windung der Doppelhelix mit einer Periodizität von 380 Å. Die einzelnen G-Aktin-Monomere weisen einen Durchmesser von 5–8 nm sowie ein Molekulargewicht von 42 000 auf und verfügen jeweils über eine Myosinbindungsstelle.

Jeweils 7 Aktinmonomeren ist ein etwa 40 nm langes, dünnes Tropomyosinmolekül angelagert. Dieses besteht aus den zwei Polypeptidketten α- und β-Tropomyosin, die ein α-Helix-Dimer bilden. Aufgrund ihrer Polarität bilden mehrere Tropomyosinmoleküle über eine Kopf-zu-Schwanz-Bindung lange Filamente, die mit den Furchen der Aktindoppelhelix assoziiert sind.

▶ **Troponin, Tropomyosin.** Alle 7 Aktinmonomere ist ein Tropomyosinmolekül über eine spezifische Bindungsstelle mit jeweils einem aus 3 Untereinheiten aufgebauten Troponinmolekül verbunden. Troponin-C bindet mit hoher Affinität an Kalziumionen, dadurch resultiert eine Konformationsänderung der anderen Untereinheiten mit nachfolgender Seitwärtsbewegung des Tropomyosins und Ausbildung von Querbrücken zwischen Aktin- und Myosinfilamenten. Die Troponin-I-Untereinheit kann die Aktin-Myosin-Wechselwirkung blockieren, während Troponin-T die Verbindung zum Tropomyosin herstellt (▶ Abb. 1.1f).

▶ **Z-Scheibe.** Jede I-Bande wird durch eine dunkle, etwa 0,1 mm schmale Z-Scheibe (auch Z-Streifen oder Z-Linie) zweigeteilt. Die Z-Scheibe ist ein Multiproteinkomplex an der Grenze zwischen zwei Sarkomeren (▶ Abb. 1.3). Die Abfolge der verschiedenen Banden, Zonen, Linien bzw. Streifen in einem Sarkomer lautet demzufolge Z-I-A-H-M-H-A-I-Z. Innerhalb der Z-Linie überlappen sich Aktin- und Titinfilamente benachbarter Sarkomere und werden durch α-Aktinin quer vernetzt. Dies ermöglicht die Kraftübertragung zwischen den Sarkomeren. Außerdem bildet die Z-Scheibe seitliche Verbindungen zwischen den Myofibrillen und verknüpft den kontraktilen Apparat mit dem Zytoskelett und der extrazellulären Matrix (Costamere) [23].

▶ **Nebulin, Titin, CapZ.** Nebulin, Titin und CapZ sind wichtige Strukturproteine der Z-Scheibe. Parallel zu den dicken und dünnen Myofilamenten verlaufen die auch als supradünne Filamente bezeichneten sehr großen Proteine Nebulin und Titin (auch Connectin), die der Längsstabilisierung des Sarkomers dienen [24].

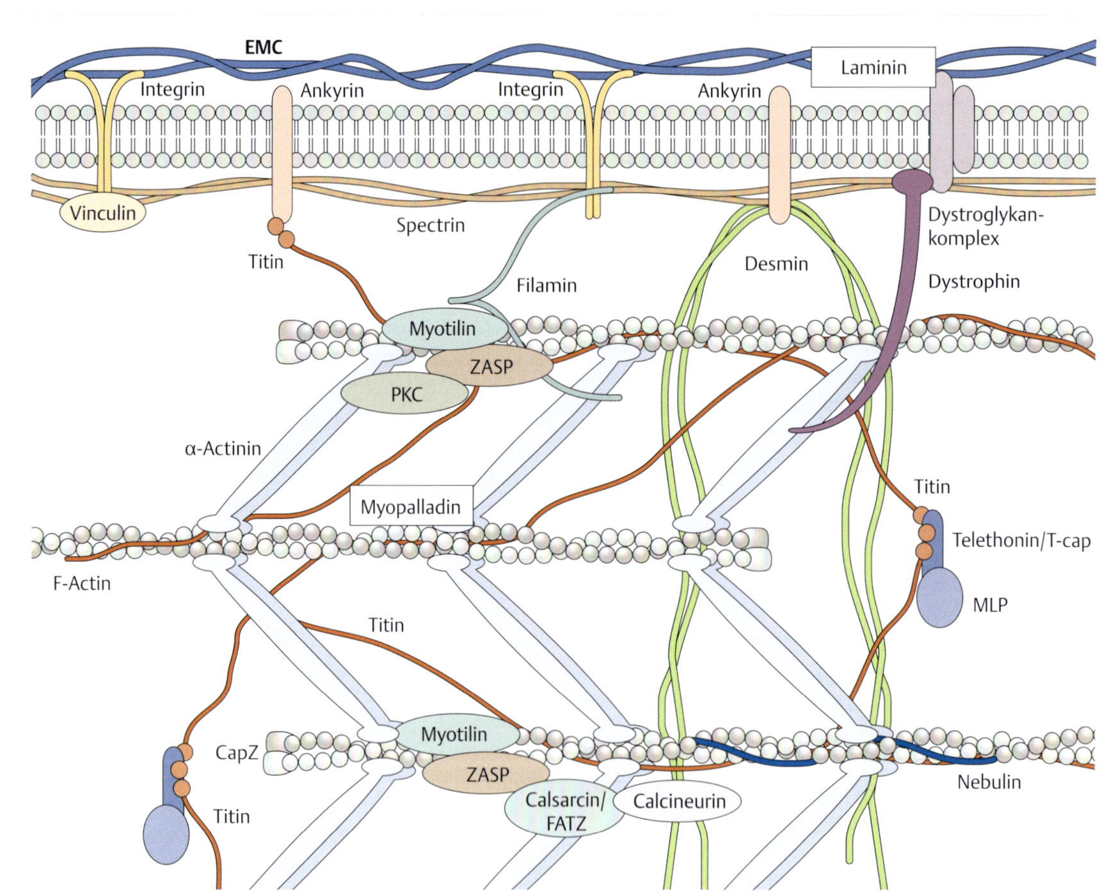

Abb. 1.3 Z-Scheibe (ECM: Extrazellulärmatrix, FATZ: Filamin-, Aktinin- und Telethonin-bindendes Protein, MLP: Muskuläres LIM-Protein, PKC: Proteinkinase C, T-cap: Titinkappe, ZASP: Z-band alternatively spliced PDZ motif-containing protein). (nach [50])

Nebulin ist an der Z-Linie verankert, umhüllt jeweils ein Aktinfilament und stellt damit eine Verbindung zwischen Z-Linie und Aktin her. Möglicherweise determiniert Nebulin die Länge der Aktinfilamente und spielt eine Rolle bei der Lokalisation von CapZ in der Z-Scheibe [45].

Titin ist elastisch zwischen M- und Z-Linie gespannt, hat dadurch Anteil sowohl an der I- als auch A-Bande und verbindet die Z-Linie mit Myosin. Die Titinfilamente benachbarter Sarkomere überlappen an der Z-Linie und stehen dort auch in direktem Kontakt, die Titinfilamente desselben Sarkomers überlappen an der M-Linie. Das dicke Filament Protein C verbindet durch Querbrücken das Myosin mit benachbarten Titinfilamenten. Die kalziumabhängige Protease Calpain-3 ist nahe der Z-Linie lokalisiert und interagiert mit den Titinfilamenten innerhalb des Sarkomers.

CapZ ist ein Heterodimer, das an die Enden der Aktinfilamente in der Z-Scheibe, an eine Spectrindomäne von α-Aktinin und an den C-Terminus von Nebulin bindet ([44], [45]).

▸ **Plakine.** Zur Plakinfamilie gehören unter anderem Plectin, MACF (microtubule-actin crosslinking factor) und Desmoplakin. Plakine scheinen eine wichtige Rolle in der Struktur und Funktion der Z-Scheibe, aber auch der Costamere zu spielen. Die verschiedenen Isoformen dienen wahrscheinlich als Verbindungsproteine zwischen Intermediärfilamenten und Komponenten des Dystrophin-Glykoprotein-Komplexes (β-Dystroglykan, Dystrophin, α-Dystrobrevin).

Mit Blick auf Signalkaskaden und Muskelerkrankungen sind als Bestandteile der Z-Scheibe noch zu nennen: die homologen Proteine Myotilin, Palladin und Myopalladin, die Immunglobulindomänen besitzen und an α-Aktinin, Filamin und FATZ (filamin-, aktinin- und telethoninbindendes Protein, auch Calsarcin oder Myozenin) binden. Die FATZ-Familie, zu der die FATZ-Isoformen und ihre Bindungspartner Myotilin, Filamin, α-Aktinin sowie Telethonin und ZASP gehören, sowie eine dritte Gruppe von Proteinen mit sog. PDZ-Domänen für Protein-Protein-Wechselwirkungen wie zum Beispiel ZASP. Letzteres bindet an α-Aktinin und könnte wie die anderen Mitglieder dieser Familie in Signalwege involviert sein, die mechanische Signale (Dehnung) in Informationen für Kernproteine umsetzen [38]. Das Vorkommen von Proteinen in verschiedenen funktionellen Familien verdeutlicht die vielfältigen Wechselwirkungen.

Der Raum zwischen den Myofilamenten wird auch als Interfibrillärraum bezeichnet und ist mit Mitochondrien, sarkoplasmatischem Retikulum und Glykogen angefüllt.

Während der Kontraktion des Muskels kommt es zu einer Verkürzung der Sarkomere durch eine Bewegung der I-Banden in Richtung der A-Banden, woraus eine reversible Verkürzung von I-Banden und H-Zonen resultiert.

Zytoskelett

Durch ein komplexes, dreidimensionales und dynamisches Netzwerk aus verschiedenen Mikrotubuli, zytoskelettassoziierten Aktinfilamenten und intermediären Filamenten wird ein Zytoskelett gebildet. Dieses stellt die Verbindung des Sarkomers mit den verschiedenen sarkolemmalen Proteinkomplexen und der Extrazellulärmatrix her, überträgt die bei der Kontraktion entstehende Spannung auf die gesamte Muskelfaser und hält deren strukturelle und mechanische Integrität aufrecht [55].

Merke

Entsprechend zeichnen sich die einzelnen Bestandteile des Zytoskeletts durch eine besondere Festigkeit und Elastizität sowie eine ausgesprochene Flexibilität gegenüber den Verformungen während der Muskelkontraktionen aus.

Das *endosarkomerische* Zytoskelett umfasst die supradünnen Filamente Titin und Nebulin sowie die Proteine der M-Linie und Z-Scheibe.

Das *exosarkomerische* Zytoskelett setzt sich aus dünnen Aktinmikrofilamenten, den 25 nm dicken Mikrotubuli und den aufgrund ihres Durchmessers von 8–10 nm als Intermediärfilamente bezeichneten Strukturen zusammen [10]. Die Intermediärfilamente sind dehnbarer als die Mikrofilamente und reißfester als Mikrotubuli [4]. Die Intermediärfilamentfamilie kann anhand ihrer Sequenzgemeinsamkeiten in fünf Klassen unterteilt werden [26]:

- Klasse 1: saure Zytokeratine
- Klasse 2: basische Zytokeratine
- Klasse 3: Desmin, Vimentin, Synemin, Paranemin
- Klasse 4: verschiedene Neurofilament-Triplett-Proteine wie Syncoilin, Desmuslin und Nestin
- Klasse 5: in der Kernlamina verankerte Lamine A/C und B [9]

▸ **Costamere.** Zum Zytoskelett können auch die überwiegend am Sarkolemm verankerten Costamere gezählt werden. Diese stellen subsarkolemmale Agglomerationen verschiedener, oberhalb der Z-Scheiben lokalisierter Proteine dar (▸ Abb. 1.4). Sie sind parallel zueinander angeordnet, quer zu den Myofilamenten ausgerichtet und umrunden die Muskelfaser zirkulär [23]. Entsprechend ihrem Aufbau und ihren Verflechtungen erfüllen Costamere drei Hauptfunktionen [11]:

- Sie richten das Sarkolemm in der Verlaufsrichtung der Sarkomere aus.
- Sie schützen das Sarkolemm vor mechanischer Schädigung durch die Kontraktion.
- Sie übertragen einen Teil der durch die Myofibrillenkontraktion erzeugten Kraft lateral auf die Extrazellulärmatrix und die benachbarten Muskelfasern.

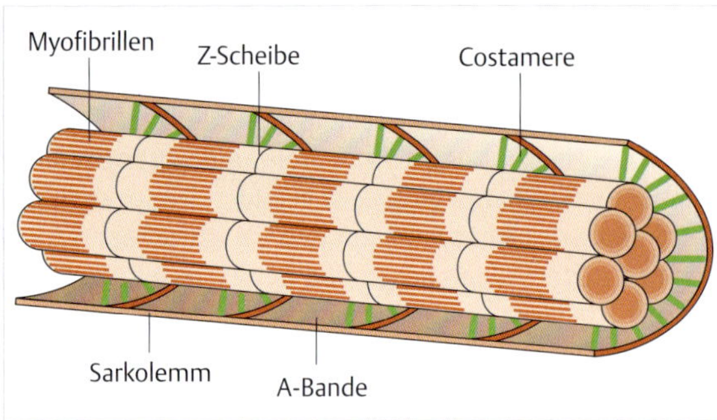

Abb. 1.4 Costamere.

Als Costamere bildende Proteine im engeren Sinne gelten Aciculin, α-Aktin, Ankyrin-3, Zytokeratin, Filamin-2 (γ-Filamin), α-Fodrin, Melusin, Raver1, β-Spektrin, E-Tropomodulin, Talin und Vinculin ([23], [42]).

▸ **Desmin.** Ein wichtiger Bestandteil des Zytoskeletts ist das Intermediärfilament Desmin, auch Skeletin genannt. Es besteht aus 10 nm breiten Filamenten, die zirkulär um die Z-Linien angeordnet und mit diesen verbunden sind, und hält die Aktinfilamente eines Sarkomers an der Z-Linie zusammen. Desmin bindet an die C-terminale globuläre Komponente von Plectin, eine fehlende Plectinexpression führt zur Aggregation von Desminfilamenten. Das mit Desmin verbundene Hitzeschockprotein αB-Crystallin stellt einen Schutz vor mechanischer Zerstörung dar.

Desmin und die erwähnten assoziierten Proteine gewährleisten durch Verbindung der Z-Linien benachbarter Sarkomere, dass diese innerhalb einer Muskelfaser annähernd auf einer Höhe liegen. Darüber hinaus verbindet Desmin von der Z-Linie aus die Sarkomere mit den Muskelfaserkernen bzw. die Sarkomere mit dem Sarkolemm.

Merke

Durch diese Verbindungen spielen die Desminfilamente eine zentrale Rolle bei der Übertragung der bei einer Kontraktion entstehenden Spannung auf die gesamte Muskelfaser (▸ Abb. 1.3).

Membransysteme

Sarkoplasmatisches Retikulum und transversale (T-)Tubuli bilden die beiden unabhängigen, jedoch funktionell verbundenen Membransysteme der Muskelfaser und werden zusammen auch als *sarkotubuläres System* bezeichnet (▸ Abb. 1.5). Beide Strukturen sind für die Erregung und Kontraktion sowie die Relaxation der Muskelfaser von großer Bedeutung.

▸ **Sarkoplasmatisches Retikulum.** Das einem histologisch hoch differenzierten rauen endoplasmatischen Retikulum entsprechende sarkoplasmatische Retikulum ist der wesentliche *Kalziumspeicher der Muskelfaser* und steht in engem Kontakt mit dem transversalen tubulären System. Es umgibt die Myofibrillen als tubuläres Zisternennetz in longitudinaler Orientierung und wird deshalb auch longitudinales oder L-System genannt. Das sarkoplasmatische Retikulum bildet durch seine Verzweigungen fenestrierte bzw. tubuläre Regionen. Die dem transversalen Tubulus anliegenden Anteile werden als terminale Zisternen bezeichnet, diesen schließen sich die longitudinalen Zisternen an.

Weil die terminalen Zisternen des sarkoplasmatischen Retikulums mit den transversalen Tubuli Kontakt haben, werden sie auch *junktionales sarkoplasmatisches Retikulum* genannt und vom freien sarkoplasmatischen Retikulum abgegrenzt. Das *freie sarkoplasmatische Retikulum* ist eine spezialisierte Kalziumpumpe, seine Membran ist besonders reich an Kalziumtransport-ATPase. Das junktionale sarkoplasmatische Retikulum erhält Reize von den transversalen Tubuli und kontrolliert die Akkumulation von Kalzium.

Weitere in den Kalziumtransport involvierte Proteine des sarkoplasmatischen Retikulums sind der Ryanodinrezeptor (RyR1), das FK506-bindende Protein (FKBP), Calmodulin, Calsequestrin, Triadin, die Myotoninkinase, die sarkoendoplasmatische Kalzium-Retikulum-ATPase (SERCA), die bei der Brody-Erkrankung gestört ist, sowie Phospholamban und Sarcolipin, die die SERCA regulieren.

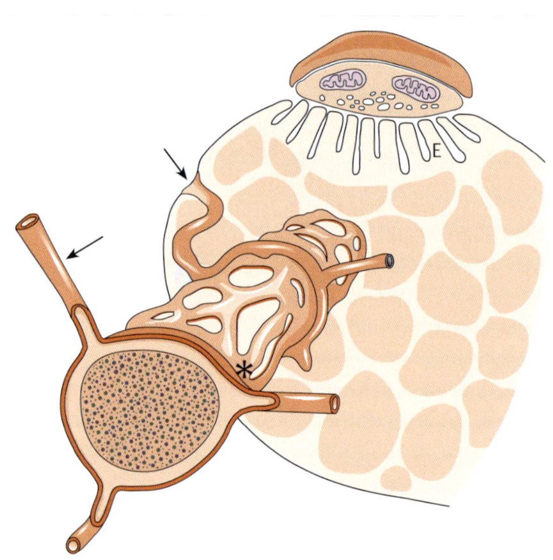

Abb. 1.5 Quer geschnittene Muskelfaser mit Endplatte (E) und dem sarkotubulären System in einer Myofibrille. Die transversalen Tubuli (→) sind Einstülpungen der Plasmamembran der Muskelfaser und umkreisen die Myofibrillen. Dabei gelangen sie in engen Kontakt mit den terminalen Zisternen (*) des sarkoplasmatischen Retikulums.

Das Volumen des sarkoplasmatischen Retikulums ist in Typ-II-Fasern etwa doppelt so groß wie in Typ-I-Fasern. Querschnitte durch die Z-Scheibe lassen an seiner Peripherie 30–50 nm große Tubuli des sarkoplasmatischen Retikulums erkennen.

▸ **T-Tubuli.** Die zumeist quer, gelegentlich jedoch auch parallel zu den Myofibrillen ausgerichteten und ein anastomosierendes Netzwerk bildenden transversalen (T-)Tubuli liegen den Myofibrillen in relaxiertem Zustand an der Grenze zwischen der A- und I-Bande an. Sie werden durch schlauchförmige Invaginationen der Plasmamembran gebildet und stellen eine Verbindung zum Extrazellulärraum dar. Pro Sarkomer sind jeweils zwei transversale Tubuli mit einem regelmäßigen Durchmesser von 50 nm im Abstand von 0,3 µm sichtbar.

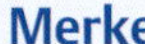

Merke

Die T-Tubuli leiten das Aktionspotenzial von der Oberfläche in das Faserinnere und gewährleisten die einheitliche Kontraktion der gesamten Muskelfaser.

▸ **Triade.** Je ein transversaler Tubulus bildet durch seitlichen Kontakt mit zwei terminalen Zisternen des sarkoplasmatischen Retikulums eine sandwichartige membranöse Formation, die als Triade oder T-System bezeichnet wird (▸ Abb. 1.6). Neben den Triaden kommen auch *Diaden* vor, bei denen nur an einer Seite des T-Tubulus eine Zisterne des sarkoplasmatischen Retikulums anliegt, außerdem bestehen über periphere Verbindungen Kontakte zwischen sarkoplasmatischem Retikulum und Sarkolemm.

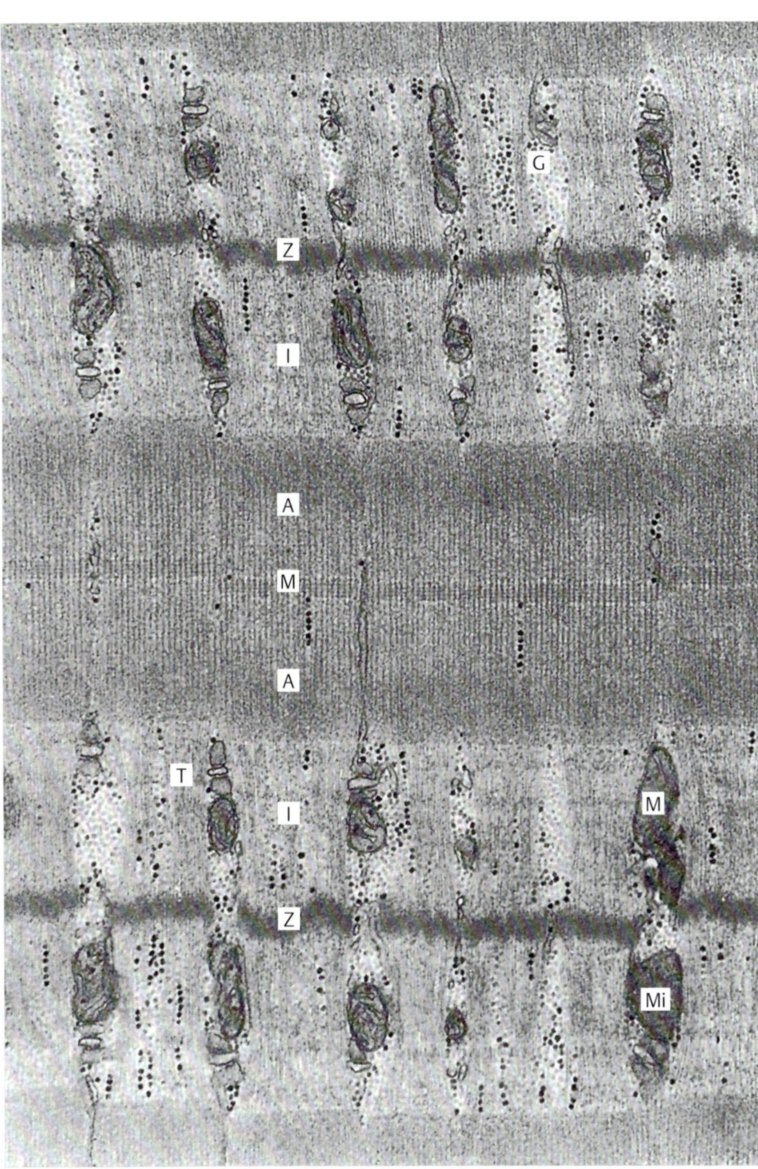

Abb. 1.6 Längsschnitt eines Sarkomers (von Z- zu Z-Streifen) von 7 Myofibrillen mit Darstellung einer Triade (mit einem transversalen Tubulus und den beiderseitigen terminalen Zisternen des sarkoplasmatischen Retikulums; T) und der Myofilamente (Myosin in der A-Bande und Aktin in der I-Bande; Z: Z-Streifen, I: I-Bande, A: A-Bande, M: M-Bande, Mi: Mitochondrien, G: Glykogen).

Zwischen den benachbarten Membranen der T-Tubuli und den Zisternen des sarkoplasmatischen Retikulums entsteht in den Triaden bzw. Diaden sowie in den peripheren Verbindungen ein etwa 10 nm großer Spalt, der periodische Verdichtungen enthält, durch welche die spaltbildenden Membranen an verschiedenen Stellen verbunden sind.

An der zum junktionalen sarkoplasmatischen Retikulum gelegenen Membran ist der Dihydropyridinrezeptor (DHPR) lokalisiert, der als spannungsabhängiger langsamer Kalziumkanal mit dem RyR1 interagiert. Andere Ionenkanäle der T-Tubuli umfassen Natrium-, Kalium- und Chloridkanäle. Genetisch determinierte Störungen dieser Kanäle können zu einer Übererregbarkeit mit myotonen Entladungen (Myotonien) oder zu einer Untererregbarkeit mit transienter Muskelschwäche (periodische Lähmungen) führen.

Ausgangspunkt der Muskelkontraktion ist die Depolarisation der Plasmamembran, die auf nervösen Impulsen von den motorischen Endplatten beruht. Die Signaltransduktion zwischen T-Tubulus und sarkoplasmatischem Retikulum erfolgt unter Beteiligung des Dihydropyridinrezeptors am T-Tubulus und des sarkoplasmatischen Ryanodinrezeptors. Dadurch erhöht sich die Permeabilität der Membranen des sarkoplasmatischen Retikulums, und Kalziumionen werden aus den Zisternen freigesetzt. Nach der Depolarisation gelangen die Kalziumionen durch aktiven Rücktransport zurück in die Zisternen des sarkoplasmatischen Retikulums.

Mitochondrien

▸ **Aufbau.** Die bis zu 10 µm langen Mitochondrien weisen einen Durchmesser von 0,1–0,5 µm auf. Sie bestehen aus zwei etwa 60–70 Å dünnen Membranen, die durch einen etwa 60–80 Å breiten intermembranösen Spalt voneinander getrennt sind. Die innere Membran bildet durch Invaginationen die Cristae mitochondriales, die bezüglich Größe und Dichte auch unter physiologischen Bedingungen sehr variabel sind und deren Anzahl mit der oxidativen Aktivität der Mitochondrien korreliert. An der inneren Membran sind die verschiedenen Enzyme der Atmungskette lokalisiert. Das vom inneren Membransystem umgrenzte Lumen ist mit der fein granulierten, Proteine und Lipide enthaltenden, meist homogen erscheinenden Matrix gefüllt.

Mitochondrien sind sehr dynamische Organellen, die ihre Form und Verteilung innerhalb von Zellen durch Fusion und Separation sowie durch aktinassoziierte Bewegung ändern können [56]. Vornehmlich bei verschiedenen Krankheitsprozessen, selten auch im gesunden Muskel, finden sich zwischen den Mitochondrienmembranen sog. parakristalline Einschlüsse.

Mitochondrien besitzen eine eigene, maternal vererbte, ringförmige, ungefähr 16 Kilobasen große Doppelstrang-DNA sowie ein System zur extranukleären Replikation, Transkription und Translation. Die meisten mitochondrialen Proteine werden jedoch nukleär kodiert. Mutationen in bestimmten nukleären Genen führen sekundär zu Deletionen der mitochondrialen DNA.

▸ **Lokalisation, Vorkommen.** Die Muskelmitochondrien sind gewöhnlich in der Nachbarschaft der I-Banden im intermyofibrillären Raum gelagert (▸ Abb. 1.6). Auch im gesunden Muskel kommen gelegentlich kleine subsarkolemmale und paranukleäre Mitochondrienhaufen vor. In Korrelation zu verschiedenen Funktions- und Belastungsstadien kann ihre Form erheblich variieren. Rote und weiße Muskelfasern unterscheiden sich in der Zahl und Größe der Mitochondrien, die Typ-I-Muskelfasern sind reicher an Mitochondrien als die Typ-II-Fasern. Der Anteil der Mitochondrien am Muskelfaserquerschnitt beträgt etwa 3 %, die mittlere Mitochondriengröße liegt bei etwa 0,1 µm^2. Morphometrische Studien bei Sportlern zeigen, dass durch Training das Mitochondrienvolumen pro Muskeleinheit zunehmen kann.

Kerne

▸ **Lokalisation.** Jede Muskelfaser enthält zahlreiche, in der Peripherie subsarkolemmal gelagerte Kerne (▸ Abb. 1.7); pro Millimeter Faserlänge sind es 50–100. In Querschnitten zeigen sich wenigstens 1–2, oft aber 4–8 Kerne.

Gelegentlich findet sich auch im gesunden Muskel ein in das Faserzentrum verschobener binnenständiger Kern. In einer Gruppe von 100 Fasern soll dies jedoch nicht häufiger als ein- bis dreimal vorkommen.

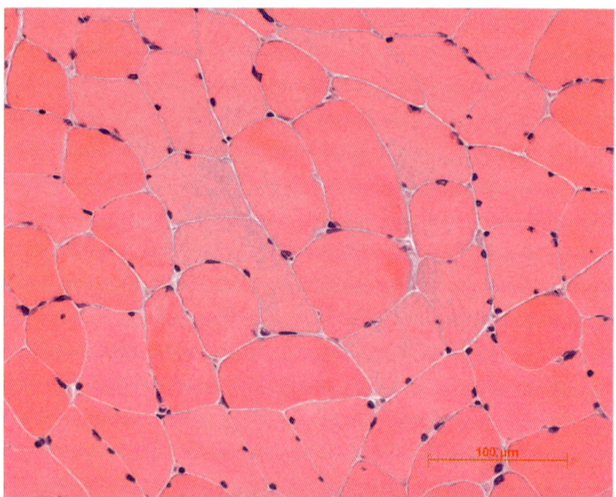

Abb. 1.7 Hämatoxylin-Eosin-Färbung. Subsarkolemmal gelagerte Muskelfaserkerne in quer geschnittenen Muskelfasern. Die Kerne sind meist sicher von Kernen der Bindegewebesepten und Kapillaren unterscheidbar. Beachte das unterschiedliche Färbeverhalten der Muskelfasern aufgrund der unterschiedlichen Fasertypen.

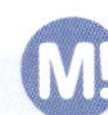

Merke

Bei der Beurteilung von Muskelgewebe ist zu beachten, dass binnenständige Kerne in der Übergangsregion vom Muskel zur Sehne gehäuft vorkommen können. Typ-I-Fasern enthalten im Vergleich zu den Typ-II-Fasern etwa dreimal so viele Kerne.

▶ **Form.** Die ca. 10 µm langen und 2–4 µm breiten Kerne der normalen ausdifferenzierten Muskelfaser haben eine oval-längliche Form und liegen mit ihrer langen Achse parallel zum benachbarten Sarkolemm.

▶ **Kernhülle.** Wie in allen Eukaryoten wird der Kern durch die Kernhülle, die aus der inneren und äußeren Kernmembran besteht, vom Sarkoplasma abgetrennt. Die äußere Membran hängt mit dem sarkoplasmatischen Retikulum zusammen. Die Kernhülle ist durch Poren fenestriert, die den Transport von RNA und Proteinen in beide Richtungen ermöglichen.

Aufgrund ihrer Bedeutung für die Pathogenese spezieller Myopathien verdienen das in der inneren Kernmembran, dem Karyoplasma zugewandt verankerte Protein Emerin ([8], [35]) sowie das mit Emerin in Kontakt stehende nukleäre Intermediärfilament *Lamin A/C* [12] eine besondere Erwähnung (▶ Abb. 1.8a).

Lamine stabilisieren als Teil eines Verbindungssystems zwischen Zyto- und Kernskelett die Form des Zellkerns und sind in die Organisation von DNA-Replikation und Transkription involviert [15] (▶ Abb. 1.8b). Die Spleißvariante Lamin A ist wahrscheinlich für die Zelldifferenzierung und Genregulation bedeutsam [19]. *Emerin* spielt eine Rolle als Downstream-Effektor in tyrosinkinaseabhängigen Signalwegen der Kernhülle [57]. Unter anderem kann eine autosomal-dominante und eine autosomal-rezessive Variante der Emery-Dreifuss-Muskeldystrophie durch Mutationen im Lamin-A-Gen hervorgerufen werden.

Andere mit Myopathien assoziierte nukleäre Proteine sind das Matrixprotein Matrin3 [52] und das Poly-A-bindende Protein (PABPN1) [13].

Satellitenzellen

▶ **Bau, Lage.** Satellitenzellen sind innerhalb der Muskelfaser befindliche Zellen, die neben ihrem Kern nur einen schmalen myofibrillenfreien Zytoplasmasaum mit den üblichen Zellorganellen besitzen und durch eine Plasmamembran begrenzt sind. Die Basalmembran der reifen Muskelfaser bedeckt auch die zum Interzellulärraum gewandte Seite der Satellitenzelle, nicht aber ihre Kontaktfläche zur anliegenden Muskelfaser, so dass in diesem Bereich die Plasmamembranen der beiden Zellen ohne da-

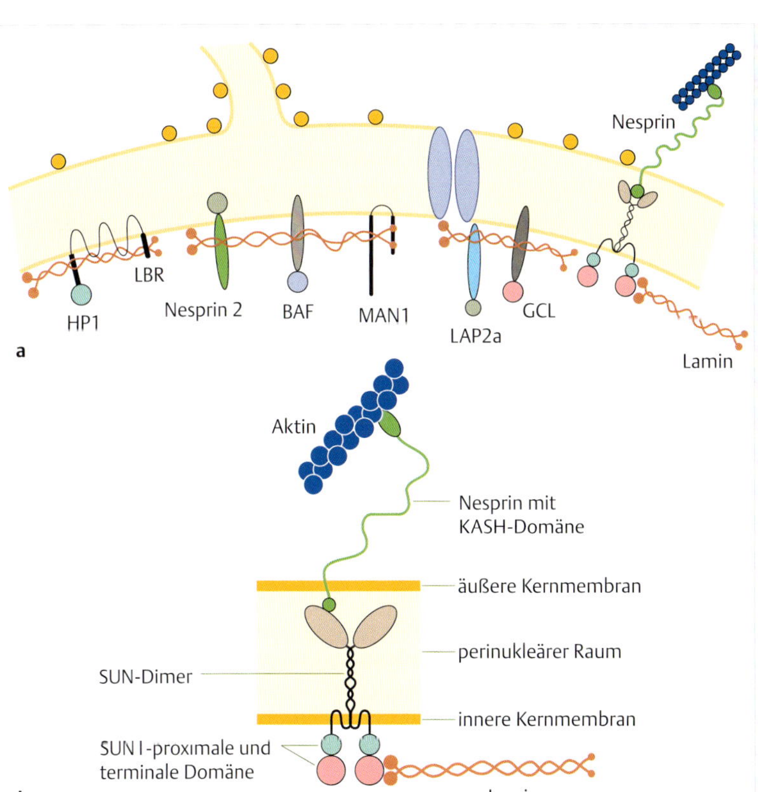

Abb. 1.8 Kernhülle und Kernhüllenproteine.
a Kernhülle mit Kernmembranen und assoziierten Proteinen. Die Kernhülle besteht aus innerer und äußerer Membran. Der Kernporenkomplex überbrückt beide Membranen. Unterhalb der inneren Kernmembran liegt die 20–50 nm dicke Lamina, die primär aus den Laminfilamenten besteht. Einige der assoziierten Proteine sind Transkriptionsfaktoren (GCL), andere verlinken die innere Kernmembran mit dem Chromatin (BAF, HP1).
b Modell für die Verbindung zwischen Nukleo- und Zytoskelett (LINC-Komplex). Die nukleären Komponenten inklusive Lamin binden an die innere Kernmembran über SUN-Proteine, die ihrerseits über die KASH-Domäne des Nesprins an Akin binden.
BAF: Barrier to autointegration factor 1; GCL: Germ cell-less protein; HP1: Heterochromatinprotein 1; KASH: Klarsicht, ANC-1, Syne homology; LAP2a: Lamin ACI binding protein 2; LBR: Lamin-B-Rezeptor; MAN1: Inner nuclear membrane protein 1.

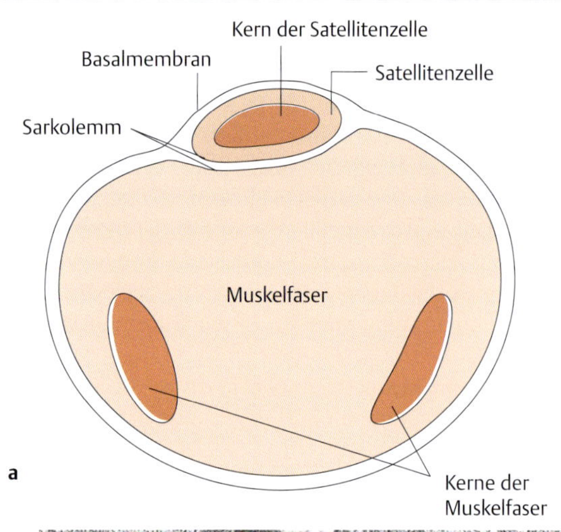

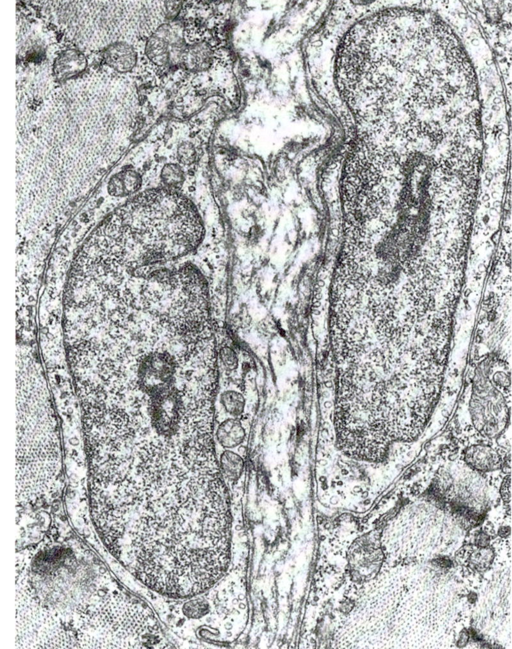

Abb. 1.9 Satellitenzellen.
a Lage der Satellitenzelle in Bezug zur Muskelfaser.
b Satellitenzelle in typischer Lokalisation. Sie ist von der Basalmembran der Muskelfasern bedeckt und von dieser nur durch eine Plasmamembran getrennt.

zwischen gelagerte Basalmembran in einem Abstand von 15 nm dicht beieinander liegen (▶ Abb. 1.9).

Da die Kontur der Muskelfaser durch die Satellitenzelle oft nicht wesentlich vorgewölbt ist, sind sie lichtmikroskopisch ohne zusätzliche immunhistochemische Markierung meist nicht zu erkennen.

▶ **Häufigkeit, Funktion.** Im Bereich der motorischen Endplatte liegt die Zahl der Satellitenzellen etwa um den Faktor 20 über der Anzahl in anderen Regionen der Muskelfaser. Satellitenzellen sind myoblastische Stammzellen und spielen eine wichtige Rolle bei postnatalem Muskelwachstum, Hypertrophie und Regeneration. In der Jugend entspricht die Zahl der Satellitenzellen etwa 30 % der Muskelfaserkerne, im Erwachsenenalter fällt dieser Anteil auf etwa 5 %. Satellitenzellen weisen normalerweise keine mitotische Aktivität auf, können jedoch durch verschiedene Bedingungen (z. B. Mikrotraumen) aktiviert werden und stellen dann myogene Präkursorzellen dar.

Sarkoplasma

Der freie Raum zwischen den kontraktilen Elementen und dem Zytoskelett innerhalb des Sarkolemms wird durch das Sarkoplasma, das Zytoplasma der Muskelfaser, ausgefüllt und enthält die für die Aufrechterhaltung ihrer Funktion unerlässlichen Zellorganellen. Neben den Kernen, Mitochondrien und dem sarkoplasmatisches Retikulum finden sich hier der Golgi-Apparat, ein spärliches raues endoplasmatisches Retikulum, wenige freie Ribosomen sowie Lipofuszin. Der Golgi-Apparat, die Mikrotubuli und die freien Ribosomen sind meist perinukleär lokalisiert.

Daneben kommen – bevorzugt in der Nähe der Mitochondrien – einzelne Lipidpartikel vor, in direkter Nähe des sarkoplasmatischen Retikulums findet sich Glykogen. *Lipide* und *Glykogen* dienen als Energiespeicher der Muskelfaser.

Die rote Farbe der Muskulatur rührt von dem ebenfalls im Sarkoplasma vorkommenden monomerischen *Myoglobin* her, dem in der Sauerstoffversorgung der Muskulatur eine Brückenfunktion zwischen dem Hämoglobin im Blut als dem Transporter und den Mitochondrien als dem Ort der Sauerstoffutilisation zukommt.

Sarkolemm

Aufbau

Merke

Jede Muskelfaser wird von einer zweischichtigen, lichtoptisch einheitlich erscheinenden Hülle – dem Sarkolemm – umgeben. Der innere Anteil wird als Plasmalemm oder *Plasmamembran*, der äußere als *Basallamina* bezeichnet.

▶ **Plasmamembran.** Dies ist eine doppellagige Lipidschicht, in der verschiedene für den Aufbau bzw. Stoffwechsel der Muskelfaser sowie als Rezeptoren fungierende Proteine verankert sind. Diese Membranproteine umfassen den Dystrophin-Glykoprotein-Komplex (Dystrophin, Dystroglykane, Sarkoglykane), den Caveolinkomplex (Caveolin-3, Dysferlin) sowie den Integrinkomplex (α7A-Integrin; α7B-Integrin; β1D-Integrin; Vinculin, Talin, Agrin).

Nahe der Plasmamembran lassen sich im Sarkoplasma zahlreiche Caveolae intracellulares mit einem Kaliber von 50–80 nm nachweisen (▶ Abb. 1.10a), die durch Einstülpungen der Plasmamembran zustande kommen und deren Oberfläche um 60 – 80 % vergrößern. Die Caveolae weisen Poren auf, mit denen sie mit den transversalen Tubuli kommunizieren. Die Plasmamembran ist von der Basalmembran durch einen 10–20 nm weiten Spalt getrennt (▶ Abb. 1.10).

▶ **Motorische Endplatte.** Das Sarkolemm weist im Bereich der motorischen Endplatte einige Besonderheiten auf. Das innerhalb der motorischen Endplatte als postsynaptische Membran fungierende Sarkolemm ist hier stark gefaltet und enthält u. a. zahlreiche Azetylcholinrezeptoren.

Neben der an das junktionale Sarkolemm gebundenen Azetylcholinesterase ist die postsynaptische Membran durch eine Vielzahl weiterer Proteine gekennzeichnet. Die muskelspezifische Rezeptor-Tyrosinkinase (MuSK) ist ein Agrinrezeptor, der bei der Differenzierung der Endplatte und der Aggregation von Azetylcholinrezeptoren eine wichtige Rolle spielt [51]. Weitere postsynaptische sarkolemmale und sarkoplasmatische Proteine sind Rapsyn, die Tyrosinkinase ErbB2, Ankyrin und Utrophin. Utrophin ist ein Dystrophinanalogon, das nur im Bereich der postsynaptischen Membranen vorkommt. Es interagiert mit F-Aktin und β-Dystroglykan und hat offenbar eine die Muskelfaser stabilisierende Funktion.

▶ **Myotendinöse Verbindung.** Am Übergang der Skelettmuskeln in die Sehnen finden sich tiefe fingerförmige Invaginationen von Sehnenkollagenfasern in die Muskelfasern, die an diesen Stellen ebenfalls ein stark gefaltetes Sarkolemm aufweisen. Eigentliche Kontaktstelle zwischen Sehne und Muskelfaser ist die Basallamina [51].

Dystrophin-Glykoprotein-Komplex

Integraler Bestandteil des Sarkolemms ist der hier mehrheitlich verankerte Dystrophin-Glykoprotein-Komplex, dem eine besondere Bedeutung für die Struktur und Integrität der Muskelfaser zukommt. Dieser Komplex besteht neben dem eigentlich dem Zytoskelett zuzuordnenden Strukturprotein Dystrophin aus dem Sarkoglykan-, dem Syntrophin- und dem Dystroglykankomplex sowie aus dem innerhalb der Muskelfaser nahe dem Sarkolemm gelegenen Dystrobrevin und dem Transmembranprotein Sarkospan (▶ Abb. 1.11; [16], [34], [43]).

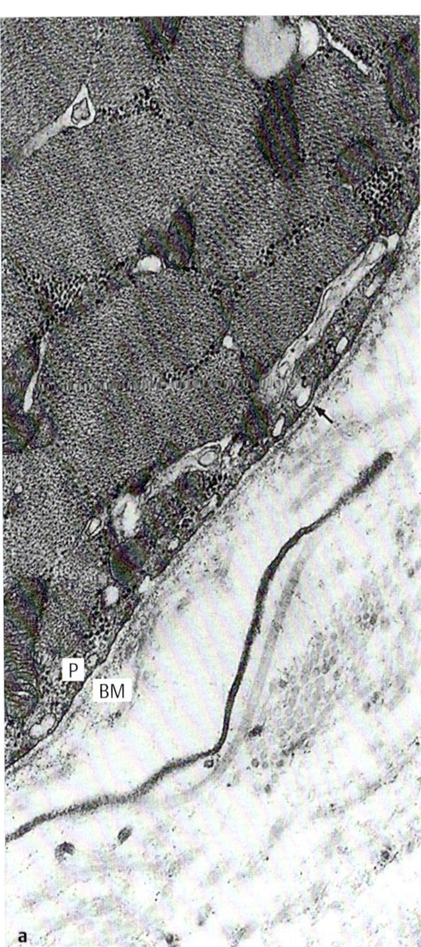

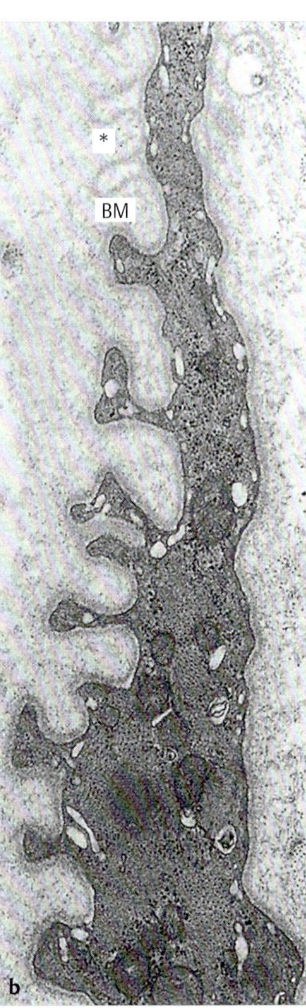

Abb. 1.10 Verschiedene Aspekte der Muskelfasermembranen (BM: Basalmembran, P: Plasmamembran).
a Caveolae intracellulares (↑).
b Zottige Muskelfaserausstülpungen mit Abhebungen der Basalmembran (*).

▸ **Dystrophin.** Dystrophin ist ein 427 kDa großes, aus insgesamt 4 Domänen aufgebautes Protein. Es bindet mit seinem N-terminalen Ende an jeweils mehreren F-Aktin-Monomeren [50]. Daneben ist es mit seiner zysteinreichen Domäne über β-Dystroglykan mit der Plasmamembran [40] sowie über seinen C-Terminus mit dem intrazellulär lokalisierten Syntrophinkomplex aus den Syntrophinen a sowie b_1 und b_2 verbunden und wirkt dadurch funktionell an der Stabilität des Sarkolemms mit.

▸ **Dystroglykane.** Die beiden den Dystroglykankomplex bildenden Dystroglykane α und β halten durch ihre Kontakte in das Muskelfaserinnere sowie zur extrazellulären Matrix das Sarkolemm unter Spannung. Verschiedene Muskelerkrankungen sind mit Defekten der Glykosylierung von α-Dystroglykan assoziiert. Zurzeit sind Defekte in 6 Genen bekannt, deren Produkte wahrscheinlich Glykosyltransferasen sind. Beispielhaft sei das Fukutin-related-Protein (FKRP) erwähnt, bei dem möglicherweise eine verminderte Interaktionsfähigkeit mit anderen Proteinen der Extrazellulärmatrix zur Pathogenese beiträgt. Über α-Dystroglykan ist das den Kontakt zur extrazellulären Matrix herstellende Protein Laminin im Sarkolemm verankert. Laminin ist ein heterotrimerisches Protein, das aus der Untereinheit α2 (Merosin) sowie den beiden $β_1$- und $β_2$-Ketten besteht und mit dem Zelladhäsionsprotein Integrin α7, einem Bestandteil der Plasmamembran, einen Transmembranrezeptor besitzt.

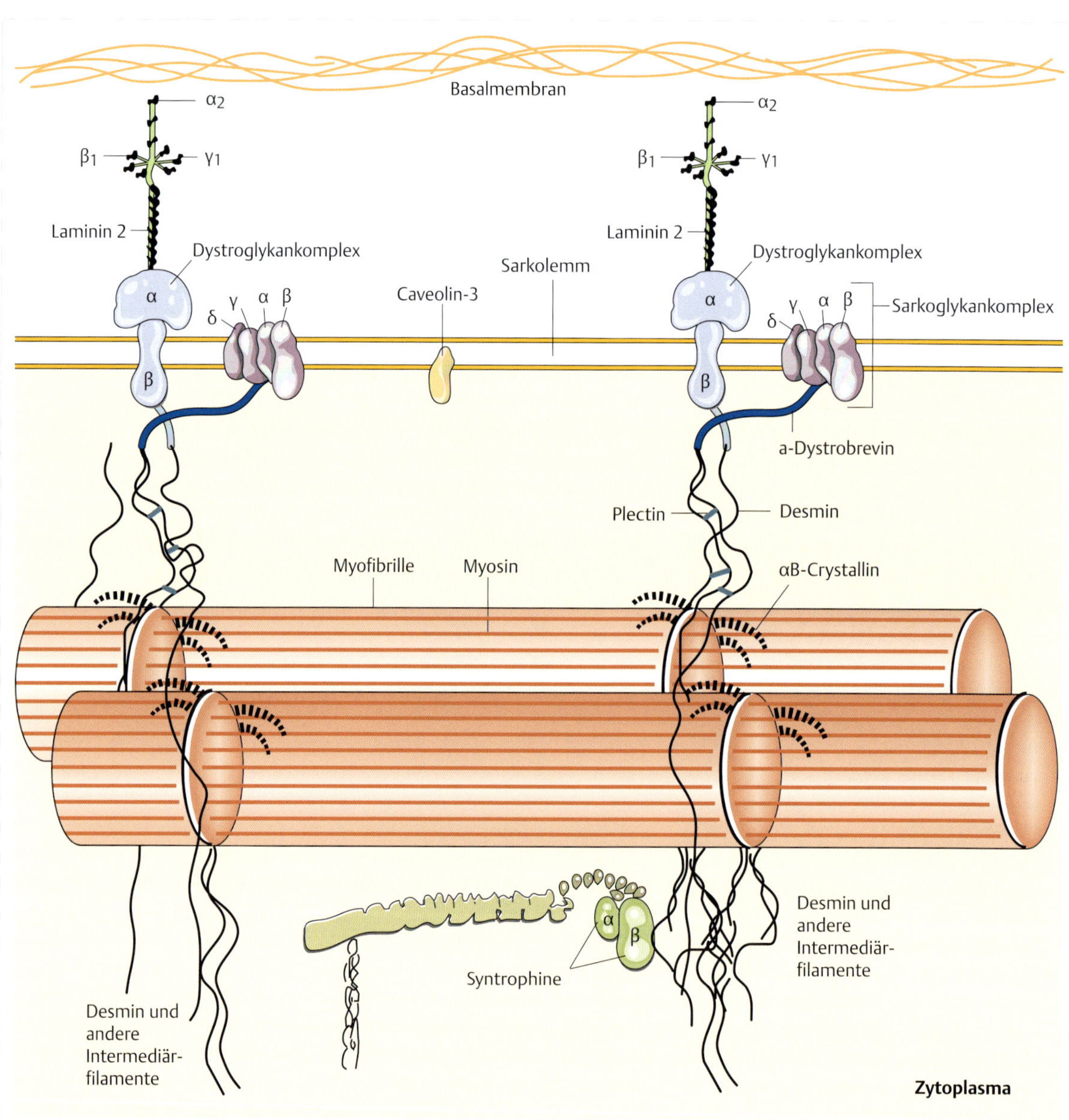

Abb. 1.11 Dystrophin-Glykoprotein-Komplex.

► **Sarkoglykan.** Die Strukturproteine Sarkoglykan α (Adhalin), β, γ, δ und ε sind in der Plasmamembran verankert und weisen einen großen extrazellulär liegenden Anteil auf. Sie formen den funktionell einheitlichen Sarkoglykankomplex, d. h. bereits Veränderungen eines einzelnen Sarkoglykans bewirken den Funktionsverlust des gesamten Komplexes. Sarkospan stabilisiert über seine Verbindung zum δ-Sarkoglykan den Sarkoglykankomplex (► Abb. 1.11).

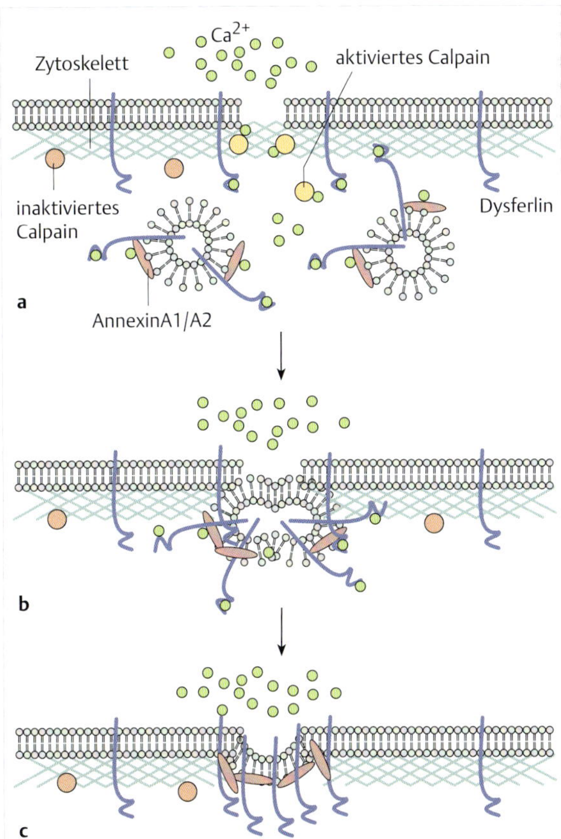

Abb. 1.12 Schema der dysferlinvermittelten Membranreparatur. (nach [23])

- **a** Dysferlin ist im Sarkolemm und in den zytoplasmatischen Vesikeln lokalisiert und interagiert mit den Annexinen A1 und A2. Bei einer Membranruptur strömt Kalzium in die Muskelfaser und aktiviert Proteasen wie etwa Calpain-3.
- **b** Hierdurch werden Proteine des Zytoskeletts degradiert und die Membranspannung vermindert. Die hohe Kalziumkonzentration führt möglicherweise unter dem Einfluss der Annexine zur Verschmelzung der dysferlintragenden Reparaturvesikel und zur Wanderung dieser Vesikel zum Sarkolemm. Wahrscheinlich unter dem Einfluss von Dysferlin und SNARE (soluble N-ethylmaleimide-sensitive-factor attachment receptor oder Rezeptor für Wechselwirkung mit NSF-assoziierten Proteinen [NSF-N-Ethylmaleinimid-sensitives Fusionsprotein]) fusionieren die Vesikel mit der Membran.
- **c** Durch die Fusion der Reparaturvesikel mit der Plasmamembran entsteht ein die Ruptur überragender Flicken, der die rupturierte Membran verschließt.

Ein Gerüstprotein der Caveolae, Caveolin-3, steht mit Dystrophin und dem Dystrophin-Glykoprotein-Komplex in Verbindung und interagiert mit der Stickstoffmonoxid-Synthase (NOS), die ebenfalls Kontakt zum Dystrophin-Glykoprotein-Komplex hat [34].

Caveolin-3, Dysferlin, Calpain-3

Caveolae sind vesikuläre Invaginationen des Sarkolemms. Sie weisen ein Kaliber von 50–100 nm auf und besitzen Poren, mit denen sie mit den T-Tubuli kommunizieren. Sie enthalten unter anderem Moleküle für die intrazelluläre Signalübertragung wie Stickstoffmonoxid-Synthase und Tyrosinkinasen [41].

► **Caveolin-3.** Dieses skelettmuskelspezifische Gerüstprotein der Caveolae steht in enger Verbindung mit Dystrophin und Dysferlin (► Abb. 1.11). Bei Mutationen des Caveolin-3-Gens können verschiedene Phänotypen entstehen: die Gliedergürteldystrophie Typ LGMD1C (LGMD limb girdle muscular dystrophy) ([34], [36]), die Rippling-Erkrankung [7] und eine autosomal-dominante HyperCK-ämie [18].

► **Dysferlin.** Dabei handelt es sich um ein über eine Transmembrandomäne im Sarkolemm verankertes Protein. Funktionell kommt Dysferlin während der Embryonalentwicklung offensichtlich eine wichtige Rolle bei der regionalen Differenzierung der Extremitäten zu [2]. Außerdem spielt es eine entscheidende Rolle bei der kalziumabhängigen Reparatur des Sarkolemms [3] (► Abb. 1.12). Der Gliedergürteldystrophie und der distalen Myopathie Typ Miyoshi liegen Dysferlinmutationen zugrunde ([6], [33]).

► **Calpain-3.** Auch die kalziumabhängige Protease Calpain-3 interagiert mit Dysferlin. Es ist noch unklar, inwiefern sie direkt in den Reparaturmechanismus involviert ist. Mutationen im Calpain-3-Gen verursachen die rezessive Gliedergürteldystrophie LGMD2A [49] (► Abb. 1.12).

Extrazelluläre Matrix

Merke

M!

Nach außen hin wird das Sarkolemm der Muskelfaser von einer als *Basalmembran* bezeichneten zweischichtigen Extrazellulärmatrix umhüllt. Diese setzt sich aus einer inneren Basallamina und einer äußeren retikulären Lamina zusammen. Die Extrazellulärmatrix dient der Muskelfaser als mechanische Stütze sowie als Verbindungselement zu den Kollagenfibrillen der Sehne. Daneben hat sie eine große Bedeutung für die Regeneration von Muskelfasern sowie für die Myo- und Synaptogenese [51].

▸ **Laminine.** Hauptbestandteil der *Basallamina* sind die Laminine. In der Skelettmuskulatur ist vor allem das Laminin-2 von Bedeutung, das über die Verbindung mit seiner α-Kette (Merosin) zum α-Dystroglykan eine Verbindung zum Dystrophin-Glykoprotein-Komplex und über den Kontakt mit Integrinen zum Integrinkomplex herstellt (▸ Abb. 1.11).

▸ **Kollagene.** Die eher fibrilläre *retikuläre Lamina* setzt sich aus verschiedenen Kollagenen zusammen, die in eine amorphe, hauptsächlich aus Proteoglykanen bestehende Grundsubstanz eingebettet sind. Kollagene sind ebenso wie die Laminine nicht nur wichtige Strukturproteine der Extrazellulärmatrix, sondern erfüllen über die Aktivierung von Sarkolemmrezeptoren auch die Funktion von Signalmolekülen [51]. Hauptvertreter der in der Skelettmuskulatur vorkommenden Kollagene ist das mit dem Proteoglykan Biglykan und dem Glykoprotein Nidogen (Entactin) verbundene *Kollagen IV*.

Weiterhin findet man hier das mit verschiedenen Proteoglykanen, unter anderem mit Perlecan und Decorin interagierende *Kollagen VI*. Die Bethlem-Myopathie ([27], [54]) und die hiermit allelische skleroatonische Muskeldystrophie Ullrich, eine Form der kongenitalen Muskeldystrophien [17], beruhen auf Mutationen verschiedener Kollagen-VI-Untereinheiten.

Perlecan ist ein Rezeptor für den Fibroblasten-Wachstumsfaktor 2 (FGF2). Eine Perlecanmutation liegt dem Schwartz-Jampel-Syndrom zugrunde [39]. *Decorin* gehört zu den leucinreichen Proteoglykanen. Ein Patient mit Makroglobulinämie und zusätzlicher proximaler Myopathie wurde beschrieben, bei dem die Bindung von Antidecorin-Antikörpern an endomysiales Decorin nachgewiesen wurde [1].

Bindegewebe

Merke

Die sich an das Sarkolemm anschließenden Bindegewebehüllen der Muskelfaser bestehen aus kollagenen und elastischen Fasern sowie Fibroblasten und umhüllen die den Muskel versorgenden Nerven und Blutgefäße (▸ Abb. 1.13).

Durch das *Endomysium*, das aus dünnen, lichtmikroskopisch nicht immer sichtbaren Bindegewebescheiden vorwiegend retikulärer Fasern besteht, werden die dicht gelagerten, jeweils von einem Sarkolemm begrenzten Muskelfasern separiert.

Größere Gruppen von Muskelfasern werden durch das wesentlich stärker entwickelte *Perimysium* zu Faszikeln gebündelt. Das *Epimysium* umschließt den gesamten Muskel und ist zusammen mit den bereits genannten bindegewebigen Anteilen die bindegewebige Hülle des Muskels und dient als Verbindungselement zu Sehnen, Aponeurosen bzw. Periost. Am Sehnenübergang setzen sich Peri- bzw. Epimysium als *Peritendineum* fort.

1.2.2 Fasertypen

Die Skelettmuskelfasern können aufgrund morphologischer, elektrophysiologischer, biochemischer und funktioneller Charakteristika in 2 Hauptfasertypen, die roten Typ-I-Fasern und die weißen Typ-II-Fasern unterteilt werden (▸ Tab. 1.1). Dies sind jedoch keine unveränderlichen Eigenschaften. Experimentell gelang der Nachweis einer möglichen Fasertypentransformation, wonach allein durch Änderung des Innervationsmusters Muskelfasern die histochemischen Eigenschaften eines anderen Fasertyps annehmen können [46].

▸ **Typ-I-Fasern.** Sie sind bei Erwachsenen meist kleiner als die vom Typ II. Typ-I-Fasern besitzen mehr Myoglobin und weisen eine reichere Blutversorgung auf. Sie enthalten zahlreiche Mitochondrien und Neutralfette und decken ihren Energiebedarf (ATP) vornehmlich über die oxidative Phosphorylierung, weniger über die anaerobe Glykolyse. Typ-I-Fasern kontrahieren langsamer, können jedoch länger dauernde Muskelarbeit erbringen.

▸ **Typ-II-Fasern.** Sie sind im Durchschnitt etwas größer als Typ-I-Fasern, besitzen mehr Myofibrillen, jedoch weniger Mitochondrien. Sie beziehen ihre Energie in stärkerem Ausmaß aus der Glykolyse, sind von daher zu schnellerer Kontraktion, nicht jedoch zu Ausdauerleistungen befähigt. Nach Art der schweren Myosinkette, Anzahl der Mitochondrien bzw. bevorzugtem Energiestoffwechsel lassen sich die Typ-II-Fasern weiter in die Subtypen IIa, IIb bzw. IIc unterteilen.

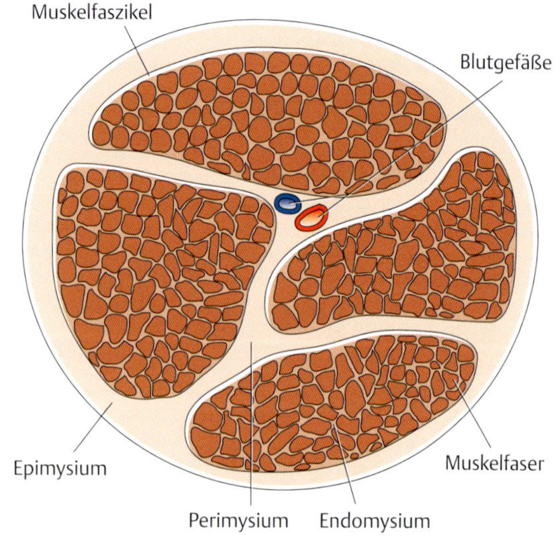

Abb. 1.13 Bindegewebehüllen der Muskelfaser.

Tab. 1.1 Eigenschaften der histochemischen Hauptfasertypen der Skelettmuskulatur.

Eigenschaft	Fasertyp		
	I	IIa	IIb
Größe	klein	mittelgroß	groß
Myoglobingehalt	hoch	mittel/hoch	gering
Kontraktionsgeschwindigkeit	langsam	mittel/schnell	schnell
Ermüdbarkeit	gering	mittel	hoch
Energiestoffwechsel	oxidative Phosphorylierung	oxidative Phosphorylierung/Glykolyse	Glykolyse
Mitochondrienzahl	hoch	mittel/hoch	gering
Glykogengehalt	gering	hoch	mittel
Neutralfettgehalt	hoch	mittel	gering
Kapillardichte	hoch	mittel/hoch	gering

▸ **MHC-Fasertypen.** Eine weitere Unterscheidungsmöglichkeit von Muskelfasern besteht in der Differenzierung nach der Art der schweren Myosinkette (MHC). Es können langsame Typ-I-Fasern mit der Isoform MHCIb sowie drei schnelle Fasertypen, der Typ IIA mit Isoform MHCIIa, der Typ IIb mit Isoform MHCIIB und der Typ IID mit Isoform MHCIId unterschieden werden (▸ Abb. 2.36) [46]. Diese sog. „reinen" Muskelfasern mit lediglich einer nachweisbaren MHC-Isoform (pure fiber types) sind von Muskelfasern abzugrenzen, die über zwei oder mehr schwere Myosinketten verfügen (hybrid fiber types). Bestimmte Muskeln des Kopfes und das Diaphragma sowie die intrafusalen Fasertypen der Muskelspindeln verfügen darüber hinaus über weitere MHC-Isoformen.

▸ **Verteilungsmuster.** Die Muskelfasern verschiedener Fasertypen innerhalb eines Muskels sind beim Menschen in Form eines charakteristischen Mosaik- bzw. Schachbrettmusters verteilt (▸ Abb. 1.14), während bei verschiedenen Tierspezies ganze Muskeln entsprechend ihrer speziellen Funktion als „rote" bzw. „weiße" Muskeln bereits makroskopisch unterschieden werden können, beispielhaft seien bei bestimmten Geflügelarten die hellen, vornehmlich tonische Muskelarbeit verrichtenden Brustmuskeln im Gegensatz zu den roten, zumeist phasische Bewegungen ausführenden Flügelmuskeln genannt.

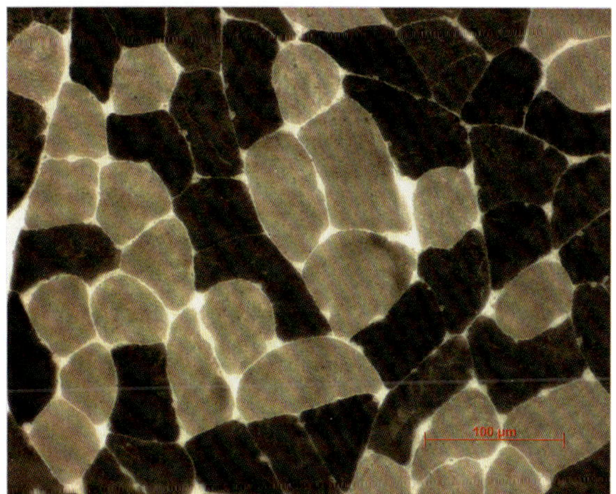

Abb. 1.14 Myofibrilläre ATPase-Reaktion (pH 9,4) eines Muskelquerschnitts. Typ-I-Fasern sind hell, Typ-II-Fasern dunkel dargestellt.

▸ **Motorische Einheit.** Die schachbrettartige Verteilung der Muskelfasern beim Menschen entspricht dem Prinzip der motorischen Einheit. Unter einer motorischen Einheit versteht man das Soma einer motorischen Vorderhornzelle im Rückenmark mit ihrem Axon sowie dessen Endabzweigungen, den terminalen Axonen mit allen von ihnen innervierten Muskelfasern. Die Größe motorischer Einheiten variiert von Muskel zu Muskel in Abhängigkeit von der Funktion: Während in Muskeln mit sehr fein abzustufender Bewegungskontrolle wie etwa den äußeren Augenmuskeln lediglich 3–7 Muskelfasern zu einer motorischen Einheit gehören, kommen in großen Extremitätenmuskeln mehrere tausend Muskelfasern auf ein Motoneuron. Die Territorien einzelner motorischer Einheiten weisen hier einen Durchmesser von 5–11 mm auf und überlappen beträchtlich.

▸ **Histologische Differenzierung.** In der enzymhistochemischen Diagnostik hat sich die Differenzierung der beiden Hauptfasertypen mittels der myofibrillären ATPase-Reaktion durchgesetzt (▸ Abb. 1.14), zumal bei Modifikation des pH-Wertes eine weitere Unterscheidung der Typ-II-Fasern in die verschiedenen Subtypen möglich ist (▸ Tab. 1.2). Dies beruht auf der Tatsache, dass die verschiedenen Fasertypen unterschiedliche ATPase-Isoenzyme mit spezifischen pH-Optima besitzen.

▸ **Fasertypenprädominanz.** Normalerweise stehen die Fasern einer motorischen Einheit untereinander nicht oder allenfalls zu ein bis zwei anderen Fasern derselben motorischen Einheit in Kontakt. Das Ausmaß des jeweiligen Mosaikmusters hängt von der relativen Prädominanz eines histochemischen Hauptfasertyps innerhalb des jeweiligen Muskels ab.

Tab. 1.2 Histochemische Reaktionen der Fasertypen der Skelettmuskulatur.

Enzymreaktion bzw. Färbung	Fasertyp			
	I	IIa	IIb	IIc
ATPase pH 9,4	+	++	+++	+++
ATPase pH 4,2	+++	–	–	+/++
ATPase pH 4,6	+++	+	+++	+++
NADH	+++	++	+	++
Sukzinatdehydrogenase (SDH)	+++	++	+	++
Myophosphorylase	+/++	++	+++	++
Perjodsäure-Schiff (PAS)	+/++	+++	++	++
Sudanschwarz	+++	++	+	++

Merke

In vorwiegend tonischen Muskeln überwiegen die Typ-I-, in vorwiegend phasischen Muskeln die Typ-II-Fasern. Für die histologische Beurteilung von Muskelbiopsien ist somit die Kenntnis physiologischer Fasertypenprädominanzen in verschiedenen Muskeln unerlässlich.

Dabei ist zu beachten, dass in oberflächlichen Muskelschichten die Typ-II-Fasern und in tiefen Schichten die Typ-I-Fasern relativ häufiger sind. In den meisten Muskeln findet sich eine physiologische Fasertypenprädominanz, wie beispielsweise in den häufig biopsierten Mm. biceps brachii oder quadriceps femoris. Diese Prädominanz scheint auf hereditären Grundlagen zu beruhen.

So wurde nachgewiesen, dass einzelne Personen über einen vermehrten Anteil von Typ-I-Muskelfasern verfügen. Dieser Umstand scheint sich insbesondere bei Ausdauersportarten bzw. bei protrahierter körperlicher Betätigung auszuzahlen, wenngleich Fasertypenverteilung bzw. -prädominanz durch körperliches Training nicht zu beeinflussen sind. Dennoch kann durch Ausdauertraining das Ausmaß der Kapillarisierung der Muskulatur ebenso vergrößert werden wie der Anteil der Typ-IIa-Fraktion innerhalb der Typ-II-Fasern. Derartige Trainingseffekte bilden sich bei körperlicher Inaktivität zurück. Spezielle Untersuchungen bei Gewichthebern, die kurzzeitig eine maximale Muskelkontraktion erbringen müssen, zeigten eine selektive Typ-IIb-Faserhypertrophie.

1.2.3 Faserkaliber

▶ **Messung.** Im Querschnitt erscheinen Muskelfasern meist nicht kreisförmig, sondern polygonal bzw. unregelmäßig rundlich konfiguriert. Bei Messung der Faserkaliber in quer geschnittenen Semidünn- bzw. Kryostatschnitten kann es aufgrund dieser Tatsache zu Fehlbeurteilungen kommen. Befriedigende Werte ergeben sich deshalb erst aus der Messung der senkrecht auf den jeweiligen Maximaldurchmessern stehenden größten Strecken (▶ Abb. 1.15).

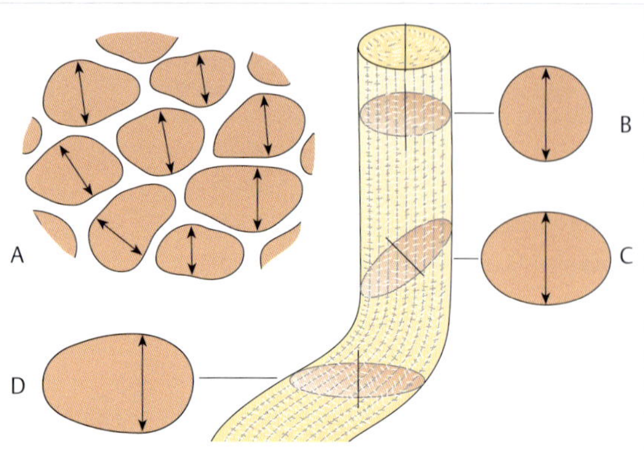

Abb. 1.15 Darstellung des kleineren Durchmessers von quer geschnittenen Muskelfasern (A). Auch wenn die Fasern nicht exakt quer getroffen sind, ergeben die Durchmesserwerte verlässlichere Resultate als die Flächenmessung (B, C, D) [20].

Merke

Zur Bestimmung des Faserkaliberspektrums einer Muskelbiopsie sollten mindestens 100 Fasern jedes Fasertyps ausgemessen werden. Im normalen Muskel ist das Verhältnis vom größten zum kleinsten Faserdurchmesser in der Regel kleiner als 2:1.

▶ **Altersabhängigkeit.** Das Faserkaliber nimmt im Rahmen der Entwicklung zu. Der durchschnittliche Faserdurchmesser beträgt bei Neugeborenen im Kryostatschnitt etwa 7,5 µm, nach einem Jahr etwa 16 µm (▶ Abb. 1.16) und mit 10 Jahren ca. 40 µm. Er nimmt bis zum Lebensalter von 5 Jahren jährlich um 2 µm, bis zum Alter von 9 Jahren jährlich um 3 µm zu (▶ Tab. 1.3, ▶ Abb. 1.17).

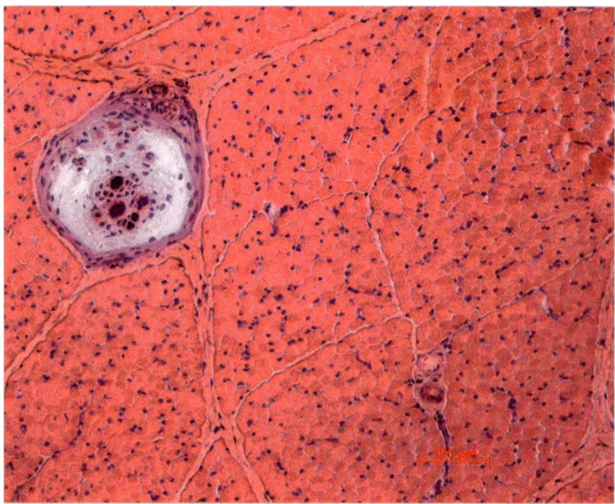

Abb. 1.16 Hämatoxylin-Eosin-Färbung einer Muskelbiopsie eines 1 Jahr alten Jungen.

Tab. 1.3 Durchschnittliche Durchmesser der Muskelfasern (µm) bei Kindern entsprechend der berechneten Regressionslinie; angenommener „Normbereich“ in Klammern (± Standardabweichungen bei Annahme eines Variabilitätskoeffizienten von maximal 20 %).

	Geburt/Jahre													
		1	2	3	4	5	6	7	8	9	10	11	12	13
Brooke u. Engel (1969) [14]	15	16	18	20	22	24	27	30	33	36	40	45	Werte wie Erwachsene	
Mortier (1994) [37]	15	19	22	26	29	32	35	37	40	42	44	46	47	49
minimal	(9	12	13	15	17	19	21	22	24	25	27	28)		
maximal	(21	25	31	36	41	45	49	52	56	59	61	64)		

Etwa ab dem 12.–15. Lebensjahr werden dieselben Faserkaliber wie beim Erwachsenen gemessen. Die Durchmessermittelwerte der gewöhnlich zur Biopsie ausgewählten großen Extremitätenmuskeln liegen beim erwachsenem Mann bei 40–80 µm, bei der Frau betragen sie etwa 30–70 µm, während die Kaliber der kleinen Handmuskeln sowie der Gesichts- und Augenmuskeln etwa 15–25 µm betragen. In einzelnen Muskeln sind die Fasern in tieferen Schichten im Durchschnitt größer als im oberflächlichen Bereich. Die Standardabweichung der durchschnittlichen Faserkaliber im normalen Muskel beträgt zumeist weniger als 10 µm.

▸ **Einflussgrößen.** Wiederholte Biopsien aus dem M. vastus lateralis zeigten bei Gesunden nur eine sehr geringe intraindividuelle Kalibervariation. Der Vergleich von Biopsien aus dem gleichen Muskel beider Extremitäten zeigte ebenfalls eine große Übereinstimmung bezüglich der Fasergröße. Eine einfache Methode des Nachweises von Faseratrophie bzw. Hypertrophie ist das Erstellen von Fasergrößen-Histogrammen, daneben kann durch das Erheben von Atrophie- bzw. Hypertrophiefaktoren die Kalkulation der Fasergröße erfolgen.

Der Faserdurchmesser hängt außer von Lebensalter und Geschlecht auch vom Trainingszustand sowie von der Art des untersuchten Muskels ab. Darüber hinaus ist die Fixierung des Muskelgewebes zu beachten. So ist das Faserkaliber in den geschrumpften Paraffinschnitten zumeist um 20–30 % kleiner als in Gefrierschnitten. Die größte Genauigkeit weist die Kalibermessung an sog. Semidünnschnitten von in Kunstharz fixiertem Muskelgewebe auf.

▸ **Atrophie, Hypertrophie.** Fasern mit einem Durchmesser von kleiner als 20 µm gelten beim Erwachsenen als atrophisch, Muskelfasern mit Kalibern zwischen 20 und 40 µm werden als teilatrophisch bezeichnet. Zu beachten ist, dass unter 20 µm dünne Muskelfasern auch physiologischerweise z. B. in den Muskelspindeln vorkommen. Die Durchmesser hypertrophischer Muskelfasern liegen über 80 µm. Entsprechende Normwerte für Kinder sind nicht bekannt, deshalb empfiehlt es sich, bei kindlichen Muskelbiopsien jene Muskelfasern als atrophisch bzw. hypertrophisch zu bezeichnen, deren Durchmesser um mehr als 50 % vom mittleren Normaldurchmesser des entsprechenden Alters abweichen (▸ Abb. 1.17).

In der Kindheit sind die Fasern beider histochemischer Haupttypen etwa gleich groß, bei Frauen sind die Typ-I-Fasern etwas größer als jene vom Typ II, beim Mann ist es umgekehrt. Die Typ-I-Fasern zeigen im interindividuellen Vergleich ganz allgemein konstantere Kaliber als die Typ-II-Muskelfasern.

1.3 Innervation

1.3.1 Intramuskuläre Nervenäste und motorische Endplatten

▸ **Typen.** Die Muskelnerven enthalten α- und γ-Motoneurone für die Innervation der extra- und intrafusalen Muskelfasern, außerdem sensible Ia- und IIa-Efferenzen von den Muskelspindeln, Typ-Ib-Efferenzen von den Sehnenorganen, ferner Schmerzfasern und sympathische Nervenfasern (▸ Abb. 1.18).

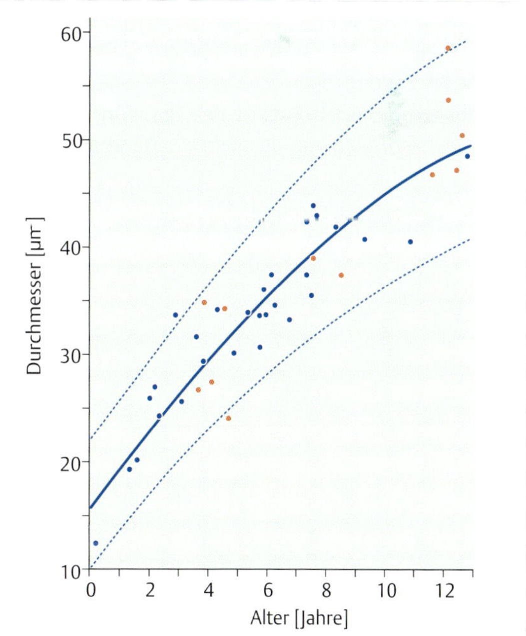

Abb. 1.17 Durchschnittliche Muskelfaserdurchmesser der Typ-I-Fasern bei Jungen (•) und Mädchen (•) im Kindesalter (Regressionskurve: durchgezogene Linie; 2,5.–97,5. Perzentile: gestrichelte Linien) ([35]).

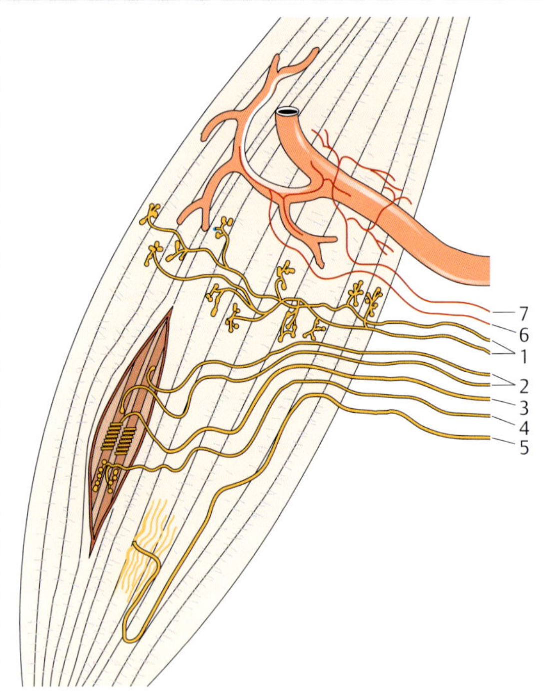

Abb. 1.18 Darstellung der verschiedenen Nervenfasertypen im Skelettmuskel: α-Motoneurone (1), γ-Motoneurone (2), Afferenzen von den Muskelspindeln (3, 4) und den Sehnenorganen (5), vegetative Fasern des Gefäßsystems (6) und Schmerzfasern (7).

Die intramuskulären, im Perineurium eingeschlossenen Nervenbündel haben Kaliber von 10–150 µm (▶ Abb. 1.19, ▶ Abb. 1.20).

▶ **Aufzweigung.** Nach Eintritt des Nervs in den Muskel zweigt er sich nicht nur in mehrere Nervenbündel auf, sondern die einzelnen motorischen Axone bilden sehr intensive Verästelungen, sodass ein einzelnes Motoneuron in seiner intramuskulären Peripherie in mehrere hundert Axonästchen aufgeteilt ist, von denen jedes eine motorische Endplatte an einer Muskelfaser bildet.

▶ **Motorische Endplatten.** Während die der Muskelfaser zugewandte Seite der Nervenfaser mit der Muskelfaser eine spezifische Synapse bildet, wird das betreffende Axon an seiner von der Muskelfaser abgewandten Oberfläche von einem dünnen Zytoplasmamantel der Schwann-Zelle bedeckt (▶ Abb. 1.21). Die Axonendigungen enthalten synaptische Bläschen mit dem Neurotransmitter Azetylcholin, im synaptischen Spalt findet sich eine amorphe Matrix. Auch das Sarkolemm weist an der motorischen Endplatte strukturelle Besonderheiten auf.

Die motorischen Endplatten sind nicht diffus verteilt, sondern zonal im Muskel gruppiert. Sie können elektromyografisch lokalisiert und nach intravitaler Methylenblaufärbung gezielt biopsiert werden. Die verschiedenen Endplatten können trotz der zonalen Anordnung zum Beispiel im M. brachioradialis 15–55 mm auseinander liegen. Außerdem konnte gezeigt werden, dass ein kleinerer Teil der motorischen Einheiten mindestens eine doppelt innervierte Muskelfaser beinhaltet. Diese Fasern wurden an zwei verschiedenen Endplatten von zwei verschiedenen Motoneuronen innerviert [32]. Ferner kann die Azetylcholinesterase des subneuralen Apparats wie auch die der myotendinösen Zone histochemisch dargestellt werden.

1.3.2 Muskelspindeln

Die wenige Millimeter langen, an der größten Zirkumferenz bis zu 250 µm dicken, parallel zu den Skelettmuskelfasern im perifaszikulären Bindegewebe gelagerten Muskelspindeln stellen Dehnungsrezeptoren dar und bestehen aus einer mehrschichtigen, mit zunehmendem Alter von 3 bis auf etwa 25 µm Wandstärke ansteigenden, bindegewebigen Kapsel und den darin eingeschlossenen

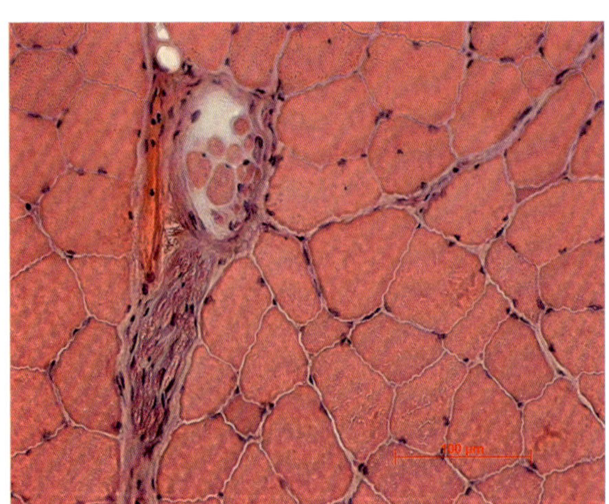

Abb. 1.19 Muskelspindeln mit dicken intrafusalen Fasern.

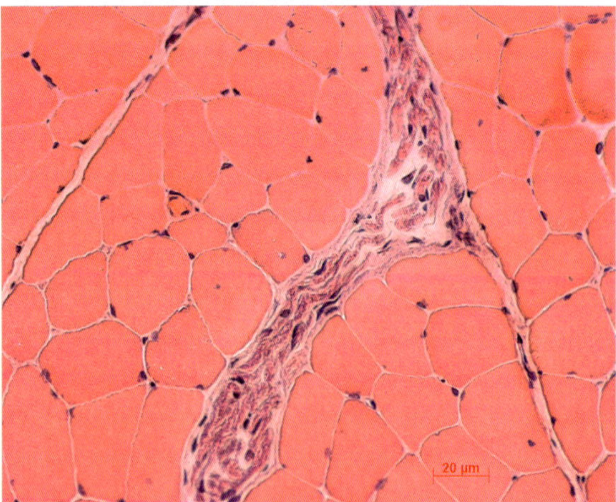

Abb. 1.20 Großes längs geschnittenes Nervenbündel im Perimysium.

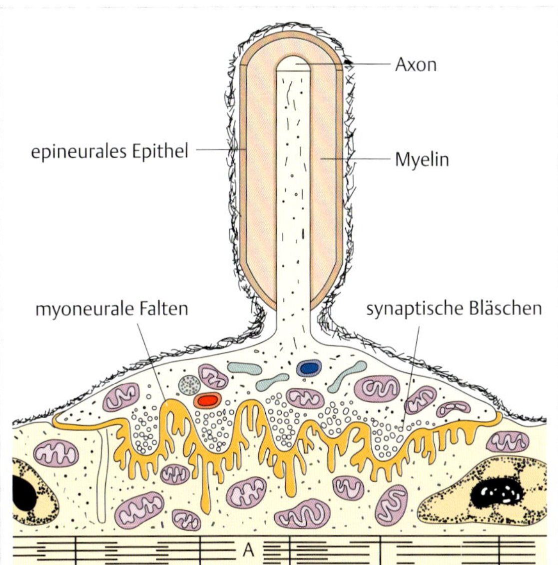

Abb. 1.21 Feinbau einer motorischen Endplatte (Elektronenmikroskopie). Das Axon verliert seine Myelinscheide, ist an seinem Ende aufgetrieben und hat engen Kontakt mit der Muskelfaseroberfläche. In der Nervenfaserendigung kommen synaptische Bläschen vor. Mit dem aus ihnen freigesetzten Azetylcholin wird die Muskelkontraktion eingeleitet.

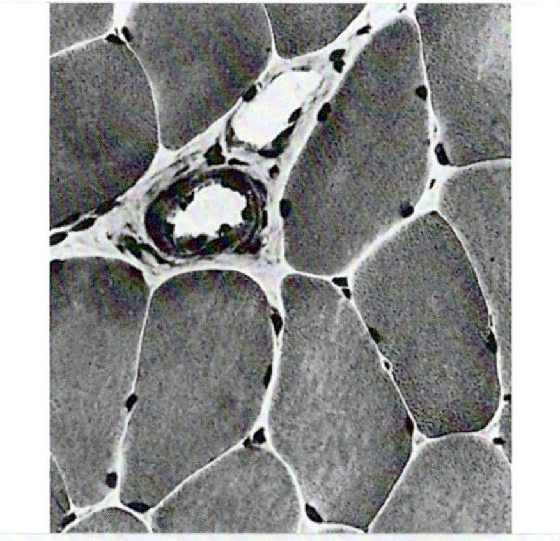

Abb. 1.22 Arteriole und Venole im Perimysium.

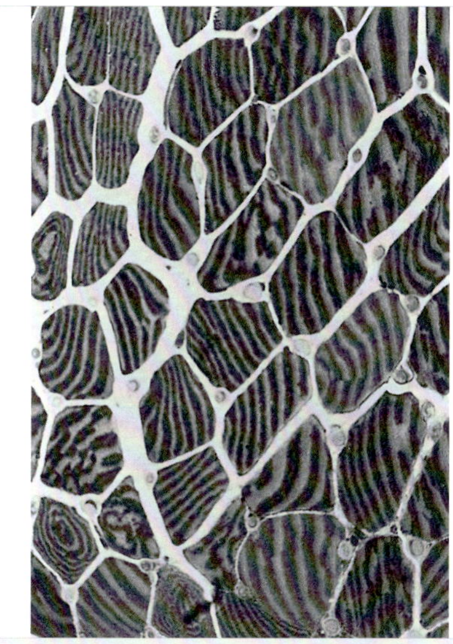

Abb. 1.23 Phasenkontrastmikroskopischer Muskelquerschnitt. Die Kapillaren lagern zwischen den Muskelfasern.

intrafusalen Muskelfasern und Gefäßen. Zwei intrafusale Fasertypen von etwa 7–30 µm Kaliber sind zu unterscheiden, die dicken Nuclear-Bag-Fasern mit einem Kernhaufen im Faserzentrum und die dünnen Nuclear-Chain-Fasern, deren Kerne kettenförmig aufgereiht sind (▸ Abb. 1.16, ▸ Abb. 1.19).

Mit der myofibrillären ATPase-Reaktion färben sich die Nuclear-Bag-Fasern hell und die Nuclear-Chain-Fasern dunkel. An diesen beiden Fasertypen sind 5 verschiedene Endigungen und Nervenfasern bekannt: die sensiblen primären Typ-Ia- und sekundären Typ-IIa-Efferenzen, zwei tonische und phasische γ-Efferenzen sowie eine, wahrscheinlich von α-Motoneuronen abzweigende β-Efferenz.

1.4 Blutgefäße

▸ **Verlauf.** Die Arterien treten, begleitet von Venen und Nerven, in einem Hilum genannten umschriebenen Areal durch das Epimysium und verästeln sich dann intensiv im Perimysium (▸ Abb. 1.22).

Von Arteriolen des Perimysiums gelangen terminale Arteriolen und Kapillaren ins Endomysium und in dichten Kontakt mit den Muskelfasern. Die Kapillaren laufen, abgesehen von gelegentlichen Queranastomosen, parallel zur Längsachse der Muskelfasern. In Querschnitten sind einzelne Muskelfasern gewöhnlich von 2–5 Kapillaren umgeben (▸ Abb. 1.23).

Aufgrund dieser intensiven Kapillarisierung und der Funktion präkapillärer Sphinkter kann der Skelettmuskel die Blutversorgung starken aktuellen Belastungen anpassen und dabei im Vergleich zur ruhenden Ausgangslage 20- bis 30-fache Werte erreichen.

▸ **Terminale Arteriolen.** Die Kaliber der im Perimysium zu findenden Arteriolen betragen 50–100 µm, die der terminalen Arteriolen 15–50 µm. Die etwa 4–15 µm kalibrigen Kapillaren des Skelettmuskels gehören zum somatischen Typ, d. h. sie haben ein durchgehendes Endothelrohr, das von einer etwa 200–600 Å dicken Basalmembran umschlossen ist (▸ Abb. 1.24).

▸ **Präkapilläre Sphinkter.** Sie haben einen Lumendurchmesser von etwa 15 µm, kräftig ausgebildete Endothelzellen und wie die terminalen Arteriolen (15–50 µm Durchmesser) eine Schicht glatter Muskelzellen.

Beide Gefäßtypen, die präkapillären Sphinkter jedoch häufiger als die terminalen Arteriolen, zeigen myoendotheliale Fortsätze. Die Arteriolen weisen einen Lumendurchmesser von 50–100 µm auf und zeigen mehrere Schichten glatter Muskelzellen, die stellenweise untereinander Membrankontakte aufweisen (▶ Abb. 1.25).

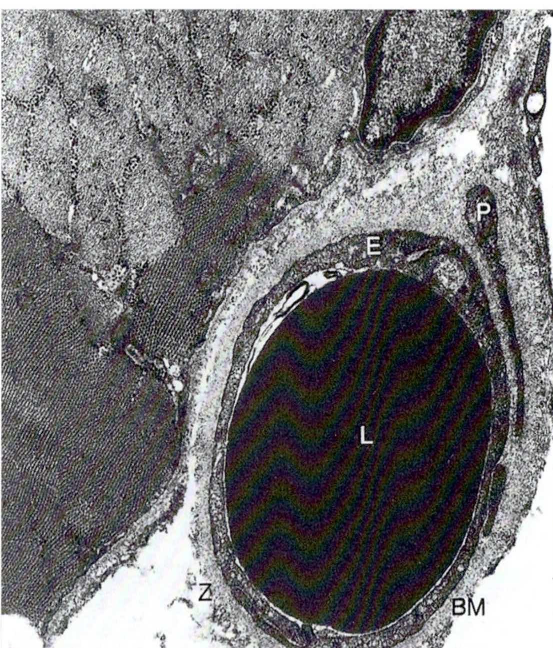

Abb. 1.24 Quer geschnittene Kapillare der Skelettmuskulatur (L: Lumen, E: Endothel, in ihm sind pinozytotische Vesikel, Mitochondrien und endoplasmatisches Retikulum sichtbar, Z: Zonula occludens, P: Perizyt, BM: Basalmembran).

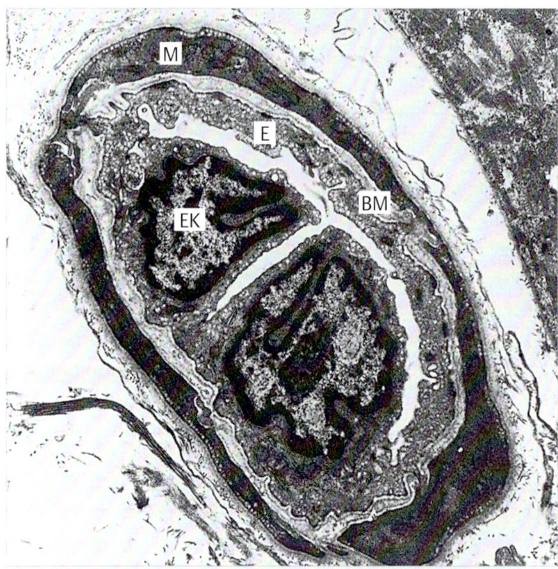

Abb. 1.25 Präkapillärer Sphinkter (M: glatte Muskelfaser, E: Endothel, EK: Endothelkerne, BM: Basalmembran).

Literatur

[1] **Al-Lozi** MT, Pestronk A, Choksi MS. A skeletal muscle-specific form of decorin is a target antigen for serum IgM M-protein in a patient with a proximal myopathy. Neurology 1997; 49: 1650–1654

[2] **Anderson** LVB, Davison K, Moss JA et al. Dysferlin is a plasma membrane protein and is expressed early in human development. Hum Mol Genet 1999; 8: 855–861

[3] **Bansal** D, Miyake K, Vogel SS et al. Defective membrane repair in dysferlin-deficient muscular dystrophy. Nature 2003; 423: 168–172

[4] **Banwell** BL. Intermediate filament-related myopathies. Pediatr Neurol 2001; 24: 257–263

[5] **Barral** JM, Epstein HF. Protein machines and self assembly in muscle organization. BioEssays 1999; 21: 813–823

[6] **Bashir** R, Strachan T, Keers S et al. A gene for autosomal recessive limb-girdle muscular dystrophy maps to chromosome 2 p. Hum Mol Genet 1994; 3: 455–457

[7] **Betz** RC, Schoser BG, Kasper D et al. Mutations in CAV3 cause mechanical hyperirritability of skeletal muscle in rippling muscle disease. Nat Genet 2001; 28: 218–219

[8] **Bione** S, Maestrini E, Rivella S et al. Identification of a novel X-linked gene responsible for Emery-Dreyfuss muscular dystrophy. Nat Genet 1994; 8: 323–327

[9] **Blake** DJ, Martin-Rendon E. Intermediate filaments and the function of the dystrophin-protein-complex. Trends Cardiovasc Med 2002; 12: 224–228

[10] **Blake** DJ, Weir A, Newey SE et al. Function and genetics of dystrophin and dystrophin-related proteins in muscle. Physiol Rev 2002; 82: 291–329

[11] **Bloch** RJ, Capetanaki Y, O'Neill A et al. Costameres: repeating structures at the sarcolemma of skeletal muscle. Clin Orthop Rel Res 2002; 403 S: 203–210

[12] **Bonne** G, Di Barletta MR, Varnous S et al. Mutations in the gene encoding lamin A/C cause autosomal dominant Emery-Dreyfuss muscular dystrophy. Nat Genet 1999; 21: 285–288

[13] **Brais** B, Bouchard JP, Xie YG, et al. Short GCG expansions in the PABP2 gene cause oculopharyngeal muscular dystrophy. Nature Genet 1998; 18: 164–167

[14] **Brooke** MH, Engel WK. The histographic analysis of human muscle biopsies with regard to fiber types. 1. Adult male and female. Neurology 1969; 19: 221–33

[15] **Burke** B, Stewart CL. The laminopathies: the functional architecture of the nucleus and its contribution to disease. Annu Rev Genomics Hum Genet 2006; 7: 369–405

[16] **Bushby** KMD. Making sense of the limb-girdle muscular dystrophies. Brain 1999; 122: 1403–1420

[17] **Camacho** Vanegas O, Bertini E, Zhang RZ et al. Ullrich scleroatonic muscular dystrophy is caused by recessive mutations on collagen type VI. Proc Natl Acad Sci USA 2001; 98: 7 516–7 521

[18] **Carbone** I, Bruno C, Sotgia F et al. Mutation in the CAV3 gene causes partial caveolin-3 deficiency and hyperCKemia. Neurology 2000; 54: 1373–1376

[19] **Dechat** T, Pfleghaar K, Sengupta K et al. Nuclear lamins: major factors in the structural organization and function of the nucleus and chromatin. Genes Dev 2008; 22: 832–853

[20] **Dubowitz** V, Brooke MH, Neville HE. Muscle biopsy: A practical approach. London, Philadelphia: Saunders; 1973

[21] **Dubowitz** V, ed. Muscle Biopsy. A practical approach. 3rd ed. London: Baillière Tindall; 2007

[22] **Engel** AG, Franzini-Armstrong C, eds. Myology. 3rd ed. New York: McGraw-Hill; 2004

[23] **Ervasti** JM. Costameres: the Achilles' heel of Herculean muscle. J Biol Chem 2003: 278; 13 591–13 594

[24] **Gregorio** CC, Granzier H, Sorimachi H et al. Muscle assembly: a titanic achievement? Curr Opinion Cell Biol 1999; 11: 18–25

[25] **Han** R, Campbell KP. Dysferlin and muscle membrane repair. Curr Opin Cell Biol 2007; 19: 409–416

[26] **Herrmann** H, Aebi U. Intermediate filaments and their associates: multi-talented structural elements specifying cytoarchitecture and cytodynamics. Curr Opin Cell Biol 2000; 12: 79–90

[27] **Jöbsis** GJ, Keizers H, Vreijling JP et al. Type VI collagen mutations in Bethlem myopathy, an autosomal dominant myopathy with contractures. Nat Genet 1996; 14: 113–115

[28] **Johnson** MA, Polgar J, Weightman D, Appleton D. Data on the distribution on of fibre types in thrity-six human muscles. An autopsy study. J Neurol Sci 1973; 18: 111–129

[29] **Johnston** JJ, Kelley RI, Crawford TO et al. A novel nemaline myopathy in the Amish caused by a mutation troponin TI. Am J Hum Genet 2000; 67: 814–821

[30] **Junqueira** LC, Carneiro J, Hrsg. Histologie. 4. Aufl. Berlin: Springer; 1996

[31] **Karpati** G, Hilton-Jones D, Griggs RC, eds. Disorders of voluntary Muscle. 7th ed. Cambridge; Cambridge University Press; 2001

[32] **Lateva** ZC, McGill KC, Johanson ME. The innervation and organization of motor units in a series-fibered human muscle: the brachioradialis. J Appl Physiol 2010; 108: 1530–1541

[33] **Liu** J, Aoki M, Illa I et al. Dysferlin, a novel skeletal muscle gene, is mutated in Myoshi myopathy and limb girdle muscular dystrophy. Nat Genet 1998; 20: 31–36

[34] **McNally** E, Passos-Bueno R, Bönnemann CG et al. Mild and severe muscular dystrophy caused by a single Gamma-sarcoglycan mutation. Am J Hum Genet 1996; 59: 1040–7

[35] **Manilal** S, thi Man N, Sewry CA et al. The Emery-Dreyfuss muscular dystrophy protein, emerin, is a nuclear membrane protein. Hum Mol Genet 1996; 5: 801–808

[36] **Minetti** C, Sotgia F, Bruno C et al. Mutations in the caveolin-3 gene cause autosomal dominant limb-girdle muscular dystrophy. Nat Genet 1998; 18: 365–368

[37] **Mortier** W. Muskel- und Nervenerkrankungen im Kindesalter. Stuttgart: Thieme 1994

[38] **von Nandelstadh**, P, Ismail, M, Gardin et al. A class III PDZ binding motif in the myotilin and FATZ families binds enigma family proteins: a common link for Z-disc myopathies. Mol Cell Biol 2009; 29: 822–834

[39] **Nicole** S, Davoine CS, Topaloglu H et al. Perlecan, the major proteoglycan of basement membranes, is altered in patients with Schwartz-Jampel syndrome. Nat Genet 2000; 26: 480–483

[40] **Ohlendieck** K. Towards an understanding of the dystrophin-glycoprotein complex: linkage between the extracellular matrix and the membrane cytoskeleton in muscle fibers. Eur J Cell Biol 1996; 69: 1–10

[41] **Okamoto** T, Schlegel A, Scherer P et al. Caveolins, a family pof scaffolding proteins for organizing "preassembled signaling complexes" at the plasma membrane. J Biol Chem 1998; 273: 5 419–5 422

[42] **O'Neill** A, Williams MW, Resneck WG et al. Sarcolemmal organization in skeletal muscle lacking desmin: evidence for cytokeratins associated with the membrane skeleton at costameres. Mol Biol Cell 2002; 13: 2347–2359

[43] **Ozawa** E, Noguchi S, Mizuno Y et al. From dystrophinopathy to sarcoglycanopathy: evolution of a concept of the muscular dystrophy. Muscle Nerve 1998: 21: 421–438

[44] **Papa** I, Astier C, Kwiatek O et al. Alpha actinin-CapZ, an anchoring complex for thin filaments in Z-line. J Muscle Res Cell Motil 1999; 20: 187–197

[45] **Pappas** CT, Bhattacharya N, Cooper JA et al. Nebulin interacts with CapZ and regulates thin filament architecture within the Z-disc. Mol Biol Cell 2008; 19: 1837–1847

[46] **Pette** D, Staron RS. Myosin isoforms, muscle fiber types, and transitions. Microsc Res Tech 2000; 50: 500–509

[47] **Pette** D, Staron RS. Transitions of muscle fiber phenotypic profile. Histochem Cell Biol 2001; 115: 359–372

[48] **Polgar** J, Johnson MA, Weightman D et al. Data on fibre size in thirty-six human muscles. An autopsy study. J Neurol Sci 1973; 19: 307–318

[49] **Richard** I, Broux O, Allamand V et al. Mutations in the proteolytic enzyme calpain 3 cause limb-girdle muscular dystrophy type 2A. Cell 1995; 81: 27–40

[50] **Rybakova** IN, Ervasti JM. Dystrophin-glycoprotein complex is monomeric and stabilizes actin filaments in vitro through a lateral association. J Biol Chem 1997; 272: 28 771–28 778

[51] **Sanes** JR. The basement membrane/basal lamina of skeletal muscle. J Biol Chem 2003; 278: 12 601–12 604

[52] **Senderek** J, Garvey SM, Krieger M et al. Autosomal-dominant distal myopathy associated with a recurrent missense mutation in the gene encoding the nuclear matrix protein, matrin 3. Am J Hum Genet 2009; 84: 511–518

[53] **Sheikh** F, Bang M, Lange S et al. "Z"eroing in on the role of cypher in striated muscle function, signaling, and human disease. TCM 2007; 17: 258–262

[54] **Speer** MC, Tandan R, Rao PN et al. Evidence for locus heterogeneity in the Bethlem myopathy and linkage to 2q37. Hum Mol Genet 1996; 50: 1211–1217

[55] **Stromer** MH. The cytoskeleton in skeletal, cardiac and smooth muscle cells. Histol Histopathol 1998; 13: 283 –291

[56] **Suelmann** R, Fischer R. Mitochondrial movement and morphology depend on an intact actin cytoskeleton in Aspergillus nidulans. Cell Motil Cytoskeleton 2000; 45: 42–50

[57] **Tifft** KE, Bradbury KA, Wilson KL. Tyrosine phosphorylation of nuclear-membrane protein emerin by Src, Abl and other kinases. J Cell Sci 2009; 122: 3 780–3 790

2 Pathologie der Skelettmuskulatur

Tobias Müller, Stephan Zierz

2.1 Einleitung

Die Skelettmuskulatur zeigt unter pathologischen Bedingungen nur eine begrenzte Anzahl morphologischer Reaktionsweisen. Ein und dieselbe Pathomorphologie kann unterschiedliche Ursachen haben. Häufiger lassen sich mehrere morphologische Veränderungen zu einem myopathologischen Syndrom zusammenfassen. Bei bestimmten Myopathien finden sich jedoch auch krankheitsspezifische Einzelbefunde, die für die Diagnostik richtungweisend sind. Oft lassen sich aber nur diagnostisch unspezifische myopathologische Veränderungen feststellen.

In der myohistologischen Diagnostik hat es sich bewährt, die verschiedenen Gewebebestandteile, Färbungen und Enzymreaktionen in festgelegter Reihenfolge zu betrachten und den Befund in standardisierter Form festzulegen.

2.2 Veränderungen der Muskelfaser

2.2.1 Veränderungen von Kaliber und Verteilung

▸ **Kaliberveränderung.** Veränderungen des Muskelfaserdurchmessers stellen die häufigsten pathologischen Befunde des Skelettmuskels dar. Beim Erwachsenen werden Muskelfasern mit einem Kaliber kleiner als 20 µm als *atrophisch*, solche mit einem Durchmesser von 20–40 µm als *teilatrophisch* bezeichnet und den *normkalibrigen* bzw. den *hypertrophischen* Fasern (Kaliber größer als 80 µm) gegenübergestellt.

Während der normale Muskelfaserquerschnitt durch eine weitgehende Uniformität der Faserdurchmesser mit geringer physiologischer Kalibervarianz gekennzeichnet ist, findet sich bei den verschiedensten myogenen, neurogenen bzw. entzündlichen Erkrankungen oftmals eine pathologische, diagnostisch zunächst vieldeutige Verbreiterung des physiologischen Faserkaliberspektrums.

▸ **Unimodale Variation.** Wenn über die normale Kalibervariation hinaus sowohl im atrophischen als auch im hypertrophischen bzw. nur in einem dieser Bereiche kontinuierliche Durchmesserschwankungen der Muskelfasern nachweisbar sind, kann man dies als unimodale pathologische Kalibervariation bezeichnen.

Unimodale pathologische Kalibervariationen können sowohl bei Myopathien, Myositiden als auch bei neurogenen Muskelerkrankungen vorkommen (▸ Abb. 2.1).

▸ **Bimodale Variation.** Abzugrenzen hiervon ist die bimodale Kalibervariation, bei der eine Gruppe atrophischer Fasern einer zweiten Gruppe von Muskelfasern mit normalen bzw. hypertrophischen Fasern gegenübersteht.

Merke

Eine bimodale Verteilung der Faserkaliber gilt in Verbindung mit dem Nachweis von Gruppierungen atrophischer Muskelfasern als Hinweis für eine neurogene Muskelatrophie (▸ Abb. 2.2).

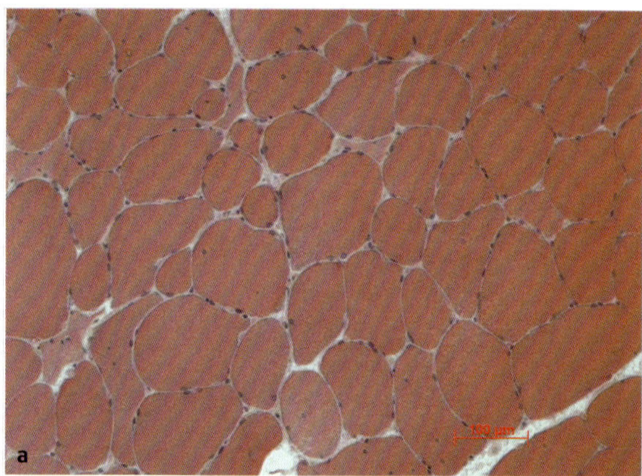

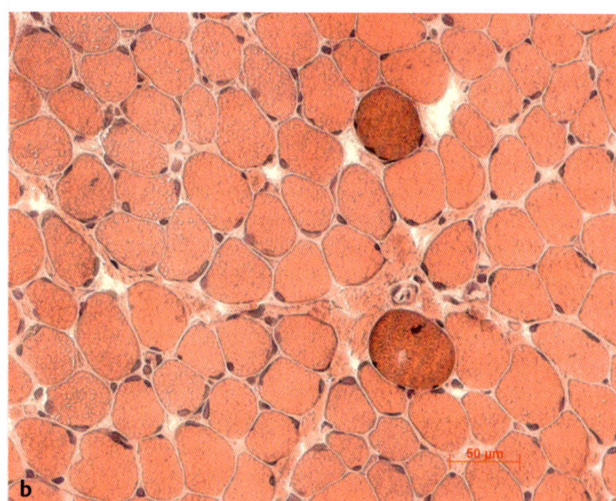

Abb. 2.1 Veränderungen von Muskelfaserquerschnitten bei Myopathien.

a Muskelfaserquerschnitt (HE-Färbung) mit unimodaler pathologischer Kalibervariation, abgerundeten atrophischen und hypertrophischen Fasern sowie einer Vermehrung binnenständiger Zellkerne bei einem myopathischen Gewebesyndrom.

b Myopathisches Gewebssyndrom, zusätzlich Darstellung hyperkontraktiler Fasern.

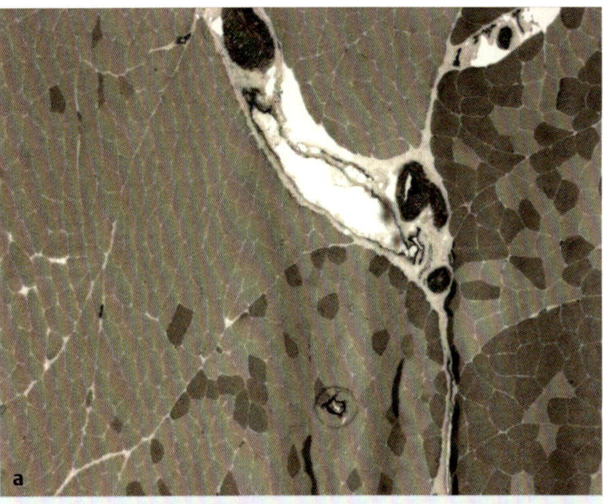

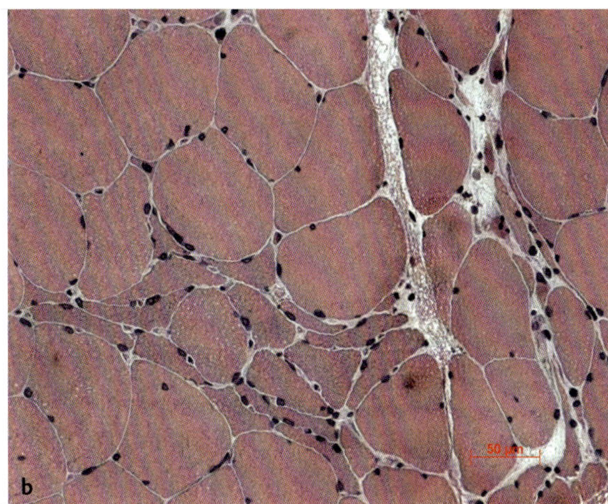

Abb. 2.2 Querschnitte von Muskelbiopsien bei neurogenen Störungen.
a Felderartige Gruppierung von Fasern beider histochemischer Haupttypen als Hinweis für einen chronischen neurogenen Umbau durch Reinnervation (myofibrilläre ATPase pH 9,4).
b Gruppen angulär konfigurierter Fasern bei amyotropher Lateralsklerose (HE-Färbung).

▶ **Fasertypengruppierung.** Im normalen menschlichen Skelettmuskel sind die verschiedenen Muskelfasertypen in der Regel mosaikmusterartig verteilt. Unter pathologischen Bedingungen kann es zu einer Fasertypengruppierung kommen, wobei größere, lediglich die Muskelfasern eines Typs enthaltende uniforme Gruppen nachweisbar sind. Sie sind zumeist auf eine neurogene Ursache zurückzuführen. Derartige Fasertypengruppierungen können mehrere eingeschlossene, d. h. vom selben Fasertyp umgebene Muskelfasern enthalten (▶ Abb. 2.2).

Der Nachweis größerer Fasertypengruppierungen bzw. zahlreicher eingeschlossener Muskelfasern kann als Hinweis auf einen Ausfall von Motoneuronen mit kollateraler Reinnervation der denervierten Muskelfasern durch die erhaltenen benachbarten Motoneurone interpretiert werden. Abgesehen von Unterschieden in der zahlenmäßigen Verteilung beider histochemischer Hauptfasertypen sollten bereits kleinere Gruppierungen bzw. wenige eingeschlossene Muskelfasern an einen neurogenen Umbau denken lassen.

▶ **Atrophische Fasern.** Einzeln liegende abgeflachte bzw. angulär konfigurierte atrophische Fasern beider histochemischer Hauptfasertypen können für eine Denervation sprechen (▶ Abb. 2.2, ▶ Abb. 2.37). Es ist allerdings zu berücksichtigen, dass derartig konfigurierte Fasern auch bei verschiedenen Myopathien oder Myositiden vorkommen. Außerdem können durch Muskelfaserspaltungen Einzelfaseratrophien oder kleinere Gruppierungen atrophischer Fasern vorgetäuscht werden.

Für die allgemeine Myopathologie ist festzuhalten, dass es neben der Atrophie beider Fasertypen auch selektive Typ-I- bzw. Typ-II-Atrophien gibt (▶ Tab. 2.1). Die Muskelfasern des jeweils atrophischen Fasertyps sind dabei häufig auch zahlenmäßig prädominant.

Merke

M!

Eine artdiagnostisch unspezifische Typ-II-Atrophie stellt einen der häufigsten myohistologischen Befunde dar.

Tab. 2.1 Beispiele für Krankheitsbilder mit selektiver Muskelfaseratrophie.

selektive Typ-I-Atrophie	selektive Typ-II-Atrophie
• Myopathie mit kongenitaler Fasertypendisproportion (mit Typ-II-Hypertrophie!) • Fasertypendisproportion (als Symptom) • myotone Dystrophie Curschmann-Steinert • myotubuläre (zentronukleäre) Myopathie • Nemalinmyopathie • okulopharyngeale Muskeldystrophie • spinale Muskelatrophien • spinozerebelläre Heredoataxien • metachromatische Leukodystrophie	• Inaktivität/Immobilität • Kachexie/Anorexia nervosa • paraneoplastisch • proximale myotone Myopathie • Myasthenia gravis • Polymyositis/Dermatomyositis • hypokalämische periodische Paralyse • Steroidmyopathie/Morbus Cushing • Neuromyotonie (Isaacs-Syndrom) • Hypothyreose • Hyper-/Hypoparathyreoidismus • Polymyalgia rheumatica • diabetische Amyotrophie • Vitamin-E-Mangel • Morbus Parkinson • Erkrankungen des 1. Motoneurons • infantile Hirnschäden

Gelegentlich kann bei isolierter disseminierter oder kleinfeldriger Atrophie der Typ-II-Fasern nicht eindeutig entschieden werden, ob ein neurogener Prozess oder eine Typ-II-Atrophie anderer Ursache vorliegen (▶ Tab. 2.1). Bei neurogener Muskelatrophie ist eine selektive Typ-II-Atrophie selten, das Ausmaß der Atrophie ist meist ausgeprägter als bei Erkrankungen nicht neurogener Ursache.

▶ **Perifaszikuläre Atrophie.** Bei der perifaszikulären Atrophie liegen die von atrophischen Veränderungen betroffenen Muskelfasern vornehmlich in der Peripherie der Muskelfaszikel (▶ Abb. 2.4). Ein derartiger Befund findet sich insbesondere bei Dermatomyositis und scheint eine ischämiebedingte Muskelfaserschädigung infolge einer primären Erkrankung der den Muskel versorgenden kleineren Blutgefäße zu repräsentieren.

Bei der Myopathie mit kongenitaler Fasertypendisproportion findet sich ein pathognomonisches Nebeneinander von Typ-I-Faseratrophie und Typ-II-Faserhypertrophie (▶ Abb. 2.3b, ▶ Abb. 2.3c).

▶ **Hypertrophe Fasern.** Eine selektive Fasertypenhypertrophie findet sich eher selten, so etwa als pathologische Typ-I-Hypertrophie bei spinalen Muskelatrophien oder als physiologische, bevorzugt die Typ-II-Fasern betreffende Hypertrophie nach körperlichem Training. Als unspezifischer Befund können hypertrophische Veränderungen beider histochemischer Fasertypen in chronischen Stadien bei verschiedenen myopathischen (▶ Abb. 2.3a) bzw. neurogenen Krankheitsbildern gefunden werden. Es ist in diesem Zusammenhang zu betonen, dass Muskelfaserhypertrophien bei entzündlichen Muskelerkrankungen üblicherweise nicht nachweisbar sind, was im Einzelfall

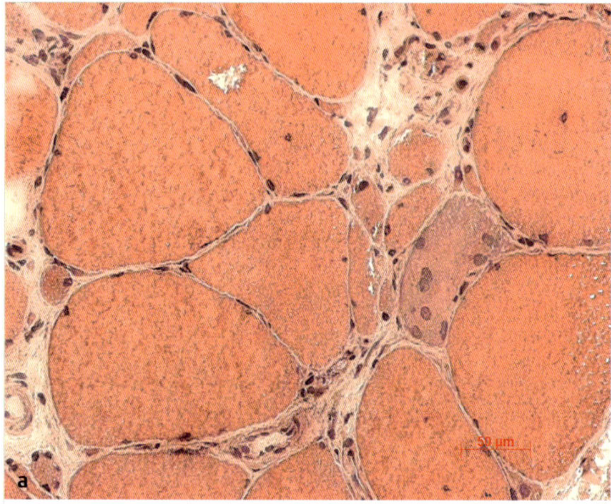

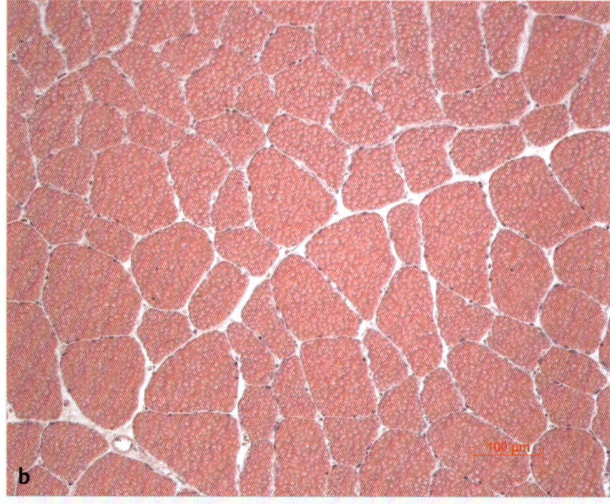

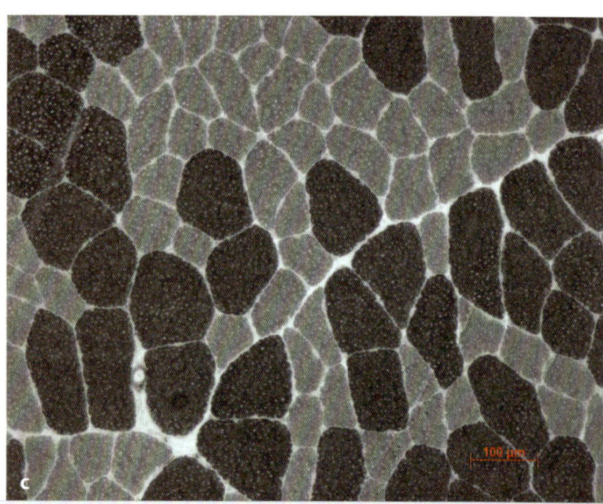

Abb. 2.3 Faseratrophie und -hypertrophie.
a Muskelquerschnitt bei Muskeldystrophie. Nebeneinander von atrophischen und hypertrophischen Fasern (HE-Färbung).
b Kongenitale Fasertypendisproportion (HE-Färbung).
c Hypertrophie der Typ-II-Fasern bei kongenitaler Fasertypendisproportion (myofibrilläre ATPase pH 9,4), gleicher Schnitt wie in ▶ Abb. 2.3b.

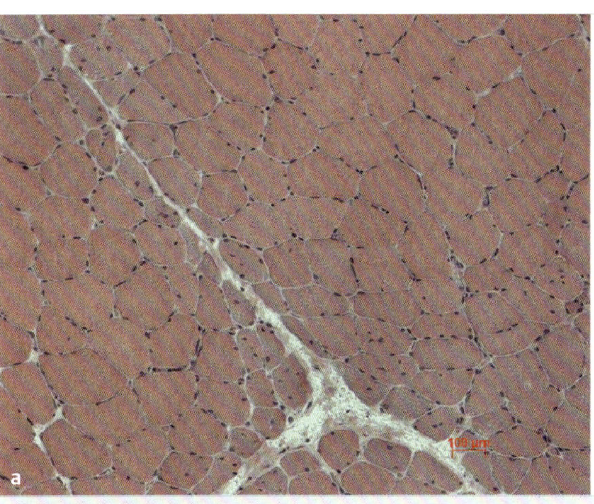

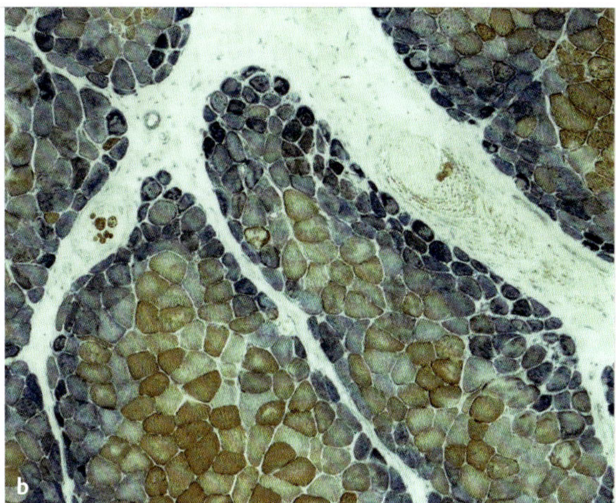

Abb. 2.4 Muskelquerschnitt bei Dermatomyositis. Vorwiegend in der Peripherie der Faszikel sind atrophische Muskelfasern zu erkennen (perifaszikuläre Atrophie).
a HE-Färbung.
b Cytochromoxidase- und Sukzinatdehydrogenase-Doppelfärbung. In diesem Beispiel ist die perifaszikuläre Atrophie aufgrund der verminderten Aktivität der Cytochromoxidase besonders deutlich zu erkennen.

die Abgrenzung zu Myopathien mit sekundären entzündlichen Veränderungen erleichtern kann.

Muskelfaserhypertrophien kommen dagegen relativ häufig in Verbindung mit einer Vermehrung binnenständiger Kerne bei Myotonien bzw. kompensatorisch bei einer chronischen Denervierung mit neurogener Faseratrophie vor.

Ein seltener Befund ist das zahlenmäßige Vorherrschen eines Fasertyps. Bei Berücksichtigung der physiologisch in verschiedenen Muskeln bekannten unterschiedlichen Verhältnisse des Anteils von Typ-I- und Typ-II-Fasern findet sich eine pathologische Prädominanz von Typ-I-Muskelfasern bei bestimmten kongenitalen Myopathien mit speziellen Strukturanomalien wie der Central-Core-, der Multicore- bzw. der Nemalinmyopathie. Daneben kann ein derartiger Befund auch bei Muskeldystrophie Emery-Dreifuss und der bulbospinalen Muskelatrophie Kennedy vorkommen.

2.2.2 Kernanomalien

▶ **Formen.** Unter pathologischen Bedingungen können Verlagerungen der physiologischerweise subsarkolemmal lokalisierten Muskelfaserkerne in das Innere der Muskelfaser im Sinne binnenständiger Kerne, Kernvermehrungen auf mehr als 8 pro Faserquerschnitt oder im Längsschnitt die Bildung sog. Kernreihen zu finden sein (▶ Abb. 2.5).

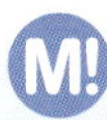

Merke

Weisen mehr als 3 % der Muskelfasern im Querschnitt binnenständige Kerne auf, gilt dieser Befund als pathologisch.

▶ **Vorkommen.** Intern liegende Kerne weisen nicht notwendigerweise auf einen myopathischen Prozess hin, da sie häufig auch bei chronischen Denervationsprozessen zu finden sind. Bei chronischen neurogenen Muskelatrophien treten daneben häufig auch Kernproliferationen bis hin zur Bildung pyknotischer Kernhaufen in meist komplett atrophischen Muskelfasern auf. Interne Kerne in charakteristischer zentralständiger Position mit möglicher perinukleärer Abschwächung oxidativer bzw. glykolytischer Enzymaktivitäten in der Mehrzahl der Muskelfasern stellen das myopathologische Kennzeichen der zentronukleären und der myotubulären Myopathie dar. Auch bei der myotonen Dystrophie und der proximalen myotonen Myopathie kann häufig eine erhebliche Vermehrung binnenständiger Kerne nachgewiesen werden.

Auffallend große Kerne, die elektronenoptisch mit einer vesikulären Karyoplasmastruktur sowie prominentem Nucleolus einhergehen, finden sich bei Regenerationsprozessen (▶ Abb. 2.6a, ▶ Abb. 2.6b). Sie können auch bei der seltenen Myopathie mit Myosinverlust nachzuweisen sein. Definierte tubulofilamentöse Kerneinschlüsse stellen die feinstrukturellen Charakteristika der Einschlusskörpermyositis bzw. der okulopharyngealen Muskeldystrophie dar. Einbuchtungen der Kernmembran, die die Zellkerne unter Umständen segmentiert erscheinen lassen können, finden sich elektronenmikroskopisch unter anderem bei der Matrin3-Myopathie (▶ Abb. 2.6c).

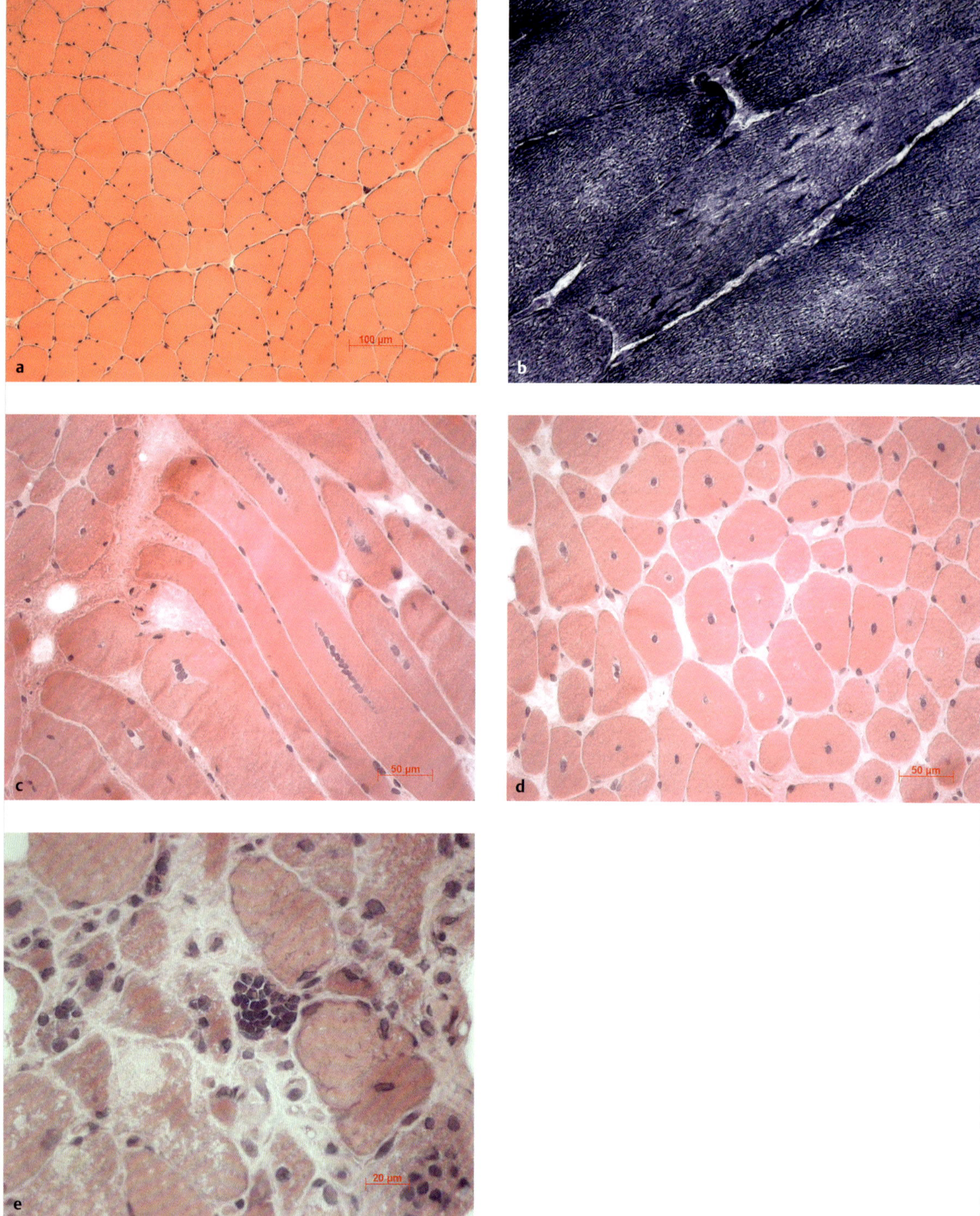

Abb. 2.5 Anomalien der Muskelfaserkerne.
a Querschnitt: Vermehrung von binnenständigen Zellkernen (HE-Färbung).
b Längsschnitt: binnenständige Kerne (SDH-Färbung).
c Längsschnitt: Kernreihen, hier bei zentronukleärer Myopathie (HE-Färbung).
d Querschnitt: Kerne in zentraler Position bei zentronukleärer Myopathie (HE-Färbung).
e Querschnitt: Kernkonglomerat bei Muskeldystrophie (HE-Färbung).

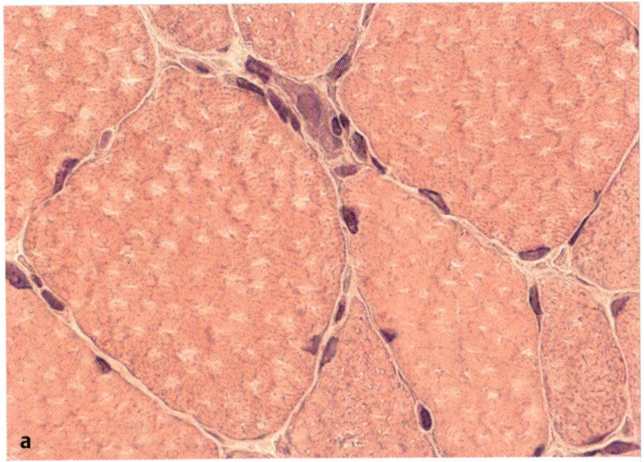

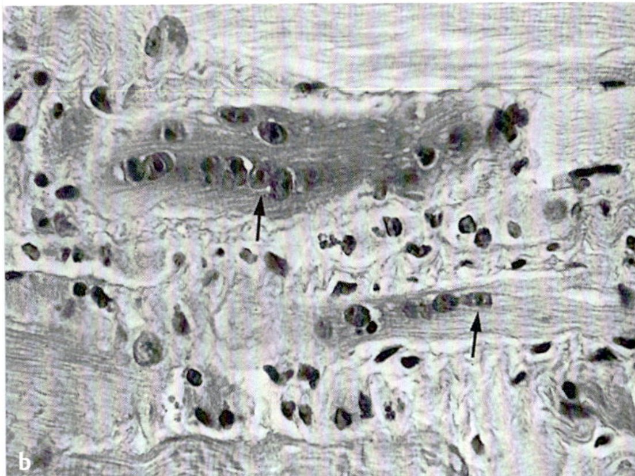

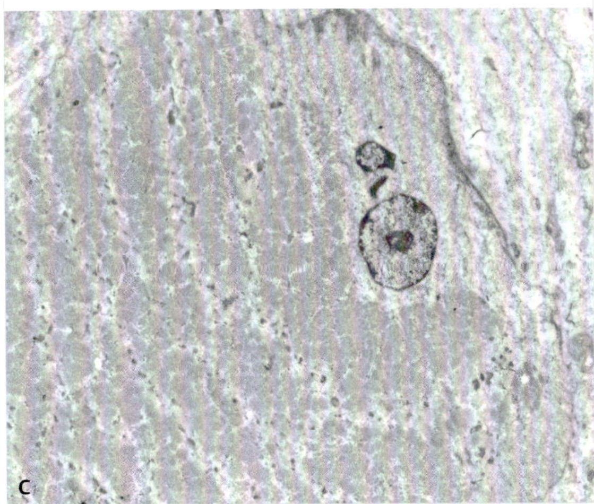

Abb. 2.6 Kernanomalien.

a Querschnitt: Regeneratfaser mit basophilem Zytoplasma. Besonders im Vergleich mit den peripher liegenden Kernen der umgebenden Muskelfasern wird der vesikuläre Aspekt des Zellkerns in der Regeneratfaser deutlich (HE-Färbung).

b Regenerierende Muskelfasern (Muskelschläuche) mit vesikulären Kernen und deutlichen Nucleoli (Symbol Pfeil). In der HE-Färbung sind die Muskelschläuche wie auch die Myoblasten basophil (siehe ▶ Abb. 2.11a).

c Einbuchtungen der Kernmembran einer Satellitenzelle bei Matrin3-Myopathie (Elektronenmikroskopie).

2.2.3 Degeneration und Nekrose

▶ **Vorkommen, Lokalisation.** Degenerative Veränderungen finden sich meist bei muskeldystrophischen Prozessen oder Myositiden, können jedoch gelegentlich auch bei akuten oder chronischen Denervationsprozessen vorkommen. Sowohl in Längs- als auch in Querschnitten nachweisbar, können degenerative Anomalien segmental auftreten, d. h. auf einzelne Sarkomere beschränkt sein, oder die Muskelfaser in ihrer gesamten Länge erfassen. Lichtmikroskopisch imponiert im Querschnitt in beiden Fällen eine Einzelfasernekrose, so dass Aussagen über das Ausmaß der jeweiligen Muskelfaserschädigung nur im Längsschnitt möglich sind.

Merke

Degenerativ geschädigten Muskelfasern fehlt meist die feine Längs- und Querstreifung, was besonders eindrücklich im Semidünnschnitt zu sehen ist (▶ Abb. 2.7).

▶ **Formen.** Hinsichtlich des Ausmaßes degenerativer Veränderungen können die *„trübe Schwellung“*, die *hyaline Degeneration* (▶ Abb. 2.7a), *klein- und großvakuoläre Degenerationen* (▶ Abb. 2.7b) sowie *klein- und grobschollige Degenerationen* (▶ Abb. 2.8a, ▶ Abb. 2.8b) unterschieden werden. Für die Erfassung früher Degenerationsstadien erweist sich die histochemische Darstellung der sauren Phosphatase zum Nachweis lysosomaler Veränderungen als hilfreich. Segmentale oder ausgedehntere Muskelfasernekrosen werden nach wenigen Tagen durch invadierte Phagozyten im Sinne myophagischer Reaktionen abgeräumt (▶ Abb. 2.7, ▶ Abb. 2.8b, ▶ Abb. 2.8c, ▶ Abb. 2.8d). Neben den genannten degenerativen Veränderungen kommen auch multifokale kleinherdige Degenerationen (▶ Abb. 2.9) und zentrale Faserdegenerationen vor.

Ein weiteres Degenerationsphänomen stellen die in Längs- und Querschnitten zu beobachtenden verschiedenen Formen von *Spaltbildungen* dar (▶ Abb. 2.8e). Möglicherweise handelt es sich dabei um einen Kompensationsmechanismus, von dem vorwiegend hypertrophierte Muskelfasern betroffen zu sein scheinen. Demgegenüber wird gelegentlich die Hypothese vertreten, dass eine Spaltbildung keine degenerative Veränderung, sondern ein Regenerationsphänomen im Sinne einer inkompletten Fusion darstellt. Spaltbildungen finden sich in einzelnen Muskelfasern („splitting fibres“) insbesondere bei Muskeldystrophien, seltener auch bei anderen Myopathien bzw. entzündlichen oder chronisch-neurogenen Veränderungen. Physiologisch kommen Spaltbildungen gemeinsam mit einer höheren Anzahl interner Kerne am Muskel-Sehnen-Übergang vor.

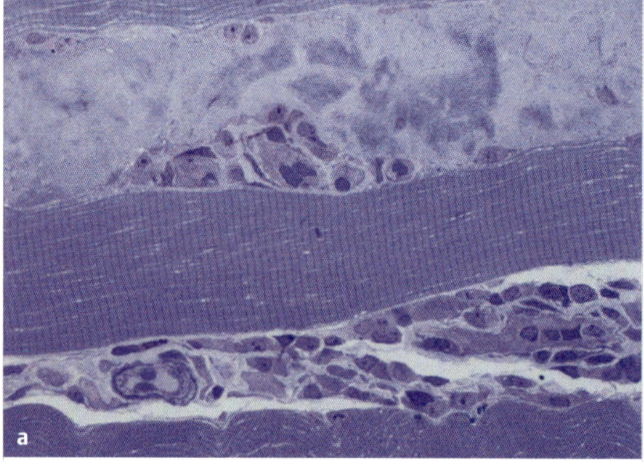

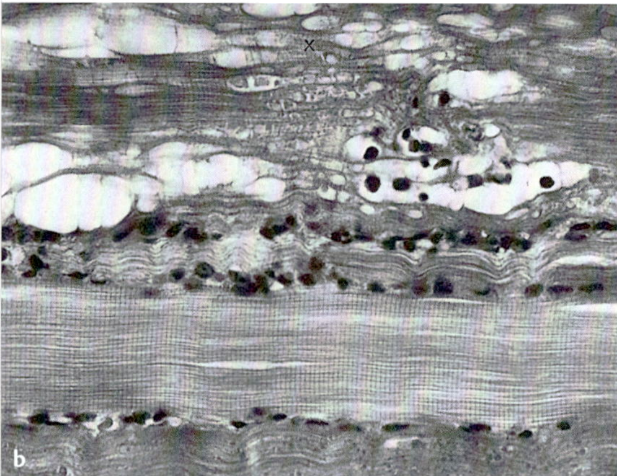

Abb. 2.7 Muskelfaserdegeneration.
a Längs geschnittene Muskelfasern bei Polymyositis (Semidünnschnitt). Die Längs- und Querstreifung in einer nekrotischen Muskelfaser ← ist nicht mehr erkennbar. In Frühphasen fallen solche degenerierenden Fasern als trüb geschwollene Fasern auf. Diese Faser wird von Phagozyten invadiert.
b Klein- und großvakuoläre Degeneration bei Lupus erythematodes assoziierter Myopathie.

2.2.4 Regeneration

Muskelfaserregeneration kann sowohl kontinuierlich von kleinen kernhaltigen Anteilen degenerativ geschädigter Muskelfasern mit intakter Basalmembran als auch diskontinuierlich von Satellitenzellen – auch Myoblasten genannt – ausgehen. Bei der zumeist auf einzelne Sarkomere beschränkten kontinuierlichen Faserregeneration kommt es zu einer vorübergehenden Schwellung überlebender Faserkerne, die anschließend in die Fasermitte wandern, wobei das umgebende Sarkoplasma basophil und granulär erscheint und vermehrte Lipidagglomerationen enthalten kann. Im Rahmen der diskontinuierlichen Regeneration entstehen durch Fusion von Myoblasten Muskelschläuche (▸ Abb. 2.6b) mit Reihen vesikulärer Kerne und basophilem Zytoplasma. Durch weitere Differenzierung myofibrillärer Strukturen kommt es zur Wiederherstellung reifer Muskelzellen (▸ Abb. 2.10).

Enzymhistochemische Reaktionen sind an regenerierenden Muskelfasern häufig vermindert, während die Aktivität der sauren Phosphatase erhöht ist und vermehrt fetales Myosin exprimiert wird (▸ Abb. 2.11).

Merke

Frühe Regenerationsstadien lassen sich ohne Immunhistochemie (▸ Abb. 2.11b) lichtmikroskopisch kaum von fortgeschrittenen degenerativen Veränderungen unterscheiden, zumal beide oft nebeneinander vorkommen.

2.2.5 Spezielle Strukturanomalien

▸ **Z-Band-Strömen.** Dies ist ein durch eine irreguläre Ausdehnung des Z-Bandes in die I- bzw. A-Bänder charakterisierter, diagnostisch unspezifischer Zustand, der häufig bereits lichtmikroskopisch im Semidünnschnitt, detaillierter jedoch erst ultrastrukturell als Unschärfe in der Struktur mehrerer aufeinander folgender oder nebeneinander liegender Sarkomere darzustellen ist (▸ Abb. 2.12).

Während leichtere Formen gelegentlich auch in gesunder Muskulatur nachweisbar sind, kommt ein pathologisches Z-Band-Strömen bei den verschiedensten neuromuskulären Erkrankungen, insbesondere jedoch bei kongenitalen Myopathien mit speziellen Strukturanomalien, vor. Die Übergänge vom Z-Band-Strömen zu anderen, im Folgenden beschriebenen und meist bereits lichtmikroskopisch sichtbaren myofibrillären Veränderungen wie Core-, Target- oder Nemalinstrukturen sind fließend.

▸ **Core-Fasern.** Diese Fasern weisen zentralständige, gelegentlich auch exzentrische myofibrilläre Degenerationen auf, innerhalb derer Mitochondrien, Glykogen und sarkoplasmatisches Retikulum weitgehend fehlen. Histochemisch lässt sich innerhalb der vornehmlich in Typ-I-Fasern vorkommenden Cores eine verminderte oder fehlende Aktivität verschiedener muskulärer Enzyme demonstrieren (▸ Abb. 2.13). Entsprechend der Darstellung durch die myofibrilläre ATPase-Reaktion können bereits lichtmikroskopisch unstrukturierte von strukturierten Cores unterschieden werden.

In Abhängigkeit von ihrer Anzahl, Größe bzw. Position stellen Core-Strukturen die jeweils namensgebende Anomalie bei der Central-Core- und der Multi- bzw. Minicore-Myopathie dar. Vereinzelt können Cores auch bei Hypothyreose und anderen neuromuskulären Erkrankungen nachgewiesen werden.

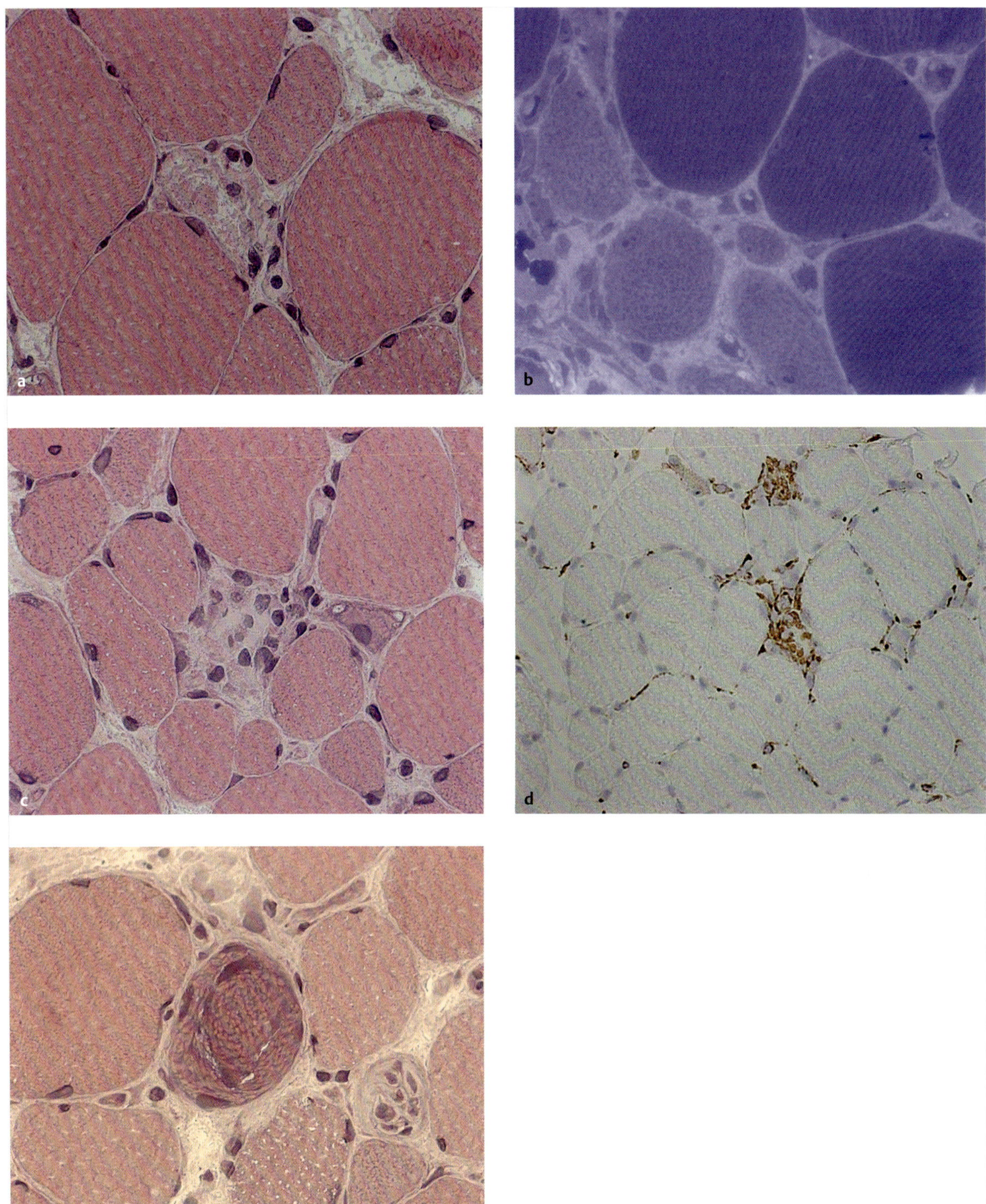

Abb. 2.8 Verschiedene Aspekte der Muskelfaserdegeneration in Querschnitten.
a Grobschollige Degeneration (HE-Färbung).
b Kleinschollige Degeneration (Semidünnschnitt).
c Degenerierende Faser und Phagozyteninvasion (HE-Färbung).
d Degenerierende Faser und Phagozyteninvasion (CD68-Färbung).
e Spaltbildung.

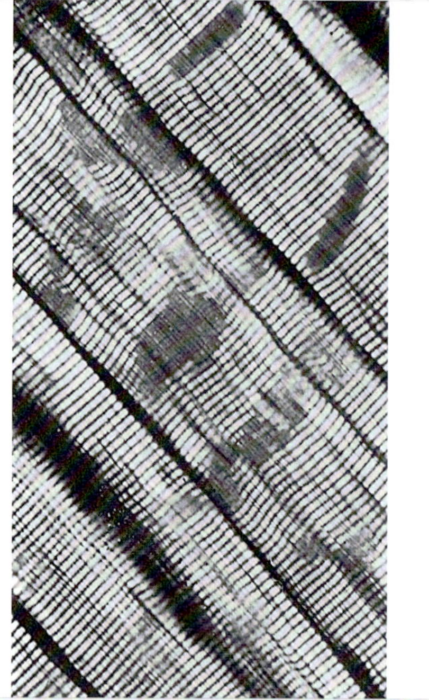

Abb. 2.9 Polarisationsmikroskopische Darstellung kleinherdiger multifokaler Degenerationsherde in längs geschnittenen Muskelfasern.

▸ **Target-Fasern.** Target- bzw. Targetoid-Fasern enthalten – ähnlich den Cores – konzentrische Myofibrillendegenerationen mit fehlenden Mitochondrien und den Cores vergleichbaren Enzymreaktionen. Auch sie finden sich vor allem in Typ-I-Muskelfasern. Im Unterschied zu den Cores besitzen Target-Fasern um diesen zentralen degenerierten Faserbereich herum eine intermediäre Zone gesteigerter sowie zentrifugal eine weitere, äußere Zone annähernd normaler Enzymaktivität, was den betroffenen Muskelfasern im Querschnitt ihr charakteristisches zielscheibenartiges Aussehen verleiht (▸ Abb. 2.14). Eine eindeutige histologische Abgrenzung von Core-Strukturen gelingt im Einzelfall nicht immer. Bei fehlender bzw. unvollständig ausgeprägter Intermediärzone spricht man von Targetoid-Fasern.

Targets finden sich insbesondere bei Denervationsbzw. Reinnervationsprozessen wie Polyneuropathien oder Motoneuronerkrankungen und können experimentell durch Tenotomie erzeugt werden. Selten kommen sie auch bei verschiedenen Myopathien vor.

▸ **Rod-Körper.** Nemalin- oder Rod-Körper lassen sich nach der modifizierten Trichromreaktion als 1–7 µm lange und 1 mm breite Stäbchen („rod") oder wurmförmige („nemaline") Strukturen nachweisen (▸ Abb. 2.15). Sie sind mit dem α-Aktinin assoziiert und dem Z-Band angelagert und stellen – in großer Zahl nachweisbar – die namensgebende Strukturanomalie bei den Nemalinmyopathien dar. Vereinzelt werden sie auch bei anderen, insbesondere kongenita-

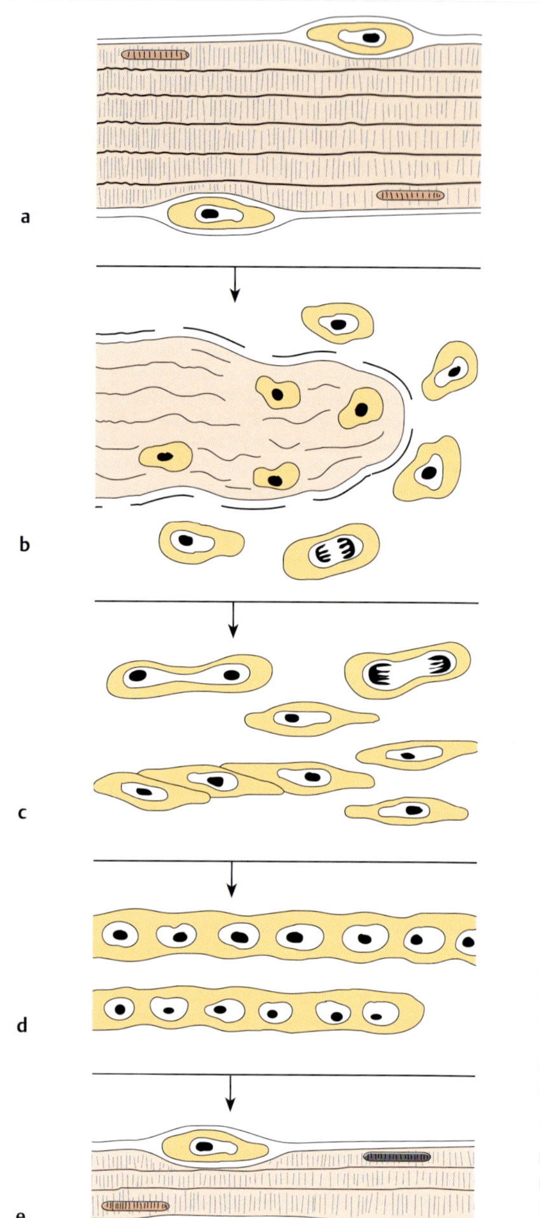

Abb. 2.10 Stadien der Muskelregeneration.

- **a** Normale quer gestreifte Muskelfaser mit 2 subsarkolemmalen Kernen und 2 Satellitenzellen.
- **b** Degenerierende Muskelfaser mit dedifferenziertem Zytoplasma und proliferierten vesikulären Kernen; außerhalb der Muskelfaser Myoblasten.
- **c** Spindelige Myoblasten, die teilweise zu einem Muskelschlauch fusionieren.
- **d** Muskelschläuche.
- **e** Junge, noch kleinkalibrige Muskelfaser mit Längs- und beginnender Querstreifung als Ausdruck der zunehmenden zytoplasmatischen Differenzierung.

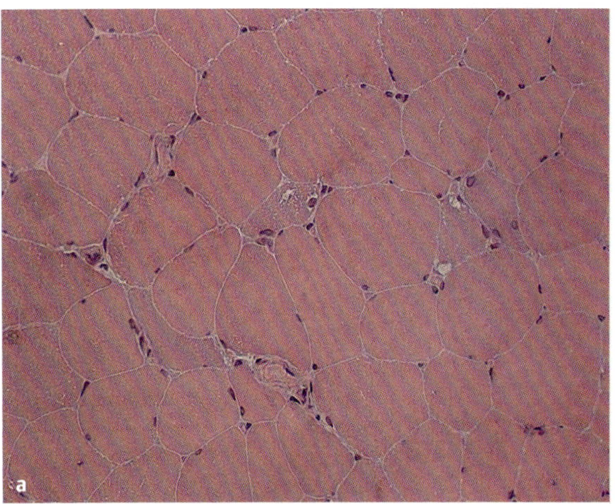

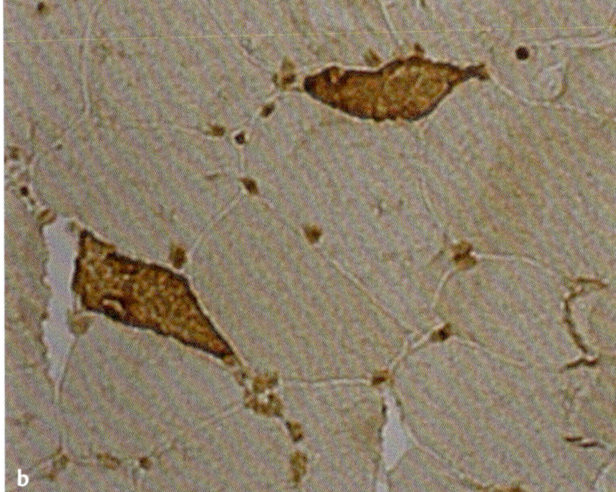

Abb. 2.11 Regeneration von Muskelfasern.
a Regenratfasern im HE-Schnitt. Basophile Darstellung der Regenratfasern. Charakteristisch sind die geringere Größe und die blasigen Zellkerne, in denen teils Nukleoli erkennbar sind.
b Expression der normalerweise fetal exprimierten schweren Myosinkette (dMHC) als Zeichen einer Muskelfaserregeneration bei nekrotisierender Myopathie.

len Muskelerkrankungen, an myotendinösen Übergängen, in Regeneraten oder nach Tenotomien gefunden.

▸ **Zytoplasmatische Körperchen.** Sie sind lichtmikroskopisch und histochemisch darstellbare Gebilde im Zytoplasma von Typ-II-Muskelfasern (▸ Abb. 2.16). Zytoplasmatische Körperchen stellen sich nach der Trichromfärbung stark fuchsinophil dar; oxidative Enzymaktivitäten fehlen. Durch ihre rundliche Form, ein Kaliber von mehr als 1 µm sowie einen häufig nachweisbaren hellen Umgebungssaum gelingt die differenzialdiagnostische Abgrenzung zu Nemalinstrukturen. Zytoplasmatische Körperchen entstehen an den Z-Streifen und sind ultrastrukturell durch ein filamentöses, stark kontrastreiches Zentrum gekennzeichnet, das von einem hellen, aus Desminfilamenten durchsetzten Hof mit perifokaler Mitochondrienverminderung und teilweise zirkulär angeordneten T-Systemen umgeben wird (▸ Abb. 2.17).

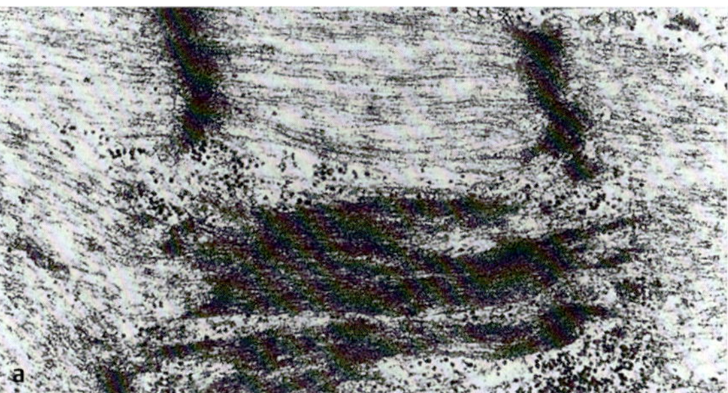

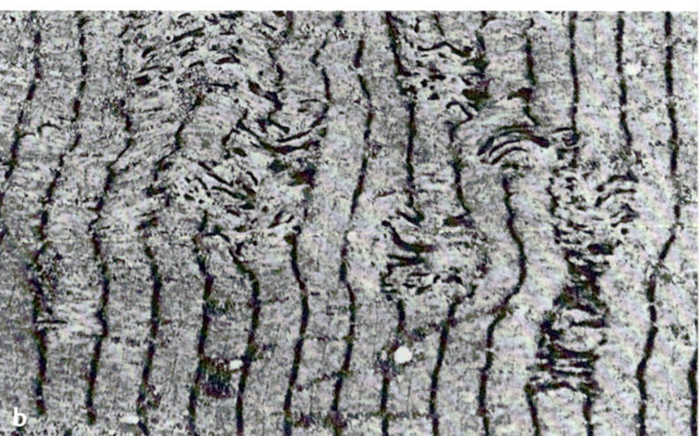

Abb. 2.12 Z-Band-Strömen bei Multicore-Krankheit.
a Unterbrechung der sonst linienartigen Formation der Z-Bande.
b Bei kleinerer Vergrößerung erkennt man, dass mehrere Z-Banden betroffen sind.

▸ **Tubuläre Aggregate.** Es handelt sich um strukturelle Veränderungen, die durch die Akkumulation dicht gepackter Tubuli charakterisiert sind. Tubuläre Aggregate enthalten Proteine, die normalerweise im sarkoplasmatischen Retikulum nachweisbar sind und für die Kalziumaufnahme, -speicherung und -freisetzung verantwortlich sind. Sie sind als 30–60 µm kalibrige Einschlüsse meist in der Peripherie zwischen den Myofibrillen von Typ-II-Fasern angeordnet (▸ Abb. 2.18a). Aufgrund ihres Färbeverhaltens nach der HE- bzw. nach der modifizierten Trichromfärbung können sie zunächst mit Ragged-red-Fasern verwechselt werden (▸ Abb. 2.18b), so dass zur sicheren Differenzierung neben enzymhistochemischen Untersuchungen, welche die fehlenden Aktivitäten mitochondrialer Enzyme zeigen, der charakteristische elektronenmikroskopische Befund herangezogen werden kann (▸ Abb. 2.18d).

Als namensgebende Strukturanomalie kommen tubuläre Aggregate einerseits bei verschiedenen durch ihre Anwesenheit definierten neuromuskulären Erkrankungen (belastungsabhängige Myalgien und Krampi, familiäre Gliedergürtelmyasthenie, progressive Gliedergürtelschwäche, jeweils „mit tubulären Aggregaten“) vor, an-

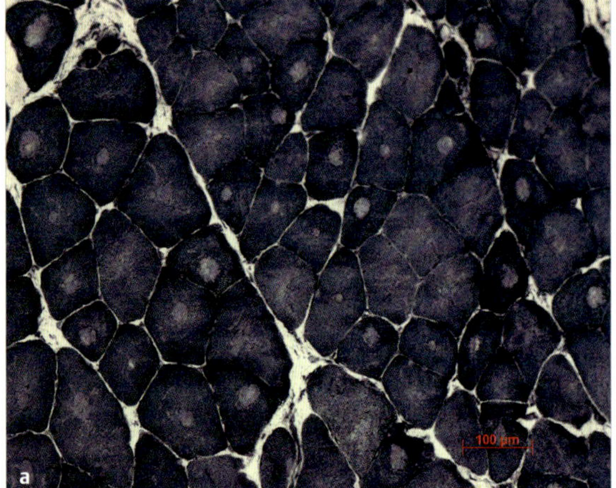

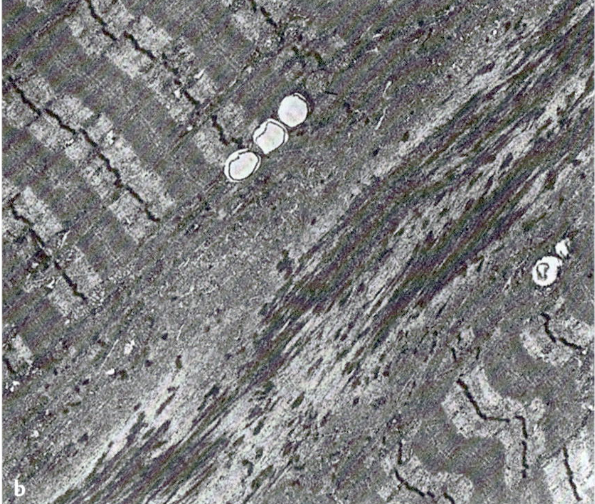

Abb. 2.13 Central-Core-Krankheit.
a Cores in fast ausschließlich zentraler Lage in Typ-I-Fasern. Erkennbar ist der zentrale Verlust der Enzymaktivität (NADH-Dehydrogenase).
b Elektronenmikroskopischer Ausschnitt einer längs geschnittenen Muskelfaser mit einem Central Core. In dieser Region sind die Myofibrillen verschwunden, an ihrer Stelle finden sich Strömen und eine myofibrilläre Degeneration.

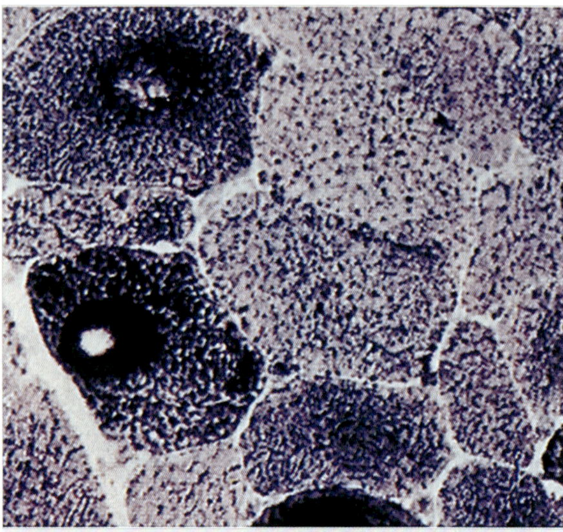

Abb. 2.14 Target-Fasern. Darstellung von dunkleren Typ-1- und helleren Typ-II-Fasern, Targets befinden sich in den Typ-II-Fasern (NADH-Dehydrogenase).

derseits sind sie als unspezifischer Befund gelegentlich bei anderen Muskelerkrankungen nachweisbar. Andere Veränderungen der muskulären Membransysteme betreffen uncharakteristische retikuläre Proliferationen bzw. Erweiterungen, die bis hin zur Imitation von Vakuolen reichen können.

▸ **Sphäroidkörperchen.** Im Gegensatz zu den zytoplasmatischen erscheinen die sonst ähnlich aufgebauten Sphäroidkörperchen (spheroid bodies) nach der Trichromfärbung eher blaugrün. Nach der PAS-Färbung stellen sie sich negativ dar und sind auf Typ-I-Fasern beschränkt.

Zytoplasmatische und Sphäroidkörperchen sind diagnostisch unspezifisch und kommen vermehrt vor bei bestimmten kongenitalen Myopathien, insbesondere bei Desminopathien, sind daneben jedoch auch bei anderen neuromuskulären Prozessen gelegentlich nachweisbar. Bei der sehr seltenen Sphäroidkörperchenmyopathie wurde eine Mutation im Myotilingen beschrieben.

▸ **Fingerprints.** Fingerprint Bodies zeichnen sich lichtmikroskopisch durch saumartige Aktivitätsminderungen der α-Glyzerophosphat-Dehydrogenase in der Peripherie atrophischer Typ-I-Muskelfasern aus. Um diese Säume herum finden sich kleinherdige Aktivitätssteigerungen oxidativer Enzyme. Ihren Namen verdankt diese intrazytoplasmatische Strukturanomalie ihren an Fingerabdrücke erinnernden lamellären Strukturen (▸ Abb. 2.19). Fingerprints kommen einerseits bei der gleichnamigen kongenitalen Myopathie, andererseits bei myotoner Dystrophie, okulopharyngealer Muskeldystrophie und anderen Muskelerkrankungen vor.

▸ **Zebrakörperchen (Leptomere).** Es handelt sich um elektronenoptisch nachweisbare filamentöse Strukturen mit stark kontrastierten Querbändern. Sie kommen als namensgebende Strukturanomalie bei einer seltenen kongenitalen Myopathie, als unspezifischer Befund bei anderen neuromuskulären Erkrankungen, außerdem als normale Bestandteile in extraokulären Muskeln sowie am Muskel-Sehnen-Übergang anderer Skelettmuskeln vor.

▸ **Hyaline Körperchen.** Sie kommen in subsarkolemmaler Position in Typ-I-Muskelfasern vor und zeigen neben einer starken Aktivität der myofibrillären ATPase bei pH 4,2 eine positive immunhistochemische Myosinreaktion. Ultrastrukturell bestehen hyaline Körperchen aus filamentösen Strukturen, pathogenetisch wird ein Zusam-

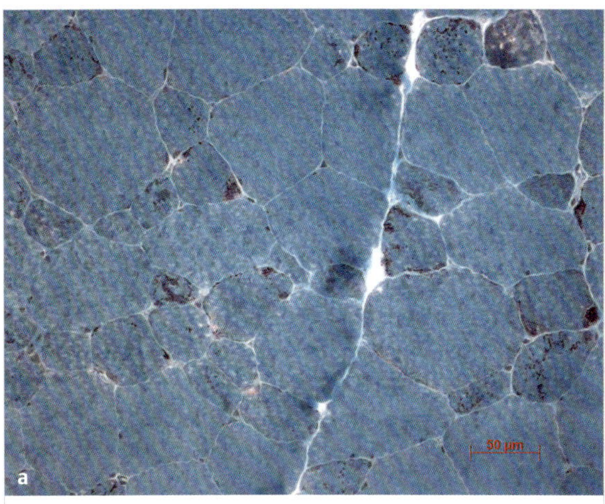

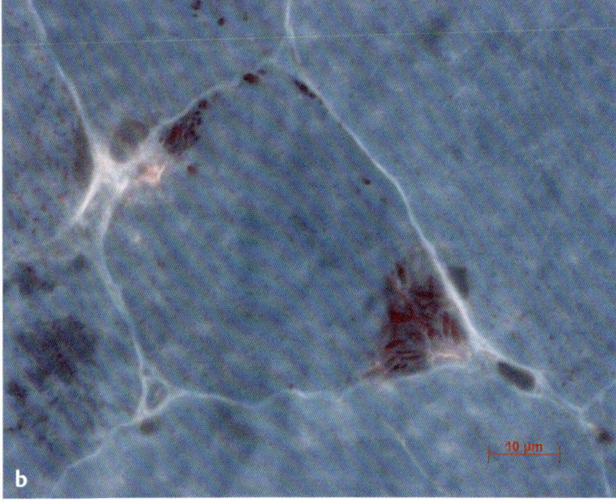

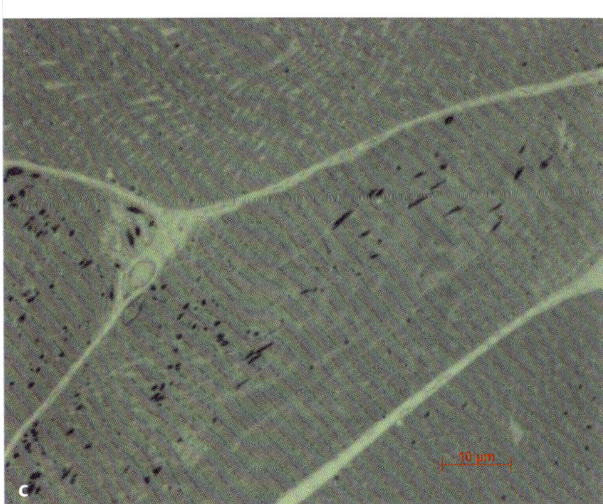

Abb. 2.15 Nemalin- oder Rod-Strukturen.
a Geringe Vergrößerung.
b Starke Vergrößerung.
c Semidünnschnitt: Darstellung disseminiert liegender stäbchenförmiger Strukturen.

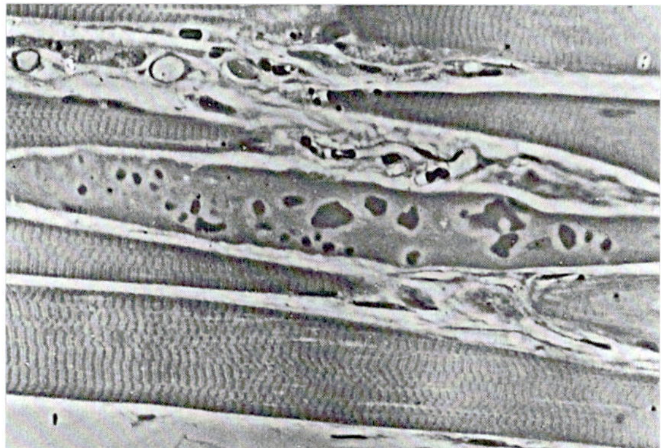

Abb. 2.16 Phasenkontrastmikroskopisches Bild von zytoplasmatischen Körperchen in längs geschnittenen Muskelfasern.

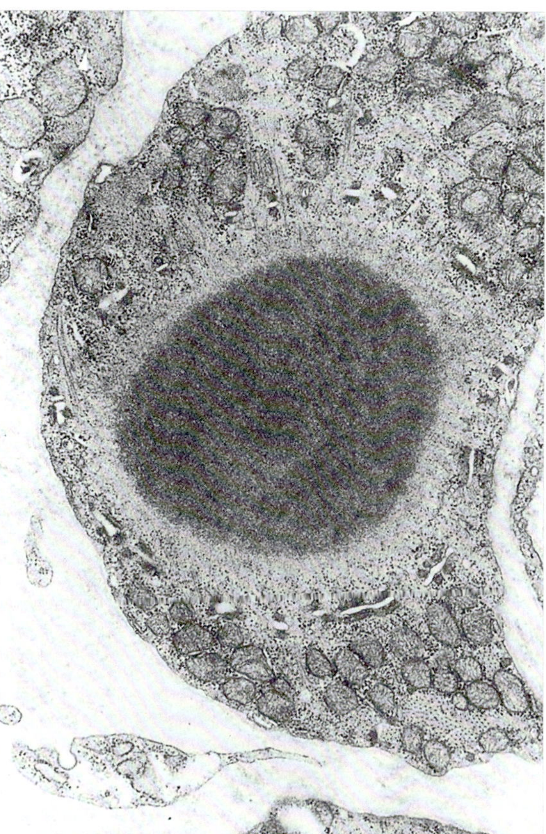

Abb. 2.17 Elektronenmikroskopisches Bild eines zytoplasmatischen Körperchens. Das Zentrum ist filamentös und stark kontrastreich und wird umgeben von einem hellen, regellos orientierten, mit dünnen Filamenten durchsetzten Hof mit perifokaler Mitochondrienverarmung und teilweise zirkulär angeordneten T-Systemen.

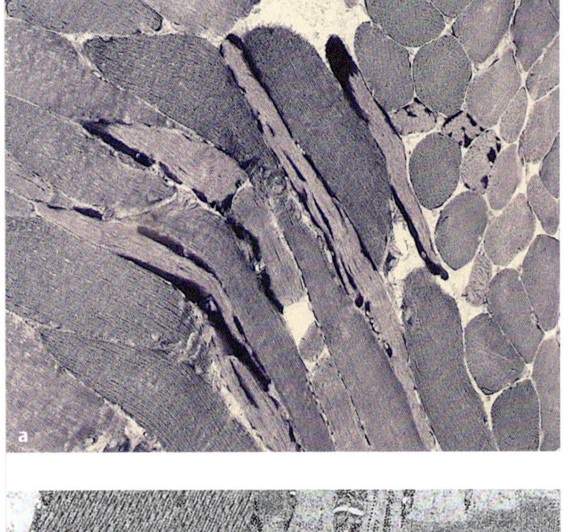

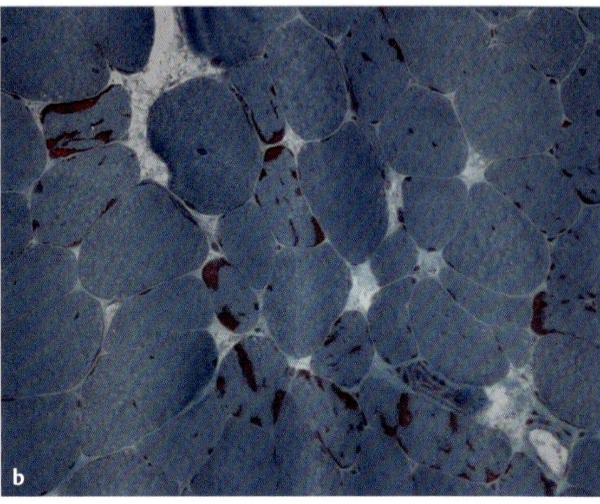

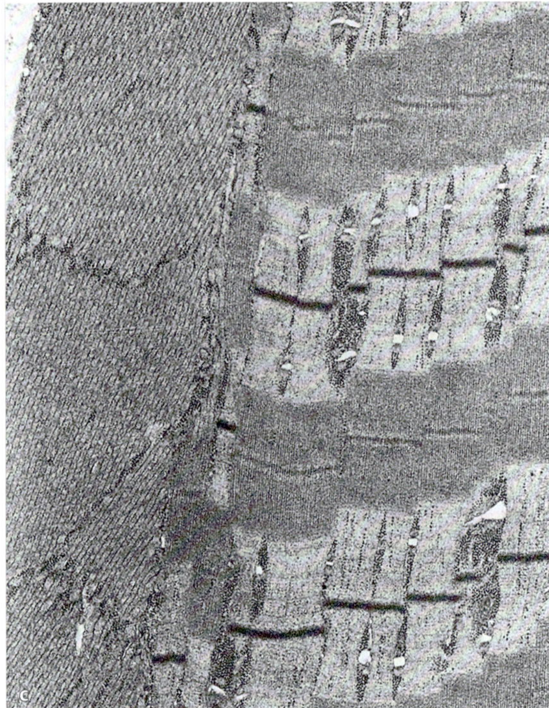

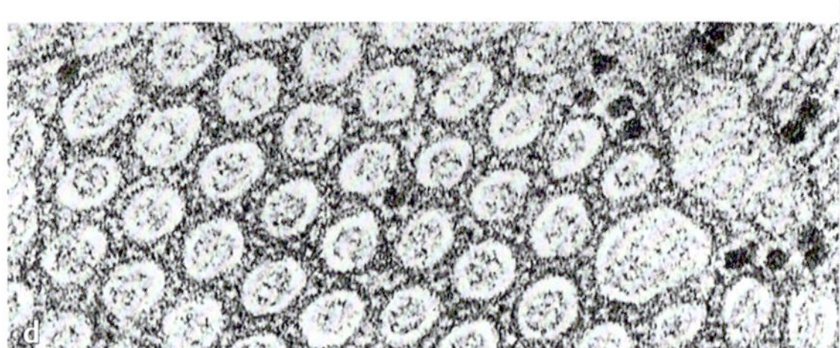

Abb. 2.18 Tubuläre Aggregate.
a Tubuläre Aggregate überwiegend in der Peripherie der Muskelfasern (NADH).
b Tubuläre Aggregate in der Trichromfärbung. Manche Fasern ähneln Ragged-red-Fasern.
c Subsarkolemmales tubuläres Aggregat in der Elektronenmikroskopie.
d Elektronenmikroskopisch erscheinen die Tubuli im Querschnitt doppelwandig.

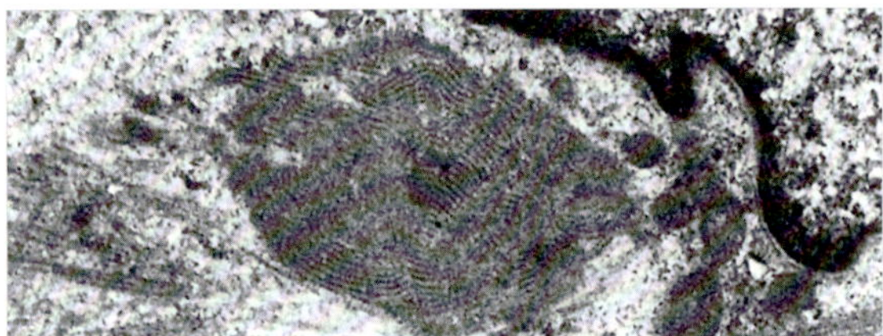

Abb. 2.19 Fingerprint bei myotoner Dystrophie im elektronenmikroskopischen Bild.

menhang mit den schweren Myosinpeptidketten diskutiert. Hyaline Körperchen stellen das Leitsymptom einer seltenen kongenitalen Myopathie dar und können außerdem als unspezifischer Befund bei anderen neuromuskulären Krankheiten vorkommen.

▸ **Segmentale Myofibrillolyse.** Im Randbereich von Muskelfasern kann eine segmentale Myofibrillolyse mit abnormer Sarkomerstruktur und fehlenden A-Banden gefunden werden, die das ultrastrukturelle Leitsymptom der Cap-(Kappen-)Myopathie darstellt. Lichtmikroskopisch zeichnen sich die betroffenen Fasern durch kappenförmige Areale vermehrter Aktivität oxidativer Enzyme bei fehlender ATPase-Aktivität sowie durch ausgeprägte Immunreaktivität für Desmin, α-Aktinin und Tropomyosin aus.

▸ **Trilaminäre Fasern.** Diese Fasern sind durch einen dreischichtigen Querschnitt, bestehend aus einem subsarkolemmalen, myofibrillenfreien Ring, einer ringförmigen Intermediärzone mit Z-Band-Strömen sowie einem zentralen, mit Mitochondrien, Glykogen und filamentösen Strukturen dicht beladenen Areal gekennzeichnet.

▸ **Reducing Bodies.** Sie stellen sich nach der Trichromfärbung als 10–30 µm große, intensiv rot gefärbte, paranukleär lokalisierte, nicht membranös begrenzte Strukturen dar, die enzymhistochemisch eine starke Aktivität der α-Glyzerophosphat-Dehydrogenase, nicht jedoch anderer oxidativer Enzyme aufweisen. Durch ihren großen Gehalt an Sulfhydrylgruppen reduzieren sie Tetrazoliumsalze.

▸ **Zylindrische Spiralen.** Sie können aufgrund ihrer vesikulären Strukturen an tubuläre Aggregate oder Nemalinstrukturen erinnern. Sie sind vornehmlich in Typ-II-Fasern und dort subsarkolemmal und intermyofibrillär nachweisbar. Im Faserquerschnitt erscheinen sie als zirkuläre Doppelmembranen, im Längsschnitt sehen sie wie ovale Spiralen aus. Lichtmikroskopisch erscheinen zylindrische Spiralen nach der HE-Färbung intensiv blau, nach der Trichromfärbung stark fuchsinophil gefärbt mit allenfalls spärlicher NADH-Enzymaktivität bei fehlender Aktivität von SDH bzw. myofibrillärer ATPase.

▸ **Ringbinden.** Es handelt sich um Myofibrillenbündel, die im rechten Winkel zur Längsrichtung der Muskelfaser orientiert, meist subsarkolemmal positioniert sind und dadurch die Muskelfaser wie einen Ring umschließen (Ringfaser). Lichtmikroskopisch lassen die Ringbinden im Faserquerschnitt entsprechend eine Querstreifung erkennen, histochemische Reaktionen fallen häufig stark positiv aus (▸ Abb. 2.20). Gehäuft lassen sich Ringbinden bei der myotonen Dystrophie nachweisen, wo sie häufig benachbart zu sarkoplasmatischen Massen (s. unten) liegen, seltener können sie auch bei Muskeldystrophien und anderen Myopathien gefunden werden.

▸ **Whorled-Fasern.** Whorled- oder Coil-Fasern weisen im Gegensatz zu den Ringbinden sehr bizarr orientierte Lageanomalien einzelner Myofibrillenbündel auf. Sie lassen sich durch oxidative Enzymreaktionen gut darstellen und sind als diagnostisch unspezifischer Befund bei verschiedenen Muskelerkrankungen nachweisbar.

▸ **Mottenfraßfasern.** Mottenfraßfasern (moth-eaten fibers) und lobulierte Fasern weisen nach der NADH-Reaktion eine sehr unregelmäßig anmutende Enzymaktivität auf oder sind durch eine mehr geordnete Gliederung in kleine Lobuli charakterisiert. Betroffen sind insbesondere die Typ-I-Fasern. Als diagnostisch unspezifischer Befund werden Mottenfraß- bzw. lobulierte Fasern häufig bei fazioskapulohumeraler Muskeldystrophie und Gliedergürteldystrophien, daneben auch bei anderen neuromuskulären Erkrankungen gefunden (▸ Abb. 2.21).

▸ **Sarkoplasmatische Massen.** Sie stellen subsarkolemmale Häufungen von Zytoplasma mit reichlich Organellen, Glykogen und pathologischen Plasmaeinschlüssen dar (▸ Abb. 2.22). Ihre Bezeichnung beruht auf der lichtmikroskopischen Beschreibung und der Annahme, dass

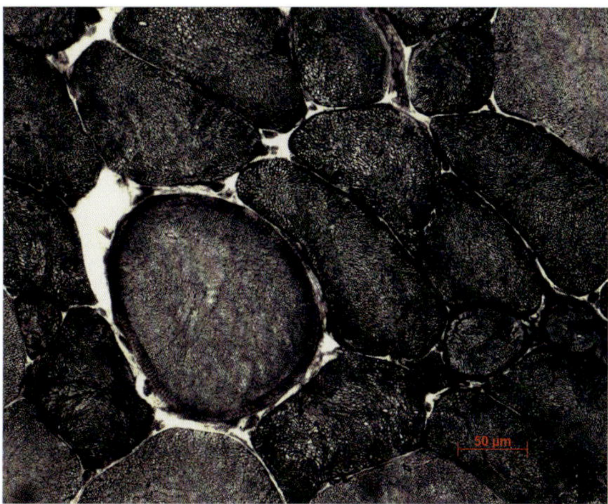

Abb. 2.20 Ringbinde mit gut erkennbarer Querstreifung (NADH-Dehydrogenase).

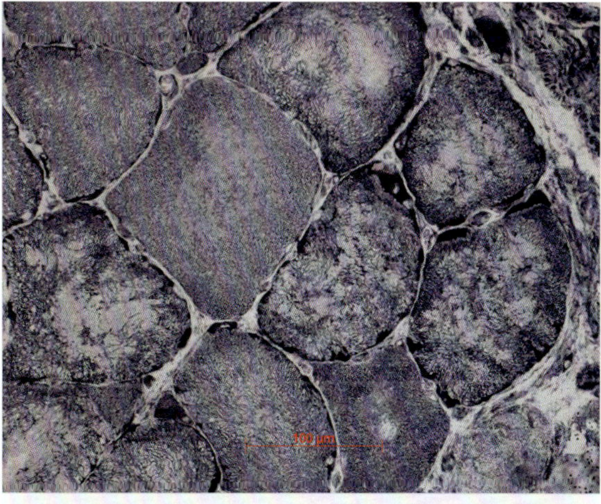

Abb. 2.21 Mottenfraßfasern. Deutlich erkennbar sind die an Mottenfraß erinnernden Zonen mit verminderter Enzymaktivität (NADH-Dehydrogenase).

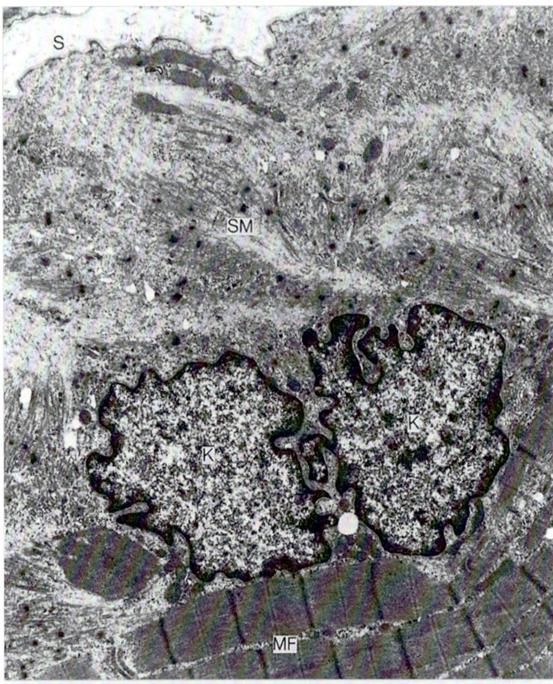

Abb. 2.22 Sarkoplasmatische Masse (SM) in elektronenmikroskopischer Aufnahme bei myotoner Dystrophie; die Myofilamente sind gänzlich ungeordnet (S: Sarkolemm, K: Kerne, MF: Myofibrillen).

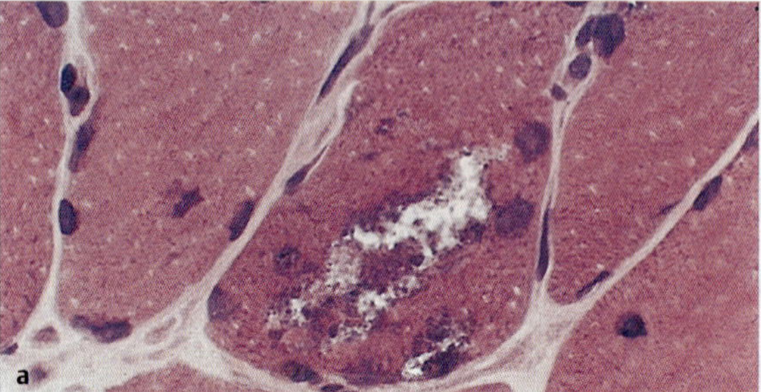

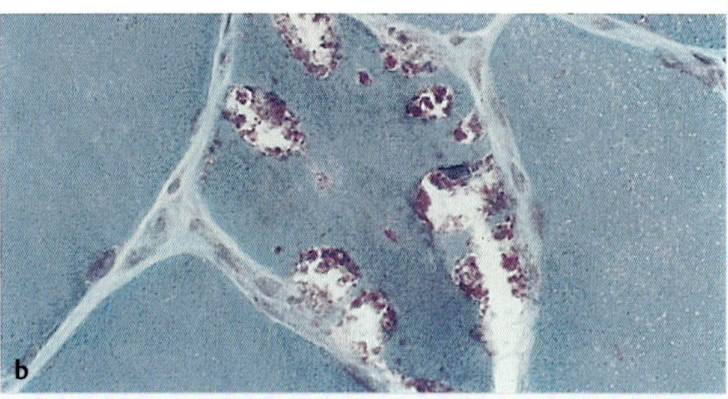

Abb. 2.23 Einschlusskörperchen.
a HE-Färbung.
b Gomori-Trichromfärbung.

es sich um myofibrillenfreie Zonen handelt. Ultrastrukturelle Untersuchungen konnten jedoch auch in diesen Zonen ungeordnet gelagerte Myofibrillen und Filamente nachweisen. Sarkoplasmatische Massen kommen als nicht pathognomonischer Befund insbesondere bei der myotonen Dystrophie, daneben aber auch bei anderen neuromuskulären Erkrankungen vor.

▸ **Einschlusskörperchen.** Als sog. Rimmed Vacuoles (Einschlusskörperchen) werden im Querschnitt unregelmäßig rundlich oder polygonal konfigurierte, unter dem Lichtmikroskop optisch leer erscheinende Vakuolen bezeichnet, die durch einen Ring begrenzt werden, der sich aus nach der HE-Färbung basophil, nach der Gomori-Trichromfärbung fuchsinophil gefärbtem Material zusammensetzt. Rimmed Vacuoles werden häufiger in Typ-I- als in Typ-II-Fasern nachgewiesen (▸ Abb. 2.23).

Obwohl nicht pathognomonisch und bei verschiedenen neuromuskulären Erkrankungen möglich, sollte der vermehrte Nachweis derartiger Strukturen in erster Linie an eine Einschlusskörpermyositis, eine okulopharyngeale Muskeldystrophie (OPMD) oder an verschiedene distale Myopathien denken lassen.

▸ **Vakuolen, Myelinfiguren.** Mit lysosomalem, Saure-Phosphatase- bzw. PAS-positivem Material gefüllte Vakuolen können bei bestimmten Glykogenosen gefunden werden. Optisch leer oder partiell granuliert erscheinende Vakuolen, die von einer dünnen, nach Inkubation mit Antikörpern gegen Dystrophin, Spektrin und andere sarkolemmale Proteine positiv reagierenden Membran umgeben sind, stellen den richtungweisenden myohistologischen Befund bei einer seltenen kongenitalen vakuolären Myopathie mit Kardiomyopathie und mentaler Retardierung dar. Durch Dilatationen des sarkoplasmatischen Retikulums können bis zu 6 mm große Vakuolen entstehen, die auf 30–150 mm lange Segmente von Typ-II-Fasern beschränkt sind, weder Lipide, Glykogen, saure Phosphatase noch saure Mukopolysaccharide enthalten und das morphologische Leitsymptom der sarkotubulären Myopathie darstellen.

Vakuoläre Veränderungen finden sich daneben bei bestimmten muskulären Ionenkanalkrankheiten; innerhalb einzelner Muskelfasern können sie in variabler Anzahl und Größe vorkommen und fast den gesamten Faserinhalt „ausfüllen". Autophagische Vakuolen können bei toxischen und entzündlichen Myopathien, im Rahmen von Kollagenosen sowie als Degradationsprodukte bei zahlreichen anderen neuromuskulären Erkrankungen beobachtet werden (▸ Abb. 2.24).

Lichtmikroskopisch zeichnen sie sich durch eine starke Aktivität der sauren Phosphatase als Ausdruck einer Vermehrung lysosomaler Enzymaktivitäten aus. Die Membranen autophagischer Vakuolen entstammen vermutlich dem sarkoplasmatischen Retikulum und transversalen Tubulussystem bzw. dem Golgi-Apparat. Ähnlich wie den ebenfalls feinstrukturell nachzuweisenden Myelinfiguren kommt ihnen keine spezifische diagnostische Bedeutung zu.

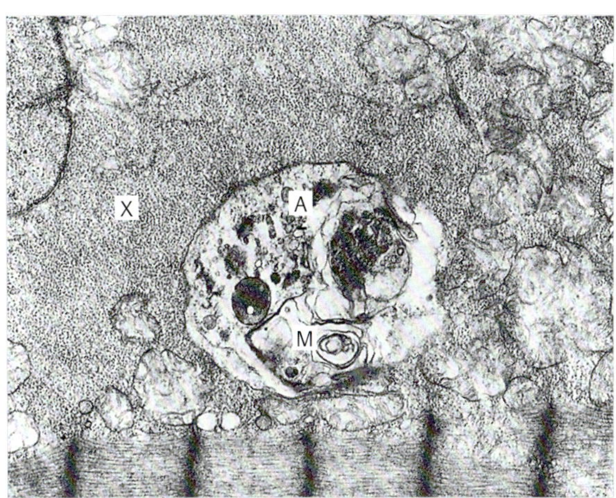

Abb. 2.24 Glykogenspeicherung in Muskelfasern bei 1,4-Glukosidase-Mangel. Frei im intermyofibrillären Raum lagerndes Glykogen (x), multiple autophagische Vakuolen (A) und eingeschlossene Myelinfiguren (M).

▶ **Ragged-red-Fasern, parakristalline Einschlüsse.** Bei verschiedenen Erkrankungen können sowohl numerische als auch strukturelle Mitochondrienveränderungen vorkommen, deren lichtmikroskopisches Korrelat die Ragged-red-Fasern darstellen (▶ Abb. 2.25, ▶ Abb. 2.26). Ihre Bezeichnung beruht auf dem Nachweis subsarkolemmal lokalisierten fuchsinophilen Materials in dadurch zerrissen erscheinenden Muskelfasern in der modifizierten Trichromfärbung. Histochemisch zeichnen sich Ragged-red-Fasern durch eine verminderte Aktivität der Cytochromoxidase aus. Feinstrukturell finden sich neben pathologischen Mitochondrienvermehrungen gelegentlich ausgeprägte Kalibervariationen bis hin zu Riesenmitochondrien (▶ Abb. 2.27). Formvariationen der mitochondrialen Innenstruktur beruhen meist auf einer Proliferation der Cristae, welche dicht beieinander gelagert in Zickzack- oder konzentrischen zirkulären Formationen gefunden werden können. Daneben kommen tubuläre Mitochondrien sowie elektronendichte Einschlüsse verschiedener Größe vor.

Der eindrücklichste elektronenmikroskopische Befund bei mitochondrialer Veränderungen ist der Nachweis parakristalliner Einschlüsse, die zwischen innerer und äußerer Mitochondrienmembran angesiedelt sind (▶ Abb. 2.28). Nach dem ultrastrukturellen Bild wird der „Parking-Lot"-Typ vom rechteckigen Typ unterschieden.

Mitochondriale Anomalien sind zunächst unspezifisch, lassen sich zwar insbesondere bei den verschiedenen Mitochondriopathien, daneben jedoch auch vereinzelt bei Einschlusskörpermyositiden und Gliedergürteldystrophien, seltener bei anderen Myopathien sowie im Rahmen des physiologischen Alterungsprozesses nachweisen.

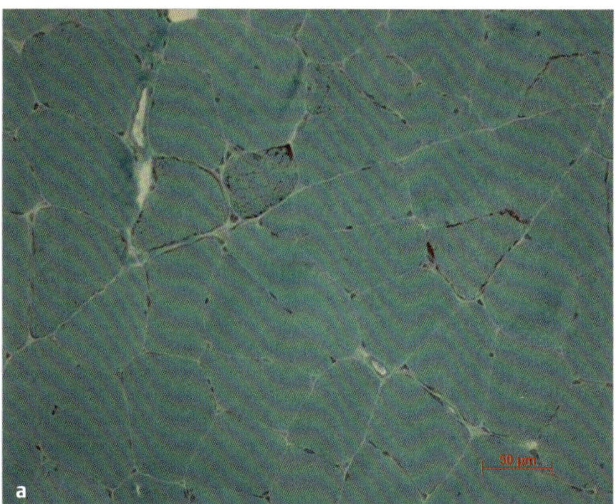

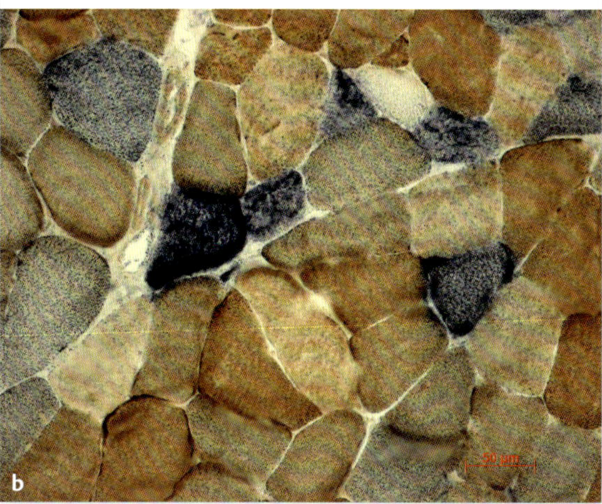

Abb. 2.25 Ragged-red-Fasern.
a Darstellung mehrerer Muskelfasern, die subsarkolemmal fuchsinophiles Material enthalten. Der zerrissene „Ragged"-Aspekt kommt oft nicht gut zur Darstellung (Trichromfärbung).
b In der Cytochromoxidase-Sukzinatdehydrogenase-Doppelfärbung sind die Ragged-red-Fasern COX-negativ und erscheinen dunkel. In dieser Doppelfärbung sind sie vergleichsweise leichter erkennbar.

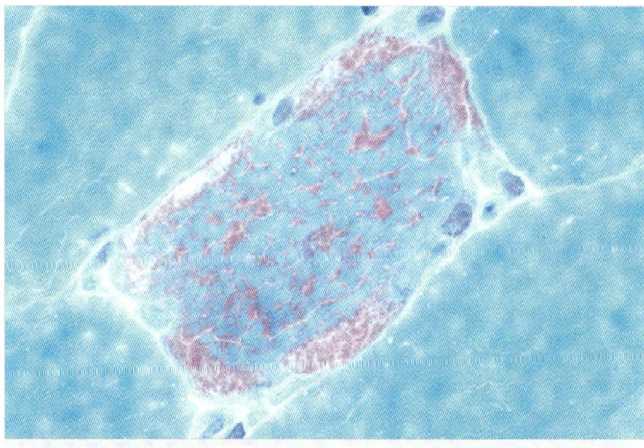

Abb. 2.26 Ragged-red-Fasern mit fuchsinophilen subsarkolemmalen und intermyofibrillären Mitochondrienakkumulationen (Trichromfärbung).

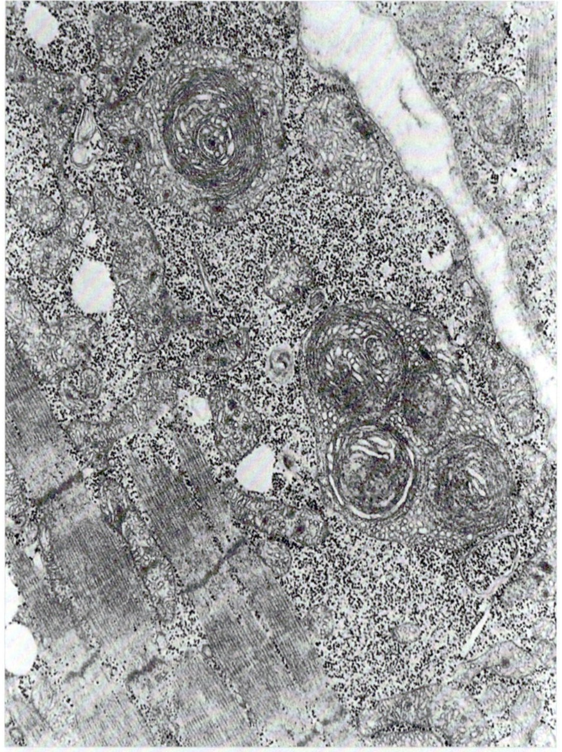

Abb. 2.27 Riesenmitochondrien mit starker Proliferation der Cristae und Glykogenspeicherung in elektronenmikroskopischer Darstellung [8].

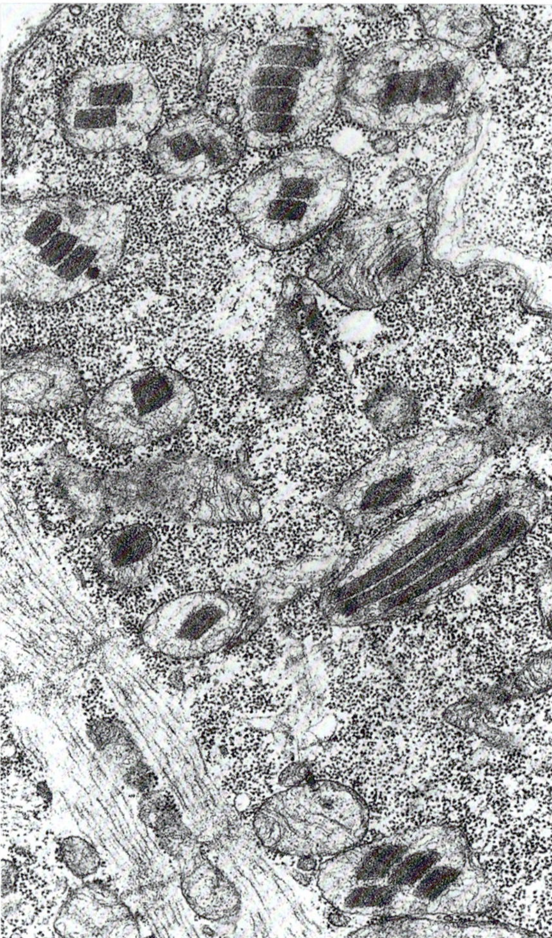

Abb. 2.28 Subsarkolemmale Häufung von Mitochondrien mit parakristallinen Einschlüssen und Glykogen in einer längs geschnittenen Muskelfaser in elektronenmikroskopischer Darstellung.

2.2.6 Pathologische Stoffspeicherung

▸ **Glykogen.** Abnorme Vermehrungen von Glykogen sind das Charakteristikum definierter muskulärer Glykogenosen, kommen aber in geringerer Ausprägung zuweilen auch bei anderen Muskelerkrankungen vor. Das Ausmaß derartiger Veränderungen reicht von unterschiedlich ausgeprägten intermyofibrillären bzw. subsarkolemmalen Glykogenagglomerationen vornehmlich in der Nähe der I-Band-Region (▸ Abb. 2.29) bis hin zu ausgeprägten Veränderungen mit PAS-positiven Vakuolen. Bestimmte Enzymdefekte des Kohlenhydratstoffwechsels lassen sich enzymhistochemisch nachweisen.

▸ **Neutralfette.** Bei Lipidspeichermyopathien, aber auch verschiedenen mitochondrialen Myopathien und anderen neuromuskulären Krankheiten findet sich licht- und elektronenmikroskopisch eine starke intermyofibrilläre Vermehrung von Neutralfetten, die bevorzugt die Typ-I-Fasern betrifft (▸ Abb. 2.30). Eine derartige intrazelluläre Fettspeicherung darf nicht mit einer Lipomatose, also einer endo- oder perimysialen Vermehrung von Fettzellen, verwechselt werden.

▸ **Desmin.** Aufgrund der jeweils immunhistochemisch nachweisbaren abnormen Vermehrung des Intermediärfilaments Desmin werden verschiedene, meist schwer verlaufende, hereditäre myofibrilläre Myopathien als Desminopathien zusammengefasst. Nicht selten finden sich aber auch Desminablagerungen als unspezifischer Befund bei anderen Myopathien.

▸ **Amyloid.** Im Rahmen systemischer Amyloidosen kann es auch im Muskel zu kongorotpositiven, gegen verschiedene Antikörper immunreaktiven Ablagerungen von Amyloid kommen.

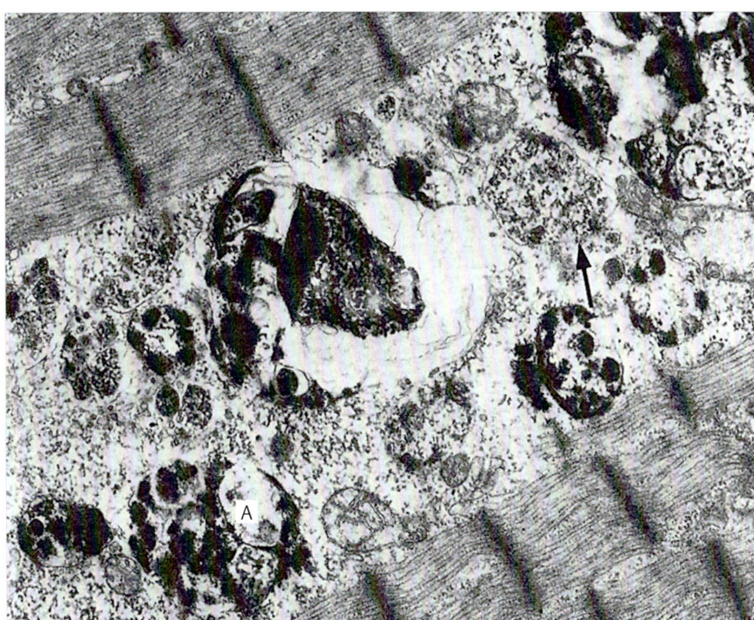

Abb. 2.29 Glykogenspeicherung in Form eines membrangeschlossenen Glykogensacks (→) bei 1,4-Glukosidase-Mangel (A: autophagische Vakuole; s. auch ▶ Abb. 2.24).

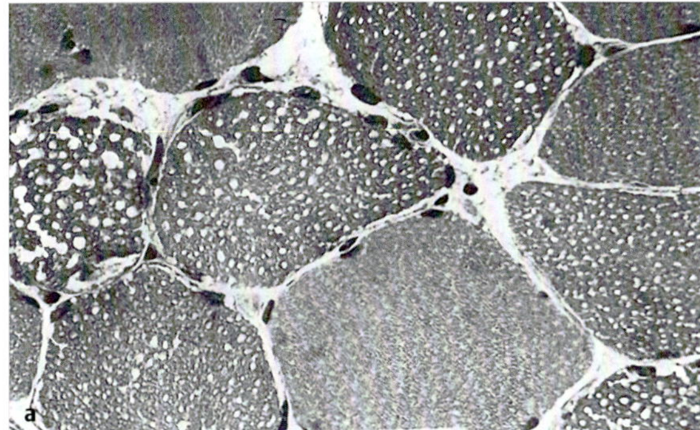

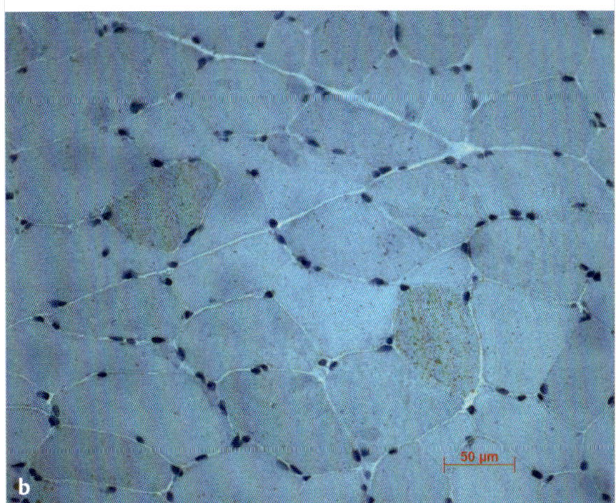

Abb. 2.30 Fettspeichermyopathie bei Carnitinmangel.
a Die Typ-I-Fasern sind von zahlreichen Vakuolen durchsetzt (HE-Färbung).
b Neutralfettspeicherung in Typ-I-Fasern (Oilred-O-Färbung).

2.3 Endomysiale Fibrose, Vakatfettvermehrung

▶ **Endomysiale Fibrose.** Bei Erkrankungen mit Atrophie bzw. Dystrophie von Muskelgewebe finden sich häufig fokale oder diffuse endomysiale bzw. perimysiale Mesenchymproliferationen im Sinne eines Auffüllens des durch Atrophie entstehenden Raumes durch Bindegewebe. Diese Bindegewebevermehrung kennzeichnet muskeldystrophische Prozesse. Seltener und weniger ausgeprägt kommt sie auch bei fortgeschrittenen Denervationsvorgängen vor. Die endomysiale Fibrose ist abzugrenzen von den oft perivaskulär anzutreffenden Bindegewebeproliferationen bei Myositiden bzw. von den mitunter fleckförmigen geringen Bindegewebevermehrungen bei anderen Myopathien (▶ Abb. 2.31, ▶ Abb. 2.5e).

▶ **Vakatfettvermehrung.** Im fortgeschrittenen Stadium von Muskeldystrophien ist eine zum Teil deutliche interstitielle Vermehrung von Fettgewebe nachweisbar (▶ Abb. 2.31b). Es können sich breite Bindegewebefelder bis hin zum fast vollständigen Ersatz von Muskel- durch Binde- und Fettgewebe als Endstadium von Muskeldystrophien und Motoneuronerkrankungen finden. Exzessive Mesenchymproliferationen werden auch bei der Myositis fibrosa generalisata bzw. beim Rigid-Spine-Syndrom gefunden. Die initiale mesenchymale Proliferation geht oft mit einer starken Aktivität der sauren Phosphatase im interstitiellen Gewebe einher.

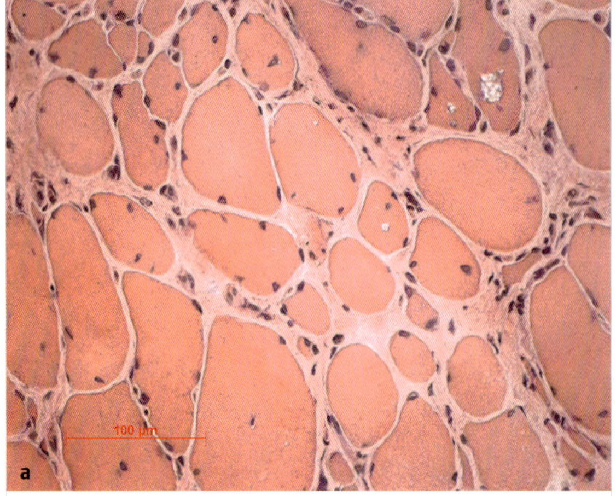

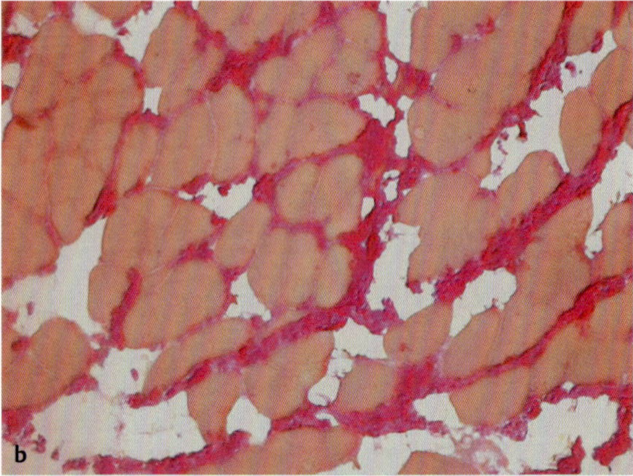

Abb. 2.31 Muskelquerschnitt bei Gliedergürteldystrophie.
a Zu sehen sind die Merkmale einer Myopathie wie Kalibervariation und Vermehrung binnenständiger Kerne. Eine Faser enthält eine Rimmed Vacuole (HE-Färbung).
b Darstellung der Bindegewebevermehrung (rot) und der Vakatfettvermehrung (nicht angefärbt) bei Muskeldystrophie (van Gieson).

2.4 Entzündliche Infiltrate, Veränderungen intramuskulärer Blutgefäße

2.4.1 Entzündliche Infiltrate

▸ **Differenzialdiagnostik.** Ansammlungen mononukleärer Entzündungszellen stellen das histologische Kennzeichen entzündlicher Muskelerkrankungen dar, können jedoch als unspezifisches Begleitphänomen auch bei Muskeldystrophien, chronischen Denervationsprozessen und anderen neuromuskulären Erkrankungen nachweisbar sein. Morphologisch zu unterscheiden ist die nicht von stärkeren Parenchymveränderungen begleitete interstitielle Herdmyositis vom myositischen Gewebesyndrom, bei dem neben entzündlichen Infiltraten meist auch ausgeprägte Parenchymveränderungen bestehen (▸ Abb. 2.32). Im Hinblick auf die starke Vaskularisierung der Muskulatur ist es in der Regel sehr schwierig, eindeutig zwischen interstitiell gelegenen Entzündungszellen im Sinne einer Herdmyositis und perivaskulären Infiltraten im Sinne einer primären Vaskulitis mit sekundären entzündlichen Veränderungen der Muskulatur zu unterscheiden.

Wichtig ist die sichere Differenzierung von Makrophagen sowie kernreichen Gefäß- bzw. Nervenanschnitten von entzündlichen Infiltraten. Letztere setzen sich meist aus Lymphozyten, Plasmazellen, Histiozyten und Mastzellen zusammen und können durch immunhistochemische Untersuchungen differenziert werden. Charakteristisch für die *Polymyositis* und *Einschlusskörpermyositis* sind das Vorkommen CD8-positiver T-Lymphozyten und MHC1-exprimierender Muskelfasern (MHC: major histocompatibility complex).

Merke

Die Diagnose einer Polymyositis ist anzuzweifeln, wenn keine entzündlichen Infiltrate nachweisbar sind. Dennoch gelingt nicht zuletzt aufgrund des häufig fokalen Befalls nicht bei jeder Myositis der histologische Nachweis entzündlicher Infiltrate.

Bei *Dermatomyositis* können entzündliche Infiltrate im Skelettmuskel nicht nachweisbar sein, es finden sich aber regelhaft eine Rarefizierung von Kapillaren und eine die Diagnose beweisende perifaszikuläre Atrophie (▸ Abb. 2.4). In entzündlichen Hautveränderungen lassen sich perivaskuläre Infiltrate nachweisen, die CD4-positive T-Lymphozyten enthalten.

▸ **Granulomatöse Myositis.** Eine Sonderform entzündlicher Muskelerkrankungen ist die granulomatöse Myositis (▸ Abb. 2.33). Sie ist durch den Nachweis typischer Granulome mit Epitheloidzellen, Riesenzellen und perigranulomatösem Lymphozytensaum charakterisiert und kann insbesondere bei der Muskelsarkoidose gefunden werden.

2.4.2 Veränderungen intramuskulärer Blutgefäße

Herdförmige Vermehrungen sowie Verminderungen intramuskulärer Gefäße sind sowohl im Rahmen von Myositiden als auch von Kollagenosen beschrieben. Die intramuskulären Gefäße können durch eine Verdickung bzw. Vervielfältigung ihrer Wandschichten (▸ Abb. 2.34) verändert sein. Für die Dermatomyositis sind eine endotheliale tubuloretikuläre Hyperplasie, Fibrinthromben und eine Obliteration von Kapillaren typisch. Diagnostisch bedeutsam ist die auf eine Vaskulitis deutende Infiltration aller Wandschichten und der perivaskulären Räume von Arteriolen und kleinen sowie mittelgroßen Arterien mit

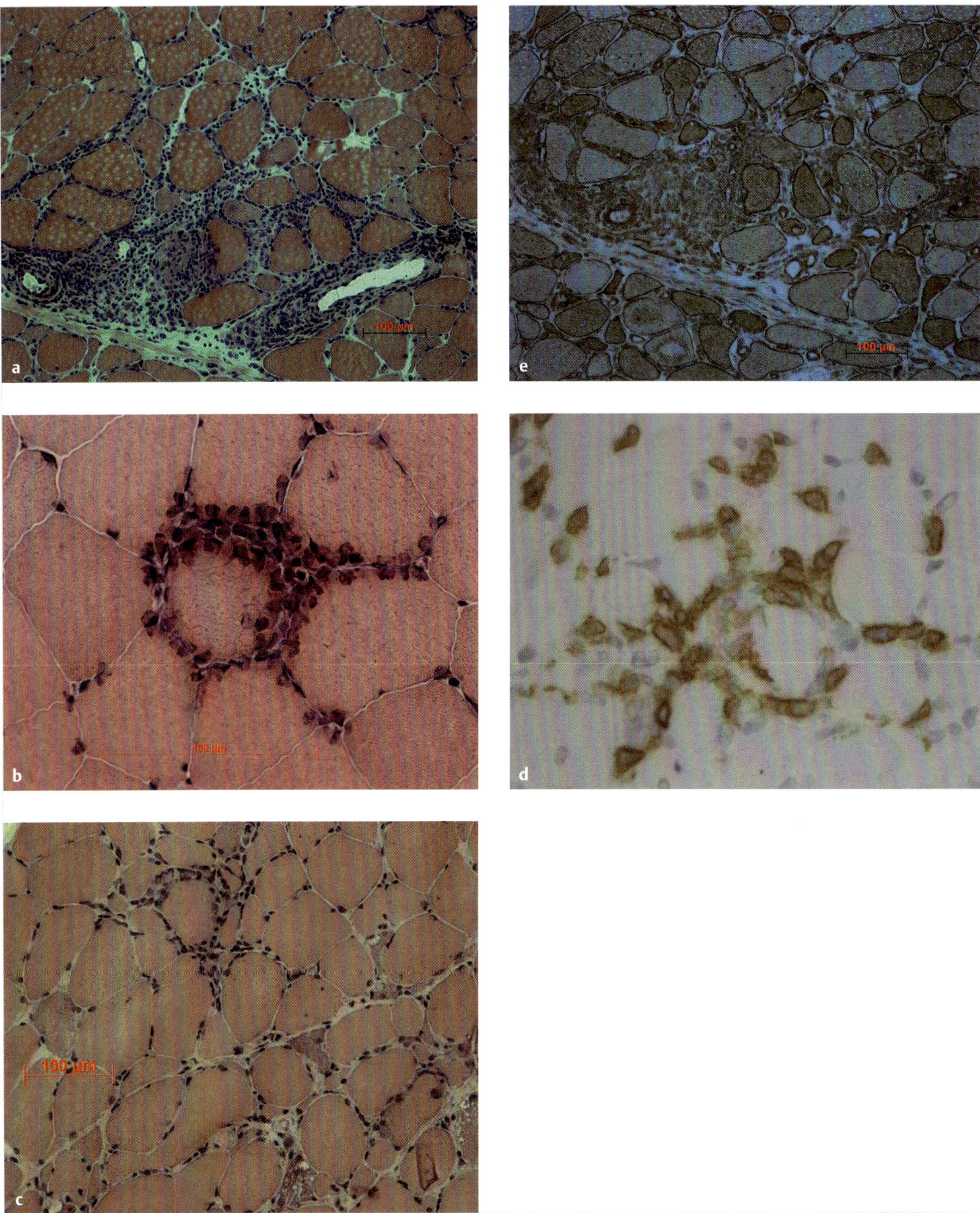

Abb. 2.32 Myositisches Gewebesyndrom.

a Großflächiges Rundzellinfiltrat und multiple Muskelfaserdegenerationen bei akuter Polymyositis.

b Herdförmige Rundzellinfiltrate bei Jo-1-assoziierter Myositis.

c Entzündliches Infiltrat bei Einschlusskörpermyositis (HE-Färbung). Beachte das Vorkommen von Regeneratfasern, Kalibervarianz und von Fasern mit Rimmed Vacuoles.

d Nachweis der entzündlichen Invasion in eine Muskelfaser durch CD8-positive Lymphozyten (braun).

e Expression von MHC 1 in von Entzündungszellen invadierten und nicht invadierten Fasern bei Polymyositis (braun), gleiche Biopsie wie in ▶ Abb. 2.32a. Die Diagnose einer Polymyositis kann jedoch nicht allein aufgrund der MHC 1-Expression gestellt werden. Die Diagnose beruht wesentlich auf dem Nachweis entzündlicher Infiltrate.

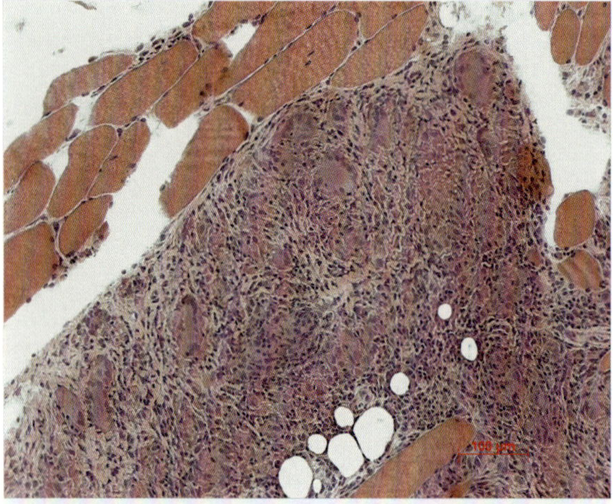

Abb. 2.33 Granulomatöse Myositis. Typisches Granulom mit Epitheloidzellen, Riesenzellen und perigranulomatösem Lymphozytensaum.

Leukozyten, Lymphozyten, Plasmazellen und gelegentlich auch eosinophilen Granulozyten und Riesenzellen, häufig mit fibroider Medianekrose.

2.5 Veränderungen intramuskulärer nervöser Strukturen

▸ **Muskelspindeln, intrafusale Muskelfasern.** Muskelspindeln können unter pathologischen Bedingungen im Rahmen verschiedener Erkrankungen lichtmikroskopisch unspezifische Kapselverdickungen (▸ Abb. 1.19, ▸ Abb. 1.20), ödematöse Schwellungen des Kapselraums sowie atrophische bzw. degenerative Veränderungen intrafusaler Muskelfasern aufweisen. Bei der myotonen Dystrophie ist eine ausgeprägte Vermehrung intrafusaler Muskelfasern bekannt.

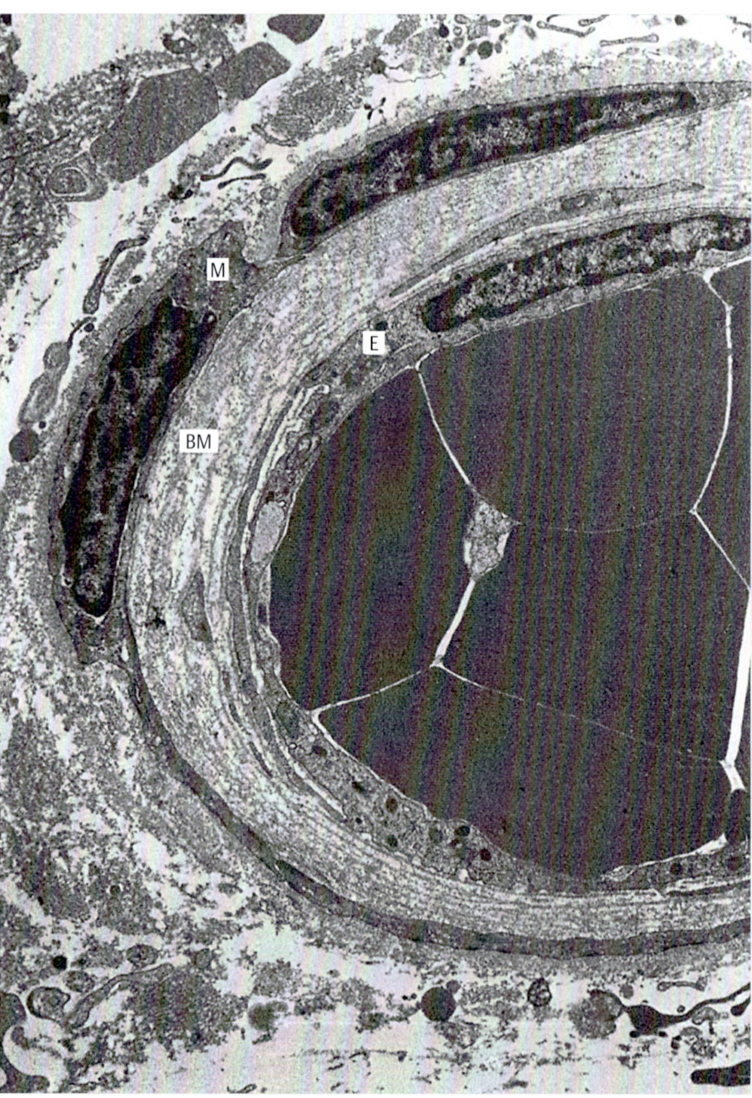

Abb. 2.34 Arteriole bei Dermatomyositis in elektronenmikroskopischer Darstellung. Die Basalmembran (BM) liegt vielschichtig zwischen den Endothelzellen (E) und den glatten Muskelfasern (M).

► **Motorische Endplatte.** Pathologische Veränderungen an der motorischen Endplatte können präsynaptisch in atrophischen, mitochondrialen bzw. degenerativen Veränderungen der Nervenendigung bzw. in positionalen Abweichungen der Schwann-Zelle bestehen. Im Rahmen verschiedener Krankheitsprozesse kommen Erweiterungen des Synapsenspaltes vor. Postsynaptisch werden Atrophien bzw. Hypertrophien des Faltenapparates bzw. Vermehrungen von Sarkoplasma und Ribosomen gefunden, gelegentlich sind lockere Basalmembranbänder nachweisbar (► Abb. 2.35).

► **Nervenfaszikel.** In den intramuskulären Nervenfaszikeln kann es unter pathologischen Bedingungen zu einer Zunahme des Endo- und Perineuriums, zu Demyelinisierung, Metachromasie, Amyloidablagerungen bzw. entzündlichen Infiltraten kommen. Da bei einer Muskelbiopsie oft keine oder nur sehr wenige intramuskuläre Nervenäste zur Darstellung gelangen, reichen diese für eine Beurteilung des peripheren Nervensystems nicht aus.

2.6 Myohistologische Gewebesyndrome

Merke

In der Beurteilung einer Muskelbiopsie sind meist keine Einzelsymptome, sondern myopathologische Syndrome von diagnostischer Bedeutung. Oft gelingt es nach Beurteilung der Routinefärbungen nicht, eine krankheitsspezifische Diagnose zu stellen, sondern nur eine Gruppierung in myopathische, neurogene oder myositische Gewebesyndrome.

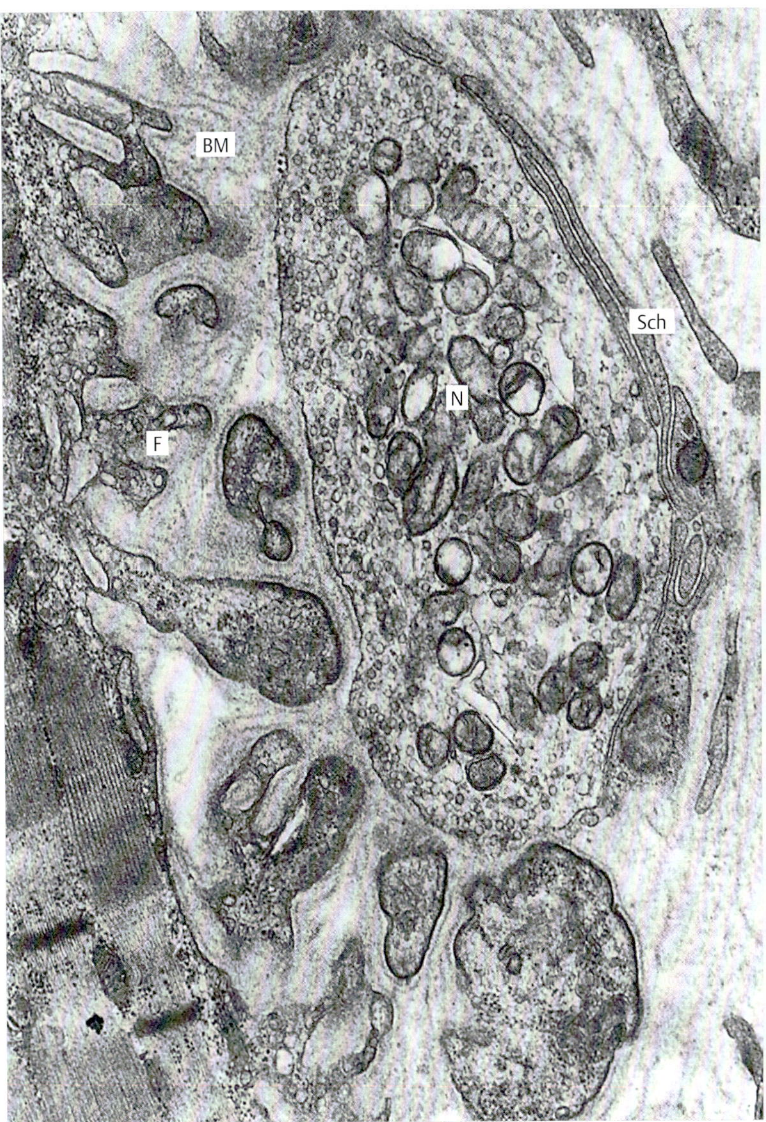

Abb. 2.35 Ausschnitt einer motorischen Endplatte bei progressiver Muskeldystrophie Typ Duchenne. Die Nervenendigung (N) und die Schwann-Zelle (Sch) sind normal. Der Faltenapparat (F) zeigt eine starke Atrophie. Die Synapsenspalten sind erweitert und mit Basalmembranen (BM) gefüllt ([61]).

Aber auch dem erfahrenen Myopathologen gelingt es nicht immer, die pathologischen Veränderungen einer Muskelbiopsie einem dieser Gewebesyndrome zuzuordnen; die Beurteilung lautet dann: „unspezifische myopathologische Veränderungen“.

2.6.1 Myopathisches Gewebesyndrom

▸ **Charakteristika.** Der morphologische Nachweis disseminierter Degenerationen einzelner oder in kleineren Gruppen lagernder Muskelfasern reicht bereits aus, um ein myopathisches Gewebesyndrom zu diagnostizieren. Weitere Kennzeichen sind die pathologische Vermehrung binnenständiger Kerne und der Nachweis eines pathologischen unimodalen Faserkaliberspektrums zumeist mit hypertrophischen Muskelfasern (▸ Abb. 2.1a). Verschiedene strukturelle Faserveränderungen können über die Diagnose eines myopathischen Gewebesyndroms hinaus eine spezifischere artdiagnostische Zuordnung ermöglichen (▸ Tab. 2.2).

▸ **Fortgeschrittene Stadien.** Bei fortgeschrittenem Krankheitsverlauf mit bereits zahlreichen zugrunde gegangenen Muskelfasern liegen die verbliebenen Fasern nicht mehr dicht beieinander, und es kommt zum Ersatz von Muskelparenchym durch zunächst interstitielles Bindegewebe und im weiteren Verlauf durch Fettgewebe. In dieser Erkrankungsphase kann das mögliche reaktive Auftreten kleinerer Infiltrate mononukleärer Entzündungszellen eine Abgrenzung gegenüber einem myositischen Gewebesyndrom erschweren. Auch regenerierende Muskelfasern können außer bei Myopathien bei entzündlichen Muskelerkrankungen sowie bei neurogenem Muskelumbau nachgewiesen werden. Spaltbildungen kommen besonders bei chronischen Myopathien vor, in hypertrophischen Muskelfasern sprechen sie dagegen eher für einen neurogenen Prozess.

Tab. 2.2 Veränderungen bei myopathischem Gewebesyndrom.

allgemeine Veränderungen	spezielle Strukturanomalien
Vermehrung binnenständiger Kerne	Mottenfraß- und lobulierte Fasern
pathologische unimodale Faserkalibervariation mit atrophischen, teilatrophischen und hypertrophischen Fasern	Whorled-Fasern
Faserdegenerationen bzw. Einzelfasernekrosen	Ringbinden
endomysiale Bindegewebe- bzw. Vakatfettvermehrung	sarkoplasmatische Massen
regenerierende Muskelfasern	Ragged-red-Fasern
Spaltbildungen	tubuläre Aggregate
Typ-I-Faser-Prädominanz	Core-Fasern
Vermehrung intrafusaler Fasern	Nemalinkörper
	zytoplasmatische und Sphäroidkörperchen
	Fingerprint Bodies
	Zebra-Körperchen
	hyaline Körperchen
	segmentale Myofibrillolyse
	Z-Band-Strömen

Merke

In fortgeschrittenen Krankheitsstadien ist es nicht immer möglich, ein chronisches myopathisches Gewebesyndrom von einem chronischen Denervationsprozess sicher zu unterscheiden.

2.6.2 Neurogenes Gewebesyndrom

Bei einem neurogenen Gewebesyndrom können folgende Veränderungen vorkommen:

- disseminierte Faseratrophie
- Small dark angulated Fibers
- Fasertypengruppierungen
- gruppierte Atrophien
- pathologische bimodale Faserkalibervariation
- Target- und Targetoid-Fasern
- Typ-I-Faser-Hypertrophie
- Vermehrung binnenständiger Kerne, meist in hypertrophierten Fasern
- Spaltbildungen, meist in hypertrophierten Fasern
- Faserdegenerationen bzw. Einzelfasernekrosen
- regenerierende Muskelfasern
- Veränderungen intramuskulärer Nerven

▸ **Initialstadium.** Im Initialstadium einer Denervation zeigt sich entsprechend der mosaikartigen Vermischung benachbarter motorischer Einheiten eine disseminierte Einzelfaseratrophie (▸ Abb. 2.36). Die atrophischen Muskelfasern erscheinen dabei zumeist abgeflacht bzw. elongiert oder angulär konfiguriert. Sie weisen gelegentlich eine gesteigerte oxidative Enzymaktivität auf und werden deshalb auch Small dark angulated Fibers genannt (▸ Abb. 2.37).

▸ **Reinnervation.** In diesem Zustand werden die disseminierten atrophischen Fasern durch benachbarte Motoneurone reinnerviert. Die reinnervierten Fasern nehmen den Fasertyp des reinnervierenden Motoneurons an und normalisieren ihr Kaliber. Einzelne reinnervierte Muskelfasern werden zu Target-Fasern (▸ Abb. 2.15c, ▸ Abb. 2.37). Insgesamt ergibt sich dann das Bild einer Fasertypengruppierung mit Nachweis eingeschlossener, d. h. vollständig von Fasern desselben Typs umgebener Muskelfasern (▸ Abb. 2.36a, ▸ Abb. 2.36b, ▸ Abb. 2.36c).

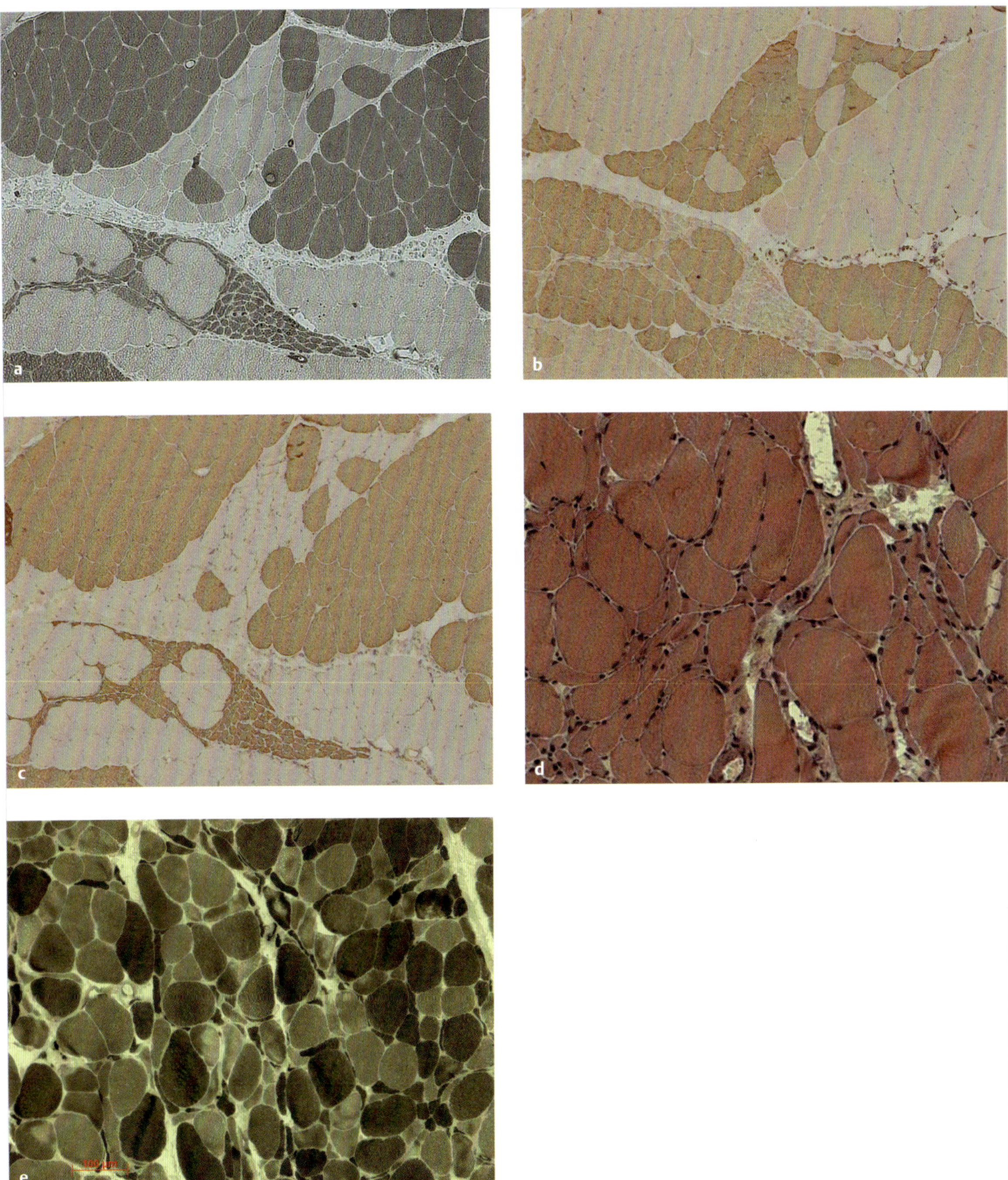

Abb. 2.36 Neurogene Gewebesyndrome.

a Pathologische Gruppe von Typ-I-Fasern (dunkel) und Typ-II-Fasern (hell) bei chronisch neurogenem Umbau (myofibrilläre ATPase 4,6). Unten kommt eine Gruppe deutlich atrophischer Typ-I-Fasern zur Darstellung.

b Immunhistochemischer Nachweis der verschiedenen Fasertypen durch Anfärbung mit einem Antikörper gegen schnell kontrahierendes Myosin (Typ-II-Fasern, kräftig gefärbt).

c Nachweis von Typ-I-Fasern durch immunhistochemische Anfärbung von langsam kontrahierendem Myosin.

d Disseminierte, teils gruppierte Atrophie von Muskelfasern bei Motoneuronerkrankung. Mehrere Fasern sind kompensatorisch hypertrophiert (HE-Färbung).

e Muskelfaseratrophie bei Motoneuronerkrankung. Eine Gruppierung ist wegen des schnellen Untergangs von Motoneuronen nicht zu beobachten (ATPase).

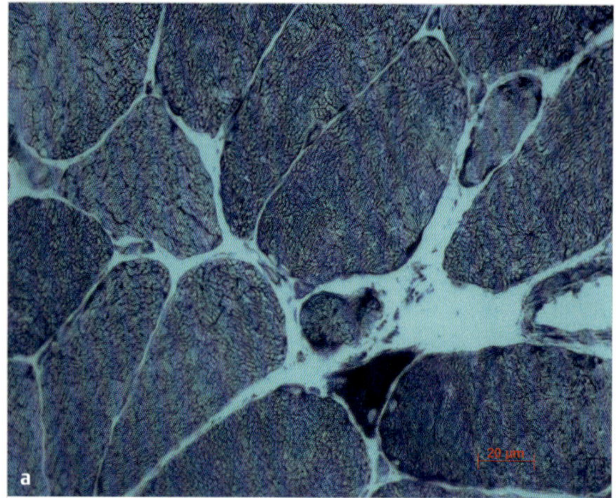

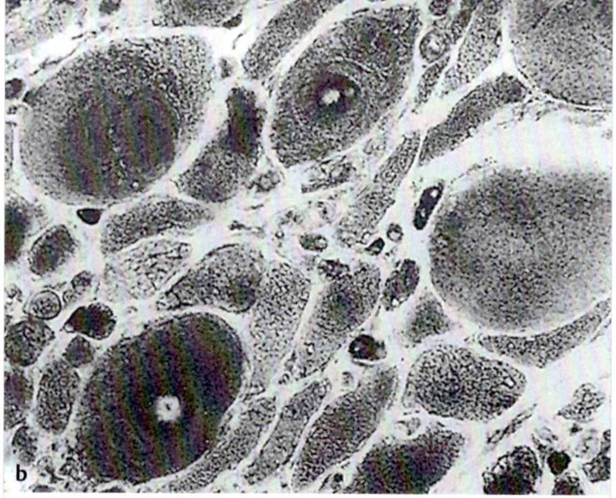

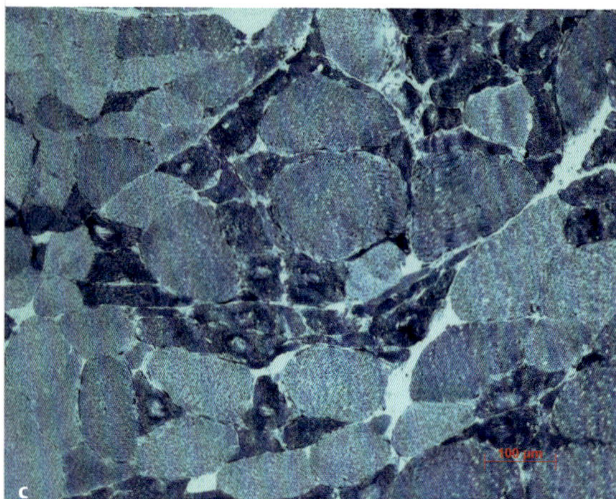

Abb. 2.37 Small dark angulated Fibers und Target-Fasern.
a Small dark angulated Fiber bei Neuropathie (NADH-Dehydrogenase).
b Target-Faser bei chronischer Denervierung (NADH-Dehydrogenase).
c Targetoide Fasern. Diese targetähnlichen Formationen finden sich überwiegend in Typ-I-Fasern bei chronischer Denervierung (NADH-Dehydrogenase).

► **Fokale gruppierte Atrophie.** Wenn die Denervierung fortschreitet, können die neurogen umgebauten und somit ohnehin schon vergrößerten motorischen Einheiten nicht mehr durch benachbarte Einheiten reinnerviert werden, es kommt zur Degeneration dieser Muskelfasern. Es resultiert dann das für einen neurogenen Muskelumbau charakteristische Bild einer fokalen gruppierten Atrophie (► Abb. 2.36a, ► Abb. 2.36b, ► Abb. 2.36c).

► **Muskelfaserkerne.** Die Muskelfaserkerne verbleiben meist in subsarkolemmaler Position. Gelegentlich erscheint die Anzahl der Kerne vermehrt, oft finden sich bei chronischen Degenerationsprozessen Haufen pyknotischer bzw. vesikulärer Kerne in komplett atrophischen Fasern. Im Gegensatz zu myopathischen und myositischen Gewebesyndromen ist die mesenchymale bzw. lipomatöse Vakatvermehrung bei neurogenen Prozessen meist gering ausgebildet, wodurch vom äußeren Aspekt eine sehr ausgeprägte Muskelatrophie resultiert.

Bei chronischen Denervationsprozessen, z. B. spinalen Muskelatrophien, können sich durch sekundäre myopathische Veränderungen ausgeprägte Schwierigkeiten bei der myopathologischen Beurteilung ergeben, die zuweilen eine syndromale Zuordnung unmöglich macht. Hier kann die immunhistochemische Anfärbung der Fasertypen hilfreich sein (► Abb. 2.36).

2.6.3 Myositisches Gewebesyndrom

Die bei einem myositischen Gewebesyndrom auftretenden Veränderungen sind in ► Tab. 2.3 zusammengefasst.

Tab. 2.3 Veränderungen bei myositischem Gewebesyndrom.

allgemeine Veränderungen	spezielle Veränderungen
perivaskuläre, perimysiale oder endomysiale entzündliche Infiltrate	Dermatomyositis: perifaszikuläre Atrophie
pathologische unimodale Faserkalibervariation mit atrophischen Fasern	Einschlusskörpermyositis: Rimmed Vacuoles
Faserdegenerationen bzw. Einzelfasernekrosen	Vaskulitis: Veränderungen endo- bzw. perimysialer Gefäße
Vermehrung interner Kerne	Sarkoidose: Granulome mit Epitheloid- und Riesenzellen
endomysiale Bindegewebe- und Vakatfettvermehrung	
regenerierende Muskelfasern	
pathologische Lipidvermehrung in Typ-I-Fasern	
Typ-II-Atrophie	
Ghost- und Mottenfraßfasern	
Target-, Targetoid-, Core-Fasern	
Ragged-red-Fasern	

▶ **Infiltrate.** Das myohistologische Kernsymptom des myositischen Gewebesyndroms ist das Infiltrat mononukleärer Entzündungszellen. Zu unterscheiden sind perivaskuläre, perimysiale und endomysiale Infiltrate (▶ Abb. 2.32) sowie die granulomatöse Myositis (▶ Abb. 2.33). Kleinherdige Infiltrate mononukleärer Entzündungszellen können auch bei zahlreichen anderen neuromuskulären Erkrankungen vorkommen. Sie können aber auch aufgrund ihres mitunter fokalen Auftretens bei einem gewissen Prozentsatz aller Myositiden in der Muskelbiopsie nicht nachweisbar sein. Zur genauen Einordnung des myositischen Gewebesyndroms sind immunhistochemische Untersuchungen notwendig. Hierdurch kann auch in den Fällen, bei denen andere Charakteristika fehlen, die Abgrenzung einer Polymyositis von einer Dermatomyositis gelingen (▶ Abb. 2.32).

▶ **Weitere Differenzierung.** Mithilfe immunhistochemischer Untersuchungen können die Infiltrate in verschiedene Zelltypen differenziert werden, was Rückschlüsse auf die Pathogenese erlaubt und die diagnostische Zuordnung erleichtern kann. Bei Dermatomyositiden findet sich charakteristischerweise eine perifaszikuläre Atrophie (▶ Abb. 2.4). Die Diagnose einer Einschlusskörpermyositis beruht auf dem Nebeneinander von entzündlichen und degenerativen Veränderungen mit Rimmed Vacuoles enthaltenden Muskelfasern. Bei Myositiden im Rahmen primärer Vaskulitiden lassen sich häufig Veränderungen endo- bzw. perimysialer Gefäße nachweisen (▶ Abb. 2.34). Dies gilt auch für die Dermatomyositis, insbesondere für die juvenile Form.

▶ **Fakultative Veränderungen.** Weitere, ebenso bei Myopathien vorkommende Befunde des myositischen Gewebesyndroms sind binnenständige Kerne, eine pathologische Kalibervariation, Muskelfaserdegenerationen und Regenerate, eine selektive Typ-II-Atrophie sowie ggf. eine endomysiale Bindegewebe- bzw. Vakatfettvermehrung und andere Veränderungen. Oft zeigen Erkrankungen aus dem Formenkreis der Kollagenosen eine geringe Neutralfettspeicherung vornehmlich in Typ-I-Fasern; auch verschiedene strukturelle Muskelfaserveränderungen kommen gelegentlich vor (▶ Tab. 2.3).

Literatur

[1] **Dalakas** MC, Hohlfeld R. Polymyositis and dermatomyositis. Lancet 2003; 362: 971–982

[2] **Dubowitz** V, Sewry CA, ed. Muscle biopsy. A practical Approach. 3rd ed. London: Saunders Elsevier; 2007

[3] **Emery** AE, ed. Neuromuscular Disorders. Clinical and molecular Genetics. Chichester: John Wiley & Sons; 1998

[4] **Engel** AG, Franzini-Armstrong C. eds. Myology. 2nd ed. New York: Churchill Livingstone; 1994

[5] **Foroud** T, Pankratz N, Batchman AP et al. A mutation in myotilin causes spheroid body myopathy. Neurology 2005; 65: 1936–1940

[6] **Griggs** RC, Mendell JR, Miller RG, eds. Evaluation and Treatment of Myopathies. Philadelphia: FA Davis Co.; 1995

[7] **Jerusalem** F, Angelini C, Engel AG, Groover RV. Mitochondria-lipid-glycogen (MLG) disease of muscle. A morphologically regressive congenital myopathy. Arch Neurol 1973; 29: 162–169

[8] **Jerusalem** F, Engel AG. Myoneural junctions in Duchenne dystrophy: a morphometric study. In: Kunze K, Desmedt JE, eds. Studies on Neuromuscular Diseases. Basel: Karger; 1975

[9] **Jerusalem** F, Zierz S, Hrsg. Muskelerkrankungen. 3. Aufl. Stuttgart: Thieme; 2003

[10] **Junqueira** LC, Carneiro J, Hrsg. Histologie. 4. Aufl. Berlin: Springer; 1996

[11] **Karpati** G, Hilton-Jones D, Griggs RC, eds. Disorders of voluntary Muscle. Cambridge: Cambridge University Press; 2001

[12] **Lane** RJ, ed. Handbook of Muscle Disease. New York: Marcel Dekker; 1996

[13] **Loughlin** M. Muscle Biopsy: a laboratory Investigation. Oxford: Butterworth Heinemann; 1993

[14] **Pfeiffer** J, Schröder JM, Paulus W, Hrsg. Neuropathologie: Morphologische Diagnostik der Krankheiten des Nervensystems und der Skelettmuskulatur. 3. Aufl. Berlin, Heidelberg, New York: Springer; 2002

[15] **Pongratz** DE, Hrsg. Atlas der Muskelkrankheiten. München: Urban & Schwarzenberg; 1990

[16] **Swash** M, Schwartz MS. Biopsy Pathology of Muscle. Durham: Carolina Academic Press; 1991

3

3 Allgemeine klinische Symptomatik

Torsten Kraya, Stephan Zierz

3.1 Einleitung

Trotz der Bedeutung von biochemischen, elektromyografischen und bioptisch-histologischen Methoden für die Diagnostik neuromuskulärer Erkrankungen kommt der sorgfältigen Erhebung der Vorgeschichte sowie der exakten klinischen Untersuchung eine zentrale Bedeutung bei der Diagnosestellung zu. Die verschiedenen neuromuskulären Erkrankungen führen zu unterschiedlichen Symptomen, Verteilungsmustern und Zusatzbefunden. Andererseits können pathogenetisch sehr heterogene Krankheitsprozesse jedoch auch klinisch-phänomenologisch sehr ähnlich sein.

M!

Merke

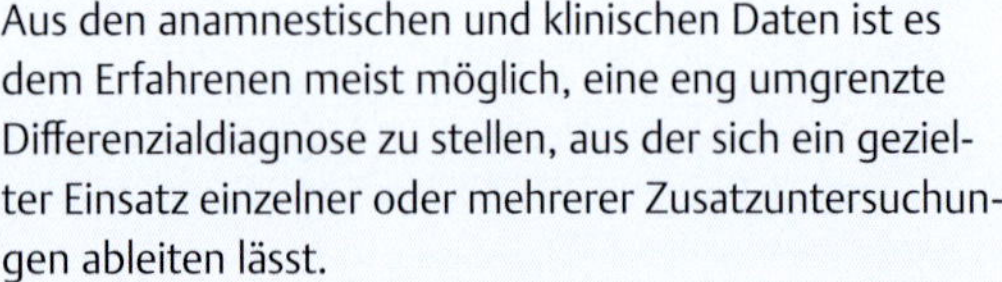

Aus den anamnestischen und klinischen Daten ist es dem Erfahrenen meist möglich, eine eng umgrenzte Differenzialdiagnose zu stellen, aus der sich ein gezielter Einsatz einzelner oder mehrerer Zusatzuntersuchungen ableiten lässt.

3.2 Familienvorgeschichte und Genetik

► **Untersuchung von Familienmitgliedern.** Bei der Diagnostik einer neuromuskulären Erkrankung ist zunächst die Orientierung über die Familienvorgeschichte, die Geschwister des Patienten und ggf. über die Nachkommen sehr wichtig. Erfahrungsgemäß lassen sich Fehlbeurteilungen oft auf eine zu geringe Beachtung genetischer Aspekte zurückführen.

Merke

Immer wenn nach klinischen Gesichtspunkten ein Erbleiden möglich erscheint, jedoch nach anamnestischen Angaben weitere neuromuskuläre Erkrankungen angeblich nicht in der Familie vorkommen, ist es notwendig, die Familienmitglieder selbst zu untersuchen.

Dabei ist zu berücksichtigen, dass die Betreffenden sich unter Umständen noch in klinisch inapparenten Stadien befinden oder nur sehr diskrete Anomalien aufweisen können. Nicht selten sind dann trotz angeblich stummer Familienvorgeschichte bei weiteren Familienmitgliedern beispielsweise Gnomenwaden, eine leichte Facies myopathica, ein mangelhafter Lidschluss, eine leichte Ptose, ein atrophischer M. sternocleidomastoideus, eine atrophische Unterschenkelmuskulatur oder ein Hohlfuß festzustellen.

Bei klinisch normalem Status von Familienangehörigen können die Serumenzymbestimmungen, Enzymbestimmungen in Blutzellen, Fibroblasten oder im Muskelgewebe selbst, MRT-Untersuchungen der Extremitäten, die morphologische Untersuchung des Muskels und die Elektromyografie sowie ophthalmologische Untersuchungen wichtig sein, da sie klinisch noch inapparente Krankheitszeichen aufdecken.

► **Vererbungsmodus.** Bei einer Konsanguinität der Eltern muss immer ein autosomal-rezessives Erbleiden erwogen werden. Bei einem nicht bekannten oder früh verstorbenen Elternteil kann zum Beispiel eine dominante Vererbung eventuell nicht auszuschließen sein.

Es kann zur Frage einer positiven Familienanamnese hilfreich sein, einen Stammbaum zu erstellen. In ► Abb. 3.1

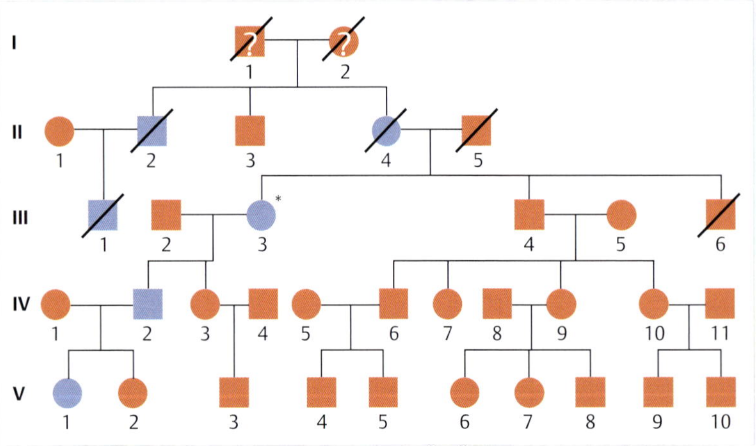

Abb. 3.1 Stammbaum einer Familie mit Matrin3-Mutation.
Kreis: Frau
Viereck: Mann
blau: betroffene Patienten
?: unklar, ob betroffen
Strich: verstorben
* Indexpatienten
I–V: einzelne Generationen
1–10: Nummer der einzelnen Patienten, Bezeichnung dann z. B. IV5

ist exemplarisch der Stammbaum einer Familie mit distaler Myopathie bei Matrin3-Mutation dokumentiert.

Bei X-chromosomal vererbten Muskelerkrankungen (insbesondere Dystrophinopathien) muss beachtet werden, dass Konduktorinnen klinisch keine Muskelschwäche aufweisen müssen, aber eine kardiale Beteiligung zeigen können. Diese kann auch alleiniges Symptom der Muskelerkrankung sein.

3.3 Muskelschwäche

3.3.1 Manifestation der Muskelschwäche

Häufiger als eine generalisierte Muskelschwäche besteht eine *proximale* oder *distale* Manifestation mit oder ohne Beteiligung der Gesichts-, Hals- und Schluckmuskulatur.

Anhand der topografischen Verteilung der Muskelschwächen können einzelne Krankheitsbilder eingegrenzt bzw. ausgeschlossen werden. Im Folgenden wird ein Überblick der differenzialdiagnostischen Erwägungen aufgrund der Lokalisation von Paresen gegeben, wobei jedoch explizit nur auf wichtige neuromuskuläre Erkrankungen und nicht auf eine allgemeine neurologische Differenzialdiagnostik eingegangen wird.

▸ **Okuläre Manifestation.** Klinisch bestehen hauptsächlich eine Ptose, Doppelbilder und Strabismus sowie in seltenen Fällen ein Exophthalmus. Primäre Myopathien beeinflussen gewöhnlich nicht die Pupillomotorik und manifestieren sich in den meisten Fällen bilateral, wobei die Ausprägung jedoch asymmetrisch sein kann.

Bei subakuter bzw. chronischer Entwicklung von Paresen der Augenmuskeln sind differenzialdiagnostisch die Myasthenia gravis, die mitochondriale chronisch progrediente externe Ophthalmoplegie (CPEO), die okulopharyngeale Muskeldystrophie (OPMD), die hyperthyreote Ophthalmopathie und die okuläre Myositis zu erwägen. Bei der OPMD findet sich zumindest in frühen Stadien lediglich eine beidseitige Ptose ohne externe Ophthalmoplegie. Eine weitere Differenzialdiagnose stellen die Congenital Cranial Dysinervation Disorders (CCDD) dar [13].

▸ **Bilaterale Gesichtsbeteiligung.** Die Facies myopathica ist durch ein ausdrucksarmes Gesicht charakterisiert; eventuell können die Stirn nicht gerunzelt, die Augen nicht fest geschlossen (positives Signe des Cils) und die Backen nicht aufgeblasen werden. Ptose, Dauerkontraktion der Stirnmuskeln und Reklination des Kopfes bilden die Hutchinson-Trias.

Die beidseitige Schwäche der Gesichtsmuskulatur in unterschiedlicher Ausprägung tritt häufig bei Myasthenia gravis meist in Kombination mit Ptose und Parese der Augenmuskeln auf. Weitere Ursachen sind z. B. die myotone Dystrophie Curschmann-Steinert (DM 1), die fazioskapulohumerale Muskeldystrophie (FSHD), kongenitale Myopathien (zentronukleäre Myopathie, Nemalinmyopathie) und das Möbius-Syndrom (Abduzensparese und bilaterale mimische Schwäche).

▸ **Bulbäre (oropharyngeale) Paresen.** Dysphonie, Dysarthrie und Dysphagie mit oder ohne Schwäche der *Kau- und Gesichtsmuskulatur* sind klinisch charakteristisch für eine bulbäre Beteiligung. Die Myasthenia gravis stellt die häufigste Ursache für derartige Symptome – meist in Verbindung mit Ptose und okulären Paresen – dar. Dysphagie kann auch ein Hinweis auf eine Polymyositis oder Einschlusskörpermyositis sein. Ebenso werden Schluckstörungen auch bei Patienten mit myotoner Dystrophie sowie der okulopharyngealen Muskeldystrophie, bedingt durch Atonie des oberen Ösophagus, beobachtet. An dieser Stelle muss auch die amyotrophe Lateralsklerose mit der möglichen bulbären Beteiligung sowie die bulbospinale Muskelatrophie Typ Kennedy, das Brown-Vialetto-Van Laere-Syndrom und die Fazio-Londe-Erkrankung des Kindesalters genannt werden.

▸ **Zervikale Muskelschwäche.** Die Betroffenen sind durch Schwäche der *Nackenmuskulatur* unfähig, den Kopf zu halten bzw. – bei Paresen der vorderen *Halsmuskeln* – den Kopf anzuheben. Patienten mit Myasthenia gravis sind dazu meist in den Abendstunden nicht mehr in der Lage. Eine Schwäche der Nackenmuskulatur in Verbindung mit Paresen der proximalen Extremitätenmuskulatur tritt oft bei Polymyositis auf. Auch Patienten mit Motoneuronerkrankungen leiden an Schwäche der vorderen und hinteren Halsmuskulatur. Die Mehrzahl der progressiven Muskeldystrophien betreffen in fortgeschrittenen Stadien die vorderen Halsmuskeln.

Weitere Ursachen des sog. Dropped-Head-Syndroms sind [20]: Nemalinmyopathie, Einschlusskörpermyositis, Polymyositis, axiale Myopathie, Myasthenia gravis, amyotrophe Lateralsklerose, Hypothyreose, zervikale Dystonie, Morbus Parkinson sowie isolierte Myopathie der Nackenextensoren.

▸ **Proximale Schwäche, Gliedergürtelsyndrom.** Die proximale Verteilung der Muskelschwäche, d. h. die Schwäche der Becken- und Schultergürtelmuskulatur sowie der Oberschenkel- und Oberarmmuskulatur, kommt häufiger bei myopathischen und myositischen Prozessen und seltener bei neurogenen Muskelatrophien vor. Wird die Muskelkraft bei einer proximalen Muskelschwäche geprüft, ist es wichtig festzustellen, ob die Muskulatur weitgehend *gleichförmig betroffen* ist – wie z. B. bei myositischen und endokrin verursachten Prozessen – oder ob einzelne Muskelgruppen *selektiv befallen* sind, wie das bei progressiven Muskeldystrophien und einzelnen spinalen Muskelatrophien vorkommt. Dabei können auch bildgebende Untersuchungen hilfreich sein.

Die Schwäche der Mm. glutei und der paraspinalen Muskeln verursacht einen „Watschelgang". Ferner bilden sich bei Paresen der Stamm- und Gürtelmuskulatur lumbosakrale Hyperlordosen, Skoliosen und ein Genu recurvatum. Neben den verschiedenen Formen der eigentlichen Gliedergürteldystrophien, die auf Defekten identifizierbarer Proteine (Sarkoglykane, Calpain, Caveolin, Dysferlin) beruhen, kann ein Gliedergürtelsyndrom durch viele neuromuskuläre Erkrankungen verursacht werden. Dazu zählen Dystrophinopathien einschließlich manifester Konduktorinnen, Polymyositis, Einschlusskörpermyositis und Dermatomyositis, fazioskapulohumerale Muskeldystrophie, Emery-Dreifuss-Muskeldystrophie, Muskeldystrophie Typ Hauptmann-Thannhauser, Quadrizepsmyopathie, spinale Muskelatrophien, kongenitale Myopathien mit Strukturanomalien sowie metabolische und endokrine Myopathien.

▶ **Distale Schwäche, distale Myopathien.** Die distalen Manifestationen, d. h. eine Schwäche mit Bevorzugung der Unterschenkel- und Unterarm- sowie der Fuß- und Handmuskeln, ist besonders bei neurogenen Prozessen anzutreffen, jedoch gibt es auch einzelne Myopathien und Myositiden mit vornehmlich distaler Lokalisation. Veränderungen der Unterschenkel- und Fußmuskulatur können verschiedene Fußdeformitäten (Spitz-, Hohl-, Plattfuß) und die Unfähigkeit, beim Stehen mit den Fersen den Boden zu berühren, verursachen.

Die distalen Myopathien sind eine heterogene Gruppe von Erkrankungen, die durch unterschiedliche Gendefekte gekennzeichnet sind. Es existieren darüber hinaus Myopathien mit bekanntem Gendefekt, bei denen sich der Phänotyp sowohl proximal als auch distal manifestieren kann. Weiterhin existieren Myopathien, die sich nur in Einzelfällen als distaler Phänotyp manifestieren können.

▶ **Seitendifferenzen.** Die meisten dieser neuromuskulären Erkrankungen mit proximalem oder distalem Schwerpunkt manifestieren sich beidseitig; nur gelegentlich findet man sehr ausgeprägte Seitendifferenzen. Die amyotrophen Lateralsklerosen und die spinalen Muskelatrophien präsentieren sich im Initialstadium häufig mit solchen Asymmetrien. Selten finden sich benigne asymmetrische und fokale Amyotrophien. Eine isolierte Extremitätenschwäche ist meistens neurogen verursacht; differenzialdiagnostisch sind Sehnenrisse sowie thromboembolische und traumatische Muskelischämien zu erwägen.

▶ **Zeitverlauf der Paresen.** Episodische und im Schweregrad variierende Paresen kommen beispielsweise bei der Myasthenie und „periodischen Lähmungen“ vor; sie müssen ebenso wie die permanenten Lähmungen von „Schmerzparesen“ abgegrenzt werden, bei denen aufgrund von Schmerzhaftigkeit und Schonung eine Parese vorgetäuscht werden kann.

▶ **Subjektive Beschwerden.** Die subjektiven Beschwerden bei einer Schwäche der Oberschenkel- und Beckenmuskulatur betreffen in erster Linie die Strecker der Hüft- und Kniegelenke. Die Betroffenen klagen über eine rasche Ermüdung beim Gehen, über Schwierigkeiten beim Aufrichten aus der Hocke, vom Sitzen oder beim Treppensteigen. Die Schwäche des M. quadriceps femoris verursacht bei einigen Patienten ein plötzliches Einsinken und Hinstürzen.

Die Schultergürtelschwäche wird oft beim Haarekämmen oder Aufhängen der Wäsche bemerkt. Bei distalen Muskelschwächen realisieren die Patienten schon früh den Verlust der Feinmotorik, etwa beim Arbeiten an einer Computertastatur, oder eine Fußheberschwäche, wodurch sie mit der Fußspitze anstoßen und stolpern.

Sind die Kopfbeuger und -strecker betroffen, kann dies beim Aufrichten aus liegender Position bzw. bei aufrechter Haltung bemerkt werden. Schon bei nur sehr geringer Schwäche realisieren die Kranken meistens eine Beteiligung der Augen-, Sprach- und Schluckmuskulatur. Die Schwäche der Atemmuskulatur macht zwar subjektiv Beschwerden, sie wird jedoch in der Regel von den Betroffenen nicht richtig erkannt.

3.3.2 Klinische Untersuchung

▶ **Klinische Kraftprüfung.** Die klinischen Prüfungen der Kraft der verschiedenen Muskeln bzw. Muskelgruppen sind in ▶ Abb. 3.2 – ▶ Abb. 3.52 demonstriert. Eine mögliche Graduierung und Dokumentation der Muskelkraft bzw. der verschiedenen Pareseschweregrade zeigt ▶ Tab. 3.1; oft gibt eine detaillierte Angabe über die Behinderung im täglichen Leben ein besseres Bild über das Krankheitsstadium (▶ Tab. 3.2). Außerdem eignen sich solche Daten der Bewegungsfähigkeit besser für vergleichende Studien und Beurteilungen von Therapieerfolgen. Wenn derartige Schemata nicht zur Anwendung kommen, sollten jedenfalls wenige Grundfunktionen der Motorik im Status beurteilt werden: Gang, Fußspitzen- und Hackengang, Einbeinhüpfen, Aufrichten aus der Hocke, Stuhlsteigen, Erheben der Arme, Faustschluss, Aufrichten des Oberkörpers aus liegender Position.

Tab. 3.1 Dokumentation des Schweregrades der Paresen einzelner Muskeln (MRC-Skala).

Grad	muskuläre Leistungsfähigkeit
0	keine Kontraktion
1	Spur Kontraktion ohne Bewegungseffekt des betreffenden Gliedes
2	Bewegung bei Ausschluss der Schwerkraft
3	Bewegung gegen die Schwerkraft
4	schwache Kraft gegen Schwerkraft und Widerstand
5	normale Kraft

Tab. 3.2 Bewertungspunkte für die Dokumentation der Behinderung von Muskelkranken (nach [41]).

Behinderungspunkte	motorische Leistungsfähigkeit
00	normale motorische Aktivität
01	normaler Gang, Behinderung beim Rennen
02	leichte Anomalie der Körperhaltung oder des Gangs, Treppensteigen ohne Geländerhilfe
03	Treppensteigen nur mit Geländerhilfe, Schwäche im Schultergürtel (z. B. beim Kämmen)
04	Gehen ohne Hilfe, Treppensteigen nicht möglich, Anheben von Gegenständen über Schulterhöhe nicht möglich
05	Gehen ohne Hilfe, Aufrichten vom Sitzen nicht möglich
06	Gehen nur mit Schienen oder Gehhilfen, Erheben der Arme bis zur Horizontalen nicht möglich
07	gehunfähig, sitzt aufrecht, Essen und Trinken selbstständig
08	sitzt aufrecht, Essen und Trinken nicht selbstständig
09	Sitzen ohne Stütze und Hilfe nicht möglich, Essen und Trinken nicht selbstständig
10	bettlägerig, voll pflegebedürftig

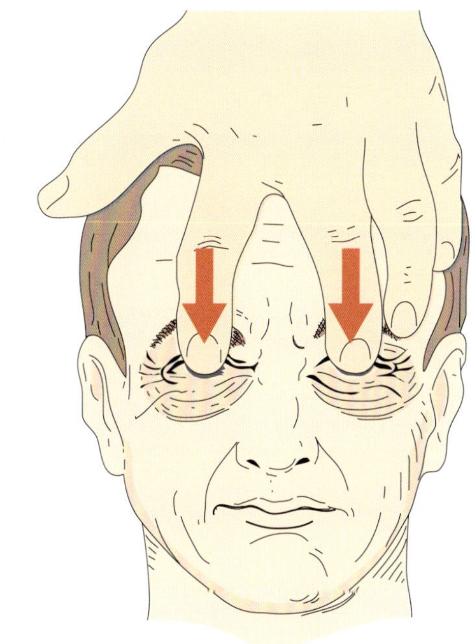

Abb. 3.2 M. orbicularis oculi, N. facialis. Maximaler Augenschluss. Der Patient wird aufgefordert, beide Augen fest zuzukneifen, dabei verschwinden die Augenwimpern ganz oder weitgehend. Der Untersucher legt den Zeigefinger und Mittelfinger auf die geschlossenen Augen und versucht diese durch Zug nach oben zu öffnen.

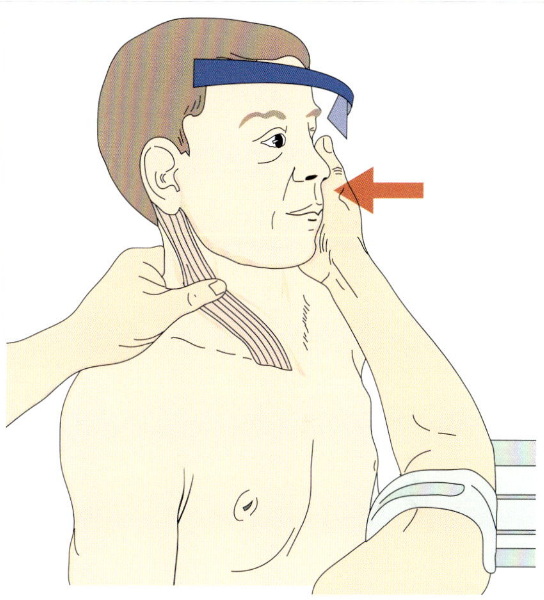

Abb. 3.3 M. sternocleidomastoideus, N. accessorius. Flexion und Wendung des Kopfes nach kontralateral. Der Patient führt eine horizontale Drehbewegung des Kopfes aus. Eine Hand des Untersuchers liegt auf der Wange des Patienten und drückt gegen die intendierte Drehbewegung. Mit den Fingern der anderen Hand werden Tonus und Größe des Muskels getastet.

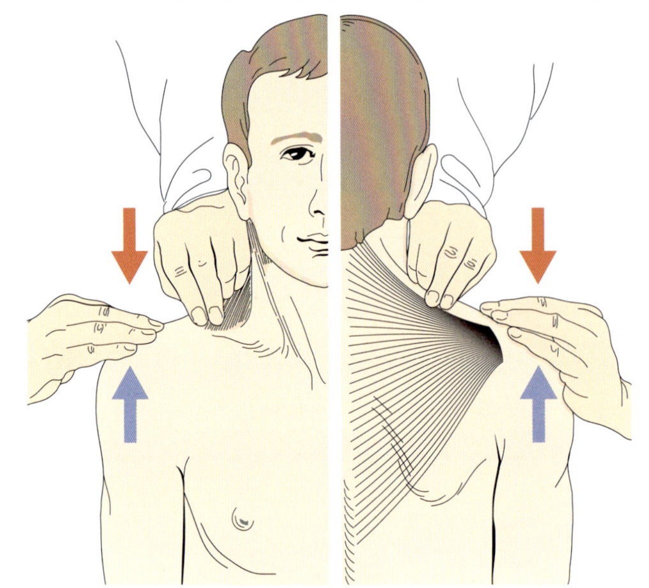

Abb. 3.4 M. trapezius, N. accessorius, C 2–C 4. Der Patient hebt die Schultern gegen den Widerstand des Untersuchers nach oben. Die oberen Muskelpartien sind dabei tastbar und gut zu sehen. Die Abduktion und Elevation des Armes über die Horizontale ist bei einer Lähmung des M. trapezius behindert, der obere Skapulawinkel entfernt sich weiter von der Mittellinie des Rückens als der untere.

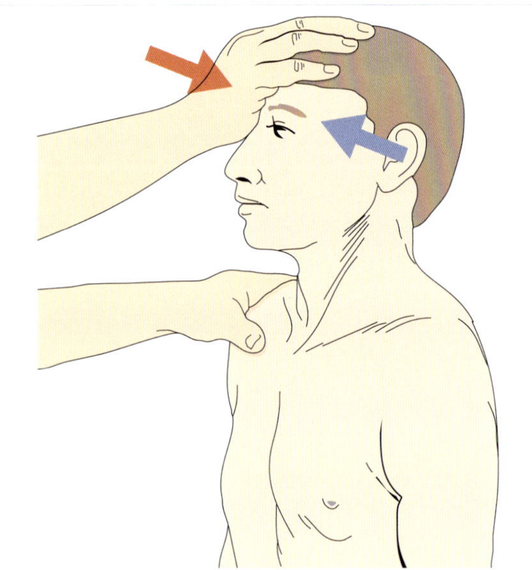

Abb. 3.5 Kopf- und Halsflexoren: Mm. longi capitis et colli, rectus capitis anterior, zusätzlich Unterstützung der Beugung durch die Mm. sternocleidomastoideus, scalenus anterior, supra- und infrahyoidei und Platysma. Der Patient versucht den Kopf gegen den Widerstand des Untersuchers zu beugen.

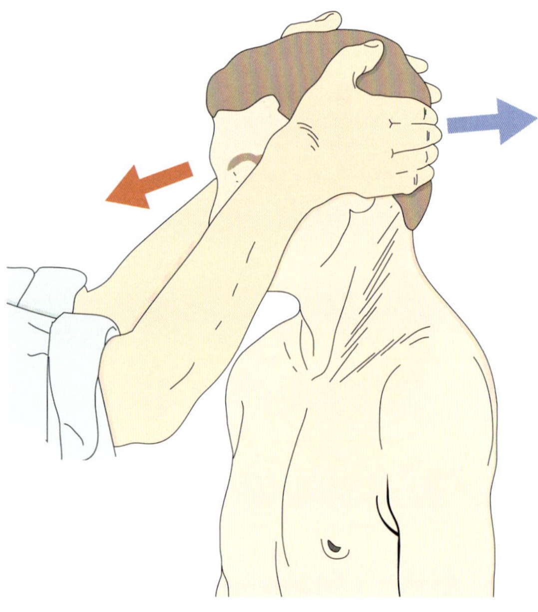

Abb. 3.6 Kopf- und Nackenextensoren: Mm. splenius capitis et cervicis, semispinalis capitis et cervicis und erector spinae (Mm. iliocostalis cervicis und longissimus cervicis). Der Patient versucht den Kopf gegen den Widerstand des Untersuchers nach hinten zu extendieren. Die Extensoren und die Flexoren lassen sich am besten in Bauch- bzw. Rückenlage prüfen.

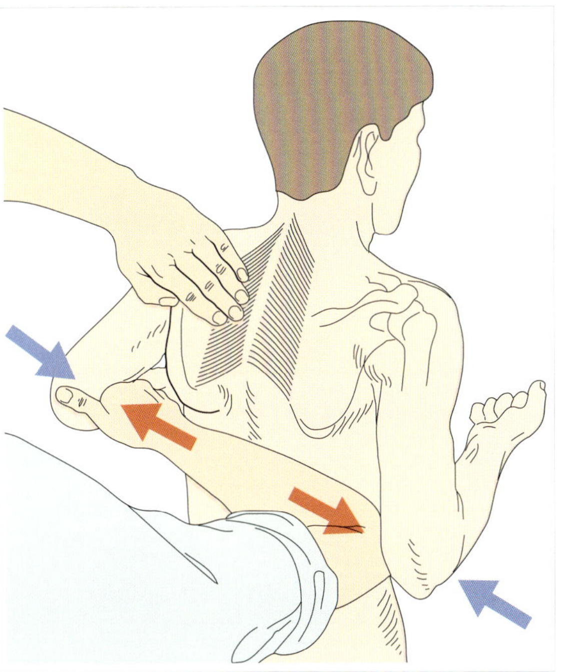

Abb. 3.7 M. rhomboideus, N. dorsalis scapulae, C 4–C 5. Adduziert und eleviert die Skapula. Der Patient klemmt den Unterarm des Untersuchers möglichst fest zwischen seine nach hinten abgewinkelten Ellenbogen ein. Mit der freien Hand tastet der Untersucher den Muskel zwischen den Schulterblättern. Die Kraft der Mm. rhomboidei lässt sich auch prüfen, indem der Patient seine Hand in die Hüfte legt und den Arm gegen den Widerstand des Untersuchers nach hinten bewegt.

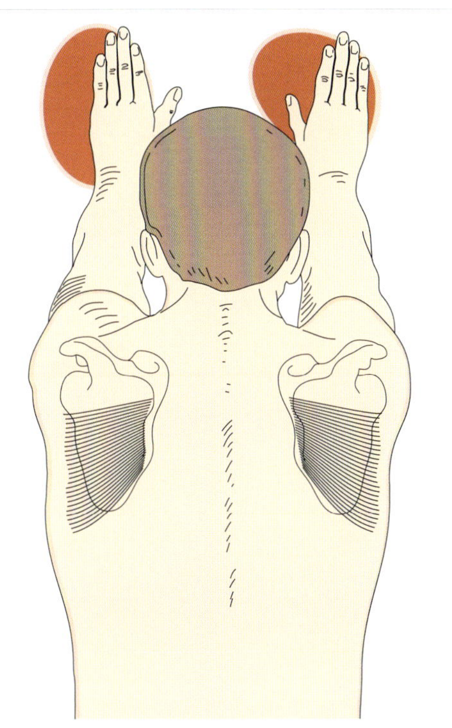

Abb. 3.8 M. serratus anterior, N. thoracicus longus, C 5–C 7. Abduziert das Schulterblatt und fixiert seinen medialen Rand an den Thorax. Der Patient stemmt mit gestreckten Armen beide Hände in Schulterhöhe gegen eine Wand. Bei einer Serratuslähmung hebt sich der mediale Skapularand vom Thorax deutlich ab (Scapula alata). Das Schulterblatt bewegt sich dabei nach oben und lateral, der untere Schulterblattwinkel entfernt sich weiter von der Mitte des Rückens als der obere.

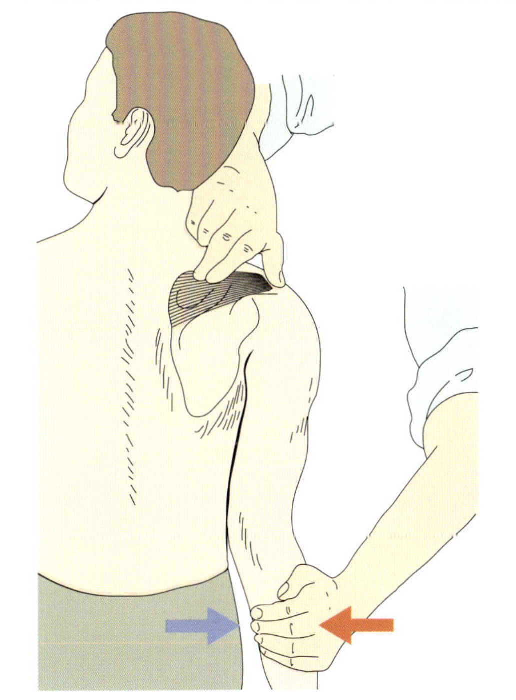

Abb. 3.9 M. supraspinatus, N. suprascapularis, C 4–C 6. Der Patient versucht den Arm gegen Widerstand zu abduzieren; dabei kann der Muskel palpiert werden, wenn der M. trapezius entspannt ist; deshalb soll der Patient Kopf und Hals extendieren, zur prüfenden Seite neigen und den Kopf zur Gegenseite drehen.

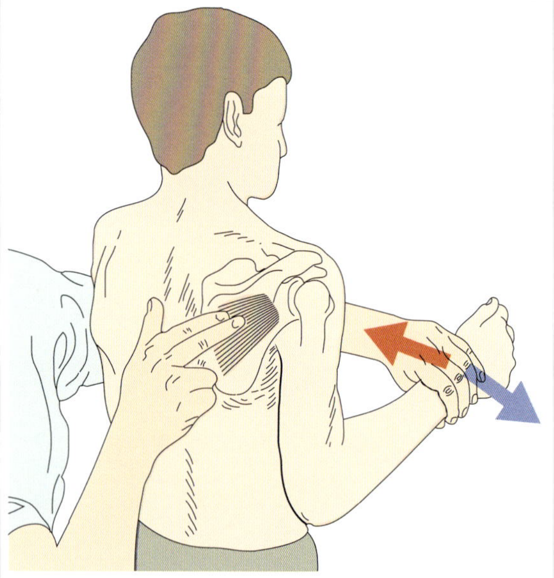

Abb. 3.10 M. infraspinatus, N. suprascapularis, (C 4), C 5–C 6. Außenrotation des Oberarms. Bei adduziertem Oberarm und rechtwinklig gebeugtem Ellenbogengelenk wird der Unterarm gegen Widerstand nach außen bewegt (Außenrotation des Oberarms); gleichzeitig kann der Muskel getastet werden. Die Mm. subscapularis und teres major (N. subscapularis, C 5–C 7) werden in der gleichen Armstellung geprüft, die Bewegung des Unterarms erfolgt nach innen (Innenrotation des Oberarms).

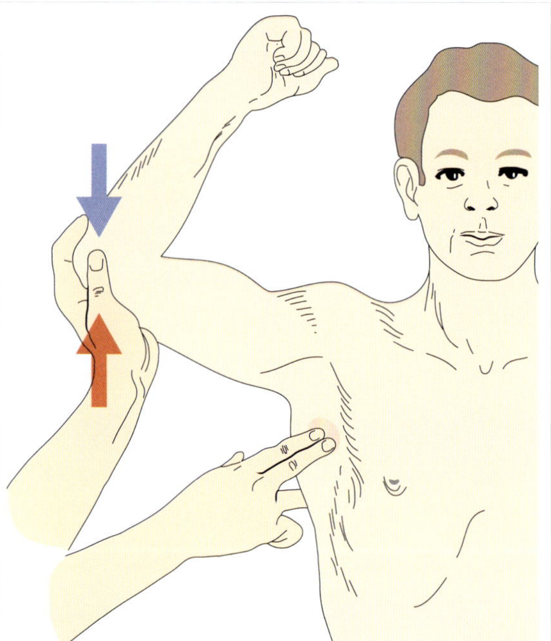

Abb. 3.11 M. latissimus dorsi, N. thoracodorsalis, C 6–C 8. Der Patient versucht den bis zur Horizontalen abduzierten Oberarm gegen Widerstand zu adduzieren; der Muskel kann gleichzeitig in der Achselhöhle getastet werden. Eine andere Testmöglichkeit besteht in Bauchlage mit gestrecktem, innenrotiertem und zum Rücken extendiertem Arm. Der M. latissimus dorsi hat in dieser Stellung ebenfalls eine adduzierende Wirkung.

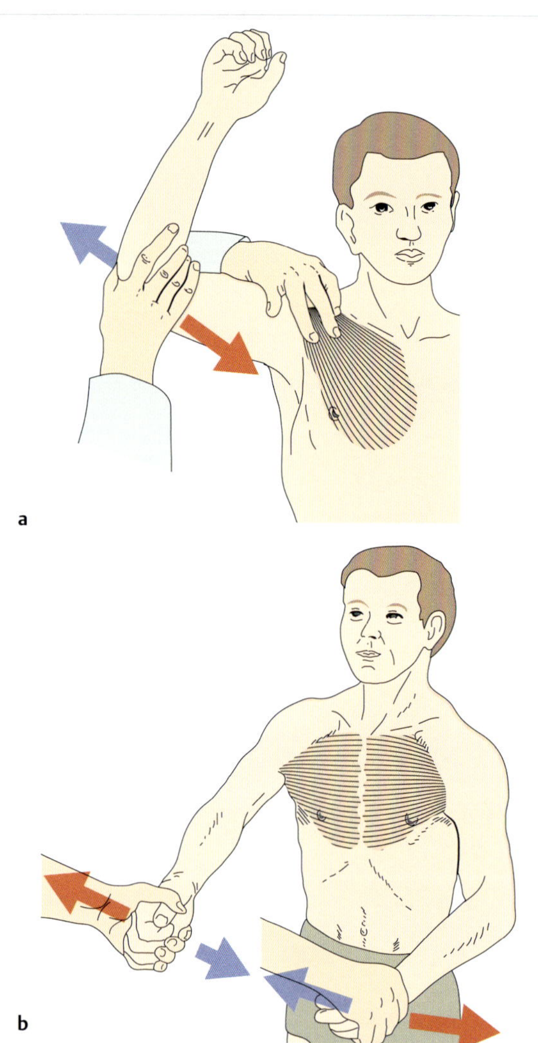

Abb. 3.12 M. pectoralis major, Nn. pectorales medialis et lateralis, C 5–C 8.

a Der Patient hebt den Oberarm über die Horizontale und adduziert gegen Widerstand. Die klavikulären und sternalen Anteile des Muskels können getastet werden.

b Beide Arme werden nur leicht angehoben (unterhalb der Horizontalen) und gegen Widerstand adduziert. Der untere, sternokostale Teil des Muskels wird sichtbar.

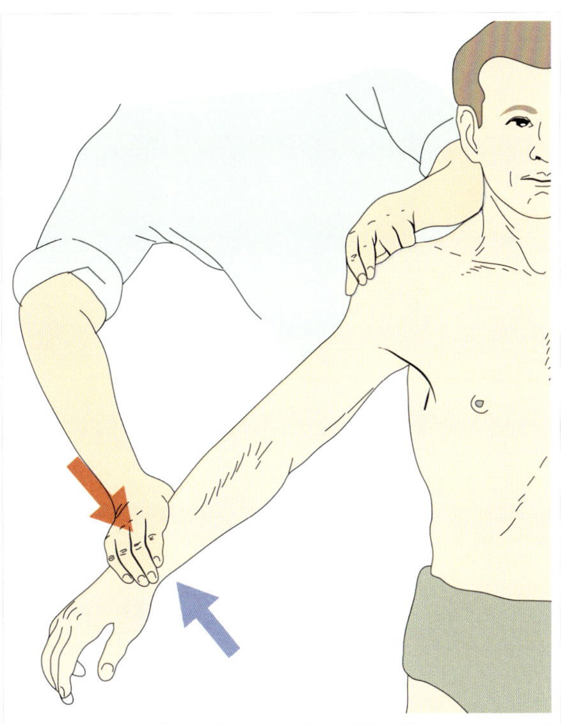

Abb. 3.13 M. deltoideus, N. axillaris, C5–C6. Der Patient hebt den seitwärts um 15–30 Grad abduzierten Arm gegen Widerstand.

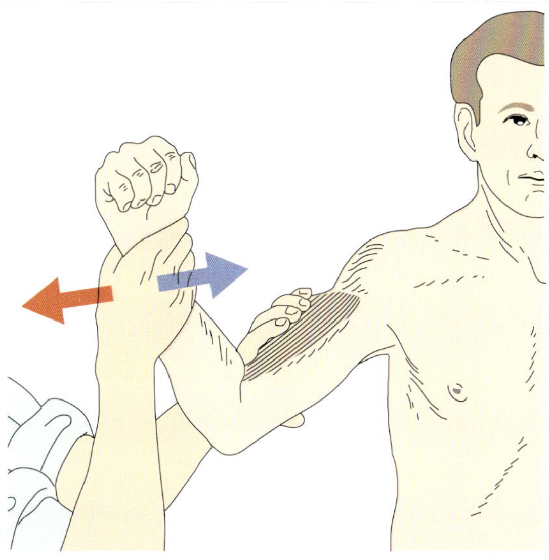

Abb. 3.14 M. biceps brachii, N. musculocutaneus, C5–C7. Der Patient beugt den supinierten Unterarm gegen Widerstand. An der Beugung des Unterarms ist unter anderem auch der M. brachialis (N. musculocutaneus, C5–C6) beteiligt.

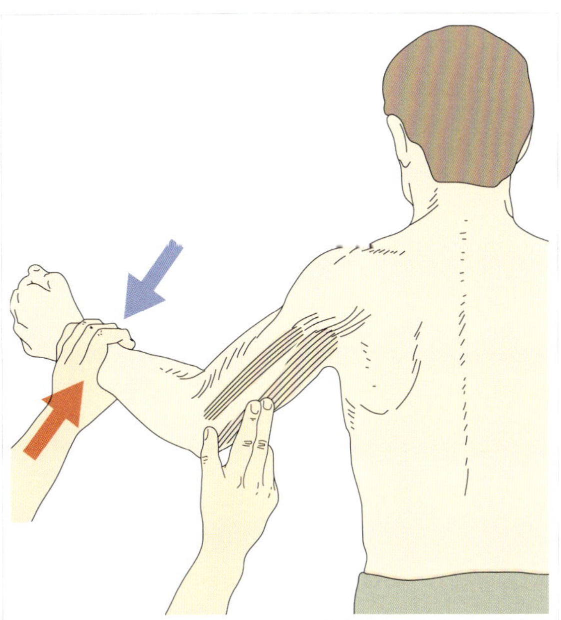

Abb. 3.15 M. triceps brachii, N. radialis, C6–Th1. Der Patient streckt den leicht gebeugten Unterarm gegen Widerstand.

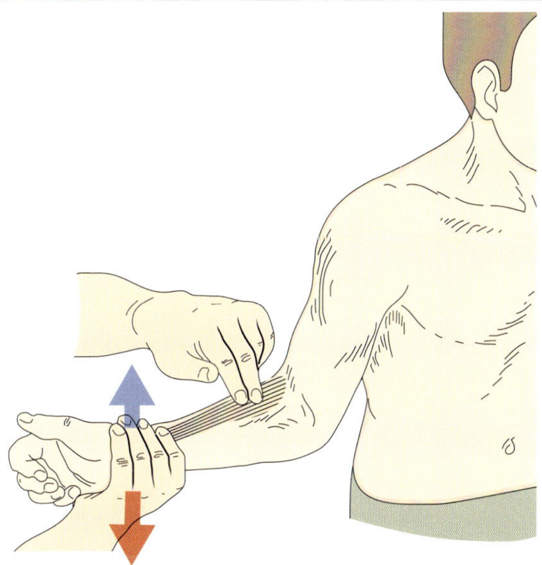

Abb. 3.16 M. brachioradialis, N. radialis, C5–C6. Bei einer Mittelstellung zwischen Pro- und Supination beugt der Patient den Unterarm gegen Widerstand. Der Untersucher muss sich durch Inspektion und Palpation über die Funktion des Muskels orientieren, da die Beugung selbst auch durch andere Muskeln erfolgt.

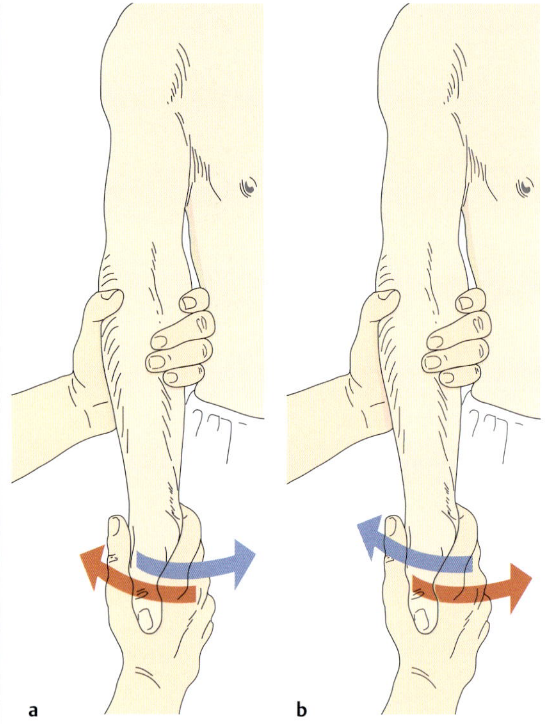

Abb. 3.17 M. pronator teres, N. medianus, C6–C7, M. supinator, N. radialis, C5–C6. Bei gestrecktem und adduziertem Arm proniert bzw. supiniert der Patient gegen Widerstand des Untersuchers, dieser fixiert mit der freien Hand den Oberarm. Der Pronator quadratus (N. medianus, C7–Th1) wird bei komplett gebeugtem Unterarm geprüft.

a Pronation.

b Supination.

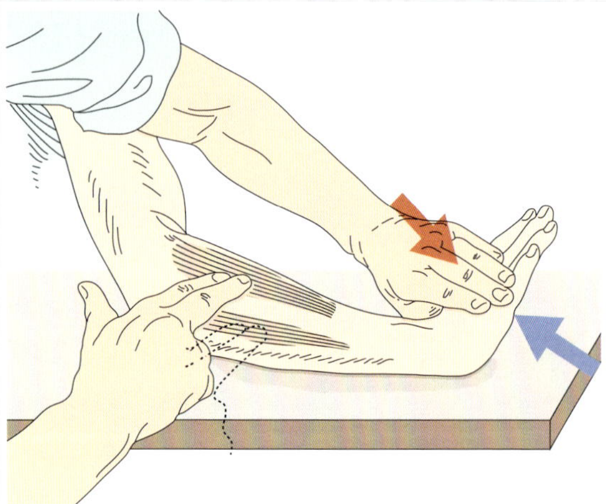

Abb. 3.18 M. extensor carpi radialis longus, N. radialis, (C5), C6–C7, (C8). Mit ausgestreckten Fingern extendiert der Patient das Handgelenk gegen Widerstand. Der Muskel unterstützt auch die Beugung im Ellenbogengelenk und abduziert im Handgelenk nach radial. Der M. extensor carpi radialis brevis (N. radialis, [C5], C6–C7, [C8]) extendiert und abduziert, der M. extensor carpi ulnaris (N. radialis, C6–C8) extendiert und abduziert nach ulnar.

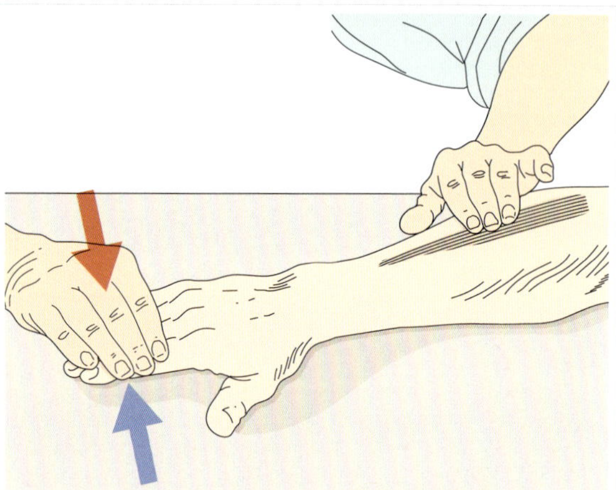

Abb. 3.19 M. extensor digitorum, N. radialis, C6–C8. Der Untersucher versucht die Metakarpophalangeal-Gelenke II–V gegen den Widerstand des Patienten zu beugen. Der Muskel hat auch eine leichte adduzierende Wirkung auf Zeige-, Ring- und Kleinfinger und unterstützt die Handgelenkextension.

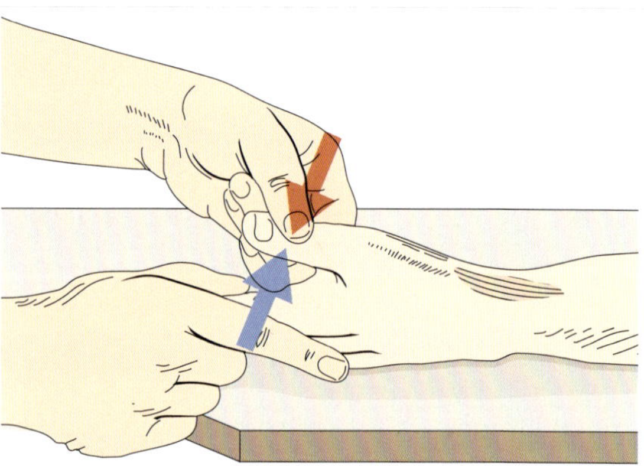

Abb. 3.20 M. extensor pollicis brevis, N. radialis, C6–C8. Der Patient versucht das Metakarpophalangeal-Gelenk des Daumens (Grundglied) gegen den Widerstand des Untersuchers zu extendieren.

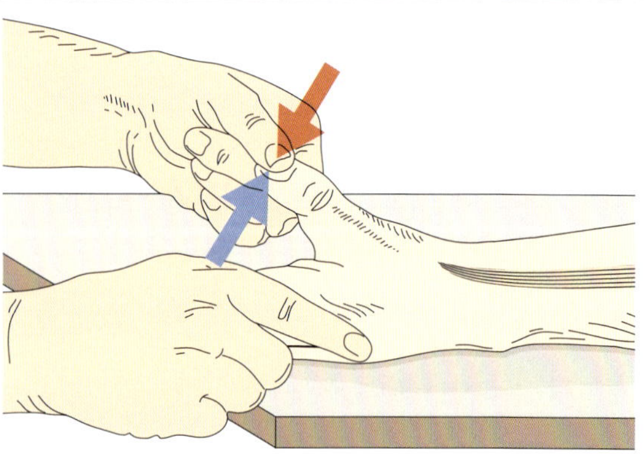

Abb. 3.21 M. extensor pollicis longus, N. radialis, C6–C8. Der Untersucher versucht das Daumenendglied gegen den Widerstand des Patienten zu beugen.

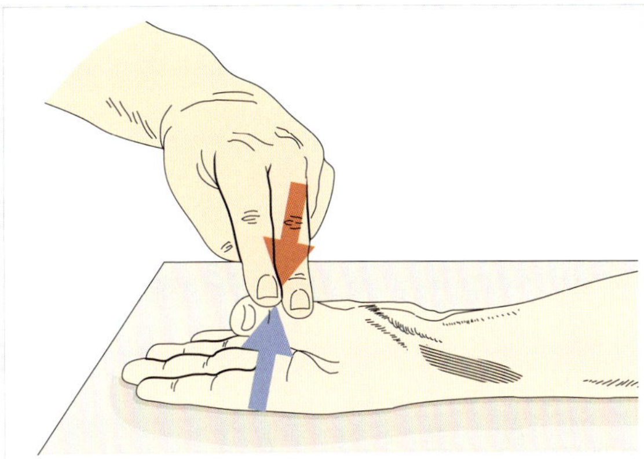

Abb. 3.22 M. abductor pollicis longus, N. radialis, C 6–C 8. Der Patient versucht den Daumen im rechten Winkel zur Handfläche zu abduzieren. Der Muskel hat zudem eine abduzierende und beugende Wirkung auf das Handgelenk.

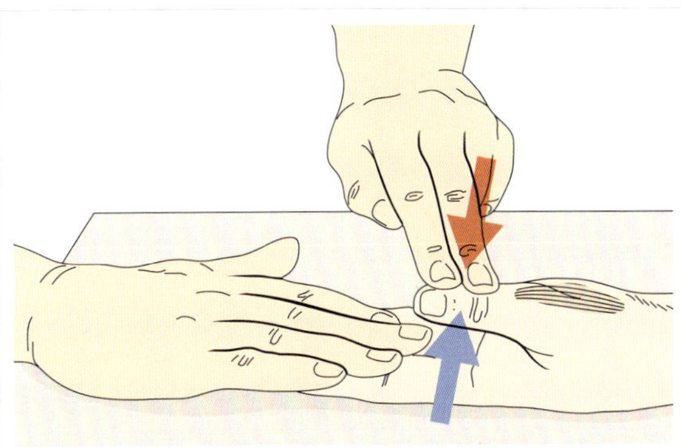

Abb. 3.23 M. abductor pollicis brevis, N. medianus, (C 6–C 7), C 8–Th 1. Der Patient abduziert den Daumen im rechten Winkel zur Handfläche gegen Widerstand.

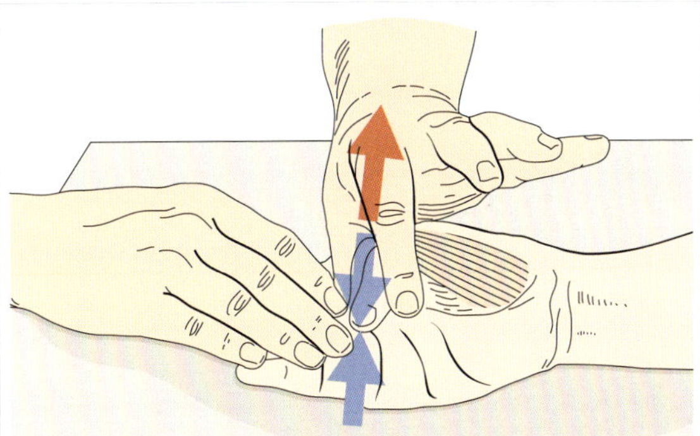

Abb. 3.24 M. opponens pollicis, N. medianus, (C 6–C 7), C 8–Th 1. Der Patient legt das Daumenendglied auf die Kleinfingerkuppe. Der Untersucher versucht diesen Kontakt gegen den Widerstand des Patienten zu lösen. Die Aktion des M. opponens pollicis ist immer begleitet von einer Kontraktion des M. palmaris longus, seine Sehne wird am Handgelenk sichtbar.

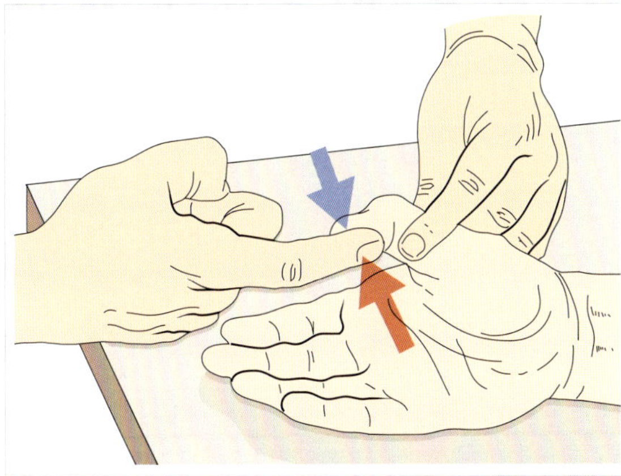

Abb. 3.25 M. flexor pollicis longus, N. medianus, (C 6–C 7), C 8–Th 1. Der Untersucher versucht das gebeugte Daumenendglied des Patienten gegen seinen Widerstand zu strecken.

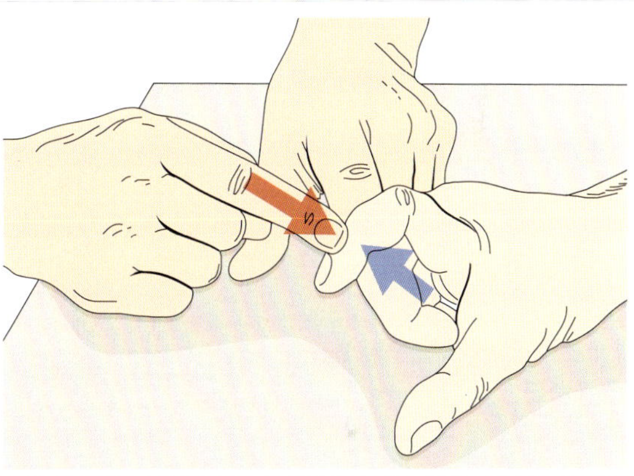

Abb. 3.26 Mm. lumbricales I und II, N. medianus, (C 6–C 7), C 8–Th 1. Mm. lumbricales III und IV, N. ulnaris, (C 7), C 8–Th 1. Diese Muskeln beugen die Metakarpophalangeal-Gelenke und strecken die Interphalangeal-Gelenke der Finger II–V. Bei gestrecktem Metakarpophalangeal-Gelenk versucht der Patient das gebeugte erste Interphalangeal-Gelenk gegen den Widerstand des Untersuchers zu strecken. Der M. flexor digiti V (N. ulnaris, [C 7], C 8–Th 1) beugt ebenfalls im Grundgelenk (Metakarpophalangeal-Gelenk).

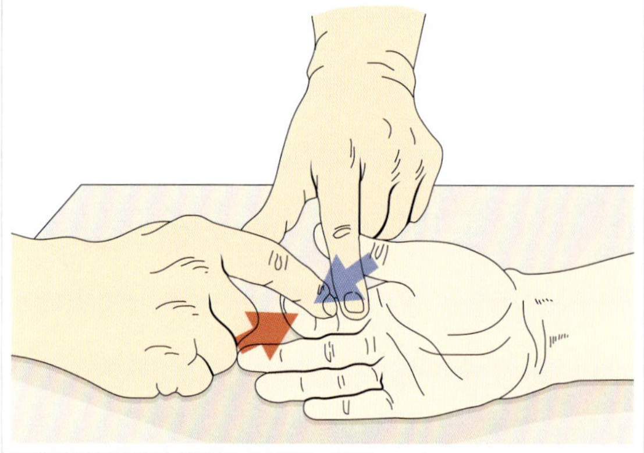

Abb. 3.27 M. flexor digitorum superficialis, N. medianus, C 7–Th 1. Beugt die Finger II–V in den Mittelphalangen. Der Untersucher versucht die gebeugten Mittelphalangen gegen den Widerstand des Patienten zu strecken.

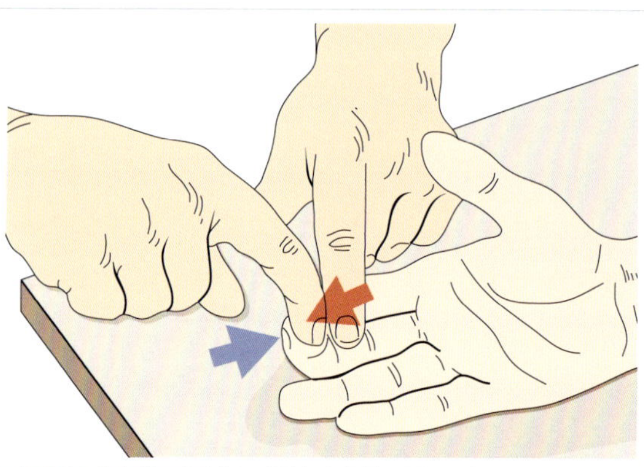

Abb. 3.28 M. flexor digitorum profundus I und II, N. medianus, C 7–Th 1; M. flexor digitorum profundus III und IV, N. ulnaris, C 7–Th 1. Beugen die Endglieder der Finger II–V. Der Untersucher versucht die gebeugten Endglieder gegen den Widerstand des Patienten zu strecken.

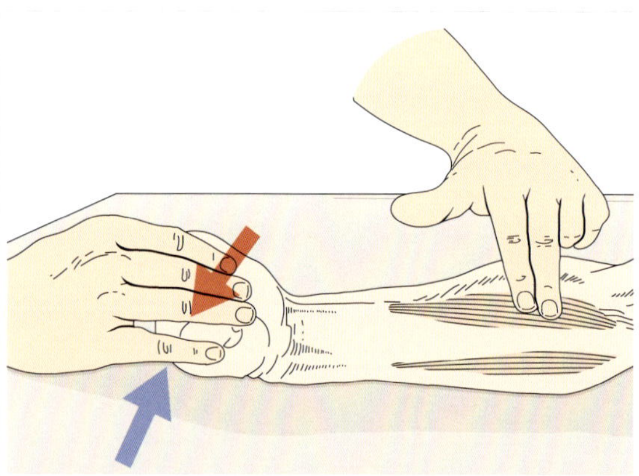

Abb. 3.29 M. flexor carpi ulnaris, N. ulnaris, C 7–Th 1; M. flexor carpi radialis, N. medianus, C 6–C 8. Beugen das Handgelenk mit leichter Abduktion nach ulnar bzw. nach radial. Der Untersucher versucht die gebeugte Hand gegen den Widerstand des Patienten zu strecken.

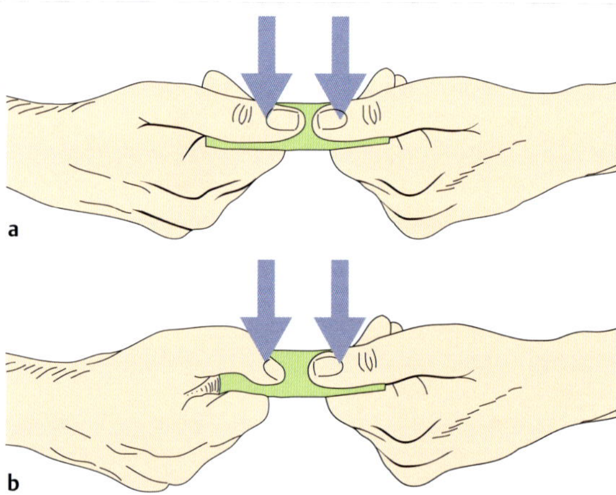

Abb. 3.30 M. adductor pollicis brevis, N. ulnaris, C 8–Th 1. Adduziert das Daumengrundgelenk rechtwinkelig gegen die Handfläche.

- **a** Die Kraft dieses Muskels lässt sich durch das Pressen eines Blattes Papier zwischen gestrecktem Daumen und Zeigefinger gut demonstrieren.
- **b** Bei Parese des Muskels kommt es durch eine kompensatorische Innervation des M. flexor pollicis longus zu einer Beugung des Daumenendgliedes (Froment-Zeichen, im Bild links).

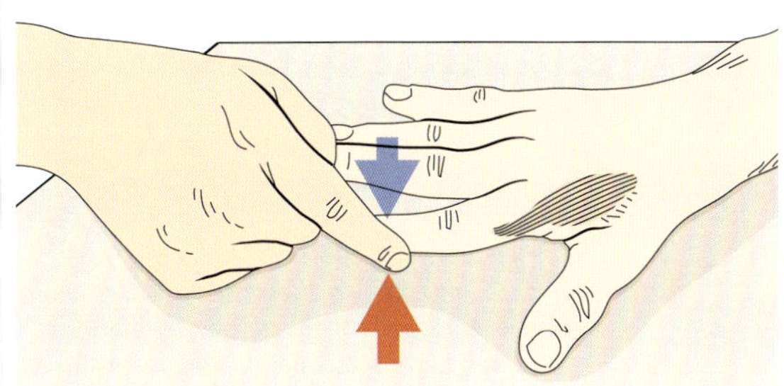

Abb. 3.31 Mm. interossei dorsales I–IV, N. ulnaris, C 8–Th 1. Abduzieren die Finger II nach radial und die Finger III und IV nach ulnar sowie die Mittelfinger nach beiden Seiten. Der Patient spreizt die gestreckten Finger; der Untersucher versucht gegen Widerstand die Finger zu adduzieren. Abgebildet ist die Kraftprüfung für den M. interosseus dorsalis I, der bei Innervation im ersten Interphalangeal-Raum deutlich sichtbar wird. Die Kraft der Mm. interossei dorsales kann auch gut geprüft werden, wenn der Untersucher mit seinem Daumen und Zeigefinger die gespreizten Finger II und III des Patienten umfasst und gegen dessen Widerstand zusammenpresst.

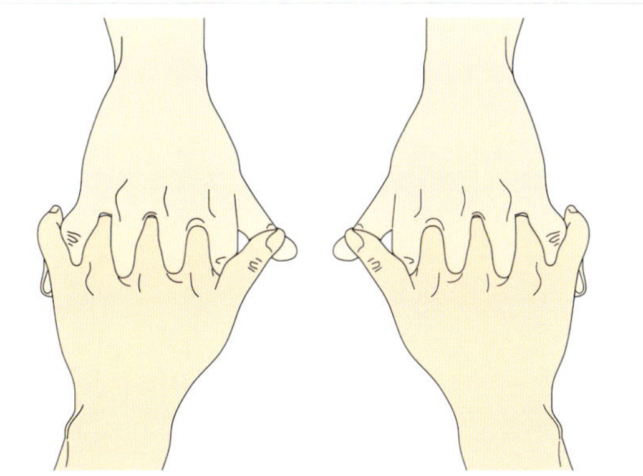

Abb. 3.32 Mm. interossei palmares, N. ulnaris, C 8–Th 1. Adduzieren die Finger I, II, IV und V zum Mittelfinger. Der Patient adduziert seine Finger II, IV und V kräftig gegen die in seinen Interdigitalräumen liegenden Finger des Untersuchers.

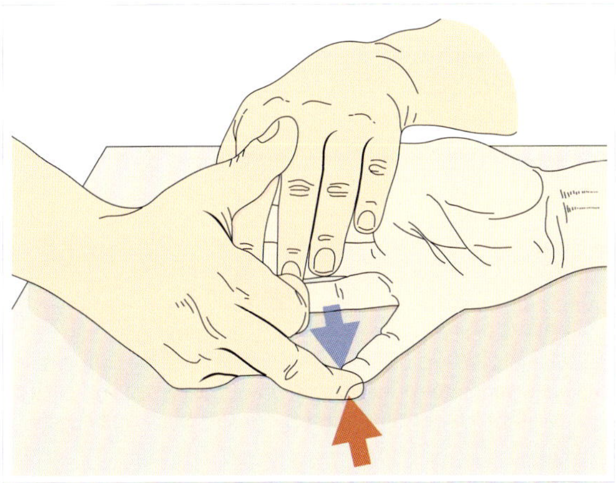

Abb. 3.33 M. abductor digiti V, N. ulnaris, (C 7), C 8–Th 1. Der Untersucher versucht den abduzierten Kleinfinger gegen Widerstand des Patienten zu adduzieren.

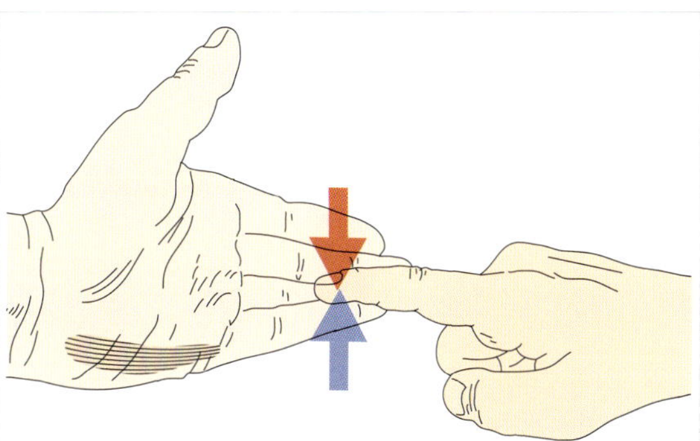

Abb. 3.34 M. opponens digiti V, N. ulnaris, (C 7), C 8–Th 1. Der Patient opponiert den Kleinfinger gegen den Widerstand des Untersuchers.

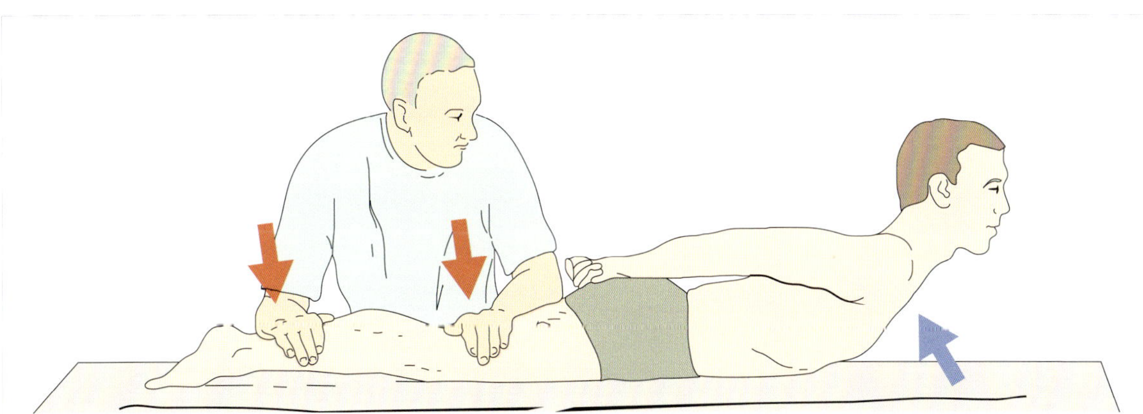

Abb. 3.35 Die Rückenextensoren (Mm. longissimus thoracis, spinalis thoracis, iliocostalis thoracis, semispinalis thoracis) werden in ihrer Funktion unterstützt durch die Mm. latissimus dorsi, trapezius und quadratus lumborum. Der Patient richtet aus der Bauchlage seinen Oberkörper auf.

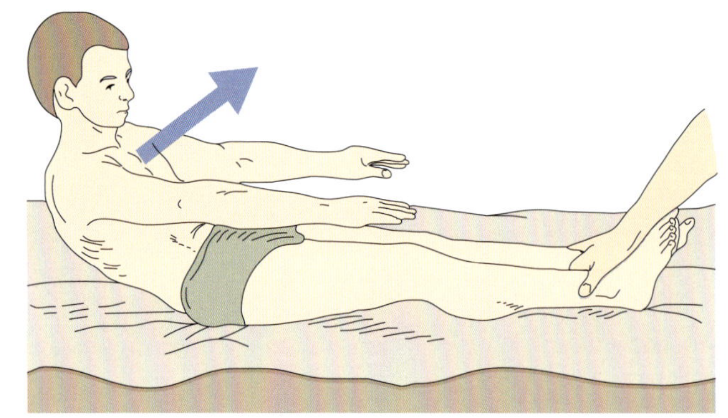

Abb. 3.36 Rumpfbeuger (Mm. rectus abdominis, obliquus externus et internus abdominis). Der Untersucher fixiert die Beine des Patienten auf der Unterlage. Mit gestreckten Händen (schlecht trainierter Patient) oder hinter dem Kopf gebeugten Händen (normal trainierter Patient) wird der Oberkörper aufgerichtet. Für das seitliche Aufrichten aus liegender Position arbeiten der ipsilaterale M. obliquus externus abdominis und der kontralaterale M. obliquus internus abdominis zusammen.

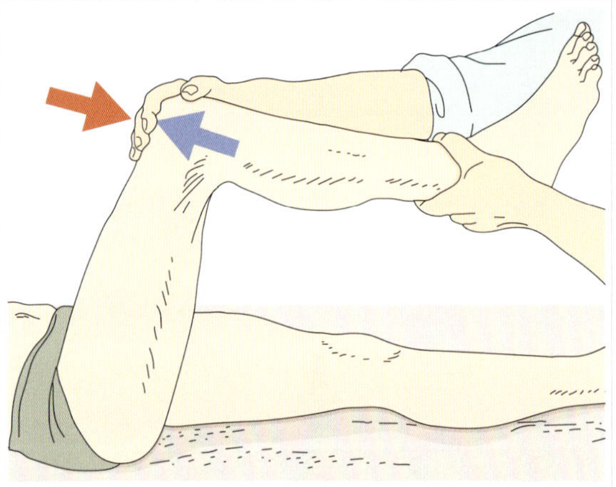

Abb. 3.37 Hüftbeuger, unter anderem M. iliopsoas, N. femoralis, L 2–L 4. Beugt den Oberschenkel im Hüftgelenk. Der Untersucher versucht gegen den Widerstand des Patienten den gebeugten Oberschenkel zu strecken.

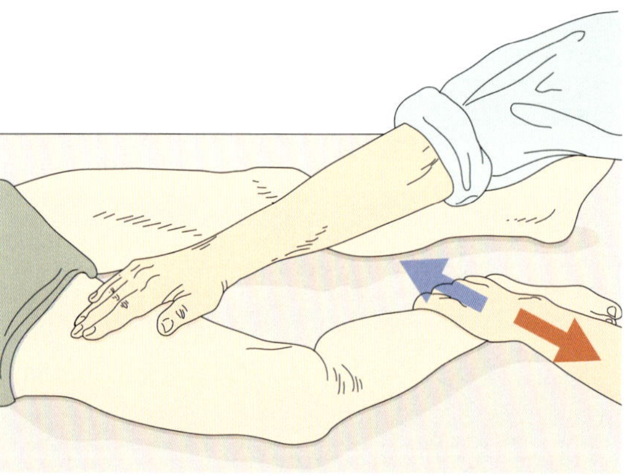

Abb. 3.38 M. sartorius, N. femoralis, L 2–L 3, (L 4). Abduziert den Oberschenkel und rotiert ihn lateral, ferner unterstützt er die Beugung im Kniegelenk. In Rückenlage und bei abduziertem und außenrotiertem Oberschenkel versucht der Patient gegen den Widerstand des Untersuchers das Kniegelenk zu beugen.

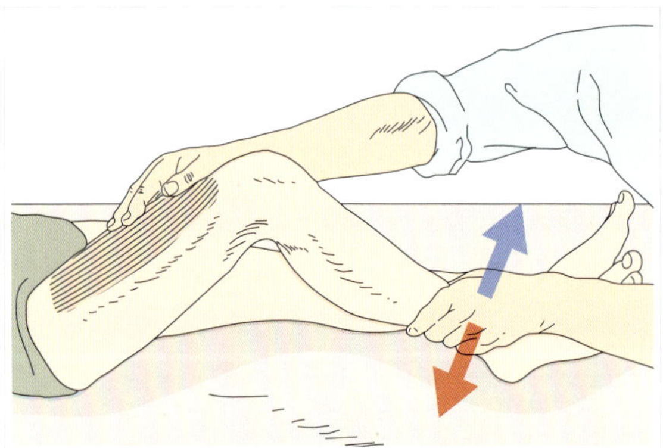

Abb. 3.39 M. quadriceps femoris, N. femoralis, L 2–L 4, Unterschenkelstrecker. Der Patient versucht gegen den Widerstand des Untersuchers das gebeugte Knie zu strecken.

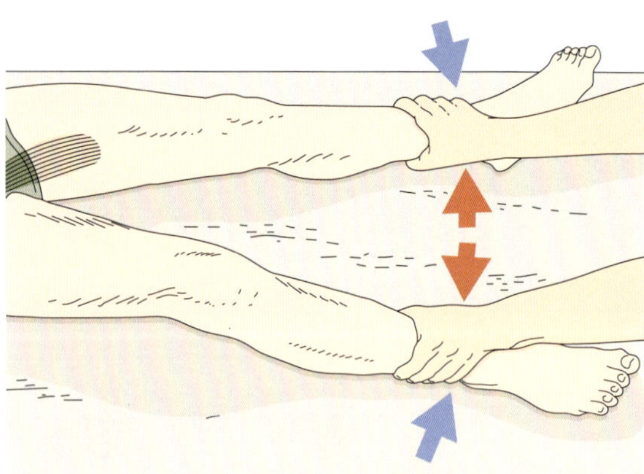

Abb. 3.40 Mm. adductores, N. obturatorius, L 2–L 4. Adduzieren im Hüftgelenk. Der Patient versucht die gestreckten und gespreizten Beine gegen den Widerstand des Untersuchers zu adduzieren.

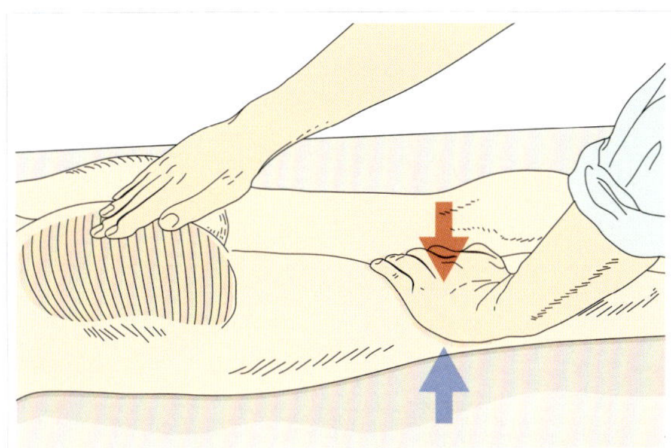

Abb. 3.41 M. gluteus maximus, N. gluteus inferior, L 5–S 1, S 2. Hüftstrecker. In Bauchlage versucht der Patient das gestreckte Bein gegen den Widerstand des Untersuchers anzuheben. Die Muskelkontraktion kann palpiert werden.

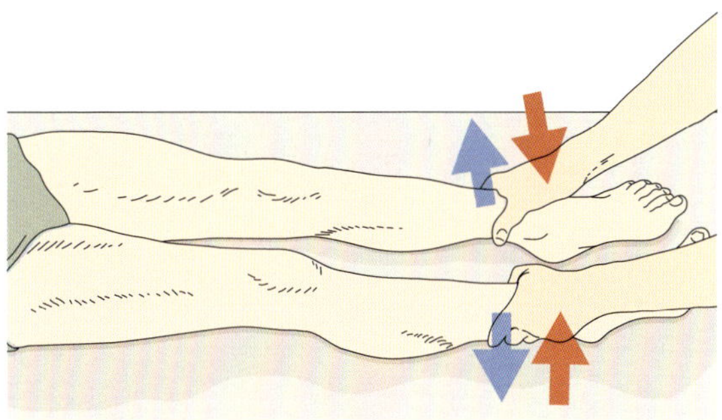

Abb. 3.42 Mm. glutei medius und minimus, M. tensor fasciae latae, N. gluteus superior, L 4–S 1. Hüftabduktion. In Rückenlage versucht der Patient die gestreckten Beine gegen den Widerstand des Untersuchers zu spreizen. In Bauchlage und bei gebeugten Kniegelenken kann die außenrotierende Funktion geprüft werden.

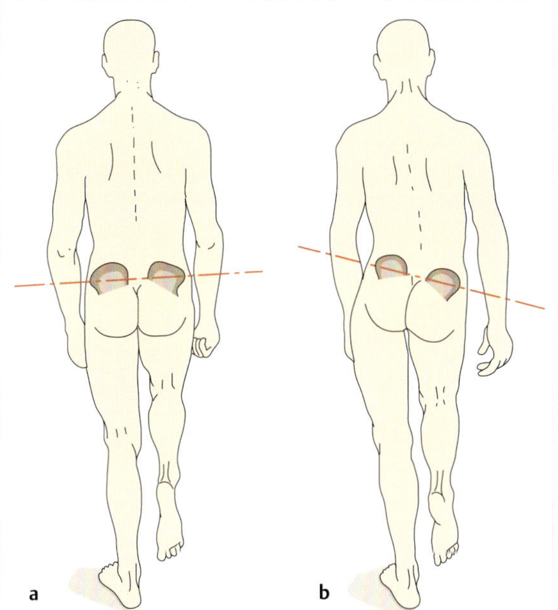

Abb. 3.43 Trendelenburg-Zeichen.

a Im Einbeinstand fixieren die ipsilateralen kleinen Glutealmuskeln das Becken.

b Bei einer Parese der Mm. glutei medius und minimus sinkt das Becken kontralateral ab (positives Trendelenburg-Zeichen).

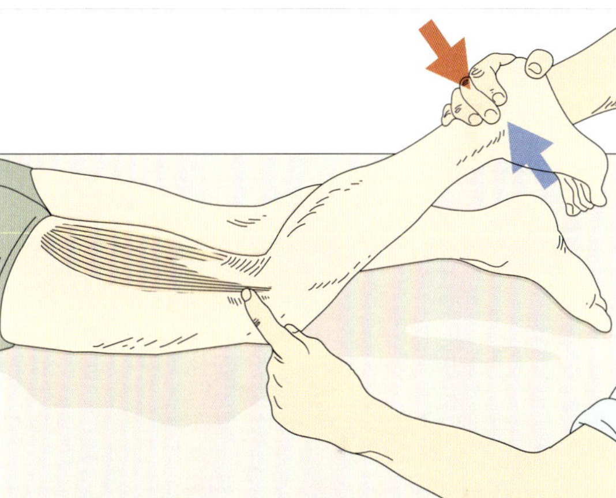

Abb. 3.44 Kniebeuger, M. biceps femoris, M. semitendinosus, M. semimembranosus, N. ischiadicus, L 5–S 1, S 2. In Bauchlage versucht der Patient den Unterschenkel gegen den Widerstand des Untersuchers zu beugen. Die Bizepssehne kann lateral und die des M. semitendinosus medial in der Kniekehle getastet werden.

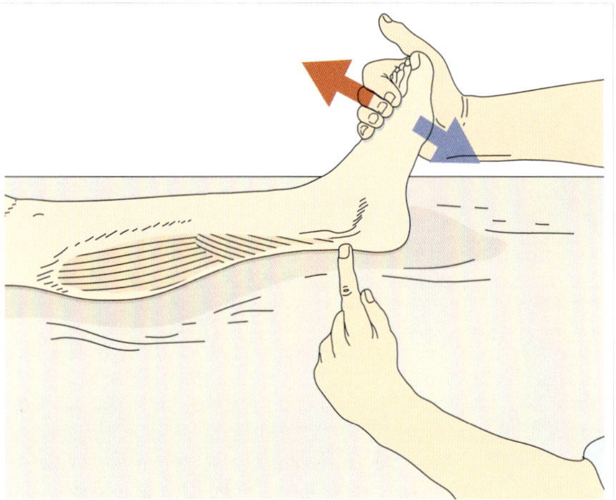

Abb. 3.45 M. gastrocnemius, N. tibialis, S 1–S 2. Plantarflexion des Fußes. Der Patient flektiert den Fuß gegen den Widerstand des Untersuchers nach plantar. Der Muskel und seine Sehne können palpiert werden. Eine zuverlässige Prüfung ist der Zehenstand.

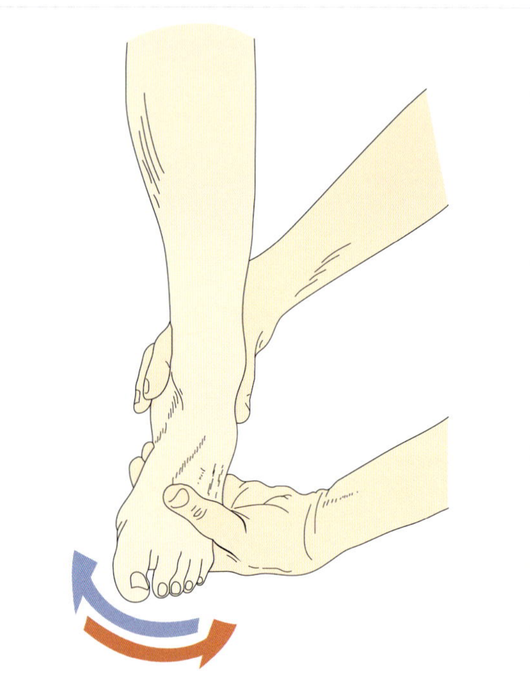

Abb. 3.46 M. tibialis posterior, N. tibialis, (L 4), L 5–S 1. Inversion (Supination) des Fußes. Der Patient versucht den plantarflektierten Fuß gegen Widerstand zu invertieren (supinieren).

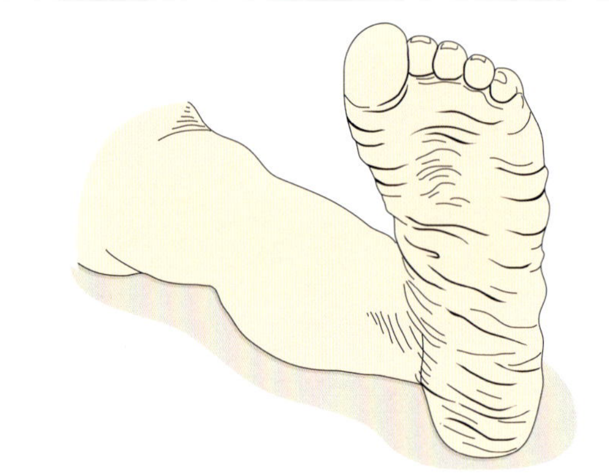

Abb. 3.47 Lange und kurze Zehenflexoren, N. tibialis, L 4, L 5– S 1. Der Patient beugt gegen den Widerstand des Untersuchers die Zehen nach plantar; an der Fußsohle entsteht eine kleine Grube.

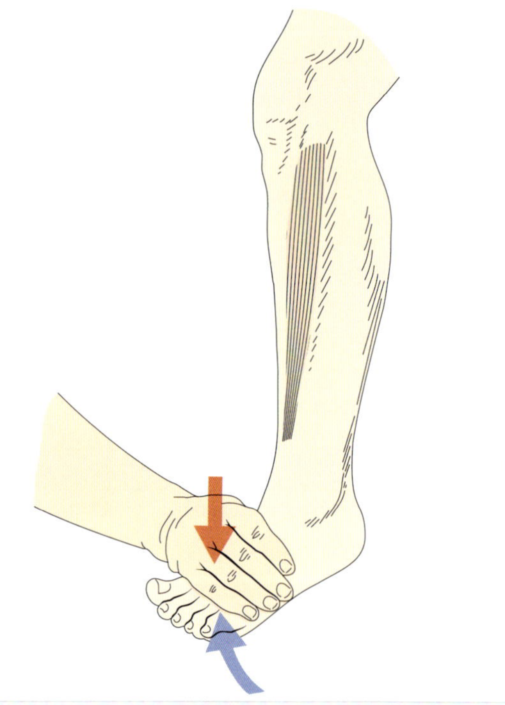

Abb. 3.48 M. tibialis anterior, N. fibularis, L 4, L 5–S 1. Dorsalflexion des Fußes im Fußgelenk und Unterstützung der Inversion. Der Patient dorsiflektiert den Fuß gegen den Widerstand des Untersuchers. Der Muskelbauch und seine distale Sehnen können gesehen und palpiert werden.

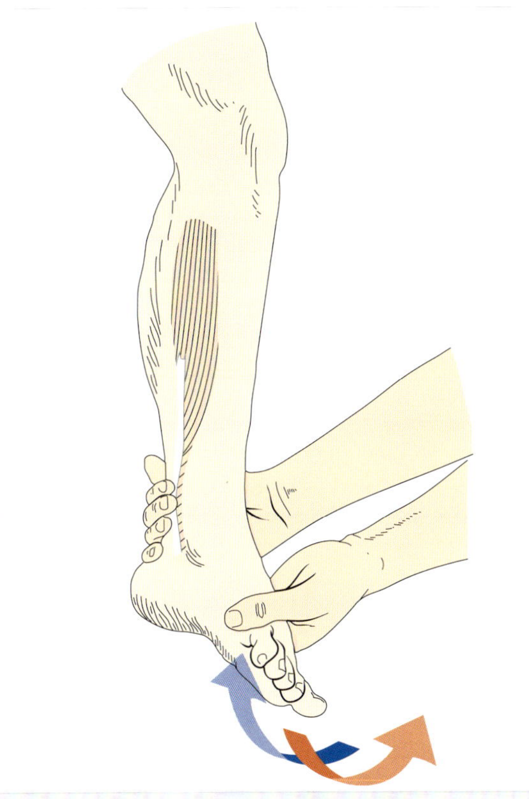

Abb. 3.49 Mm. peronei, N. fibularis, L4, L5–S1. Eversion des Fußes und Unterstützung der Plantarflexion. Der Patient evertiert (proniert) den plantarflektierten Fuß gegen den Widerstand des Untersuchers.

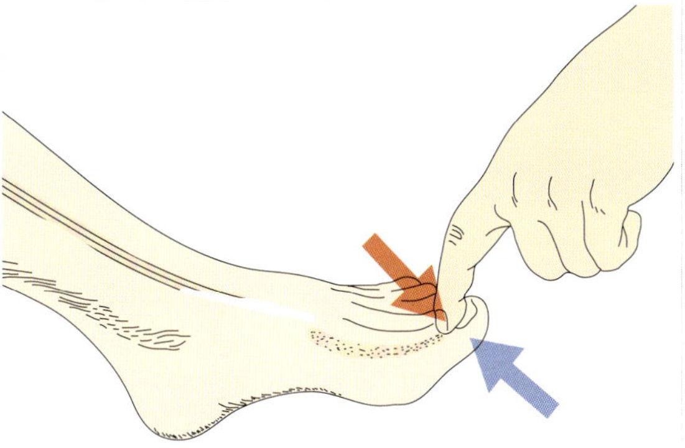

Abb. 3.50 M. extensor hallucis longus und brevis, N. fibularis, L4, L5–S1. Der Patient extendiert die Großzehe gegen den Widerstand des Untersuchers.

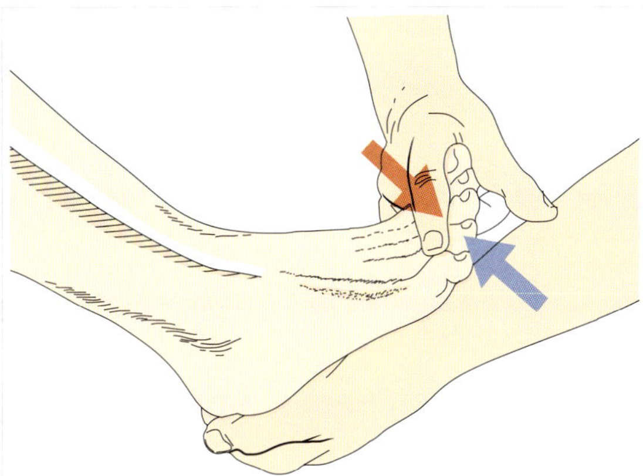

Abb. 3.51 M. extensor digitorum longus, N. fibularis, L4, L5– S1. Der Patient extendiert die Zehen gegen den Widerstand des Untersuchers.

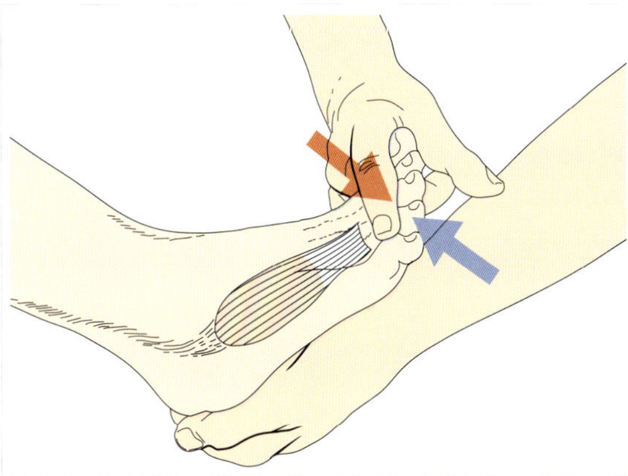

Abb. 3.52 M. extensor digitorum brevis, N. fibularis, L4, L5– S1. Der Patient extendiert die Zehen gegen den Widerstand des Untersuchers. Der Muskelbauch kann auf dem lateralen Fußrücken gesehen und palpiert werden.

▸ **Psychogene oder organische Ursache.** Oft ist der Kliniker mit der Frage konfrontiert, ob eine psychogen-funktionelle oder organische Muskelschwäche besteht. Zunächst hilft bei der Differenzierung die sorgfältige Betrachtung des Patienten und seiner Motilität in verschiedenen Testsituationen sowie beim Aus- und Ankleiden.

Bei der Prüfung der betreffenden Muskelgruppen zeichnet sich die *psychogen-funktionelle* Parese oft dadurch aus, dass zunächst eine relativ gute Kontraktion geleistet wird, die dann ruckartig nachlässt und bei mehrmals wiederholten Prüfungen sehr variable Kraftleistungen bietet. Die *organische* Schwäche ist dagegen meist recht konstant und bei der Prüfung durch ein gleichmäßiges Nachgeben charakterisiert. Allerdings führen lokale Schmerzen mitunter auch zu einem willkürlich induzierten, ruckartigen Nachlassen der Muskelkraft.

In der Regel ist mithilfe dieser Kriterien, zusammen mit den Ergebnissen des neurologischen, psychiatrischen und internistischen Status sowie verschiedener Zusatzuntersuchungen, eine Differenzierung von psychogenen und organischen Paresen möglich.

3.4 Muskelatrophie

► **Klinisches Bild, Ursachen.** Es besteht nicht immer eine positive Korrelation zwischen Muskelatrophie und Muskelschwäche. So gibt es z. B. stark ausgeprägte distale Muskelatrophien bei neurogenen Prozessen mit vergleichsweise geringer Muskelschwäche und andererseits endokrine Myopathien, Myasthenien oder Myositiden, bei denen die klinische Untersuchung keine Atrophie aufdecken kann. Auch bei dystrophischen Prozessen kann der Parenchymausfall so stark durch eine lipomatöse und/oder mesenchymale Proliferation kompensiert sein, dass klinisch keine Atrophie resultiert. Schließlich können beträchtliche Muskelatrophien unter stark entwickeltem subkutanem Fettgewebe verborgen bleiben.

► **Generalisierte und fokale Atrophie.** Eine generalisierte Muskelatrophie mit fehlender oder nur geringer generalisierter Schwäche findet sich bei seniler Kachexie und Tumorkachexie.

Bemerkenswert ist, dass besonders bei progressiver Muskeldystrophie ein und derselbe Muskel nicht immer einheitlich atrophiert ist, sondern ausgesprochen fokale Atrophien vorkommen können, die unter Umständen mit einer benachbarten Hypertrophie kombiniert sind. Fokale Atrophien sind zudem durch lokale Injektionen von fluorierten Kortisonderivaten und anderen Drogen sowie durch Infarzierungen möglich.

► **Diagnostik, Differenzialdiagnostik.** Zur Dokumentation der Atrophie eignen sich Umfangsmessung, CT, MRT und Fotografie. Kongenitale Anlageanomalien sind leicht von Atrophien zu unterscheiden. Diese angeborenen Muskeldefekte sind in der Regel einseitig und meistens sporadisch. Gelegentlich sind sie mit ossären und Weichteildefekten kombiniert. Die häufigsten der insgesamt recht seltenen Anlageanomalien finden sich bei folgenden Muskeln: Mm. pectoralis, serratus, infraspinatus, sternocleidomastoideus, trapezius, palmaris, facialis und Diaphragma sowie Mm. quadriceps femoris, tibialis anterior, peroneus brevis, psoas und Bauchwandmuskeln.

► **Morphologisches Substrat.** Das morphologische Substrat der Muskelatrophie ist sehr unterschiedlich. Bei neurogenen Prozessen findet sich die feldförmig gruppierte, volumetrische Atrophie von Muskelfasern. Andere neurogene Prozesse mit klinisch ausgeprägter Atrophie zeichnen sich durch einen Verlust motorischer Einheiten und der zugehörigen Muskelfasern aus, die restlichen erhaltenen Muskelfasern sind dann oft hypertrophiert. Bei der progressiven Muskeldystrophie, den Polymyositiden und anderen Myopathien kommt die Atrophie durch disseminierte Muskelfaserdegenerationen zustande. Verschiedene Prozesse neigen zu selektiven Faseratrophien (► Tab. 2.1).

3.5 Muskelhypertrophie und Pseudohypertrophie

► **Generalisierte und lokalisierte Muskelhypertrophien.** Eine äußerlich der Muskelentwicklung des Kraftsportlers entsprechende *generalisierte* Muskelhypertrophie besteht bei der Myotonia congenita; auch die hypothyreote Myopathie zeigt eine stark entwickelte Muskulatur, jedoch ist hier im Gegensatz zur Myotonia congenita die Kraft reduziert.

Lokalisierte Muskelhypertrophien finden sich besonders im Bereich der Waden (Gnomenwaden), im M. quadriceps femoris, M. deltoideus, M. pectoralis, M. brachioradialis und M. extensor digitorum brevis. Diese Hypertrophien beobachtet man besonders bei der progressiven Muskeldystrophie und der spinalen Muskelatrophie vom Typ Kugelberg-Welander sowie bei Konduktorinnen der progressiven Muskeldystrophie Typ Duchenne.

► **Pseudohypertrophie.** Klinisch ist die echte Hypertrophie durch eine feste Konsistenz von der vorwiegend schlaffen, lipomatös bedingten Pseudohypertrophie zu unterscheiden. Die MRT erlaubt eine zuverlässige Unterscheidung zwischen Pseudohypertrophie und echter Muskelhypertrophie.

3.6 Myalgien

► **Schmerzfasern.** Schmerzfasern der Muskulatur sind die langsam leitenden unmyelinisierten C-Fasern (Gruppe IV) sowie die rasch leitenden und myelinisierten A-δ-Fasern (Gruppe III). A-δ-Fasern sind überwiegend Mechanonozizeptoren, die C-Fasern sind Chemonozizeptoren.

Merke

Klinisch bewährt sich die Unterscheidung von Muskelschmerzen in Ruhe und solchen, die passager nach Belastung auftreten.

► **Klinisches Bild, Ursachen.** Muskelschmerzen können durch zerebrale, spinale, peripher-neurogene, intramuskuläre und psychische Faktoren ausgelöst werden. Ferner können schmerzhafte Prozesse benachbarter Gewebe in die Muskulatur irradiieren (► Tab. 3.3). In der Regel erlauben die Begleitsymptome des betreffenden Krankheitsbildes eine pathogenetische Zuordnung des Schmerzsyndroms. Bei Myalgien im Rahmen von Muskelprozessen sind Erkrankungen aus dem Formenkreis der *Kollagenosen*, besonders die Polymyositis und Dermatomyositis, zu erwägen. Sehr intensiv sind die Schmerzen bei der *Polymyalgia rheumatica* und bei der *Coxsackie-B-Infektion* (Bornholm-Erkrankung).

Tab. 3.3 Differenzialdiagnose der Myalgie.

Ursache	Erkrankung
Myopathien	
• metabolische Myopathien	• Carnitin-Palmityl-Transferase-Mangel • Carnitinmangel • fazioskapulohumerale Muskeldystrophie • Enzymdefekte des Glykogen- und Glukosestoffwechsels • Myoadenylatdeaminase-Mangel • Defekte der mitochondrialen Atmungskette
• endokrine Myopathien	• Thyreotoxikose • Hypothyreose (Hoffmann-Syndrom) • Hyperparathyreoidismus
• Dystrophinopathien	
• Myositiden und Erkrankungen des rheumatischen Formenkreises	• Polymyositis, Dermatomyositis, Einschlusskörpermyositis • progredient rheumatoide Arthritis • Polyarteriitis nodosa • Sklerodermie • Viren (z. B. Influenza, Coxsackie B, HIV, Epstein-Barr-Virus) • Parasiten (z. B. Trichinen, Toxoplasma)
• myotone Syndrome	proximale myotone Myopathie (PROMM)
• LGMD2I (autosomal-rezessiv vererbte Gliedergürteldystrophie)	
• kongenitale Myopathien mit Strukturanomalien	• Nemalinmyopathie • Myopathie mit tubulären Aggregaten
neurogene Ursachen	• Polyneuropathie • amyotrophe Lateralsklerose • spinale Muskelatrophien • Poliomyelitis
	• Neuromyotonie (Isaacs-Syndrom) • Stiff-Man-Syndrom • Guillain-Barré-Syndrom
Stoffwechselstörungen und internistische Ursachen	• Hypokalämie, Hypophosphatämie • Sepsis, Sarkoidose, Tuberkulose • alkoholische Myopathie • CO-Vergiftung • diabetische Azidose
medikamentöse Ursachen	• Chloroquin • Clofibrat • Kortikosteroide • Pentazocin • Heroin • Amphotericin B • Amphetamin, intravenös • Betablocker • Azidothymidin • Statine • Zidovudin
mechanische Ursachen	• Sehnenriss • Hämatom • Neoplasien
weitere Ursachen	• Fibromyalgie • Faszikulations-Krampus-Myalgie-Syndrom • Polymyalgia rheumatica • Spinalkanalstenose • Tetanie • Morbus Parkinson • Restless-Legs-Syndrom • Claudicatio intermittens • ischämischer Ruheschmerz (ischemic rest pain) • Spondylosis • Arthrosis deformans • Wachstum

In den einzelnen Untergruppen sind ausgewählte Beispiele aufgeführt. Im Einzelfall kann die anamnestische Abgrenzung zwischen Myalgien und Krampi schwierig sein, so dass sich eine Überlappung zur Differenzialdiagnose der Krampi ergibt (▶ Tab. 3.5).

Myopathien durch endokrine, renale und ischämische Störungen sowie bei Elektrolytverschiebungen können von Muskelschmerzen begleitet oder eingeleitet werden. Auch Patienten mit einer *progressiven Muskeldystrophie* oder *spinalen Muskelatrophie* klagen gelegentlich über spontane schmerzhafte Muskelkrämpfe oder empfinden nach motorischen Belastungen einen dem Muskelkater ähnlichen Schmerz, der einige Tage anhalten kann.

Unmittelbar nach oder noch während Muskelarbeit auftretende und in Ruhe rasch reversible Muskelschmerzen sind ein charakteristisches Symptom verschiedener *metabolischer Myopathien* sowie anderer seltenerer Erkrankungen (▶ Tab. 3.3).

Auch bei Myalgiepatienten, die diagnostisch unspezifische elektromyografische oder bioptische Befunde oder allenfalls leichtgradige CK-Erhöhungen aufweisen, ist eine *genetisch determinierte* oder *exogen toxische Myopathie* nicht ausgeschlossen (z. B. LGMD2I, statininduzierte Myopathie).

Auch bei *psychischen Erkrankungen* können Patienten über Myalgien klagen. Der *Fibromyalgie* kommt wegen der Häufigkeit und subjektiven Beeinträchtigung eine besondere Beachtung zu.

▶ **Myalgien nach schwerer körperlicher Aktivität („Muskelkater").** Ungewohnte Kraft- oder Dauerleistungen und Überschreitungen der Belastungshöchstgrenze führen zu Muskelkater. Besonders aktive Anspannungen mit Verlängerung der Muskulatur, also exzentrische Kontraktionen (z. B. beim Bergabgehen), verursachen die Schmerzen, die gewöhnlich innerhalb von 24 Stunden nach der Anstrengung beginnen und nach 24–72 Stunden ihr Maximum erreichen. Die Intensität der Kontraktionen scheint für die Auslösung von Beschwerden bedeutender zu sein als die Dauer. Aufgrund der Erhöhung muskulärer Serumenzyme sowie des licht- und elektronenmikroskopischen Nachweises werden *Mikrotraumen an Myofibrillen, Sarkolemm und Bindegewebe* als Ursache des Muskelkaters angesehen. Die früher vertretene Ansicht, dass toxische Stoffwechselprodukte, insbesondere Milchsäure, die Muskelschmerzen verursachen, wird nicht mehr vertreten. Diese Produkte werden zu schnell abgebaut oder weggeführt, als dass sie so spät noch wirken könnten.

Die Bedeutung einer *Laktatakkumulation* als Ursache von Myalgien ist aus oben genanntem Grund umstritten; darüber hinaus haben viele Patienten mit mitochondrialen Myopathie exzessiv hohe Laktatspiegel, ohne dass sie dabei über Myalgien klagen. Anderseits klagen Patienten mit Myophosphorylasemangel (McArdle-Erkrankung) über Myalgien, obgleich sie nur eine eingeschränkte Laktatproduktion unter Belastung aufweisen.

Es ist anzunehmen, dass auf Mikrotraumatisierungen mit Sarkolemmdefekten kalziumreiche Extrazellularflüssigkeit nach intrazellulär gelangt und durch den intrazellulären Kalziumanstieg segmentale Hyperkontraktionen der Myofibrillen sowie andere Prozesse in Gang gesetzt werden. Zudem gelangen intrazelluläre Komponenten wie Kalium in den Extrazellularraum. Ferner werden lokale Immunmechanismen, Makrophagen und Mastzellen aktiviert. Histamin, Kinine, Prostaglandine und Kalium reichern sich im Interstitium an und verursachen Schmerz durch Reizung der Nozizeptoren [1].

3.7 Myotonie, Tetanie, Tetanus

▶ **Myotonie.** Der klinische und elektrophysiologische Nachweis einer Myotonie ist zunächst lediglich ein Symptom, das bei vielen, pathogenetisch unterschiedlichen Erkrankungen auftreten kann.

Klinisch ist die myotone Reaktion durch die Unfähigkeit des Skelettmuskels charakterisiert, sich unmittelbar und rasch nach einer willkürlichen Kontraktion zu relaxieren. Meistens dauert diese Störung für wenige Sekunden bis zu einer Minute an. Viele Kranke sind dadurch bei den täglichen Verrichtungen nicht wesentlich gestört, andere zeigen eine steife, plumpe, verlangsamte Motorik und bedürfen wegen der Behinderung der Feinmotorik einer Therapie. Unter rascher Wiederholung einer Bewegung lässt die Myotonie in der Regel nach („Warm-up-Phänomen"), in der Kälte nimmt sie zu.

Klinisch lässt sich die myotone Reaktion durch Beklopfen des Muskels mit dem Reflexhammer auslösen (Perkussionsmyotonie). So kommt es beispielsweise nach einem Schlag auf den Thenar zu einer kurzen Adduktion und Opposition des Daumens oder nach Beklopfen der Zunge, die dazu über einen Spatel gelegt wird, zu einem kurz anhaltenden Muskelwulst. Heftiges Niesen kann eine kurzzeitige Ptose induzieren, und beim Säugling kann Waschen mit kaltem Wasser eine myotone Reaktion der Gesichtsmuskulatur und der Lider auslösen (▶ Tab. 3.4).

Tab. 3.4 Ursachen und elektromyografische Befunde bei Myotonie, Tetanus und Tetanie.

Krankheitsbild	Ursachen	EMG-Befund
Myotonie	verschiedene	charakteristische hochfrequente Potenzialsalven unterschiedlicher Amplitude
Tetanie	Hypokalzämie, Alkalose und andere Elektrolytstörungen, Hyperventilationstetanie	vermehrt triphasische Potenziale
Tetanus	Tetanustoxin	unwillkürliche tonische Daueraktivitäten der motorischen Einheiten

▸ **Tetanie.** Bei der Tetanie besteht eine neuromuskuläre Übererregbarkeit, die sich paroxysmal besonders an den Extremitätenenden und perioral durch passagere Kontrakturen bemerkbar macht: Karpopedalspasmen und Spitzmund. Sie sind oft von leichten Parästhesien und in schweren Fällen auch von Muskelschmerzen, Stridor und Luftnot sowie Opisthotonus begleitet. Im Intervall lässt sich die neuromuskuläre Übererregbarkeit durch mechanische Reize (Chvostek-Zeichen), durch Ischämie (Trousseau-Zeichen) und durch indirekte galvanische Reizung (Erb-Zeichen) nachweisen. Ursächlich kommen eine Hypokalzämie (freies Kalzium), Alkalose und andere Elektrolytstörungen in Betracht; oft handelt es sich um eine Hyperventilationstetanie bei ängstlichen Patienten (▸ Tab. 3.4).

▸ **Tetanus.** Der Tetanus ist durch eine neuromuskuläre Übererregbarkeit und permanente Muskelkontraktionen mit fazialem Schwerpunkt charakterisiert: Trismus, Risus sardonicus, Retroflexion des Halses. Gelegentlich bleiben die tetanischen Kontraktionen auf wenige Muskelgruppen beschränkt. Die Lokalisation der initialen tetanischen Symptome kann vom Infektionsort abhängen. Mitunter entwickelt sich eine proximale Myopathie.

3.8 Kontrakturen, Muskelkrämpfe (Krampi)

3.8.1 Kontrakturen

▸ **Definition, Abgrenzung.** Im Gegensatz zu myotonen Reaktionen sind muskuläre Kontrakturen nicht von einer Depolarisation der Muskelfasermembranen begleitet. Der kontrahierte und dadurch in seiner Bewegungsfähigkeit mehr oder weniger eingeschränkte Muskel zeigt also bei elektromyografischen Ableitungen keine Aktivität. Zu differenzieren ist die muskuläre Kontraktur von arthrogenen und periartikulären Prozessen sowie von zentralnervösen spastischen Erscheinungen, die sekundäre Kontrakturen verursachen können.

▸ **Ursachen, Vorkommen.** Die muskuläre Kontraktur kommt gewöhnlich durch mesenchymale Proliferationen im degenerativ geschädigten Parenchym zustande. Zum Beispiel sind zahlreiche progressive Muskeldystrophien schon im frühen und mittleren Krankheitsstadium mit Kontrakturen behaftet; einzelne Patienten zeigen derartige Kontrakturen so intensiv, dass Hallen (1966) von einer Dystrophia musculorum retrahens sprach. Kontrakturen werden aber auch bei spinalen Muskelatrophien, anderen Myopathien, Arthrogryposis congenita und Polymyositiden beobachtet. Von Polymyositiden differenziert man nach morphologischen und radiologischen Kriterien die Myositis fibrosa ossificans; ferner gibt es bei akuten Myositiden starke Kontrakturen mit erhöhtem Einstichwiderstand bei der Nadelmyografie, die nicht durch eine Fibrose, sondern wahrscheinlich durch eine intrazelluläre biochemische Alteration des Relaxationsvorgangs verursacht sind.

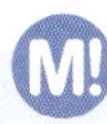

Merke

Bei der klinischen Prüfung von Kontrakturen im Bereich der Schultergelenke müssen die Schulterblätter fixiert werden. Auch im Bereich des Beckengürtels können Kontrakturen übersehen werden, wenn die lumbale Lordose nicht zuvor durch maximale Beugung des kontralateralen Hüftgelenks gestreckt wird.

3.8.2 Krampi

Einleitung

▸ **Definition, Abgrenzung.** Muskelkrampi sind unwillkürliche, meistens schmerzhafte Kontraktionen einzelner Muskeln, die entweder spontan oder nach einer Willkürinnervation entstehen. Von den Krampi zu unterscheiden sind die gelegentlich als „krampfartig“ geschilderten Myalgien ohne sichtbare Muskelkontraktion, die spontan oder belastungsabhängig im Rahmen zahlreicher Krankheiten auftreten (s. oben). Hervorzuheben ist, dass arterielle (Claudicatio intermittens) oder venöse Durchblutungsstörungen („Krampfadern“) als entscheidende Ursache von Muskelkrämpfen kaum in Betracht kommen [2].

▸ **Einteilung.** Die einzelnen Formen der Krampi werden nach ihrem Entstehungsort eingeteilt (▸ Tab. 3.5); allerdings ist die Pathophysiologie in einer Reihe von Punkten ungeklärt, und es werden vereinzelt komplexe Mischsyndrome zwischen den unterschiedlichen Formen beobachtet.

Pathogenese, Klinik

▸ **Idiopathischer Muskelkrampf.** Der idiopathische oder „banale“ Muskelkrampf ist Ausdruck einer neurogenen Übererregbarkeit; elektromyografisch werden frequente Entladungsserien motorischer Einheiten während des Krampus nachgewiesen. Ob sich die Störung auf das periphere Neuron beschränkt, ist zweifelhaft; die Modifizierbarkeit des Krampfes durch Reflexmechanismen spricht für zusätzliche spinale Faktoren: So lässt sich der Krampus durch willkürliche Innervation des homologen Muskels der Gegenseite auslösen oder verstärken. Ferner ist er durch aktive Anspannung des Antagonisten unterdrückbar, z. B. Fußhebung beim Wadenkrampf (reziproke Hemmung), und kann durch kräftige Dehnung des verkrampften Muskels selbst unterbrochen werden (autogene Hemmung durch Golgi-Sehnenrezeptoren). Eine willkürliche Provokation durch isometrische Anspannung gelingt fast nie, eine zusätzliche Verkürzung des Muskels scheint unabdingbar zu sein.

Fördernd für die Entstehung einer solchen Verkrampfung wirken körperliche Anstrengungen, Schlafentzug, Alkohol-, Kaffeegenuss und Störungen des Wasser-Elektrolyt-Gleichgewichts (starkes Schwitzen, Diuretika, Laxanzien, Dialyse). Neben der Wade, die am häufigsten betroffen ist, können Krampi unter anderem auch in den Streckern und Beugern einzelner Zehen und Finger, der Unterschenkel und im M. biceps brachii sowie beim Gähnen im M. mylohyoideus auftreten.

▶ **Neurogene Ursachen.** Phänomenologisch nicht von den idiopathischen Krampi zu unterscheiden und pathogenetisch möglicherweise vergleichbar sind Krämpfe, die bei einer Reihe manifester Erkrankungen des peripheren Neurons auftreten – bei Polyneuropathien verschiedener Genese und bei Wurzelschäden im Rahmen lumbosakraler Bandscheibenprozesse. Auch bei der spinalen Muskelatrophie und der amyotrophen Lateralsklerose (ALS) treten Muskelkrämpfe relativ häufig auf, sie sind beispielsweise bei der ALS in ca. 10% der Fälle Erst- oder Frühsymptom.

▶ **Zentralnervöse Ursachen.** Auch bei zentralmotorischen Störungen kommen krampfähnliche Phänomene vor: *Tetanus, Strychninvergiftung, Stiff-Man-Syndrom.* Dabei besteht jeweils eine erhebliche Ruhesteife der Muskulatur, die durch eine Aktivität motorischer Einheiten aufrechterhalten wird. Plötzlich einschießende, meist sehr schmerzhafte Spasmen, oft ausgelöst durch Sinnesreize, akzentuieren die Symptomatik. Allen drei Erkrankungen liegt wahrscheinlich eine starke Verminderung hemmender Einflüsse auf spinaler Ebene zugrunde. Tonische, oft sehr schmerzhafte, selten länger als 1 Minute dauernde spinale Hirnstamm-„Anfälle" wurden bei Myelopathien und Hirnstammaffektionen unterschiedlicher Art, vor allem bei der *multiplen Sklerose*, beobachtet.

Länger anhaltende spontane oder durch Willkürinnervation ausgelöste Spasmen verschiedener Skelettmuskeln wurden in Verbindung mit *Alopezie* und *gastrointestinalen Symptomen* von Satoyoshi (1978) als besonderes Syndrom herausgestellt [36].

Bei bestimmten *Erkrankungen des extrapyramidal-motorischen Systems* (Parkinson-Syndrom, Torsionsdystonie, Morbus Wilson) treten gelegentlich meist einseitige schmerzhafte Muskelkrämpfe unterschiedlicher Dauer auf. Die Symptomatik der Grunderkrankung ist hier meist so evident, dass eine Zuordnung der Krampi leicht gelingt.

Tonische, nur beim Schreiben auftretende Verkrampfungen der Hand bei im Übrigen völlig ungestörter Motorik kennzeichnen den *Schreibkrampf*, der nicht neuromuskulären, sondern zentralen Ursprungs ist und zu den Dystonien gezählt wird.

▶ **Gestörter Energiestoffwechsel.** Störungen des muskulären Energiestoffwechsels, bei denen Muskelkrämpfe auftreten können, sind elektromyografisch stumm, d. h., sie werden nicht durch eine Erregung der Muskelfasermembran unterhalten, vielmehr liegt ihnen eine Blockierung der Muskelrelaxation im Sinne einer Kontraktur zugrunde (▶ Tab. 3.5). Mögliche gemeinsame pathogenetische Endstrecke ist eine Störung des energieabhängigen Rücktransports von Kalziumionen in das sarkoplasmatische Retikulum. Diese Krampi treten typischerweise nicht spontan auf, sondern folgen willkürlichen Muskelkontraktionen bzw. längerer Muskelarbeit. Sie sind meist, jedoch nicht immer, sehr schmerzhaft und mit einer Muskelschwäche verbunden. In einem Teil der Fälle folgen eine Myoglobinurie und ein deutlicher Anstieg der Serumcreatinkinase.

Tab. 3.5 Differenzialdiagnose von Krampi.

Ursache	Erkrankung
Myopathien	
• metabolische Myopathien	• Phosphorylasemangel (McArdle-Erkrankung) • Phosphofruktokinasemangel • Amylo-1,6-Glukosidase-Mangel • Adenylatdeaminasemangel
• Myotonien	
• andere Myopathien	• Dystrophinopathie Typ Becker • Central Core Disease • hypothyreote Myopathie • alkoholische Myopathie • maligne Hyperthermie • Ionenkanalerkrankungen
neurogene Ursachen	• Neuromyotonie (Isaacs-Syndrom) • Polyneuropathie • amyotrophe Lateralsklerose • spinale Muskelatrophie • Wurzelaffektionen • „idiopathischer" Muskelkrampf
zentralnervöse Ursachen	• Stiff-Man-Syndrom • Tetanus, Strychninvergiftung • tonische spinale und Hirnstamm-„Anfälle" • Satoyoshi-Syndrom • Schreibkrampf und andere Dystonien
metabolische Ursachen	• Urämie • Hypothyreose • Diarrhö, Erbrechen • Hämodialyse • Schwitzen
medikamentöse Ursachen	• Scopolamin • Metolazon • Terbutalin, Salbutamol • Succinylcholin • Neuroleptika • Methysergid • Chinidin • Isoniazid • orale Kontrazeptiva • Morphinpräparate • Betablocker • Steroide

Mithilfe der Bestimmung von Laktat und Ammoniak im Ischämietest sowie histochemischer und biochemischer Untersuchung des bioptisch entnommenen Muskelgewebes sind die in Betracht kommenden Erkrankungen zu diagnostizieren.

Therapie

Merke

Bei Muskelkrämpfen ist zunächst nach einem eventuell vorhandenen Grundleiden zu suchen, und ggf. ist dieses zu behandeln.

▸ **Symptomatische Therapie.** Eine kausale Therapie des idiopathischen Wadenkrampfes und analoger Krampi anderer Lokalisation gibt es noch nicht. Wenn die Schmerzhaftigkeit und die Frequenz der Krampi das Allgemeinbefinden und oder den Nachtschlaf stören, verlangt der Betroffene eine Therapie. Es können zunächst Wechselbäder, Bein-Fuß-Gymnastik, Warmhalten der betroffenen Extremitäten und ggf. Einstellung oder Minderung eines starken Nikotin-, Alkohol- und Kaffeegenusses versucht werden. Der Patient ist darüber zu informieren, dass der Krampf durch eine aktive Kontraktion der Antagonisten der betroffenen und kontralateralen Extremität verhütet bzw. gelöst werden kann (z. B. rasche Dorsalextension des Fußes bei Wadenkrampf).

▸ **Medikamentöse Therapie.** Allgemeine medikamentöse Optionen sind Phenytoin, Carbamazepin, Chinin, Imipramin, Dantrolen oder Procainamid. Erfolge sind auch mit der Kombination von Chinin und Aminophyllin zu erzielen [21].

In Abhängigkeit von der zugrunde liegenden Erkrankung gibt es teilweise auch spezifische Therapiemöglichkeiten, die in den einzelnen Kapiteln dargestellt sind.

3.9 Faszikulationen

▸ **Definition, Abgrenzung.** Als Faszikulationen bezeichnet man kurze, spontane Kontraktionen der Muskelfasern einer motorischen Einheit. Sie treten meist wiederholt und arrhythmisch auf und sind an vielen Stellen des Körpers mit bloßem Auge als kurze Bewegung der darüber liegenden Haut sichtbar. Klopfen und Kneifen können Faszikulationen provozieren. Subjektiv können Faszikulationen als blitzartige Bewegungen des Muskels empfunden werden, können aber auch im Frühstadium vom Patienten unbemerkt auftreten.

Fibrillieren lässt sich nur elektromyografisch feststellen, möglicherweise am Zungenmuskel auch mit dem bloßen Auge sehen. *Myokymien* sind unwillkürliche, anhaltend „bebende" Kontraktionen von Muskelanteilen ohne Bewegungseffekt der benachbarten Gelenke.

▸ **Ursachen, Vorkommen.** Faszikulationen kommen besonders bei *degenerativen Prozessen* der motorischen Vorderhornzellen oder auch bei Erkrankungen peripherer Anteile der Motoneurone vor. Sie können durch Injektion von Cholinesterasehemmern (z. B. 10 mg Tensilon langsam i. v.) provoziert werden. Patel und Swami (1969) provozierten Faszikulationen durch intramuskuläre Injektion von 1 mg Neostigmin mit 0,8 mg Atropin bei 77 % neurogener Prozesse, bei 7 % gesunder Kontrollen, jedoch niemals bei Myopathien [32].

Benignes Faszikulieren, besonders der Waden- und kleinen Handmuskeln, kommt häufig bei Gesunden vor. Es ist klinisch und myografisch nicht sicher von pathologischen Faszikulationen abzugrenzen. Tritt Faszikulieren nur nach motorischer Belastung auf und fehlen andere Zeichen einer nervalen Störung, ist der benigne Typ anzunehmen und der weitere Verlauf zu kontrollieren.

3.10 Muskeltonus

Die muskuläre Hypotonie ist oft ein sehr früh einsetzendes und wichtiges Zeichen neuromuskulärer Erkrankungen des Säuglings- und Kindesalters („floppy infant"). Zahlreiche Krankheitsprozesse sind bei einer Hypotonie dieses Lebensalters differenzialdiagnostisch zu erwägen.

Die Pathogenese der muskulären Hypotonie ist sehr heterogen. So sind primäre Muskelerkrankungen, spinale Muskelatrophien, andere peripher-neurogene Prozesse, verschiedene Anlageanomalien und Stoffwechselstörungen zu erwägen.

3.11 Myoglobinurie

▸ **Ursachen, Pathogenese.** Die Myoglobinurie als klinisches Symptom resultiert aus der akuten Zerstörung von Muskelgewebe (Rhabdomyolyse). Die Schädigung der Skelettmuskulatur, die zur Myoglobinurie führt, kann verschiedenste Ursachen haben. Als ursächlich sind neben genetisch determinierten Myopathien auch erworbene Faktoren zu erwähnen (▸ Tab. 3.6).

Bei der Verwendung des Begriffs Myoblobinurie ist zu bedenken, dass sich diese nicht selektiv auf Myoglobin bezieht. Vielmehr gelangen bei einer Rhabdomyolyse auch andere intrazelluläre Stoffe in das Blut, z. B. Creatinkinase, Aldolase, Kreatin, Kalium, Phosphat, Aminosäuren und Harnsäure. Gleichzeitig treten Wasser, Natrium- und Kalziumionen in die Muskelzelle ein [35].

▸ **Charakteristika.** Kardinalsymptome der Rhabdomyolyse sind eine akute generalisierte oder fokale Muskelschwäche, Myalgien, eine sehr starke Erhöhung von Creatinkinase und Myoglobin im Serum sowie eine Myoglobinurie. Obgleich bei den Muskeldystrophien auch deutlich erhöhte CK-Werte im Serum nachweisbar sind, handelt es sich hierbei nicht um akute Formen der Rhabdomyolyse. Es kommen auch blande Verlaufsformen von Rhabdomyolysen ohne Parese vor.

Tab. 3.6 Ursachen der Myoglobinurie.

Ursache	Beschreibung
Myopathien	• Muskelglykogenosen • Carnitin-Palmityl-Transferase-Mangel • Defekte der mitochondrialen Atmungskette • Myoadenylatdeaminase-Mangel • Polymyositis, Dermatomyositis • Central Core Krankheit • maligne Hyperthermie • nekrotisierende Myopathie, statininduziert oder paraneoplastisch • Dystrophinopathien
Überlastung und Trauma	• Marsch- und Sportmyoglobinurie • „Verschüttung", Crush • Muskelischämie • Verbrennung • Unterkühlung • Delirium tremens • Status epilepticus • Tetanus
Toxine und Medikamente	• Alkohol, Kokain, Heroin, Amphetamin, Methadon, LSD • Clofibrat, Bezafibrat, Statine • Amphotericin B • Diuretika • Lithium • Azathioprin • Succinylcholin, Halothan • Neuroleptika • Schlafmittel (z. B. Valium) • Schlangengift, Insektengift
Infektionen	• Viruserkrankungen (HIV, Influenza) • Typhus • Legionärskrankheit • Sepsis

Merke

Die Muskulatur kann in der akuten Phase prall geschwollen erscheinen und durch einen erhöhten Gewebedruck mit Kompression von Nerven und Gefäßen sekundäre Schäden an diesen Strukturen auslösen, die ggf. durch eine Fasziotomie verhindert werden müssen.

▸ **Diagnostik.** Den Verdacht auf eine Myoglobinurie ergibt die Rot-Braun-Schwarz-Färbung des Urins. Die Untersuchung und *Urininspektion* müssen in der akuten Phase erfolgen, da Myoglobin in wenigen Stunden ausgeschieden wird. Grundsätzlich ist anzumerken, dass die makroskopische typische Urinverfärbung erst bei > 0,3 mg/l sichtbar wird und die biochemischen Untersuchungsverfahren in Abhängigkeit von der Methode unterschiedliche Sensitivitäten aufweisen.

Elektromyografisch finden sich myopathische Veränderungen und im Stadium der Regeneration zahlreiche Fibrillationspotenziale. Bioptisch-histologisch sind von Fall zu Fall stark variierende disseminierte Muskelfasernekrosen und – wenn nicht in der frühesten Phase biopsiert wurde – intensive Regenerationszeichen vorhanden. In einigen Fällen bestehen zusätzlich leichte polynukleäre und Rundzellinfiltrate oder hyperreaktive Fasern.

▸ **Therapie.** Die akute Myoglobinurie sollte aufgrund drohender Gefahren (Hyperkalämie, metabolische Azidose, Hypokalzämie, Hyponatriämie, disseminierte intravasale Gerinnung, akutes Nierenversagen) auf der Intensivstation beobachtet bzw. behandelt werden. Angestrebt werden die Steigerung der Diurese, die Volumensubstitution sowie die Einstellung des Urin-pH auf Werte zwischen 7 und 8. Bei oligurischem Nierenversagen erfolgt die Dialyse.

3.12 Kardiale Beteiligung bei Myopathien

Die Beteiligung der kardialen Muskulatur wird bei verschiedenen Myopathien beobachtet, wobei das klinische Bild und die Schwere der Kardiomyopathie erheblich variieren können. Bei einigen Myopathien ist die kardiale Beteiligung typisch, bei anderen sehr unwahrscheinlich. Dabei kann sich eine kardiale Beteiligung als Kardiomyopathie, eine Störung der Erregungsbildung oder -leitung oder eine Kombination aus beiden manifestieren. In einigen Fällen stehen die kardialen Veränderungen sogar im Vordergrund. Besonders hervorzuheben sind Konduktorinnen der Dystrophinopathien, bei denen fast ausschließlich kardiale Symptome auftreten können, ohne dass klinisch eine Myopathie besteht.

Die Lebensqualität und die Lebenserwartung der Patienten können dadurch gravierend beeinflusst werden. Dies macht es notwendig, frühzeitig unter Zuhilfenahme von EKG, Langzeit-EKG, transthorakaler Echokardiografie und MRT des Herzens nach einer Herzbeteiligung zu suchen. Bei Patienten mit einer schweren Herzbeteiligung und noch gut erhaltener respiratorischer Funktion kann sogar eine Herztransplantation sinnvoll sein. In ▸ Tab. 3.7 sind Myopathien mit hoher Inzidenz und kardialer Beteiligung sowie Myopathien mit häufiger kardialer Beteiligung aufgeführt.

Tab. 3.7 Myopathien mit kardialer Beteiligung.

Myopathie	kardiale Beteiligung
Muskeldystrophien	
Dystrophinopathien	
• Typ Duchenne	DCM, EB
• Typ Becker	DCM, EKG
• Konduktorinnen	DCM, EB
Kernhüllenmyopathien	
• Typ Emery-Dreifuss	DCM, EL, EB
• Typ Hauptmann-Tannhäuser	DCM, EL
Muskeldystrophien vom Gliedergürteltyp	
• Gliedergürteltyp 1B	DCM, EL
• Gliedergürteltyp 1D	DCM, EL
• Gliedergürteltyp 2B	DCM
• Gliedergürteltyp 2C	DCM, HCM, EKG
• Gliedergürteltyp 2D	DCM, HCM, EKG
• Gliedergürteltyp 2E	DCM, HCM, EKG
• Gliedergürteltyp 2F	DCM, HCM, EKG
• Gliedergürteltyp 2I	DCM, EB
distale Myopathien (DM)	
• Typ Marksberry-Griggs (ZASP)	DCM ,EL
• distale Myopathie mit Desminmutation	DCM, EL
kongenitale Muskeldystrophien	
• Laminin-α2-(Merosin-)Mangel	DCM
• Typ Fukuyama	DCM
andere Muskeldystrophien	
• fazioskapulohumerale Muskeldystrophie (FSHD)	EL, EB
• Bethlem-Myopathie	HCM, EKG
myotone Myopathien	
• myotone Dystrophie Curschmann-Steinert (DM1)	HCM, EL, EB
• proximale myotone Myopathie (DM2)	EL, EB
metabolische Myopathien	
• Glykogenose II), juvenil (Pompe-Erkrankung)	HCM, EL
• Glykogenose III) (Cori-Forbes-Erkrankung)	DCM, EKG
• Glykogenose IV) (Anderson-Erkrankung)	HCM, EB, EKG
• Glykogenose V) (McArdle-Erkrankung)	EB
• Glykogenose VII) (Tarui-Erkrankung)	HCM
• Carnitinmangel	DCM
Myopathien mit Strukturbesonderheiten	
• Central-Core-Myopathie	DCM, HCM
• Nemalinmyopathie	DCM, HCM
• myotubuläre Myopathie	
• Filaminmyopathie	HCM, EL
mitochondriale Myopathien	
• chronisch progrediente externe Ophthalmoplegie (CPEO)	EL
• Myoklonusepilepsie mit Ragged-red-Fasern (MERRF)	DCM, HCM
• MELAS-Syndrom	DCM, HCM, EB
• lebersche hereditäre Optikusneuropathie (LHON)	EB
entzündliche Muskelerkrankungen	
• Polymyositis	DCM, EL
• Dermatomyositis	DCM, EL

DCM: dilatative Kardiomyopathie, EB: Erregungsbildungsstörungen (Blockbilder), EKG: andere EKG-Veränderungen, EL: Erregungsleitungsstörungen, (Herzrhythmusstörungen), HCM: hypertrophe Kardiomyopathie, RCM: restriktive Kardiomyopathie

3

Literatur

[1] **Armstrong** RB. Mechanisms of exercise-induced delayed onset muscular soreness: a brief review. Med Sci Sports Exerc 1984; 16: 529–538

[2] **Bollinger** A.Modern aspects of the physiopathology of arteriosclerosis obliterans. Z Gesamte Inn Med 1979; 34 (8): 87–90

[3] **Boriani** G, Gallina M, Merlini L et al. Clinical relevance of atrial fibrillation/flutter, stroke, pacemaker implant, and heart failure in Emery-Dreifuss muscular dystrophy: a long-term longitudinal study. Stroke 2003; 34 (4): 901–8

[4] **Dalakas** MC. Polymyositis, dermatomyositis and inclusion-body myositis. N Engl J Med 1991; 325: 1487–1498

[5] **de Visser** M, de Voogt WG, la Rivière GV. The heart in Becker muscular dystrophy, facioscapulohumeral dystrophy, and Bethlem myopathy. Muscle Nerve 1992; 15: 591–596

[6] **Emery** AEH. Abnormalities of the electrocardiogram in hereditary myopathies. J Med Genet 1972; 9: 8–12

[7] **Emery** AE. Emery-Dreifuss muscular dystrophy – a 40 year retrospective. Neuromuscul Disord 2000; 10: 228–232

[8] **Fatkin** D, MacRae C, Sasaki T et al. Missense mutations in the rod domain of the lamin A/C gene as causes of dilated cardiomyopathy and conduction-system disease. N Engl J Med 1999; 341: 1715–1724

[9] **Finsterer** J, Stöllberger C. Primary myopathies and the heart. Scand Cardiovasc J 2008; 42: 9–24

[10] **Gaul** C, Deschauer M, Tempelman C et al. Cardiac involvement in limb-girdle muscular dystrophy 2I (LGMD2I) – conventional cardiac diagnostic and cardiovascular magnetic resonance (CMR). J Neurol 2006; 253(10): 1317–1322

[11] **Gottdiener** JS, Sherber HS, Hawley RJ et al. Cardiac manifestation in polymyositis. Am J Cardiol 1978; 41: 1141 – 1149

[12] **Griggs** R, Vihola A, Hackman P et al. Zaspopathy in a large classic late-onset distal myopathy family. Brain 2007; 130: 1477–8414

[13] **Hanisch** F, Bau V, Zierz S. [Congenital fibrosis of extraocular muscles (CFEOM) and other phenotypes of congenital cranial dysinnervation syndromes (CCDD)]. Nervenarzt 2005; 76 (4): 395–402

[14] **Haupt** HM, Hutchins GM. The heart and cardiac conduction system in polymyositis/dermatomyositis. Am J Cardiol 1982; 50: 998 – 1006

[15] **Hoogerwaard** EM, de Voogt WG, Wilde AAM et al. Evolution of cardiac abnormalities in Becker muscular dystrophy over a 13-year period. J Neurol 1997; 244: 657–663

[16] **Hoogerwaard** EM, van der Wouw PA, Wilde AA et al. Cardiac involvement in carriers of Duchenne and Becker muscular dystrophy. Neuromuscul Disord 1999; 9: 347–351

[17] **Ishikawa** Y, Bach JR, Ishikawa Y et al. A management trial for Duchenne cardiomyopathy. Am J Phy Med Rehabil 1995; 74: 345–350

[18] **Jones** KJ, Morgan G, Johnston H et al. The expanding phenotype of laminin alpha2 chain (merosin) abnormalities: case series and review. J Med Genet 2001; 38: 649–657

[19] **Kamaruka** M, Kawai M, Arahata K et al. A manifesting carrier of Duchenne muscular dystrophy with severe myocardial symptoms. J Neurol 1990; 237: 483–485

[20] **Kastrup** A, Gdynia HJ, Nägele T et al. Dropped-head syndrome due to steroid responsive focal myositis: a case report and review of the literature. J Neurol Sci 2008; 267 (1–2): 162–165

[21] **Katzberg** HD, Khan AH, So YT. Assessment: symptomatic treatment for muscle cramps (an evidence-based review): report of the therapeutics and technology assessment subcommittee of the American academy of neurology. Neurology 2010; 74 (8): 691–696

[22] **Kearns** TP, Sayre GP. Retinitis pigmentosa, external ophthalmophegia, and complete heart block: unusual syndrome with histologic study in one of two cases. AMA Arch Ophthalmol 1958; 60: 280–289

[23] **Kley** RA, Hellenbroich Y, van der Ven PF et al. Clinical and morphological phenotype of the filamin myopathy: a study of 31 German patients. Brain 2007; 130: 3250–3264

[24] **Majamaa-Voltti** K, Peuhkurinen K, Kortelainen ML et al. Cardiac abnormalities in patients with mitochondrial DNA mutation 3243A>G. BMC Cardiovasc Disord 2002; 2: 12

[25] **Markesbery** WR, Griggs RC, Leach RP et al. Late onset hereditary distal myopathy. Neurology 1974; 24: 127–134

[26] **Medical Research Council.** Aids to the examination of the peripheral nervous system. On behalf of the Guarantors of Brain. London: Ballire Tindall; 1986

[27] **Messina** DN, Speer MC, Pericak-Vance MA et al. Linkage of familial dilated cardiomyopathy with conduction defect and muscular dystrophy to chromosome 6q23. Am J Hum Genet 1997; 61: 909–917

[28] **Merlini** L, Granata C, Dominici P et al. Emery-Dreifuss muscular dystrophy. Muscle Nerve 1986; 9: 481–485

[29] **Mueller** T, Krasnianski M, Witthaut R et al. Dilated cardiomyopathy may be an early sign of the C826A fukutin-related protein mutation. Neuromuscul Disord 2005; 15: 372–376

[30] **Nagamachi** S, Inoue K, Jinnouchi S et al. Cardiac involvement of progressive muscular dystrophy (Becker type, Limb-girdle type and Fukuyama type) evaluated by radionuclide method. Ann Nucl Med 1994; 8: 71–74

[31] **Nitsch** J, Zierz S, Janssen KP et al. Schrittmacherindikation bei Opthalmolegia plus und Kearns-Sayre-Syndrom. Z Kardiol 1990; 79: 60–65

[32] **Patel** AN, Swami RK. Muscle percussion and neostigmine test in the clinical evaluation of neuromuscular disorders. N Engl J Med 1969; 281: 523–526

[33] **Politano** L, Nigro V, Passamano L et al. Evaluation of cardiac and respiratory involvement in sarcoglycanopathies. Neuromuscul Disord 2001; 11: 178–185

[34] **Poppe** M, Cree L, Bourke J et al. The phenotype of limb-girdle muscular dystrophy type 2I. Neurology 2003; 60: 1246–1251

[35] **Rowland** LP. Myoglobinuria. Can J Neurol Sci 1984; 11: 1–13

[36] **Satoyoshi** E. A syndrome of progressive muscle spasm, alopecia, and diarrhea. Neurology 1978; 28 (5): 458–471

[37] **Selcen** D, Engel AG. Mutations in myotilin cause myofibrillar myopathy. Neurology 2004; 62: 1363–1371

[38] **Trevisan** CP, Pastorello E, Armani M et al. Fascioscapulohumeral muscular dystrophy and occurence of heart arrhythmia. Eur Neurol 2006; 56: 1–5

[39] **van der Kooi** AJ, Ledderhof TM, de Voogt WG et al. A newly recognized autosomal dominant limb girdle muscular dystrophy with cardiac involvement. Ann Neurol 1996; 39: 636–642

[40] **van der Kooi** AJ, de Voogt WG, Barth PG et al. The heart in limb girdle muscular dystrophy. Heart 1998; 79: 73–77

[41] **Vignos** jr. PJ, Archibald KC. Maintenance of ambulation in childhood muscular dystrophy. J Chronic Dis 1960; 12: 273–290

[42] **Zatz** M, de Paula F, Starling A et al. The 10 autosomal recessive limb-girdle muscular dystrophies. Neuromuscul Disord 2003; 13: 532–544

4 Spezielle Diagnostik

Torsten Kraya, Berit Jordan, Malte Kornhuber, Stephan Zierz

4.1 Einleitung

Neben der klinischen Untersuchung gibt es verschiedene spezielle diagnostische Methoden, die in der Diagnosestellung zu einer näheren Eingrenzung des Krankheitsbildes sowie zur Indikationsstellung für weitere gezielte Maßnahmen wie der Muskelbiopsie und der Molekulargenetik beitragen können.

4.2 Klinisch-chemische Untersuchungen

4.2.1 Creatinkinase (CK)

▶ **Isoenzyme.** Die drei CK-Isoenzyme haben eine relative Organspezifität: *CK-MM* kommt vor allem im Skelettmuskel vor, *CK-MB* vor allem im Herzmuskel und *CK-BB* vor allem im Gehirn. Das Enzym katalysiert den reversiblen Transfer der terminalen Phosphatgruppe von ATP auf Kreatin, das dabei gebildete Phosphokreatin ist Teil des Energiepools des Muskels. Die CK im Serum kann aus verschiedenen Gründen auch beim Nichtvorhandensein einer neuromuskulären Erkrankung erhöht sein:

- Eine erhöhte CK-MM findet sich z. B. nach Traumatisierungen, Verbrennungen, Muskelhämatomen, intramuskulären Injektionen, operativen Eingriffen, septischem Schock, akuten Psychosen, nach starken körperlichen Belastungen, auch epileptischen Anfällen (gewöhnlich mit einer Latenz von 24–72 Stunden) und vermutlich auch in Form einer idiopathischen Vermehrung im Blut.
- Erhöhungen der CK-BB zeigen sich nach Schlaganfällen, Kopfverletzungen, Subarachnoidalblutung, bakteriellen Meningoenzephalitiden und bei Tumoren des Nervensystems.
- Die CK-MB ist nach Myokardinfarkt und nach Kardioversion erhöht. Nach langer Bettruhe, Kortikosteroidbehandlung und bei Hyperthyreoidismus können die CK-Werte im Serum tiefer als normal sein.

Andere Ursachen sind endokriner (Hypothyreose) oder toxischer (Lipidsenker, Barbiturate, Heroin, Kokain oder Amphetamin) Genese. Selten kann als Narkosekomplikation eine maligne Hyperthermie auftreten, die typischerweise mit einer CK-Erhöhung einhergeht.

Makro-CK sind Varianten mit einer höheren Molekülmasse, die eine erhöhte CK vortäuschen können. Die Makro-CK Typ 1 entsteht durch Bindung der CK-BB an spezifische Antikörper (IgG), es besteht keine Krankheitsassoziation. Die Makro-CK Typ 2 ist eine mitochondriale CK in oligomerer Form, die häufig mit schweren Erkrankungen (z. B. Tumoren) assoziiert ist.

▶ **Normwerte.** Frauen ≤ 145 U/l (SI-Einheit: < 2,41 µmol/lxs), Männer ≤ 170 U/l. (SI-Einheit: < 2,85 µmol/lxs).

▶ **Aussage.** Die Serumcreatinkinase-Konzentration ist bei sehr verschiedenen Membranschäden und Nekrosen oder Regenerationen von Muskelfasern erhöht. Die Bestimmung dieses Enzyms stellt zwar einen guten Indikator und somit einen Suchtest für Muskelaffektionen dar, die Erhöhung des Enzyms erlaubt aber keine diagnostische Zuordnung. Andererseits schließt eine normale Serum-CK eine neuromuskuläre Krankheit nicht aus. Großflächige Muskelnekrosen, z. B. im Rahmen einer Rhabdomyolyse, verursachen die höchsten CK-Erhöhungen.

Merke

CK-Bestimmungen sollten vor der Elektromyografie und Muskelbiopsie durchgeführt werden, da diese Maßnahmen selbst zu Enzymerhöhungen führen können.

Die Serum-CK-Bestimmung kann beispielsweise bei der Polymyositis auch zur Überprüfung der Therapieeffekte benutzt werden. Bei familiären neuromuskulären Erkrankungen können erhöhte CK-Werte bei klinisch gesund erscheinenden Familienmitgliedern auf die Krankheitsdisposition deuten und für die genetische Beratung bedeutsam sein.

▶ **Unklare CK-Erhöhung.** Gelegentlich gibt es Patienten mit einer ungeklärt erhöhten CK im Serum. Die Analyse von 23 derartigen Patienten der Bonner Klinik ergab drei Gruppen:

- Personen mit ätiologisch ungeklärten erhöhten CK-Werten bei diagnostisch unspezifischen Beschwerden und Befunden (n = 11)
- Fälle, die im weiteren Verlauf eine exakt definierte neuromuskuläre Erkrankung entwickelten (n = 3)
- Patienten mit idiopathischer Erhöhung der Serum-CK (n = 9)

Um eine idiopathische CK-Erhöhung handelt es sich, wenn keine subjektiven und objektiven klinischen Beschwerden und Befunde vorliegen. Offensichtlich gibt es familiäre Formen dieser Erkrankung. Sie kann auch das einzige Symptom einer Muskeldystrophie vom Typ Becker sein.

4.2.2 Metabolische Funktionstests

▶ **Prinzip.** In der Diagnostik metabolischer Myopathien sind klinisch-chemische Funktionstests wertvoll, die zwar alleine die Diagnose nicht sichern, aber Hinweise auf eine metabolische Störung geben können und somit die Richtung der biochemischen Untersuchungen eingrenzen, da bei den oft nur geringen Biopsiemengen häufig nicht alle möglichen Untersuchungen durchgeführt werden können. Bei diesen Tests wird Laktat, Pyruvat und Ammoniak im venösen Blut unter definierten Belastungssituationen gemessen. Dies ist zum einen eine Belastung unter ischämischen Bedingungen (Ischämietest), zum anderen eine Minimalbelastung z. B. auf einem Fahrradergometer bei geringer Wattzahl (Fahrradbelastungstest).

Beide Teste beruhen auf der Beobachtung, dass der arbeitende Muskel Laktat und Ammoniak an das Blut abgibt. Das Laktat stammt aus der Glykolyse, bei der das Endprodukt Pyruvat zum Teil in den Krebs-Zyklus eingeschleust wird, zum anderen Teil jedoch durch die zytosolische Laktatdehydrogenase (LDH) in Laktat übergeführt wird, was vermutlich über einen spezifischen Transportmechanismus in das Blut abgegeben wird. Der Ammoniak, der bei der Muskelarbeit in das Blut abgegeben wird, stammt zum Großteil aus der Adenylatdeaminasereaktion, bei der das bei der Muskelkontraktion aus ATP entstehende AMP zu Inosinmonophosphat deaminiert wird.

▸ **Laktatblutspiegel.** Bei mitochondrialen Enzephalomyopathien mit Defekten der mitochondrialen Atmungskette findet man häufig schon in Ruhebedingungen pathologisch erhöhte Laktatblutspiegel. Der Laktatblutspiegel wird jedoch deutlich von verschiedenen Faktoren (z. B. körperlicher Anstrengung, Ernährungszustand und Stresssituationen) beeinflusst, und insbesondere bei Kindern können Schwierigkeiten bei der Blutentnahme zu fälschlicherweise erhöhten Laktatblutspiegeln führen. Es wird deshalb empfohlen, vor Durchführung der Belastungstests als Suchmethode die Laktatausscheidung im 24-Stunden-Sammelurin zu bestimmen. Der Nachweis einer Laktatazidurie muss jedoch immer von Blutspiegelbestimmungen und möglichst einem standardisierten Belastungstest gefolgt sein.

Ischämietest

▸ **Methode.** Vor dem Test sollte der Proband mindestens eine Stunde völlige körperliche Ruhe einhalten. Danach wird eine venöse Blutprobe als Ausgangswert gewonnen. Anschließend wird eine Blutdruckmanschette mit einem Druck, der deutlich über dem systolischen Blutdruck liegen muss, an einem Oberarm angelegt. Der Proband muss dann mit der Hand des ischämischen Armes für eine Minute 60-mal mit maximaler Kraft einen Gummiball zusammendrücken. Danach wird die Blutdruckmanschette gelöst, und es werden Blutproben aus der V. cubitalis des ipsilateralen Arms nach 1, 3, 5 und 10 Minuten entnommen, aus denen dann Laktat, Pyruvat und Ammoniak bestimmt werden.

Tab. 4.1 Ischämietest. Ergebnisse bei 25 gesunden Probanden. Der relative Anstieg ist als Quotient des maximalen Blutspiegels nach ischämischer Belastung durch den Ausgangswert angegeben. Der absolute Anstieg für Laktat ist in mmol/l, der für Pyruvat und Ammoniak in mmol/l ausgedrückt. Es sind jeweils die Mittelwerte ± SD sowie in Klammern der Bereich der beobachteten Werte angegeben.

Parameter	relativer Anstieg	absoluter Anstieg
Laktat	4,4 ± 1,4 (1,6–7,1)	3,5 ± 1,1 (2,4–5,9)
Pyruvat	2,9 ± 0,7 (1,9–4,5)	131 ± 43 (63–197)
Ammoniak	4,1 ± 1,4 (1,8–7,0)	105 ± 39 (28–190)

Eine Blutentnahme am kontralateralen Arm oder auf dem Handrücken des ipsilateralen Armes ergibt keine verwertbaren Ergebnisse, da der Anstieg der Metaboliten unter anderem proportional zu der von der jeweiligen Vene drainierten Muskelmasse ist und durch den Verdünnungseffekt im Gesamtblutvolumen keine messbaren Blutspiegelveränderungen auftreten. Für die exakte Bestimmung von Laktat und Pyruvat ist es weiterhin erforderlich, dass die Blutproben unverzüglich in eiskalter Perchlorsäure enteiweißt werden.

▸ **Beurteilung.** Die Anstiege von Laktat, Pyruvat und Ammoniak nach ischämischer Belastung bei gesunden Probanden sind in ▸ Tab. 4.1 angegeben. Bei Gesunden zeigt sich dabei eine positive Korrelation zwischen Laktat- und Ammoniakanstieg (▸ Abb. 4.1). Obwohl es widersprüchliche Untersuchungen zur Korrelation zwischen geleisteter Arbeit und Metabolitanstieg in Blut gibt, deutet ein fehlender oder geringer Anstieg von Laktat und Ammoniak auf eine bewusste oder paresebedingte unzureichende Arbeitsleistung hin, so dass ein solches Testergebnis diagnostisch nicht zu verwerten ist.

Merke

Als pathologisch kann nur der fehlende Anstieg von Laktat oder Ammoniak bei gleichzeitig deutlichem Anstieg des jeweils anderen Metaboliten angesehen werden.

Ein fehlender Ammoniakanstieg findet sich typischerweise beim Myoadenylatdeaminase-Mangel, während ein fehlender Laktatanstieg auf einen Defekt der Glykogenolyse oder Glykolyse hinweist. Es gibt jedoch auch Fälle mit Enzymdefekten, bei denen die Restaktivität des Enzyms offenbar ausreicht, um unter den Testbedingungen noch einen normalen Laktatanstieg zu ermöglichen.

▸ **Komplikationen, Alternative.** Der Ischämietest kann selbst bei gesunden Probanden recht unangenehm und schmerzhaft sein. Erfahrungsgemäß wird er von Patienten mit McArdle-Erkrankung noch sehr viel weniger tole-

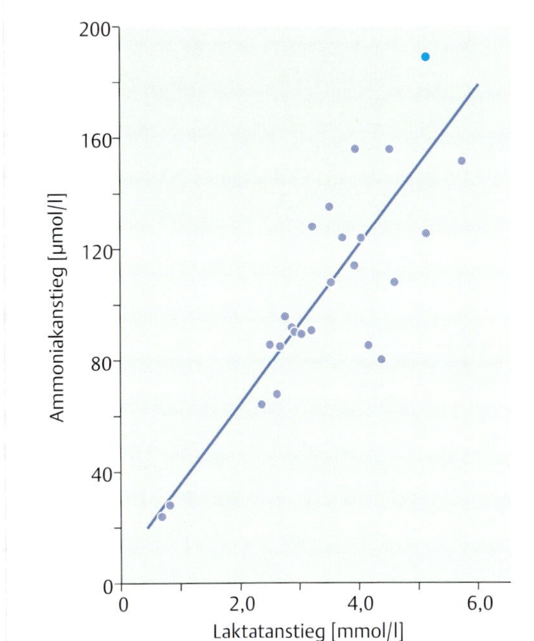

Abb. 4.1 Ischämietest. Korrelation zwischen Laktat- und Ammoniakanstieg. Es sind jeweils die maximalen Laktat- und Ammoniakanstiege nach ischämischer Arbeit bei gesunden Probanden dargestellt.

riert, wobei in einem Fall sogar über ein schweres Kompartmentsyndrom im Anschluss an den Test berichtet wurde [9]. Alternativ zu dieser Untersuchung wurde deshalb ein nicht ischämischer Test vorgeschlagen, der bei sonst gleichem Protokoll zu vergleichbaren Ergebnissen führt [7].

Fahrradbelastungstest

Die Bestimmung von Laktat und Pyruvat im venösen Blut unter leichter aerober Belastung ist ein einfacher Suchtest in der Diagnostik mitochondrialer Enzephalomyopathien, die auf Defekten der mitochondrialen Atmungskette beruhen [15].

▸ **Methode.** Vor Beginn des Belastungstests muss der Proband eine mindestens 30-minütige völlige körperliche Ruhe einhalten. Der Test wird dann auf einem Fahrradergometer bei einer geringen Belastung von 30 Watt für 15 Minuten durchgeführt. Vor Belastung, in 5-minütigen Abständen unter Belastung sowie 15 Minuten nach Ende der Belastung werden venöse Blutproben entnommen, in denen die Laktat- und Pyruvatspiegel bestimmt werden. Dabei ist es wichtig, dass diese Blutproben möglichst ungestaut gewonnen werden, da z. B. eine 3-minütige Stauungszeit zu einem 1,3fachen Anstieg des Laktatspiegels und zu einem Abfall des Laktat-Pyruvat-Quotienten auf etwa 80 % führt [15]. Wie bei dem Ischämietest müssen die Blutproben sofort in eiskalter Perchlorsäure aufgenommen und dann innerhalb weniger Stunden gemessen werden, da sich andernfalls, auch wenn die Proben zwischenzeitlich eingefroren werden, verfälschte Werte ergeben.

▸ **Beurteilung.** Bei gesunden Probanden kommt es unter der minimalen Belastung mit 30 Watt zu keinen oder allenfalls geringen Veränderungen der Laktat- und Pyruvatspiegel und des Laktat-Pyruvat-Quotienten. Die Normwerte von 25 gesunden Probanden sind in ▸ Tab. 4.2 zusammengestellt. Bei Patienten mit Defekten der mitochondrialen Atmungskette finden sich häufig schon unter Ruhebedingungen erhöhte Laktat- und Pyruvatwerte sowie ein erhöhter Laktat-Pyruvat-Quotienten. Unter Belastung kommt es bei den Patienten zu einem deutlichen Anstieg der Werte, und der Anteil der Patienten mit pathologischen Werten nimmt zu (▸ Abb. 4.2). So weisen unter Ruhebedingungen etwa 67 % der Patienten pathologisch erhöhte Laktatspiegel auf, unter Belastung jedoch 83 % der Patienten [15].

Eine Akkumulation von Laktat und Pyruvat kann neben anderen Ursachen (z. B. bei Pyruvatdehydrogenasemangel) bei Defekten der mitochondrialen Atmungskette auftreten, da es bei diesen Erkrankungen infolge einer verminderten mitochondrialen Oxidationskapazität von NADH zu einem Anstieg des NADH-NAD-Quotienten kommt. Dies führt einerseits über eine Hemmung der Pyruvatdehydrogenase zu einem Anstieg von Pyruvat, das zum größten Teil durch die zytosolische Laktatdehydrogenase in Laktat übergeführt wird. Da andererseits das Gleichgewicht zwischen Laktat und Pyruvat auch von den Konzentrationen von NADH und NAD abhängig ist, verschiebt ein erhöhter NADH-NAD-Quotient dieses Gleichgewicht zugunsten von Laktat, so dass es nicht nur zu einem Anstieg der absoluten Laktat- und Pyruvatspiegel kommt, sondern auch zu einem Anstieg des Laktat-Pyruvat-Quotienten.

Andererseits ist ein pathologischer Laktatanstieg unter Belastung nicht absolut spezifisch für eine mitochondriale Enzephalomyopathie, da bei Patienten, die beispielsweise aufgrund schwerer Myopathien sehr untrainiert sind und eine geringe körperliche Leistungsfähigkeit aufweisen, schon die geringe Belastung mit 30 Watt zu einem Laktatanstieg führen kann.

Tab. 4.2 Fahrradbelastungstest. Normwerte von 25 gesunden Probanden, die für 15 Minuten mit 30 Watt belastet wurden. Es sind jeweils die Mittelwerte der Ruhewerte ± SD und der höchsten Werte unter Belastung sowie in Klammern der Bereich der beobachteten Werte angegeben.

Parameter	Ruhe	Belastung
Laktat [mmol/l]	1,02 ± 0,22 (0,75–1,43)	1,13 ± 0,24 (0,79–1,80)
Pyruvat [mmol/l]	66,0 ± 13,0 (41,8–87,4)	75,3 ± 19,1 (51,9–122,6)
Laktat/Pyruvat	15,8 ± 3,21 (11,2–23,9)	16,3 ± 3,5 (10,8–22,4)

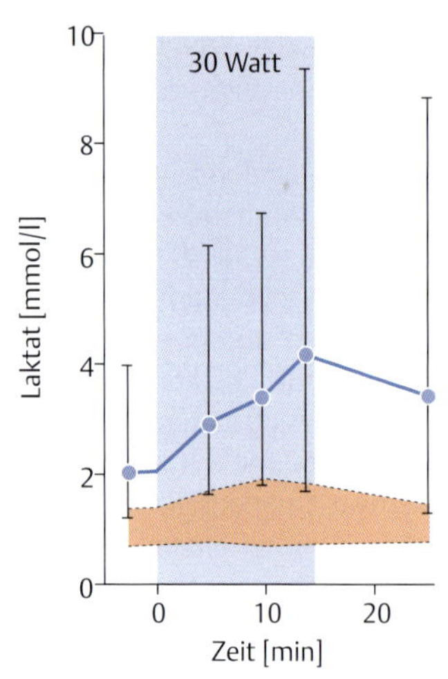

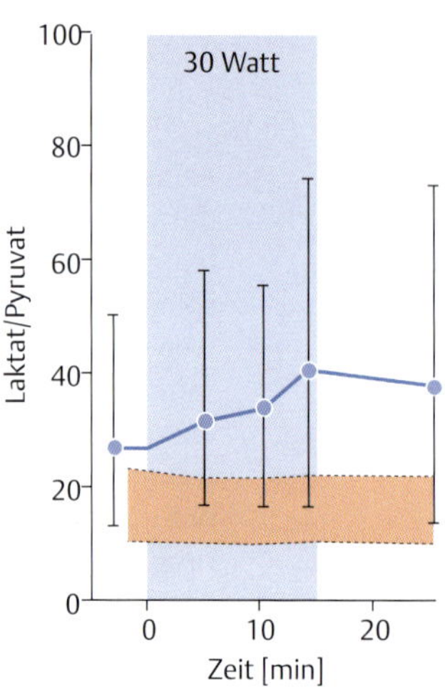

Abb. 4.2 Fahrradbelastungstest. Die gerasterten Flächen bezeichnen die Werte von 26 Kontrollpersonen. Die Symbole zeigen die Mittelwerte von 30 Patienten mit mitochondrialen Enzephalomyopathien, die senkrechten Balken den Bereich der bei den Patienten beobachteten Werte [15].

► **Alternativen.** Neben der hier beschriebenen Belastung von 30 Watt sind auch noch andere mögliche Belastungssituationen beschrieben worden. So wählten Ogasahara et al. eine 15-minütige Belastung bei nur 15 Watt. Petty et al. stellten die Belastung individuell so ein, dass es darunter zu einer Pulsfrequenz von ungefähr 150/min kam. Ein Vergleich dieser drei Testbedingungen hat jedoch gezeigt, dass die diagnostische Aussagekraft des Tests dadurch nicht wesentlich verändert wird.

Andere metabolische Tests

Andere metabolische Funktionsteste in der Diagnostik mitochondrialer Enzephalomyopathien sind ein *Glukosebelastungstest* und ein *Pyruvatbelastungstest*. Bei beiden Belastungstests werden die Veränderungen der Laktat- und Pyruvatblutspiegel nach oraler Glukosegabe bzw. nach intravenöser Pyruvatgabe gemessen.

4.3 Bildgebende Verfahren

Obwohl es eine Vielzahl von Untersuchungsmethoden gibt, die sowohl Sonografie, Computertomografie und Spektroskopie umfassen, kommt bislang in der klinischen Routine die MRT-Untersuchung der Muskulatur am häufigsten zum Einsatz. Vermutlich wird die Muskelsonografie zunehmend an Bedeutung und Verbreitung gewinnen.

4.3.1 MRT-Sequenzen und ihre klinische Anwendung

► **Methode.** Die MRT ermöglicht eine hoch differenzierte Darstellung von Fett- und Flüssigkeitseinlagerungen in der Muskulatur. Die Beurteilung der Muskeln hinsichtlich ihres degenerativen Umbaus (Fetteinlagerung, Fibrose), entzündlicher Aktivität (Ödem, Kontrastmittelaufnahme) sowie Atrophie ist sowohl im Längs- als auch im Querschnitt möglich.

Methodisch eignen sich bei der Diagnostik der Myopathien die T1- und T2- Wichtung, die STIR-Sequenz (short tau inversion recovery) und die T1-gewichtete Sequenz nach Gabe von Kontrastmittel (Gadolinium-DTPA). Die *T1-Wichtung* stellt dabei sehr sensitiv eingelagertes Fett als hyperintenses (im Vergleich zur Muskulatur helleres) Signal dar. Die *T2-Wichtung* ermöglicht keine Differenzierung zwischen Fett und Wasser, da beide ein hyperintenses Signal liefern. Mithilfe der *STIR-Sequenz* kann Fett jedoch unterdrückt werden, so dass das in T2 verbleibende hyperintense Signal Flüssigkeit (Ödem, vermehrte Perfusion) entspricht.

► **Indikationen, Beurteilung.** Eine Kontrastmittelaufnahme entsteht insbesondere bei entzündlichen Muskelerkrankungen, jedoch auch in geringerem Ausmaß bei Denervierungen und Rhabdomyolyse. Quantitativ können Aussagen zum Vorliegen einer Muskelatrophie getroffen werden, wobei die genannten Sequenzen eine weitere Differenzierung in reine Atrophie, Atrophie mit Fetteinlagerung, Hypertrophie und Pseudohypertrophie (Volumenzunahme des atrophen Muskels durch Fetteinlagerung) erlauben.

Ein fettiger Umbau tritt sowohl bei myopathischen als auch bei neurogenen Prozessen auf. Bei Letzteren zeigt sich jedoch eine Atrophie, wohingegen durch Fetteinlagerung Volumen und Konfiguration des Muskels bei Myopathien erhalten bleiben.

Merke

Die MRT kann zwar fettige und ödematöse Veränderungen des Muskels differenzieren, aber die Histologie nicht ersetzen, da beides zwar häufige, aber nicht ausreichend spezifische Charakteristika von Muskelerkrankungen sind.

4.3.2 MRT-Befunde bei Myopathien

Myositis

Bei einer akuten Muskelentzündung zeigt sich ein meist fleckförmig im Muskel verteiltes hyperintenses Signal in der T2-Wichtung und STIR-Sequenz als Korrelat des Muskelödems, häufig einhergehend mit einer Kontrastmittelaufnahme. Im Verlauf der Erkrankung kommt es bei Anhalten der entzündlichen Aktivität zu einem schrittweisen bindegewebigen Umbau mit Fetteinlagerung im Muskel. Das MRT eignet sich insbesondere zur Identifikation einer geeigneten Biopsiestelle, da es einen entzündeten Muskel ohne bereits eingetretenen bindegewebigen Umbau abbilden kann. Im Gegensatz zu neurogen induzierten Signalveränderungen (z. B. bei Denervierung) entspricht das Verteilungsmuster der Veränderungen bei der Myositis nicht dem eines peripheren oder radikulären Innervationsgebiets.

Ebenso gelingt im MRT der Nachweis fokaler Myositiden. ▶ Abb. 4.3, ▶ Abb. 4.4 und ▶ Abb. 4.5 zeigen Veränderungen der Fingerstreckmuskulatur im MRT, die dem klinischen, elektromyografischen und myohistologischen Befund entsprechend als fokale Myositis angesehen werden können.

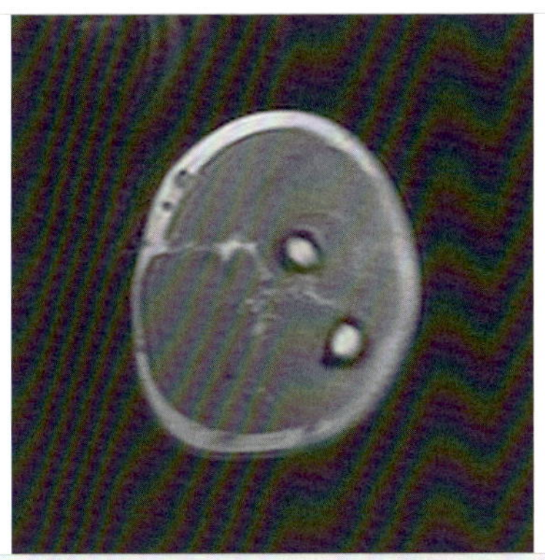

Abb. 4.3 MRT des linken Unterarms, volar gelagert (T1-Wichtung ohne Kontrastmittel).

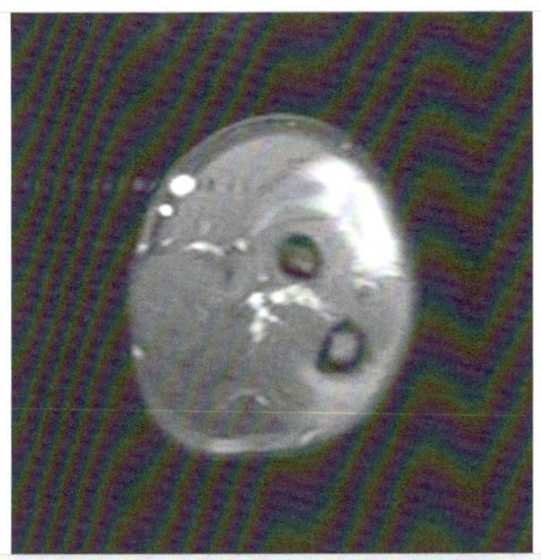

Abb. 4.4 MRT des linken Unterarms, volar gelagert (T1-Wichtung mit Kontrastmittel, fettgesättigte Sequenz); Kontrastmittelaufnahme im Bereich des M. extensor digitorum und M. flexor digitorum profundus als Korrelat der fokalen Entzündung.

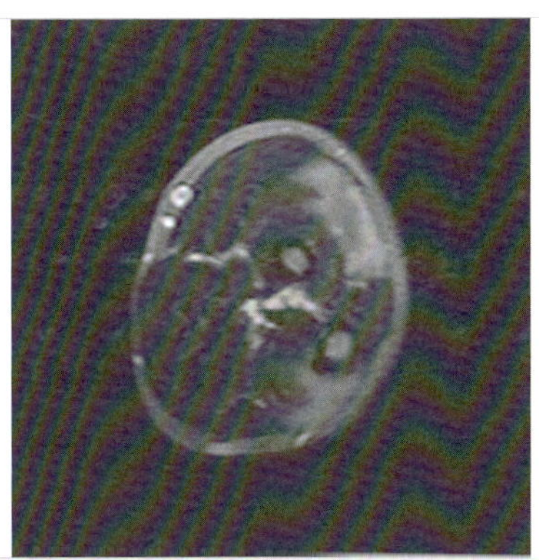

Abb. 4.5 MRT des linken Unterarms, volar gelagert (T2-Wichtung, TIRM: Turbo-Inversion Recovery-Magnitude); fokales Ödem der Unterarmmuskeln.

Muskeldystrophien und kongenitale Myopathien

Charakteristisch für diese Erkrankungen sind in der T1- und T2-Wichtung hyperintense Signale als Korrelat der Fetteinlagerung. Das Muster der betroffenen Muskeln und Muskelgruppen bietet einen differenzialdiagnostischen Hinweis auf das Vorliegen einer bestimmten Myopathie. Dies ist insbesondere in Ergänzung zur klinischen Untersuchung hilfreich, die eine dezidierte Beurteilung funktioneller Muskelgruppen nur eingeschränkt erlaubt, da subklinische Manifestationen nachgewiesen werden können. Für die einzelnen typischen Verteilungsmuster sei auf die Übersichtsarbeiten von Degardin et al. (2010) sowie Wattjes et. al (2010) verwiesen ([5], [14]).

Beispiele für den selektiven Befall einzelner Muskelgruppen eines Patienten mit fazioskapulohumeraler Muskeldystrophie zeigen ▶ Abb. 4.6 und ▶ Abb. 4.7. Bei fehlenden Atrophien in der klinischen Untersuchung stellt sich in der MRT ein schwerer Befall ischiokruraler Muskeln dar.

4.3.3 Muskelsonografie

Ultraschalluntersuchungen der Muskulatur werden insbesondere als zusätzliches diagnostisches Tool neben der Elektromyografie bei Patienten mit Verdacht auf amyotrophe Lateralsklerose eingesetzt. Dabei lassen sich mittels Ultraschall neben Faszikulationen auch die Dichte der Muskulatur und eine erhöhte Echointensität nachweisen. Vorteile dieser Untersuchungstechnik sind die fehlende Invasivität und der Nachweis von Faszikulationen auch in frühen Krankheitsstadien ([2], [6]).

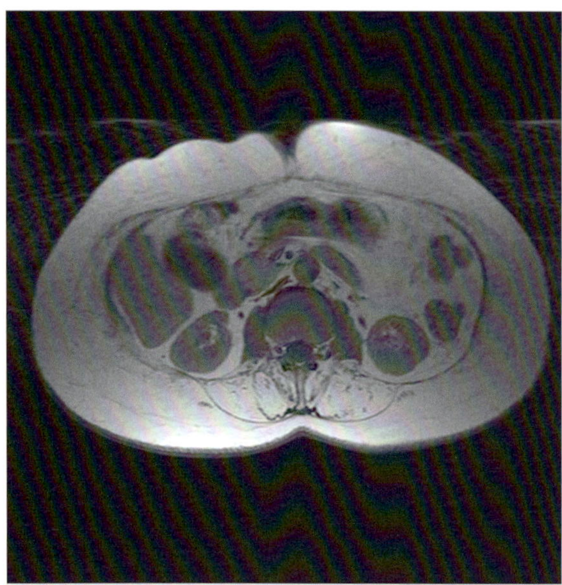

Abb. 4.6 MRT (T 1-Wichtung); schwere fettige Degeneration der paravertebralen Muskulatur bei axialer fazioskapulohumeraler Muskeldystrophie.

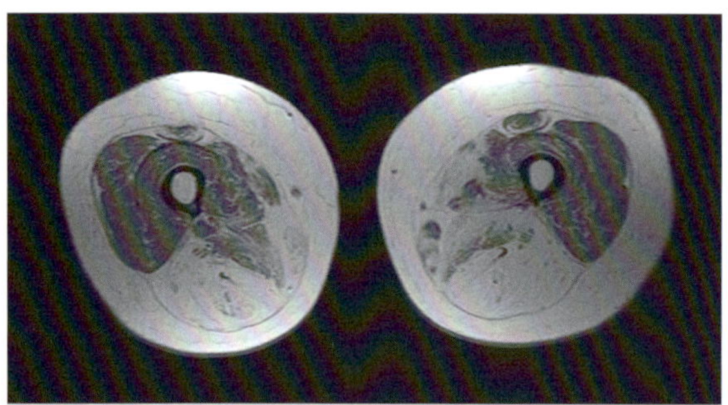

Abb. 4.7 MRT (T 1-Wichtung); nahezu vollständiger fettiger Umbau der ischiokruralen Muskulatur bei axialer fazioskapulohumeraler Muskeldystrophie.

Eine weitere Möglichkeit ist die Untersuchung der Muskulatur mit *Kontrastverstärkern* (CEUS-Technik; contrast-enhanced ultrasound), wobei insbesondere bei den Myositiden eine muskuläre Hyperperfusion nachgewiesen werden konnte. Es bleibt abzuwarten, ob sich diese Techniken als Standarduntersuchungen etablieren können [1].

4.4 Elektrophysiologische Diagnostik

Die elektrophysiologische Diagnostik stellt den erweiterten Arm der klinischen Untersuchung dar und kann eine Reihe von Diagnosen im neuromuskulären Bereich sichern helfen, und zwar mittels Elektroneurografie (ENG) einschließlich Endplattenbelastungstests und Nadel-Elektromyografie (EMG). Bei einzelnen Myopathien (z. B. myotone Dystrophie) machen typische elektrophysiologische Befunde eine Muskelbiopsie überflüssig und ermöglichen eine gezielte molekulargenetische Diagnostik. Andererseits schließen normale elektrophysiologische Befunde eine primäre Myopathie keinesfalls aus. Charakteristische EMG-Befunde bei verschiedenen neuromuskulären Erkrankungskategorien sind in ▶ Tab. 4.3 dargestellt.

4.4.1 Nadel-Elektromyografie (EMG)

Das EMG ist eine invasive Untersuchung, die bei erhöhter Infektionsgefahr, verminderter Sauerstoffzufuhr im untersuchten Bereich oder erhöhter Blutungsneigung nicht immer gerechtfertigt ist. Auch bei Kindern muss eine eventuelle seelische Traumatisierung durch die Untersuchung gegenüber dem Nutzen sorgfältig abgewogen werden. Etwa zwischen dem 2. und 8. Lebensjahr ist die EMG-Untersuchung meist problematisch. Darunter ist die Aussagekraft wegen der mangelnden Kooperationsfähigkeit eingeschränkt.

Tab. 4.3 Typische EMG-Kriterien bei neurogenen und myogenen Erkrankungen (nach [8]).

EMG-Kriterien	normal	neurogen		myogen		
		2. Neuron	1. Neuron	Myopathie	Myotonie	Myositis
Einstichaktivität	normal	vermehrt	normal	normal	myotone Serien	vermehrt
Spontanaktivität		Fibrillationen, positive Wellen				Fibrillationen, positive Wellen
Potenzial einer motorischen Einheit[1)]	Amplitude: 0,5–1 mV, Dauer: 5–10 ms	große Einheiten, geringe Rekrutierung	normal	kleine Einheiten, frühe Rekrutierung	myotone Serien	kleine Einheiten, frühe Rekrutierung
Interferenzmuster	voll	gelichtet, schnelle Entladungsrate	gelichtet, langsame Entladungsrate	dicht, kleine Amplitude	dicht, kleine Amplitude	dicht, kleine Amplitude

[1)] normal: Amplitude: 0,2–1 mV, Dauer: 7–17 ms

Die Elektromyografie wird in der Regel mit Einmalnadeln durchgeführt, die zwei Elektroden enthalten (eine axiale Elektrode, die sich im Zentrum einer „Kanülenelektrode" befindet). Die beiden eng benachbarten Elektroden im Bereich der Nadelspitze erlauben somit die Registrierung der elektrischen Aktivität in der Umgebung der Nadelspitze, in einem Radius von ca. 2,5 mm. Einstichaktivität und Spontanaktivität können bei jeder Bewusstseinslage durchgeführt werden. Demgegenüber erfordert die Beurteilung der Willküraktionspotenziale die Mitarbeit des Patienten. Jenseits der elektrischen Phänomene erlaubt die Sondierung des Gewebes mit der Nadel eine Beurteilung von dessen Beschaffenheit.

Einstichaktivität

Der Nadeleinstich löst eine Membrandestabilisierung in einer oder mehreren motorischen Einheiten aus (▶ Abb. 4.8). Die damit verbundenen verletzungsbedingten Spannungsänderungen äußern sich in Form von sog. physiologischer Einstichaktivität. Sie dauert in der Regel nicht länger als 150 Millisekunden, selten bis 300 Millisekunden. Die Nadel wird am besten bei entspanntem Muskel eingestochen, weil dies am wenigsten unangenehm ist.

Bei herabgesetzter elektrischer Aktivität der Muskelfasern nimmt die Einstichaktivität ab oder erlischt vollständig. Dies ist der Fall beim Kompartmentsyndrom, bei bindegewebigem Umbau der Muskulatur, bei den spontanen, schmerzhaften Muskelkontraktionen im Rahmen metabolischer Myopathien, in der Attacke bei hereditärer hypokalämischer periodischer Paralyse sowie während druckinduzierter schneller Muskelkontraktionen (percussion-induced rapid contractions; PIRC) bei der Rippling-Muskelerkrankung.

Bei einer Instabilität der Membran (z. B. bei veränderten Ionenkanälen mit Leckstrom) kann die Einstichaktivität in abortive oder auch anhaltende Spontanaktivität übergehen. Die Abgrenzung zwischen verlängerter Einstichaktivität und pathologischer Spontanaktivität ist dabei arbiträr, zumal bei akuter Denervierung der Einstichaktivität zunächst abortive Spontanaktivität folgt, die von Tag zu Tag zunehmen kann, ohne dass eine Zäsur eintritt.

Spontanaktivität

Physiologische Endplattenaktivität

Der ruhende Muskel zeigt im Normalfall keine elektrischen Entladungen, es sei denn, die Nadel befindet sich in unmittelbarer Nachbarschaft einer Endplatte. Dort befinden sich auch Nozizeptoren, so dass die Annäherung der Nadel an diesen Bereich Schmerzen verursacht.

Elektromyografisch zeigt sich eine eigentümliche hochfrequente niederamplitudige Aktivität, die sich akustisch in Form von Rauschen äußert (Endplattenrauschen; vermutlich Miniatur-Endplattenpotenziale). Alternativ oder zusätzlich können Potenziale zu beobachten sein mit sehr steiler Anstiegsflanke, meist negativem Abgang von der Grundlinie und unregelmäßiger, meist höherfrequenter Entladungsrate (▶ Abb. 4.9).

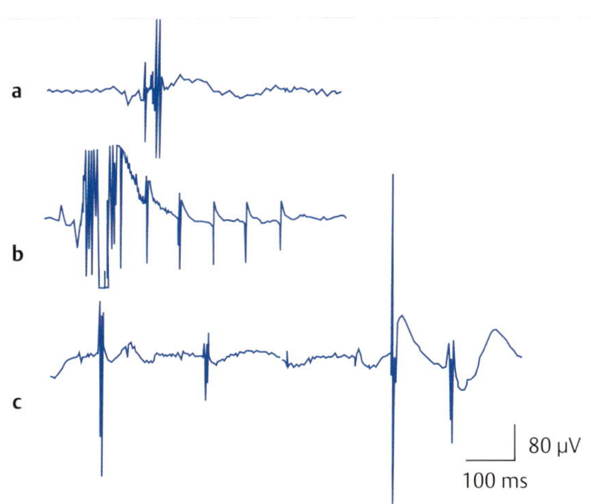

Abb. 4.8 Einstichaktivität, Faszikulationspotenziale.
- **a** Normale Einstichaktivität.
- **b** Verlängerte Einstichaktivität in Form positiver scharfer Wellen bei einem Patienten mit Myotonie.
- **c** Faszikulationspotenziale verschiedener motorischer Einheiten bei einem Patienten mit amyotropher Lateralsklerose.

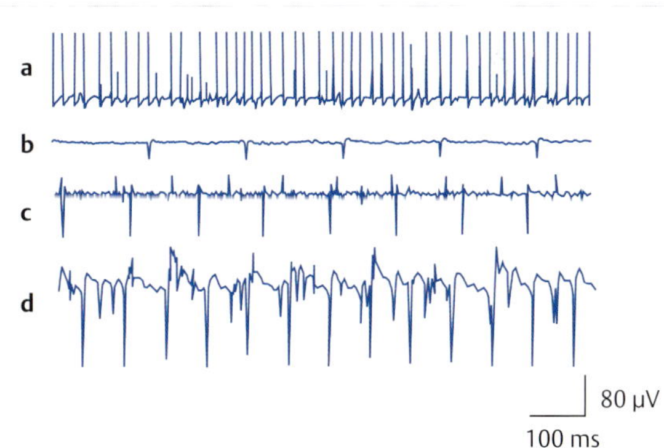

Abb. 4.9 Spontanaktivität.
- **a** Endplattenpotenziale; zu beachten sind der negative Abgang von der Grundlinie und das ungleichförmige, hochfrequente Entladungsverhalten.
- **b** Spärliche pathologische Spontanaktivität in Form einer positiven scharfen Welle (PSW).
- **c** Mäßig ausgeprägte pathologische Spontanaktivität in Form von PSW und Fibrillationspotenzialen, die eine positive und eine negative Komponente besitzen.
- **d** Deutlich ausgeprägte pathologische Spontanaktivität (ein Fibrillationspotenzial, mehrere PSW).

Pathologische Spontanaktivität (Fibrillationen, positive scharfe Wellen, Serienentladungen)

Denervierung, aber auch Muskelerkrankungen können zur Expression von Ionenkanälen führen, die eine spontane Membrandepolarisation vermitteln. Nach einer neurogenen Läsion dauert es daher in der Regel 14 Tage, bis sich spontane Muskelaktionspotenziale einzelner Muskelfasern (nicht in der ganzen motorischen Einheit) bemerkbar machen, die fast immer ein sehr regelmäßiges Entladungsverhalten aufweisen. Werden die Aktionspotenziale unter der Nadelelektrode fortgeleitet, zeigt sich eine positiv-negative Potenzialkurve (Fibrillation); wird das Aktionspotenzial nicht unter der Nadelelektrode fortgeleitet, resultiert ein Potenzial mit überwiegend positivem Anteil (positive scharfe Welle), wobei eine flache negative Nachschwankung vorhanden sein kann (▶ Abb. 4.10).

Faszikulationen, Myokymien, kontinuierliche Entladung motorischer Einheiten

▶ **Faszikulationen.** Die oberschwellige Erregbarkeit im Bereich des Alphamotoneurons, seines Axons oder der axonalen Endaufzweigungen kann sich unterschiedlich äußern. Sie kann sich reizinduziert in der motorischen Elektroneurografie äußern (F-Welle, A-Wellen) oder aber spontan mittels Elektromyografie erfassbar sein. Am häufigsten handelt es sich um Muskelzuckungen ohne Bewegungseffekt (Faszikulationen), die an verschiedenen Stellen auftreten können.

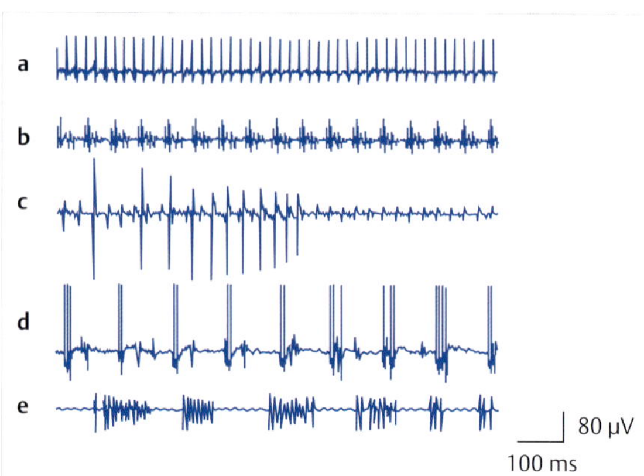

Abb. 4.10 Spontanaktivität.
- **a** Pseudomyotone Serie aus hochfrequent entladenden Fibrillationspotenzialen.
- **b** Schnelle komplexe repetitive Entladungsserie.
- **c** Sich überlagernde myotone Serien bei einem Patienten mit myotoner Dystrophie Typ 1 (M. interosseus dorsalis 1).
- **d** Spontane Aktionspotenziale motorischer Einheiten, teils in Form von Dubletten, Tripletten oder Multipletten (myokyme Entladungen).
- **e** Spontan auftretende Multipletten-Entladungen einer entfernten motorischen Einheit bei Neuromyotonie.

Elektromyografisch machen sich Faszikulationen am ruhenden, entspannten Muskel in Form einzelner Potenziale verschiedener motorischer Einheiten bemerkbar, die akustisch als leisere oder lautere „Plopp"-Geräusche imponieren. Es handelt sich um spontan im Bereich des Axons oder axonaler Endäste entstehende Aktionspotenziale (▶ Abb. 4.10). Meist sind es große, „neurogen" umgebaute motorische Einheiten, in denen Faszikulationen entstehen. Die eigentlichen Ursachen für das Entstehen sind bislang unbekannt. Faszikulationen sind nur dann als pathologisch zu werten, wenn sie ubiquitär auftreten wie etwa bei motorischen Systemerkrankungen; bei Myopathien werden sie kaum beobachtet.

Zur Beurteilung, ob Faszikulationen vorliegen, bedarf es eines völlig entspannten Muskels. Die Hand des Untersuchers sollte zudem nicht mit der Nadelelektrode in Kontakt stehen. Tritt binnen 90 Sekunden keine Faszikulation auf, ist auch nicht mit einem späteren Auftreten zu rechnen.

▶ **Myokymien.** Wenn die axonale Übererregbarkeit stärker ausgeprägt ist, treten Faszikulationen häufiger auf und es kann neben Einfachentladungen (= Faszikulation) auch zu Mehrfachentladungen (= Myokymien) derselben motorischen Einheit kommen, also zu Zweifachentladungen (Dubletten), Dreifachentladungen (Tripletten) oder Mehrfachentladungen (▶ Abb. 4.10). Seltener sind hochfrequente Entladungsserien derselben motorischen Einheit (neuromyotone Serien).

Myokymien und neuromyotone Serien können bei fokalen und generalisierten neurogenen Prozessen auftreten, beispielsweise bei Karpaltunnelsyndrom oder amyotropher Lateralsklerose. Bei ubiquitärem Auftreten sind Myokymien jedoch pathognomonisch für die Neuromyotonie Isaac, einer Erkrankung, die durch Autoantikörper gegen spannungsabhängige Kaliumkanäle im Bereich des Axons bedingt ist.

▶ **Kontinuierliche Entladung motorischer Einheiten.** Ein weiteres EMG-Symptom axonaler Übererregbarkeit stellt die kontinuierliche spontane Entladung einer oder mehrerer motorischer Einheiten dar. Dieses Phänomen geht mit einem eintönig klatschenden Geräusch einher und kann mit einer mangelnden Entspannung des Muskels verwechselt werden.

Typische pathologische Bedingungen, die zu verschiedenen Formen von Spontanaktivität führen können, sind in ▶ Tab. 4.4 aufgeführt.

Serienentladung

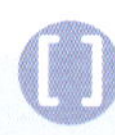

Definition

Treten spontane Muskelaktionspotenziale in rascher Folge und mit einer hörbaren Tonlage auf, spricht man von *Serienentladung*.

Tab. 4.4 Ausgewählte Erkrankungen, die mit Spontanaktivität einhergehen können (nach [8]).

EMG-Symptom	Erkrankung
Fibrillationspotenziale und positive scharfe Wellen	Neuropathien
	Muskeldystrophien
	Myositiden
komplexe repetitive Entladungen	Motoneuronerkrankungen
	Radikulopathien
	Polymyositis
	Muskeldystrophien
Faszikulationspotenziale	Motoneuronerkrankungen
	Radikulopathien
	Engpassneuropathien
	benignes Myalgie-Faszikulationen-Krampus-Syndrom
	gesunde Individuen
myokyme Entladungen	Guillain-Barré-Syndrom
	Radikulopathien
	Syringobulbie
	Fazialisparese

► **Myotone und pseudomyotone Serien.** Zeigt das Entladungsverhalten eine Modulation von Amplitude und Frequenz der Aktionspotenziale (ähnlich einem beschleunigenden Motorrad), handelt es sich um *myotone Serien.* Tatsächlich sind myotone Serien zwar charakteristisch für die Myotonien, jedoch nicht nur dort zu beobachten. ► Tab. 4.5 gibt einen Überblick über Erkrankungen, bei denen myotone Serien auftreten können. Bei der myotonen Dystrophie Typ 2 wurden gehäuft Serienentladungen beobachtet, die kaum eine Frequenzmodulation oder keine Amplitudenmodulation aufweisen. Solche Serienentladungen wurden ebenfalls den myotonen Serien zugerechnet [10].

Demgegenüber spricht man bei monotonem Entladungsverhalten in Anlehnung an die myotonen Serien von *pseudomyotonen Serien.* Diese sind ein häufiges Symptom bei chronisch-neurogenen Prozessen. Darüber hinaus werden sie auch bei einer Reihe von myogenen Prozessen beobachtet.

Tab. 4.5 Erkrankungen mit myotonen Entladungen (nach [8]).

mit klinischer Myotonie	ohne klinische Myotonie
myotone Dystrophie 1	Myositis
myotone Dystrophie 2	Saure-Maltase-Mangel
Myotonia congenita	zentronukleäre Myopathie
Paramyotonia congenita	Hyper- und Hypothyreoidose
hyperkalämische periodische Lähmung	toxische Myopathien
	myofibrilläre Myopathien
	ausgeprägte Denervierung

► **Bestandteile.** Serienentladungen können aus der Abfolge einfacher positiver scharfer Wellen oder Fibrillationen bestehen. Daneben können sie auch aus komplexeren Einheiten bestehen, die vermutlich kreisenden Erregungen im Muskel entsprechen (► Abb. 4.10). Diese können direkt oder zumindest rasch aufeinander folgen (schnelle komplexe repetitive Entladungen), oder es handelt sich um Entladungsserien, die sich mit einem mehr oder weniger langen Intervall wiederholen (langsame komplexe repetitive Entladungsserien). Letztere sind ein Symptom chronisch-neurogener Prozesse, werden aber gehäuft bei radiogenen Plexusläsionen beobachtet.

4

► **Krampi.** Schmerzhafte Muskelverkrampfungen kommen unter anderem bei gesunden Individuen vor, ferner bei neurogenen und myogenen Prozessen sowie idiopathisch (Myalgie-Faszikulationen-Krampus-Syndrom). Die genauen Mechanismen sind unklar.

Neurogene Krampi zeigen sich im EMG als Potenziale motorischer Einheiten, wobei aufgrund der zunehmenden Rekrutierung motorischer Einheiten die Grundlinie nicht mehr abzugrenzen ist (Interferenzmuster).

Myogene Krampi (engl.: „contractures", nicht zu verwechseln mit dem deutschen Begriff für bindegewebige Kontrakturen) stellen demgegenüber schmerzhafte Muskelverkürzungen dar, die im EMG elektrisch stumm bleiben.

Willküraktivität

Die Morphologie und das Rekrutierungsverhalten von Willküraktionspotenzialen motorischer Einheiten stellen neben der Spontanaktivität die zweite Säule der Elektromyografieuntersuchung dar. Die Morphologie der Muskelaktionspotenziale ergibt sich aus der Masse der innervierten Muskelfasern pro motorischer Vorderhorn-Nervenzelle sowie dem Myelinisierungszustand der axonalen Endäste. Das Rekrutierungsverhalten hängt von der Kraft ab, die die einzelne motorische Einheit aufbauen kann, sowie von der Zahl der für die Krafterzeugung zur Verfügung stehenden motorischen Einheiten.

Potenzialanalyse

► **Kriterien und Normwerte.** Die Amplitude ist anders als die Dauer des gesamten Potenzials ein recht genau bestimmbarer Messwert. Anstiegsverhalten und Amplitude des Potenzials einer motorischen Einheit hängen wesentlich vom Abstand der Nadelelektrode zur motorischen Einheit ab. Aus diesem Grund werden nur Potenziale in die Analyse einbezogen, deren motorische Einheiten nicht zu nah bzw. fern der Nadel liegen.

Als Kriterien gelten die Anstiegszeit (0,2–0,8 ms) und die Anstiegssteilheit. Bei der Rekrutierung motorischer Einheiten springen meist solche mit kleineren Amplituden eher an als solche mit hohen Amplituden. Die gemessenen durchschnittlichen Amplituden hängen daher stark von der Zahl der rekrutierten motorischen Einheiten ab. Günstigerweise werden für die Potenzialanalyse stets 3–5 motorische Einheiten aktiviert. Man sollte sowohl bei neurogenen als auch bei myogenen Prozessen versuchen, dieses Vorgehen einzuhalten, was aber nicht immer ganz einfach ist.

Motorische Einheiten in gesunden Muskeln weisen *Amplituden* um 0,2–2,0 mV auf (mittlere Amplituden meist 0,3–0,7 mV) sowie eine *Dauer* von 7–17 ms (mittlere Dauer meist 9–13 ms). Für hirnnervenversorgte Muskeln gelten andere Werte. Amplitude und Dauer der Aktionspotenziale motorischer Einheiten sind nicht normal verteilt, sondern schief mit Schwerpunkt links des Mittelwertes.

▸ **Pathologische Befunde.** Der Ausfall von Muskelfasern in der motorischen Einheit führt bei *Myopathien* zu kleineren Amplituden (bei gleicher Anstiegssteilheit) und kürzerer Potenzialdauer. Der Unterschied zum normalen Befund macht sich eher bei den kleinsten gemessenen Werten bemerkbar. Mittelwerte oder gar Maxima besitzen demgegenüber keine besondere Trennschärfe.

Neurogene Prozesse sind durch einen Axonverlust gekennzeichnet. Ein Teil der „verwaisten" Muskelfasern wird über axonale Aussprossung an die verbliebenen motorischen Einheiten angeschlossen. Initial sind die Axonsprosse nicht oder nur schwach myelinisiert. Dadurch kann sich die Potenzialdauer erheblich verlängern (Reinnervationspotenziale). Mit zunehmender Myelinisierung der Axonsprosse normalisiert sich die Dauer des Potenzials, und die maximale Amplitude nimmt zu (chronisch-neurogener Umbau). Bei nicht ganz abgeschlossenem neurogenem Umbau finden sich noch gehäuft einzelne Satellitenpotenziale. Liegen die Potenziale der ersten rekrutierten Potenziale über 0,4 mV, kann dies als Hinweis für einen chronisch-neurogenen Prozess gewertet werden. Das Gleiche gilt für mittlere Amplituden über 1 mV oder Amplituden einzelner Potenziale über 2 mV.

Die Zahl der Phasen (Nulldurchgänge + 1) liegt normalerweise bei 2–4. Polyphasische Potenziale werden sowohl bei myogenen als auch neurogenen Läsionen beobachtet. Die Phasenzahl ist daher nur in Kombination mit anderen Messwerten verwertbar. Ähnliches gilt für die Zahl der Wendepunkte (turns) eines Potenzials.

Rekrutierungsverhalten

▸ **Frequenzzunahme.** Um Kraft zu erzeugen, müssen motorische Einheiten wiederholt Aktionspotenziale generieren. In der Regel wechseln sich dabei mehrere motorische Einheiten ab. Mit zunehmender Kraftentfaltung werden mehr und auch größere motorische Einheiten rekrutiert. Wenn der Pool der motorischen Einheiten vollständig herangezogen ist, kann eine weitere Zunahme der Kraft nur durch eine höhere Aktionspotenzialfrequenz erfolgen.

Fällt eine erhebliche Zahl an motorischen Einheiten aus, etwa durch eine partielle Nervendurchtrennung oder einen druckbedingten Leitungsblock, steigt die Entladungsrate der verbliebenen motorischen Einheiten an.

Merke

Diese Frequenzzunahme erfordert eine erhöhte Anstrengung des Patienten und stellt ein sicheres, sofort auftretendes und daher wertvolles *Zeichen einer peripheren neurogenen Schädigung* dar.

Ist bei einer Frequenz von 9 Hz noch keine weitere motorische Einheit angesprungen, kann dies als pathologisch gewertet werden. Erreichen einzelne motorische Einheiten mehr als eine 20-Hz-Entladungsrate, ist dies ebenfalls ein pathologischer Befund.

▸ **Vorzeitige Rekrutierung.** Bei Myopathien kann demgegenüber die einzelne motorische Einheit weniger Kraft erzeugen als im normalen Fall. Daher werden für die Erzeugung der gleichen Kraft bei Myopathien mehr motorische Einheiten benötigt als im gesunden Muskel. Wenn also bei geringer Kraftentfaltung bereits mehrere oder viele motorische Einheiten anspringen, spricht man von vorzeitiger Rekrutierung – ein Befund, der die *Diagnose einer Myopathie* stützt. Anders als die Frequenzbeschleunigung bei neurogenen Prozessen kann die vorzeitige Rekrutierung kaum im Nachhinein aus Registrierungen abgelesen werden und ist daher sofort zu dokumentieren.

Verteilungsmuster

Die Elektromyografie ist eine invasive Untersuchung. Aus diesem Grund soll die Zahl der untersuchten Muskeln gering gehalten werden. Bei allen neuromuskulären Erkrankungen ist es sinnvoll, klinisch betroffene Muskeln zu untersuchen.

Bei Myopathien sind dies proximale und besonders axiale Muskeln. Bei der Einschlusskörpermyositis oder den distalen Myopathien können jedoch auch Muskeln an den Unterarmen oder Waden betroffen sein. Bei der proximalen myotonen Myopathie ist die Ausbeute an eindeutigen Befunden im Bereich der Rumpfmuskulatur größer als an proximalen Extremitätenmuskeln. Auch für neurogene Prozesse im Bereich der Nervenwurzeln spielt die *Untersuchung der Rumpfmuskulatur* eine übergeordnete Rolle, weil der erste Ast nach dem Neuroforamen in die Rückenmuskulatur abzweigt.

Für die Untersuchung der Rumpfmuskulatur wird der Patient entspannt auf der Seite in „Embryostellung" gelagert, d. h. Rumpf, Kopf und Beine (in Hüfte und Knie) sind maximal gebeugt. Für die Frage der Myopathie empfiehlt sich der untere thorakale Bereich mit thorakolumbalen Übergang, bei Radikulopathien die betroffenen Segmente von HWS bzw. LWS.

Merke

Bei Vorderhornprozessen (spinaler Muskelatrophie und ALS) ist die Untersuchung der thorakalen Rumpfmuskulatur besonders wichtig, weil dieser Bereich bei den differenzialdiagnostisch in Erwägung zu ziehenden Wurzelprozessen und Polyneuropathien nur sehr selten betroffen ist.

4.4.2 Einzelfaser-EMG

Das Einzelfaser-EMG ist eine für den Patienten belastende und für den Untersucher zeitaufwendige Untersuchung, die einige Erfahrung in der Handhabung benötigt. Daher kann diese Untersuchung nicht in allen Laboratorien oder gar Praxen vorgehalten werden.

Aufgrund der Blockade von Azetylcholinrezeptoren nimmt die Sicherheit der synaptischen Übertragung ab. Das heißt, dass die Summation synaptischer Potenziale bis zur Auslösung eines Muskelaktionspotenzials längere Zeit als normal in Anspruch nehmen kann oder auch zum Teil die Schwelle für ein Aktionspotenzial nicht erreicht wird („Blockierung"). Bei der Einzelfaserableitung wird eine Stelle aufgesucht, an der zwei Potenziale beobachtet werden können. Mit dem ersten Potenzial wird getriggert und dann die Konstanz des Zeitintervalls zum zweiten Potenzial (Jitter) untersucht. Bei neuromuskulärer Übertragungsstörung kommt es zu einer Zunahme des Jitters. Der Jitter-Mittelwert der MCD (mean consecutive difference) variiert zwischen verschiedenen Muskeln im Bereich von 5–50 µs.

Ein großes Problem der Einzelfaser-EMG-Untersuchung stellt neben einer gleich bleibenden Nadelposition unter Kontraktionsbedingungen die konstante willkürliche Rekrutierung nur einer oder sehr weniger motorischer Einheiten dar. Diese Schwierigkeit wird mit dem stimulierten Einzelfaser-EMG umgangen, so dass diese Untersuchung auch beim bewusstseinsgetrübten Patienten zur Verfügung steht. Ein abnormer Jitter ist zwar ein typischer und sehr sensitiver Befund bei myasthenen Syndromen, wird aber auch bei anderen neurogenen und myogenen Prozessen sowie bei Intoxikationen beobachtet, die die neuromuskuläre Übertragung beeinflussen (z. B. Botulismus, Organophosphatintoxikation).

4.4.3 Elektroneurografie

Die Elektroneurografie ist vor allem aus differenzialdiagnostischer Sicht wichtig. Bei der üblicherweise durchgeführten *antidromen sensiblen Elektroneurografie* korreliert die Amplitude der Summenaktionspotenziale mit der Zahl der Axone im Nerven, wenn nicht gerade ein Ödem die Aussagekraft der Untersuchung einschränkt. Demgegenüber kann die Amplitude des motorischen Summenaktionspotenzials nicht nur bei axonalen neurogenen Läsionen abnehmen, sondern auch bei Myopathien und bei neuromuskulären Erkrankungen, insbesondere beim myasthenen Lambert-Eaton-Syndrom.

Die *F-Wellen-Untersuchung* kann einen Beitrag leisten zur Differenzierung zwischen neurogenen und myogenen Läsionen. Da die Zahl der motorischen Einheiten bei Myopathien in der Regel nicht abnimmt, bleibt die F-Wellen-Persistenz konstant. Demgegenüber nimmt die F-Wellen-Persistenz bei motorisch-axonalen Prozessen ab.

Der Myelinisierungszustand des Nervs wird mithilfe der *maximalen Nervenleitgeschwindigkeit* abgeschätzt. Dabei ist zu beachten, dass bei axonalen Prozessen meist auch die am schnellsten leitenden Axone verloren gehen, so dass eine leichte Verlangsamung der maximalen Nervenleitgeschwindigkeit nicht gegen die Annahme einer axonalen Schädigung ins Feld geführt werden kann. Ein weiterer Parameter, der auf die Myelinisierung Rückschlüsse zulässt, ist die *Breite des Potenzials*. Ist die Demyelinisierung unterschiedlich stark ausgeprägt, nimmt die Breite des motorischen Summenaktionspotenzials zu.

Wird eine fokale Läsion vermutet, kommt eine abschnittsweise *fraktionierte Untersuchung des Nervs* in Betracht. Diese Technik ermöglicht die Detektion von Leitungsblöcken (> 50 % Amplitudenabnahme bei proximaler im Vergleich zu distaler Stimulation) und von fokaler Demyelinisierung (▶ Abb. 4.11).

4.4.4 Endplattenbelastungstests

▶ **Myasthenia gravis.** Unter den apparativen Untersuchungen zur Unterstützung der Diagnose einer Myasthenia gravis ist die 3/s-Nervenstimulation ein nicht invasives, schnell verfügbares und valides Verfahren. Es werden klinisch betroffene Stellen untersucht, also beispielsweise N. accessorius/M. trapezius oder N. facialis/M. nasalis; Oberflächenelektroden stimulieren die betroffenen Areale. Die Stimulation erfolgt mit mindestens 5 Stimuli, und

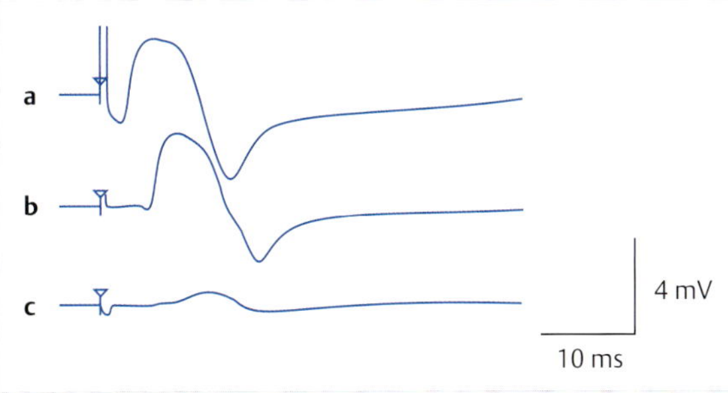

Abb. 4.11 Leitungsblock.
- **a** Ableitung über dem M. extensor indicis nach supramaximaler Stimulation des N. radialis am proximalen Unterarm.
- **b** Ableitung am distalen Oberarm.
- **c** Ableitung in der Mitte des dorsalen Oberarms. Zu beachten ist die mehr als 50 %ige Amplitudenreduktion (c versus b).

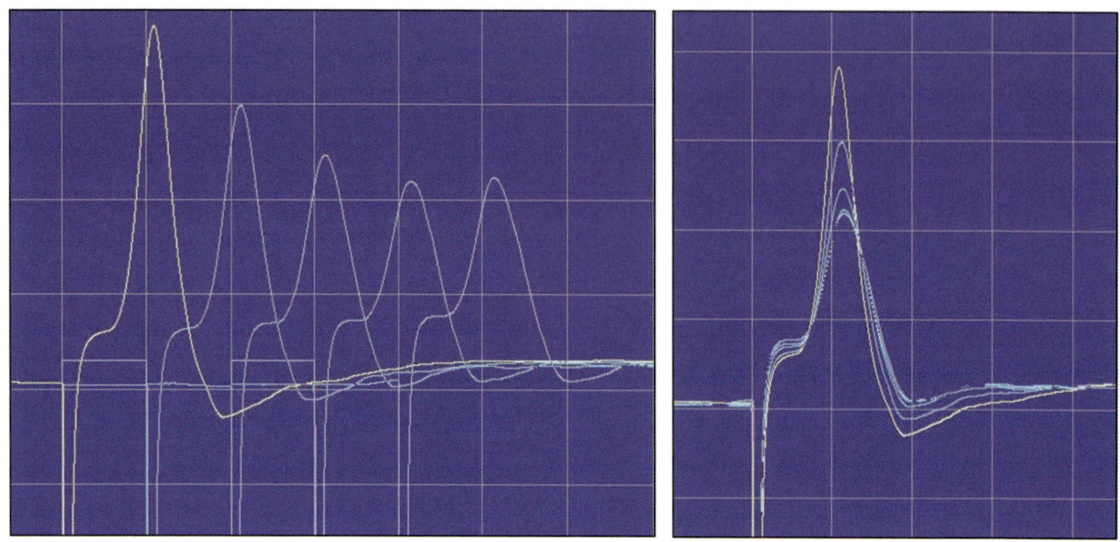

Abb. 4.12 Myastenia gravis: Endplattenbelastungstest. Supramaximale Nervenreizung mit 3–5 Hz; Ableitung des Summenaktionspotentials (Oberflächenelektrode); pathologisches Decrement: Verminderung der Amplitude der 4. Reizantwort um > 10 %.

zwar supramaximal, also mit einer Stimulusintensität, die etwa 20 % oberhalb der Reizstärke liegt, mit der gerade eben die maximale Amplitude des Summenaktionspotenzials erhalten wurde. Bei gesunden Personen bleibt die Amplitude der Reizantwort bei jedem Stimulus konstant.

Demgegenüber kann es bei neuromuskulären Übertragungsstörungen zu einem progredienten *Amplitudendekrement* von der 1. bis zur 4. oder 5. Reizantwort kommen. Zwischen dem 5. und 10. Stimulus nimmt die Amplitude meist wieder geringfügig zu. Wenn das Amplitudendekrement reproduzierbar 10 % und mehr beträgt, wird es als signifikant angesehen. Wenn unter Ruhebedingungen kein Dekrement nachweisbar ist, schließt sich eine maximale willkürliche (tetanische) Muskelkontraktion für 30 Sekunden an. Kommt es posttetanisch zu einem signifikanten Dekrement, kann dies ebenfalls die Diagnose einer Myasthenia gravis stützen.

▸ **Weitere Erkrankungen.** Ein pathologisches Dekrement in der 3/s-Stimulation wird nicht nur bei Myasthenia gravis beobachtet. Es kommt unter anderem vor bei kongenitalen Myasthenien, myasthenem Lambert-Eaton-Syndrom sowie bei verschiedenen neurogenen und myogenen Erkrankungen, insbesondere bei Vorderhornprozessen, Polymyositis, Myotonien und Organophosphatintoxikation.

▸ **Lambert-Eaton-Syndrom.** Bei dieser Erkrankung ist aufgrund der Autoantikörper gegen präsynaptische spannungsabhängige Kalziumkanäle die Transmitterfreisetzung vermindert. Aus diesem Grund ist die Amplitude des Summenaktionspotenzials reduziert. Im Verlauf einer maximalen willkürlichen Muskelanspannung (für 30 Sekunden) kommt es jedoch zu einer erheblichen Zunahme der Amplitude des Summenaktionspotenzials (meist um mehrere 100 %). Eine Verdoppelung der Ausgangsamplitude (100 % Zunahme) gilt als signifikant und somit als diagnostisch beweisend (▸ Abb. 4.13).

4.5 Muskelbiopsie

4.5.1 Vorüberlegungen

Zur Diagnosestellung bei Myopathien ist in vielen Fällen noch immer eine Muskelbiopsie notwendig. In Einzelfällen können eine zusätzliche kombinierte Muskel-, Nerven- und/oder Hautbiopsie, z. B. zur Frage von Vaskulitiden, das diagnostische Spektrum erweitern. Diese sollten dann am besten in einer Sitzung erfolgen.

Aufarbeitung der Biopsie

Die adäquate myopathologische Aufarbeitung einer Muskelbiopsie umfasst histologische, histochemische und immunhistologische Untersuchungen, die an Gefrierschnitten durchgeführt werden müssen. In besonderen Fällen sind die Phasenkontrast- und Elektronenmikroskopie sinnvoll. Biochemische und molekulargenetische Untersuchungen an eingefrorenem, nicht fixiertem Muskelgewebe sind beim Verdacht auf eine metabolische Myopathie und insbesondere bei mitochondrialen Myopathien notwendig.

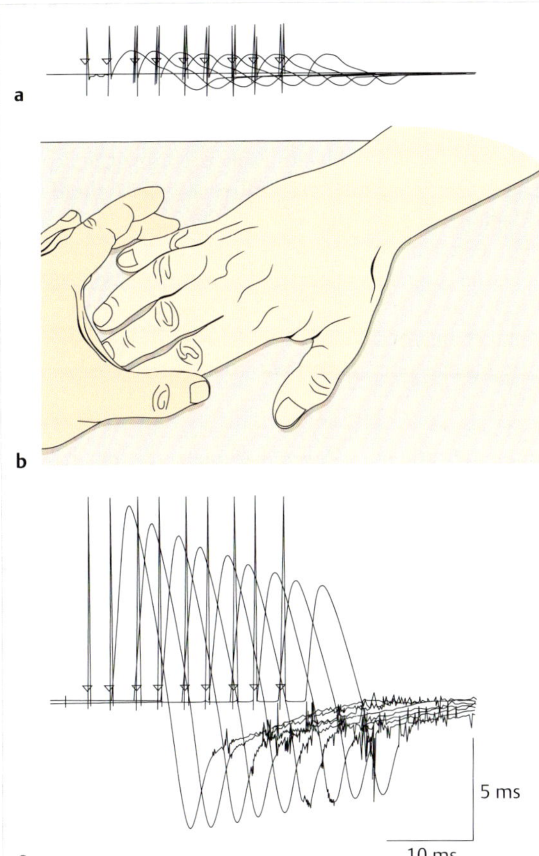

Abb. 4.13 Lambert-Eaton-Syndrom: Inkrement. Nach endogener tetanischer Stimulation kommt es zu einer deutlichen Amplitudenzunahme (Inkrement, beweisend für das Lambert-Eaton-Syndrom) sowie zu einem ausgeprägten Amplitudendekrement bei 3/s-Stimulation.

a Registrierung über dem Hypothenar nach supramaximaler Stimulation des N. ulnaris mit 3/s bei fortgesetzter Entspannung.
b 30 Sekunden dauernde maximale Kleinfingerabduktion.
c Registrierung unmittelbar nach 30 Sekunden dauernder maximaler Kleinfingerabduktion.

Merke

Es ist deshalb heute nicht mehr vertretbar, einem Patienten eine Muskelbiopsie zuzumuten, wenn das Gewebe lediglich in Formol fixiert und in Paraffin eingebettet werden kann, zumal sich in solchen Präparaten auch wesentliche myopathologische Veränderungen häufig dem Nachweis entziehen können.

Auswahl des Muskels zur Biopsie

▶ **Paresegrad.** Für die Biopsie ist ein Muskel mit *mittelschwerer Parese* geeignet. Hochgradig paretische und atrophische Muskelgruppen ergeben dagegen oft uncharakteristische Befunde. Gegen diese sehr einfache Regel wird sehr häufig verstoßen, da ohne Sorgfalt ein Muskel für die Biopsie ausgewählt wird, der gar nicht oder zu stark paretisch ist. Die Chance einer morphologischen Diagnose wird damit oft leichtfertig vertan. Es bietet sich deshalb an, vor der Biopsie ein MRT der entsprechenden Muskeln durchzuführen, um dann gezielt biopsieren zu können.

Sind keine Paresen vorhanden, kann ggf. aus einer *stark myalgischen* oder *myogelotischen Partie* biopsiert werden. Bei Verdacht auf eine metabolische Myopathie oder beispielsweise auf eine Panarteriitis nodosa kann die Probe auch aus einem klinisch gesund erscheinenden Muskel entnommen werden.

▶ **Krankheitslokalisation.** Bei *proximaler* Krankheitslokalisation erweisen sich in der Mehrzahl der Fälle der M. quadriceps femoris bzw. der M. biceps brachii als geeignet. Seltener wird eine Biopsie des M. deltoideus notwendig sein.

Bei *distaler* Manifestation bietet sich der M. tibialis anterior, der M. gastrocnemius oder auch der M. extensor carpi radialis an. Für Endplattenstudien und Einzelkanaluntersuchungen sind kleine Muskeln auszuwählen, die von Sehne zu Sehne biopsiert werden können, z. B. der M. peroneus brevis oder die Mm. intercostales.

Zur Frage einer *axialen* Myopathie kann es notwendig sein, eine Probe aus der paravertebralen Muskulatur zu entnehmen.

▶ **Voruntersuchungen.** Da die Elektromyografie mit Nadelelektroden erhebliche lokale myositische Reaktionen im Muskel auslösen kann, soll aus einer Partie biopsiert werden, die in den vorangegangenen Wochen sicher nicht myografiert wurde. ▶ Abb. 4.14 zeigt den myohistologischen Befund einer myositischen Reaktion nach EMG im betroffenen Muskel.

Merke

Für die Routine hat es sich bewährt, dass man sich bei der Elektromyografie auf die rechtsseitigen Muskelgruppen beschränkt und die ggf. notwendige Biopsie linksseitig durchführt.

Es sollte immer darauf geachtet werden, dass vor der Biopsie keine Kortikosteroide gegeben werden, da diese den myohistologischen Befund verändern können.

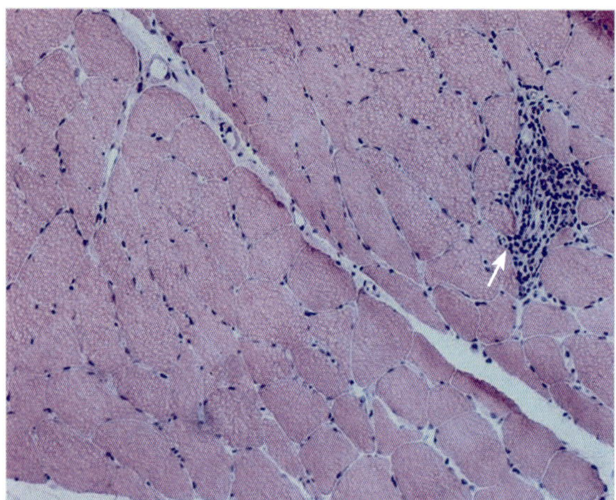

Abb. 4.14 Biopsie des M. quadriceps femoris rechts nach EMG in dieser Region: myositisches Gewebesyndrom (Hämatoxylin-Eosin-Färbung, 10fach-Vergrößerung).

4.5.2 Technik der Biopsie

Erfahrungsgemäß werden die besten Resultate erzielt, wenn ein chirurgisch ausgebildeter Arzt sich mit der Technik der Muskelbiopsie vertraut macht und diese dann stets von ihm persönlich durchgeführt wird.

▸ **Lokalanästhesie.** Bei Erwachsenen erfolgt die Biopsie unter antiseptischen Kautelen in Lokalanästhesie. Dabei darf das Anästhetikum nur in die Haut- und das Unterhautfettgewebe, nicht aber in den Muskel selbst injiziert werden. Auch Kleinkinder können nach entsprechender Prämedikation und bei Intubationsbereitschaft in lokaler Betäubung biopsiert werden (▸ Abb. 4.15a).

▸ **Durchführung.** Der über dem Muskel angelegte Hautschnitt ist etwa 4–6 cm lang und parallel zum Muskelfaserverlauf gerichtet (▸ Abb. 4.15b). Nach gleich gerichteter Inzision der Faszie wird ein Muskelfaserbündel mit einem Durchmesser von mindestens 0,5 cm und einer Länge von ca. 3 cm mit zwei Fäden so umstochen, dass die Fäden das Bündel zu beiden Enden umschließen (▸ Abb. 4.15c, ▸ Abb. 4.15d). Das Faserbündel wird unter leichtem Zug an den umschlingenden Fäden durch Scherenschlag exzidiert (▸ Abb. 4.15e).

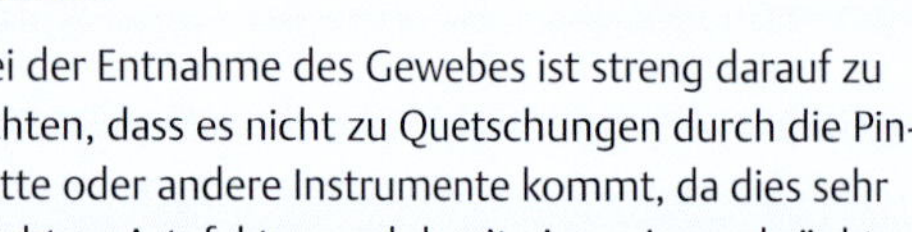

Merke

Bei der Entnahme des Gewebes ist streng darauf zu achten, dass es nicht zu Quetschungen durch die Pinzette oder andere Instrumente kommt, da dies sehr leicht zu Artefakten und damit einer eingeschränkten histologischen Beurteilbarkeit führt (▸ Abb. 4.15f).

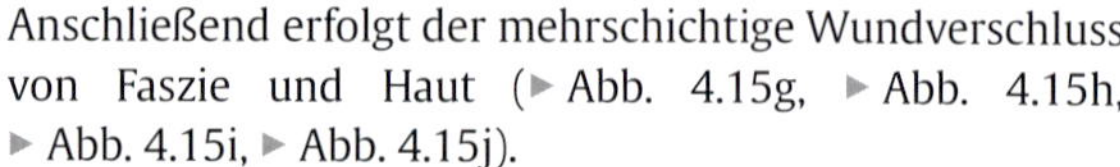

Anschließend erfolgt der mehrschichtige Wundverschluss von Faszie und Haut (▸ Abb. 4.15g, ▸ Abb. 4.15h, ▸ Abb. 4.15i, ▸ Abb. 4.15j).

▸ **Nadelbiopsie.** Einige Muskellabors bevorzugen die Nadelbiopsie. Sie liefert kleinere Gewebeproben und bietet weniger befriedigende präparative Möglichkeiten. Eine Indikation zur Nadelbiopsie ist daher nur in denjenigen Fällen gegeben, bei denen auf eine aussagekräftige histologische Untersuchung verzichtet werden kann. Dies ist beispielsweis bei Verlaufsbeobachtungen oder Familienuntersuchungen der Fall, bei denen lediglich spezielle biochemische oder genetische Marker getestet werden sollen.

▸ **Nebenwirkungen, Komplikationen.** Da der Muskel selbst nicht anästhesiert werden kann, kommt es beim Exzidieren zu einem unangenehmen *dumpfen Schmerz*. Es ist ratsam, den Patienten schon vorher auf diese Unannehmlichkeit aufmerksam zu machen. Postoperativ können die Schmerzen einige Tage anhalten, so dass empfindlichen Patienten ein Analgetikum oder Sedativum mitgegeben werden sollte, das bei Bedarf eingenommen werden kann. Es empfiehlt sich, die Wunde *postoperativ zu kühlen*. Dies führt deutlich seltener zu Komplikation und lindert die Beschwerden für die Patienten deutlich.

Bleibende Behinderungen infolge einer Muskelbiopsie beobachteten wir bisher nicht. Kosmetisch unbefriedigende *Narben* entwickeln sich in der Regel nur dann, wenn beim Wundverschluss nicht die nötige Sorgfalt aufgebracht wurde. Bei Verwendung nicht resorbierbaren Nahtmaterials können die Fäden nach 10 Tagen entfernt werden.

Die Komplikationsrate ist bei der offenen Biopsietechnik in erfahrenen Händen mit ca. 0,1 % sehr niedrig. Gelegentlich werden jedoch *Weichteilblutungen* und *Infektionen* beobachtet.

4.5.3 Probenaufbereitung

Das entnommene Biopsat wird unmittelbar nach der Entnahme in eine größere und eine oder mehrere kleinere Portionen zerteilt, wobei das größere Stück (ideal ca. 8 mm × 5 mm × 5 mm) für die Histologie und die anderen Stücke für biochemische Untersuchungen verwendet werden.

▸ **Histologie.** Die für die Diagnostik wesentlichen histologischen Färbungen und histochemischen Reaktionen erfolgen an tiefgefrorenem Muskelgewebe. Das entnommene Muskelstück wird hierzu unmittelbar nach der Entnahme zunächst mit der Rasierklinge in der Hälfte quer geteilt, wobei die Orientierung über den Muskelfaserverlauf erhalten bleiben muss. Das Muskelgewebe wird auf ein mit einem Tropfen Einbettmedium (kommerziell er-

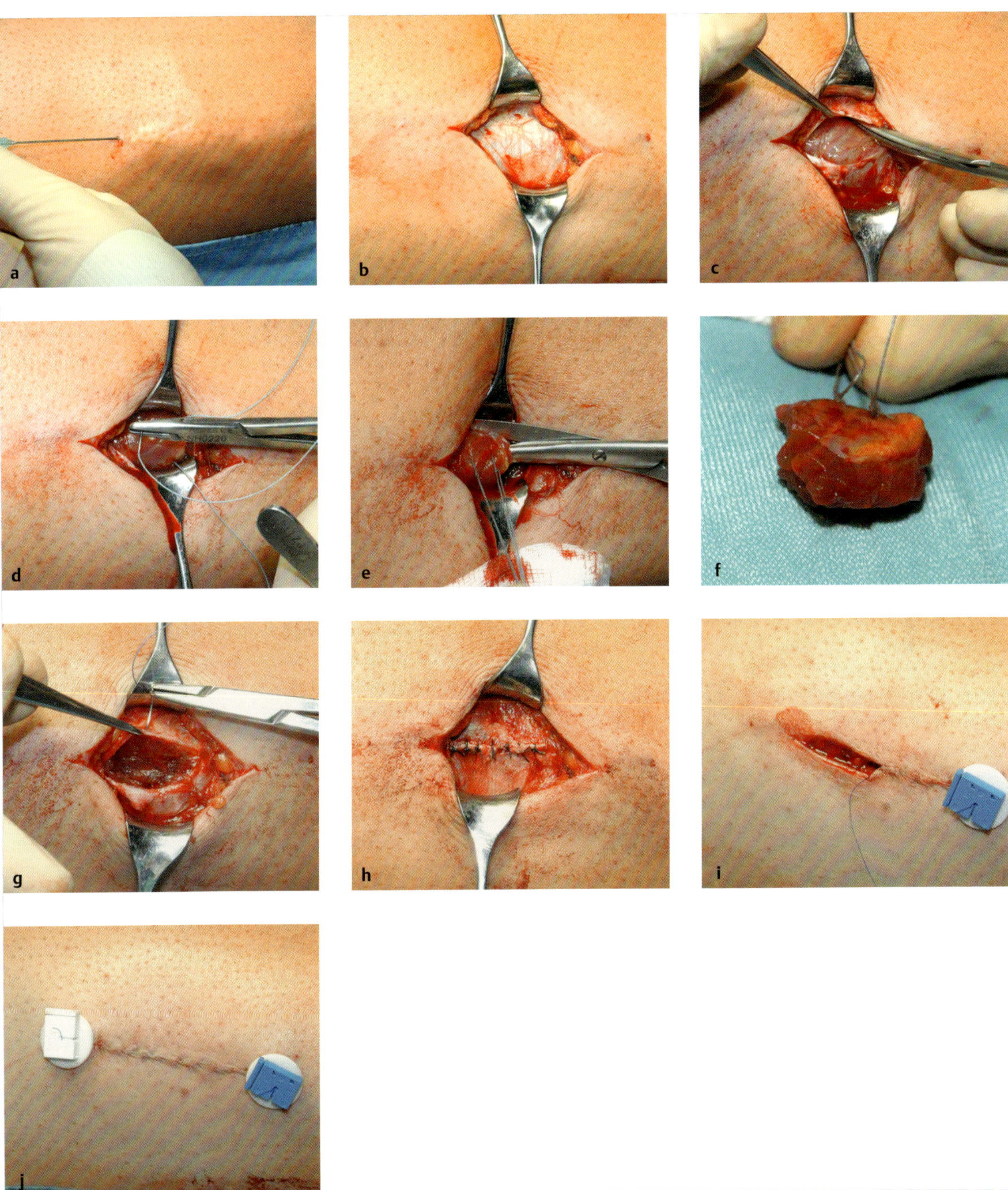

Abb. 4.15 Chirurgisches Vorgehen bei der Muskelbiopsie.
a Injektion des Anästhetikums.
b Hautschnitt.
c Inzision der Faszie.
d Umstechen eines Muskelfaserbündels.
e Exzision des Faserbündels.
f Gewebeentnahme.
g Wundverschluss der Faszie.
h Wundverschluss der Faszie.
i Wundverschluss der Haut.
j Wundverschluss der Haut.

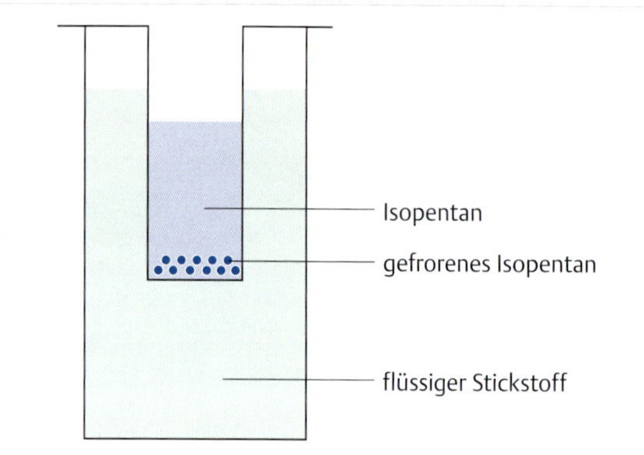

Abb. 4.16 Das Muskelgewebe für die Histochemie wird in einem Becherglas mit Isopentan eingefroren, das sich zur Kühlung in einem Behälter mit flüssigem Stickstoff befindet. Das Gewebe muss nah an das gefrorene Isopentan am Boden des Becherglases herangebracht werden.

hältlich) beträufelten Korkplättchen (ca. 1,5 cm Durchmesser) ausgerichtet. Hierbei muss das Material unbedingt quer orientiert werden, d. h., die Längsrichtung der Muskelfasern muss senkrecht zum Korkplättchen gerichtet sein. Hilfreich sind dabei Kanülen, die um das Muskelstück platziert werden, um es zu stützen.

Das Einfrieren erfolgt in einem mit 2-Methylbutan (Isopentan) gefüllten Becher, der zur Kühlung in ein Flüssigstickstoff enthaltendes Thermogefäß gestellt wird (▶ Abb. 4.16). Mit dem Einfrieren wird erst begonnen, wenn sich am Boden des Methylbutanbechers eine geschlossene Eisschicht gebildet hat. Mittels einer langstieligen Pinzette wird das Muskelgewebe mit leicht schwingenden Bewegungen für eine Minute (bei sehr großen Stücken etwas länger) in das Methylbutan getaucht.

Die so eingefrorene Probe wird entweder direkt in einem beschrifteten Kryoröhrchen in flüssigem Stickstoff aufbewahrt oder in ein vorgekühltes, beschriftetes Plastikgefäß gegeben und anschließend in einem mit Trockeneis gefüllten Styroporbehälter verwahrt. Sollten keine Korkplättchen bzw. Einbettmedium verfügbar sein, kann das Gewebe auch alleine eingefroren werden. Allerdings ist dann damit zu rechnen, dass das spätere Aufblocken im Labor nicht immer zu optimalen Ergebnissen führt.

▶ **Elektronenmikroskopie.** Für die Elektronenmikroskopie wird das entnommene Gewebe 3 Stunden in 5 %igem Glutardialdehyd in 0,1 M Cacodylatpuffer (pH 7,4) bei einer Temperatur von etwa 4 °C fixiert und anschließend in reinem Cacodylatpuffer (0,1 M, pH 7,4) aufbewahrt und ggf. verschickt. Cacodylatpuffer und 25 % Glutardialdehyd sind kommerziell als Lösungen erhältlich. Die 5 %ige Glutardialdehyd-Pufferlösung sollte unmittelbar vor Gebrauch hergestellt werden (1,5 ml Glutardialdehyd 25 % plus 6 ml Cacodylatpuffer [0,1 M Cacodylsäure Natriumsalz-Trihydrat in H_20, pH 7,4 einstellen mit HCl]).

▶ **Biochemie.** Für biochemische Untersuchungen wird der andere Teil der Biopsieprobe separat in flüssigem Stickstoff eingefroren. Die Vorbehandlung mit Isopentan ist dabei nicht unbedingt erforderlich.

4.5.4 Versand

Wird die Muskelbiopsie zur weiteren Bearbeitung an ein sich nicht am Ort befindliches Labor verschickt, erfolgt der Versand des tiefgefrorenen Gewebes für die Histochemie und ggf. auch für die Biochemie am besten auf Trockeneis in einem dickwandigen Polystyrol-Behälter, der 4–6 kg Trockeneis enthalten sollte. Bei kurzen Transportzeiten von 1–2 Stunden ist es auch möglich, das Gewebe für die Histologie ungefroren in wässrigen Eis zu transportieren. Ein direkter Kontakt zu dem Eis ist jedoch unbedingt zu vermeiden, da dabei Gefrierartefakte auftreten. Für die Elektronenmikroskopie wird das 3 Stunden in 5 %igem Glutaraldehyd fixierte Muskelstück in Cacodylatpuffer (Lösung A) bei 4 °C verschickt.

Merke

Ein häufiges Problem bei eingesandten Muskelbiopsien sind *Gefrierartefakte*. Diese entstehen entweder schon beim unzureichenden Einfrieren oder durch zwischenzeitliches Auftauen während des Transportes.

Die Erfahrung in der Praxis zeigt, dass eine nicht sorgsame Probenaufarbeitung und Verwendung vielfältige Fehlerquellen beinhaltet, so dass deshalb häufig eine weitere Biopsie notwendig wird. Auf der Website der Klinik und Poliklinik für Neurologie im Universitätsklinikum Halle findet sich unter Muskelzentrum eine detaillierte Anleitung zur Versendung von Muskelproben (http://www.medizin.uni-halle.de).

4.5.5 Spektrum der Untersuchungen

▶ **Färbungen, histochemische Reaktionen.** Neben der Standardfärbung mit Hämatoxylin-Eosin (HE) umfasst die Diagnostik von Myopathien die Gomori-Trichromfärbung zum Nachweis von Ragged-red-Fasern, die Färbungen zur Darstellung von Lipidspeicherung (Sudanschwarz- bzw. Oil-red-O-Färbung), Glykogenspeicherung (PAS-Reaktion) oder Amyloidablagerungen (Kongorot-Färbung).

Zur Darstellung der verschiedenen Muskelfasertypen ist die bei verschiedenen pH-Werten durchgeführte myofibrilläre ATPase-Reaktion geeignet.

Die Beurteilung der Mitochondrien bzw. mitochondrialen Membranen erfolgt mit der Cytochrom-c-Oxidase-(COX-)Reaktion oder der Sukzinatdehydrogenase-(SDH-)Reaktion.

Die saure Phosphatase ist ein lysosomales Enzym, das ein für den Nachweis degenerativer Muskelprozesse ausgezeichneter Indikator ist.

Weitere histochemische Reaktionen sind die Phosphorylase-, Phosphofruktokinase- und die Myoadenylatdeaminase-Reaktion zum qualitativen Nachweis des entsprechenden Enzymdefekts.

▸ **Immunhistochemische Untersuchungen.** Für immunhistochemische Untersuchungen zur Charakterisierung verschiedener Muskeldystrophien und Myositiden stehen heute viele kommerziell erhältliche Antikörper zur Verfügung (z. B. Dystrophin-, Sarkoglykan-, Merosin-, T-Cell-Antikörper).

▸ **Biochemische Untersuchungen.** In biochemischen Untersuchungen können bei Verdacht auf eine metabolische Myopathie gezielt die Aktivitäten bestimmter Enzyme des Intermediärstoffwechsels gemessen werden. In besonderen Fällen erfordert die Charakterisierung eines defekten Proteins auch die Anwendung der Western-Blot-Technik.

▸ **DNA-Analyse.** Bei mitochondrialen Erkrankungen ist die DNA-Analyse aus Muskelgewebe sinnvoll, da im Unterschied zu nukleären Mutationen mitochondriale DNA-Mutationen im Blut häufig dem Nachweis entgehen.

▸ **Weitere Untersuchungen.** Weitere spezielle oder vorwiegend wissenschaftliche Untersuchungen umfassen die Darstellung intramuskulärer Nerven und Nervenendigungen durch eine intravitale Methylenblaufärbung, die elektronenmikroskopische Darstellung der Endplatten, die respirometrische Untersuchung der Mitochondrienfunktion in leicht zerfaserten Präparaten von zuvor nicht gefrorenem Muskelgewebe durch direkte Messung des Sauerstoffverbrauchs unter Verwendung verschiedener Substrate sowie die elektrophysiologische Untersuchung von Ionenkanälen und Azetylcholinrezeptoren. Zur Diagnose der Anlage zur malignen Hyperthermie wird der In-vitro-Kontrakturtest an vitalen kleinen Muskelfaserbündeln nach standardisiertem Protokoll durchgeführt.

Literatur

[1] **Amarteifio** E, Nagel AM, Kauczor HU, Weber MA. Functional imaging in muscular diseases. Insights Imaging 2011; 2 (5): 609–619

[2] **Arts** IM, Overeem S, Pillen S. Muscle ultrasonography: a diagnostic tool for amyotrophic lateral sclerosis. Clin Neurophysiol 2012 Aug; 123(8): 1662–1667

[3] **Bierry** G, Kremer S, Kellner F et al. Disorders of paravertebral lumbar muscles: from pathology to cross-sectional imaging. Skeletal Radiol 2008; 37: 967–977

[4] **Curiel** RV, Jones R, Brindle K. Magnetic resonance imaging of the idiopathic inflammatory myopathies: structural and clinical aspects. Ann N Y Acad Sci 2009; 1154: 101–114

[5] **Degardin** A, Morillon D, Lacour A et al. Morphologic imaging in muscular dystrophies and inflammatory myopathies. Skeletal Radiol 2010; 39: 1219–1227

[6] **Dengler** R. Electromyography and muscle ultrasound in ALS diagnosis, complementary or competitive? Clin Neurophysiol 2012 Aug; 123 (8): 1485–1486

[7] **Kazemi-Esfarjani** P, Komorowska E, Jensen TD et al. A nonischemic forearm exercise test for McArdle disease. Ann Neurol. 2002 Aug; 52 (2): 153–159

[8] **Kimura** J. Electrodiagnosis in Diseases of Nerve and Muscle: Principles and Practice. Oxford University Press; 2002

[9] **Lindner** A, Reichert N, Eichhorn M et al. Acute compartment syndrome after forearm ischemic work test in a patient with McArdle's disease. Neurology. 2001 Jun 26; 56(12): 1779–1780

[10] **Logigian** EL, Ciafaloni E, Quinn LC et al. Severity, type, and distribution of myotonic discharges are different in type 1 and type 2 myotonic dystrophy. Muscle Nerve. 2007 Apr; 35(4): 479–485

[11] **Mercuri** E, Pichiecchio A, Allsop J et al. Muscle MRI in inherited neuromuscular disorders: past, present, and future. J Magn Reson Imaging 2007; 25: 433–440

[12] **Schulze** M, Kötter I, Ernemann U et al. MRI findings in inflammatory muscle diseases and their noninflammatory mimics. AJR Am J Roentgenol 2009; 192: 1708–1716

[13] **Walker** FO, Cartwright MS, Wiesler ER et al. Ultrasound of nerve and muscle. Clin Neurophysiol 2004; 115: 495–507

[14] **Wattjes** MP, Kley RA, Fischer D. Neuromuscular imaging in inherited muscle diseases. Eur Radiol 2010; 20: 2447–2460

[15] **Zierz** S, Meessen S, Jerusalem F. Lactate and pyruvate blood levels in the diagnosis of mitochondrial mypathies. Nervenarzt. 1989 Sep; 60 (9): 545–548

5 Muskeldystrophien

5.1 Einleitung, Klassifikation

Katharina Eger, Stephan Zierz

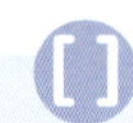

Definition

Unter dem Überbegriff *Muskeldystrophien* wird eine klinisch und pathogenetisch heterogene Gruppe von Myopathien zusammengefasst, bei denen es zu einer progredienten, genetisch determinierten, primären Degeneration von Muskelfasern kommt.

5

▶ **Geschichte.** Noch bis zum Ende des 19. Jahrhunderts wurden diese Erkrankungen unter dem Begriff progressive Muskelatrophie eingeordnet. Der Begriff progressive Muskeldystrophie geht auf Wilhelm Erb ([113], [114]) zurück, der zwei Hauptgruppen der Dystrophie unterschied, nämlich eine Dystrophia muscularis progressiva infantum und eine Dystrophia muscularis progressiva juvenum et adultorum.

Kennzeichnend für diese Erkrankungen sind im Unterschied zu den Muskelatrophien das klinische und histopathologische Nebeneinander von Hypertrophie und Atrophie sowie die myopathologischen Veränderungen mit Kernvermehrung, Spaltbildung, Vakuolenbildung und Vermehrung des interstitiellen Binde- und Zellgewebes (▶ Abb. 5.1, ▶ Abb. 5.2).

Allerdings hat Wilhelm Erb mit der Einführung des Begriffs Muskeldystrophie noch keineswegs eine primär myopathische Genese postulieren wollen, weil er dies für verfrüht hielt. Vielmehr hielt er die Ansicht von der neuropathischen Genese (Trophoneurose) „selbst den zahlreichen negativen Befunden am zentralen Nervensystem zum Trotz für eine wohl diskutierbare". Diese aus heutiger Sicht zögerliche Unsicherheit ist ein bemerkenswertes Beispiel für eine unbestechliche wissenschaftliche Skepsis, die sich der Grenzen der verfügbaren Methoden bewusst ist.

▶ **Klassifikation.** Inzwischen haben Erkenntnise zur Pathogenese verschiedener Formen der progressiven Muskeldystrophien dazu geführt, dass Definition und Klassifikation dieses Begriffs an vielen Stellen in Auflösung gerät.

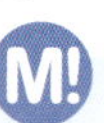

Merke

In Zukunft wird sich wohl eher eine Klassifikation durchsetzen, die sich weniger an der Unterscheidung zwischen Muskeldystrophie und anderen Myopathien orientiert, sondern mehr die jeweils zugrunde liegenden Protein- und Gendefekte berücksichtigt.

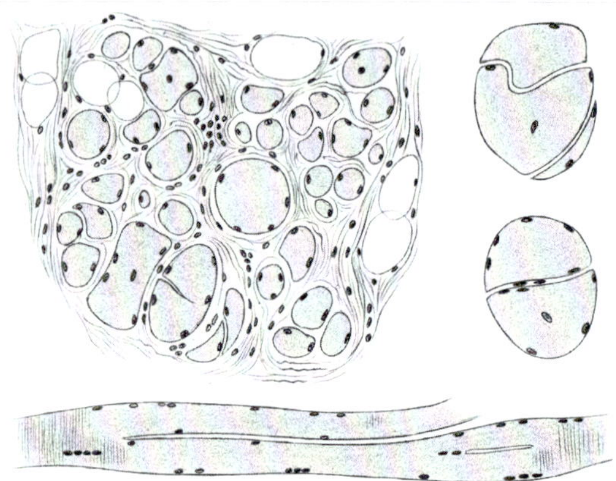

Abb. 5.1 Myopathologisches Bild der Dystrophia muscularis progressiva mit hypertrophen und atrophischen Muskelfasern, zentralen Kernen, Spaltbildungen, Bindegewebevermehrung und Fetteinlagerung (Zeichnung von Wilhelm Erb 1891 [114]).

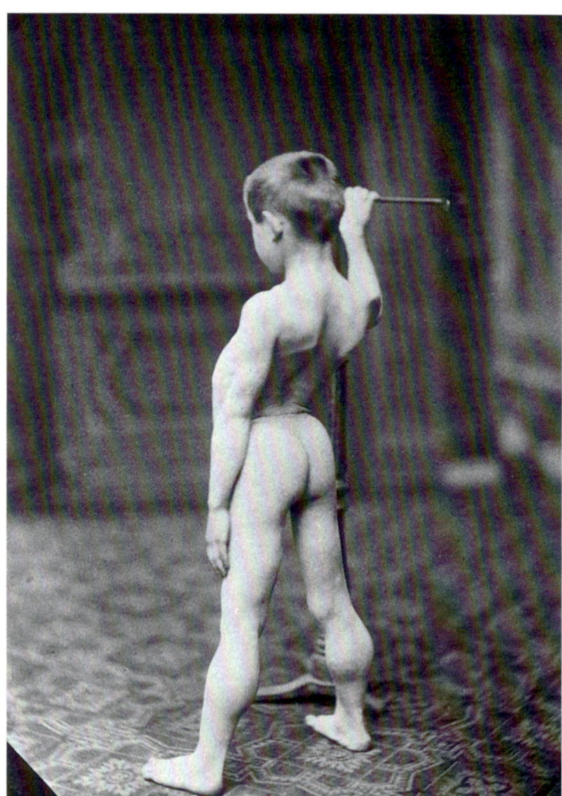

Abb. 5.2 Fotografie eines Knaben mit der Diagnose einer Dystrophia muscularis progressiva. Aufnahme von Wilhelm Erb aus der Heidelberger Klinik (Aufnahme freundlicherweise von Prof. Dr. Meinck, Heidelberg, zur Verfügung gestellt).

Die Aufnahme der nachfolgenden Erkrankungen unter dieser Kapitelüberschrift begründet sich somit vor allem auf die Tradition und stimmt im Wesentlichen mit den noch immer gebräuchlichen operationalen Definitionen (z. B. ICD-10, neurologische Adaptation) überein.

5.2 Dystrophinopathien

Katharina Eger, Stephan Zierz

5.2.1 Dystrophin, Dystrophin-Glykoprotein-Komplex

▸ **Bedeutung.** Mit der Identifizierung des Dystrophins als dem Genprodukt, das bei den progressiven Muskeldystrophien Typ Duchenne und Typ Becker betroffen ist, gelang ein wesentlicher Fortschritt im Verständnis der Ätiologie und Pathogenese dieser beiden Erkrankungen. Beide Erkrankungen werden unter dem Begriff *Dystrophinopathien* zusammengefasst. Dystrophin ist Bestandteil des Dystrophin-Glykoprotein-Komplexes (DGK) der Muskelzelle (▸ Abb. 1.11), bei dem es sich um einen Komplex aus sarkolemmalen Proteinen und Glykoproteinen handelt.

▸ **Gen und Genprodukt.** Das Protein Dystrophin ist an der zytoplasmatischen Seite der Zellmembran gelegen. Das dystrophinkodierende Gen befindet sich auf dem kurzen Arm des X-Chromosoms (Xp21.1). Dieses Gen ist mit einer Größe von 2,4 Megabasen eines der größten Gene des Menschen. Es enthält 75 Exons. Das Genprodukt Dystrophin mit einer Länge von 125 nm ist 427 kDa schwer und weist 4 Hauptbereiche (Domänen) auf:

- N-terminale, aktinbindende Domäne (Exon 1–8)
- große stabförmige Domäne (Exon 10–63)
- cystinreiche Domäne (Exon 64–67)
- C-terminale Domäne (Exon 68–79) mit verschiedenen Bindungsstellen, z. B. β-Dystroglykan

Mindestens 8 verschiedene Promotoren ermöglichen eine zellspezifische Expression von Dystrophin (lokalisiert unter anderem in der Skelettmuskelzelle, Purkinje-Zelle, Retina, Schwann-Zelle, Haarzelle, Gliazelle). Der DGK stellt eine Brücke dar zwischen dem inneren Zytoskelett der Muskelfaser und der Basalmembran.

Durch regelmäßige, wabenartige Anordnung des Dystrophins wird die Zellmembran stabilisiert. Dadurch wird die Zelle z. B. vor Schädigung bei mechanischer Beanspruchung geschützt. Exzentrische Muskelkontraktionen führen bei dystrophindefizienten Muskelfasern zu einer ausgeprägteren Schädigung als bei gesunden Kontrollfasern.

Der Verlust von Dystrophin führt zu einer Reduktion von Proteinen des dystrophinassoziierten Glykoproteinkomplexes. Utrophin hingegen wird vermehrt exprimiert. Utrophin, auch DRP (dystrophin related protein) genannt, ist ein Protein mit einer dem Dystrophin sehr ähnlichen

In-Frame-Deletion	Out-of-Frame-Deletion
HOL-MIR-MAL-DEN-HUT	HOL-MRM-ALD-ENH-UT
HOL-MIR-DEN-HUT	
HOL-DEN-HUT	
HOL-HUT	

Abb. 5.3 Schematische Darstellung der Leserastertheorie. In-Frame-Deletion: Leseraster erhalten; Out-of-Frame-Deletion: Leseraster gestört.

Struktur. Auch die Ursache der Utrophinvermehrung ist noch nicht bekannt. Ein Aspekt der Pathogenese ist ein starker Anstieg der intrazellulären Kalziumkonzentration. Diese führt zu einer Aktivierung kalziumabhängiger Enzyme wie z. B. Proteasen, die einen fibrotischen Umbau begünstigen (▸ Abb. 5.3).

▸ **Phänotyp.** Entscheidend für den Phänotyp, also ob der „maligne“ Typ Duchenne oder der „benigne“ Typ Becker-Kiener vorliegt, sind Lage und Größe der ursächlichen Mutation im Gen, aber auch die Beziehung der Mutation zum Nukleotid-Leseraster. Wird das Leseraster durch Out-of-Frame-Mutationen unterbrochen, fehlt Dystrophin; es entstehen schwere Verläufe (Duchenne-Typ). Bei In-Frame-Mutationen bleibt das Leseraster erhalten; es entsteht ein instabiles, kleineres Protein. Dies führt zu einem milderen Verlauf der Muskeldystrophie, dem Becker-(Kiener-)Typ (▸ Abb. 5.3). Wenn durch Mutation in der stabförmigen Domäne N- und C-Terminus erhalten bleiben, resultiert eine weniger schwere Dystrophinopathie.

5.2.2 Epidemiologie

▸ **Duchenne-Dystrophie.** Die Inzidenz der Dystrophinopathie vom Typ Duchenne wird weltweit auf ca. einen pro 3 500–4 000 männlicher Neugeborener geschätzt und stellt somit die häufigste Form der Muskeldystrophien im Kindesalter dar. Die Prävalenz liegt bei ca. 40 pro 1 Mio. Einwohnern.

▸ **Becker-Dystrophie.** Dieser Typ tritt seltener auf; die Inzidenz wird auf einen Kranken pro 18 500 neugeborener Knaben geschätzt.

5.2.3 Krankheitsbilder

Duchenne-Muskeldystrophie (DMD)

Charakteristika

Das typische Bild dieser häufigsten Form der Muskeldystrophien wurde 1861 vom französischen Neurologen Duchenne beschrieben. Die DMD wird X-chromosomal ver-

5

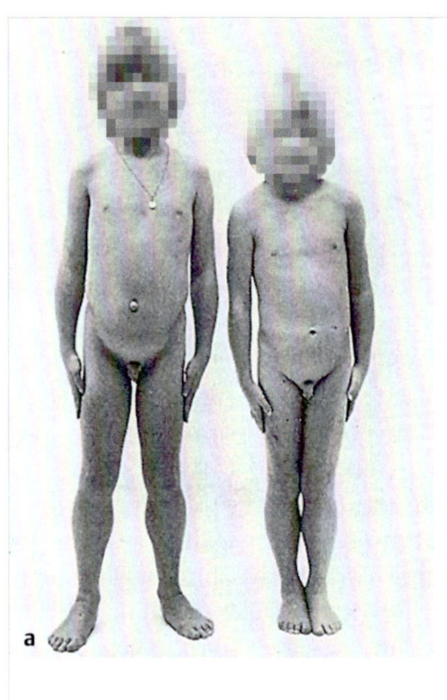

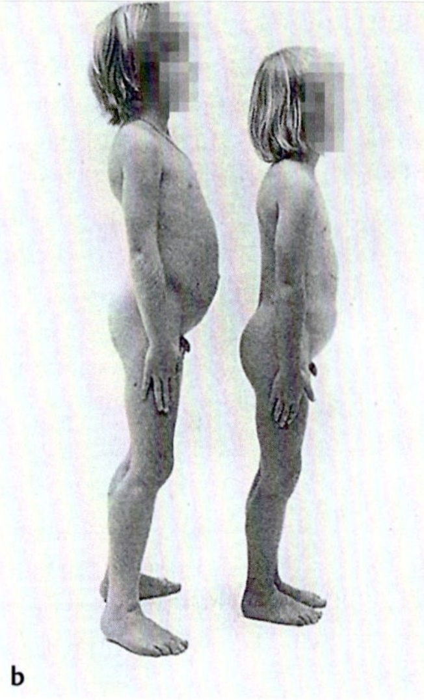

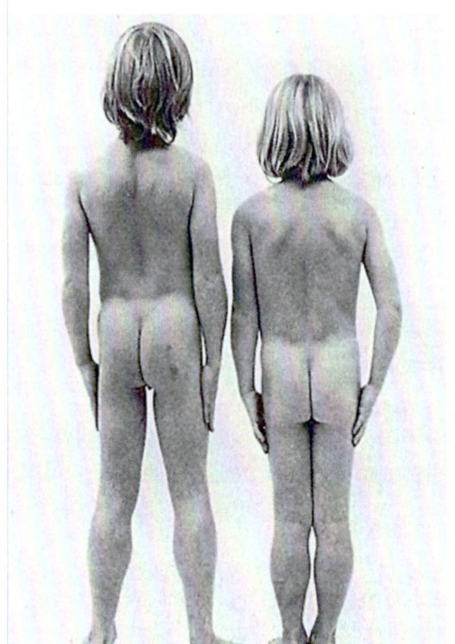

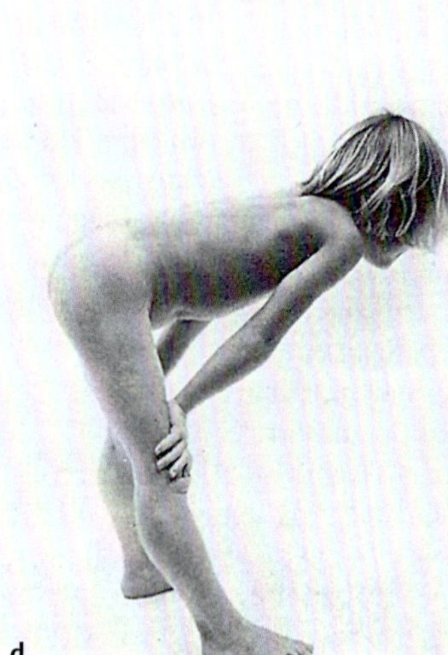

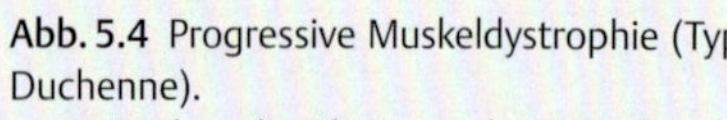

Abb. 5.4 Progressive Muskeldystrophie (Typ Duchenne).

a Besonders der ältere Bruder zeigt eine typische Hyperlordosierung der Lendenwirbelsäule.

b Vorstehender Bauch vor allem beim älteren Bruder.

c Hypertrophie der Waden.

d Beim Aufrichten wird die Schwäche der Hüftextensoren durch Abstützen der Arme auf den Oberschenkel ausgeglichen (Gowers-Manöver).

erbt. Ursache der Erkrankung sind Veränderungen im Dystrophingen, die dazu führen, dass Dystrophin in der Muskelzelle fehlt oder stark vermindert ist.

Der schwere Krankheitsverlauf dieser Dystrophinopathie ist gekennzeichnet durch die Manifestation bei Jungen im 1.–6. Lebensjahr primär im Beckengürtel, den Übergang im Verlauf auch auf den Schultergürtel, die rasche Progredienz bis zur Gehunfähigkeit ca. 10 Jahre nach Erkrankungsbeginn und den Tod in der 2. oder 3. Lebensdekade. Weitere typische Symptome sind oft Hypertrophien der Waden (▶ Abb. 5.2, ▶ Abb. 5.4), Kontrakturen, Wirbelsäulendeformitäten und Herzveränderungen.

Molekulargenetik

In den 1980er-Jahren wurde das Dystrophingen isoliert, das kodierte Protein Dystrophin identifiziert und seine Lokalisation in der Membran der Muskelzelle nachgewiesen ([8], [208], [325], [434]).

▶ **Ursachen.** Bei ca. 65–70 % der Patienten mit Duchenne-Muskeldystrophie findet man Deletionen in diesem Gen, die in unterschiedlicher Häufigkeit alle Exons betreffen können. Etwa 5–10 % haben Duplikationen, bei den übrigen Patienten liegen Punktmutationen vor (Datenbank mit Auflistung der bekannten Mutationen bei DMD/BMD unter http://www.dmd.nl).

▸ **Vererbung.** Die Duchenne-Muskeldystrophie wird X-chromosomal vererbt. Den betroffenen Jungen wurde die Genveränderung in der Regel von der Mutter übertragen. Töchter dieser Konduktorin können die Genveränderung erben und sind dann ebenfalls Konduktorinnen.

Klinik

Muskulatur

▸ **Symptomentwicklung.** Erste Symptome der größtenteils bei Geburt und während der frühkindlichen Entwicklung klinisch unauffälligen Kinder zeigen sich meistens beim Erlernen von Stehen und Gehen vor dem 3. Lebensjahr. Bei mehr als 95 % der Betroffenen wird die Diagnose der Duchenne-Muskeldystrophie vor dem 6. Lebensjahr gestellt [17]. Die Kinder bleiben in ihrer motorischen Entwicklung zurück. Die Bewegungen werden plump und unsicher. Häufiges Hinfallen, Nachlassen der motorischen Aktivität, scheinbare Ungeschicklichkeit beim Laufen und Treppensteigen fallen auf. Es ist aber auch möglich, dass erkrankte Kinder noch normal Gehen lernen und sich danach zunehmend verschlechtern. Die Kinder können anfangs besonders muskelkräftig erscheinen.

Im weiteren Verlauf wird ein Watschelgang auffällig, der durch seitliches Absinken des Beckens bei jedem Schritt (positives Trendelenburg-Zeichen) entsteht. Deutlich werden auch eine lumbale Hyperlordose mit stark vorgewölbtem Bauch sowie ein Zurückziehen der Schultern und ein nach hinten geneigter Kopf (▸ Abb. 5.4). Der Gang ist breitbeinig. Rennen und Treppensteigen wird zunehmend schwieriger bzw. unmöglich. Wenn die Jungen aus der Bodenlage aufstehen wollen, ziehen sie sich an haltbietenden Gegenständen hoch oder benutzen ihre eigenen Oberschenkel, um sich an diesen mit den Händen beim Aufrichten abzustützen (Gowers-Manöver, ▸ Abb. 5.4d). Die Beteiligung der Muskelgruppen des Schultergürtels äußert sich früh in deutlich vorstehenden Schulterblättern (Scapulae alatae).

Später lassen sich auch Paresen der Muskulatur des Rumpfes und distalen Extremitäten feststellen. Asymmetrien der Atrophien und Paresen sind im Krankheitsverlauf möglich, jedoch nicht so ausgeprägt, wie dies etwa bei der fazioskapulohumeralen Form der Muskeldystrophie (FSHD) auftreten kann. Eine leichte Facies myopathica kann in späten Krankheitsstadien vorkommen; sonst sind die von Hirnnerven versorgten Muskeln bis auf den M. sternocleidomastoideus nicht betroffen.

▸ **Kontrakturen.** Sie treten meist vor dem 10. Lebensjahr auf – vor allem an Hüftbeugern, M. tensor fasciae latae, Wadenmuskeln, M. tibialis posterior, Adduktorengruppe, Knie- und Ellenbogenbeugern.

▸ **Hypertrophien.** In der Regel sind bei den Patienten Muskelhypertrophien und Pseudohypertrophien zu finden. Sie betreffen vor allem die Waden-, Gesäß-, Kau- und Zungenmuskeln, den M. deltoideus und M. quadriceps femoris. In späteren Krankheitsstadien sind Hypertrophien jedoch selten festzustellen. Dann steht eine diffuse Muskelatrophie oder eine Adipositas im Vordergrund.

▸ **Muskeleigenreflexe.** Die proximalen Muskeleigenreflexe sind früh abgeschwächt oder nicht mehr auslösbar; vor dem 10. Lebensjahr sind bei 50 % der Betroffenen der Bizeps-, Trizeps- und Patellarsehnenreflex nicht mehr auslösbar, während der Achillessehnenreflex lange erhalten sein kann.

Organbeteiligung

▸ **Endokrine Veränderungen.** Die Testes sind oft klein oder zeigen einen unvollständigen Deszensus. Die Pubertät ist häufig verzögert, aber die Sexualentwicklung in der Regel normal.

▸ **Herz.** Bei nahezu allen Patienten über dem 18. Lebensjahr ist eine kardiale Beteiligung feststellbar [286]. Frühe Hinweise dafür sind EKG-Veränderungen, die im Spätstadium bei über 90 % aller Betroffener nachweisbar sind, unter anderem in Form sehr hoher Amplituden der R-Wellen in rechtspräkordialen Ableitungen und tiefer Q-Wellen in den linkspräkordialen Ableitungen. Oft besteht eine Sinustachykardie in Ruhe. Arrhythmien und echokardiografisch erfassbare Veränderungen (dilatative Kardiomyopathie) sind ebenfalls bei nahezu allen Patienten nachweisbar (▸ Abb. 5.5).

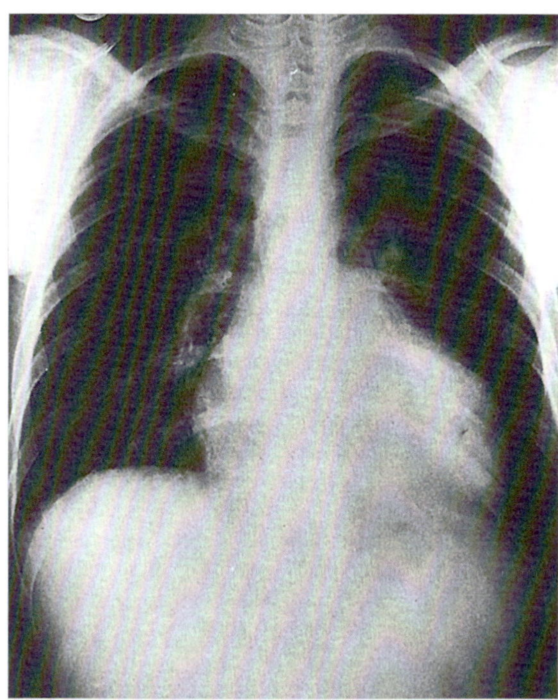

Abb. 5.5 Kardiomyopathie bei einem 20-jährigen Patienten mit progressiver Muskeldystrophie Typ Duchenne.

Eine positive Korrelation zwischen der Schwere des dystrophischen Skelettmuskelprozesses und der begleitenden Herzerkrankung besteht nicht. Gewöhnlich sind die elektro- und echokardiografischen Veränderungen nicht oder nur langsam progredient. Beschwerden durch die Herzbeteiligung treten jedoch nur bei ca. 57 % der Erkrankten über dem 18. Lebensjahr auf. Dies ist am ehesten auf die paresebedingte geringe Belastung des Herzens zurückzuführen. Kardiale Komplikationen sind bei ca. 10 % der Patienten die Todesursache.

► **Lunge.** Respiratorische Probleme sind Hauptkomplikationen der Duchenne-Muskeldystrophie. Pulmonale Komplikationen in Form von Ateminsuffizienz mit oder ohne Infektion sind die häufigste Todesursache. In der Regel kommt es bereits zwischen dem 10. und 15. Lebensjahr unter Belastung zur respiratorischen Globalinsuffizienz mit Hyperkapnie. Die Vitalkapazität ist bei allen Patienten vermindert.

► **Knochen, Skelettsystem.** Röntgenologisch sind häufig ossäre Veränderungen wie Dekalzifikationen, Disorganisation der Bälkchenstruktur und Atrophie des Knochens zu beobachten und sind wahrscheinlich als Folge paresebedingter Minderbeanspruchung zu werten. Im fortgeschrittenen Krankheitsstadium treten häufig Skoliosen auf, die unbehandelt die Sitzfähigkeit beeinträchtigen können.

► **Gastrointestinaltrakt.** Beschwerden im Bereich des Gastrointestinaltrakts sind selten. Diese können als Blähungen, Völlegefühl oder paralytischer Ileus bei verzögerter Magenentleerung und Darmpassage, aber auch als Malabsorptionssyndrom oder Durchfall auftreten. Die Sphinkterfunktionen bleiben erhalten.

► **Harnwege.** Eine Harninkontinenz ist möglich, wobei neurogene Störungen zu differenzieren sind.

► **Intelligenz.** Bei etwa 30–40 % der betroffenen Knaben liegt der Intelligenzquotient unter 75, bei 3 % unter 50 [58]. Wahrscheinlich handelt es sich um eine genetisch determinierte und nicht exogen induzierte Intelligenzminderung, die schon in frühen Krankheitsstadien erkennbar ist. Die verbale Intelligenz ist mehr betroffen als die praktische. Die Intelligenzminderung ist nicht progredient und korreliert nicht mit der Schwere der Dystrophie. Ursache ist möglicherweise das Fehlen auch des hirnspezifischen Dystrophins in den postsynaptischen Regionen der Purkinje- und Pyramidenzellen. Computertomografische Untersuchungen deuten auf eine progrediente leichte Hirnatrophie hin [356].

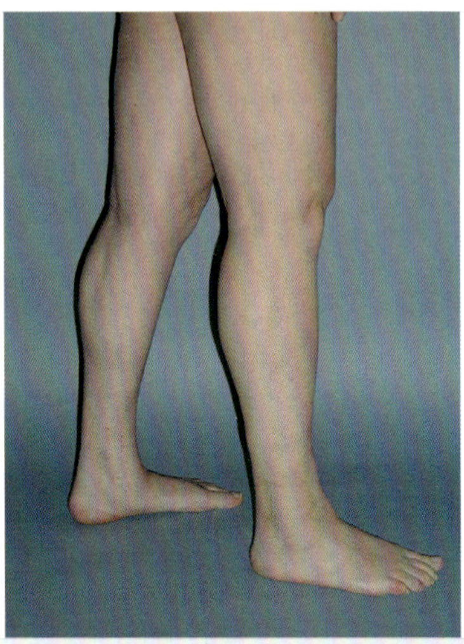

Abb. 5.6 Konduktorin einer Dystrophinopathie mit klinischem Gliedergürtelsyndrom, hier angedeutete Wadenhypertrophie.

Muskeldystrophie Typ Duchenne bei Patientinnen (Konduktorinnen)

Trotz des X-chromosomalen Erbgangs können auch Mädchen/Frauen klinisch symptomatisch werden (► Abb. 5.6). Folgende Möglichkeiten können dazu führen:

- Das Mädchen ist manifeste Konduktorin, d. h., sie trägt auf einem X-Chromosom das veränderte Gen und zeigt klinische Auffälligkeiten wie Wadenhypertrophie, Myalgien, langsam progrediente Paresen und Atrophien im Becken- oder Schultergürtel. Etwa 10 % der Konduktorinnen sind manifeste Konduktorinnen. Die Symptome können im Erwachsenenalter oder sogar bereits in der Kindheit auftreten. Eine kardiale Beteiligung ist ebenfalls möglich.
- In seltenen Fällen liegen auf beiden X-Chromosomen im Bereich Xp21 Mutationen vor (Homozygotie für eine Mutation). Dazu muss das Mädchen ein verändertes Gen von der Mutter (Konduktorin) und das andere Gen nach Spontanmutation vom Vater geerbt haben.
- Bei den Mädchen liegt ein Turner-Syndrom (XO-Syndrom, XO/XX-Syndrom usw.) vor.
- Bei den Mädchen liegt eine reziproke Translokation zwischen einem Autosom und dem X-Chromosom (X-/Autosom-Translokation) vor. Das normale X-Chromosom ist dabei meist inaktiviert. Da durch die Translokation die Genregion Xp21 betroffen ist, entsteht der Duchenne-Phänotyp, selten der Becker-Phänotyp. Diese Veränderungen sind jedoch sehr selten.

Diagnostik

► **Labor.** Die Serumcreatinkinase (CK) ist meist bereits vor Auftreten der ersten Symptome stark erhöht, weshalb ihre Bestimmung für eine frühe Diagnosestellung hilfreich ist. Auch andere muskuläre Serumenzyme wie Pyruvatkinase, Aldolase, ALAT, ASAT, LDH sind häufig erhöht. Die höchsten CK-Werte werden um das 3. Lebensjahr erreicht und sinken dann im Verlauf wieder. Im Gegensatz zu Gesunden, bei denen nur starke körperliche Anstrengung Enzymveränderungen auslösen, weist der Kranke mit Duchenne-Muskeldystrophie schon nach leichten Belastungen deutliche Anstiege von CK und Myoglobin im Serum auf.

▶ **Elektrophysiologie.** In der Elektromyografie sind myopathische Veränderungen nachweisbar: Verkürzung der mittleren Potenzialdauer, Erniedrigung der Potenzialamplituden und oft eine Steigerung der Entladungsfrequenz. Es sind außerdem vermehrt polyphasische Potenziale ableitbar. Ferner zeigen in einigen Muskeln bis zu 58 % der Aktionspotenziale nach mehr als 15 Millisekunden eine oder mehrere späte Komponenten, sog. Satellitenpotenziale, die durch kollaterales Sprouting und Reinnervation erklärt werden. In Übereinstimmung mit morphologisch nachweisbaren Muskelregeneraten und denervierten Fasersegmenten sind myografisch besonders in noch milden Krankheitsstadien Fibrillationspotenziale zu registrieren. Ferner können pseudomyotone Entladungen und – in Muskelarealen mit starker mesenchymaler und lipomatöser Proliferation – elektrisch stumme Zonen nachweisbar sein.

Die motorischen und sensiblen Nervenleitgeschwindigkeiten sind normal. Bei indirekter repetitiver Reizung findet sich kein Dekrement.

▶ **Muskelbiopsie.** In der Muskelhistologie sind die typischen Veränderungen einer Dystrophie erkennbar (▶ Abb. 5.7): diffus auftretende, ausgeprägte Kalibervariabilität der Muskelfasern mit hypertrophischen und atrophischen, rundlichen Fasern, hyaline, dunkle Fasern (HE-Färbung), Fasernekrosen, vakuolige Degeneration der Fasern, Phagozytose, regenerative Veränderungen (Basophilie des Sarkoplasmas), intrafaszikuläre und endomysiale Bindegewebe- und Vakatfetteinlagerung, Fasersplitterung, vermehrt zentralständige Kerne, Veränderung der Kerne mit Aufquellung und Rundung.

Immunhistochemisch fehlt Dystrophin oder ist stark vermindert (▶ Abb. 5.7d).

Bei über 50 % der DMD-Patienten findet sich in der Muskelbiopsie eine geringe Zahl an dystrophinpositiven Fasern [120]. Diese Fasern werden Revertant Fibres genannt und können einzeln oder gruppiert auftreten. Die Ursache dieses Phänomens ist noch unklar.

Die Darstellung des Dystrophins im Western Blot mittels verschiedener Antikörper (Dys1, Dys2, Dys3 etc.) zeigt bei der Duchenne-Muskeldystrophie kein Protein (▶ Abb. 5.8).

▶ **Molekulargenetische Untersuchungen.** Bei ca. 65–70 % der Patienten liegt eine Deletion im Dystrophingen auf dem kurzen Arm des X-Chromosoms vor, die in der aus Blut (Leukozyten) gewonnenen DNA mithilfe eines PCR-Multiplex-Screenings nachweisbar ist. Im Southern Blot ist es auch möglich, Duplikationen nachzuweisen, die bei etwa 5–10 % der Patienten vorliegen. In den restlichen Fällen sind Punktmutationen verantwortlich.

Merke

Bei positiver Familienanamnese und klinischem Verdacht auf eine Duchenne-Muskeldystrophie ist der Deletionsnachweis zur Diagnosesicherung ausreichend. Falls keine Deletion nachgewiesen werden kann, ist eine Muskelbiopsie mit Immunhistochemie und Western Blot für Dystrophin erforderlich.

Wenn bei einem Indexpatienten eine Mutation gefunden wird, kann die Diagnostik von Konduktorinnen und weiteren Erkrankten der Familie ausschließlich molekulargenetisch erfolgen.

▶ **Pränatale Diagnostik.** Bei über 90 % der Fälle ist mithilfe der Pränataldiagnostik eine verlässliche Beratung möglich.

▶ **Identifizierung von Konduktorinnen.** Auch bei sporadisch erscheinenden Erkrankungsfällen müssen die Mutter des Jungen und deren Schwestern zunächst als Konduktorinnen angesehen werden. Bei ca. 10 % der Konduktorinnen werden klinische Symptome manifest. Unabhängig von der klinischen Manifestation ist die Serumcreatinkinase bei 95 % der Konduktorinnen erhöht. Eine einmalig gemessene normale CK schließt einen Konduktorinnenstatus nicht aus, zumal intraindividuelle Schwankungen der CK möglich sind. In der Elektromyografie können bei einem Teil der Konduktorinnen myopathische Veränderungen gefunden werden. Weniger als 10 % zeigen EKG-Veränderungen.

In der Muskelbiopsie zeigt die immunhistochemische Dystrophindarstellung ein Mosaik dystrophinpositiver und -negativer Muskelfasern (▶ Abb. 5.7c). Der molekulargenetische Nachweis einer Dystrophinmutation bei heterozygoten Frauen ist prinzipiell ebenfalls möglich (Haplotyp-Analyse).

Prognose

Nach dem Einsetzen klinisch manifester Symptome im 3.–7. Lebensjahr ist mit einer chronischen Progredienz zu rechnen. Echte Remissionen oder längere Phasen des Stillstandes der Erkrankung sind nicht zu erwarten. Allerdings kann es im Vorschulalter gelegentlich zu kurzen Phasen einer vermeintlichen Besserung der Muskelleistung kommen, die mit einer Diskrepanz zwischen altersentsprechendem Muskelwachstum und dystrophischem Prozess erklärt wird.

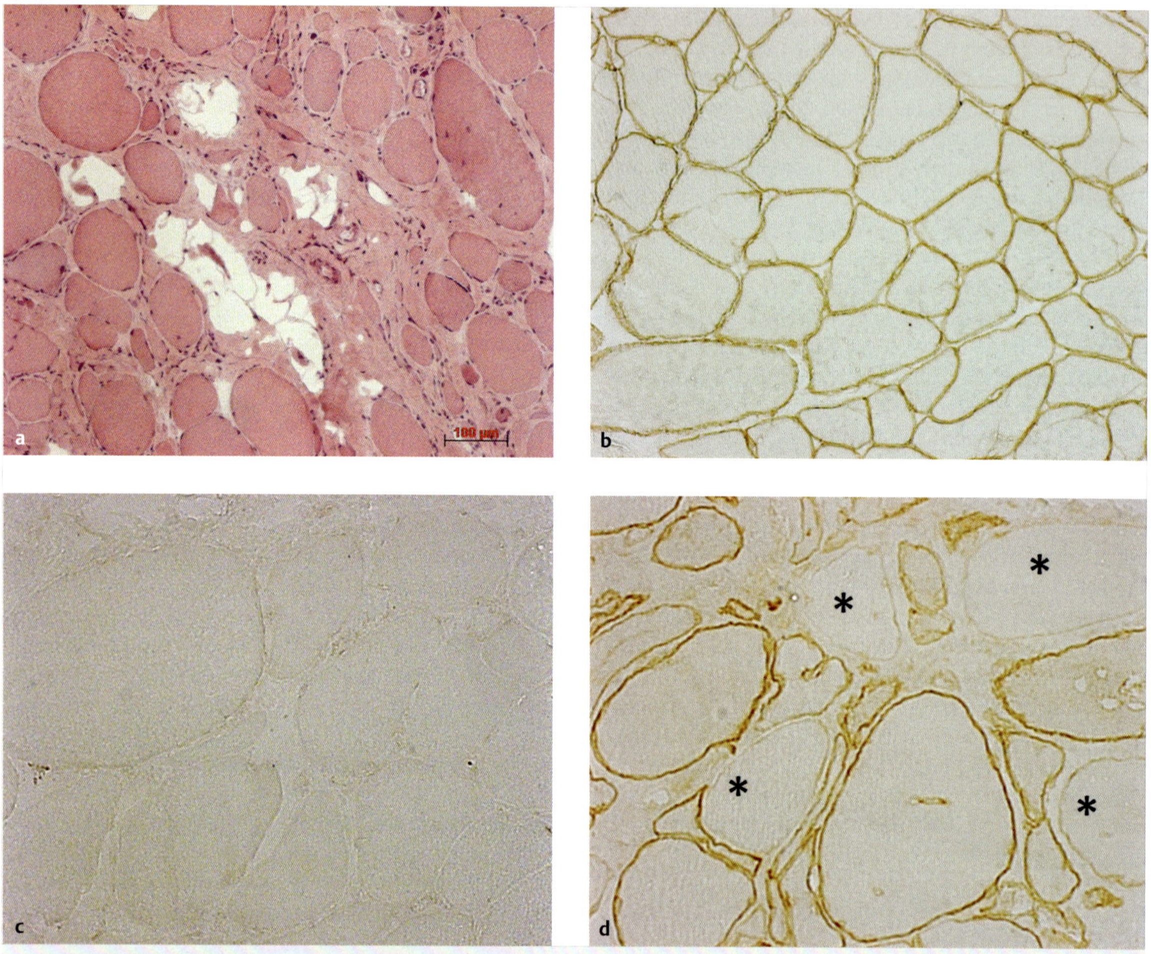

Abb. 5.7 Dystrophinopathie.
a Ausgeprägte myopathische Veränderungen mit pathologischer Faserkalibervariation, Vermehrung zentralständiger Kerne, degenerativer und regenerativer Veränderungen sowie endomysialer Bindegewebe- und Vakatfettvermehrung bei Dystrophinopathie Typ Duchenne (HE-Färbung).
b–d Darstellung des Dystrophins mit einem Antikörper, der gegen das C-terminale Ende des Moleküls gerichtet ist.
b Normaler Muskel.
c Manifeste Konduktorin einer Dystrophinopathie Typ Duchenne. Dargestellt ist das Mosaikmuster mit dystrophinpositiven und -negativen Fasern.
d Dystrophin ist nicht nachweisbar bei einem Patienten mit der Duchenne-Form der progressiven Muskeldystrophie.

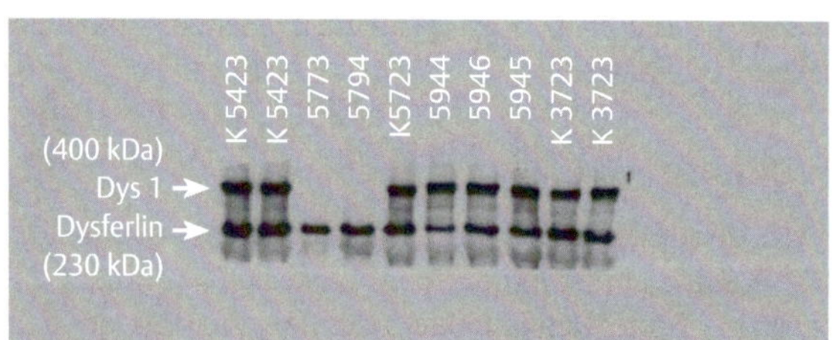

Abb. 5.8 Western-Blot-Darstellung des Dystrophins. Normale Reaktion für Dysferlin; Fehlen der Bande für Dys1 bei Patient 5 773 und 5 794, regelrechte Reaktion bei den übrigen Proben.

Zwischen 8. und 15. Lebensjahr sind die meisten Betroffenen auf den Rollstuhl angewiesen. Der Tod tritt unbehandelt ca. zwischen dem 18. und 25. Lebensjahr ein, nachdem progredienter Gewichtsverlust, Rückgang der Vitalkapazität, Hyperkapnie und zunehmende Somnolenz die letzte Krankheitsphase kennzeichneten.

Muskeldystrophie Typ Becker-Kiener

Charakteristika

Diese erstmals von Becker und Kiener 1955 beschriebene, X-chromosomal vererbte Dystrophinopathie wird durch Mutationen im Dystrophingen verursacht. Sie unterscheidet sich von der Duchenne-Muskeldystrophie durch einen späteren Beginn (Manifestation zwischen dem 5. und 15. Lebensjahr) und eine langsamere Progredienz, so dass die Patienten überwiegend bis in die 4.–6. Lebensdekade gehfähig bleiben und die Lebenserwartung deutlich höher liegt. Initial ist typischerweise der Beckengürtel betroffen, später auch der Schultergürtel.

Molekulargenetik

▶ **Ursachen.** Ursache der Erkrankung ist wie bei der Duchenne-Muskeldystrophie eine Mutation im Dystrophingen auf Chromosom Xp21. Jedoch sind in ca. 85 % In-Frame-Deletionen ursächlich, so dass die Aminosäurenfolge und somit das Leseraster erhalten bleiben und ein noch teilweise funktionstüchtiges Dystrophin entsteht; in den restlichen Fällen sind Punktmutationen verantwortlich. In 80 % der Fälle liegt ein verkürztes und in 5 % ein verlängertes Protein vor. Der Dystrophingehalt des Muskels ist bei 15 % der Patienten um 5–30 % quantitativ vermindert.

▶ **Phänotypen.** Durch Deletionen, die eine Veränderung der N-terminalen Domäne des Dystrophins verursachen, entstehen schwerere Krankheitsbilder mit früherer Gehunfähigkeit um das 12. Lebensjahr. Deletionen mit Defekten der mittleren Region des Dystrophins haben einen sehr gutartigen Phänotyp zur Folge, Defekte der proximalen Stabregion gehen mit stärkeren Myalgien und Muskelkrämpfen einher. Distale Defekte verursachen einen eher „Durchschnitts"-Phänotyp. Nonsensemutationen der Exons 30, 44 und 74 führen meist zu schweren intermediären Dystrophinopathien mit möglicherweise auch intrafamiliärer Diskordanz, wobei ein Becker-Typ neben einem Duchenne-Typ innerhalb einer Familie möglich ist ([31], [112]).

Klinik

Muskulatur

Insgesamt ist die Becker-Muskeldystrophie klinisch mit dem Erkrankungsbeginn im Beckengürtel und Verteilungsmuster der Paresen dem noch nicht sehr fortgeschrittenen Stadium des Duchenne-Typs ähnlich (▶ Abb. 5.9). Allerdings ist der Verlauf deutlich milder. Zwischen dem 5. und 15. Lebensjahr (Median: 12. Lebensjahr) beginnt in der Regel der dystrophische Prozess in der Becken- und Oberschenkelmuskulatur. Ein deutlich späterer oder auch früherer Beginn ist jedoch auch möglich. Schwierigkeiten beim schnellen Laufen, Treppensteigen oder Aufstehen vom Stuhl fallen auf. Frühsymptome können auch eine Einschränkung der Dorsalflexion der Füße oder der Nackenbeugung sein.

Der Krankheitsprozess breitet sich langsam progredient auf Oberarme und Schultergürtel aus. Im späten Krankheitsstadium können ferner auch die distalen Extremitätenmuskeln, die vorderen Halsmuskeln und die Stammmuskulatur betroffen sein. Die Gesichtsmuskulatur bleibt meist ausgespart. Muskelatrophien werden im späten Krankheitsstadium auffällig. Eine Pseudohypertrophie der Waden und des M. deltoideus wird bei den meisten Patienten beobachtet. Die Muskeleigenreflexe sind abgeschwächt oder erloschen. Kontrakturen und Skoliosen entwickeln sich erst in fortgeschrittenen Krankheitsstadien. Oft besteht ein Pes cavus. Häufig werden auch teils krampfartige Myalgien bei muskulärer Belastung beklagt. Eine Pigmenturie als Zeichen der Myoglobinurie lässt sich oft ebenfalls erfragen.

Organbeteiligung

Merke

Zu beachten ist, dass auch in frühem bzw. noch mildem Krankheitsstadium plötzliche kardiale Probleme, eine Myoglobinurie oder Narkosezwischenfälle lebensbedrohlich werden können!

▶ **Herz.** Bereits im 2. Lebensjahrzehnt sind bei fast der Hälfte der Patienten präklinische Zeichen einer Herzbeteiligung festzustellen. Diese sind vor allem im EKG in Form einer verkürzten PQ- und einer verlängerten QT-Strecke nachweisbar. Eine Progredienz der kardialen Veränderungen tritt meist ein bis hin zu Herzrhythmusstörungen und einer dilatativen Kardiomyopathie. Es ist keine positive Korrelation zwischen kardialen Veränderungen und Schwere der Paresen festzustellen. Mögli-

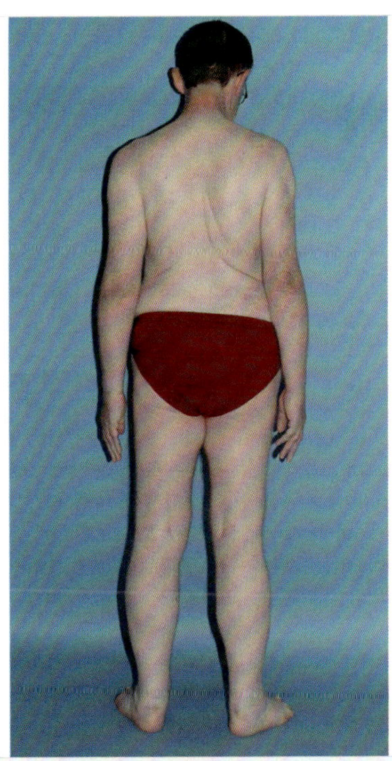

Abb. 5.9 Patient mit Dystrophinopathie vom Typ Becker.

cherweise ist die Herzbeteiligung sogar umso schwerer, je milder die Skelettmuskelbeteiligung ist [412]. Da kardiale Komplikationen eine häufige Todesursache der Erkrankung sind, ist es entscheidend, sie früh zu erkennen und zu behandeln.

▸ **Endokrine Störungen.** Selten werden Kryptorchismus, Hypogonadismus, Testesatrophie beobachtet. Die Fertilität ist bei den meisten Patienten erhalten.

▸ **Intelligenz.** Nur bei etwa 10 % der Patienten ist eine Intelligenzminderung mit einem IQ unter 70 festzustellen.

▸ **Lunge.** Eine schwere Beeinträchtigung der Lungenfunktion ist selten.

Varianten der Becker-Dystrophie

Durch Veränderungen an verschiedenen Stellen des sehr großen Dystrophingens ist das klinische Spektrum der Dystrophinopathien sehr breit. Weitere mögliche Manifestationsformen sind:

- „klassische Form" Typ Duchenne bzw. Typ Becker mit proximalen Paresen
- intermediäre Form zwischen Duchenne-Typ und Becker-Typ
- manifeste Konduktorin
- zusätzliche Beteiligung der distalen Muskulatur
- asymptomatische Erhöhung der Serumcreatinkinase
- belastungsinduzierte Myalgien und/oder Muskelkrämpfe
- belastungsinduzierte episodische Myoglobinurie
- Quadrizepsmyopathie
- isolierte Kardiomyopathie

Bei der X-chromosomal vererbten dilatativen Kardiomyopathie ist bekannt, dass deren Ursache ein Gendefekt ebenfalls auf Chromosom Xp21 ist und ein Fehlen des kardialen Dystrophins in der Herzmuskelzelle die Folge ist. Eine Beteiligung der Skelettmuskulatur tritt nicht oder nur in geringem Ausmaß in Form von Myalgien, Muskelkrämpfen, Myoglobinurie und Erhöhung der Serumcreatinkinase auf.

Diagnostik

▸ **Labor.** Die Serumcreatinkinase ist bereits vor Auftreten erster Symptome 10- bis 50fach erhöht. Höhere oder auch normale CK-Werte wurden beobachtet, stellen jedoch die Ausnahme dar. Insgesamt ist die CK nicht so hoch wie bei der Duchenne-Muskeldystrophie und zeigt im Verlauf eher eine sinkende Tendenz.

▸ **Elektrophysiologie.** Im Elektromyogramm finden sich myopathische Veränderungen. Vereinzelte Berichte über neurogene Veränderungen liegen vor.

▸ **Muskelbiopsie.** Es werden typische dystrophische Veränderungen werden gefunden (▸ Abb. 5.7). In der immunhistochemischen Untersuchung fällt eine Verminderung der Dystrophinexpression auf. Im Western Blot lässt sich ein verkürztes und vermindertes Dystrophin nachweisen. Gerade bei früher Manifestation der Erkrankung sind diese diagnostischen Methoden sehr wichtig.

▸ **Molekulargenetische Untersuchungen.** Wie bei der Duchenne-Muskeldystrophie erfolgt zunächst die molekulargenetische Untersuchung auf Deletionen (bei ca. 85 % der Patienten mit Becker-Muskeldystrophie); falls hier keine Deletion nachgewiesen werden kann, ist die Muskelbiopsie mit Immunhistochemie und Western Blot erforderlich.

Prognose

Der Erkrankung verläuft wesentlich langsamer mit weniger schwerwiegender muskulärer Beeinträchtigung als die Duchenne-Muskeldystrophie. Mit Gehunfähigkeit ist nach 25- bis 30-jährigem Krankheitsverlauf zu rechnen. Bei besonders benignen Verläufen können Patienten mit 40–60 Jahren noch geh- und berufsfähig sein und auch eine normale Lebenserwartung haben. Insgesamt ist jedoch die Lebenserwartung reduziert. Die mittlere Lebenserwartung liegt zwischen dem 40. und 50. Lebensjahr. Todesursache sind meistens kardiale Komplikationen.

5.2.4 Differenzialdiagnostik

Mit den heute zur Verfügung stehenden Untersuchungsmethoden lässt sich die Diagnose der Muskeldystrophie vom Duchenne- oder Becker-Typ in der Regel mit großer Zuverlässigkeit stellen. Die typische Symptomatik bei X-chromosomalem Erbgang und die zusätzlichen Untersuchungen mit Bestimmung der Serumcreatinkinase, Durchführung von Elektromyogramm, Muskelbiopsie (insbesondere Immunhistochemie, Western Blot) und molekulargenetischen Untersuchungen erlauben meist eine sichere Diagnosestellung.

Differenzialdiagnosen der Dystrophinopathien sind:

- Muskeldystrophie Typ Becker/Typ Duchenne
- Muskeldystrophie Typ Emery-Dreifuss
- Muskeldystrophie vom Gliedergürteltyp, vor allem Sarkoglykanopathien
- metabolische Myopathien (z. B. Muskelglykogenose)
- kongenitale Muskeldystrophie
- spinale Muskelatrophie
- myotone Dystrophie Typ 1/Typ 2
- Polymyositis, Dermatomyositis (chronische Verläufe)
- kongenitale Myopathien mit Strukturanomalien (z. B. Central-Core-Krankheit, zentronukleäre Myopathie)

5.2.5 Therapie

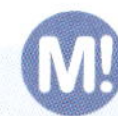

Merke

Für die Dystrophinopathien stehen keine kurativen Therapien zur Verfügung. Alle Therapien, ob medikamentös oder nichtmedikamentös, haben das Ziel der Symptomlinderung, der Vorbeugung und der Behandlung von Sekundärkomplikationen der Erkrankung.

Das pathogenetische Verständnis hat inzwischen jedoch auch dazu geführt, dass verschiedene experimentelle Ansätze zur Etablierung neuer Therapien unternommen werden und dass der somatischen Gentherapie möglicherweise in Zukunft eine große Bedeutung zukommen wird.

Physiotherapie

Physiotherapie ist ein wesentlicher Bestandteil der Behandlung, vor allem bei Patienten mit *Duchenne-Muskeldystrophie*; sie erfolgt in der Regel lebenslang und ohne längere Behandlungspause. Aufgaben und Ziele der Physiotherapie sind:

- Verzögerung der Entstehung bzw. Linderung von Kontrakturen
- Erhalt der Gelenkbeweglichkeit
- Schmerzlinderung, Linderung von Arthralgien
- Erwerb und Verbesserung von Atemtechniken, Pneumonieprophylaxe
- Kreislaufanregung und Thromboseprophylaxe
- Linderung von Ödemen, die durch Bewegungsmangel, verminderte Muskelpumpe und langes Sitzen im Rollstuhl regelhaft auftreten

In zahlreichen Studien wurde nachgewiesen, dass sich physiotherapeutische Maßnahmen mit den o. g. Maßnahmen positiv auf den Krankheitsverlauf und die Lebensqualität auswirken. Mehrere Studien belegen eindeutig die langfristig positive Wirkung des Trainings der Atemhilfsmuskulatur (z. B. [145], [224], [431]).

Symptomatische und palliative Therapien

Symptomatische Therapien umfassen unter anderem orthopädische Maßnahmen, die intermittierende oder die Dauerbeatmung, die Therapie mit Herzschrittmacher, implantiertem Defibrillator (bis hin zur Herztransplantation) oder Gastrostomie bei Schluckstörungen.

► **Orthopädische Therapie.** Kontrakturen sind vor allem bei der *Duchenne-Muskeldystrophie* ein relativ früh auftretendes Problem, insbesondere im Bereich der Achillessehne/Sprunggelenke sowie Hüft- und Kniegelenke. Die operative Behandlung (bis hin zur kombinierten Weichteiloperation) der Kontrakturen verbessert die motorische (Rest-)Funktion und verzögert die Skolioseentwicklung. Bei Patienten mit Duchenne-Dystrophie nimmt die Skoliose mit dem Verlust der Gehfähigkeit deutlich zu. Die Behandlung mit einem Korsett kann die Sitzfähigkeit erhalten helfen; eine langstreckige Stabilisierung der Wirbelsäule ist bei progredienter Skoliose zu erwägen.

► **Beatmung.** Patienten mit respiratorischer Partialinsuffizienz profitieren von einer nicht invasiven, intermittierenden (in der Regel nächtlichen), im Verlauf häufig auch kontinuierlichen Beatmung sowohl hinsichtlich der Messwerte (Blutgasanalyse) als auch hinsichtlich der klinischen Symptomatik (z. B. Abnahme der Tagesmüdigkeit, Verbesserung kognitiver Funktionen, Verbesserung der psychischen Situation) und der vom Patienten selbst eingeschätzten Lebensqualität. Die Respirometrie gehört bei allen Patienten mit Dystrophinopathie zur Basisuntersuchung und muss je nach Ausmaß und Verteilung der Paresen sowie je nach Anamnese (z. B. Tagesmüdigkeit, Konzentrationsstörungen, Dyspnoe) wiederholt werden [185].

Merke

Die Einführung der Beatmungstherapie hat zu einer deutlichen Verlängerung der Lebenserwartung geführt.

Die Zusammenarbeit mit Pneumologen/Schlafmedizinern, die mit den respiratorischen Problemen bei Patienten mit neuromuskulären Erkrankungen erfahren sind, ist daher von großer Bedeutung.

► **Kardiologische Diagnostik.** Ebenfalls von prognostischer Relevanz ist die regelmäßige kardiologische Diagnostik (Basisuntersuchungen: EKG, Langzeit-EKG, Herzultraschall), um eine mögliche kardiale Beteiligung frühzeitig feststellen zu können. Dies ist auch dann wichtig, wenn die Patienten noch keine Beschwerden angeben oder Symptome aufweisen, die auf eine Herzbeteiligung hinweisen. Die therapeutischen Konsequenzen sind je nach Befund sehr unterschiedlich und können vor allem eine medikamentöse und eine Schrittmachertherapie beinhalten. Einzelfälle von Patienten mit Becker-Dystrophie und Herztransplantation wurden berichtet.

► **Weitere symptomatische Therapie.** Weiterhin kommt bei Schluckstörungen eine perkutane endoskopische Gastrostomie (PEG) infrage.

Bei einer Operation von Patienten mit Muskeldystrophie ist immer zu bedenken, dass die Narkose einen Risikofaktor darstellen kann. Unabhängig von der Frage einer malignen Hyperthermie (MH) oder einer MH-ähnlichen Symptomatik besteht die Gefahr des Auftretens von Herzrhythmusstörungen.

Medikamentöse Therapie

Kortisontherapie

Mehrere Studien der vergangenen Jahre und auch aktuelle Studien deuten darauf hin, dass Prednisolon (z. B. 0,35 mg/kgKG/Tag), Deflazacort oder Oxandrolon bei der *Duchennne-Muskeldystrophie* zu einer Verlangsamung der Progression der Paresen bei nur relativ geringen Nebenwirkungen führt [173].

In einer doppelblinden, randomisierten Multizenterstudie wurde Deflazacort (0,9 mg/kgKG/d) versus Prednison (0,75 mg/kgKG/d) bei 18 Patienten mit Duchenne-Muskeldystrophie über einen Zeitraum von 12 Monaten untersucht. Kraftzuwachs und funktionelle Verbesserung waren vergleichbar, jedoch betrug die Gewichtszunahme unter Prednisontherapie 18 versus 5 % in der Deflazacortgruppe. Die übrigen Nebenwirkungen waren gering und in beiden Gruppen annähernd gleich. Deflazacort ist somit als vorteilhafter anzusehen [48].

Eine retrospektive Untersuchung von 30 Knaben, die mit Deflazacort behandelt wurden, verglichen mit 24 nicht medikamentös behandelten Patienten, wies auch einen positiven Langzeiteffekt der Deflazacortmedikation bei begrenzter Nebenwirkungsrate nach. Die häufigste Nebenwirkung war eine asymptomatische Katarakt, die bei 10 der 30 behandelten Patienten auftrat, während Nebenwirkungen wie Blutdruckanstieg, Glukosurie, Akne, Infektionen nicht häufiger waren ([67], [68]).

Molekulare Therapie

Somatische Gentherapie

Ziel der Therapieforschung ist es, das defekte Dystrophingen zu ersetzen oder die Folgen des Gendefekts zu kompensieren. Dabei werden verschiedene Ansätze verfolgt.

▸ **Genersatztherapie.** Ein therapeutisches Gen soll in die Muskelfasern eingeschleust werden.

▸ **Zelltherapie.** Muskelvorläuferzellen (Myoblasten) oder Stammzellen sollen aktiviert werden, um den kranken Muskel zu reparieren bzw. zu regenerieren.

▸ **Kompensationsansatz.** Ein körpereigenes, nicht mutiertes Gen wird hochreguliert. Forschungsansätze verfolgen vor allem die Hochregulation von Utrophin oder Integrinen.

▸ **Gen- und Transkriptreparatur.** Dieser Ansatz zielt darauf ab, die mutierte Gensequenz auf genomischer (DNA) oder Transkriptebene (mRNA) zu „reparieren". Beispielsweise wird durch Beeinflussung des Spleißvorganges beim Exon Skipping das Spleißen so beeinflusst, dass mutierte Exons als Intron erkannt werden und damit nicht im reifen Transkript enthalten sind. Im Falle von Dystrophinmutationen könnten daraus leicht verkürzte Dystrophinmoleküle resultieren, die vergleichbar mit „Becker-Dystrophinen" funktionsfähig sind. All diese Ansätze mögen für die Zukunft zwar erfolgversprechend sein, sind jedoch zum gegenwärtigen Zeitpunkt noch nicht in der klinischen Praxis anwendbar.

5.3 Fazioskapulohumerale Muskeldystrophie (FSHD)

Katharina Eger, Stephan Zierz

5.3.1 Einleitung

▸ **Charakteristika.** Die von dem französischen Internisten Louis T. J. Landouzy und dem französischen Neurologen Joseph J. Dejerine 1884 beschriebene Form der Muskeldystrophie wird autosomal-dominant vererbt. Aufgrund dieser Beschreibung findet sich in der Literatur teilweise noch die Bezeichnung Muskeldystrophie Typ Landouzy-Dejerine.

Muskelschwäche und -atrophie beginnen typischerweise in der Gesichts- und der Schultergürtelmuskulatur; später betrifft sie auch die Bauch-, Unterschenkel- und Beckengürtelmuskulatur. Die Symptomatik kann jedoch von dem typischen Verteilungsmuster abweichen (z. B. fehlende Gesichtsbeteiligung, deutlichere distale Paresen oder axial betonte Muskelschwäche). Als assoziierte Symptome sind retinale Gefäßveränderungen und Innenohrschwerhörigkeit möglich. Der Verlauf ist meist durch eine langsame Progredienz gekennzeichnet. Die Lebenserwartung ist in der Regel normal.

▸ **Epidemiologie.** Für die USA, die Niederlanden und Deutschland wird die Prävalenz auf 1 von 20 000 Einwohnern geschätzt. Davon sind ca. 10–30 % durch Neumutationen verursacht ([132], [299]). Die FSHD ist damit eine der häufigsten erblichen Muskelerkrankungen, nach den Dystrophinopathien und den myotonen Dystrophien wahrscheinlich die dritthäufigste. Das Krankheitsbild kann sich bereits im Kleinkindalter, aber auch erst im späten Erwachsenenalter manifestieren. Der Erkrankungsgipfel liegt in der 2.–3. Dekade. Frauen und Männer sind in gleicher Häufigkeit betroffen.

Das klinische Bild kann innerhalb einer Familie sowohl auffallend gleichförmig als auch sehr variabel sein, wobei auch eine große Zahl abortiver Fälle angenommen wird. Es ist daher nicht selten, dass die Familienanamnese hinsichtlich muskulärer Erkrankungen als „leer" angegeben wird, in der Untersuchung von Eltern oder Geschwistern aber Betroffene mit dann meist nur diskreter Symptomatik erkannt werden.

5.3.2 Molekulargenetik

► **Verdau mit EcoRI.** Nach wie vor ist die molekulargenetische Ursache der FSHD nicht vollständig geklärt. 1990 wurde eine Kopplung zur Subtelomerregion auf dem langen Arm des Chromosoms 4 (4q35-ter) gefunden [429]. Kurze Zeit später zeigte sich, dass als molekulares Korrelat das Chromosom 4 in der Subtelomerregion 4q35 ein Cluster von repetitiven Sequenzen trägt ~3,3 kb große, sog. *D4Z4-Repeat-Fragmente*. Mithilfe einer speziellen Sonde (p13E-11-Sonde) wird diese polymorphe Region auf Chromosom 4q erkannt. Nach Spaltung mit einem Restriktionsenzym (EcoRI) finden sich beim Gesunden 11–100 D4Z4-Repeats (> 40 kb). Bei Patienten mit FSHD hingegen sind 1–10 D4Z4-Repeats (10–38 kb) nachweisbar.

Die molekulargenetische Diagnostik ist jedoch aufgrund verschiedener Aspekte erschwert:

- Die Sonde p13E-11 erkennt nicht nur die 4q35-ter-Region, sondern auch eine nahezu identische Repeat-Struktur telomernah auf Chromosom 10 (10q26-ter). Die hohe Sequenzähnlichkeit ermöglicht durch nicht homologe Rekombination einen Austausch von Repeats zwischen diesen beiden Regionen auf Chromosom 4 und 10. Bei etwa 20 % der Normalbevölkerung ist ein Austausch zwischen den Subtelomerregionen von Chromosom 4q und 10q möglich. 10 % weisen Chromosom-4q-Repeats in Chromosom 10 auf, 10 % hingegen Chromosom-10q-Repeats in Chromosom 4. Ein kurzes Repeat-Fragment auf Chromosom 10 ist nicht mit einer FSHD assoziiert, jedoch ein kurzes Fragment auf Chromosom 4. Dabei scheint es keine Rolle zu spielen, ob dieses kurze Fragment von Chromosom 4 oder 10 stammt ([16], [69], [216], [430]).
- Von Chromosom 4q existieren zwei Haplotypen: Haplotyp 4qA und 4qB. Ein Sequenzunterschied von 10 kb terminal von D4Z4 unterscheidet die Haplotypen. Beide Haplotypen sind in der Bevölkerung in etwa gleicher Häufigkeit zu finden. Nur Kontraktionen auf Haplotyp 4qA sind mit der FSHD assoziiert, nicht hingegen Kontraktionen auf Haplotyp 4qB oder Chromosom 10.
- Die Kontraktion des D4Z4-Repeats auf Haplotyp 4qA führt zu Hypomethylierung dieser Chromosomenregion. Es wurden jedoch auch Einzelfälle beschrieben, bei denen eine Hypomethylierung ohne nachweisbare Repeat-Kontraktion zur FSHD führte [297].

► **Verdau mit BlnI.** Diese Tatsachen machten die genetische Diagnostik der FSHD eine Zeit lang unsicher. Eine Unterscheidung zwischen den Regionen auf Chromosom 4 und Chromosom 10 ist mithilfe eines weiteren Restriktionsenzyms (BlnI) möglich. Das EcoRI-Fragment auf Chromosom 4 weist nur eine BlnI-Schnittstelle auf, während das EcoRI-Fragment auf Chromosom 10 in jedem 3,3-kb-Repeat eine BlnI-Schnittstelle aufweist (► Abb. 5.10). Dadurch wird das 10q26-ter-Fragment so weit aufgebrochen, dass es im konventionellen Gel nicht mehr darstellbar ist.

Merke

Die genetische Diagnostik erfolgt heute in der Regel mithilfe eines Doppelverdaus mit EcoRI und BlnI, gefolgt von der Pulsed-Field-Elektrophorese [219].

Bis zu 30 % der Fälle entstehen durch Neumutationen. Mosaike sind sowohl bei Erkrankten als auch bei Eltern von „sporadischen" Fällen häufig [217]. Dies ist bei der genetischen Diagnostik und Beratung zu berücksichtigen.

Inzwischen wurde gezeigt, dass sich das sog. Doppelhomöobox-Protein DUX4 auf den D4Z4-Einheiten befindet und normalerweise nicht korrekt abgelesen wird. Durch Polyadenylierung wird es wieder zu einem funktionellen Gen, das als Transkriptionsfaktor die Ablesung anderer Gene steuert. Es wird vermutet, dass erst die pathogene Verkürzung der D4Z4-Repeats die Funktionsfähigkeit des DUX4-Gens ermöglicht, die auf noch nicht vollständig geklärte Weise die Funktionsstörung der Muskelzelle bedingt [218].

► **„Genetisch negative" FSHD.** Bei etwa 5 % der Patienten mit FSHD-Phänotyp lässt sich die beschriebene Kontraktion des D4Z4-Repeats nicht nachweisen. Dieser Phänotyp wird *FSHD2* bezeichnet. Es konnte gezeigt werden, dass FSHD2-Patienten eine Mutation im SMCHD1-Gen

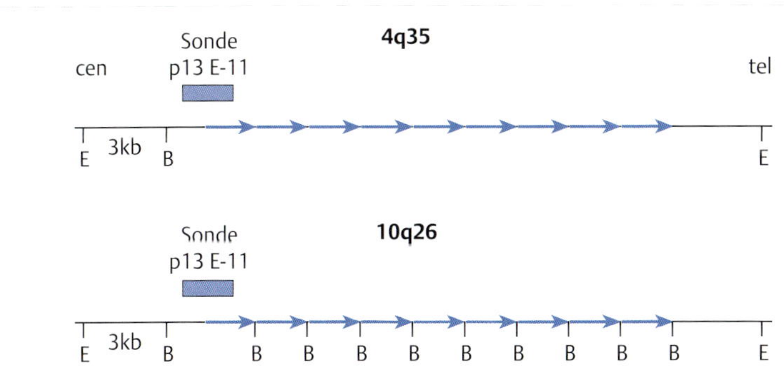

Abb. 5.10 Nach Doppelverdau mit den Restriktionsenzymen EcoRI (E) und BlnI zeigen sich eine BlnI-Schnittstelle (B) auf Chromosom 4q35 und 10 BlnI-Schnittstellen (B) auf Chromosom 10q26; die Pfeile symbolisieren die 3,3-kb-(D4Z4-)Repeats (nach [219]).

(structural maintenance of chromosomes flexible hinge domain containing 1) auf Chromosom 18 aufweisen. Die Reduktion des SMCHD1-Levels im Skelettmuskel führt zu einer DUX4-Expression trotz fehlender D4Z4-Kontraktion [220].

5.3.3 Klinik

Muskulatur

▸ **Typische Phänotypen.** In der klinischen Untersuchung findet sich eine Facies myopathica meist ohne Ptose. Besonders betroffen sind die Mm. orbicularis oculi und oris sowie der M. zygomaticus. Die Entwicklung eines unter Umständen operationsbedürftigen Lagophthalmus ist möglich. Die Sprache ist durch Schwierigkeiten der Bildung von Lippenlauten häufig schwach artikuliert. Kaumuskulatur, äußere Augenmuskeln und die Pharynxmuskulatur sind nicht betroffen. Die Symptome der *Gesichtsmuskeln* sind auch im Verlauf oft so diskret – mit unvollständigem Augenschluss, mangelhaftem Pfeifvermögen, Unfähigkeit, durch einen Strohhalm zu trinken –, dass sie erst retrospektiv auffällig erscheinen, wenn die Muskelatrophie im Schulterbereich (Scapulae alatae) und deutliche Schwächen der Oberarmmuskulatur oder in anderen Körperregionen nicht mehr übersehen werden können.

Bei kleinen Kindern fällt am ehesten das Schlafen mit offenen Augen bei einer Schwäche des M. orbicularis oculi und ein „Durchschlüpfphänomen" beim Hochheben unter den Achseln auf („lose Schulter").

Im Verlauf zeigt sich eine *Schultergürtelschwäche* in der Scapula alata und durch die relative Aussparung des M. levator scapulae in einer typischen Elevation der Scapulae bei Armabduktion; dieses Phänomen wird schon in der Frontalansicht des Patienten deutlich (▸ Abb. 5.11). Die Schlüsselbeine stehen oft in einer auffällig horizontalen oder seitlich abfallenden Position. Die Brustmuskulatur kann durch stärkere Atrophie des M. pectoralis deutlich abgeflacht sein; dies begünstigt die häufig zu beobachtende Achsel-Brust-Falte (▸ Abb. 5.12).

Im späteren Stadium ist der *Beckengürtel* fast immer mitbetroffen. Häufig zeigt sich deutlich eine Beteiligung peronäaler Muskeln mit Fußheberparese und Steppergang. Eine zusätzliche Ausbreitung auf die Unterarm- und Handmuskulatur ist ebenfalls möglich.

Die Atrophie ist an den deutlich paretischen Muskeln meist gut sichtbar, gelegentlich verbirgt sie sich unter einem stark entwickelten Fettgewebe.

Eine Muskelhypertrophie kann den M. oris betreffen; dies führt zum sog. Tapir- oder Schmollmund. Auch die Mm. deltoideus, trapezius und quadrizeps können hypertrophieren. Pseudohypertrophien der Waden oder anderer Muskeln sind selten.

Der dystrophische Prozess manifestiert sich zwar immer beidseitig, kann sich aber auch deutlich asymmetrisch entwickeln. Das kann auch für die Gesichtsmuskulatur gelten. Die Muskeleigenreflexe sind abgeschwächt, besonders der stärker betroffenen Muskelgruppen.

Kontrakturen und Deformitäten sind selten, Haltungsanomalien der Wirbelsäule hingegen sind oft festzustellen. Eine Skoliose wird bei einem Drittel der Patienten beobachtet, bevorzugt bei Patienten mit frühem Erkrankungsbeginn und schwererem Verlauf ([204], [299]).

Etwa drei Viertel der Patienten beklagen Schmerzepisoden vor allem nach körperlicher Belastung (vor allem Schultergürtel und lumbal); ein Drittel der Patienten berichtet über chronischen Muskelschmerz, dessen Ursache bisher nicht bekannt ist [66].

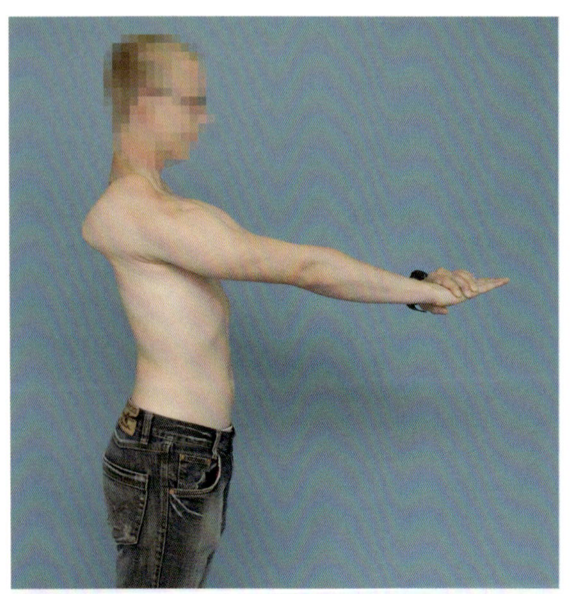

Abb. 5.11 Typische Elevation der Scapulae bei Armabduktion.

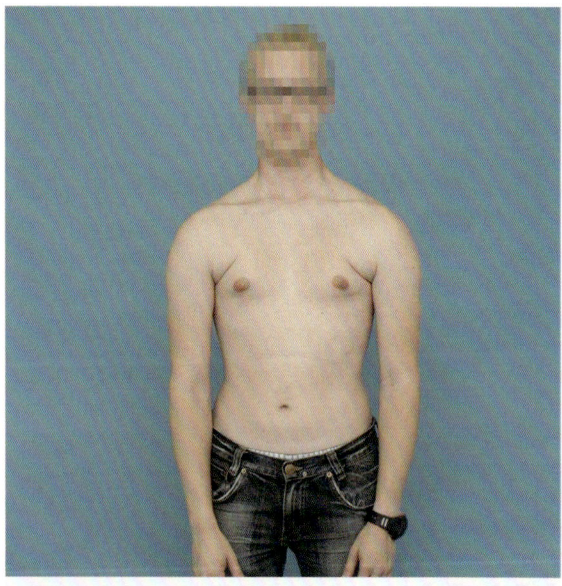

Abb. 5.12 Achsel-Brust-Falte.

Es besteht eine Korrelation zwischen der Größe der Repeat-Deletion und dem Phänotyp, d. h., je größer die Deletion, desto schwerer ist der Phänotyp [421].

▶ **Atypische Phänotypen.** Durch die Möglichkeit der Diagnosestellung mittels molekulargenetischer Methoden wurde in den letzten Jahren zunehmend bei Patienten eine FSHD diagnostiziert, bei denen das klinische Bild nicht dem „klassischen" Verteilungsmuster entsprach. Im eigenen Patientengut zeigten über 50 % einen atypischen Phänotyp. Überwiegend waren das Patienten ohne klinisch erkennbare Beteiligung der mimischen Muskulatur („facial sparing FSHD"). Auch innerhalb einer Familie kann die Gesichtsbeteiligung variieren.

Andere Patienten zeigen einen ausgeprägt axialen Schwerpunkt der Muskelschwäche bis hin zum Bent-Spine-Syndrom, das klinische Bild einer distalen Myopathie oder Myalgien als dominierendes Symptom ([102], [165], [203]).

▶ **Beevor-Zeichen.** Bei der klinischen Untersuchung kann das Beevor-Zeichen hilfreich sein. Dazu wird der Patient in liegender Position aufgefordert, den Kopf und angedeutet auch den Rumpf anzuheben, damit die Bauchwandmuskulatur angespannt wird. Das Beevor-Zeichen ist positiv, wenn sich der Bauchnabel dabei gut erkennbar nach oben verschiebt (selten auch nach schräg oben oder auch nach unten, sog. umgekehrtes Beevor-Zeichen) (▶ Abb. 5.14). Das Zeichen ist Ausdruck einer Bauchwandparese, vor allem des unteren Teiles, und somit nicht spezifisch für die FSHD (kann auch beim Querschnittsyndrom beobachtet werden). Von einer Myopathie beim Patienten ausgehend, kann es jedoch als hoch spezifisch und sensitiv für die FSHD angesehen werden [102]. Eine genetische Diagnostik ersetzt dies aber nicht.

Organbeteiligung

▶ **Intelligenz.** Die Intelligenz ist bei den meisten der Kranken normal.

▶ **Herz.** Eine kardiale Beteiligung gehört nicht typischerweise zum klinischen Bild der FSHD [87]; Einzelfälle mit erhöhter Neigung zu Vorhofflattern bzw. -flimmern sowie Störungen im Sinusknoten und andere Reizleitungsstörungen wurden jedoch beschrieben [368].

▶ **Augen.** Zu möglichen assoziierten Symptomen gehören retinale Gefäßveränderungen. Während die augenärztliche Routineuntersuchung meist keinen pathologischen Befund erheben kann, lassen sich bei zwei Drittel aller Patienten durch retinale Fluoreszenzangiografie retinale Gefäßveränderungen nachweisen wie kapilläre Mikroaneurysmen, Teleangiektasien, kleinere Exsudationen ([133], [300]. Weniger als 1 % der FSHD-Patienten entwickeln jedoch dadurch Beschwerden. Das sog. Coats-Syndrom mit Retinablutungen und größeren Exsudationen, resultierend in Visusverlust [154], stellt ein seltenes Endstadium der genannten Gefäßveränderungen dar.

▶ **Ohren.** Teil der Erkrankung ist weiterhin eine Innenohrschwerhörigkeit mit Hochtonverlust, die in einer großen Patientengruppe bei zwei Drittel der Patienten festgestellt wurde [62]. Eine Korrelation zwischen Schweregrad der muskulären Symptomatik und Ausmaß der Schwerhörigkeit konnte nicht nachgewiesen werden [300]. Die mitunter einseitige, häufiger beidseitige Hörstörung ist wie die Retinaveränderung mit Teleangiektasien, Flüssigkeitsexsudation und Netzhautablösung in ihrer Ätiopathogenese noch unklar.

5.3.4 Diagnostik

▶ **Labor.** Die Serumenzyme, einschließlich der Creatinkinase (CK), sind in der Regel auch im frühen Krankheitsstadium nur leicht oder gar nicht erhöht. Bei ca. 25–50 % der Fälle sind die Serumenzyme normal. Nur bei sehr schweren und rasch progredienten Verläufen kann die CK auch sehr hohe Werte erreichen.

▶ **Elektrophysiologie.** Die Elektromyografie weist in den betroffenen Muskeln myopathische Veränderungen auf, allerdings diskreter und weniger ausgeprägt als beispielsweise bei der Duchenne-Muskeldystrophie. Hochfrequente Entladungen („pseudomyotone Entladungen") können vorkommen.

▶ **Muskelbiopsie.** Sie zeigt eine meist starke Faserhypertrophie mit eingestreut deutlich atrophischen, angulären Fasern; auch Mottenfraßfasern werden häufig nachgewiesen. In mehr als 30 % der Biopsien werden entzündliche Zellinfiltrate perivaskulär oder endomysial gefunden [299]; sie können so ausgeprägt sein, dass eine entzündliche Myopathie, insbesondere eine Polymyositis, abgegrenzt werden muss. Die Bedeutung dieser entzündlichen Zellinfiltrate ist bisher unklar.

Wahrscheinlich werden sich durch die neuen molekulargenetischen Erkenntnisse auch neue immunhistochemische Möglichkeiten der myohistologischen Diagnostik ergeben.

▶ **Molekulargenetische Untersuchung.** Die oben beschriebene Methode der genetischen Untersuchung weist zur Diagnostik der FSHD eine Sensitivität von ca. 92 % und eine Spezifität von ca. 99 % auf. Eine Muskelbiopsie ist dann zur Diagnosesicherung nicht erforderlich. Bei Patienten mit „genetisch negativer" FSHD – der FSHD2 – besteht inzwischen ebenfalls die Möglichkeit der molekulargenetischen Untersuchung (SMCHD1-Gen).

5.3.5 Differenzialdiagnostik

Die fazioskapulohumerale Verteilung von Muskelschwächen stellt zunächst ein Syndrom dar. Differenzialdiagnosen, die zu einem sehr ähnlichen klinischen Bild führen können, sind:

- Muskeldystrophie vom Gliedergürteltyp
- Myopathien mit Strukturanomalien (z. B. zentronukleäre, Nemalin-, Central-Core-Myopathie)
- Myasthenia gravis
- proximale myotone Myopathie (PROMM)
- entzündliche Myopathien (Polymyositis, Einschlusskörpermyositis)
- spinale Muskelatrophie
- Neuropathien (z. B. Plexus-brachialis-Neuropathie, neuralgische Schulteramyotrophie)

Die Differenzialdiagnose zur Polymyositis kann aufgrund der häufigen entzündlichen myopathologischen Veränderungen schwierig sein. Besonders bei asymmetrischer Ausprägung ist gelegentlich eine Neuropathie des Plexus brachialis oder auch eine Fazialisparese in die differenzialdiagnostischen Überlegungen mit einzubeziehen.

5.3.6 Verlauf, Prognose

Der Verlauf der klassischen fazioskapulohumeralen Muskeldystrophie ist meist langsam progredient, so dass die Lebenserwartung normal oder nur leicht reduziert ist. Die meisten Patienten bleiben lange, bis ins fortgeschrittene Alter gehfähig. Etwa 20 % der Patienten werden rollstuhlpflichtig [299]. Selten sind rasch progrediente Verläufe mit Gehunfähigkeit in der 3. oder 4. Lebensdekade; hier tritt der Tod eventuell durch Ateminsuffizienz früher als sonst ein. Oft wird auch ein langer Stillstand der Progredienz im Krankheitsverlauf beobachtet. Ein schrittweiser Verlauf mit Perioden rascher Verschlechterung wird häufig beobachtet.

Frauen scheinen davon insgesamt etwas häufiger als Männer betroffen zu sein. Sehr selten ist eine ungewöhnlich frühe Manifestation in den ersten beiden Lebensjahren mit rascher Progredienz und Tod im Jugendalter. Schwere Verläufe werden häufiger bei sporadischen Fällen mit großer Deletion gesehen.

5.3.7 Therapie

Speziell für die FSHD gelten sowohl medikamentöse als auch nicht medikamentöse Ansätze (insbesondere physiotherapeutische, orthopädisch-chirurgische).

▸ **Medikamentöse Therapie.** In Studien zur Wirksamkeit von Kortison, Clenbuterol und Albuterol wurde kein positiver Einfluss auf die Erkrankung gemessen. Auch Diltiazem, Folsäure, Methionin sowie der Antikörper Myostatin waren nicht wirksam. Es stehen bislang keine medikamentösen Therapien zur Verfügung, die eine Verbesserung der muskulären Funktion mittel- und langfristig erzielen können.

Die Therapie der oft sehr starken Myalgien ist schwierig. Nicht steroidale Antiphlogistika und selbst Opioide sind oft unzureichend wirksam.

▸ **Nicht medikamentöse Therapie.** *Krankengymnastik* verfolgt nicht nur das Ziel, die Progredienz der Paresen zu verlangsamen und Sekundärkomplikationen wie Kontrakturen vorzubeugen. Es gibt Hinweise darauf, dass aerobes Training zu einem Kraftzuwachs des Muskels führen kann; daher wird das möglichst 2- bis 3-mal wöchentliche, mindestens 30-minütige aerobe Training empfohlen [295].

Bei besonders ausgeprägter Scapula alata kann die chirurgische Fixation (*Skapulodesis*) zu einer funktionellen Verbesserung führen und Beschwerden in diesem Bereich lindern [377].

Eine *Fußheberorthese* (ggf. unter Einschluss des Kniegelenks) kann bei besonders ausgeprägter Fußheberschwäche (bzw. Quadrizepsschwäche) sinnvoll sein.

5.4 Muskeldystrophien vom Gliedergürteltyp

Marcus Deschauer, Stephan Zierz

5.4.1 Einleitung

Walton und Nattrass prägten 1954 den Begriff der Gliedergürtel-Muskeldystrophie (limb girdle muscular dystrophy, LGMD) [418]. Als Kriterien für diese Diagnose galten: Manifestation innerhalb der ersten 3 Lebensdekaden, Schwerpunkt der Symptomatik in der Schulter- und Beckengürtelmuskulatur, fehlende Beteiligung der Gesichtsmuskulatur, seltenes Auftreten von Pseudohypertrophie der Waden, gewöhnlich autosomal-rezessiver Erbgang, Betroffensein beider Geschlechter im Unterschied zur X-chromosomal vererbten Muskeldystrophie Duchenne/Becker. Lange war die Diagnose der LGMD eine Ausschlussdiagnose. Ende der 1980er-Jahre wurde die Bezeichnung Gliedergürteldystrophie oder LGMD für eine Krankheitsentität sogar als obsolet angesehen, da man davon ausging, dass sich letztlich alle Fälle eines Gliedergürtelsyndroms einer der damals bekannten anderen neuromuskulären Erkrankungen zuordnen lassen und der Begriff Gliedergürtelsyndrom wurde bevorzugt.

Nachdem jedoch 1987 das Dystrophin als das den Muskeldystrophien vom Typ Duchenne und Becker zugrunde liegende Genprodukt identifiziert worden war [179], setzte sich der Begriff Muskeldystrophien vom Gliedergürteltyp für *Muskeldystrophien ohne Dystrophindefekt* durch. Bald darauf wurden bei manchen LGMD-Patienten Defekte in dystrophinassoziierten Proteinen identifiziert

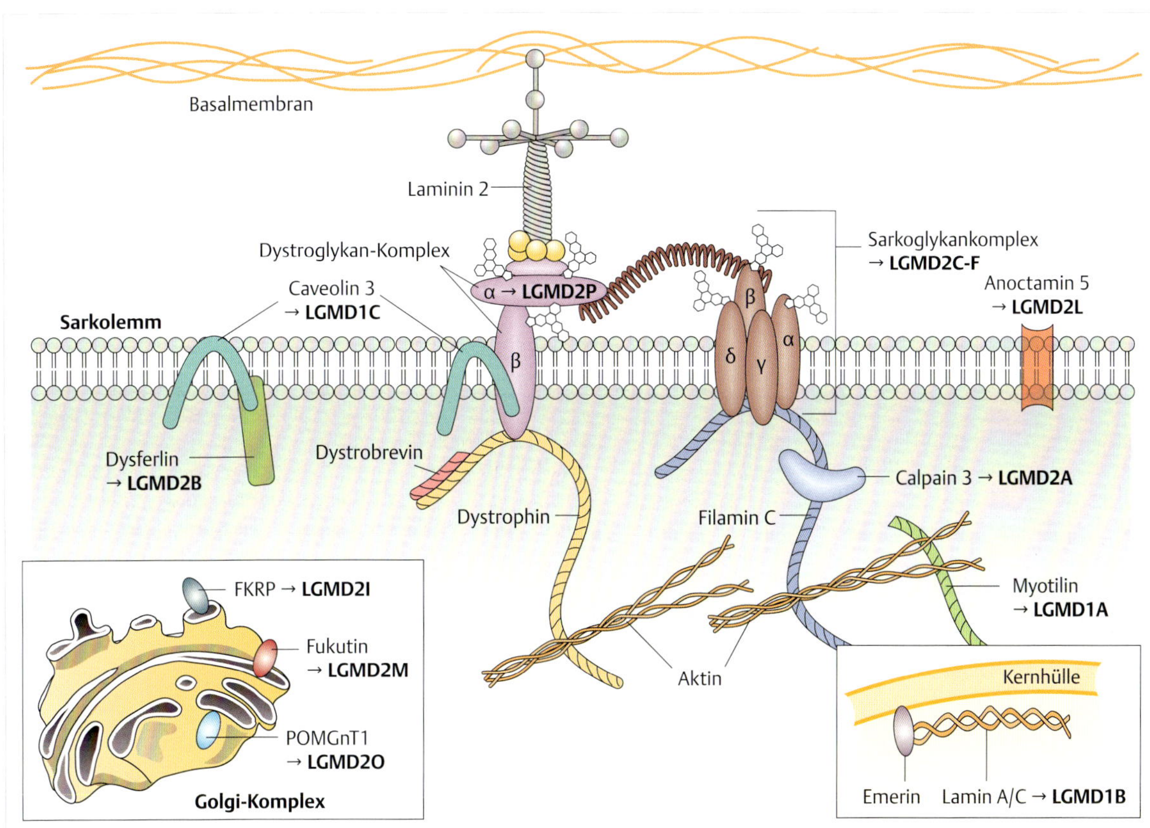

Abb. 5.13 Lokalisation ausgewählter Proteine, die bei den Muskeldystrophien vom Gliedergürteltyp (LGMD) defekt sein können mit der dazugehörigen Kurzbezeichnung der LGMD.

unter anderem in den vier verschiedenen Sarkoglykanen, die den Dystroglykankomplex bilden. Bis heute sind viele weitere Proteindefekte identifiziert worden, die nicht allein den Dystroglykankomplex betreffen, sondern auch andere membranassoziierte Proteine, Strukturproteine der Myofilamente und Proteine des Golgi-Apparats und der Zellkernmembran (▸ Abb. 5.13).

Die Mehrzahl der zugrunde liegenden Gendefekte wird autosomal-rezessiv vererbt. Einige Formen der LGMD sind jedoch ätiologisch nach wie vor ungeklärt, so dass weitere bislang nicht identifizierte Gendefekte vorliegen müssen. Bei einigen dominanten Familien kennt man aufgrund von Kopplungsanalysen nur den Genort, aber nicht das defekte Gen.

5.4.2 Klassifikation

Autosomal-dominant vererbte Formen werden als LGMD1, rezessive Formen als LGMD2 bezeichnet. Innerhalb dieser beiden Gruppen wurden die Erkrankungen in der Reihenfolge der Erstbeschreibung nummeriert (LGMD2A, LGMD2B, LGMD2C etc.). Derzeit werden 25 Formen unterschieden, von denen man den Gendefekt oder zumindest den Genort kennt (▸ Tab. 5.1).

Die Klassifikation der Muskeldystrophien wird sich in den kommenden Jahren wahrscheinlich verändern. Es hat sich gezeigt, dass die Einteilung nach klinischen Gesichtspunkten, z. B. in distale Myopathien und Gliedergürteldystrophien, den pathogenetischen Aspekten nicht gerecht wird und auch irreführend sein kann, da Mutationen im gleichen Gen sehr verschiedene Phänotypen zur Folge haben können (allelische Erkrankungen; ▸ Tab. 5.2). So können Mutationen im Dysferlin-, Myotilin- oder Anoctamin-5-Gen auch zu einer distalen Myopathie führen. Mutationen im FKRP-, Fukutin-, POMT1- und POMT2-Gen bedingen auch eine kongenitale Muskeldystrophie. Dementsprechend wird sich möglicherweise eine pathogenetische Klassifikation der Muskeldystrophien durchsetzen. Beispielsweise spricht man im Falle der LGMD2B dann von einer Dysferlinopathie mit phänotpyischem Gliedergürtelsyndrom.

5

Tab. 5.1 Molekulare Klassifikation und klinische Charakteristika der Muskeldystrophien vom Gliedergürteltyp (LGMD).

Muskeldystrophietyp	Genort	Genprodukt	Symptombeginn	Kardiomyopathie	Atemmuskelschwäche	CK	klinische/histologische Besonderheiten
autosomal-dominante Formen							
LGMD1A	5q31	Myotilin	Erwachsenenalter	(+)	+	n–10x	Dysarthrie, myohistologisch Rimmed Vacuoles und Z-Band-Strömen
LGMD1B	1q11–21	Lamin A/C	Kindesalter bis frühes Erwachsenenalter	+	+	n–10x	Kontrakturen im späteren Verlauf, kardiale Arrhythmien
LGMD1C	3p25	Caveolin 3	Kindes- und Erwachsenenalter	–	–	5–25	Myalgien und Krampi, Wadenhypertrophie
LGMD1D	7q36	DNAJB6	Erwachsenenalter	–	–	n–10x	Rimmed Vacuoles, myofibrilläre Akkumulationen
LGMD1E	2q25	Desmin	Kindes- und Erwachsenalter	+	–	2x	Kardiomyopathie und Arrhythmie, zytoplasmatische Einschlüsse
LGMD1F	7q32	Transportin 3	Kindes- und Erwachsenalter	–	(+)	n–20x	Rimmed Vacuoles und filamentöse Einschlüsse, optisch leere Zellkerne
LGMD1G	4p21	nicht bekannt	mittleres Erwachsenenalter	–	–	n–10x	
LGMD1H	3p23–25	nicht bekannt	mittleres Erwachsenenalter	–	–	n–12x	Wadenhypertrophie
autosomal-rezessive Formen							
LGMD2A	15q15.1	Calpain 3	typischerweise Schulkindesalter/Jugend, frühes Kindesalter bis spätes Erwachsenenalter möglich	–	–	n–50x	bevorzugt dorsale Oberschenkelmuskeln und Schultergürtel (Scapula alata) betroffen, Achillessehnenkontrakturen, Wadenhypertrophie
LGMD2B	2p13	Dysferlin	Jugend/frühes Erwachsenenalter	–	–	10–100x	myohistologisch entzündliche Veränderungen
LGMD2C	13q12	γ-Sarkoglykan	Kindesalter (bis mittleres Erwachsenenalter)	(+)	+	10–100x	Wadenhypertrophie
LGMD2D	17q21	α-Sarkoglykan (Adhalin)	Kindesalter (bis mittleres Erwachsenenalter)	(+)	+	10–100x	Wadenhypertrophie
LGMD2E	4q12	β-Sarkoglykan	Kindesalter (bis mittleres Erwachsenenalter)	+	+	10–100x	Wadenhypertrophie
LGMD2F	5q33	δ-Sarkoglykan	Kindesalter (bis mittleres Erwachsenenalter)	+	+	10–100x	Wadenhypertrophie
LGMD2G	17q12	Telethonin	Kindesalter/Jugend	+	–	n–30x	
LGMD2 H	9q31–33	E3-Ubiquitin-Ligase (TRIM 32)	frühes Erwachsenenalter	(+)	–	n–20x	
LGMD2I	19q13.3	Fukutin-related Protein (FKRP)	frühes Kindesalter bis mittleres Erwachsenenalter	+	+	2–60x	Wadenhypertrophie
LGMD2J	2q31	Titin	Kindesalter/Jugend	–	–	n–25x	
LGMD2K	9q34	POMP1	frühes Kindesalter	–	+	10–40x	
LGMD2L	11p12–13	Anoctamin 5	Erwachsenenalter	(+)	–	2–60x	asymmetrische Muskelschwäche
LGMD2M	9q31	Fukutin	Säuglingsalter	–	–	bis 300x	myohistologisch entzündliche Veränderungen
LGMD2N	14q24	POMP2	frühes Kindesalter	–	–	bis 20x	myohistologisch entzündliche Veränderungen
LGMD2O	1p34	POMGnT 1	späteres Kindesalter	–	–	25–60x	Myopie, Wadenhypertrophie
LGMD2P	3p21	Alpha-Dystroglykan	frühes Kindesalter	–	–	25x	kognitive Einbußen
LGMD2Q	8q24	Plektin	frühes Kindesalter	–	–	20–30x	

Tab. 5.2 Allelische Erkrankungen zu Muskeldystrophien vom Gliedergürteltyp (LGMD).

Muskeldystrophietyp	Proteindefekt	allelische Erkrankungen/andere Phänotypen
LGMD1A	Myotilin	myofibrilläre Myopathie, distale Myopathie
LGMD1B	Lamin A/C	Hauptmann-Thannhauser-Muskeldystrophie, familiäre partielle Lipodystrophie, familiäre Kardiomyopathie, HMSN, Progerie
LGMD1C	Caveolin 3	Rippling-Myopathie, distale Myopathie
LGMD1E	Desmin	distale Myopathie, myofibrilläre Myopathie
LGMD2B	Dysferlin	distale Myopathie Typ Miyoshi
LGMD2I	Fukutin-related-Protein	kongenitale Muskeldystrophie Typ 1C
LGMD2J	Titin	dominante Mutationen: distale Muskeldystrophie Typ Udd
LGMD2K	POMP1	Walker-Warburg-Syndrom
LGMD2L	Anoctamin 5	distale Myopathie Typ Miyoshi
LGMD2M	Fukutin	kongenitale Muskeldystrophie Typ Fukuyama
LGMD2N	POMP2	Walker-Warburg-Syndrom

5.4.3 Gliedergürtel-Muskeldystrophien allgemein

Epidemiologie

Die geschätzte Prävalenz aller LGMD-Formen liegt in den Niederlanden bei mindestens 0,8/100 000 und in Nordirland bei 1,1/100 000 ([184], [400]). Eine neue Studie aus Nordengland fand ein höhere Prävalenz von 2,3/100 000 [293].

Die autosomal-rezessiven und sporadisch vorkommenden Formen der LGMD sind wesentlich häufiger als die autosomal-dominanten Formen. Nur etwa 10 % der Fälle sind autosomal-dominant vererbt ([293], [400]). Die Häufigkeit der verschiedenen LGMD-Formen ist regional unterschiedlich. In Nordengland fand sich bei Patienten mit einer Gliedergürteldystrophie bei 27 % eine LGMD2A, bei 19 % eine LGMD2I, bei 12 % eine Sarkoglykanopathien (LGMD2C-F) und bei 6 % eine LGMD2B.

Ähnliche Zahlen sind auch für Deutschland anzunehmen. Typ 2A ist auch in Deutschland die häufigste Form, gefolgt von der LGMD2I ([159], [416]). Handelt es sich um Patienten mit Beginn der Muskelschwäche im Erwachsenenalter, ist eine Sarkoglykanopathie allerdings sehr selten.

Merke

M!

LGDM2A und 2I sind die mit Abstand häufigsten Formen einer Gliedergürtel-Muskeldystrophie und machen zusammen fast die Hälfte aller Fälle aus.

Klinik

Das Manifestationsalter reicht von den ersten Lebensjahren bis ins Erwachsenenalter, selten sogar ins fortgeschrittene Erwachsenenalter.

► **Gemeinsame Symptomatik.** Trotz ihrer ätiologischen Unterschiede weisen die verschiedenen Formen der LGMD weitgehend eine sehr ähnliche klinische Symptomatik auf. Allen gemeinsam sind Paresen und Atrophien der Becken- und/oder Schultergürtelmuskulatur. Erste Symptome sind vor allem eine Hyperlordose, Probleme beim Rennen, ein watschelnder Gang, Schwierigkeiten beim Treppensteigen oder beim Aufstehen aus der Hocke. Typisch ist auch das *Gowers-Zeichen*: Die Patienten helfen sich beim Aufstehen aus der Hocke, indem sie sich an ihren Beinen abstützen und daran nach oben klettern. Das Einbeinhüpfen ist initial oft verplumpt, das Trendelenburg-Zeichen positiv. Die Muskeleigenreflexe (insbesondere proximal) sind abgeschwächt oder nicht auslösbar.

Manchmal findet sich aber auch eine oligosymptomatische Form ohne manifeste Paresen nur mit Myalgien oder HyperCKämie unter anderem bei der LGMD1C, 2A und 2I [159]. Gelenkkontrakturen sind möglich und für manche LGMD-Formen typisch, z. B. LGMD1B und 2A. Im Verlauf dehnt sich die Muskelschwäche häufig auch auf distale Muskeln aus. Eine Mitbeteiligung der Atemmuskeln ist möglich, eine Beteiligung der Gesichtsmuskulatur kommt jedoch sehr selten vor. Manche Patienten weisen eine Wadenhypertrophie wie bei der Dystrophinopathie auf (insbesondere LGMD2A, 2C–F, 2I).

► **Kardiale Beteiligung.** Insbesondere bei der LGMD1B, LGMD1E, LGMD2F, LGMD2G und LGMD2I ist mit Herzrhythmusstörungen und/oder einer dilatativen Kardiomyopathie zu rechnen.

Verlauf, Prognose

Der Verlauf der autosomal-dominanten Formen ist meist gutartiger und die Prognose günstiger als bei den autosomal-rezessiv vererbten Formen. Innerhalb einer Familie bzw. bei derselben Form der LGMD kann der Verlauf sehr variabel sein. Die Progredienz ist in der Regel langsam, wobei aber auch schwere Verläufe mit deutlich verkürzter

Lebenserwartung beschrieben wurden, die der Muskeldystrophie Duchenne gleichen.

Diagnostik

▸ **Labor.** Da es sich bei den LGMDs um hereditäre Myopathien handelt, ist die Familienanamnese von großer Bedeutung. Es kann hilfreich sein, von Familienmitgliedern die CK zu bestimmen, die bei klinisch noch asymptomatischen oder oligosymptomatischen Mitgliedern erhöht sein kann. Die Höhe der CK beim Indexpatienten kann bei der Einordnung der LGMD-Formen eine gewisse Hilfe sein (▸ Tab. 5.1), besonders hohe CK-Werte findet man z. B. bei der Dysferlinopathie (LGMD2B). Kennzeichnend für alle Formen ist, dass die CK im Krankheitsverlauf wieder sinkt, teilweise bis auf Normalwerte.

▸ **Elektrophysiologie.** Das EMG ist myopathisch, ohne dass es bei der Differenzierung der LGMD-Formen hilft.

▸ **Bildgebung.** Das MRT der Muskulatur kann das Verteilungsmuster der Myopathie klar aufzeigen und so Hinweise auf die LGMD-Form geben. So sind z. B. bei der LGMD2I bevorzugt die Adduktoren und die dorsalen Oberschenkelmuskulatur sowie die Wade betroffen. Außerdem sind bei Patienten mit Myalgien und HyperCKämie, denen eine oligosymptomatische Muskeldystrophie zugrunde liegt, im MRT häufig Veränderungen der Muskulatur zu finden. Schließlich ist das MRT auch zur Auswahl des Biopsieortes hilfreich.

▸ **Muskelbiopsie.** Hier finden sich in der Regel ein myopathisches Gewebesyndrom bzw. dystrophe Veränderungen, ohne dass dabei wirkliche Unterschiede zwischen den einzelnen LGMD-Formen zu finden sind. Die Muskelbiopsie ist die Voraussetzung, um den Proteindefekt identifizieren zu können. Dabei kommen zwei Methoden zum Einsatz: Immunhistologie und Western Blot. Eine Schwierigkeit dabei ist, dass Proteine des Dystrophin-Glykoprotein-Komplexes bei Fehlen eines Proteins sekundär reduziert sein können.

▸ **Molekulargenetische Untersuchungen.** Allerdings ist nicht bei allen LGMD-Formen der Nachweis des Proteindefektes möglich, so dass manche Diagnosen nur molekulargenetisch gestellt werden können (z. B. LGMD1A, 1B und 2L). Bei LGMD-Formen durch Defekte der Glykosylierung erkennt man durch die Muskelbiospie nur die Folge des Proteindefekts, z. B. durch eine verminderte α-Dystroglykan-Markierung. Dies trifft auf die häufige LGDM2I zu, die durch eine „Hauptmutation" c.826C > A im FRKP-Gen verursacht wird. Kommt diese LGMD infrage, kann eine primäre molekulargenetische Untersuchung vor einer Muskelbiopsie erwogen werden. Bei vielen anderen LGMD-Formen gibt es jedoch keine häufige Mutation, zum Teil sind hunderte verschiedene Mutationen bekannt, die über das Gen verteilt sind, so dass das Gen sequenziert werden muss. Daher ist die Identifizierung des Proteindefekts wünschenswert, ehe man ein infrage kommendes Gen sequenziert.

Merke

Die molekulargenetische Zuordnung einer LGMD gilt als „Goldstandard" und sollte bei allen Patienten angestrebt werden.

Untersuchungen der seltenen LGMD werden derzeit aber nur in wenigen spezialisierten Laboren angeboten [292]. Durch die raschen Fortschritte der DNA-Sequenziertechnik („next generation-sequencing") wird zukünftig jedoch die Untersuchung vieler Gene (oder des ganzen kodierenden Genoms = Exom) kostengünstig angeboten werden. Dann könnte auch eine primär molekulargenetische Diagnostik zu Einsatz kommen. Problematisch wird dann aber sein, dass man bei Nachweis einer Genveränderungen mit unklarer Pathogenität, doch auf Proteinebene die Auswirkung des Gendefekts untersuchen muss, so dass dann doch noch eine Muskelbiopsie nötig werden kann.

Derzeit bleibt trotz sorgfältiger Diagnostik bei 30–50 % der Patienten mit einer LGMD die Zuordnung offen ([293], [404]).

Differenzialdiagnostik

Differenzialdiagnostisch sind sowohl andere Myopathien als auch Neuropathien mit proximaler Betonung der Paresen sowie die spinale Muskelatrophie abzugrenzen. Differenzialdiagnosen der Muskeldystrophien vom Gliedergürteltyp sind:

- Dystrophinopathie Typ Duchenne und Typ Becker
- fazioskapulohumerale Muskeldystrophie (FSDH)
- proximale myotone Myopathie (PROMM)
- Muskeldystrophien Typ Emery-Dreifuss und Hauptmann-Thannhauser
- kongenitale Muskeldystrophie
- kongenitale Myopathien mit Strukturanomalien
- Polymyositis, Dermatomyositis (chronische Verläufe)
- metabolische/mitochondriale Myopathien (z. B. M. Pompe)
- Neuropathien (z. B. Plexus-brachialis-Neuropathie, Poliomyelitis)
- spinale Muskelatrophie, vor allem Typ Kugelberg-Welander, Kennedy-Syndrom

Die wichtigste Differenzialdiagnose, insbesondere bei männlichen Patienten, ist die Dystrophinopathie, da es sich um die häufigste genetische bedingte Muskeldystrophie handelt. Aber auch PROMM und FSHD sind relativ häufige erbliche Muskelerkrankungen, die man bei einer LGMD differenzialdiagnostisch in Erwägung ziehen sollte. Nicht immer findet man bei der PROMM myotone Serien im EMG und eine multisystemische Symptomatik. Bei der FSHD kann die charakteristische faziale Schwäche fehlen.

Therapie

▸ **Medikamentöse Therapie.** Für keine Form der Muskeldystrophie vom Gliedergürteltyp ist eine spezifische medikamentöse Therapie bekannt. Es ist unklar, ob eine Kortisongabe, wie bei der Duchenne-Erkrankung, sinnvoll ist. Einzelne positive Fälle von Kindern mit Sarkoglykan- oder Fukutindefekt wurden beschrieben. Aufgrund der myohistologisch nachweisbaren entzündlichen Veränderung bei einer Dysferlinopathie wurde in Deutschland eine Studie mit dem Steroid Deflazacort durchgeführt, die keine Wirksamkeit nachgewiesen hat [417].

▸ **Weitere Maßnahmen.** Eine *physiotherapeutische Betreuung* ist wichtig, insbesondere um der Entstehung von Kontrakturen vorzubeugen und die Leistung der Atemmuskulatur zu erhalten. *Orthopädische Maßnahmen* können bei Wirbelsäulendeformitäten oder Kontrakturen hilfreich sein.

Ein *Schrittmacher* kann bei Herzrhythmusstörungen erforderlich werden. Eine Kardiomyopathie kann medikamentös behandelt werden. Den betroffenen Familien ist eine humangenetische Beratung zu empfehlen.

5.4.4 Autosomal-dominant vererbte Formen

LGMD1A (Myotilinopathie)

▸ **Gen, Genprodukt.** Defekte im sarkomerischen Protein Myotilin führen zur LGMD1A [168]. Myotilin bindet an α-Aktinin, einem der aktinbindenden Proteine. Es steht in Verbindung mit der Z-Scheibe und weist C-terminal Bestandteile auf, die homolog sind mit Bestandteilen des Muskelproteins Titin.

Im Myotilingen wurden bislang nur wenige Mutationen nachgewiesen [168]. Die Pathogenese ist noch unklar. Bisher wurde lediglich festgestellt, dass die beschriebene Mutation nicht zu einer Störung der Bindung des Myotilins an α-Aktinin führt und dass bei an der LGMD1A Erkrankten der Myotilingehalt der Muskelzelle normal ist [168].

▸ **Epidemiologie.** Die LGMD1A ist sehr selten, bislang wurden nur wenige Familien beschrieben.

▸ **Klinik.** Das Manifestationsalter lag bei 34 vorgestellten Erkrankten zwischen 18 und 35 Jahren (Mittel 27,1 Jahre) [142]. Neben Paresen und Atrophien in der Beckengürtelmuskulatur, zum Teil auch der Schultergürtelmuskulatur, traten im Verlauf auch distale Paresen auf. Der Achillessehnenreflex war nicht auslösbar, die Achillessehne bei einigen Patienten verkürzt. Etwa die Hälfte der Patienten wies eine Dysarthrie auf. Eine Schwäche der Gesichtsmuskulatur zeigten ebenfalls einige Betroffene.

▸ **Verlauf.** Der Verlauf war langsam progredient mit erhaltener Gehfähigkeit bis in das Erwachsenenalter. Zwei Betroffene der vorgestellten Familie waren 20 Jahre nach Erkrankungsbeginn auf den Rollstuhl angewiesen ([142], [360]).

▸ **Diagnostik.** Die CK war bei den beschriebenen Patienten 1,6- bis 9fach erhöht [142]. Myohistologisch waren Strukturveränderungen (Rimmed Vacuoles, Mottenfraßfasern), Fasersplitterung, Vermehrung zentralständiger Kerne, Phagozytose und Faserdegeneration nachweisbar. Elektronenmikroskopisch wurde Z-Band-Strömen beobachtet.

Immunhistochemisch ist die Myotilinexpression nicht vermindert [168], so dass die Diagnose nur durch eine molekulargenetische Untersuchung gestellt werden kann.

LGMD1B (Laminopathie)

▸ **Gen, Genprodukt.** Durch Untersuchung von 3 Familien aus den Niederlanden, Surinam und der Karibik konnte für diese autosomal-dominant vererbte LGMD mit kardialer Beteiligung eine Kopplung zu Chromosom 1q11-q21 festgestellt werden [402]. Das verantwortliche Gen kodiert für Lamin A/C [272]. Die Lamine A und C sind Intermediärfilament-Proteine, welche die fibröse Matrix an der Innenseite der Kernhülle (Kernlamina) bilden und unter anderem mit Chromatin interagieren.

▸ **Epidemiologie.** Die Erkrankung ist selten, in Nordengland wurde die Häufigkeit auf 0,2/100 000 geschätzt [293].

▸ **Klinik, Verlauf.** Die LGMD1B beginnt typischerweise in der Jugend oder im jungen Erwachsenenalter mit einer Beckengürtelschwäche. Im Verlauf ist eine kardiale Mitbeteiligung häufig. Kontrakturen entwickeln sich im späteren Krankheitsverlauf.

In der Erstbeschreibung der LGMD1B wurde 3 Familien mit insgesamt 35 Betroffenen beschrieben [401]. Der Erkrankungsbeginn lag bei 4–38 Jahren. Klinisch war initial der Beckengürtel betroffen. Im Durchschnitt zeigten die Patienten im Alter von 40 Jahren auch Paresen der Schultergürtelmuskulatur (insbesondere des M. biceps brachii). Acht Patienten wiesen auch Paresen der distalen Beinmuskulatur auf, 3 Betroffene der Gesichtsmuskulatur. Ellenbogen- und Achillessehnenkontrakturen traten entweder leichten Grades oder erst im späteren Krankheitsverlauf bei 11 Patienten auf; Wadenhypertrophie und Skoliose wurden ebenfalls bei einigen Patienten beschrieben. Die Lungenfunktion war entweder normal oder gering beeinträchtigt.

Bei 21 der 35 Betroffenen wurde eine altersabhängige kardiale Beteiligung festgestellt: AV-Block, Vorhofflimmern, Sick-Sinus-Syndrom, dilatative Kardiomyopathie. Zehn Patienten erhielten in der 4.–7. Lebensdekade einen Herzschrittmacher aufgrund symptomatischer Reizlei-

5

tungsstörungen. Acht Angehörige waren in relativ jungem Alter an einem plötzlichen Herztod gestorben (zwischen 42 und 76 Jahren; Median: 50 Jahre).

Der *Verlauf* war langsam progredient, keiner der Betroffenen war auf den Rollstuhl angewiesen.

▸ **Hauptmann-Thannhauser-Muskeldystrophie** (Kap. 5.6). Diese auch als autosomal-dominante Emery-Dreifuss-Muskeldystrophie bezeichnete Erkrankung wird ebenfalls durch Mutationen im Lamin-A/C-Gen verursacht [49]. Der Phänotyp unterscheidet sich von der LGMD2B dahingehend, dass bereits früh im Krankheitsverlauf Kontrakturen auftreten (auch die Wirbelsäule betreffend) und auch eine Schwäche der anterioren Unterschenkelmuskeln (insbesondere peronäal) besteht, die bei der LGMD1B nicht zu finden ist. Die Herzbeteiligung ist sowohl für die LGMD1B als auch die Hauptmann-Thannhauser-Muskeldystrophie charakteristisch. Sehr selten sind auch rezessive Lamin-A/C-Mutationen beschrieben, die eine autosomal-rezessive Emery-Dreifuss-Muskeldystrophie bedingen [92].

5

Über eine Muskeldystrophie hinaus können Lamin-A/C-Mutationen auch ganz andere Phänotypen bedingen, unter anderem familiäre partielle Lipodystrophie, familiäre Kardiomyopathie, hereditäre motorisch-sensible Neuropathie und Progerie-Syndrome. Dabei kommen auch Überlappungen vor und es sind sowohl dominante als auch rezessive Mutationen beschrieben.

▸ **Diagnostik.** Bei den Patienten aus der Erstbeschreibung der LGMD1B war die CK bei 7 Patienten normal, bei 28 hingegen erhöht (bis 25fach, Median: 3fach). Das Elektromyogramm wies myopathische Veränderungen auf. Die Nervenleitgeschwindigkeiten (motorisch und sensibel) waren normal.

In der Muskelbiopsie fanden sich Veränderungen, die für einen primär myopathischen (dystrophischen) Prozess sprechen (s. unten), teilweise auch Rimmed Vacuoles oder Ragged-red-Fasern.

Immunhistochemisch ist keine verminderte Lamin-A/C-Expression nachzuweisen. Es ist daher notwendig, zur Diagnosesicherung das Lamin-A/C-Gen zu sequenzieren.

LGMD1C (Caveolinopathie)

▸ **Gen, Genprodukt.** Ursache der LGMD1C sind Mutationen im Caveolin-3-Gen auf Chromosom 3 p25 ([232], [257]). Caveolae sind 50–100 nm große Invaginationen, die an der Plasmamembran der meisten Zelltypen gefunden werden und eine Rolle bei der Transzytose und der Signaltransduktion spielen [111]. Caveoline sind vermutlich Gerüstproteine der Caveolenmembran [81]. Caveolin-3 (Syn.: M-Caveolin) ist das muskelspezifische Caveolin der Caveolin-Proteinfamilie. Es wird vermutet, dass es sich in enger Nachbarschaft zum Dystrophin und dystrophinassoziierten Proteinkomplex befindet ([358], [374]). Caveolin-3 steht außerdem in Verbindung mit der muskelspezifischen Phosphofruktokinase, so dass Caveolin-3 eine die Glykolyse regulierende Rolle zugeschrieben wird [342].

▸ **Rippling-Myopathie.** Missense-Mutationen im Caveolin-3-Gen wurden auch in Familien gefunden, die an der Rippling-Myopathie erkrankt sind [36]. Es wird daher vermutet, dass es sich um allelische Erkrankungen handelt.

Auch eine isolierte HyperCKämie, eine hypertrophe Kardiomyopathie und eine distale Myopathie können Phänotypen von Caveolin-3-Defekten sein.

▸ **Epidemiologie.** Die Erkrankung ist sehr selten, bislang wurden nur wenige Familien beschrieben.

▸ **Klinik, Verlauf.** In 2 Familien lag bei 8 Betroffenen das Manifestationsalter bei 5 Jahren. Die frühe motorische Entwicklung war bei allen normal. Zwei Patienten hatten mehrere Episoden von Muskelkrämpfen nach körperlicher Belastung beklagt. Bei allen Erkrankten waren eine Wadenhypertrophie und mittelgradig ausgeprägte proximale Paresen festzustellen. Das Gowers-Zeichen war bei allen positiv [257].

Bei 2 Kindern mit nachgewiesener Mutation im CAV3-Gen (6-jähriges Mädchen, 4-jähriger Junge) waren sowohl Anamnese, klinischer Befund, Elektromyogramm und Nervenleitgeschwindigkeiten unauffällig. Lediglich die im Blut erhöhte CK war aufgefallen (4- bis 9fach). In der Muskelbiopsie war bei dem Mädchen lediglich eine leichte Faserkalibervariation aufgefallen, bei dem Jungen war die Histologie normal. Immunhistochemisch zeigte sich jedoch eine deutliche (71 bzw. 84 %) Reduktion des Caveolins-3 [72].

Der *Verlauf* war in den beschriebenen Fällen sehr langsam progredient.

▸ **Diagnostik.** Die CK war bei den Erkrankten 4- bis 25fach erhöht; die Familienangehörigen wiesen alle eine normale CK auf [257]. Eine Erhöhung der CK kann (zunächst) einziges Symptom der LGMD1C sein [72]. Das Elektromyogramm ist myopathisch, kann jedoch auch normal sein [72]. In der Muskelbiopsie zeigten sich myopathische Veränderungen. Immunhistochemisch ist eine Reduktion des Caveolins-3 festzustellen. Quantitativ war eine Reduktion des Caveolins-3 um bis zu 95 % festzustellen [257].

LGMD1D

Bei Familien mit Manifestation einer LGMD im Erwachsenenalter wurden Mutationen im DNAJB6-Gen, einem HSP-40-Homolog identifiziert ([164], [339]). DNAJB6 kodiert für ein Ko-Chaperon.

Eine kardiale Manifestation wurde nicht beobachtet. Die CK ist normal oder nur leicht erhöht. In der Muskelbiopsie waren histologisch Rimmed Vacuoles und myofibrilläre Akkumulationen zu sehen. Immunhistologisch konnte gezeigt werden, dass sich darin DNAJB6 abgelagert hat, aber auch andere Proteine wie Myotilin, Desmin und α-B-Crystallin wie bei den myofibrillären Myopathien. Die LGMD1D könnte daher auch zu den myofibrillären Myopathien gezählt werden.

LGMD1E

Mittels Proteomanalyse von zytoplasmatischen Einschlüssen, die durch lasergestützte Mikrodissektion isoliert wurden, wurde gezeigt, dass bei einem LGMD-Patienten mit Linkage zum Genort 6q23 [252] eine Mutation im Desmingen ursachlich ist [148]. Die LGMD1E ist daher allelisch zur Desminopathie, die zu den myofibrillären Myopathie zählt und dort ausführlich beschrieben ist.

LGMD1F

Bei einer großen spanischen Familie wurde bereits vor 10 Jahren der Genort 7q32 identifiziert [301]. Durch Sequenzierung des gesamten Genoms („next generation sequencing“) eines betroffenen Familienmitglieds konnte kürzlich der Gendefekt identifiziert werden. Es fand sich eine Mikrodeletion im Transportin-3-Gen, das für ein Kernhüllenprotein kodiert [245].

Das Manifestationsalter reicht von der Jugend bis zum mittleren Erwachsenenalter. Häufig entwickelt sich im Verlauf auch eine distale Muskelschwäche. Eine kardiale Beteiligung ist nicht beschrieben. Das histologische Bild ähnelt einer Einschlusskörpermyopathie, es finden sich auch zentral optisch leer erscheinende Kerne.

LGMD1G, LGMD1H

Für die Formen LGMD1G und 1H sind bislang nur die Genorte bekannt:

- LGMD1G: 4p21 [365]
- LGMD1H: 3p23–25 [42]

5.4.5 Autosomal-rezessiv vererbte Formen

LGMD2A (Calpainopathie)

▸ **Gen, Genprodukt.** Ursache sind Mutationen im Calpain-3-Gen (calcium activated neutral protease, CANP3) [329]. Calpain-3 bindet an verschiedene Muskelproteine, die für die Myofibrillenbildung, die Regulation der Faserelastizität und die Signalübermittlung wichtig sind. Als Protease kann es diese Proteine spalten. Die Calpainopathie ist demnach ein Enzymdefekt. Derzeit sind über 300 unterschiedliche CANP3-Mutationen gefunden worden.

▸ **Epidemiologie.** Die LGMD2A gilt als die häufigste LGMD in den meisten Populationen, so auch in Deutschland. In Nordengland wird die Inzidenz auf 0,6/100 000 geschätzt [293].

▸ **Klinik.** Das Manifestationsalter liegt meist im Schulkindesalter oder in der Jugend. Es gibt aber auch Patienten mit einer Erstmanifestation im Kleinkindesalter oder späteren Erwachsenenalter. Dabei sind oligosymptomatische Fälle mit Late Onset und HyperCKämie sowie Myalgien ohne Muskelschwäche möglich.

Klinisch entspricht das Bild der LGMD2A der Erstbeschreibung von Erb (1884) über die juvenile skapulohumerale Form der Muskeldystrophie. Bei den Betroffenen der beschriebenen Familien mit LGMD2A zeigten sich anfangs Schwierigkeiten beim Rennen und ein Watschelgang. Besonders der M. gluteus maximus und die Oberschenkeladduktoren, weniger die Mm. psoas und biceps femoris waren symmetrisch betroffen. Paresen und Atrophien waren nach ca. 2,5–5 Jahren auch im Schultergürtelbereich festzustellen, vor allem der Mm. latissimus dorsi, serratus, rhomboideus und pectoralis major. Skapulohumerale Symptome als Erstmanifestation der Erkrankung wurden auch beschrieben. Die Vitalkapazität war bei einigen Patienten reduziert. Kontrakturen der Wadenmuskeln waren im Verlauf immer festgestellt worden. Die distalen Muskelgruppen und die faziale Muskeln blieben meist unauffällig. Wadenhypertrophien kamen selten vor. Eine kardiale Beteiligung wurde nicht gefunden.

▸ **Verlauf.** Es kommt zu einer unterschiedlich raschen Progression bei ausgeprägter inter- und intrafamiliärer Variabilität der Symptomatik. Bei Patienten mit homozygoter Nullmutation ist der Verlauf schwerer als bei Erkrankten mit Missense-Mutationen. Eine Gehunfähigkeit tritt bei früherem Beginn 8–12 Jahre nach Symptombeginn und meist mit 20 Jahren auf. Bei Manifestation nach der 2. Dekade bleibt die Gehfähigkeit in der Regel bis ins Spätstadium (5.–6. Dekade) erhalten.

▸ **Diagnostik.** Myohistologisch sind myopathische bzw. dystrophische Veränderungen nachweisbar. Eine Typ-1-Faser-Prädominanz tritt im späteren Krankheitsstadium auf. Die Typ-1-Fasern zeigen ein lobuliertes Aussehen [435].

Im Western Blot lässt sich bei der Mehrzahl der Patienten eine fehlende oder verminderte Proteinexpression nachweisen (▸ Abb. 5.14). Es gibt allerdings auch Patienten mit genetisch gesicherter Calpainopathie mit normaler Band im konventionellen Western Blot [150]. Erst die Untersuchung der autoproteolytischen Aktivität von Calpain-3 zeigt, dass Degradationsprodukte im Western Blot fehlen [254]. Auf der anderen Seite findet man einem Viertel der Patienten mit der Diagnose einer LGMD2A aufgrund eines pathologischen Western Blots nur auf einem Allel eine Calpain-3-Mutation. Von den über 300 beschriebenen Mutationen (http://www.dmd.nl/capn3_seqvar.html) wurde die Mutation c.550delA, die in Osteuropa

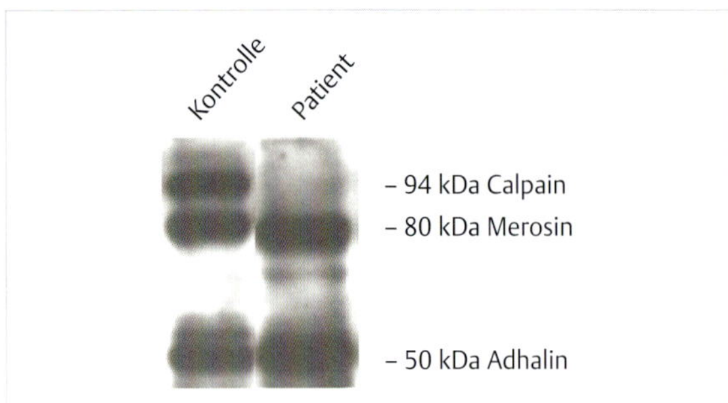

Abb. 5.14 Nachweis einer Calpainopathie mit fehlender Bande für Calpain-3 im Western Blot.

sehr häufig ist, auch in Deutschland relativ oft identifiziert [159].

Im MRT sind am Oberschenkel besonders die Adduktoren betroffen und am Unterschenkel vor allem der mediale Kopf des M. gastrocnemius (lateraler Kopf ausgespart; [130], [247]).

LGMD2B (Dysferlinopathie)

▸ **Gen, Genprodukt.** Bei Familien aus Palästina und Sizilien wurde eine Kopplung der Erkrankung zu Chromosom 2p13.3 nachgewiesen [24] und nachfolgend das verantwortliche Gen identifiziert, das für das Protein Dysferlin kodiert ([25], [225]). Dysferlin ist an der inneren Plasmamembran lokalisiert. Es wird vermutet, dass Dysferlin eine Rolle bei der Membranfusion bei der Reparatur des Sarkolemms spielt.

▸ **Phänotypen.** Veränderungen im dysferlinkodierenden Gen wurden auch als Ursache der distalen Myopathie Typ Miyoshi und der seltenen distalen Anterior-Kompartment-Myopathie Typ IIIa identifiziert ([187], [225]). Man spricht bei der LGMD2B und bei diesen beiden distalen Myopathien von Dysferlinopathien. Dabei können die Phänotypen auch überlappen und atypische Manifestationen auftreten [285].

▸ **Epidemiologie.** Die LGMD2B ist in Deutschland und Nordeuropa selten, häufiger ist sie in Südeuropa.

▸ **Klinik, Verlauf.** Die Erstmanifestation liegt im Jugend und frühen Erwachsenenalter. Klinisch zeichnen sie sich primär durch eine Schwäche der Beinmuskeln aus, die Arme sind meist erst im Verlauf betroffen. Dabei dehnt sich die Beinschwäche relativ rasch von proximal nach distal aus, mit Schwäche der Wadenmuskulatur und Schwierigkeiten beim Zehenspitzengang. Wadenhypertrophien traten bei einigen Patienten im frühen Krankheitsstadium auf. Eine kardiale Mitbeteiligung und respiratorische Symptome sind selten.

Der *Verlauf* ist inter- und intrafamiliär variabel, jedoch meist langsam progredient.

▸ **Diagnostik.** Die CK ist häufig sehr stark erhöht (bis mehr als 100fach) und es finden sich vielfach entzündliche Veränderungen in der Muskelbiopsie, was manchmal zur Fehldiagnose einer Polymyositis führt. Im Western Blot kann das Fehlen von Dysferlin nachgewiesen und die Diagnose dann molekulargenetisch gesichert werden. Dabei muss das Gen sequenziert werden, da die Mutationen über das Gen verteilt sind. Elektronenmikroskopisch fallen Risse im Sarkolemm und subsarkolemmale Vesikelbildungen auf.

LGMD2C, 2D, 2E und 2F (Sarkoglykanopathien)

▸ **Sarkoglykanopathien.** Gendefekte, die zur Veränderung der verschiedenen Strukturproteine des Sarkoglykankomplexes führen, sind Ursache verschiedener Formen der Muskeldystrophien vom Gliedergürteltyp. Man nennt diese Formen der Gliedergürteldystrophien mit Defekten im sarkoglykankodierenden Gen auch Sarkoglykanopathien.

Die Sarkoglykane (α, β, δ, γ, ε) formen einen Transmembran-Glykoproteinkomplex innerhalb der dystrophinassoziierten Glykoproteine (DAG). Die DAG sind für die Verbindung von Zytoskelett und extrazellulärer Matrix wichtig. Andere Komplexe sind der Dystroglykankomplex (α, β) und der Syntrophinkomplex (α, β1, β2). Die DAG verleihen dem Dystrophin und somit auch der Muskelzelle Stabilität. Bislang wurden Mutationen in den 4 Sarkoglykanen (α, β, δ, γ) identifiziert, nicht jedoch im ε-Sarkoglykan.

▸ **LGMD2C.** Diese Form ist durch Defekte im γ-Sarkoglykan bedingt [289] und wurde zuerst an tunesischen Familien beschrieben [34]. Aufgrund von Gründermutationen ist sie in Nordafrika relativ häufig.

▸ **LGMD2D.** Ursache dieser Form sind Mutationen im α-Sarkoglykan, das nach dem arabischen Wort für Muskel auch Adhalin genannt wird. Man spricht deshalb auch von Adhalinopathie. Der Gendefekt wurde in nordafrikanischen arabischen Familien identifiziert [331].

▸ **LGMD2E.** In der Amish-Population Nordamerikas war seit langem bekannt, dass bei einer Reihe von Familien mit gehäufter Blutsverwandtschaft eine autosomal-rezessive LGMD vorkam. Dadurch konnte der Gendefekt der LGMD2E im β-Sarkoglykan-Gen identifiziert werden ([51], [223]).

▸ **LGMD2F.** Hier wurde der Gendefekt im δ-Sarkoglykan-Gen bei brasilianischen Familien identifiziert [288].

▸ **Klinik, Verlauf.** Die Phänotypen der Sarkoglykanopathien ähneln denen der Dystrophinopathien, wobei Lernschwierigkeiten wie sie bei Duchenne-Jungen vorkommen können, nicht beobachtet wurden. Das Manifestationsalter ist häufig die Kindheit, nur selten das Erwachsenenalter. Scapula alata und Wadenhypertrophie sind häufig. Die Lebenserwartung kann aufgrund pulmonaler Komplikationen verkürzt sein. Eine Beteiligung der Gesichtsmuskulatur wurde für die LGMD2C und LGMD2F beschrieben. Eine kardiale Beteiligung ist bei allen Sarkoglykanopathien möglich, häufiger aber bei der LGMD2E und 2F.

▸ **Diagnostik.** Die CK ist in der Regel mehr als 10fach erhöht. Immunhistochemisch fehlen alle Sarkoglykane oder sind reduziert; das betroffene Sarkoglykan fehlt aber in jedem Fall. Eine genaue Zuordnung ist daher nur durch eine molekulargenetische Untersuchung möglich, wobei α- und γ-Sarkoglykan-Mutationen häufiger zu sein scheinen [151].

LGMD2G

Das Protein Telethonin konnte der LGMD2G zugeordnet werden [269]. Über die Funktion des Telethonins ist bisher wenig bekannt. Ein Defekt im Telethoningen auf Chromosom 17q11–12 führt zu einer eher milden Form der LGMD mit Beginn in der 1.–2. Lebensdekade; sowohl eine Wadenhypertrophie als auch eine Wadenatrophie sind möglich. Eine kardiale Beteiligung kann vorkommen. Die CK ist bis zu 30fach erhöht. In der Muskelbiopsie können Rimmed Vacuoles beobachtet werden.

LGMD2H

Diese Form einer LGMD wird bedingt durch Defekte in TRIM32, einer E3-Ubiquitin-Ligase [135]. Ursprünglich wurde die LGMD2 H bei Hutteriten aus Manitoba nachgewiesen, im Verlauf aber auch bei Nicht-Hutteriten.

Manifestationsalter ist typischerweise das frühe Erwachsenenalter, die CK ist nur mäßig erhöht.

LGMD2I (FKRPopathie)

▸ **Gen, Genprodukt.** Auf Chromosom 19q3 im Gen des Fukutin-related-Proteins (FKRP) wurden Mutationen gefunden, die als ursächlich für die LGMD2I angesehen werden [59]. FRKP-Mutationen können auch zur kongenitalen Myopathie 1C führen. FKRP ist im Golgi-Apparat lokalisiert und wichtig für die Glykosylierung von α-Dystroglykan. Die LGMD2I gehört daher zur Gruppe der Myopathien durch Glykosylierungsstörungen, in der auch viele kongenitale Muskeldystrophien zu finden sind.

▸ **Epidemiologie.** Die LGMD2I ist in Nordeuropa häufig und auch in Deutschland gilt sie nach der LGMD2A als die zweithäufigste Form einer LGMD. In Nordengland wurde die Inzidenz auf 0,43/100 000 geschätzt [293].

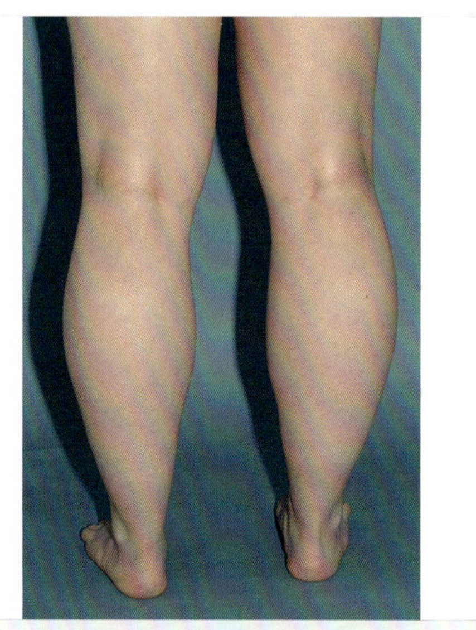

Abb. 5.15 Pseudohypertrophie der Waden bei einer 23-jährigen Patientin mit LGMD2I.

▸ **Klinik.** Die LGMD2I zeigt einen sehr variablen Beginn (frühe Kindheit bis Erwachsenenalter). Myalgien sind relativ häufig. Eine Wadenhypertrophie wird häufig beobachtet (▸ Abb. 5.15). Eine kardiale Mitbeteiligung, insbesondere eine dilatative Kardiomyopathie, ist häufig. Wenn man nicht nur EKG und Herzecho, sondern auch eine Herz-MRT zum Einsatz brachte, konnte bei 8 von 9 Patienten eine Herzbeteiligung nachgewiesen werden [141]. Es gibt auch Patienten ohne Muskelschwäche, bei denen die Herzbeteiligung mit dilatativer Kardiomyopathie im Vordergrund steht (▸ Abb. 5.16) [274]. Auch eine respiratorische Symptomatik ist möglich.

▸ **Diagnostik.** Die CK ist meist deutlich erhöht (bis 60fach). Im MRT der Beine sind vor allem die Adduktoren, die dorsalen Oberschenkelmuskeln und die Wade betroffen [130]. In der Muskelbiopsie wurde eine Reduktion des α-Dystroglykans und der Laminin-α2-(Merosin-)Immunmarkierung beobachtet [59]. Molekulargenetisch lässt sich bei über 90 % der Patienten eine Punktmutation c.826C > A im FKRP-Gen nachweisen.

LGMD2J

Eine weitere Form der LGMD wird durch homozygote Mutationen im Titingen verursacht [162]. Heterozygote Titinmutationen führen zu einer dominant vererbten distalen Myopathie.

LGMD2K

POMT1-Mutationen sind Ursache einer kongenitalen Muskeldystrophie, wurden aber auch bei Kindern mit LGMD beschrieben, die allerdings zusätzlich eine geistige

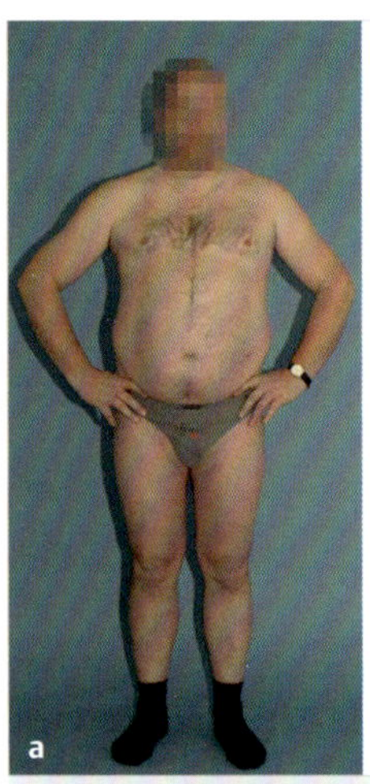
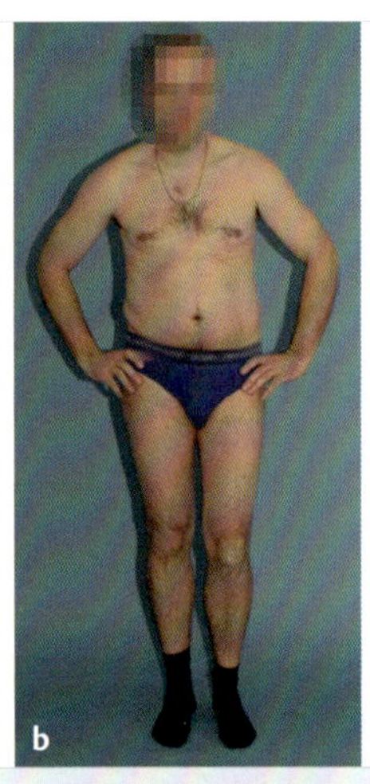
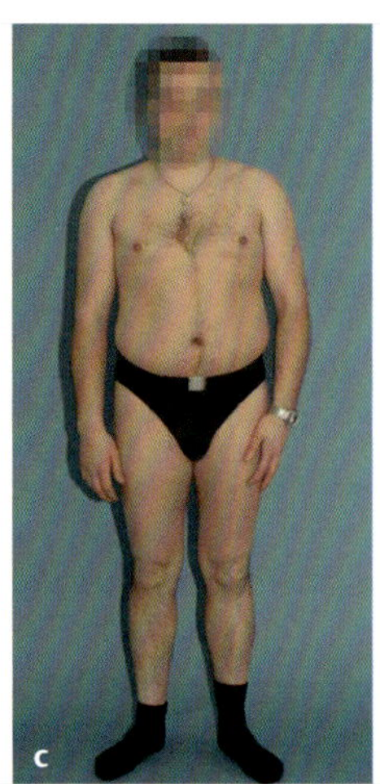
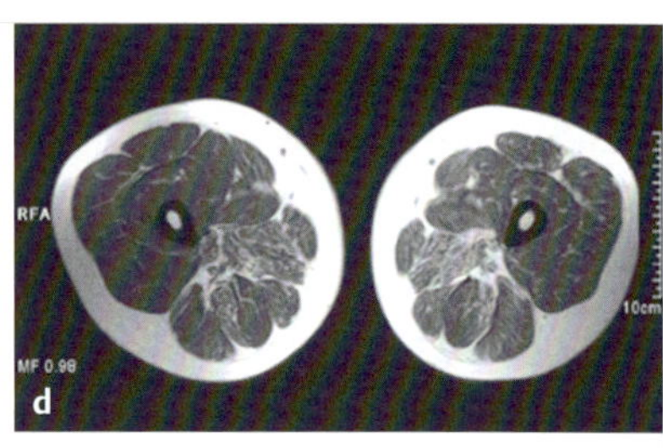

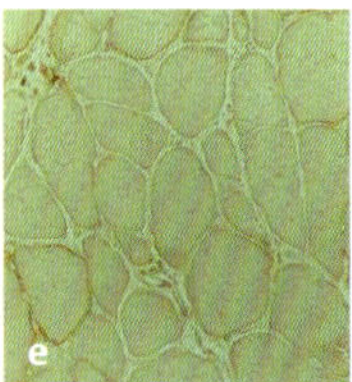
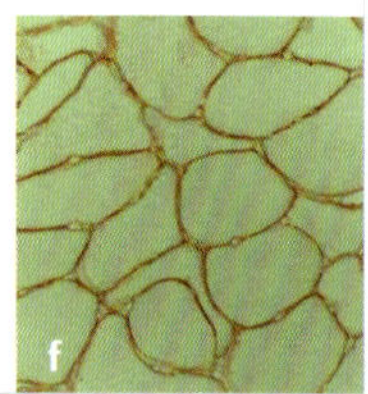

5

Abb. 5.16 Brüder mit homozygotem Nachweis der FKRP-Mutation c.826C > A ohne Gliedergürtelsyndrom, aber mit HyperCKämie und kardialer Erkrankung.

a Paroxysmales Vorhofflimmern und Rechtsschenkelblock.
b Dilatative Kardiomyopathie.
c Dilatative Kardiomyopathie. Patient C litt unter Myalgien, während die anderen beiden Brüder keine muskulären Symptome aufwiesen.
d Im MRT der Oberschenkel (T 1-Wichtung) von Patient C erkennt man eine fettige Degeneration der Adduktoren, der ischiokruralen Muskeln und des M. biceps femoris als Hinweis auf eine subklinische Muskeldystrophie.
e Myohistologisch ist eine verminderte immunhistologische α-Dystroglykan-Markierung des Sarkolemms zu erkennen.
f Kontrolle.

Retardierung und eine Mikrozephalie zeigten [82]. Daher besteht keine klare Abgrenzung zur kongenitalen Muskeldystrophie. Da POMT1-Defekte zu den Glykosylierungsstörungen gehören, ist immunhistologisch eine verminderte α-Dystroglykan-Reaktivität zu erkennen.

LGMD2L

▸ **Gen, Genprodukt.** Bei dieser LGMD-Form liegt der Defekt im Anoctamin-5-Gen [18]. Wie bei der Dysferlinopathie können Mutationen im Anoctamin-5-Gen zu einer LGMD und einer distalen Myopathie Typ Miyoshi führen. Anoctamine sind kalziumaktivierte Chloridkanäle. Man vermutet, dass Anoctamin 5 (ähnlich wie Dysferlin) für die Reparatur des Sarkolemms wichtig ist.

▸ **Epidemiologie.** Die LGMD2L gehört zu den häufigeren Formen einer LGMD. Die minimale Prävalenz wurde in Nordengland auf 0,26/100 000 geschätzt [175], somit ist die LGMD2L die dritthäufigste Form einer LGMD (nach LGMD2A und 2I). Eigene Untersuchungen zeigten, dass dies auch für Deutschland zutrifft [89].

▸ **Klinik.** Manifestationsalter eines Anoctamin-5-Defekts ist das Erwachsenenalter, manchmal sogar das späte Erwachsenenalter. Die Muskelschwäche ist vielfach asymmetrisch (▸ Abb. 5.17), ein Verlust der Gehfähigkeit wurde im Verlauf nicht beobachtet.

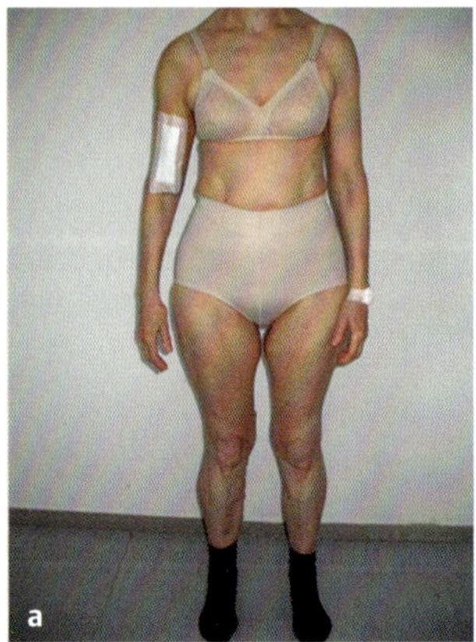
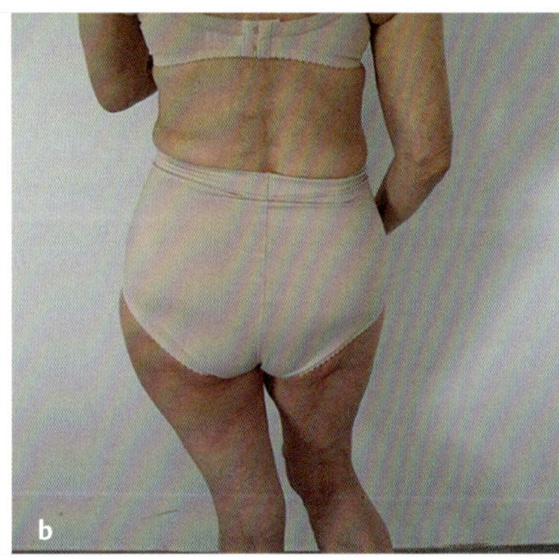

Abb. 5.17 68-jährige Patientin mit Muskeldystrophie vom Gliedergürteltyp LGMD2L mit homozygoter Mutation c.191dupA im Ancotamin-5-Gen. Auffällig sind linksbetonte Atrophien am Oberschenkel und ein positives Trendelenburg-Zeichen. Bemerkenswert ist auch der späte Symptombeginn mit ersten Beschwerden beim Laufen im 63. Lebensjahr mit „Abkippen" der linken Hüfte.

▶ **Diagnostik.** Die CK ist 2- bis 60fach erhöht. Im MRT zeigt sich, dass die dorsalen Muskeln am Bein besonders betroffen sind, nicht nur am Oberschenkel, sondern auch am Unterschenkel [338]. Elektronenmikroskopisch fallen Risse im Sarkolemm auf. Molekulargenetisch wurde eine häufige Founder-Mutation c.191dupA identifiziert [175], die auch in Deutschland auftritt [89].

LGMD2M

Fukutinmutationen führen zu einer kongenitalen Muskeldystrophie und sind in Japan häufig. Es wurden jedoch auch einige nicht japanische Kinder mit einer LGMD (ohne zerebrale Symptomatik) durch Fukutinmutationen beschrieben ([143], [320]), zum Teil mit bemerkenswertem Ansprechen auf Steroide [143].

Fukutindefekte gehören zu den Glykosylierungsstörungen, die immunhistologisch durch eine verminderte α-Dystroglykan-Reaktivität zu erkennen sind.

LGMD2N

Auch POMT2-Mutationen führen primär zu einer kongenitalen Muskeldystrophie mit Störung der Glykosylierung. Biancheri et al. (2007) beschrieben Mutationen im POMT2-Gen bei einem Patienten mit LGMD und entzündlichen Veränderungen in der Muskelbiopsie [39].

LGMD2O

Mutationen im POMGnT1-Gen wurden nicht nur bei Kindern mit Muscle-Eye-Brain-Erkrankung beschrieben, sondern auch bei einem Kind mit proximaler Muskeldystrophie ohne mentale Retardierung [77]. Diese Form wurde als LGMD2O klassifiziert.

LGMD2P

Bei einer türkischen Patientin mit LGMD und kognitiven Einbußen bei Manifestation im Kindesalter wurde eine homozygote Mutation im α-Dystroglykan-Gen identifiziert, die zu einem primären α-Dystroglykan-Mangel führt (im Unterschied zu sekundären Formen durch gestörte Glykosylierung des α-Dystroglykans, z. B. durch FRKP- oder Fukutindefekte) [161].

LGMD2Q

Eine homozygote Mutation im Plectingen wurde bei türkischen Patienten mit Manifestation der LGMD im Kindesalter schrieben, die als LGMD2Q eingeordnet wird [152].

5.5 Distale Myopathien

Torsten Kraya, Stephan Zierz

5.5.1 Einleitung, Klassifikation

Lisa Welander beschrieb 1951 eine große Gruppe von Patienten mit dem Phänotyp einer hereditären distalen Myopathie (▶ Abb. 5.18) [427]. Seitdem folgten zahlreiche weitere Beschreibungen, aus denen sichtbar wurde, dass es offenbar verschiedene Formen distaler Myopathien gibt, die sich hinsichtlich verschiedener klinischer Parameter, des Vererbungsmodus und des myopathologischen Befundes deutlich unterschieden.

Die distalen Myopathien sind eine heterogene Gruppe von Muskelerkrankungen. Traditionell werden diese Erkrankungen durch Eponyme benannt. Die Kriterien sind der Beginn der Erkrankung, der Verteilungstyp der Muskelschwäche, der Verlauf, die Prognose und myohistologischen Veränderungen.

Die zugrunde liegenden Genveränderungen sind bei einzelnen Formen der distalen Myopathien identifiziert worden. Dabei hat sich gezeigt, dass manchen *Phänotypen* immer eine Mutation zugrunde liegt. Bei anderen

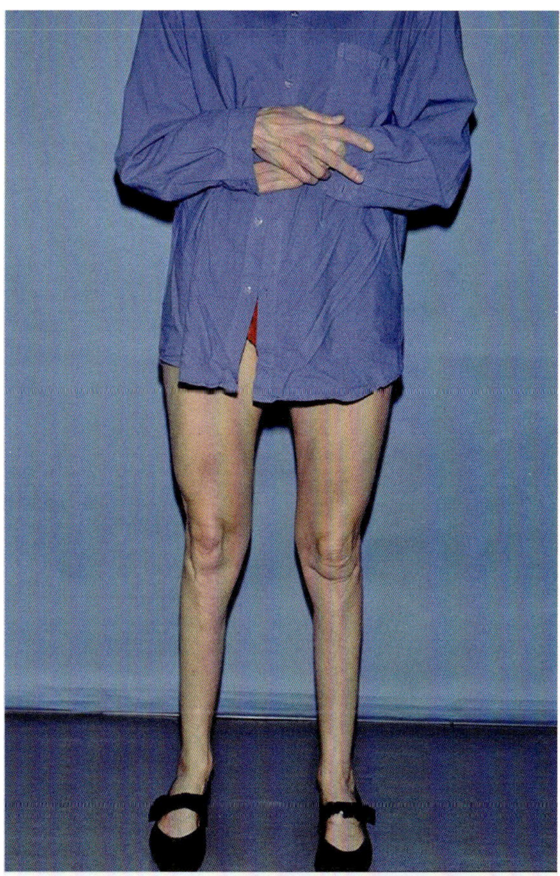

Abb. 5.18 Phänotyp einer hereditären distalen Myopathie.

5

Tab. 5.3 Übersicht der distalen Myopathien.

klassische Formen	Heredität	Lokus, Genprodukt	Alter bei Beginn (Jahre)	Creatinkinase (CK)	initiale Muskelschwäche
Myopathia distalis tardia hereditaria Typ Welander	AD	TIA1	> 30–40	+	Finger-, Handextensoren
tibiale Muskeldystrophie Typ Udd	AD	Titin	> 35	+	anteriore Extensoren Unterschenkel
Late Onset distal Myopathy Typ Marksberry-Griggs	AD	ZASP	> 40	+	anteriore Extensoren Unterschenkel
distale Myopathie mit Rimmed Vacuoles Typ Nonaka	AR	GNE	15–30	+	anteriore Extensoren Unterschenkel
Early adult Onset distal Myopathy Typ Miyoshi	AR	Dysferlin	15–25	+ +	posteriore Wadenmuskeln
Early adult Onset Myopathy Typ 2 Typ Laing	AD	MYH7	2–25	+	anteriore Extensoren Unterschenkel
distale Myopathie mit Schwäche des Larynx und Pharynx	AD	Matrin3	35–60	+	posteriore Wadenmuskulatur, Handextensoren, Dysphonie, Dysphagie

AD: autosomal-dominant, AR: autosomal-rezessiv
– keine CK-Erhöhung
+ CK-Erhöhung 1–10x
+ + CK-Erhöhung 10–100x

Tab. 5.4 Distale Myopathie nach Erkrankungsalter und Vererbungsmodus klassifiziert (nach [396]).

Late adult Onset autosomal dominant Forms	Welander distal Myopathy
	Tibial muscular Dystrophy (TMD, Udd Myopathy)
	Distal Myotilinopathy
	ZASPopathy (Markesbery-Griggs)
	Matrin3 distal Myopathy (VCPDM, MPD2)
	VCP-mutated distal Myopathy VCP
	Alpha-B crystallin mutated distal Myopathy
Adult Onset autosomal dominant Forms	Desminopathy
	Distal ABD-Filaminopathy
	Finnish-MPD3
	Italian 19p13-linked distal Myopathy
	US-Polish Family
	Oculopharyngeal distal Myopathy
Early Onset autosomal dominant Forms	Laing distal Myopathy (MPD1)
	KLHL 9 mutated distal Myopathy
Early Onset autosomal recessive Form	Distal Nebulin Myopathy
Early adult Onset autosomal recessive Forms	Miyoshi Myopathy (MM)
	Distal Anoctaminopathy
	Distal Myopathy with rimmed Vacuoles (DMRV)
	Oculopharyngeal distal Myopathy
Adult Onset autosomal recessive Form	Calf Myopathy non-DYSF/ANO5

Phänotypen können jedoch unterschiedliche Mutationen vorliegen. Neben den klassischen Formen gibt es eine Vielzahl anderer Phänotypen, die bislang nur in einzelnen Familien beschrieben sind. Darüber hinaus gibt es distale Phänotypen bei bekannten Gendefekten, die sich auch als proximale Phänotypen manifestieren können. Eine präzise Diagnose distaler Myopathien erfordert damit neben der genauen Beschreibung des Phänotyps möglichst die Identifikation des *Genotyps.*

▶ Tab. 5.3 zeigt eine Übersicht über die bekannten Entitäten mit bekanntem Gendefekt. In neueren Arbeiten wurden die einzelnen Formen nach dem Erkrankungsalter und dem Vererbungsmodus klassifiziert (▶ Tab. 5.4).

5.5.2 Gesicherte Entitäten, häufige Formen

Autosomal-dominante distale Myopathie mit adulter Spätmanifestation (Myopathia distalis tarda hereditaria Typ Welander)

▶ **Definition, Epidemiologie.** Die schwedische Neurologin Lisa Welander beschrieb eine distale Myopathie, die initial die distale Handmuskulatur und erst im Verlauf die distale Muskulatur der Beine betrifft [427]. Es wurden 249 Patienten aus 72 Familien aus Schweden dokumentiert. Typisch ist ein langsames Fortschreiten der Muskelschwäche mit einer lang erhaltenen Gehfähigkeit ohne Beeinträchtigung der Lebenserwartung. Bisher konnte der zugrunde liegende Geneffekt nicht gesichert werden.

Diese Muskelerkrankung wurde bisher vor allem in Skandinavien (Schweden, Finnland) beschrieben. In Schweden werden Häufigkeiten von 1–5/10 000 angenommen, in Finnland wurden nur einzelne Familien dokumentiert ([379], [395]). Exakte Angaben zu den Häufigkeiten in anderen europäischen Ländern existieren nicht. Der Altersdurchschnitt der Patienten betrug 47 Jahre (20–77 Jahre).

► **Genetik.** Es wurde eine Kopplung zu Chromosom 2q13 festgestellt, allerdings außerhalb des Genortes für Dysferlin [3]. Der Nachweis des Gendefektes im TIA1-Gen gelang erst 2013 [157].

► **Klinik, Verlauf.** Am Anfang berichten die Patienten über Einschränkungen der Feinmotorik der Hände, vor allem Daumen und Zeigefinger sind initial betroffen und in der weiteren Folge die gesamte Handmuskulatur. Die Beteiligung der distalen Beinmuskulatur zeigt sich im Verlauf durch eine Gangstörung sowie einen Steppergang. Nur bei 8 % der Patienten beginnt die Erkrankung initial an den Beinen. In den meisten Fällen sind die Extensoren betroffen, bei 41 % zeigt sich eine Beteiligung der distalen Flexoren der Beine. Einen Befall der proximalen Muskulatur zeigen 14 %. Bei 2 % findet sich zusätzlich eine axiale Muskelschwäche. Die Phänotypen bei den berichteten finnischen Patienten decken sich mit den oben dokumentierten [379]. Eine Organbeteiligung ist nicht bekannt.

Der Verlauf ist meist langsam progredient, die Lebenserwartung in der Regel nicht reduziert. Als Ausnahmen sind jedoch rasche Verläufe beschrieben worden, bei denen es zur Einbeziehung auch der proximalen Muskulatur in den Krankheitsprozess gekommen war und innerhalb von 5–15 Jahren nach Krankheitsbeginn eine schwere Behinderung vorlag. Hierbei handelte es sich um homozygote Nachkommen betroffener Kranker.

► **Diagnostik.** Die CK ist normal bis gering erhöht (maximal 3fach). Das EMG zeigt myopathische Veränderungen. Die Neurografie ergibt Normalbefunde.

Die Muskelbiopsie zeigt starke Kaliberschwankungen der Fasern, vermehrt zentral liegende Kerne, Phagozytose, Fibrose, Z-Linien-Veränderungen und Erweiterungen des sarkoplasmatischen Retikulums. Rimmed Vacuoles sind typischerweise vorhanden. Typ-1-Faser-Atrophien wurden mehrmals bei verschiedenen Fällen beschrieben.

Im MRT der Unterschenkel kann eine Beteiligung des M. gastrocnemius, M. soleus und M. tibialis anterior mit einer ausgeprägten Atrophie beobachtet werden [2].

Autosomal-dominante distale Myopathien mit adulter Spätmanifestation Typ Marksberry-Griggs

► **Definition.** Diese seltene Form wurde erstmals von Marksberry und Griggs 1974 bei einer nordamerikanischen Familie mit 6 betroffenen Mitgliedern beschrieben [240]. Inzwischen existieren Fallbeschreibungen aus Nordamerika, Frankreich, Finnland und Deutschland. Der Erkrankungsbeginn liegt in der 5. Lebensdekade und äußert sich in einer Beteiligung vor allem der distalen Muskulatur der Beine und Füße und im Verlauf auch der Arme und Hände.

► **Genetik.** Grundlage sind Mutationen im „Z-Band alternatively spliced PDZ-motif containing proteine“ (ZASP). Die bekannten Mutationen A165V, A147T sowie R268C können zu einer distalen Myopathie führen [347]. Das ZASP-Gen besteht aus 18 Exons, die in unterschiedlichen Isoformen im Skelett- und Herzmuskel vorkommen. Exon 4 ist ohne Exon 6 in drei verschiedenen Isoformen im Herzen sowie Exon 6 ohne Exon 4 als Isoform im Skelettmuskel zu finden [182]. Damit sind den Mutationen der einzelnen Exons auch spezielle Krankheitsbilder zuzuordnen. Mutationen im Exon 4 führen vor allem zu einer Kardiomyopathie, Mutationen im Exon 6 vor allem zu einer Beteiligung der Skelettmuskulatur [408].

Die genauere Funktion diese Proteine im Sarkomer ist allerdings noch unklar. Es wird vermutet, dass die Funktion von ZASP insbesondere in einer Ankerfunktion mit α-Aktinin-2 über die N-terminale PDZ-Domäne an der Z-Disk besteht [11].

► **Klinik, Verlauf.** Die Patienten zeigen zu Beginn eine Schwäche der Dorsalextensoren der Füße. Im Verlauf kommt es zu einer Schwäche der proximalen Beinmuskulatur und einer Atrophie der Mm. interossei sowie der Extensoren des Handgelenks. Es wurden aber auch Fälle einer A147T-Mutation mit ausschließlicher distaler Beteiligung beschrieben [207]. Die Patienten berichten über initial häufiges Stolpern und im Verlauf auch Stürze. Erst im späteren Verlauf wird klinisch eine Atrophie sichtbar (► Abb. 5.19).

Insgesamt kann sich der Phänotyp vorwiegend distal, distal mit proximaler Beteiligung und rein proximal manifestieren. Eine Kardiomyopathie wurde nur bei einem Patienten aus der Marksberry-Griggs-Familie beschrieben. Der Verlauf ist langsam fortschreitend und reduziert nicht die Lebenserwartung.

Kürzlich wurde eine Familie mit einer neuen ZASP-Mutation (c.349G > A) und einem Erkrankungsbeginn im Kindesalter identifiziert [369].

► **Diagnostik.** Die CK ist normal oder nur gering erhöht. Das EMG zeigt myopathische Veränderungen. Myohistologisch finden sich Rimmed Vacuoles, „sarcoplasmic

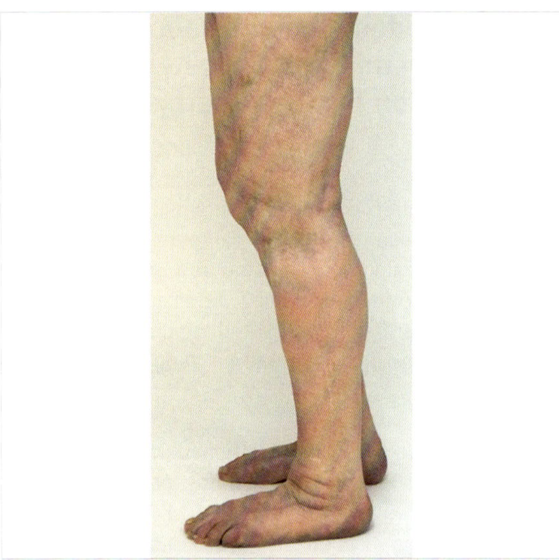

Abb. 5.19 Patientin mit distaler Atrophie bei ZASP-Mutation A147T.

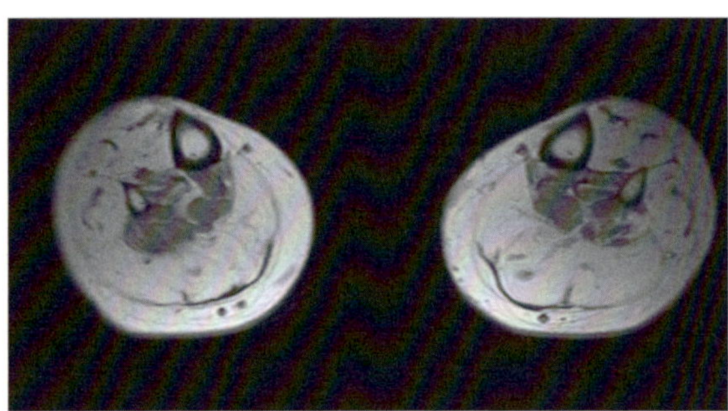

Abb. 5.20 MRT (T 1-tse-tra) des Unterschenkels der Patientin mit ZASP-Mutation A147T aus ▶ Abb. 5.19. Während klinisch die distale Atrophie eher gering ausgeprägt erscheint, sieht man im MRT den ausgeprägten Befall der Unterschenkelmuskulatur.

masses" sowie nicht granulierte Vakuolen. Typisch ist eine Akkumulationen myofibrillärer Proteine (Myotilin, Desmin, αB-Crystallin und Dystrophin). Auch wenn klinisch die distalen Atrophien nicht immer deutlich hervorstechen, lassen sich im MRT fettige Degenerationen nahezu der gesamten Unterschenkelmuskulatur nachweisen (▶ Abb. 5.20).

Autosomal-dominante distale Myopathien mit adulter Spätmanifestation Typ Udd

▶ **Definition, Epidemiologie.** Diese Form der distalen Myopathie mit Spätmanifestation wurde erstmals von Udd 1991 beschrieben, im Verlauf wurden von ihm über 66 Patienten dokumentiert ([392], [393]). Der Typ Udd ist vor allem durch eine Beteiligung der distalen Extensoren der Unterschenkel gekennzeichnet.

Die Prävalenz liegt in Finnland bei 20/100 000; Familien ohne finnische Vorfahren wurden in Frankreich, Belgien, Spanien, Italien und der Schweiz identifiziert.

▶ **Genetik.** Ursache der Erkrankung sind Mutationen im Titin-Gen und dort im Bereich des letzten Exons Mex6. Bei den finnischen Patienten ließ sich die FINmaj-Mutation nachweisen [155]. Im Verlauf wurden dann bei verschiedenen europäischen Familien andere Punktmutationen in Mex5 und Mex6 nachgewiesen. Der Pathomechanismus dieser Mutationen ist noch unklar, insbesondere weil Mutationen in derselben Region neben dem Phänotyp einer distalen Myopathie auch den einer proximalen Myopathie (LGMD2J) haben können ([394], [395], [396]).

▶ **Klinik, Verlauf.** Klinisch zeigt sich bei den Betroffenen eine beidseitige Muskelschwäche im Bereich der Dorsalextensoren der Füße mit einem langsamen Fortschreiten, insbesondere sind der M. tibialis anterior sowie der M. extensor digitorum longus betroffen. Dies führt im Verlauf zum eingeschränkten Hackengang. Im Gegensatz zur Late Onset ist dabei ein asymmetrischer Beginn der Beschwerden typisch. Bei einem Teil der Patienten (15 %) kann auch eine milde proximale Beteiligung auftreten. Häufig fehlt eine Beteiligung des M. extensor digitorum brevis; dies ermöglicht die Abgrenzung zu einer neuropathischen Ursache der Muskelschwäche.

Selten sind auch Muskeln der oberen Extremitäten betroffen. Andere Organbeteiligungen sind nicht bekannt. Die Bandbreite möglicher Symptome reicht von fehlenden Beschwerden bis zu einer deutlichen Beeinträchtigung des Laufens.

Im Vergleich zum Typ Marksberry-Griggs beginnt der Typ Udd typischerweise nach dem 35. Lebensjahr, es sind aber auch Verläufe mit einem späteren Erkrankungsbeginn dokumentiert. Der späte Beginn korreliert mit einer milden Verlaufsform und einer erhaltenen Gehfähigkeit. Schwere Verläufe können sich bis zur Rollstuhlpflichtigkeit entwickeln. Es zeigt sich eine normale Lebenserwartung.

▶ **Diagnostik.** Die CK ist normal oder leicht erhöht. Im EMG finden sich Fibrillationen und komplexe repetitive Entladungen, die als neurogener Prozess fehlinterpretiert werden können. In der Muskelhistologie zeigen sich vor allem in den Mm. tibialis anteriores Rimmed Vacuoles. Nicht betroffene Muskeln, z. B. im Bereich der Arme, können eine normale histologische Struktur aufweisen.

Im Vergleich zum Typ Marksberry-Griggs finden sich in der Histologie keine Hinweise für eine myofibrilläre Myopathie. Zudem zeigen sich in den proximalen Muskeln in der Myohistolologie keine Rimmed Vacuoles oder Sarcoplasmatic Masses.

Zur Diagnostik und gezielten Planung der Biopsie sollten CT- oder besser MRT-Aufnahmen erfolgen. Typisch ist eine fettige Degeneration des anterioren Kompartments im Bereich der Unterschenkel mit Betonung des M. tibialis anterior, im Verlauf sind dann auch die Mm. gastrocnemii betroffen.

Autosomal-rezessive distale Myopathie mit adulter Frühmanifestation Typ Nonaka

► **Definition.** Nonaka beschrieb diese seltene Form einer distalen Myopathie mit Beginn im Jugendalter oder jungen Erwachsenenalter erstmals bei drei Patienten aus Japan. Pathognomonisch ist eine initiale Beteiligung der Muskulatur der Extensoren der Beine, hauptsächlich des M. tibialis anterior, sowie eine Ausbreitung nach proximal im Verlauf [290]. Die autosomal-rezessive Quadriceps-sparing-Einschlusskörpermyositis Typ 2 (IBM2, HIBM) ist eine allelische Erkrankung mit einem ähnlichem Phänotyp, die bei Patienten aus dem Mittleren Osten vorkommt [9].

► **Genetik.** Ursache der Nonaka-Myopathie sind Mutationen in der UDP-N-Acetylglucosamin-2-Epimerase/N-Acetylmannosaminkinase (GNE), die auf Chromosom 9p12-q11 lokalisiert ist [388].

► **Klinik, Verlauf.** Der Erkrankungsbeginn liegt zwischen dem 15. und 40. Lebensjahr, im Mittel bei 26 Jahren. Es zeigt sich initial eine Beteiligung der Mm. tibialis anteriores mit einer Gangstörung, Problemen beim Treppensteigen und Laufen. Im Verlauf können dann die Mm. gastrocnemii sowie die axiale Muskulatur und auch die Mm. sternocleidomastoidei betroffenen sein. Erst in fortgeschrittenen Stadien zeigt sich eine Beteiligung der Quadrizepsmuskulatur. Die Atem- oder Herzmuskulatur ist nicht betroffen.

Die Erkrankung ist langsam fortschreitend. Die Betroffenen sind meist nach einer Erkrankungsdauer von 20 Jahren auf einen Rollstuhl angewiesen.

► **Diagnostik.** Die CK ist normal oder leicht erhöht (bis 5fach). Im EMG zeigt sich ein myopathisches Muster. In der Computertomografie der Unterschenkel wurden Atrophien im Bereich der Mm. tibialis anteriores, Mm. soleii und Mm. gastrocnemii nachgewiesen.

In den myohistologischen Untersuchungen finden sich vor allem Rimmed Vacuoles und auch dystrophische Veränderungen. In der Elektronenmikroskopie zeigen sich neben Rimmed Vacuoles auch Myeloid Bodies, in deren Umgebung die Myofibrillen desorganisiert erscheinen.

Autosomal-dominante distale Myopathie mit frühem Beginn Typ Laing

► **Definition.** Eine distale Myopathie mit frühem Beginn wurde bei einer australischen Familie 1995 von Laing beschrieben. Der Erkrankungsbeginn liegt zwischen dem 4. und 5. Lebensjahr, kann aber auch bis zum 25. Lebensjahr variieren. Die Muskelschwäche ist durch einen Beginn im Bereich der Dorsalextensoren gekennzeichnet [210].

► **Genetik.** Molekulargenetisch zeigte sich eine Mutation auf Chromosom 14 im Myosingen MYH7 (myosin heavy chain 7). Die MYH7-Region befindet sich in der Nähe der M-Linie des Sarkomers und interagiert mit Myomesin und Titin. Mutationen in diesem Gen können zu verschiedenen Phänotypen führen: Neben dem distalen Typ Laing kann sich eine hypertrophische oder dilatative Kardiomyopathie und eine nicht distal betonte Myosinspeichermyopathie manifestieren [248].

► **Klinik, Verlauf.** Die Erkrankung ist durch eine Muskelschwäche mit Beginn in den Dorsalextensoren der Füße gekennzeichnet. Pathognomonisch ist das „hangig big toe sign“, d. h. das Herabhängen der Großzehe im Liegen. Im späteren Verlauf kommt es zu einer Schwäche der distalen Fingerextensoren und der Hals- oder Nackenflexoren, aber auch der Zungenmuskulatur.

Als seltene Organbeteiligung findet sich eine Kardiomyopathie, eine Beteiligung der Atemhilfsmuskulatur wurde bisher nicht berichtet. Die Erkrankung schreitet sehr langsam fort, die Lebenserwartung ist nicht eingeschränkt.

► **Diagnostik.** Die CK ist normal oder leicht erhöht. In der Muskelbiopsie zeigt sich ein leichtgradiges myopathisches Bild mit einem Überwiegen von Typ-I-Fasern und atrophischen Fasern. Rimmed Vacuoles lassen sich selten nachweisen.

Autosomal-rezessive distale Myopathie mit adulter Frühmanifestation Typ Miyoshi

► **Definition, Epidemiologie.** Miyoshi beschrieb 17 Patienten mit initialer Schwäche der Wadenmuskulatur und autosomal-rezessiver Vererbung [259]. Im Vordergrund stehen in der Myohistologie dystrophische Veränderungen sowie deutlich erhöhte CK-Werte (10- bis 100fach). Die Prävalenz liegt bei ca. 1–2/100 000 weltweit.

► **Genetik.** Ursache ist ein Defekt des Gens, das für Dysferlin kodiert. Dysferlin ist ein Protein des Sarkolemms und findet sich auch im Zytoplasma. Es spielt eine Rolle bei der Membranfusion und der strukturellen Integrität des Sarkolemms [32]. Ein anderer Phänotyp der Dysferlinopathie ist die LGMD2B mit proximaler Beteiligung [225]. Ähnliche Phänotypen ohne Veränderungen im

Dysferlingen oder anderen bekannten Gendefekten werden als Non-Dysferlin Miyoshi Myopathy bezeichnet.

▶ **Klinik, Verlauf.** Zwischen dem 12. und 30. Lebensjahr, bei 80 % zwischen dem 16. und 20. Lebensjahr, kommt es zu einer progredienten Schwäche in der Unterschenkelmuskulatur. Die Fußflexoren (M. gastrocnemius und M. soleus) sind besonders betroffen, die Handmuskeln und Fußmuskeln sind ausgespart. Frühsymptome sind häufiges Hinfallen beim Gehen, Schwierigkeiten beim raschen Laufen und Treppensteigen sowie Muskelschmerzen bei Belastung. Der Stand auf den Fußspitzen wird zunehmend unmöglich, die befallenen Muskeln sind deutlich atrophisch. In der Armmuskulatur sind besonders die Flexoren betroffen, was den Faustschluss erschwert. Die Muskeldehnungsreflexe sind in atrophischen Muskeln abgeschwächt, der Achillessehnenreflex kann fehlen.

Typischerweise ist am Beginn der Erkrankung nur eine Region betroffen, im Verlauf erfolgt dann die weitere Ausbreitung, so dass bei der Vollausprägung eine Differenzierung in den proximalen oder distalen Phänotyp nicht mehr möglich ist. Im Verlauf werden nach ca. 10–15 Jahren Hilfsmittel beim Gehen benötigt. Ein Großteil der Patienten ist nach 20–25 Jahren rollstuhlpflichtig. Die Lebenserwartung ist überwiegend normal ([188], [225]).

▶ **Diagnostik.** Die CK ist 10- bis 100fach erhöht. In der Elektromyografie zeigen sich myopathische Veränderungen. In der Myohistologie findet man ein myopathisches Bild mit vielen nekrotischen Fasern und dystrophischen Veränderungen.

In der CT und MRT wurden bei der Miyoshi-Myopathie Hypodensitäten bzw. Signalanhebungen besonders an den Mm. gastrocnemii sowie auch diffus an der Oberschenkelmuskulatur gefunden. Die Mm. rectus femoris, sartorius, gracilis und caput breve des M. biceps femoris blieben ausgespart.

Autosomal-dominante distale Myopathie mit Stimmband- und Rachenschwäche (VCPDM)

▶ **Definition.** Eine VCPDM wurde erstmalig 1998 bei 12 von 37 betroffenen Mitgliedern einer nordamerikanischen Familie beschrieben.

▶ **Genetik.** Ursache der Erkrankung ist ein Gendefekt im MATR3-Gen. MATR3 ist ein Protein der Kernmatrix, das möglicherweise mit anderen Matrixproteinen des Zellkerns interagiert [348]. Die zellbiologischen Konsequenzen der Mutationen sind noch nicht bekannt.

▶ **Klinik.** Der Erkrankungsbeginn liegt zwischen dem 35. und 57. Lebensjahr, der Verlauf ist langsam progredient. Typischerweise sind initial die Fuß- und Unterschenkelmuskulatur asymmetrisch betroffen. Es ist allerdings auch ein Beginn mit Beteiligung der Handmuskulatur möglich. Im Bereich der Hände sind vor allem die Fingerextensoren und der M. abductor pollicis brevis betroffen und zeigen neben der Muskelschwäche eine Atrophie. Die Rachen- und Stimmbandbeteiligung zeigt sich in einer hypophonen, gehauchten Stimme sowie Schluckstörungen. Eine Laryngoskopie zeigt einen inkompletten Schluss der Stimmbänder.

Eigene Untersuchungen ergaben 6 neue Familien mit 16 betroffenen Patienten mit einer Mutation im Matrin3-Gen. Das Erkrankungsalter variierte bei diesen Patienten von 34 bis 55 Jahren. Bei allen Patienten zeigte sich eine langsam fortschreitende distal-symmetrische Myopathie. Zusätzlich wurden eine proximale und axiale Beteiligung bei 6 von 16 Patienten und Myalgien bei 5 von 16 Patienten nachgewiesen. Veränderungen der Stimme fanden sich bei 7 von 16 Patienten, wobei diese vor allem einen nasalen Charakter (6/16) hatten, bei einem Patienten war die Stimme eher heiser. Eine Dysphagie wurde bei 5 von 16 Patienten nachgewiesen, bei 4 Patienten in Kombination mit den Veränderungen der Stimme. Eine reduzierte Vitalkapazität zeigte sich bei 3 von 11 Patienten, eine nicht-invasive Beatmung war bei 2 Patienten notwendig.

▶ **Diagnostik.** Die CK ist 2- bis 8fach erhöht. In der EMG zeigen sich myopathische Veränderungen. Im EMG wurden Spontanaktivität bei 10 von 14 Patienten und hochfrequente Entladungen bei 10 von 14 Patienten nachgewiesen. Das MRT zeigte eine fettige Degeneration in den distalen Muskeln der Beine sowie im M. biceps, semimembranosus sowie semitendinosus, aber auch paraspinal und im M. deltoideus. In der Histologie reicht das Spektrum von leichten bis schweren myopathischen Veränderungen mit Rimmed Vacuoles. Abnormale Invaginationen der Kerne und Sattelitenzellen lassen sich in der Elektronenmikroskopie finden. Haplotypanalysen zeigen eine Verwandtschaft der sechs Familien, allerdings ohne Verbindung zu den nordamerikanischen oder bulgarischen Familien. Hinweise für eine Motoneuronerkrankung oder eine Herzbeteiligung fanden sich nicht (▶ Abb. 5.21).

5.5.3 Allelische Formen und phänotypische Varianten anderer Myopathien

Bei vielen Gliedergürtelmyopathien aufgrund bekannter Gendefekte kann es auch zu distalen Phänotypen kommen (▶ Tab. 5.3). Darüber hinaus kann es auch bei anderen definierten Myopathien zu einer ausgeprägten distalen Beteiligung der Muskulatur kommen (▶ Tab. 5.5, ▶ Tab. 5.4). Diese Auflistung repräsentiert die wesentlichen myogenen Differenzialdiagnosen. Neurogene Differenzialdiagnosen umfassen vor allem die hereditäre motorisch-sensible Neuropathie Typ 1 und 2 (Charcot-Marie-Tooth) sowie die seltene distale spinale Muskelatrophie.

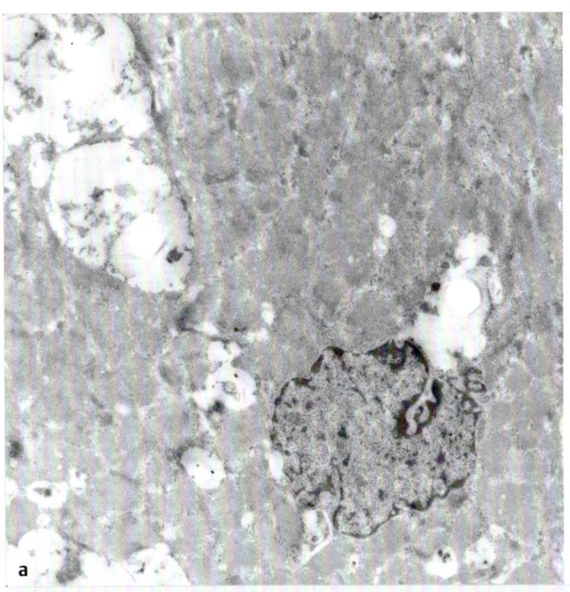
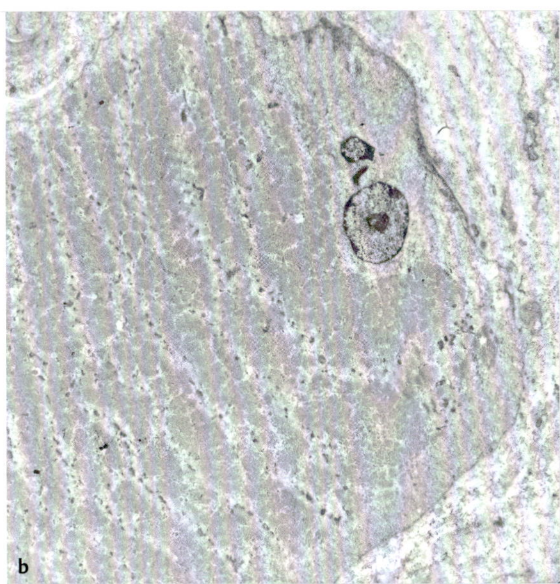

Abb. 5.21 Elektronenmikroskopie bei Matrin3-Mutation (freundlicherweise von Frau Prof. G. Stoltenburg, Berlin und Halle/Saale, zur Verfügung gestellt).
a Invaginationen des Zellkerns.
b Rarefizierung perinukleärer Sarkomere.

Tab. 5.5 Distale Phänotypen bei anderen Myopathien.

distale Phänotypen bei anderen Myopathien	Genprodukt
myofibrilläre Myopathien	Desmin, αB-Crystallin, ZASP, Myotilin
fazioskapulohumerale Muskeldystrophie	verkürzte EcoRI-4q35-Fragmente
zentronukleäre Myopathie	Dynamin2
okulopharyngeale Muskeldystrophie	GCG-Triplets
myotone Dystrophie (DM1)	CTG-Repeat-Expansion
Nemalinmyopathie	Nebulin
hereditäre Einschlusskörpermyositis	GNE
sporadische Einschlusskörpermyositis	–

5.5.4 Seltene Formen

Es gibt eine Vielzahl von Einzelberichten von Familien mit verschiedenen Formen distaler Myopathien. Dazu zählen unter anderem die Adult-Onset distal Myopathy MPD3 [235], die dominante distale Myopathie mit Pes cavus und Areflexie [350] sowie die distale Myopathie mit respiratorischem Versagen [75]. Bei diesen Formen konnten zwar die Genlozi, jedoch noch nicht die zugrunde liegenden Genprodukte identifiziert werden.

5.6 Muskeldystrophie Typ Emery-Dreifuss (EDMD) und Typ Hauptmann-Tannhauser (HTMD)

Torsten Kraya, Stephan Zierz

5.6.1 Einleitung

▸ **EDMD1.** Die klassische, X-chromosomal vererbte Muskeldystrophie Typ Emery-Dreifuss (EDMD1) beruht auf Mutationen im *Emerin-Gen* (Xq28). Charakteristisch sind Frühkontrakturen, langsam progrediente Schwäche der humeroperonäalen Muskeln sowie eine Kardiomyopathie mit Reizleitungsstörungen.

▸ **EDMD2.** Daneben existiert eine autosomal-dominante Verlaufsform mit einem ähnlichen Phänotyp, deren Ursache Mutationen im *Lamin-A/C-Gen* sind. Diese wird auch als Autosomal dominant Emery-Dreifuss muscular Dystrophy (EDMD2) bezeichnet. Aufgrund der unterschiedlichen molekularen Grundlage und in Anerkennung des Erstbeschreibers und seines Wirkens in Halle wird diese Erkrankung hier unter dem von Becker 1986 vorgeschlagenen sowie von Gardner-Medwin und Walton 1994 bekräftigten Eponym Muskeldystrophie Hauptmann-Thannhauser (HTMD) dargestellt (▸ Abb. 5.22; [27], [103]).

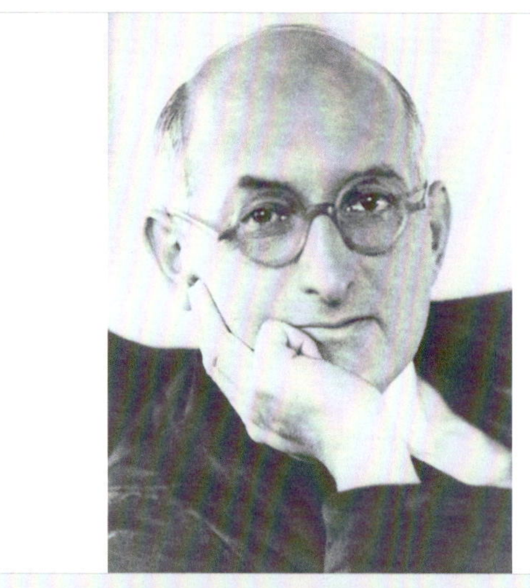

Abb. 5.22 Alfred Hauptmann wurde am 29. August 1881 in Gleiwitz geboren. Er wuchs in einem jüdisch-bürgerlichen Elterhaus auf und studierte Medizin in Heidelberg und München. Er arbeitete anfangs bei Wilhelm Erb in Heidelberg und später bei Max Nonne in Hamburg sowie bei Alfred Hoche in Freiburg. Zu dieser Zeit veröffentlichte er auch seine bekannteste Arbeit „Luminal bei Epilepsie". 1926 übernahm Hauptmann den Lehrstuhl für Psychiatrie und Nervenheilkunde an der Universität Halle. Mit der Machtübernahme der Nationalsozialisten wurde auch Hauptmann Ziel antisemitischer Ausgrenzungen und Angriffe. Am 31.12.1935 erfolgte die Versetzung in den Ruhestand im Zuge des Reichsbürgergesetzes, das es jüdischen Bürgern nicht gestattete, weiterhin als Ärzte zu arbeiten. Am 9. November 1938 wurde er im KZ Dachau inhaftiert. Im Anschluss an seine Entlassung 1939 emigrierte er in die USA. Hier beschrieb er 1941 zusammen mit einem anderen Emigranten, Siegfried J. Thannhauser, eine autosomal-dominante Myopathie, die später nach beiden benannte wurde. Hauptmann starb am 5. April 1948 in Boston.

► **Nuclear Envelopathies.** Allerdings finden sich bei einem großen Teil der Patienten (ca. 60 %) mit dem Phänotyp der EDMD keine Mutationen im Emerin- oder Lamin-A/C-Gen. Ursache sind Mutationen anderer Proteine, die im Bereich der Kernhülle mit Emerin und Lamin A/C interagieren. Diese Formen werden auch als Nuclear Envelopathies bezeichnet. Obgleich es sich um unterschiedliche Genedefekte handelt, ist der klinische Phänotyp ähnlich.

► **EDMD3–7.** Zusätzlich wurden in den letzten Jahren bei Patienten mit dem Phänotyp einer Muskeldystrophie Typ Emery-Dreifuss verschiedene andere Mutationen, unter anderem *Nesprin-1 und -2* sowie *FHL 1* und *LUMA* als Ursache identifiziert. Diese wurden dann fortlaufend als Emery-Dreifuss muscular Dystrophy (EDMD3–7) klassifiziert (► Tab. 5.6).

Tab. 5.6 Typen der Emery-Dreifuss-Muskeldystrophie (EDMD).

EDMD-Typ	Vererbungsmodus	Chromsom	Genprodukt
EDMD1	XR	Xq28	Emerin
EDMD2 (HTMD1)	AD	1q21.2	Lamin A/C
EDMD3	AR	1q21.2	Lamin A/C
EDMD4	AD	6q25	Nesprin1
EDMD5	AD	14q23	Nesprin2
EDMD6	XR	Xq26.3	FHL 1
EDMD7	AD	3p25	LUMA

AD: autosomal-dominant, AR: autosomal-rezessiv, HTMD: Hauptmann-Tannhauser-Muskeldystrophie, XR: X-chromosomal-rezessiv

5.6.2 Muskeldystrophie Typ Emery-Dreifuss bei Emerinmutation (EDMD1)

Definition

Die X-chromosomal vererbte Muskeldystrophie Typ Emery-Dreifuss beruht auf Mutationen im Emerin-Gen (Xq28) und ist durch Frühkontrakturen, eine langsam progrediente Schwäche der humeroperonäalen Muskeln sowie eine Kardiomyopathie mit Reizleitungsstörungen charakterisiert.

Epidemiologie

Genaue Angaben zur möglichen Prävalenz dieser seltenen Muskeldystrophie liegen nicht vor. Es wird eine Inzidenz von 1/100 000 angenommen [389].

Ätiologie, Pathogenese

► **Gen, Genprodukt.** Der Genort der Erkrankung liegt auf dem langen Arm des X-Chromosoms (Xq28); das Genprodukt ist Emerin [41]. Emerin ist an der Innenseite der Kernmembran von Skelett- und Herzmuskelzellen lokalisiert [73] und gehört zur Gruppe der laminaassoziierten Proteine (LAP) (weitere sind unter anderem LAP1, LAP2, Lamin-B-Rezeptor LBR, MAN1) [237]. Emerin ist vor allem in Skelett-, Herz- und glatten Muskelzellen zu finden, aber auch in Hautfibroblasten, Leukozyten und exfoliativen bukkalen Zellen ([237], [280], [390]). Bei Patienten mit EDMD fehlt Emerin in diesen Zellen, Konduktorinnen weisen eine mosaikartige Verteilung auf.

► **Pathomechanismus.** Der Pathomechanismus ist nicht genau bekannt. Es wird einerseits vermutet, dass Emerin die nukleäre Struktur und Stabilität bewahren hilft, insbesondere bei mechanischem Stress im Rahmen einer Muskelzellkontraktion ([117], [439]). Emerin spielt außerdem möglicherweise eine Rolle bei der Organisation der Zellmembran bei der Zellteilung [83]. Emerin ist mit den kardialen Desmosomen und Fasciae adhaerentes assoziiert, was die physiologische Rolle des Proteins bei der Funktion der Herzmuskelzelle und somit die kardiale Beteiligung bei der EDMD erklären kann ([73], [136]).

▶ **Mutationen.** Inzwischen sind mehr als 100 Mutationen im Emeringen bekannt (Datenbank http://www.dmd.nl/). Punktmutationen oder kleine Deletionen/Insertionen werden am häufigsten beobachtet (bei ca. 90 % der Patienten) [389]. Nahezu alle Mutationen resultieren im Fehlen des Emerins (im Western Blot und immunhistochemisch). Selten entstehen modifizierte Formen von Emerin. Ein gutartigerer Phänotyp kann damit assoziiert sein ([104], [437]). Allelische Erkrankungen werden als Emerinopathien bezeichnet, Beispiele sind die Gliedergürteldystrophie Typ 1B (LGMD1B) ([272], [398]) sowie eine Herzerkrankung mit prominentem Sinusknoten und Vorhofflimmern [198].

Klinik, Verlauf

Die Erkrankung ist durch folgende Trias charakterisiert:

- Frühkontrakturen
- langsam progrediente Paresen der humeralen und peronäalen Muskulatur
- Kardiomyopathien mit Reizleitungsstörungen des Herzens

Der Erkrankungsbeginn, die Ausprägung und der Verlauf der Muskelschwächen sowie die kardiale Beteiligung können innerfamiliär unterschiedlich sein.

▶ **Kontrakturen.** Frühkontrakturen entwickeln sich in der Regel in der 1.–2. Lebensdekade. Sie treten vor allem als Beugekontrakturen der Ellenbogengelenke oder als Spitzfußstellung bei Verkürzung der Achillessehne auf. Eine verminderte Fähigkeit zur Kopfflexion kann Folge von Kontrakturen dorsaler zervikaler Muskeln sein. Oft entstehen die Kontrakturen bereits, bevor signifikante Paresen festzustellen sind.

▶ **Muskelschwächen.** Meist erst nach Manifestation der Kontrakturen werden Muskelschwächen nachweisbar, die vor allem die skapulohumerale und tibioperonäale Muskulatur betreffen (Mm. biceps brachii, triceps brachii, tibialis anterior, peronaei). Atrophien der Oberarmmuskulatur sind bei vielen Betroffenen auffällig. Im Verlauf sind auch distale Extremitätenmuskeln an Hand und Fuß beteiligt. Eine Facies myopathica wird oft beobachtet ([389], [413]). Die Paresen können selten dem Beginn von Kontrakturen vorausgehen [278]. Eine subklinische Beteiligung kann im MRT der Extremitäten nachgewiesen werden.

▶ **Herz.** Alle Patienten entwickeln im Verlauf Herzrhythmusstörungen mit potenziell lebensbedrohlichen Komplikationen bis hin zum plötzlichen Herztod als Folge einer krankheitsassoziierten Kardiomyopathie ([108], [136]). Echokardiografisch fällt meist ein dilatierter rechter Vorhof im Rahmen einer Kardiomyopathie auf (möglich ist auch eine Dilatation aller Herzhöhlen) [413]; es entstehen Reizbildungs- und Reizleitungsstörungen (im EKG in Form von Sinusbradykardie, Verlängerung des PR-Intervalls bis hin zum vollständigen atrioventrikulären Block). Die Implantation eines Herzschrittmachers wird daher frühzeitig empfohlen ([38], [131], [147], [323]). Allerdings kann es trotz Schrittmacher zum plötzlichen Herztod kommen [336].

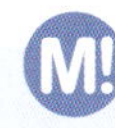

Merke

Eine Korrelation zwischen dem Schweregrad der Paresen und Kontrakturen sowie dem Ausmaß der kardialen Probleme besteht nicht [63].

▶ **Intelligenz.** Eine Intelligenzminderung wird nicht beobachtet.

▶ **Verlauf.** Intra- und interfamiliär kann das klinische Bild der Erkrankung variieren [249]. Der Verlauf ist relativ gutartig mit erhaltener Gehfähigkeit bis in das 4. Lebensjahrzehnt oder länger. Ohne Therapie ist die Lebenserwartung jedoch durch kardiale Komplikationen verkürzt. Ohne Schrittmachertherapie sterben ca. 40 % der betroffenen Männer zwischen dem 25. und 50. Lebensjahr an plötzlichem Herztod [249].

Selten beginnt die Erkrankung im frühen Kindesalter und nimmt dann einen schweren Verlauf, ebenso selten fehlt die kardiale Beteiligung oder ist der Verlauf sehr milde bzw. beginnt erst in der 4. Dekade ([178], [278]).

▶ **Konduktorinnen.** Bei ca. 10–20 % der Konduktorinnen kann eine Kardiomyopathie mit Reizleitungsstörungen auftreten ([38], [238], [249], [317]). Unter Umständen kann auch ein Herzschrittmacher erforderlich werden. Ein plötzlicher Herztod bei einer Konduktorin wurde beschrieben, ebenso eine Herztransplantation [246]. Selten sind bei Konduktorinnen Paresen festzustellen [109].

▶ **Narkoserisiko.** Mögliche anästhesiologische Komplikationen sind im Falle einer Operation zu berücksichtigen: Intubationsprobleme, Komplikationen bei einer Spinalanästhesie, Neigung zu maligner Hyperthermie, Herzrhythmusstörungen [190].

Diagnostik

▶ **Labor.** Die Serumcreatinkinase (CK-MB) ist im Frühstadium bis 25fach erhöht und im weiteren Verlauf nur noch gering erhöht bis sogar normal. Laktatdehydrogenase (LDH) und Aldolase sind normal bis gering erhöht. Bei Konduktorinnen wird eine normale bis allenfalls gering erhöhte CK gemessen [37].

▶ **Elektrophysiologie.** Das Elektromyogramm zeigt üblicherweise myopathische Veränderungen, kann aber auch mit Zeichen einer Reinnervation einhergehen [333].

▶ **Biopsie.** Histologisch sind myopathische (Faserkalibervariation, atrophische Fasern, Typ-I-Atrophie) bis dystrophische Veränderungen (mit Fasernekrose, Phagozytose, fettiger Degeneration und Bindegewebevermehrung) nachweisbar ([249], [413]). Selten sind Rimmed Vacuoles, Entzündung und tubulofilamentäre Einschlüsse ([304], [127]).

5

Immunhistochemisch sieht man im Muskelgewebe, aber auch in Leukozyten, Fibroblasten (Hautbiopsie) oder exfoliativen bukkalen Zellen die fehlende Emerindarstellung. Die Diagnose wird im Western Blot gesichert; das Fehlen der Emerinbande weist auf die Diagnose hin ([238], [267], [334]). Bei Konduktorinnen zeigt sich in der Haut- oder Muskelbiopsie ein Mosaikmuster der Emerinexpression ([238], [334]).

▶ **Molekulargenetische Diagnostik.** Mithilfe molekulargenetischer Methoden ist in ca. 90 % der Fälle ein Mutationsnachweis im Emerin-Gen möglich. Die molekulare Diagnostik ist in spezialisierten Labors im Routine-, bei jedoch sehr komplexen Untersuchungsverfahren mit Einschränkungen möglich [140].

5.6.3 Muskeldystrophie Typ Hauptmann-Thannhauser (EDMD2, EDMD3)

Definition

▶ **EDMD2.** Die Muskeldystrophie Typ Hauptmann-Thannhauser (HTMD) wird in der englischsprachigen Nomenklatur als Autosomal dominant Emery-Dreifuss muscular Dystrophy (EDMD2) bezeichnet. Sie ist klinisch weitgehend identisch mit der Emery-Dreifuss-Muskeldystrophie (EDMD1). Kennzeichnend sind hier ebenfalls Frühkontrakturen, eine progrediente Schwäche der humeroperonäalen Muskeln und eine Kardiomyopathie mit Leitungsblock. Im Unterschied zur EDMD wird diese sehr seltene Erkrankung jedoch *autosomal-dominant* vererbt. Das betroffene Gen ist Lamin A/C auf Chromosom 1q21.2–21.3.

▶ **EDMD3.** Es wurde bei klinisch ähnlichem Phänotyp ein *autosomal-rezessiver* Erbgang berichtet, dieser wird als Autosomal recessive Emery-Dreifuss muscular Dystrophy (EDMD3) klassifiziert.

Ätiologie, Pathogenese

Trotz der im Vergleich zur EDMD weitgehend identischen klinischen Charakteristik sind bei der HTMD keine Mutationen im Emeringen zu finden. Ursache der HTMD sind Mutationen im Lamin-A/C-Gen auf Chromosom 1q21.2–q21.3 ([49], [158]). Lamin A und C sind Proteine der Kernmembran, an der Innenseite der Kernlamina gelegen. Die Lamine A und C interagieren mit Chromatin und Proteinen der Kernhülle (wie Emerin, laminaassoziierte Proteine) [371]. Die Pathogenese ist bisher unbekannt. Der Erbgang ist autosomal-dominant. Es wurde jedoch auch ein autosomal-rezessiver Erbgang beschrieben [92].

Mutationen im Gen der Proteine Lamin A und C werden auch als Laminopathien bezeichnet. Dazu zählen auch die LGMD1B, die familiäre dilatative Kardiomyopathie mit Reizleitungsstörungen (CMD1A), die familiäre partielle Lipodystrophie vom Köbberling-Dunnigan-Typ (FPLD) und andere (▶ Tab. 5.7).

Klinik

Merke

Wie bei der EDMD ist die Trias Kontrakturen, progrediente Schwäche der humeroperonäalen Muskeln und Kardiomyopathie mit Leitungsblock kennzeichnend (▶ Abb. 5.23).

Tab. 5.7 Erkrankungen, bei denen Proteine der Kernhülle betroffen sind (Nuclear Envelopathies).

Erkrankung	Genprodukt	Literatur
Muskeldystrophie Typ Emery-Dreifuss (EDMD1)	Emerin	Bione et al. (1994) [41]
Muskeldystrophie Typ Hauptmann-Thannhauser (HTMD, EDMD2)	Lamin A/C	Bonne et al. (1999) [49]
Gliedergürteldystrophie Typ 1B (LGMD1B)	Lamin A/C	Muchir et al. (2000) [272]
familiäre dilatative Kardiomyopathie mit Reizleitungsstörung (CMD1A)	Lamin A/C	Fatkin et al. (1999) [123]
familiäre partielle Lipodystrophie vom Dunnigan-Typ (FPLD2)	Lamin A/C	Shackleton et al. (2000) [351]
Congenital muscular Dystrophy	Lamin A/C	Quijano-Roy et al. (2008) [321]
Hutchinson-Gilford-Progeria-Syndrom (HGPS)	Lamin A/C	Merideth et al. (2008) [248]
Charcot-Marie-Tooth 2B1	Lamin A/C	De Sandre-Giovannoli et al. (2002) [86]

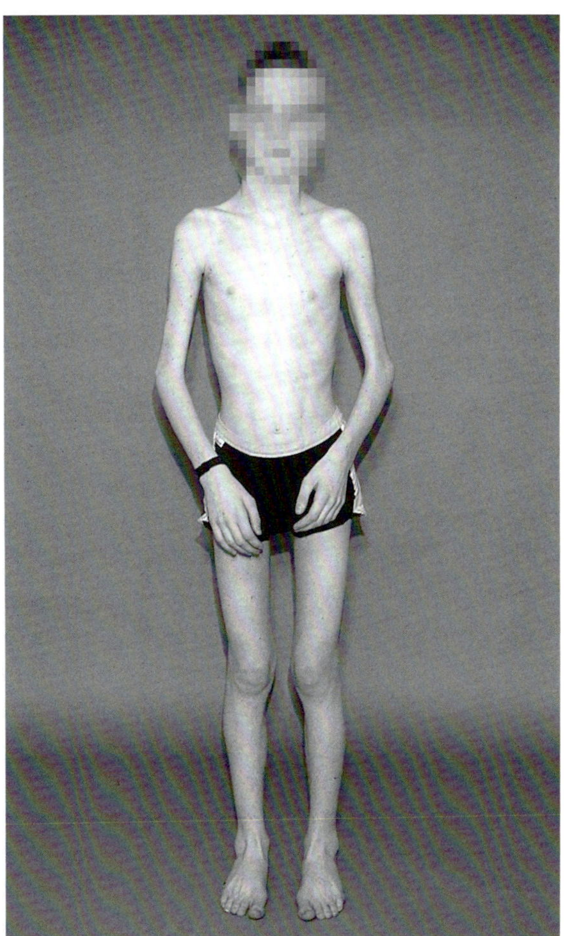

Abb. 5.23 Muskeldystrophie Typ Hauptmann-Thannhauser bei einem 25-jährigen Patienten.

Manifestationsalter und Schweregrad der Erkrankung können jedoch stärker variieren ([50], [74], [105], [126], [167], [256], [432]).

Der Beginn liegt typischerweise in der 1. oder 2. Dekade. Kontrakturen zeigen sich im Bereich der Ellenbogen, der Rücken- (rigid spine) und Nackenmuskulatur sowie im Bereich der Fersen und der Knie.

Kontrakturen können Erstsymptom sein, aber auch erst im späteren Krankheitsverlauf auftreten. Eine Wadenhypertrophie ist möglich. Der Verlauf ist in der Regel langsam progredient. Schwerere Verläufe mit frühem Beginn und Verlust der Gehfähigkeit wurden aber beschrieben. Eine reine kardiale Manifestation ohne Kontrakturen oder Paresen ist möglich ([50], [105], [423]).

Da die Gliedergürteldystrophie LGMD1B wahrscheinlich eine allele Erkrankung ist, können aber auch Paresen im Bereich des Schulter- und/oder Beckengürtels im Vordergrund stehen. Im Vergleich zur EDMD1 ist eine isolierte Herzbeteiligung häufiger, zudem lassen sich öfter ventrikuläre Rhythmusstörungen und eine dilatative Kardiomyopathie nachweisen [247].

Diagnostik

▸ **Labor.** Die Serumcreatinkinase ist im Frühstadium bis 25fach erhöht und im weiteren Verlauf nur noch gering erhöht bis sogar normal.

▸ **Elektrophysiologie.** Das Elektromyogramm weist myopathische Veränderungen auf.

▸ **Muskelbiopsie.** Histologisch sind myopathische bis dystrophische Veränderungen nachweisbar. Immunhistochemisch sind Emerin, Sarkoglykane und Dystrophin normal nachweisbar [423]. Die immunhistochemische Darstellung von Lamin A/C zur Diagnosesicherung ist derzeit noch nicht möglich [105].

▸ **Molekulargenetische Diagnostik.** Eine molekulargenetische Routinediagnostik zum Mutationsnachweis im Lamin-A/C-Gen ist bisher nicht möglich.

5.6.4 Muskeldystrophie Typ Emery-Dreifuss bei Nesprin1-Mutationen (EDMD4)

▸ **Pathogenese.** Eine weitere Form einer Muskeldystrophie Typ Emery-Dreifuss (EDMD4) mit autosomal-dominanter Vererbung wurde bei 3 Patienten aus 3 Familien beschrieben. Ursache sind Mutationen des Proteins Nesprin1α (synaptic nuclear envelope protein 1-SYNE1). Nesprin befindet sich an der Kernmembran und bindet an Lamin A/C und Emerin. Die muskelspezifische Form ist Nesprin1α.

▸ **Klinik.** Typisch für diese Muskeldystrophie ist ein Beginn um das 11. Lebensjahr mit einer Parese der Schultergürtelmuskulatur und im Verlauf der Hüftmuskulatur. In der 3. Dekade führen die Paresen zur Rollstuhlpflichtigkeit. Es zeigen sich im Verlauf auch Kontrakturen im Bereich der Extremitäten. Für eine Beteiligung des Herzens fanden sich bisher nur geringe Hinweise.

▸ **Diagnostik.** In der Elektromyografie waren myopathische Veränderungen nachweisbar. Laborchemisch zeigte sich eine gering erhöhte CK. Myohistologisch stehen dystrophische Veränderungen im Vordergrund [442].

5.6.5 Muskeldystrophie Typ Emery-Dreifuss bei Nesprin2-Mutationen (EDMD5)

▸ **Pathogenese.** Mutationen mit Veränderungen im Protein Nesprin2 (synaptic nuclear envelope protein 2-SYNE2) führen zur Muskeldystrophie Emery-Dreifuss Typ 5 (EDMD5). Nesprin2 befindet sich wie Nesprin1 in der Kernmembran und interagiert mit Lamin A/C und Emerin. Mutationen in beiden (Nesprin1 und 2) führen zu einer schweren Ausprägung der Symptome.

▶ **Klinik.** Klinisch zeigt sich ein Beginn in der Kindheit bis zur 4. Dekade mit einer symmetrischen Muskelschwäche, einer Scapula alata und selten einer respiratorischen Insuffizienz sowie einer Kardiomyopathie.

▶ **Diagnostik.** Laborchemisch ist eine 2- bis 14fach erhöhte CK nachweisbar. In der Histologie sind Internal Nuclei, variable Muskelfaserdurchmesser und eine Verfettung nachweisbar [442].

5.6.6 Muskeldystrophie Typ Emery-Dreifuss bei FHL 1-Mutationen (EDMD6)

▶ **Pathogenese.** Bei 7 Familien mit einem Phänotyp der Emery-Dreifuss-Muskeldystrophie ohne Mutationen im Emerin- oder Lamin-A/C-Gen wurden Veränderungen im Chromosom Xq26.3, das für das FHL-Gen kodiert, nachgewiesen. Dabei wurden 7 Mutationen in den distalen Exonen von FHL 1 gefunden; diese werden als Emery-Dreifuss-Muskeldystrophie Typ 6 klassifiziert (EDMD6).

▶ **Klinik.** Klinisch bestanden eine skapulohumerale und axiale Myopathie, Kontrakturen, eine Herzbeteiligung mit Arrhythmien, Reizleitungsstörungen und eine hypertrophe Kardiomyopathie. Bei 4 männlichen Genträgern bestand ausschließlich eine Herzbeteiligung [153].

5.6.7 Muskeldystrophie Typ Emery-Dreifuss bei LUMA-Mutationen (EDMD7)

▶ **Pathogenese.** Bei 2 japanischen Familien mit einem Phänotyp einer Emery-Dreifuss-Muskeldystrophie wurden Mutationen in LUMA (transmembrane protein 43, TMEM43) nachgewiesen und als EDMD7 klassifiziert. LUMA befindet sich an der inneren Kernmembran und interagiert mit Lamin A/C sowie Emerin.

▶ **Klinik.** Die EDMD7 ist eine Erkrankung des Erwachsenenalters und durch eine Atrophie, eine Muskelschwäche paravertebral, im Nacken, in den proximalen Armen und Oberschenkeln sowie durch Kontrakturen gekennzeichnet. Weiterhin sind Arrhythmien als kardiale Beteiligung dokumentiert worden.

▶ **Diagnostik.** In der Histologie zeigen sich variable Faserdurchmesser sowie ein Nebeneinander von Nekrose und Regeneration [222].

5.7 Okulopharyngeale Muskeldystrophie

Tobias Müller, Stephan Zierz

5.7.1 Definition

Die okulopharyngeale Muskeldystrophie (OPMD, MIM 164300) wurde erstmals von E. W. Taylor 1915 bei frankokanadischen Familien beschrieben [378]; sie manifestiert sich typischerweise jenseits des 40. Lebensjahres mit einer progredienten beidseitigen Ptose und einer Dysphagie. Eine externe Ophthalmoplegie tritt meist nur im fortgeschrittenen Stadium auf. Häufig kommt es zu behindernden Paresen im Schulter- und Beckengürtel, selten auch der Hände und distalen Beinmuskeln sowie zu einer leichten Schwäche der Gesichts- und Nackenmuskulatur. Der Verlauf ist langsam progredient.

5.7.2 Epidemiologie

Die genaue Inzidenz und Prävalenz sind nicht bekannt. Häufungen finden sich unter den fränzösischstämmigen Kanadiern (Prävalenz 1/1000) und bei usbekischen Juden (Prävalenz 1/600) [118]. In Deutschland wurden zwischen 2000 und 2009 ca. 30 neu erkrankte Familien pro Jahr diagnostiziert. Die Erkrankung ist wahrscheinlich weltweit verbreitet.

5.7.3 Ätiologie, Pathogenese

▶ **Gendefekt, Erbgang.** Der zugrunde liegende molekulare Defekt betrifft das Gen für das nukleäre Poly(A)-Bindungsprotein (PABPN1, alte Bezeichnung: PABP2) [57]. Dieses Protein beschleunigt die Polyadenylierung und kontrolliert die Länge des Polyalanintrakts der mRNA und hat mehrere Interaktionspartner. Exon 1 dieses Gens besitzt N-terminal eine GCG-Repeat-Sequenz, die für 6 Alaninreste innerhalb einer Kette von 10 Alaninresten kodiert. Bei Patienten mit OPMD liegt eine Expansion von 10 auf 12–17 Alaninreste vor ([56], [273], [282]; ▶ Abb. 5.24). Die meisten Patienten haben eine reine GCG-Repeat-Expansion. Als Polymorphismus wurde die Expansion um nur ein GCG-Triplet beschrieben $(GCG)_7$. Neben der „klassischen" Expansion von reinen GCG-Triplets gibt es auch Fälle, in denen die Expansionen nicht nur GCG-, sondern auch oder nur GCA-Triplets enthalten (GCN).

Es liegt daher nahe, dass die Expansionen durch ungleiches Crossing-over in der Meiose entstanden sind. Dieses Modell kann auch eine reine GCG-Repeat-Expansionen erklären ([275], [282]; ▶ Abb. 5.25). Durch die Verlängerung des Polyalaninrests kommt es zu einer Akkumulation des PABPN1 im Zellkern der Muskelzellen. In diesen Aggregaten wird unter anderem Poly(A)-RNA sequestriert. In einem Mausmodell wurde gezeigt, dass ohne

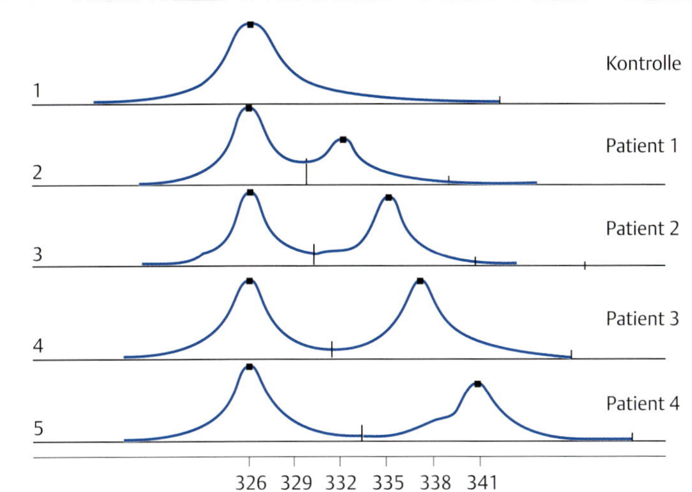

Abb. 5.24 Unterschiedliche Anzahl von GCN-Triplets im Exon 1 des PABPN1-Gens bei Patienten mit okulopharyngealer Muskeldystrophie (OPMD). Die Region mit den GCN-Expansionen wurde mit PCR amplifiziert und das PCR-Produkt elektrophoretisch getrennt. Das Amplifikat eines Gesunden (Zeile 1) war 326 Basen lang, bei den Patienten sind die Amplifikate um ganze Vielfache von 3 Basen verlängert (mindestens 2, höchstens 5 Trinukleotid-Repeats, Zeilen 2–5). (Quelle: eigene Daten, modifiziert nach [264])

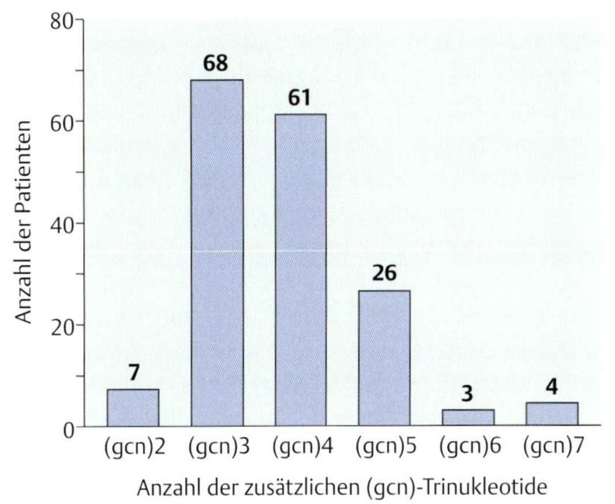

Abb. 5.25 Anzahl der Patienten mit den unterschiedlichen (GCN)-Expansionen bei insgesamt 168 sequenzierten deutschen Patienten mit OPMD. Von diesen 168 Patienten hatten 42 (25 %) keine reinen (GCG-)Expansionen. (Quelle: eigene Untersuchung)

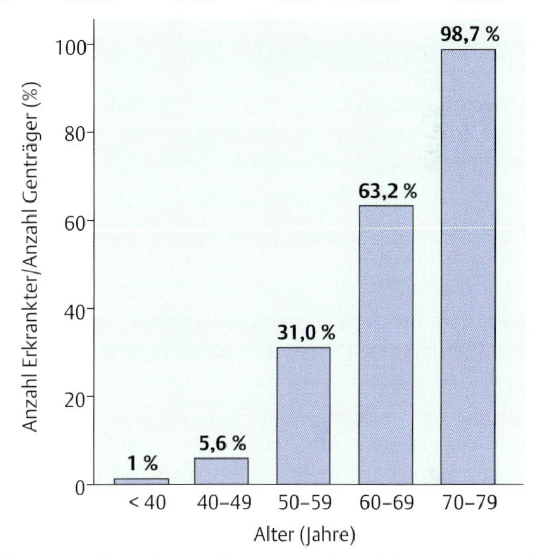

Abb. 5.26 Penetranz in Abhängigkeit vom Lebensalter bei okulopharyngealer Muskeldystrophie. (nach [174])

PABPN1 die Proliferation und Differenzierung der Myoblasten gestört sind, möglicherweise als Folge einer inadäquaten mRNA-Biogenese [7]. Die Aggregate zeigen sich elektronenmikroskopisch als intranukleäre filamentöse Einschlüsse in der Muskelbiopsie [70]. Das Glykoprotein POLCE (Prokollagen C-Endopeptidase Enhancer 1) ist bei Patienten mit OPMD nukleär vermehrt und extrazellulär vermindert. Dies ist eine Erklärungsmöglichkeit für die Fibrose des Muskels (Raz et al. 2013).

Der Erbgang ist autosomal-dominant mit vollständiger Penetranz ohne Geschlechtsbevorzugung bei Genträgern mit einer mindestens um zwei erhöhten Anzahl von (GCN) (▸ Abb. 5.26). Ein sporadisches Auftreten ist möglich. Der sehr seltene Fall eines rezessiven Erbganges liegt bei Homozygoten für das $(GCG)_7$-Allel vor [57].

▸ **Beteiligung des zweiten Motoneurons und des ZNS.** Die gelegentlich beobachteten neurogenen Veränderungen in der Muskelbiopsie und der Elektromyografie sowie der autoptische Nachweis von Vorderhorndegeneration und chronisch axonaler Nervendegeneration in zwei Fällen legen die Vermutung einer Beteiligung des zweiten Motoneurons bei der OPMD nahe ([163], [205], [273], [319], [335], [344]). Außerdem wurde bei $(GCN)_{13}$-Homozygoten eine Beteiligung des Zentralnervensystems in Form einer Atrophie des Parietallappens sowie das Auftreten kognitiver Defizite und psychotischer Symptome beschrieben [45].

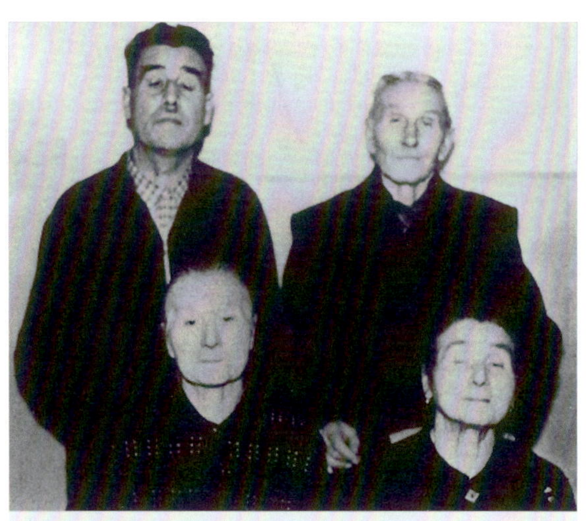

Abb. 5.27 Familienfoto von Verwandten einer Patientin mit OPMD und hugenottischer Abstammung.

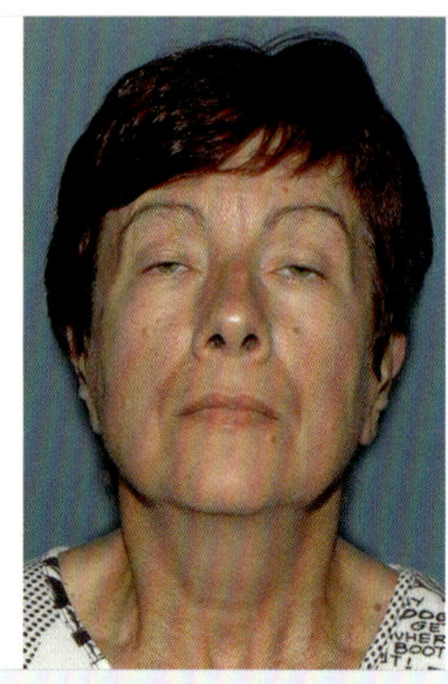

Abb. 5.28 Okulopharyngeale Muskeldystrophie (OPMD) bei einer 61-jährigen Patientin. Typisch sind die Ptose, die reflektorische Innervation des M. frontalis und die leichte Reklination des Kopfes.

5.7.4 Klinik, Verlauf

► **Manifestationsalter.** Das Manifestationsalter liegt typischerweise zwischen dem 40. und 60. Lebensjahr. Homozygote Patienten können schon im Alter von 20–35 Jahren erkranken ([44], [45], [264], [344]).

► **Frühsymptomatik.** Erstsymptom ist meist eine beidseitige Ptosis, selten die Dysphagie. Die Mm. orbiculares oculi können mit betroffen sein. Die Augenmotilität ist in der Regel in fortgeschrittenen Stadien eingeschränkt. Die inneren Augenmuskeln bleiben dagegen immer ausgespart. Paresen können selten auch der okulären Symptomatik vorausgehen. Im Verlauf stehen die Paresen der Gliedergürtelmuskulatur häufig im Vordergrund der Beschwerden ([273], [335]).

► **Hutchinson-Trias.** Diese Trias ist ein charakteristisches Erscheinungsbild bei der OPMD: Die Patienten versuchen, bei Überstrecken des Nackens (1.) und durch Anspannung der Stirnmuskeln (2.) die Ptosis (3.) zu kompensieren (► Abb. 5.27, ► Abb. 5.28). Das Fortschreiten der Dysphagie führt häufig zu deutlicher Unterernährung. Aus einer Schwäche der Larynxmuskeln kann sich eine Dysphonie entwickeln [314]. Häufig klagen die Patienten über Wadenkrämpfe. Atrophien und Paresen können im fortgeschrittenen Stadium auch andere Muskelgruppen klinisch relevant betreffen, vor allem die faziale, humeroskapuläre oder auch die Beckengürtelmuskulatur (► Tab. 5.8). Das Ausmaß der Paresen ist abhängig vom Alter der Patienten. Im Gegensatz zu anderen Repeat-Erkrankungen ist es unklar, ob bei der OPMD eine Korrelation zwischen Anzahl der GCN-Expansionen und klinischer Symptomatik besteht ([273], [258], [344]). Ein Gendosiseffekt besteht, wie der frühere Krankheitsbeginn und die ausgeprägtere Symptomatik bei Homozygoten belegen.

► **Herz.** Eine kardiale Beteiligung ist bei der OPMD nicht bekannt.

► **Verlauf.** Der Verlauf ist in der Regel langsam progredient, die Lebenserwartung ist nicht oder gering verkürzt. Limitierend können jedoch die Komplikationen der Dysphagie durch Mangelernährung oder eine Aspirationspneumonie sein.

Tab. 5.8 Häufigkeit der wichtigsten Symptome bei okulopharyngealer Muskeldystrophie.

Kriterium	nach Bouchard et al. (1998) [54]	Analyse der Neurologischen Universitätsklinik Halle/Saale (2010)
Anzahl der Patienten (n)	315[1)]	68
Beginn der Erkrankung[2)] (Jahre)	43–78	50–70
Ptosis (%)	98–100	96
externe Ophthalmoplegie (%)	20–100	21
Dysphagie (%)	60–100	76
Dysphonie (%)	34–89	76
proximale Paresen (%)	20–100	69

[1)] Zusammenfassung von 7 Studien (insgesamt 315 Patienten aus 87 Familien)

[2)] bei homozygoten Patienten kann es auch zu einem deutlich früheren Beginn der Erkrankung kommen [44]

Tab. 5.9 Genotypen und Erbgang der OPMD.

Genotyp	Erbgang, Quelle
normale (Wildtyp-)Sequenz	
$(GCG)_6$ $(GCA)_3$ GCG	
Expansion von GCG-Triplets	
$(GCG)_7$ $(GCA)_3$ GCG	geschätzte Frequenz: ca. 2 %, AR; Brais et al. (1998) [57]
$(GCG)_{8-13}$ $(GCA)_3$ GCG	AD; Blumen et al. (2000) [46], Brais et al. (1998) [57], Grewal et al. (1999) [149], Hill et al. (2001) [176], Mirabella et al. (2000) [258], Müller et. al. (2001) [273], Nagashima et al. (2000) [283]
andere Expansionen $(GCN)_{8-13}$	
$(GCG)_6$ GCA $(GCG)_2$ $(GCA)_3$ GCG	AD; Scacheri et al. (1999) [341], Schober et al. (2001) [344]
$(GCG)_6$ GCA $(GCG)_3$ $(GCA)_3$ GCG	AD; Nakamoto et al. (2002) [282]
$(GCG)_6$ $(GCA)_3$ $(GCG)_2$ $(GCA)_3$ GCG	AD; Nakamoto et al. (2002) [282]
$(GCG)_6$ $(GCA)_2$ $(GCG)_2$ $(GCA)_3$ GCG	AD; Sluijs et al. (2003) [406]
$(GCG)_6$ $(GCA)_3$ $(GCA)_3$ GCG	AD; Mihaylova et al. (2008) [253]
$(GCG)_6$ $(GCA)_3$ (GCG) $(GCA)_3$ GCG	AD; Müller et al. (2006) [275]

AD: autosomal-dominant, AR: autosomal-rezessiv

Innerhalb einer Familie kann die Ausprägung der Symptome variieren ([264], [344]). Eine klinische Antizipation, wie sie bei anderen Repeat-Erkrankungen (z. B. myotone Dystrophie, Chorea Huntington) beobachtet wurde, tritt bei der OPMD nicht auf [57]. Dieser Befund basiert auf der meiotischen Stabilität der Expansionen.

Bei Homozygoten (außer $(GCN)_7$) ist der Krankheitsverlauf schwerer als bei Heterozygoten mit dem Genotyp $(GCN)_{8-13}$. Die Ptosis oder die Dysphagie beginnen in der 3.–4. Lebensdekade. Proximale Paresen und die externe Ophthalmoplegie sind ausgeprägter als bei Heterozygoten ([44], [45]; ▶ Tab. 5.9).

5.7.5 Diagnostik

▶ **Labor.** Die Serumcreatinkinase ist meist normal oder 2- bis 3fach erhöht. Bei einem Teil der Patienten sind die IgA- und IgG-Werte im Serum erhöht, was jedoch vermutlich auf eine chronische pulmonale Entzündung als Komplikation der Dysphagie zurückzuführen ist.

▶ **Elektrophysiologie.** Das EMG zeigt myopathische Veränderungen in den pharyngealen, okulären, fazialen und vor allem proximalen Extremitätenmuskeln. Mischbilder mit myopathischen und neurogenen Veränderungen sind ebenfalls beschrieben ([273], [344]).

Eine Verlangsamung der motorischen und sensiblen Nervenleitgeschwindigkeiten wird gelegentlich festgestellt. Möglicherweise ist dies jedoch eher im Zusammenhang mit dem hohen Lebensalter oder der Unterernährung zu sehen.

▶ **Muskelbiopsie.** Typische myopathische Veränderungen finden sich auch in Muskeln, die klinisch nur gering betroffen sind. Daneben sind drei charakteristische Besonderheiten nachzuweisen ([96], [385], [386]; ▶ Abb. 5.29):

- kleine angulierte Fasern, die eine starke Reaktion bei der Färbung für oxidative Enzyme zeigen
- Rimmed Vacuoles
- tubuläre Filamente bzw. intranukleäre tubulofilamentöse Einschlüsse mit einem Außendurchmesser von 8,5 nm und einem Innendurchmesser von 3,5 nm in der Elektronenmikroskopie

Außerdem finden sich gelegentlich mitochondriale Veränderungen in der Lichtmikroskopie als Ragged-red-Fasern und in der Elektronenmikroskopie als vergrößerte Mitochondrien mit abnormen Cristae sowie parakristallinen Einschlüssen [345].

Die intranukleären Einschlüsse werden in 3–6,5 % der Kerne von Heterozygoten gesehen ([43], [53], [385]). Bei Homozygoten sind sie in bis zu 10 % der Kerne zu beob-

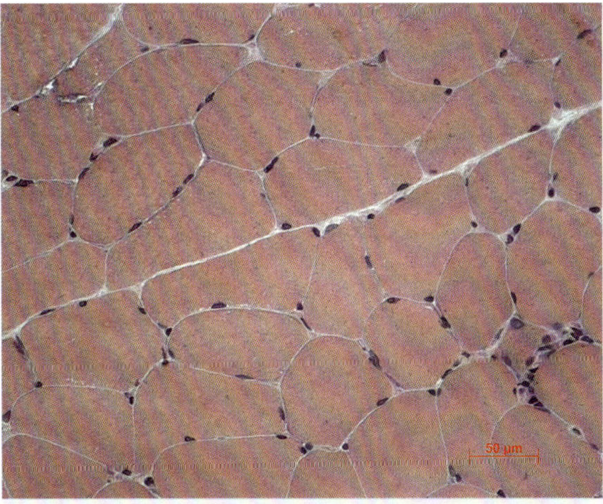

Abb. 5.29 Muskelfaser mit Rimmed Vacuole links oben und angulär teilatrophischer Muskelfaser rechts unten (HE-Färbung).

achten [44]. Ragged-red-Fasern, elektronenmikroskopisch mitochondriale Veränderungen und mitochondriale DNA-Deletionen wurden bei der OPMD beschrieben ([221], [258], [309], [318], [433]). Wahrscheinlich handelt es sich hierbei jedoch nicht um einen Hinweis auf eine mitochondriale Krankheitsursache, sondern einerseits um ein bekanntes myopathologisches Phänomen des Alterns, andererseits möglicherweise um sekundäre mitochondriale Veränderungen. Intranukleäre filamentöse Einschlüsse sind ebenfalls unspezifisch und treten unter anderem auch bei den CAG-Repeat-Erkrankungen spinozerebelläre Ataxie Typ 1 und Typ 3 sowie der Huntington-Erkrankung auf.

▸ **Molekulargenetische Diagnostik.** Der molekulargenetische Nachweis einer (GCN)-Expansion im PABPN1-Gen beweist den klinischen Verdacht.

5.7.6 Differenzialdiagnostik

Die Diagnose stützt sich auf das klinische Bild mit Ptose und Dysphagie, das Manifestationsalter und die positive Familienanamnese.

Differenzialdiagnostisch muss an eine Einschlusskörpermyositis gedacht werden, die selten auch hereditär auftritt und dann in der Biopsie nur geringe entzündliche Veränderungen zeigt. Die Differenzialdiagnose einer mitochondrialen externen Ophthalmoplegie mit spätem Manifestationsalter kann ebenfalls schwierig sein. Weitere Differenzialdiagnosen sind vor allem die Myasthenia gravis, die myotone Dystrophie, die Ptosis senilis sowie die spinobulbäre Muskelatrophie Typ Kennedy.

5.7.7 Therapie

▸ **Konservative Therapie.** Eine kausale Therapie steht nicht zur Verfügung. Im Zellmodell reduzierten Chaperone Aggregatbildung und Zelltod [85], in einem Mausmodell verzögerte Doxycyclin die Aggregatbildung und den Beginn der Apoptose [84]. Eine Wirkung beim Menschen konnte bisher nicht gezeigt werden.

Hilfreich sind eine kontinuierliche *logopädische Behandlung* zur Verbesserung der Schluckfunktion und das Erlernen von Kompensationsmechanismen. Bei fortgeschrittener Dysphagie wird die zusätzliche Ernährung über eine *perkutane Magensonde* zur Vermeidung von Malnutrition empfohlen.

▸ **Chirurgische Maßnahmen.** Verschiedene *operative Veränderungen* des Ösophaguseingangs wie die krikopharyngeale Myotomie [101] oder die Dilatation des oberen Ösophagussphinkters [241] sind beschrieben worden, es fehlten jedoch kontrollierte Studien hierüber.

5.8 Kongenitale Muskeldystrophien

Berit Jordan, Stephan Zierz

5.8.1 Einleitung

Merke

Die Gruppe der kongenitalen Muskeldystrophien (congenital muscular dystrophies, CMD) umfasst verschiedene molekulargenetisch und biochemisch heterogene meist autosomal-rezessiv vererbte Erkrankungen. Deren gemeinsames Merkmal sind dystrophische Veränderungen in der Muskelbiopsie, wobei diese Veränderungen im Frühstadium der Erkrankung nur geringgradig ausgeprägt sein können. Bei einigen Erkrankungen kommt es zu einer schwerwiegenden Beteiligung des ZNS.

▸ **Klassifikation.** Unter Berücksichtigung der kausalen Genveränderungen und der Lokalisation deren Genprodukte werden die kongenitalen Muskeldystrophien in 4 Gruppen gegliedert:

1. α-Dystroglykanopathien und Defekte anderer Membranrezeptoren (Fukutin, POMGNT 1, POMT1, POMT2, FKRP, LARGE, ITGA7)
2. Veränderungen extrazellulärer Matrixproteine (LAMA2, COL6A1, COL6A2, COL6A3)
3. Veränderungen der Kernproteine (Lamin A/C, Nesprin)
4. Veränderungen auf der Ebene des endoplasmatischen Retikulums

Am häufigsten sind die Erkrankungen der Gruppen 1 und 2 (▸ Abb. 5.30).

▸ **Klinik, Verlauf.** Klinisch sind die kongenitalen Muskeldystrophien durch eine bereits pränatal oder im Neugeborenenalter nachweisbare generalisierte muskuläre Hypotonie und Schwäche („floppy infant") gekennzeichnet. Mitunter entwickeln sich die Symptome erst im Verlauf des 1. Lebensjahres. Oft bestehen auch Kontrakturen

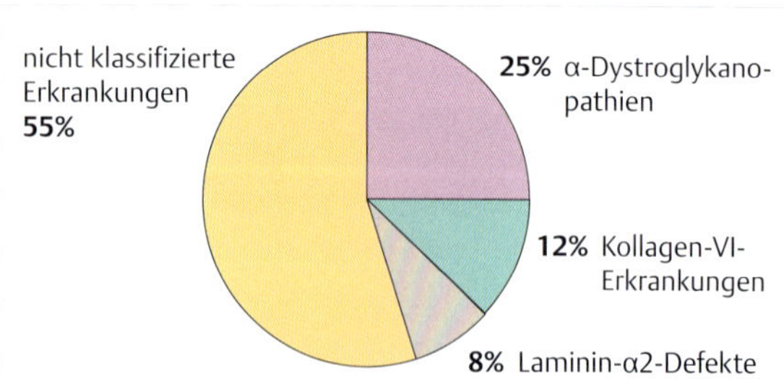

Abb. 5.30 Häufigkeiten kongenitaler Muskeldystrophien (n = 101; in Anlehnung an [310]).

und Gelenkdeformationen bereits von Geburt an. Die motorische Entwicklung der Kinder ist verzögert. Der Verlauf der Erkrankungen ist verschieden. Sowohl eine geringe als auch eine rasche Progredienz der Symptomatik sind möglich.

▶ **Diagnostik.** Die Creatinkinase im Serum kann gering bis stark erhöht sein. Elektromyografisch findet sich ein myopathisches Muster. Diagnostisch wegweisend sind neben dem myohistologischen Befund die immunhistochemischen Veränderungen. Ultrastrukturelle Auffälligkeiten der Muskelfasern fehlen und grenzen damit die kongenitalen Muskeldystrophien von den kongenitalen Myopathien mit Strukturanomalien ab. Bei den meisten Erkrankungen kann die Diagnose molekulargenetisch gesichert werden (▶ Tab. 5.10; [310], [327]).

Tab. 5.10 Kongenitale Muskeldystrophien.

Typ	wesentliche klinische Kriterien	Genort/Genprodukt
klassische kongenitale Muskeldystrophien (CMD)[1)]		
primärer Merosinmangel (MDC 1A), syn. Laminin-2-Mangel	• klinisch meist schwer betroffen, häufig neonatale Schluck- und Atemstörungen • Sitzen und Stehen nur mit Hilfe • ca. 30 % mit Neuropathie und Epilepsie • subklinische Kardiomyopathie möglich • normale Intelligenz, im cMRT Leukodystrophie, 5 % Pachygyrie oder Agyrie möglich, keine strukturellen Veränderungen	6q22–23/LAMA2 (Laminin-α2-Kette von Merosin)
sekundärer (partieller) Merosinmangel Typ 1 (MDC 1B)	• seltene Erkrankung mit variablem klinischen Schweregrad • verzögerte Manifestation möglich • Gliedergürtelsyndrom • generalisierte Muskelhypertrophie • frühe respiratorische Beteiligung • im cMRT subklinische Leukenzephalopathie und Strukturveränderungen möglich	1q42/nicht bekannt
sekundärer Merosinmangel Typ 2 (MDC 1C), syn. Fukutin-related Proteinopathy	• ähnlich der MDC 1A-Form, häufig jedoch in der Schwere variabler • generalisierte Muskelhypertrophie möglich • meist normale mentale Entwicklung, jedoch zunehmend Übergänge zu Walker-Warburg-Syndrom und Muskel-Auge-Gehirn-Erkrankung mit entsprechenden MRT-Veränderungen beschrieben	19q13.3/FKRP (Fukutin-related Protein, allelisch mit LGMD 2I)
Rigid-Spine-Syndrom (RSMD1)	• relativ seltene Erkrankung • führende axiale Schwäche mit früher Entwicklung eines Rigid-Spine-Syndroms (Rigidität der spinalen Extensoren) • Skoliose, Kontrakturen (u. a. der Achillessehne und Nackenmuskeln) • frühe restriktive Ventilationsstörung (Beatmungsnotwendigkeit bereits in der 2. Lebensdekade) • Gehfähigkeit relativ unbeeinträchtigt	1p36-p35/SEPN1 (Selenoprotein N1, Glykoprotein im endoplasmatischen Retikulum)
Kollagen-VI-assoziierte Myopathien (Bethlem-Myopathie/ CMD Typ Ullrich [UMDC])	• beide Erkrankungen unterscheiden sich ausschließlich im klinischen Schweregrad, wobei die Bethlem-Myopathie die benignere Form darstellt • Hypermobilität distaler Gelenke • proximale Kontrakturen • skleroatonische Muskeldystrophie • häufig ausgeprägte Beteiligung der Atemmuskulatur bei CMD Typ Ullrich, bei Bethlem-Myopathie nur im Endstadium	• 21q22.3/α1/α2-Kollagen-VI-Kette (COL 6A1/A2) • 2q37/ α3-Kollagen-VI-Kette (COL 6A3)
kongenitale Muskeldystrophien mit ZNS Beteiligung[1)]		
Fukuyama-Typ (FCMD)	• meist in japanischer Bevölkerung • muskuläre Hypotonie • Kontrakturen möglich • Gehfähigkeit wird nicht erlangt • mentale Retardierung • Epilepsie häufig • strukturelle Veränderungen des Gehirns in Überschneidung zu Muskel-Auge-Gehirn-Erkrankung (Pachygyrie, Lissenzephalie, hypoplastischer Hirnstamm und zerebelläre Auffälligkeiten)	9q31–q33/Fukutin

5

Tab. 5.10 Fortsetzung.

Typ	wesentliche klinische Kriterien	Genort/Genprodukt
Muskel-Auge-Gehirn-Erkrankung (Muscle Eye Brain Disease, MEBD)	• ausgeprägte Schwäche, Spastik im Verlauf, Gehfähigkeit wird nur selten erlangt • Pseudohypertrophie mit Zungenhypertrophie häufig • schwere mentale Retardierung • großer Kopf, prominente Stirn, flaches Mittelgesicht • strukturelle Veränderungen des Gehirns: Lissenzephalie, Pachygyrie, Veränderungen an Auge, Hirnstamm und Kleinhirn • schwere Myopie, retinale Hypoplasie, Glaukom, Strabismus	1p34–p33/POMGNT 1 (Protein-O-linked-Mannose-β1,2-N-Azetylglukosaminyltransferase 1)
Walker-Warburg-Syndrom (WWS)	• schwerste Dystroglykanopathie • mentale Retardierung • schwerer innerhalb der ersten 3 Lebensjahre letaler Verlauf aufgrund der zerebralen Beteiligung (Lissenzephalie, Pachygyrie, Hydrozephalus, Enzephalozele, Hypoplasie von Hirnstamm und Kleinhirn, Augenveränderungen) • Überlappungen zu Muskel-Auge-Gehirn-Erkrankung • bei POMT1-Mutationen auch milde Verläufe möglich	• 9q34.1/POMT1 (Protein-O-Mannosyltransferase 1) • 14q24.3/ POMT2 (Protein-O-Mannosyltransferase 2) Varianten: • 9q31–33/FMDC (Fukutin) • 19q13.3/FKRP (Fukutin-related Protein)
LARGE-related CMD (MDC 1D)	• schwere geistige Behinderung • bisher nur 1 Fall beschrieben	22q12.3/LARGE (Azetylglukosaminyl transferase-artiges Protein)
Integrinmangel-CMD	• sehr selten • verzögerte motorische Entwicklung (Gehfähigkeit im Alter von 2–3 Jahren)	12q13/Integrin α7 ITGA7
Lamin-A/C-assoziierte CMD	• „dropped head“, axiale Schwäche und Rigidität typisch • in schweren Fällen motorische Entwicklung völlig ausbleibend • Armschwäche proximal, Beinschwäche distal	1q21.2/LMNA

[1)] CMD werden meist autosomal-rezessiv vererbt, nur in Einzelfällen werden autosomal-dominante Formen bei der CMD Typ Ullrich und der Bethlem-Myopathie berichtet [15]

5.8.2 Krankheitsbilder

Klassische kongenitale Muskeldystrophie mit Merosinmangel (Merosinopathie)

► **Ätiologie, Pathogenese.** Die Ursache dieser relativ häufigen kongenitalen Muskeldystrophie ist ein partielles oder vollständiges Fehlen der α2-Kette von Laminin (auch Merosin genannt). Man spricht bei dieser Erkrankung auch von Merosinopathie oder Laminin-2-negativer CMD.

Laminine sind extrazelluläre Glykoproteine aus jeweils 3 verschiedenen Ketten (α, β, γ), die mit der Zellmembran verschiedenster Zelltypen über Integrine (im Skelettmuskel zusätzlich über α-Dystroglykan) und mit Kollagen IV verbunden sind. Sie formen ein eigenes extrazelluläres Netzwerk und beeinflussen Adhäsion, Differenzierung, Wachstum, Form und Migration der Zellen. Laminin 2 ist das spezifische Laminin der Basalmembranen der Skelettmuskel-, Schwann- und Trophoblastzellen [171].

► **Klinik.** Klinisch bestehen meist eine ausgeprägte generalisierte muskuläre Hypotonie und eine Schwäche bereits im Neugeborenenalter, Gelenkkontrakturen sowie eine Verzögerung der motorischen Entwicklung. Die geistige Entwicklung der Kinder ist gewöhnlich normal ([97], [98]). Dennoch können leukodystrophische Veränderungen im MRT nachweisbar sein.

► **Diagnostik.** Die Diagnose wird gestützt durch den immunhistochemischen Nachweis des α2-Lamininketten-(Merosin-)Mangels in der Haut- oder Muskelbiopsie. Die Diagnose kann auch pränatal immunhistochemisch aus Trophoblastengewebe gestellt werden. Das Mutationsscreening fötaler DNA ist aufgrund der vielen Exons des LAMA2-Gens und fehlender sog. Hot Spots (Regionen mit einer Häufung von Mutationen) problematisch [387].

Kongenitale Muskeldystrophie Typ Fukuyama

► **Epidemiologie.** Der Fukuyama-Typ der CMD (Fukuyama congenital muscular Dystrophy, FCMD), der mit schweren Entwicklungsdefekten des ZNS verbunden ist, wurde bisher fast ausschließlich in Japan (0,7–1,2 pro 10 000 Geburten), selten in Australien und in den Niederlanden beobachtet ([382], [384]). Es wird geschätzt, dass etwa jeder 80. Japaner heterozygoter Träger eines mutierten FCMD-Gens ist [384].

▶ **Genetik.** Der Genlokus befindet sich auf Chromosom 9q31–33 [382]. Das FCMD-Gen kodiert das Protein Fukutin, wobei bereits mehrere Mutationen des Gens nachgewiesen wurden [200]. Die Funktion des in Herz- und Skelettmuskel sowie Hirn und Pankreas vorkommenden Fukutins ist bisher nicht abschließend geklärt. Dabei handelt es sich nicht um ein Strukturprotein der Zelle, sondern um ein extrazelluläres Protein, das Einfluss auf Formation und Festigung der Basalmembran nimmt.

▶ **Klinik.** Die klinischen Merkmale sind symmetrische, generalisierte Muskelschwäche, Gelenkkontrakturen, schwere geistige Defekte und Fehlbildungen des Gehirns (Mikropolygyrie der Großhirn- und Kleinhirnhemisphäre). Die meisten betroffenen Kinder erlernen das Stehen und Laufen nicht, verschlechtern sich in ihren motorischen Fähigkeiten nach dem 5.–6. Lebensjahr und werden selten älter als 10 Jahre.

Es wurde eine klinische Subgruppe beschrieben, deren Patienten im Gegensatz zur typischen Verlaufsform das Laufen erlernten. Dies legt die Existenz allelischer Varianten der FCMD nahe [201]. Der Phänotyp scheint bei nur partiellem Merosinmangel milder ausgeprägt zu sein.

Fukutinmutationen wurden auch bei der milden Form der Gliedergürteldystrophie LGMD2I beschrieben, die mit schwerer dilatativer Kardiomyopathie einhergehen kann [279].

Walker-Warburg-Syndrom (zerebrookulomuskuläres Syndrom)

▶ **Genetik.** Bei der Mehrzahl der Patienten finden sich Mutationen der POMT1- und POMT2-Gene (▶ Tab. 5.10), die den Prozess der Glykosylierung des α-Dystroglykans negativ beeinflussen.

▶ **Charakteristika.** Das Walker-Warburg-Syndrom stellt die schwerste Erkrankungsform der Dystroglykanopathien dar. Die meisten Patienten sterben im 3. Lebensjahr. Kennzeichnend sind neben der klinisch ausgeprägten muskulären Symptomatik die schwere und häufig frühzeitig letale ZNS-Beteiligung (Pflasterstein-Lissenzephalie, Kleinhirnfehlbildungen, Hydrozephalus, Dandy-Walker-Zyste, okzipitale Enzephalozele, Mikrophthalmie). Häufige Augenfehlbildungen umfassen die Katarakt, Optikusatrophie, retinale Dysplasie oder deren Ablösung ([79], [93], [97], [373]).

Muskel-Auge-Gehirn-Erkrankung

▶ **Epidemiologie, Genetik.** Die Muskel-Auge-Gehirn-Erkrankung (Muscle Eye Brain Disease, MEBD; syn. Typ Santavuori) gilt als mildere Variante des Walker-Warburg-Syndroms und wurde initial überwiegend an finnischen Patienten beschrieben. Ursächlich ist eine Mutation des POMGNT 1-Gens, das die Protein-O-linked-Mannose-β1,2-N-Azetylglukosaminyltransferase 1 kodiert ([79], [375]).

▶ **Klinik, Diagnostik.** Die MEBD ist neben der muskulären Symptomatik durch eine schwere und rasch progrediente Myopie und eine Entwicklungsverzögerung gekennzeichnet. Spätestens im 5. Lebensjahr kommt es zu einer rapiden motorischen Verzögerung und der Entwicklung von Spastik und Kontrakturen. Häufig wird eine muskuläre Pseudohypertrophie unter anderem auch der Zunge beschrieben.

Die okuläre Beteiligung der Erkrankung umfasst häufig Glaukom, Strabismus, Optikus- und/oder Retinaatrophie. Das Gehirn weist strukturelle Veränderungen in Form von Fehlbildungen der Gyri (frontoparietal betonte Pachygyrie, okzipitale Polymikrogyrie) auf. Das Kleinhirn ist vorhanden, jedoch häufig dys- oder hypoplastisch. Die weiße Substanz ist meist fleckförmig verändert. Histologisch sind die Kortexschichten aufgelöst und die Differenzierung zwischen grauer Substanz und Pia mater aufgehoben (sog. Pflastersteinkortex analog dem Walker-Warburg-Syndrom ([79], [97], [324]).

Myopathie mit α7-Integrinmangel

▶ **Definition.** Mutationen im α7-Integrin-Gen auf Chromosom 12q13 sind Ursache einer sehr seltenen, bisher an 3 Fällen beschriebenen Myopathie, die sich in der frühen Kindheit manifestiert und durch eine motorische Entwicklungsverzögerung gekennzeichnet ist ([169], [283], [311]).

▶ **Ätiologie, Pathogenese.** Integrine sind Membranglykoproteine, die interzellulären sowie Zell-Matrix-Interaktionen dienen. α7β1-Integrin, ein Heterodimer aus α7-Integrin und β1-Integrin, wird auf Chromosom 12q13 kodiert [422]. α7-Integrin wird vor allem in der Skelett- und Herzmuskelzelle exprimiert. Es dient als spezifischer Rezeptor für die Proteine Laminin 1, 2 und 4 auf der Basalmembran der Skelettmuskelzelle und beeinflusst die Myogenese. Mutationen im α7-Integrin-Gen (ITGA7-Gen) auf Chromosom 12q13 führen zu einem Mangel an α7-Integrin und einer fehlerhaften Bindung mit β1-Integrin ([244], [410]).

▶ **Klinik.** Alle Patienten wiesen einen deutlichen motorischen Entwicklungsrückstand und bei Geburt einen Tortikollis auf. Sie erlangten eine Gehfähigkeit erst nach Vollendung des 2. Lebensjahres. Dabei waren jedoch weiterhin proximale Paresen auffällig. In einem Fall bestand eine mentale Retardierung. Ein Patient zeigte ausgeprägte Kontrakturen und verstarb mit 13 Monaten an respiratorischer Insuffizienz. Der dritte Patient wurde im 12. Lebensjahr rollstuhlpflichtig [283] und beklagte eine deutliche Ateminsuffizienz.

5

Kollagen-VI-assoziierte Myopathien (kongenitale Muskeldystrophie Typ Ullrich, Bethlem-Myopathie)

▶ **Epidemiologie, Genetik.** Kollagen-VI-assoziierte Myopathien vereinen muskuläre Symptome und Auffälligkeiten des Bindegewebes. Otto Ullrich beschrieb diese Konstellation 1930 als „atonisch-sklerotische Muskeldystrophie" und betonte damit die Koinzidenz einer vermehrten Überstreckbarkeit distaler Gelenke und Paresen mit eher proximal lokalisierten Kontrakturen [397]. Die Bethlem-Myopathie wurde erstmals 1976 erwähnt bei 3 niederländischen Familien mit insgesamt 28 Patienten, die an einer autosomal-dominant vererbten Myopathie mit relativ gutartigem Verlauf erkrankt waren [35].

5

Die Mutationen des Kollagen-VI-Gens wurden 1996 zunächst bei der Bethlem-Myopathie nachgewiesen [192]. Inzwischen gelten die Mutationen aller 3 Kollagen-VI-Gene als Ursache der sich lediglich in ihrer klinischen Schwere unterscheidenden Erkrankungen, wobei die Bethlem-Myopathie die mildere Verlaufsform darstellt. Bei einigen Patienten mit typischem immunhistochemischem Befund sind keine entsprechenden molekulargenetischen Veränderungen nachweisbar.

▶ **Klinik, Verlauf**

▶ **Muskulatur.** Diese Myopathien sind gekennzeichnet durch Paresen und Atrophien im Gliedergürtelbereich und multiple Gelenkkontrakturen. Die Erkrankung manifestiert sich in der Regel bereits in den ersten beiden Lebensjahren. Frühe Krankheitssymptome können jedoch schon intrauterin (Minderbewegung) oder bei Geburt (Tortikollis, Kontrakturen, proximale Paresen) vorliegen ([35], [193]). Die Kontrakturen betreffen zunächst die distalen Gelenke der 2.–5. Finger (Beugekontrakturen) und greifen ca. in der 2.–3. Lebensdekade auf die proximalen Finger- und die Handgelenke über. Beugekontrakturen in Ellenbogen-, Knie- und Fußgelenken sind ebenso häufig wie Fußstreckerkontrakturen mit Achillessehnenverkürzungen. Mitunter sind sie auch im Bereich der Wirbelsäule zu beobachten, bestehen jedoch typischerweise nicht im Nacken ([35], [193], [312]).

Die *Bethlem-Myopathie* verläuft langsam progredient. Typisch dafür ist eine leichte motorische Entwicklungsverzögerung mit Hypotonie und Watschelgang, die sich mit Eintritt der Pubertät zunächst normalisiert. Ab dem 30. Lebensjahr tritt eine erneute Progredienz ein. Etwa 2 Drittel der Patienten sind nach dem 50. Lebensjahr auf den Rollstuhl angewiesen. Respiratorische Beeinträchtigungen finden sich lediglich im Endstadium der Erkrankung.

▶ **Herz.** Eine kardiale Beteiligung ist sehr selten und wurde nur kasuistisch berichtet ([87], [128], [129]).

Bei der kongenitalen Muskeldystrophie *Typ Ullrich* hingegen entwickeln sich bereits in der ersten Lebensdekade erhebliche motorische und respiratorische Beeinträchtigungen.

Literatur

[1] **Acsadi** G, Lochmüller H, Jani A et al. Efficient dystrophin expression in muscles of mdx mice after adenovirusmediated in vivo gene transfer. Hum Gene Ther 1996; 7: 129–140

[2] **Ahlberg** G, Jakobsson F, Fransson A et al. Distribution of muscle degeneration in Welander distal myopathy – a magnetic resonance imaging and muscle biopsy study. Neuromuscul Disord 1994; 4: 55–62

[3] **Ahlberg** G, von Tell D, Borg K et al. Genetic linkage of Welander distal myopathy to chromosome 2 p13. Ann Neurol 1999; 46: 399–404

[4] **Alberts** B, Bray D, Lewis J et al. Molekularbiologie der Zelle. 3. Aufl. Weinheim: VCH; 1995: 941ff

[5] **Allamand** V, Broux O, Bourg N et al. Genetic heterogeneity of autosomal recessive limb-girdle muscular dystrophy in a genetic isolate (Amish) and evidence for a new locus. Hum Mol Genet 1995; 4: 459–463

[6] **Anderson** JE, Weber M, Vargas C. Deflazacort increases laminin expression and myogenic repair, and induces early persistent functional gain in mdx mouse muscular dytsrophy. Cell Transplant 2000; 9: 551–564

[7] **Apponi** LH, Leung SW, Williams KR et al. Loss of nuclear poly(A)-binding protein 1 causes defects in myogenesis and mRNA biogenesis. Hum Mol Genet 2010; 19: 1058–1065

[8] **Arahata** K, Ishiura S, Ishiguro T et al. Immunostaining of skeletal and cardiac muscle surface membrane with antibody against Duchenne muscular dystrophy peptide. Nature 1989; 333: 861–862

[9] **Argov** Z, Sadeh M, Mazor K et al. Muscular dystrophy due to dysferlin deficiency in Libyan Jews. Brain 2000; 123: 1229–1237

[10] **Arts** WF, Bethlem J, Volkers WS. Further evidence on benign myopathy with autosomal dominant inheritance. J Neurol 1978; 217: 201–206

[11] **Au** Y, Atkinson RA, Guerrini R et al. Solution structure of ZASP-PDZ Domain: implications for sarcomere ultrastructure and enigma family redundancy. Structure 2004; 12: 611–622

[12] **Azibi** K, Bachner L, Beckmann JS et al. Severe childhood autosomal recessive muscular dystrophy with the deficiency of the 50 kDa dystrophin-associated glycoprotein maps to chromosome 13q12. Hum Mol Genet 1993; 2: 1423–1428

[13] **Bacon** PA, Smith B. Familial muscular dystrophy of late onset. J Neurol Neurosurg Psychiatry 1971; 34: 93–97

[14] **Bailey** RO, Marzulo DC, Hans MB. Infantile facioscapulohumeral muscular dystrophy: new observations. Acta Neurol Scand 1986; 74: 51–58

[15] **Baker** NL, Mörgelin M, Peat R et al. Dominant collagen VI mutations are a common cause of Ullrich congenital muscular dystrophy. Hum Mol Genet 2005; 14 (2): 279–293

[16] **Bakker** E, Wijmenga C, Vossen RH et al. The FSHD-linked locus D4F104S1 (p13E-11) on chromosome 4q35 has a homologue on 10qter. Muscle Nerve 1995; 2: 39–44

[17] **Bakker** E, van Ommen GJB. Duchenne and Becker muscular Dystrophy (DMD and BMD). In: Emery AEH, ed. Neuromuscular Disorders: clinical and molecular Genetics. Chichester, New York: Wiley; 1998: 59–85

[18] **Balduc** V, Marlow G, Boycottet KM et al. Recessive mutations in the putative calcium-activated chloride channel Anoctamin 5 cause proximal LGMD2L and distal MMD3 muscular dystrophies. Am J Hum Genet 2010; 86: 213–221

[19] **Barletta** R di, Ricci E, Galluzzi G et al. Different mutations in the LMNA gene cause autosomal dominant and autosomal recessive Emery Dreifuss muscular dystrophy. Am J Hum Genet 2000; 66: 1407–1412

[20] **Barnes** S.A myopathic family with hypertrophic, pseudohypertrophic, atrophic and terminal (distal in upper extremities) stages. Brain 1932; 55: 1–46

[21] **Barohn** RJ, Levine EJ, Olson JO et al. Gastric hypomotility in Duchenne's muscular dystrophy. N Engl J Med 1988; 319: 15 – 18

[22] **Bartoloni** L, Horrigan SK, Viles KD et al. Use of a CEPH meiotic breakpoint panel t refine the locus of limb-girdle muscular dystrophy type 1A (LGMD1A) to a 2-Mb interval on 5q31. Genomics 1998; 54: 250–255

[23] **Barton-Davis** ER, Cordier L, Shoturma DI et al. Aminoglycoside antibiotics restore dystrophin function to skeletal muscles of mdx mice. J Clin Invest 1999; 104: 375–381

[24] **Bashir** R, Strachan T, Keers S et al. A gene for autosomal recessive limb-girdle muscular dystrophy maps to chromosome 2 p. Hum Mol Genet 1994; 3: 455–457

[25] **Bashir** R, Britton S, Strachan T et al. A gene related to Caenorhabditis elegans spermatogenesis factor fer-1 is mutated in limb-girdle muscular dystrophy type 2B. Nature Genet 1998; 20: 37–42

[26] **Baydur** A, Layne E, Aral H et al. Long term non-invasive ventilation in the community for patients with musculoskeletal disorders: 46 year experience and review. Thorax 2000; 55: 4–11

[27] **Becker** P. Dominant autosomal muscular dystrophy with early contractures and cardiomyopathy (Hauptmann-Thannhauser). Hum Genet 1986; 76: 184

[28] **Becker** PE, Kiener F. Eine neue X-chromosomale Muskeldystrophie. Arch Psychiatr Z Neurol 1955; 193: 427–448

[29] **Beckmann** JS, Richard I, Hillaire D et al. A gene for limb-girdle muscular dystrophy maps to chromosome 15 by linkage. C R Acad Sci Paris 1991; 312: 141–148

[30] **Beckmann** JS, Bushby KMD. Advances in the molecular genetics of the limb-girdle type of autosomal recessive progressive muscular dystrophy. Curr Op Neurol 1996; 9: 389–393

[31] **Beggs** AH, Hoffman EP, Snyder JR et al. Exploring the molecular basis for variability among patients with Becker muscular dystrophy: dystrophin gene and protein studies. Am J Hum Genet 1991; 49: 54–67

[32] **Bejaoui** K, Hirabayashi K, Hentati F et al. Linkage of Miyoshi Myopathy (distal autosomal recessive muscular dystrophy) locus to chromosome 2 p12–14. Neurology 1995; 45: 768–772

[33] **Ben Hamida** M, Ben Hamida C, Zouari M et al. Limb-girdle muscular dystrophy 2C: clinical aspects. Neuromuscul Disord 1996; 6: 493–494

[34] **Ben Othmane** K, Ben Hamida M, Pericak-Vance M et al. Linkage of Tunisian autosomal recessive Duchenne-like muscular dystrophy to the pericentromeric region of chromosome 13q. Nat Genet 1992; 2: 315–317

[35] **Bethlem** J, Wijngaarden GK. Benign myopathy, with autosomal dominant inheritance. A report of three pedigrees. Brain 1976; 99: 91–100

[36] **Betz** RC, Schoser BG, Kasper D et al. Mutations in CAV3 cause mechanical hyperirritability of skeletal muscle in rippling muscle disease. Nat Genet 2001; 28: 218–219

[37] **Bialer** MG, Bruns DE, Kelly TE. Muscle enzymes and isoenzymes in Emery-Dreifuss muscular dystrophy. Clin Chem. 1990; 36: 427–430

[38] **Bialer** MG, McDaniel NG, Kelly TE. Progression of cardiac disease in Emery-Dreifuss muscular dystrophy. Clin Cardiol 1991; 14: 411–416

[39] **Biancheri** R, Falace A, Tessa A et al. POMT 2 gene mutation in limb-girdle muscular dystrophy with inflammatory changes. Biochem Biophys Res Commun 2007; 363: 1033–1037

[40] **Biggar** WD, Gingras M, Fehlings DL et al. Deflazacort treatment of Duchenne muscular dystrophy. J Pediatr 2001; 138: 45 – 50

[41] **Bione** S, Maestrini E, Rivella S et al. Identification of a novel X-linked gene responsible for Emery-Dreifuss muscular dystrophy. Nat Genet 1994; 8: 323–327

[42] **Bisceglia** L, Zoccolella S, Torraco A et al. A new locus on 3p23-p25 for an autosomal-dominant limb-girdle muscular dystrophy, LGMD1H. Eur J Hum Genet 2010; 18: 636–641

[43] **Blumen** SC, Sadeh M, Korczyn AD et al. Intranuclear inclusions in oculopharyngeal muscular dystrophy among Bukhara Jews. Neurology 1996; 46: 1324–1328

[44] **Blumen** SC, Brais B, Korczyn AD et al. Homozygotes for oculopharyngeal muscular dystrophy have a severe form of the disease. Ann Neurol 1999; 46: 115–118

[45] **Blumen** SC, Bouchard JP, Brais B et al. Cognitive impairment and reduced life span of oculopharyngeal muscular dystrophy homozygotes. Neurology 2009; 73: 596–601

[46] **Blumen** SC, Korczyn AD, Lavoie H et al. Oculopharyngeal MD among Bukhara Jews is due to a founder (GCG)9 mutation in the PABP2 gene. Neurology 2000; 55: 1267–1270

[47] **Bonaldo** P, Braghetta P, Zanetti M et al. Collagen VI deficiency induces early onset myopathy in the mouse: an animal model for Bethlem myopathy. Hum Mol Genet 1998; 7: 2135–2140

[48] **Bonifati** MD, Ruzza G, Bonometto P et al. A multicenter, double-blind, randomized, trial of deflazacort versus prednisone in Duchenne muscular dystrophy. Muscle Nerve 2000; 23: 1344–1347

[49] **Bonne** G, Di Barletta MR, Varnous S et al. Mutations in the gene encoding lamin A/C cause autosomal dominant Emery-Dreifuss muscular dystrophy. Nat Genet 1999; 21: 285–288

[50] **Bonne** G, Mercuri E, Muchir A et al. Clinical and molecular genetic spectrum of autosomal dominant Emery-Dreifuss muscular dystrophy due to mutations of the lamin A/C gene. Ann Neurol 2000; 48: 170–180

[51] **Bönnemann** CG, Modi R, Noguchi S et al. Mutations in the dystrophinassociated glycoprotein beta-sarcoglycan (A3b) cause autosomal muscular dystrophy with disintegration of the sarcoglycan complex. Nature Genet 1995; 11: 266–273

[52] **Bönnemann** CG, Passos-Bueno MR, McNally EM et al. Genomic screening for beta-sarcoglycan gene mutations: missense mutations may cause severe limb-girdle muscular dystrophy type 2E (LGMD2E). Hum Mol Genet 1996; 5: 1953–1961

[53] **Bouchard** JP, Gagné F, Tomé FM et al. Nuclear inclusions in oculopharyngeal muscular dystrophy in Quebec. Can J Neurol Sci 1989; 16: 446–450

[54] **Bouchard** JP, Brais B, Tomé FM. Oculopharyngeal muscular Dystrophy. In: Emery AE, ed. Neuromuscular Disorders. Wiley; 1998: 157–79

[55] **Bradley** WG, Jones MZ, Mussini JM et al. Becker-type muscular dystrophy. Muscle Nerve 1978; 1: 111

[56] **Brais** B, Xie YG, Sanson M et al. The oculopharyngeal muscular dystrophy locus maps to the region of the cardiacalpha and beta myosin heavy chain gene on chromosome 14q11.2-q13. Hum Mol Genet 1995; 4: 429–434

[57] **Brais** B, Bouchard JP, Xie YG et al. Short GCG expansion in the PABP2 gene cause oculopharyngeal muscular dystrophy. Nat Genet 1998; 18: 164–167

[58] **Bresolin** N, Castelli E, Comi P et al. Cognitive impairment in Duchenne muscular dystrophy. Neuromuscul Disord 1994; 4: 359

[59] **Brockington** M, Yuva Y, Prandini P et al. Mutations in the fukutin-related protein gene (FKRP) identify limb girdle muscular dystrophy 2I as a milder allelic variant fo congenital muscular dystrophy MDC 1C. Hum Mol Genet 2001; 10: 2851–2859

[60] **Brooke** MH, Griggs RC, Mendell JR et al. The natural history of Duchenne muscular dystrophy: a caveat for therapeutic trials. Trans Amer Neurol Ass 1981; 106: 195

[61] **Brooke** MH, Fenichel GM, Griggs RC et al. Clinical investigation in Duchenne dystrophy. Muscle Nerve 1983; 6: 91–103

[62] **Brouwer** OF, Padberg GW, Bakker E et al. Early onset facioscapulohumeral muscular dystrophy. Muscle Nerve 1995; 2: 67–72

[63] **Buckley** AE, Dean J, Mahy IR. Cardiac involvement in Emery-Dreifuss muscular dystrophy: a case series. Heart 1999; 82: 105–108

[64] **Bushby** KM, Tambyayah M, Gardner-Medwin D. Prevalence and incidence of Becker muscular dystrophy. Lancet 1991; 337: 1022–1024

[65] **Bushby** K. Towards the classification of the autosomal recessive limbgirdle muscular dystrophies. Neuromuscul Disord 1996; 6: 439–441

[66] **Bushby** KM, Pollitt C, Johnson MA et al. Muscle pain as a prominent feature of facioscapulohumeral muscular dystrophy (FSHD). four illustrative case reports. Neuromuscul Disord 1998; 8: 574–579

[67] **Bushby** K, Finkel R, Birnkrant DJ et al. Diagnosis and management of Duchenne muscular dystrophy, part 1: diagnosis, and pharmacological and psychosocial management. Lancet Neurol 2010; 9: 77–93

5

[68] **Bushby** K, Finkel R, Birnkrant DJ et al. Diagnosis and management of Duchenne muscular dystrophy, part 2: implementation of multidisciplinary care. Lancet Neurol 2010; 9: 177–189

[69] **Cacurri** S, Piazzo N, Deidda G et al. Sequence homology between 4qter and 10qter loci facilitates the instability of subtelomeric Kpn1 repeats implicated in facioscapulohumeral muscular dystrophy. Am J Hum Genet 1998; 63: 181–190

[70] **Calado** A, Tomé FM, Brais B et al. Nuclear inclusions in oculopharyngeal muscular dystrophy consist of poly(A) binding protein 2 aggregates wich sequester poly(A) RNA. Hum Mol Genet 2000; 9: 2321–2328

[71] **Campbell** KP. Three muscular dystrophies: Loss of cytoskeleton-extracellular matrix linkage. Cell 1995; 80: 675–679

[72] **Carbone** I, Bruno C, Sotgia F et al. Mutation in the CAV3 gene causes partial caveolin-3 deficiency and persistent elevated levels of serum creatine kinase. Neurology 2000; 54: 1373–1376

[73] **Cartegni** L, di Barletta MR, Barresi R et al. Heart-specific localization of emerin: new insights into Emery-Dreifuss muscular dystrophy. Hum Mol Genet 1997; 6: 2257–2264

[74] **Chakrabarti** A, Pearce JM. Scapuloperoneal syndrome with cardiomyopathy: report of a family with autosomal dominant inheritance and unusual features. J Neurol Neurosurg Psychiatry 1981; 44: 1146–1152

[75] **Chinnery** PF, Johnson MA, Walls TJ et al. A novel autosomal dominant distal myopathy with early respiratory failure: clinico-pathologic characteristics and exclusion of linkage to candidate genetic loci. Ann Neurol 2001; 4: 443–452

[76] **Chutkow** JG, Heffner RR, Kramer AA et al. Adult-onset autosomaldominant limb-girdle muscular dystrophy. Ann Neurol 1986; 20: 240–248

[77] **Clement** EM, Godfrey C, Tan J et al. Mild POMGnT1 mutations underlie a novel limb-girdle muscular dystrophy variant. Arch Neurol 2008; 65: 137–141

[78] **Cohen** HJ, Molnar GE, Taft LT. The genetic relationship of progressive muscular dystrophy (Duchenne type) and mental retardation. Develop Med Child Neurol 1968; 10: 754–765

[79] **Cormand** B, Pihko H, Bayes M et al. Clinical and genetic distinction between Walker-Warburg syndrome and muscle-eye-brain disease. Neurology 2001; 56: 1059–1069

[80] **Coster** W de, De Reuck J, Thiery E. A late onset autosomal dominant form of limb girdle muscular dystrophy. Eur Neurol 1974; 12: 159–172

[81] **Couet** J, Li S, Okamoto T et al. Identification of peptide and protein ligands for the caveolin-scaffolding domain: Implications for the interaction of caveolin with caveolae-associated proteins. J Biol Chem 1997; 272: 6525–6533

[82] **D'Amico** A, Tessa A, Bruno C et al. Expanding the clinical spectrum of POMT1 phenotype. Neurology 2006; 66: 1564–1567

[83] **Dabauvalle** MC, Muller E, Ewald A et al. Distribution of emerin during the cell cycle. Eur J Cell Biol 1999; 78: 749–756

[84] **Davies** JE, Wang L, Garcia-Oroz L et al. Doxycycline attenuates and delays toxicity of the oculopharyngeal muscular dystrophy mutation in transgenic mice. Nat Med 2005; 11: 672–677

[85] **Davies** JE, Sarkar S, Rubinsztein DC. Trehalose reduces aggregate formation and delays pathology in a transgenic mouse model of oculopharyngeal muscular dystrophy. Hum Mol Genet 2006; 15: 23–31

[86] **De Sandre-Giovannoli** A, Chaouch M, Kozlov S et al. Homozygous defects in LMNA, encoding lamin A/C nuclear-envelope proteins, cause autosomal recessive axonal neuropathy in human (Charcot-Marie-Tooth disorder type 2) and mouse. Am J Hum Genet 2002; 70: 726–736

[87] **de Visser** M, de Voogt WG, la Rivière GV. The heart in Becker muscular dystrophy, facioscapulohumeral dystrophy, and Bethlem myopathy. Muscle Nerve 1992; 15: 591–596

[88] **Deidda** G, Cacurri S, Piazzo N et al. Direct detection of 4q35 rearrangements implicated in facioscapulohumeral muscular dystrophy (FSHD). J Med Genet 1996; 33: 361–365

[89] **Deschauer** M, Pushpa RJ, Gläser D et al. Klinische und molekulargenetische Befunde der Muskeldystrophie mit Anoctamin 5-Mutationen. Nervenarzt 2011; 82: 1596–1603

[90] **Desmedt** JE, Borenstein S. Regeneration in Duchenne muscular dystrophy: electromyographic evidence. Arch Neurol 1976; 33: 642

[91] **Deutekom** JC van, Bakker E, Lemmers RJ et al. Evidence for subtelomeric exchange of 3,3 kb tandemly repeated units between chromosome 4q35 and 10q26: implications for genetic counselling and etiology of FSHD1. Hum Mol Genet 1996; 5: 1997–2003

[92] **Di Barletta** RM, Ricci E, Galluzzi G et al. Different mutations in the LMNA gene cause autosomal dominant and autosomal recessive Emery-Dreifuss muscular dystrophy. Am J Hum Genet 2000; 66: 1407–1412

[93] **Dobyns** WB, Kirkpatrick JB, Hittner HM et al. Syndromes with lissencephaly II: Walker-Warburg and cerebro-oculo-muscular syndromes and a new syndrome with type II lissencephaly. Am J Med Genet 1985; 22: 157–195

[94] **Dreyfus** JC, Schapira G, Démos J. Nature of the Carrier State in progressive muscular Dystrophy. In: Walton JN, Canal N, Scarlato G, eds. Muscle Diseases. Proceedings of an International Congress. Amsterdam: Excerpta medica Foundation; 1970: 417–423

[95] **Driss** A, Amouri R, Hamida CB et al. A new locus for autosomal recessive limb-girdle muscular dystrophy in a large consanguineous Tunisian family maps to chromosome 19q13.3. Neuromuscul Disord 2000; 10: 240–246

[96] **Dubowitz** V, Brooke MH. Muscle Biopsy: a modern Approach. London: Saunders; 1973

[97] **Dubowitz** V. Congenital muscular Dystrophies. In: Emery AE, ed. Diagnostic Criteria for neuromuscular Disorders. 2. ed. London: Royal Society of Medicine Press; 1997: 23–24

[98] **Dubowitz** V. 50th ENMC international workshop: congenital muscular dystrophy. 28 February to 2 March 1997, Naarden, The Netherlands. Neuromuscul Disord 1997; 7: 539–547

[99] **Duggan** DJ, Fanin M, Pegoraro E et al. Alpha-sarcoglycan (adhalin) deficiency: complete deficiency patients are 5% of most childhood-onset dystrophin-normal muscular dystrophy and most partial deficiency patients do not have gene mutations. J Neurol Sci 1996; 140: 30–39

[100] **Duggan** DJ, Manchester K, Stears KP et al. Mutations in the deltasarcoglycan gene are a rare cause of autosomal recessive limb-girdle muscular dystrophy (LGMD2). Neurogenetics 1997; 1: 49–58

[101] **Duranceau** A. Cricopharyngeal myotomy in the management of neurogenic and muscular dysphagia. Neuromuscul Disord 1997; 7 (Suppl. 1): 85–89

[102] **Eger** K, Jordan B, Habermann S et al. Beevor's sign in facioscapulohumeral muscular dystrophy: an old sign with new inplications. J Neurol 2010; 257: 436–438

[103] **Ehrt** U, Krasnianski M. Alfred Hauptmann. Nervenarzt 2001; 72: 162–163

[104] **Ellis** JA, Brown CA, Tilley LD et al. Two distal mutations in the gene encoding emerin have profoundly different effects on emerin protein expression. Neuromuscul Disord 2000; 10: 24–30

[105] **Ellis** JA. Workshop report. 4th meeting on Emery-Dreifuss muscular dystrophy. Neuromuscul Disord 2001; 11: 417–420

[106] **Emery** AEH, Dreifuss FE. Unusual type of benign X-linked muscular dystrophy. J Neurol Neurosurg Psychiatry 1966; 29: 338–342

[107] **Emery** AEH, Skinner R. Clinical studies in benign (Becker-type) muscular dystrophy. Clin Genet 1976; 10: 189

[108] **Emery** AEH. X-linked muscular dystrophy with early contractures and cardiomyopathy (Emery-Dreifuss type). Clin Genet 1987; 32: 360–376

[109] **Emery** AEH. Emery-Dreifuss muscular dystrophy – a 40 year retrospective. Neuromuscul Disord 2000; 10: 228–232

[110] **Engel** J, Furthmayr H, Odermatt E et al. Structure and macromolecular organization of type VI collagen. Ann N Y Acad Sci 1985; 460: 25–37

[111] **Engelman** JA, Zhang XL, Galbiati F et al. Molecular genetics of the caveolin gene family: implications for human cancers, diabetes, Alz-

heimer disease, and muscular dystrophy. Am J Hum Genet 1998; 63: 1578–1587

[112] **England** SB, Nicholson LVB, Johnson MA et al. Very mild muscular dystrophy associated with the deletion of 46% dystrophin. Nature 1990; 343: 180–182

[113] **Erb** W. Über die juvenile Form der progressiven Muskelatrophie und ihre Beziehung zur sogenannten Pseudohypertrophie der Muskeln. Dt Archiv klin Medizin Bd. XXXIV; 1884

[114] **Erb** W. Dystrophia muscularis progressiva. Klinische und pathologischanatomische Studien. Dt Z Nervenheilkunde 1891; 1: 13–94 und 173–261

[115] **Ettinger** AJ, Feng G, Sanes JR. e-sarcoglycan, a broadly expressed homologue of the gene mutated in limb girdle muscular dystrophy 2D. J Biol Chem 1997; 272: 32 534–32 538

[116] **Eymard** B, Romero NB, Leturcq F et al. Primary adhalinopathy (alphasarcoglycanopathy): clinical, pathologic, and genetic correlation in 20 patients with autosomal recessive muscular dystrophy. Neurology 1997; 48: 1227–1234

[117] **Fairley** EA, Kendrick-Jones J, Ellis JA. The Emery-Dreifuss muscular dystrophy phenotype arises from aberrant targeting and binding of emerin at the inner nuclear membrane. J Cell Sci 1999; 112: 2571–2582

[118] **Fan** X, Rouleau GA. Progress in understanding the pathogenesis of oculopharyngeal muscular dystrophy. Can J Neurol Sci 2003; 30: 8–14

[119] **Fang** W, Huang CC, Chu NS et al. Childhood-onset autosomal-dominant limb-girdle muscular dystrophy with cardiac conduction block. Muscle Nerve 1997; 20: 286–292

[120] **Fanin** M, Danieli GA, Cadaldini M et al. Dystrophin-positive fibers in Duchenne dystrophy: origin and correlation to clinical course. Muscle Nerve 1995; 18: 1115–1120

[121] **Farah** MG, Evans EB, Vignos PJ. Echocardiographic evaluation of left ventricular function in Duchennès muscular dystrophy. Am J Med 1980; 69: 248

[122] **Fardeau** M, Eymaard B, Mignard C et al. Chromosome 15-linked limbgirdle muscular dystrophy: clinical phenotypes in Reunion Island and French metropolitan communities. Neuromuscul Disord 1996; 6: 447–453

[123] **Fatkin** D, MacRae C, Sasaki T et al. Missense mutations in the rod domain of the lamin A/C gene as causes of dilated cardiomyopathy and conduction-system disease. N Engl J Med 1999; 341: 1715–1724

[124] **Feit** H, Silbergleit A, Schneider LB et al. Vocal cord and pharyngeal weakness with autosomal dominant distal myopathy: clinical description and gene localization to 5q31. Am J Hum Genet 1998; 63: 1732–1742

[125] **Felber** S, Skladal D, Wyss M et al. Oral creatine supplementation in Duchenne muscular dystrophy: a clinical and 31Pmagnetic resonance spectroscopy study. Neurol Res 2000; 22: 145–150

[126] **Fenichel** GM, Sul YC, Kilroy AW et al. An autosomal dominant dystrophy with humeropelvic distribution and cardiomyopathy. Neurology 1982; 32: 1399–1401

[127] **Fidziańska** A, Rowińska-Marcińska K, Hausmanowa-Petrusewicz I. Coexistence of X-linked recessive Emery-Dreifuss muscular dystrophy with inclusion body myositis-like morphology. Acta Neuropathol 2004; 107(3): 197–203

[128] **Finsterer** J, Stollberger C. Cardiac involvement in primary myopathies. Cardiology 2000; 94: 1–11

[129] **Finsterer** J, Ramaciotti C, Wang CH et al. Cardiac findings in congenital muscular dystrophies. Pediatrics 2010; 126: 538–545

[130] **Fischer** D, Walter MC, Kesper K et al. Diagnostic value of muscle MRI in differentiating LGMD2I from other LGMDs. J Neurol 2005; 252: 538–547

[131] **Fishbein** MC, Siegel RJ, Thompson CE et al. Sudden death of a carrier of X-linked Emery-Dreifuss muscular dystrophy. Ann Intern Med 1993; 119: 900–905

[132] **Fisher** J, Upadhyaya M. Molecular genetics of facioscapulohumeral muscular dystrophy (FSHD). Neuromuscul Disord 1997; 7: 55–62

[133] **Fitzsimons** RB, Gurwin EB, Bird AC. Retinal vascular abnormalities in facioscapulohumeral muscular dystrophy. A general association with genetic and therapeutic implications. Brain 1987; 110: 631–648

[134] **Florence** JM, Fox PT, Planer J et al. Activity, creatine kinase, and myoglobin in Duchenne muscular dystrophy: a clue to etiology? Neurology (Minneap) 1985; 35: 758

[135] **Frosk** P, Weiler T, Nylen E et al. Lim-girdle muscular dystrophy type 2 H associated with mutation in TRIM32, a putative E3-ubiquitin-ligase gene. Am J Hum Genet 2002; 70: 663–672

[136] **Funakoshi** M, Tsuchiya Y, Arahata K. Emerin and cardiomyopathy in Emery-Dreifuss muscular dystrophy. Neuromuscul Disord 1999; 9: 108–114

[137] **Galbiati** F, Volonté D, Minetti C et al. Limb-girdle muscular dystrophy (LGMD1C) mutants of caveolin-3 undergo ubiquitation and proteasomal degradation. J Biol Chem 2000; 275: 37 702–37 711

[138] **Gamez** J, Navarro C, Andreu AL et al. Autosomal dominant limb-girdle muscular dytsrophy. A large kindred with evidence for anticipation. Neurology 2001; 56: 450–454

[139] **Gardner** RJ, Bobrow M, Roberts RG. The identification of point mutations in Duchenne muscular dystrophy patients by using reverse-transcription PCR and the protein truncation test. Am J Hum Genet 1995; 57: 311–320

[140] **Gasser** T, Dichgans M, Jurkat-Rott K et al. (Arbeitskreis Neurogenetik der Deutschen Gesellschaft für Neurologie). Molekulare Diagnostik erblicher neurologischer Erkrankungen. Positionspapier. Nervenarzt 2000; 71: 774–796

[141] **Gaul** C, Deschauer M, Tempelmann C et al. Cardiac involvement in limb-girdle muscular dystrophy 2I (LGMD2I) – conventional cardiac diagnostic and cardiovascular magnetic resonance (CMR). J Neurol 2006; 253: 1317–1322

[142] **Gilchrist** JM, Pericak-Vance M, Silverman L et al. Clinical and genetic investigations in autosomal dominant limb girdle muscular dystrophy. Neurology 1988; 37: 5–9

[143] **Godfrey** C, Escolar D, Brockington M et al. Fukutin gene mutations in steroidresponsive limb girdle muscular dystrophy. Ann Neurol 2006; 60: 603–610

[144] **Gospe** SM, Lazaro RP, Lava NS et al. Familial X-linked myalgia and cramps: a non progressive myopathy associated with a deletion in the dystrophin gene. Neurology 1989; 39: 1277–1280

[145] **Gozal** D, Thiriet P. Respiratory muscle training in neuromuscular disease: long-term effects on strength and load perception. Med Sci Sports Exerc 1999; 31: 1522–1527

[146] **Graham** JM, Rawnsley ES, Nordgren R et al. Autosomal dominant limb girdle muscular dystrophy with progressive cardiomyopathy. Am J Med Genet 1986; 25: 720–721

[147] **Graux** P, Carlioz R, Mekerke W et al. Emery-Dreifuss muscular dystrophy with major conduction disorders and cardiac excitability. Ann Cardiol Angeiol (Paris) 1993; 42: 554–560

[148] **Greenberg** SA, Salajegheh M, Judge DP et al. Etiology of limb girdle muscular dystrophy 1D/1E determined by laser capture microdissesction proteomics. Ann Neurol 2011; 71: 141–145

[149] **Grewal** RP, Karkera JD, Grewal RK, Detera-Wadleigh SD. Mutation analysis of oculopharyngeal muscular dystrophy in Hispanic American families. Arch Neurol 1999; 56: 1378–1381

[150] **Groen** EJ, Charlton R, Barresi R et al. Analysis of the UK diagnostic strategy for limb girdle muscular dystrophy 2A. Brain 2007; 130: 3 237–3 249

[151] **Guglieri** M, Straub V, Bushby K et al. Limb-girdle muscular dystrophies. Curr Opin Neurol 2008; 21: 576–584

[152] **Gundesli** H, Talim B, Korkusuz P et al.. Mutation in exon 1f of PLEC, leading to disruption of plectin isoform 1f, causes autosomal-recessive limb-girdle muscular dystrophy. Am J Hum Genet 2010; 87: 834–841

[153] **Gueneau** L, Bertrand AT, Jais JP et al. Mutations of the FHL1 gene cause Emery-Dreifuss muscular dystrophy. Am J Hum Genet. 2009 Sep; 85(3): 338–353

5

[154] **Gurwin** EB, Fitzsimons RB, Sehmi KS et al. Retinal teleangiectasis in facioscapulohumeral muscular dystrophy with deafness. Arch Ophthalmol 1985; 103: 1695–1700

[155] **Hackman** P, Vihola A, Haravuori H et al. Tibial muscular dystrophy is a titinopathy caused by mutations in TTN, the gene encoding the giant skeletal-muscle protein titin. Am J Hum Genet 2002; 71: 492–500

[156] **Hackman** P, Sarparanta J, Lehtinen S et al. Welander distal myopathy is caused by a mutation in the RNA-binding protein TIA1. Ann Neurol 2012; DOI: 10.1002/ana.23831

[157] **Hackman** P, Sarparanta J, Lethinen S et al. Welander distal myopathy is caused by a mutation in the RNA-binding protein TIA1. Ann Neurol. 2013 Apr; 73(4): 500–509

[158] **Hanisch** F, Neudecker S, Wehnert M et al. Die Hauptmann-Thannhauser-Muskeldystrophie und Differenzialdiagnosen von Myopathien und Kontrakturen. Nervenarzt 2002; 73: 1004–1011

[159] **Hanisch** F, Grimm D, Zierz S et al. Frequency of the FKRP mutation c.826C > A in isolated hyperCKemia and limb girdle muscular dystrophy type 2 in German patients. J Neurol 2010; 257: 300–301

[160] **Haq** RU, Speer MC, Chu ML et al. Respiratory muscle involvement in Bethlem myopathy. Neurology 1999; 52: 174–176

[161] **Hara** Y, Balci-Hayta B, Yoshida-Moriguchi T et al. A dystroglycan mutation associated with limb-girdle muscular dystrophy. N Engl J Med 2011; 364: 939–946

[162] **Haravuori** H, Vihola A, Straub V et al. Secondary calpain3 deficiency in 2q-linked muscular dystrophy: titin is the candidate gene. Neurology 2001; 56: 869–877

[163] **Hardiman** O, Halperin JJ, Farrell MA et al. Neuropathic findings in oculopharyngeal muscular dystrophy. A report of seven cases and a review of the literature. Arch Neurol 1993; 50: 481–488

[164] **Harms** MB, Sommerville RB, Allred P et al. Exome sequencing reveals DNAJB6 mutations in dominantly-inherited myopathy. Ann Neurol 2012; 71: 407–416

[165] **Hassan** A, Jones LK, Milone M et al. Focal and other unusual presentations of fazioscapulohumeral muscular dystrophy. Muscle Nerve 2012; 46: 421–425

[166] **Hastings** BA, Groothuis DR, Vick NA. Dominantly inherited pseudohypertrophic muscular dystrophy with internalized capillaries. Arch Neurol 1980; 37: 709–714

[167] **Hauptmann** A, Thannhauser SJ. Muscular shortening and dystrophy – a heredofamilial disease. Arch Neurol Psychiatry 1941; 46: 654–666

[168] **Hauser** MA, Horrigan SK, Salmikangas P et al. Myotilin is mutated in limb girdle muscular dystrophy 1A. Hum Mol Genet 2000; 9: 2141–2147

[169] **Hayashi** YK, Chou FL, Engvall E et al. Mutations in the integrin alpha 7 gene cause congenital myopathy. Nat Genet 1998; 19: 94–97

[170] **Hein** H, Schucher B, Magnussen H. Intermittent assisted ventilation in neuromuscular diseases: course and quality of life. Pneumologie 1999; 53: S 89–90

[171] **Helbing-Leclerc** A, Topaloglu H, Tomé FMS et al. Readjusting the localisation of merosin (laminin alpha2-chain) deficient congenital muscular dystrophy locus on chromosome 6q22. C.R. Acad Sci Paris, Life Sci. 1995; 318: 1245–1252

[172] **Helliwell** TR, Ellis JM, Mountford RC et al. A truncated dystrophin lacking the C-terminal domain is localized at the muscle membrane. Am J Hum Genet 1992; 50: 508–514

[173] **Henricson** EK, Abresch RT, Cnaan A et al. The cooperative international neuromuscular research group duchenne natural history study: glucocorticoid treatment. Muscle Nerve. 2013 Jul; 48(1): 55–67

[174] **Heyck** H, Laudahn G. Die progressiv-dystrophischen Myopathien. Berlin: Springer; 1969

[175] **Hicks** D, Sarkozy A, Muelas N et al. A founder mutation in Anoctamin 5 is a major cause of limb-girdle muscular dystrophy. Brain 2011; 134; 171–182

[176] **Hill** ME, Creed GA, McMullan TF et al. Oculopharyngeal muscular dystrophy: phenotypic and genotypic studies in a UK population. Brain 2001; 124: 522–526

[177] **Hino** N, Kobayashi M, Shibata N et al. Clinicopathological study on eyes from cases of Fukuyama type congenital muscular dystrophy. Brain Dev 2001; 23: 97–107

[178] **Hoeltzenbein** M, Karow T, Zeller JA et al. Severe clinical expression in X-linked Emery-Dreifuss muscular dystrophy. Neuromuscul Disord 1999; 9: 166–170

[179] **Hoffman** EP, Brown RH, Kunkel LM. Dystrophin: the protein product of the Duchenne muscular dystrophy locus. Cell 1987; 51: 919–928

[180] **Horrigan** SK, Bartoloni L, Speer MC et al. A radiation hybrid breakpoint map of the acute myeloid leukemia (AML) and limb-girdle muscular dystrophy 1A (LGMD1A) regions of chromosome 5q31 localizing 122 expressed sequences. Genomics 1999; 57: 24–35

[181] **Howell** J. Is there a future for gene therapy? Neuromuscul Disord 1999; 9: 102–107

[182] **Huang** C, Zhou Q, Liang P et al. Characterization and in vivo functional analysis of splice variants of Cypher. J Biol Chem 2003; 278: 7360–7365

[183] **Huard** J, Lochmüller H, Acsadi G. The route of administration is a major determinant of the transduction efficiency of rat tissues by adenoviral recombinants. Gene Ther 1995; 2: 107–115

[184] **Hughes** MI, Hicks EM, Nevin NC et al. The prevalence of inherited neuromuscular disease in Northern Ireland. Neuromuscul Disord 1996; 6: 69–73

[185] **Hukins** CA, Hillman DR. Daytime predictors of sleep hypoventilation in Duchenne muscular dystrophy. Am J Respir Crit Care Med 2000; 161: 166–170

[186] **Ikeuchi** T, Asaka T, Saito M et al. Gene locus for autosomal recessive distal myopathy with rimmed vacuoles maps to chromosome 9. Ann Neurol 1997; 41: 432–437

[187] **Illa** I, Serrano C, Gallardo E et al. Distal anterior compartment myopathy: a new severe dystrophic phenotype linked to chromosome 2 p13. Neurology 1998; 50: 186

[188] **Illa** I, Serrano-Munuera C, Gallardo E, et al. Distal anterior compartment myopathy: a dysferlin causing a new muscular dystrophy phenotype. Ann Neurol 2001; 49: 130–134

[189] **Jeanpierre** M, Carrié A, Piccolo F et al. From adhalinopathies to alphasarcoglycanopathies: an overview. Neuromuscul Disord 1996; 6: 463–465

[190] **Jensen** V. The anaesthetic managementof a patient with Emery-Dreifuss muscular dystrophy. Can J Anaesth 1996; 43: 968–971

[191] **Jobsis** GJ, Bolhuis PA, Boers JM et al. Genetic localization of Bethlem myopathy. Neurology 1996; 46: 779–782

[192] **Jobsis** GJ, Keizers H, Vreijling JP et al. Type VI collagen mutations in Bethlem myopathy, an autosomal dominant myopathy with contractures. Nat Genet 1996; 14: 113–115

[193] **Jobsis** GJ, Boers JM, Barth PG et al. Bethlem myopathy: a slowly progressive congenital muscular dystrophy with contractures. Brain 1999; 122: 649–655

[194] **Karasoy** H, Sivakumar K, Dalakas MC. Unusual expression of laminin B1 in 3 patients with adult onset, limb-girdle muscular dystrophy (LGMD). Neurology 1997; 48 (Suppl.): 200–201

[195] **Karpati** G, Lochmüller H. Prospects of gene therapy for genetic skeletal muscle disease. Transfus Sci 1996; 17: 53 - 61

[196] **Karpati** G. Structural and molecular Basis of skeletal Muscle Diseases. Basel: ISN Neuropath Press; 2002

[197] **Karpati** G. Structural and molecular Basis of skeletal Muscle Diseases. Basel: ISN Neuropath Press; 2002

[198] **Karst** ML 1, Herron KJ, Olson TM. X-linked nonsyndromic sinus node dysfunction and atrial fibrillation caused by emerin mutation. J Cardiovasc Electrophysiol. 2008 May; 19(5): 510–515

[199] **Kimonis** VE, Kovach MJ, Waggoner B et al. Clinical and molecular studies in a unique family with autosomal dominant limb-girdle muscular dytsrophy and Paget disease of bone. Genet Med 2000; 2: 232–241

[200] **Kobayashi** K, Sasaki J, Kondo-Iida E et al. Structural organization, complete genomic sequences and mutational analyses of the Fukuyama-type congenital muscular dystrophy gene fukutin. FEBS Lett 2001; 489: 192–196

[201] **Kondo-Iida** E, Saito K, Tanaka H et al. Molecular genetic evidence of clinical heterogeneity in Fukuyama-type congenital muscular dystrophy. Hum Genet 1997; 99: 427–432

[202] **Krasnianski** M, Neudecker S, Eger K et al. Facioscapulohumeral muscular dystrophy. The spectrum of clinical manifestations and molecular genetic changes. Nervenarzt 2003; 74: 151–158

[203] **Krasnianski** M, Neudecker S, Eger K et al. Atypical phenotypes in patients with FSHD 4q35 deletion. Arch Neurol 2003; 60: 1421–1425

[204] **Krasnianski** M, Neudecker S, Eger K et al. Typical facioscapulohumeral dystrophy phenotype in patients without FSHD 4q35 deletion. J Neurol. 2003 Sep; 250(9): 1084–1087

[205] **Krause** KH, Schmitt HP, Hartmann A. Oculopharyngeal muscular dystrophy with neurogenic muscular atrophy. Syndrome or accidental coincidence? Nervenarzt 1981; 52: 79–84

[206] **Kraya** T, Eger K, Zierz S. Genotypes and phenotypes of distal myopathy. Clin Neurophysiol 2010; 121 (Suppl. 1): Klin Neurophysiol 2010; 41–43

[207] **Kraya** T, Kress W, Stoevesant D et al. Myofibrillary myopathy due to the ZASP mutation Ala147Thr: two cases with exclusively distal leg involvement. Nervenarzt 2012 Feb; 84(2): 209–213

[208] **Kunkel** LM, Monaco AP, Middlesworth W et al. Specific cloning of DNA fragments from the DNA from a patient with an X-chromosome deletion. Proc Natl Acad Sci USA 1985; 82: 4 778–4 782

[209] **Kuo** HJ, Maslen CL, Keene DR et al. Type VI collagen anchors endothelial basement membranes by interacting with type IV collagen. J Biol Chem 1997; 272: 26 522–26 529

[210] **Laing** NG, Laing BA, Meredith C et al. Autosomal dominant distal myopathy: linkage to chromosome 14. Am J Hum Genet 1995; 56: 422–427

[211] **Lamande** SR, Bateman JF, Hutchinson W et al. Reduced collagen VI causes Bethlem myopathy: a heterozygous COL6A1 nonsense mutation results in mRNA decay and functional haploinsufficiency. Hum Mol Genet 1998; 7: 981–989

[212] **Lamande** SR, Shields KA, Kornberg AJ et al. Bethlem myopathy and engineered collagen VI triple helical deletion prevent intracellular multimer assembly and protein secretion. J Biol Chem 1999; 274: 21 817–21 822

[213] **Landouzy** L, Dejerine J. De la myopathie atrophique progressive. Comptes rendus de l'Àcadémie des sciences, Paris, 1884, 98: 53–55

[214] **Landouzy** L, Dejerine J. De la myopathie atrophique progressive. Rev Med 1885; 5: 81–117, 253–366

[215] **Leivo** I, Engvall E. Merosin, a protein specific for basement membranes of Schwann cells, striated muscle, and trophoblast, is expressed late in nerve and muscle development. Proc Natl Acad Sci 1988; 85: 1544–1548

[216] **Lemmers** RJ, van der Maarel SM, van Deutekom JT et al. Inter- and intrachromosomal sub-telomeric rearrangements on 4q35; implications for facioscapulohumeral muscular dystrophy (FSHD) aetiology and diagnosis. Hum Mol Genet 1998; 7: 1207–1214

[217] **Lemmers** RJ, Wielen MJ van der Bakker E et al. Somatic mosaicism in FSHD often goes undetected. Ann Neurol 2004; 55: 845–850

[218] **Lemmers** RJ, Vliet P van der Klooster R et al. A unifying genetic model for facioscapulohumeral muscular dystrophy. Science 2010; 329: 1650–1653

[219] **Lemmers** RJ, O'Shea S, Padberg GW et al. Best practice guidelines in genetic diagnostics of facioscapulohumeral muscular dystrophy. Neuromuscul Disord 2012; 22: 463–470

[220] **Lemmers** RJ, Tawil R, Petek LM et al. Digenic inheritance of an SMCHD1 mutation and an FSHD-permissive D4Z4 allele causes facioscapulohumeral muscular dystrophy type 2. Nat Genet 2012; 44: 1370–1374

[221] **Lezza** AMS, Cormio A, Gerardi P et al. Mitochondrial DNA deletions in oculopharyngeal muscular dystrophy. FEBS Letters 1997; 418: 167–170

[222] **Liang** WC, Mitsuhashi H, Keduka E. TMEM43 mutations in Emery-Dreifuss muscular dystrophy-related myopathy. Ann Neurol 2011 Jun; 69(6):1005–1013

[223] **Lim** LE, Duclos F, Broux O et al. Beta-Sarcoglycan: characterization and role in limb-girdle muscular dystrophy linked to 4q12. Nat Genet 1995; 11: 257–265

[224] **Lindemann** E, Spaans F, Reulen J et al. Progressive resistance training in neuromuscular patients. Effects on force and surface electromyogramm. J Electromyogr Kinesiol 1999; 9: 379–384

[225] **Liu** J, Aoki M, Illa I et al. Dysferlin, a novel skeletal muscle gene, is mutated in Miyoshi myopathy and limb girdle muscular dystrophy. Nat Genet 1998; 20: 31–36

[226] **Ljunggren** A, Duggan D, McNally E et al. Primary adhalin deficiency as a cause of muscular dystrophy in patients with normal dystrophin. Ann Neurol 1995; 38: 367–372

[227] **Lochmüller** H, Petrof B, Pari G et al. Transient immunosuppression by FK506 permits sustained high level dystrophin expression after adenovirusmediated dystrophin minigene transfer to skeletal muscle of adult dystrophic [mdx] mice. Gene Ther 1996; 3: 706–716

[228] **McNally** EM, Duggan D, Gorospe JR et al. Human adhalin is alternatively spliced and the gene is located on chromosome 17q21. Proc Natl Acad Sci USA 1994; 91: 9 690–9 694

[229] **McNally** EM, Duggan D, Gorospe JR et al. Mutations that disrupt the carboxyl-terminus of gamma-sarcoglycan cause muscular dystrophy. Hum Mol Genet 1996; 5: 1841–1847

[230] **McNally** EM, Passos-Bueno MR, Bönnemann CG et al. Mild and severe muscular dystrophy caused by a single gamma-sarcoglycan mutation. Am J Hum Genet 1996; 59: 1040–1047

[231] **McNally** EM, Ly CT, Kunkel LM. Human (-sarcoglycan is highly related to a-sarcoglycan (adhalin), the limb girdle muscular dystrophy 2D gene. FEBS lett 1998; 422: 27–32

[232] **McNally** EM, de Sµ Moreira E, Duggan DJ et al. Caveolin-3 in muscular dystrophy. Hum Mol Genet 1998; 7: 871–877

[233] **Mahjneh** I, Bushby K, Pizzi A et al. Limb-girdle muscular dystrophy: a follow-up study of 79 patients. Acta Neurol Scand 1996; 94: 177–189

[234] **Mahjneh** I, Passos-Bueno MR, Zatz M et al. The phenotype of chromosome 2 p-linked limb-girdle muscular dystrophy. Neuromuscul Disord 1996; 6: 483–490

[235] **Mahjneh** I, Haravuori H, Paetau A et al. A distinct phenotype of distal myopathy in a large Finnish family. Neurology 2003; 61: 87–92

[236] **Malandrini** A, Scarpini C, Fabrizi GM et al. Early-onset benign limb-girdle myopathy with contractures and facial involvement affecting a father and daughter. J Neurol Sci 1995; 132: 195–200

[237] **Manilal** S, Nguyen thi Man, Sewry CA et al. The Emery-Dreifuss muscular dystrophy protein, emerin, is a nuclear membrane protein. Hum Mol Genet 1996; 5: 801–808

[238] **Manilal** S, Sewry CA, Nguyen thi Man et al. Diagnosis of X-linked Emery-Dreifuss muscular dystrophy by protein analysis of leucocytes and skin with monoclonal antibodies. Neuromuscul Disord 1997; 7: 63–66

[239] **Marconi** G, Pizzi A, Arimondi CG et al. Limb girdle muscular dystrophy with autosomal dominant inheritance. Acta Neurol Scand 1991; 83: 234–238

[240] **Markesbery** WR, Griggs RC, Leach RP et al. Late onset hereditary distal myopathy. Neurology 1974; 23: 127–134

[241] **Mathieu** J, Lapointe G, Brassard A et al. A pilot study on upper esophageal sphincter dilatation for the treatment of dysphagia in patients with oculopharyngeal muscular dystrophy. Neuromuscul Disord 1997; 7 (Suppl. 1): 100–104

[242] **Matsubara** S, Mizuno Y, Kitaguchi T et al. Fukuyama-type congenital muscular dystrophy: close relation between changes in the muscle basal lamina and plasma membrane. Neuromuscul Disord 1999; 9: 388–398

[243] **Matsumura** K, Tomé FM, Collee H et al. Deficiency of the 50K dystrophin associated glycoprotein in severe childhood autosomal recessive muscular dystrophy. Nature 1992; 359: 320–322

[244] **Mayer** U, Saher G, Fassler R et al. Absence of integrin alpha 7 causes a novel form of muscular dystrophy. Nat Genet 1997; 17: 318–323

[245] **Melia** MJ, Kubota A, Ortolano S et al. Limb-girdle muscular dystrophy 1F is caused by a microdeletion in the transportin 3 gene. Brain 2013; 136: 1508–1517

5

[246] **Merchut** MP, Zdonczyk D, Gujrati M. Cardiac transplantation in female Emery-Dreifuss muscular dystrophy. J Neurol 1990; 237: 316–319

[247] **Mercuri** E, Bushby K, Ricci E et al. Muscle MRI findings in patients with limb girdle muscular dystrophy with calpain 3 deficiency (LGMD2A) and early contractures. Neuromuscul Disord 2005; 15: 164–171

[248] **Meredith** C, Herrmann R, Parry C et al. Mutations in the slow skeletal muscle fiber myosin heavy chain gene (MYH7) cause laing early-onset distal myopathy (MPD1). Am J Hum Genet 2004; 75: 703–708

[249] **Merlini** L, Granata C, Dominici P et al. Emery-Dreifuss muscular dystrophy: report of five cases in a family and review of the literature. Muscle Nerve 1986; 9: 481–485

[250] **Merlini** L, Morandi L, Granata C et al. Bethlem myopathy: early-onset benign autosomal dominant myopathy with contractures. Description of two new families. Neuromuscul Disord 1994; 4: 503–511

[251] **Merlini** L, Villanova M, Sabatelli P et al. Decreased expression of laminin beta 1 in chromosome 21-linked Bethlem myopathy. Neuromuscul Disord 1999; 9: 326–329

[252] **Messina** DN, Speer MC, Pericak-Vance MA et al. Linkage of familial dilated cardiomyopathy with conduction defect and muscular dystrophy to chromosome 6q23. Am J Hum Genet 1997; 61: 909–917

[253] **Mihaylova** V, Müller T, Petrova I et al. Unique PABPN1 gene mutation in a large Bulgarian family with OPMD. J Neurol 2008; 255: 609–611

[254] **Milic** A, Daniele N, Lochmüller H et al. A third of LGMD2A biopsies have normal calpain 3 proteolytic activity as determined by an in vitro assay. Neuromuscul Disord 2007; 17: 148–156

[255] **Miller** G, Beggs AH, Towfighi J. Early onset autosomal dominant progressive muscular dystrophy presenting in childhood as a Becker phenotype – the importance of dystrophin and molecular genetic analysis. Neuromuscul Disord 1992; 2: 121–124

[256] **Miller** RG, Layzer RB, Mellenthin MA et al. Emery-Dreifuss muscular dystrophy with autosomal dominant transmission. Neurology 1985; 35: 1230–1233

[257] **Minetti** C, Sotgia F, Bruno C et al. Mutations in the caveolin-3 gene cause autosomal dominant limb-girdle muscular dystrophy. Nat Genet 1998; 18: 365–368

[258] **Mirabella** B, Silvestri G, de Rosa G et al. GCG genetic expansions in Italian patients with oculopharyngeal muscular dystrophy. Neurology 2000; 54: 608–614

[259] **Miyoshi** K, Saijo K, Kuryu Y et al. Four cases of distal myopathy in two families. Japan J Hum Genet 1967; 12: 113

[260] **Miyoshi** K, Tada Y, Iwasa M et al. Autosomal recessive distal myopathy observed characteristically in Japan. Japan J Hum Genet 1975; 20: 62–63

[261] **Miyoshi** K, Iwasa M, Kawai H. Autosomal recessive distal muscular-dystrophy: a new variety of distal muscular dystrophy predominantly seen in Japan. Nippon Rinsho (Tokyo) 1977; 35: 3 922–3 928

[262] **Miyoshi** K. Autosomal recessive distal muscular dystrophy as a new type of progressive muscular dystrophy. 17 cases in eight families including an autopsied case. Brain 1986; 109: 31–54

[263] **Mizuno** Y, Yoshida M, Nonaka I et al. Expression of utrophin (dystrophin related protein) and dystrophin associated glycoproteins in muscles from patients with Duchenne muscular dystrophy. Muscle Nerve 1994; 17: 206–216

[264] **Mohammadi** B, Bufler J, Kreß W et al. Okulopharyngeale Muskeldystrophie. Genetische Diagnostik einer Familie in Deutschland. Nervenarzt 2000; 71: 1003–1006

[265] **Mohire** MD, Tandan R, Fries TJ et al. Early-onset benign autosomal dominant linb-girdle myopathy with contractures (Bethlem myopathy). Neurology 1988; 38: 573–580

[266] **Moloney** E, Kiely JL, McDonnell T et al. Nocturnal nasal intermittent positive pressure ventilation (NIPPV) therapy for chronic respiratory failure: long-term effects. Ir Med J 1999; 92: 401–403

[267] **Mora** M, Cartegni L, Di Blasi C et al. X-linked Emery-Dreifuss muscular dystrophy can be diagnosed from skin biopsy or blood sample. Ann Neurol 1997; 42: 249–253

[268] **Morandi** L, Barresi R, DiBlasi C et al. Clinical heterogeneity of Adhalin deficiency. Ann Neurol 1996; 39: 196–202

[269] **Moreira** ES, Wiltshire TJ, Faulkner G et al. Limb-girdle muscular dystrophy Type 2G is caused by mutations in the gene encoding the sarcomeric protein telethonin. Nat Genet 2000; 24: 163–166

[270] **Moser** H, Emery AE. The manifesting carrier in Duchenne muscular dystrophy. Clin Genet 1974; 5: 271–284

[271] **Mostacciuolo** ML, Lombardi A, Cambissa V et al. Population data on benign and severe forms of X-linked muscular dystrophy. Hum Genet 1987; 75: 217–220

[272] **Muchir** A, Bonne G, van der Kooi AJ et al. Identification of mutations in the gene encoding lamins A/C in autosomal dominant limb girdle muscular dystrophy with atrioventricular conduction disturbances (LGMD1B). Hum Mol Genet 2000; 22: 1453–1459

[273] **Müller** T, Schröder R, Zierz S. GCG repeats and phenotype in oculopharyngeal muscular dystrophy. Muscle Nerve 2001; 24: 120–122

[274] **Müller** T, Krasnianski M, Witthaut R et al. Dilated cardiomyopathy may be an early sign of the C 826A Fukutin-related protein mutation. Neuromuscul Disord 2005; 15: 372–376

[275] **Müller** T, Deschauer M, Kolbe-Fehr F et al. Genetic heterogeneity in 30 German patients with oculopharyngeal muscular dystrophy. J Neurol 2006; 253: 892–895

[276] **Mueller** TJ, Kraya T, Stoltenburg G et al. Matrin3-Myopathy: Distal and axial myopathy without vocal cord involvement. Clin Neurophysiol 2010; 41: 97

[277] **Mummery** CU, Copeland SA, Rose MR. Scapular fixation in muscular dystrophy. Chochrane Database Syst Rev 2003; 3: CD003 278

[278] **Muntoni** F, Lichtarowicz-Krynska EJ, Sewry CA et al. Early presentation of X-linked Emery-Dreifuss muscular dystrophy resembling limbgirdle muscular dystrophy. Neuromuscul Disord 1998; 8: 72–76

[279] **Murakami** T, Hayashi YK, Noguchi S et al. Fukutin gene mutations cause dilated cardiomyopathy with minimal muscle weakness. Ann Neurol 2006; 60: 597–602

[280] **Nagano** A, Koga R, Ogawa M et al. Emerin deficiency at the nuclear membrane in patients with Emery-Dreifuss muscular dystrophy. Nat Genet 1996; 12: 254–259

[281] **Nagano** A, Arahata K. Nuclear envelope proteins and associated diseases. Curr Op Neurol 2000; 13: 533–539

[282] **Nakamoto** M, Nakano S, Kawashima S et al. Unequal crossing-over in unique PABP2 mutations in Japanese patients: a possible cause of oculopharyngeal muscular dystrophy. Arch Neurol 2002; 59: 474–477

[283] **Nakashima** H, Kibe T, Yokochi K. Congenital muscular dystrophy caused by integrin alpha7 deficiency. Dev Med Child Neurol 2009; 3: 245

[284] **Nevin** S. Two cases of muscular degeneration occuring in late adult life, with a review of the recorded cases of late progressive muscular dystrophy (late progressive myopathy). Q J Med 1936; 5: 51–68

[285] **Nguyen** K, Bassez G, Krahn M et al. Phenotypic study in 40 patients with dysferlin gene mutations: high frequency of atypical phenotypes. Arch Neurol 2007; 64: 1176–1182

[286] **Nigro** G, Comi L, Politano L et al. The incidence and evolution of cardiomyopathy in Duchenne muscular dystrophy. Int J Cardiol 1990; 26: 271–277

[287] **Nigro** V, de Sµ-Moreira E, Piluso G et al. Autosomal recessive limb-girdle muscular dystrophy, LGMD2F, is caused by a mutation in the delta-sarcoglycan gene. Nat Genet 1996; 14: 195–198

[288] **Nigro** V, Piluso G, Belsito A et al. Identification of a novel sarcoglycan gene at 5q33 encoding a sarcolemmal 35 kDa glycoprotein. Hum Mol Genet 1996; 5: 1179–1186

[289] **Noguchi** S, McNally EM, Ben Othmane K et al. Mutations in the dystrophin-associated protein gamma-sarcoglycan in chromosome 13 muscular dystrophy. Science 1995; 270: 819–822

[290] **Nonaka** I, Sunohara N, Ishiura S et al. Familial distal myopathy with rimmed vacuole and lamellar (myeloid) body formation. J Neurol Sci 1981; 51: 141–155

[291] **Nonaka** I, Sunohara N, Satoyoshi E et al. Autosomal recessive distal muscular dystrophy: a comparative study with distal myopathy with rimmed vacuole formation. Ann Neurol 1985; 17: 51–59

[292] **Norwood** F, de Visser M, Eymard B et al. EFNS Guideline Task Force. EFNS guideline on diagnosis and management of limb girdle muscular dystrophies. Eur J Neurol 2007; 14: 1305–1312

[293] **Norwood** FL, Harling C, Chinnery PF et al. Prevalence of genetic muscle disease in Northern England: in-depth analysis of a muscle clinic population. Brain 2009; 132: 3 175–3 186

[294] **Oexle** K, Herrmann R, Dodé C, et al. Neurosensory hearing loss in secondary adhalinopathy. Neuropediatrics 1996; 27: 32–36

[295] **Olsen** DB, Orngreen MC, Vissing J. Aerobic training improves exercise performance in facioscapulohumeral muscular dystrophy. Neurology 2005; 64: 1064–1066

[296] **Orrell** RW, Tawil R, Forrester J. Definitive molecular diagnosis of facioscapulohumeral muscular dystrophy. Neurology 1999; 52: 1 822–826

[297] **Overveld** PG van, Lemmers RJ, Sandkuijl LA et al. Hypomethylation of D4Z4 in 4q-linked and non-4q-linked facioscapulohumeral muscular dystrophy. Nat Genet 2003; 35: 315–317

[298] **Ozawa** E, Yoshida M, Suzuki A et al. Dystrophin-associated proteins in muscular dystrophy. Hum Mol Genet 1995; 4: 1711–1716

[299] **Padberg** GW. Facioscapulohumeral disease. Leiden University: Thesis; 1982

[300] **Padberg** GW, Brouwer OF, de Keizer RJ et al. On the significance of retinal vascular disease and hearing loss in facioscapulohumeral muscular dystrophy. Muscle Nerve 1995; 2: 73–80

[301] **Palenzuela** L, Andreu AL, Gàmez J et al. A novel autosomal dominant limb-girdle muscular dystrophy (LGMD 1F) maps to 7q32.1–32.2. Neurology 2003; 61: 404–406

[302] **Pan** TC, Zhang RZ, Pericak-Vance MA et al. Missense mutation in a von Willebrand factor type A domain of the alpha 3 (VI) collagen gene (COL6A3) in a familiy with Bethlem myopathy. Hum Mol Genet 1998; 7: 807–812

[303] **Panegyres** PK, Mastaglia FL, Kakulas BA. Limb girdle syndromes: clinical, morphological and electrophysiological studies. J Neurol Sci 1990; 95: 201–218

[304] **Paradas** C, Márquez C, Gallardo E et al. Source. X-linked Emery-Dreifuss muscular dystrophy and vacuoles: an immunohistochemical characterization. Muscle Nerve. 2005; 32: 61–65

[305] **Passos-Bueno** MR, Bashir R, Moreira ES et al. Confirmation of the 2 p locus for the mild autosomal recessive limb-girdle muscular dystrophy gene (LGMD2B) in three families allows refinement of the candidate region. Genomics 1995; 27: 192–195

[306] **Passos-Bueno** MR, Moreira ES, Roberds S et al. A common missense mutation in the adhalin gene in three unrelated Brazilian families with a relatively mild form of autosomal recessive limb-girdle muscular dystrophy. Hum Mol Genet 1995; 4: 1163–1167

[307] **Passos-Bueno** MR, Moreira ES, Marie SK et al. Main clinical features of three mapped autosomal recessive limb-girdle muscular dystrophies and estimated proportion of each form in 13 Brazilian families. J Med Genet 1996; 33: 97–102

[308] **Passos-Bueno** MR, Moreira ES, Vainzof M et al. Linkage analysis in autosomal recessive limb-girdle muscular dystrophy (AR LGMD) maps a sixth form to 5q33–34 (LGMD2F) and indicates that there is at least one more subtype of AR LGMD. Hum Mol Genet 1996; 5: 815–820

[309] **Pauzner** R, Blatt I, Mouallem M et al. Mitochondrial abnormalities in oculopharyngeal muscular dystrophy. Muscle Nerve 1991; 14: 947–952

[310] **Peat** RA, Smith JM, Compton AG et al. Diagnosis and etiology of congenital muscular dystrophy. Neurology 2008; 71: 312–321

[311] **Pegoraro** E, Cepollaro F, Prandini P et al. Integrin alpha 7 beta 1 in muscular dystrophy/myopathy of unknown etiology. Am J Pathol 2002; 160(6): 2135–2143

[312] **Pepe** G, Giusti B, Bertini E et al. A heterozygous splice mutation in COL6A1 leading to an in-frame deletion of the alpha 1 (VI) collagen chain in an italian family affected by Bethlem myopathy. Biochem Biophys Res Commun 1999; 258: 802–807

[313] **Pepe** G, Bertini E, Giusti B et al. A novel de novo mutation in the triple helix of the COL6A3 gene in a two-generation family affected by Bethlem myopathy. A diagnostic approach in the mutations screening of type VI collagen. Neuromuscul Disord 1999; 9: 264–271

[314] **Perie** S, Eymard B, Laccourreye L et al. Dysphagia in oculopharyngeal muscular dystrophy: a series of 22 French cases. Neuromuscul Disord 1997; 7 (Suppl. 1): 96–99

[315] **Piccolo** F, Roberds SL, Jeanpierre M et al. Primary adhalinopathy: a common cause of autosomal recessive muscular dystrophy of variable severity. Nat Genet 1995; 10: 243–245

[316] **Piccolo** F, Jeanpierre M, Leturcq F et al. A founder mutation in the gamma-sarcoglycan gene of Gypsies possibly predating their migration out of India. Hum Mol Genet 1996; 5: 2019–2022

[317] **Pinelli** G, Dominici P, Merlini L et al. Cardiologic evaluation in a family with Emery-Dreifuss muscular dystrophy. G Ital Cardiol 1987; 17: 589–593

[318] **Pratt** MF, Meyers PK. Oculopharyngeal muscular dystrophy: recent ultrastructural evidence for mitochondrial abnormalities. Laryngoscope 1986; 96: 368–373

[319] **Probst** A, Tackmann W, Stoeckli HR et al. Evidence for a chronic axonal atrophy in oculopharyngeal "muscular dystrophy". Acta Neuropathol (Berl) 1982; 57: 209–216

[320] **Puckett** RL, Moore SA, Winder TL et al. Further evidence of Fukutin mutations as a cause of childhood onset limb-girdle muscular dystrophy without mental retardation. Neuromuscul Disord 2009; 19: 352–356

[321] **Quijano-Roy** S, Mbieleu B, Bonnemann CG et al. De novo LMNA mutations cause a new form of congenital muscular dystrophy. Ann Neurol 2008; 64: 177–186

[322] **Ragot** T, Vincent N, Chafey P et al. Efficient adenovirus-mediated transfer of a human minidystrophin gene to skeletal muscle of mdx mice. Nature 1993; 361: 647–650

[323] **Rakovec** P, Zidar J, Sinkovec M et al. Cardiac involvement in Emery-Dreifuss muscular dystrophy: role of a diagnostic pacemaker. Pacing Clin Electrophysiol 1995; 18: 1721–1724

[324] **Ranta** S, Pihko H, Santavuori P et al. Muscle-eye-brain disease and Fukuyama type congenital muscular dystrophy are not allelic. Neuromuscul Disord 1995; 5: 221–225

[325] **Ray** PN, Belfall B, Duff C et al. Cloning of the breakpoint of an X;21 translocation associated with Duchenne muscular dystrophy. Nature 1985; 318: 672–675

[326] **Raz** V, Sterrenburg E, Routledge S et al. Nuclear entrapment and extracellular depletion of PCOLCE is associated with muscle degeneration in oculopharyngeal muscular dystrophy. BMC Neurol 2013; 13: 70, doi: 10.1186/1471-2377-13-70

[327] **Reed** UC. Congenital muscular dystrophy. Part II: A review of pathogenesis and therapeutic perspectives. Arq Neuropsiquiatr 2009; 67: 343–362

[328] **Restivo** DA, Ragona RM, Staffieri A et al. Successful botulinum toxin treatment of dysphagia in oculopharyngeal muscular dystrophy. Gastroenterology 2000; 119: 1416

[329] **Richard** I, Broux O, Allamand V et al. Mutations in the proteolytic enzyme calpain 3 cause limb-girdle muscular dystrophy type 2A. Cell 1995; 81: 27–40

[330] **Richard** I, Brenguier L, Dincer P et al. Multiple independent molecular etiology for limb-girdle muscular dystrophy type 2A patients from various geographical origins. Am J Hum Genet 1997; 60: 1128–1138

[331] **Roberds** S, Leturcq F, Allamand V et al. Missense mutations in the adhalin gene linked to autosomal recessive muscular dystrophy. Cell 1994; 78: 625–633

[332] **Rotthauwe** HW, Kowalewski S. Identifizierung heterozygoter Genträgerinnen der rasch progredienten rezessiv X-chromosomalen Muskeldystrophie (Typ Duchenne). Z Kinderheilk 1973; 115: 333–342

[333] **Rowińska-Marcińska** K, Szmidt-Salkowska E, Fidzianska A et al. Atypical motor unit potentials in Emery-Dreifuss muscular dystrophy (EDMD). Clin Neurophysiol. 2005 Nov; 116(11): 2520–2527

[334] **Sabatelli** P, Squarzoni S, Petrini S et al. Oral exfoliative cytology for the non-invasive diagnosis in X-linked Emery-Dreifuss muscular

dystrophy patients and carriers. Neuromuscul Disord 1998; 8: 67–71

[335] **Salvesen** R, Brautaset NJ. Oculopharyngeal muscular dystrophy in Norway. Survey of a large Norwegian family. Acta Neurol Scand 1996; 93: 281–285

[336] **Sanna** T, Dello Russo A, Toniolo D et al. Cardiac features of Emery-Dreifuss muscular dystrophy caused by lamin A/C gene mutations. Eur Heart J. 2003 24: 2227–2236

[337] **Sanyal** SK, Johnson WW. Cardiac conduction abnormalities in children with Duchenne's progressive muscular dystrophy: electrocardiographic features and morphologic correlates. Circulation 1982; 66: 853

[338] **Sarkozy** A, Deschauer M, Schrank B et al. Muscle MRI findings in limb girdle muscular dystrophy type 2 L. Neuromuscul Disord 2012; 22: S 122–S 129

[339] **Sarparanta** J, Jonson PH, Golzio C et al. Mutations affecting the cytoplasmic functions of the co-chaperone DNAJB6 cause limb-girdle muscular dystrophy. Nat Genet 2012; 44: 450–457

[340] **Sasaki** T, Hohenester E, Zhang RZ et al. A Bethlem myopathy Gly to Glu mutation in the van Willebrand factor A domain N2 of the collagen alpha 3 (VI) chain interferes with protein folding. FASEB J 2000; 14: 761–768

[341] **Scacheri** PC, Garcia C, Hébert R, Hoffman EP. Unique PABP2 mutations in "Cajuns" suggest multiple founders of oculopharyngeal muscular dystrophy in populations with French ancestry. Am J Med Genet 1999; 86: 477–81

[342] **Scherer** PE, Lisanti MP. Association of phosphofructokinase-M with caveolin-3 in differentiated skeletal myotubes: dynamic regulation by extra-cellular glucose and intracellular metabolites. J Biol Chem 1997; 272: 20 698–20 705

[343] **Schneidermann** LJ, Sampson WI, Schoene WC et al. Genetic studies of a family with autosomal dominant conditions: muscular dystrophy and Pelger-Huet anomaly. Am J Med 1969; 46: 380–393

[344] **Schober** R, Kreß W, Grahmann F et al. Unusual triplet expansion associated with neurogenic changes in a family with oculopharyngeal muscular dystrophy. Neuropathol 2001; 21: 45–52

[345] **Schröder** JM, Krabbe B, Weis J. Oculopharyngeal muscular dystrophy: clinical and morphological follow-up study reveals mitochondrial alterations and unique nuclear inclusions in a severe autosomal recessive type. Neuropathol Appl Neurobiol 1995; 21: 68–73

[346] **Selcen** D, Stilling G, Engel AG. The earliest pathologic alterations in dysferlinopathy. Neurology 2001; 56: 1472–1481

[347] **Selcen** D, Engel AG. Mutations in ZASP define a novel form of muscular dystrophy in humans. Ann Neurol 2005; 57: 269–276

[348] **Senderek** J, Garvey SM, Krieger M et al. Autosomal-dominant distal myopathy associated with a recurrent missense mutation in the gene encoding the nuclear matrix protein, matrin 3. Am J Hum Genet 2009; 84: 511–518

[349] **Senior** K. Duchenne muscular dystrophy improved by gentamicin. Mol Med Today 1999; 5: 461

[350] **Servidei** S, Capon F, Spinazzola A et al. A distinctive autosomal dominant vacuolar neuromyopathy linked to 19p13. Neurology 1999; 53: 830–837

[351] **Shackleton** S, Lloyd DJ, Jackson SN et al. LMNA, encoding lamin A/C, is mutated in partial lipodystrophy. Nat Genet 2000; 24: 153–156

[352] **Shields** RW, Engel AG, Franzini-Armstrong C. Limb girdle syndromes. Myology. New York: McGraw-Hill; 1994: 1258

[353] **Simonds** AK, Ward S, Heather S et al. Outcome of paediatric domiciliary mask ventilation in neuromuscular and skeletal disease. Eur Respir J 2000; 16: 476–481

[354] **Small** K, Iber J, Warren ST. Emerin deletion reveals a common X-chromosome inversion mediated by inverted repeats. Nat Genet 1997; 16: 96–99

[355] **Small** K, Warren ST. Emerin deletions occuring on both Xq28 inversion backgrounds. Hum Mol Genet 1998; 7: 135–139

[356] **Snow** WM, Anderson JE, Jakobson, LS. Neuropsychological and neurobehavioral functioning in Duchenne muscular dystrophy: a review. Neurosci Biobehav Rev 2013; 37: 743–752

[357] **Somer** H, Laulumaa V, Paljärvi L et al. Benign muscular dystrophy with autosomal dominant inheritance. Neuromuscul Disord 1991; 4: 267–273

[358] **Song** KS, Scherer PE, Tang ZL et al. Expression of caveolin-3 in skeletal, cardiac, and smooth muscle cells: caveolin-3 is a component of the sarcolemma and co-fractionates with dystrophin and dystrophinassociated glycoproteins. J Biol Chem 1996; 271: 15 160–15 165

[359] **Sorimachi** H, Kinbara K, Kimura S et al. Muscle-specific calpain, p94, responsible for limb-girdle muscular dystrophy type 2A, associates with connectin through IS 2, a p94-specific sequence. J Biol Chem 1995; 270: 31 158–31 162

[360] **Speer** MC, Yamaoka LH, Gilchrist JH et al. Confirmation of genetic heterogeneity in limb-girdle muscular dystrophy: linkage of an autosomal dominant form to chromosome 5q. Am J Hum Genet 1992; 50: 1211–1217

[361] **Speer** MC, Gilchrist JM, Chetkow JG et al. Evidence for locus heterogeneity in autosomal dominant limb girdle muscular dystrophy. Am J Hum Genet 1995; 57: 1–6

[362] **Speer** MC, Yamaoka LH, Stajich J et al. Bethlem myopathy is not allelic to limb-girdle muscular dystrophy type 1A. Am J Med Genet 1995; 58: 197–198

[363] **Speer** MC, Tandan R, Rao PN, Fries T et al. Evidence for locus heterogeneity in the Bethlem myopathy and linkage to 2q37. Hum Mol Genet 1996; 5: 1043–1046

[364] **Speer** MC, Vance JM, Grubber JM et al. Identification of a new autosomal dominant limb-girdle muscular dystrophy locus on chromosome 7. Am J Hum Genet 1999; 64: 556–562

[365] **Starling** A, Kok F, Passos-Bueno MR et al. A new form of autosomal dominant limb-girdle muscular dystrophy (LGMD1G) with progressive fingers and toes flexion limitation maps to chromosome 4p21. Eur J Hum Genet 2004; 12: 1033–1040

[366] **Stedman** H, Wilson JM, Finke R et al. Phase I clinical trial utilizing gene therapy for limb girdle muscular dytsrophy: alpha-, beta-, gamma-, or delta-sarkoglycan gene delivered with intramuscular instillations of adenoassociated vectors. Hum Gene Ther 2000; 11: 777–790

[367] **Stevenson** AC. Muscular dystrophy in Northern Ireland. I. An account of the condition in fifty-one families. Ann Eugen 1953; 18: 50–93

[368] **Stevenson** WG, Perloff JK, Weiss JN et al. Facioscapulohumeral muscular dystrophy: evidence for selective, genetic, electrophysiologic cardiac involvement. J Am Coll Cardiol 1990; 15: 292–299

[369] **Strach** K, Reimann J, Thomas D et al. ZASPopathy with childhood-onset distal myopathy. J Neurol 2012; 7: 1494–1496. DOI: 10.1007/s00 415-012-6 543-1.

[370] **Straub** V, Campbell KP. Muscular dystrophies and the dystrophin-glycoprotein complex. Curr Op Neurol 1997; 10: 168 – 175

[371] **Stuurman** N, Heins S, Aebi U. Nuclear lamins: their structure, assembly, and interactions. J Struct Biol 1998; 122: 42–66

[372] **Tachi** N, Tachi M, Sasaki K et al. Early-onset benign autosomaldominant limb-girdle myopathy with contractures (Bethlem myopathy). Pediatr Neurol 1989; 5: 232–236

[373] **Takada** K, Becker LE, Takashima S. Walker-Warburg-Syndrome with skeletal muscle involvement. Pediatr Neurosci 1987; 13: 202–209

[374] **Tang** ZL, Scherer PE, Okamoto T et al. Molecular cloning of caveolin-3, a novel member of the caveolin gene family expressed predominantly in muscle. J Biol Chem 1996; 271: 2255–2261

[375] **Taniguchi** K, Kobayashi K, Saito K et al. Worldwide distribution and broader clinical spectrum of muscle-eye-brain disease. Hum Mol Genet 2003; 12: 527–534

[376] **Tarnopolsky** M, Martin J. Creatine monohydrate increases strength in patients with neuromuscular disease. Neurology 1999; 52: 854–857

[377] **Tawil** R, van der Maarel S, Padberg GW et al. 171st ENMC International Workshop: standards of care and management of facioscapulohumeral muscular dystrophy. Neuromuscul Disord 2010; 20: 471–475

5

[378] **Taylor** EW. Progressive vagus-glossopharyngeal paralysis with ptosis. A contribution to the group of family diseases. J Nervous Ment Dis 1915; 42: 129–139

[379] **von Tell** D, Somer H, Udd B et al. Welander distal myopathy outside the Swedish population: phenotype and genotype. Neuromuscul Disord 2002; 6: 544–547

[380] **The FSHD Study Group**. A prospective, quantitative study of the natural history of facioscapulohumeral muscular dystrophy (FSHD): implications for therapeutic trials. Neurology 1997; 48: 38–46

[381] **Tinsley** JM, Potter AC, Phelps SR et al. Amelioration of the dystrophic phenotype of mdx mice using truncated utrophin transgene. Nature.1996; 384: 349–353

[382] **Toda** T, Segawa M, Nomura Y et al. Localisation of a gene for Fukuyama type congenital muscular dystrophy to chromosome 9q31–33. Nat Genet 1993; 5: 283–286

[383] **Toda** T, Yoshioka M, Nakahori Y et al. Genetic identity of Fukuyama-type congenital muscular dystrophy and Walker-Warburg syndrome. Ann Neurol 1995; 37: 99–101

[384] **Toda** T, Miyake M, Kobayashi K et al. Linkage-disequilibrium mapping narrows the Fukuyama-type congenital muscular dystrophy (FCMD) candidate region to < 100kb. Am J Hum Genet 1996; 59: 1313–1320

[385] **Tomé** FMS, Fardeau M. Nuclear inclusions in oculopharyngeal muscular dystrophy. Acta Neuropathol (Berl) 1980; 49: 85–87

[386] **Tomé** FMS, Chateau D, Helbling-Leclerc A et al. Morphological changes in muscle fibers in oculopharyngeal muscular dytsropha. Neuromuscul Disord 1997; 7 (Suppl. 1): 63–69

[387] **Tomé** FMS, Guicheney P, Fardeau M. Congenital muscular Dystrophies. In: Emery AEH, ed. Neuromuscular Disorders, clinical and molecular Genetics. Baffins Lane, England: Wiley; 1998: 21–57

[388] **Tomimitsu** H, Shimizu J, Ishikawa K et al. Distal myopathy with rimmed vacuoles (DMRV): new GNE mutations and splice variant. Neurology 2004; 62: 1607–1610

[389] **Toniolo** D, Bione S, Arahata K. Emery-Dreifuss muscular dystrophy. In: Emery AEH, ed. Neuromuscular Disorders, clinical and molecular Genetics. Baffins Lane, England: Wiley; 1998: 87–103

[390] **Toniolo** D, Minetti C. Muscular dystrophies: alterations in a limited number of cellular pathways. Curr Op Genet Dev 1999; 9: 275–282

[391] **Trueb** B, Winterhalter KH. Type VI collagen is composed of a 200 kD subunitand two 140 kD subunits. EMBO J 1986; 5: 2815–2819

[392] **Udd** B, Kääriäinen H, Somer H. Muscular dystrophy with seperate clinical phenotypes. Muscle Nerve 1991; 14: 1050–1058

[393] **Udd** B, Partanen J, Halonen P et al. Tibial muscular dystrophy. Late adult-onset distal myopathy in 66 Finnish patients. Arch Neurol 1993; 50: 604–608

[394] **Udd** B, Vihola A, Sarparanta J et al. Related articles. Titinopathies and extension of the M-line mutation phenotype beyond distal myopathy and LGMD2J. Neurology 2005; 64: 636–642

[395] **Udd** B. Molecular biology of distal muscular dystrophies – sarcomeric proteins on top. Biochim Biophys Acta 2007; 1772: 145–158

[396] **Udd** B. Distal myopathies – new genetic entities expand diagnostic challenge. Neuromuscul Disord 2012; 1: 5–12

[397] **Ullrich** O. Kongenitale atonisch-sklerotische Muskeldystrophie, ein weiterer Typus der heredodegenerativen Erkrankungen des Neuromuskulären Systems. Z Ges Neurol Psychiat 1930; 126: 171–220

[398] **Ura** S, Hayashi YK, Goto K et al. Limb-girdle muscular dystrophy due to emerin gene mutations. Arch Neurol. 2007 Jul; 64(7): 1038–1041

[399] **Vainzof** M, Passos-Bueno MR, Canovas M et al. The sarcoglycan complex in the six autosomal rezessive limb-girdle muscular dystrophies. Hum Mol Genet 1996; 5: 1963–1969

[400] **Van der Kooi** AJ, Barth PG, Busch HF et al. The clinical spectrum of limb girdle muscular dystrophy. A survey in the Netherlands. Brain 1996; 119: 1471–1480

[401] **Van der Kooi** AJ, Ledderhof TM, de Voogt WG et al. A newly recognized autosomal dominant limb girdle muscular dystrophy with cardiac involvement. Ann Neurol 1996; 39: 636–642

[402] **Van der Kooi** AJ, van Meegen M, Ledderhof TM et al. Genetic localization of a newly recognized autosomal dominant limb girdle muscular dystrophy with cardiac involvement (LGMD1B) to chromosome 1q11–21. Am J Hum Genet 1997; 60: 891–895

[403] **Van der Kooi** AJ, Visser MC, Rosenberg N et al. Extension of the clinical range of facioscapulohumeral dystrophy: report of six cases. J Neurol Neurosurg Psychiatry 2000; 69: 114–116

[404] **Van der Kooi** AJ, Frankhuizen WS, Barth PG et al. Limb-girdle muscular dystrophy in the Netherlands: gene defect identified in half the families. Neurology 2007; 68: 2125–2128

[405] **Van der Rest** M, Garrone R. Collagen family of proteins. FASEB J 1991; 5: 2814–2823

[406] **van der Sluijs** BM, van Engelen BG, Hoefsloot LH. Oculopharyngeal muscular dystrophy (OPMD) due to a small duplication in the PABPN1 gene. Hum Mutat. 2003; 21: 553

[407] **van Kesteren** RG, Kampelmacher MJ. Mechanical ventilation in neuromuscular diseases: do not start too early, but certainly not too late. Ned Tijdschr Geneeskd 2000; 144: 1249–1252

[408] **Vatta** M, Mohapatra B, Jimenez S et al. Mutations in Cypher/ZASP in patients with dilated cardiomyopathy and left ventricular non-compaction. J Am Coll Cardiol 2003; 42: 2014–2027

[409] **Verma** A, Bradley WG. Autosomal dominant limb-girdle muscular dystrophy. In: Lane RJM, Dekker M, eds. Handbook of muscle Disease. New York, Basel, Hong Kong: CRC Press; 1996

[410] **Vignier** N, Moghadaszadeh B, Gary F et al. Structure, genetic localization, and identification of the cardiac and skeletal muscle transcripts of the human integrin alpha7 gene (ITGA7). Biochem Biophys Res Commun 1999; 260: 357–364

[411] **Vincent** N, Ragot T, Gilgenkrantz H et al. Long-term correction of mouse dystrophic degeneration by adenovirus-mediated transfer of a minidystrophin gene. Nat Genet 1993; 5: 130–134

[412] **Visser** M de, Voogt WG de, la Riviere GV. The heart in Becker muscular dystrophy, facioscapulohumeral dystrophy, and Bethlem myopathy. Muscle Nerve 1992; 15: 591–596

[413] **Voit** T, Krogmann O, Lenard HG et al. Emery-Dreifuss muscular dystrophy: disease spectrum and differential diagnosis. Neuropediatrics 1988; 19: 62–71

[414] **Vuolteenaho** R, Nissinen M, Saino K et al. Human laminin M chain (merosin): complete primary structure, chromosomal assignment, and expression of the M and A chain in human fetal tissues. J Cell Biol 1994; 124: 381–394

[415] **Walter** MC, Reilich P, Lochmüller H et al. Creatine monohydrate in muscular dystrophies: a double blind, placebo-controlled clinical study. Neurology 2000; 54: 1848–1850

[416] **Walter** MC, Petersen JA, Stucka R et al. FKRP (826C > A) frequently causes limb-girdle muscular dystrophy in German patients. J Med Genet 2004; 41: e50

[417] **Walter** MC, Reilich P, Thiele S, Schessl J et al. Treatment of dysferlinopathy with deflazacort: a double blind, placebo controlled clinical trial. Orphanet Journal of Rare Diseases 8 2013; 26

[418] **Walton** JN, Natrass FJ. On the classification, natural history and treatment of the myopathies. Brain 1954; 77: 169–231

[419] **Walton** JN, Warwick CK. Osseus changes in myopathy. Br J Radiol 1954; 27: 1–15

[420] **Walton** JN, Race RR, Philip U. On the inheritance of muscular dystrophy. Ann Hum Genet 1955; 20: 1–38

[421] **Wang** CH, Leung M, Liang WC et al. Correlation between muscle involvement, phenotype and D4Z4 fragment size in facioscapulohumeral muscular dystrophy. Neuromuscul Disord 2012; 22: 331–338

[422] **Wang** W, Wu W, Desai T et al. Localization of the alpha-7 integrin gene (ITGA7) on human chromosome 12q13: clustering of integrin and Hox genes implies parallel evolution of these gene families. Genomics 1995; 26: 568–570

[423] **Wehnert** M, Muntoni F. Workshop report. Non X-linked Emery-Dreifuss muscular dystrophy. Neuromuscul Disord 1999; 9: 115–121

[424] **Weil** D, Mattei MG, Passage E et al. Cloning and chromosomal localization of human genes encoding the three chains of type VI collagen. Am J Hum Genet 1988; 42: 435–445

[425] **Weiler** T, Greenberg CR, Nylen E et al. Limb-girdle muscular dystrophy and Miyoshi myopathy in an aboriginal Canadian kindred map

to LGMD2B and segregate with the same haplotype. Am J Hum Genet 1996; 59: 872–878

[426] **Weiler** T, Greenberg CR, Zelinski T et al. A gene for autosomal recessive limb girdle muscular dystrophy in Manitoba Hutterites maps to chromosome region 9q31-q33: evidence for another LGMD locus. Am J Hum Genet 1998; 63: 140–147

[427] **Welander** L. Myopathia distalis tarda hereditaria. Acta Med Scand 1951; 141 (Suppl. 265): 1–24

[428] **von Wendt** LO, Autti-Ramo IS. Botulinum toxin for amelioration of knee contracture in Duchenne muscular dystrophy. Eur J Paediatr Neurol 1999; 3: 175–176

[429] **Wijmenga** C, Frants RR, Brouwer OF. Location of facioscapulohumeral muscular dystrophy on chromosome 4. Lancet 1990; 336: 651–653

[430] **Wijmenga** C, van Deutekom JC, Hewitt JE et al. Pulse field electophoresis of the D4F104S1 locus reveals the size and parental origin of the facioscapulohumeral muscular dystrophy (FSHD)-associated deletions. Genomics 1994; 19: 21–26

[431] **Winkler** G, Zifko U, Nader A et al. Dose-dependent effects of inspiratory muscle training in neuromuscular disorders. Muscle Nerve 2000; 23: 1257–1260

[432] **Witt** TN, Graner CG, Pongratz D et al. Autosomal dominant Emery-Dreifuss syndrome: evidence of a neurogenic variant of the disease. Eur Arch Psychiatr Neurol Sci 1988; 273: 230–236

[433] **Wong** KT, Dick D, Anderson JR. Mitochondrial abnormalities in oculopharyngeal muscular dystrophy. Neuromuscul Disord 1996; 6: 163–166

[434] **Worton** RG, Duff C, Sylvester JE et al. Duchenne muscular dystrophy involving translocation of the DMD gene next to ribosomal DNA genes. Science 1984; 224: 1447–1448

[435] **Yamanouchi** Y, Arikawa E, Arahata K et al. Limb-girdle muscular dystrophy: Clinical and pathologic reevaluation. J Neurol Sci 1995; 129: 15–20

[436] **Yamaoka** LH, Westbrook CA, Speer MC et al. Development of a microsatellite genetic map spanning 5q31-q33 and subsequent placement of the LGMD locus between D5S178 and IL9. Neuromuscul Disord 1994; 4: 471–475

[437] **Yates** JR, Wehnert M. The Emery-Dreifuss muscular dystrophy mutation database. Neuromuscul Disord. 1999; 9: 199

[438] **Yates** JR, Bagshaw J, Aksmanovic VMA et al. Genotype-phenotype analysis in X-linked Emery-Dreifuss muscular dystrophy and identification of a missense mutation associated with a milder phenotype. Neuromuscul Disord. 1999; 9: 159–165

[439] **Yorifuji** H, Tadano Y, Tsuchiya Y et al. Emerin, deficiency of which causes Emery-Dreifuss muscular dystrophy, is localized at the inner nuclear membrane. Neurogenetics 1997; 1: 135–140

[440] **Young** K, Foroud T, Williams P et al. Confirmation of linkage of limb-girdle muscular dystrophy, type 2, to chromosome 15. Genomics 1992; 13: 1370–1371

[441] **Zatz** M, Vainzof M, Passos-Bueno MR. Limb-girdle muscular dystrophy: one gene with different phenotypes, one phenotype with different genes. Curr Op Neurol 2000; 13: 511–517

[442] **Zhang** Q, Bethmann C, Worth NF et al. Nesprin-1 and -2 are involved in the pathogenesis of Emery Dreifuss muscular dystrophy and are critical for nuclear envelope integrity. Hum Mol Genet. 2007 Dec 1; 16(23): 2816–2833

[443] **Zeman** RJ, Peng H, Danon MJ et al. Clenbuterol reduces degeneration of exercised or aged dystrophic (mdx) muscle. Muscle Nerve 2000; 23: 521–528

6 Kongenitale Myopathien mit charakteristischen Strukturveränderungen

Torsten Kraya, Stephan Zierz

6.1 Einleitung, Klassifikation

► **Begriffsentwicklung.** Der deutsche Nervenarzt Oppenheim hat zu Beginn des 20. Jahrhunderts den Begriff „Myatonia congenita" geprägt und damit Krankheitsbilder bezeichnet, die bereits bei der Geburt vorhanden waren oder sich in den ersten 6–12 Lebensmonaten manifestierten. Nach seiner Beschreibung war die Myatonia congenita charakterisiert durch eine symmetrische muskuläre Atonie, Muskelschwäche mit Beteiligung der Atemmuskulatur, eventuell auch der Gesichts- und Schluckmuskulatur, Kontrakturen, abgeschwächte oder fehlende Muskeleigenreflexe, eine Gefährdung der Betroffenen durch interkurrente respiratorische Infektionen und eine Tendenz zur Rückbildung der Muskelsymptome im weiteren Krankheitsverlauf.

► **Klassifikation.** Die klinische Beschreibung der Myatonia congenita durch Oppenheim trifft weitgehend auf die Krankheitsbilder zu, die wir heute als kongenitale Myopathien bezeichnen. Allerdings gewann diese Krankheitsgruppe durch die Möglichkeit der histologischen Darstellung und das Erkennen spezieller Strukturanomalien von Muskelfasern schärfere Konturen, so dass heute mithilfe der Muskelbiopsie spezielle Krankheitsbilder der Gruppe der kongenitalen Myopathien exakter zugeordnet und von den progressiven Muskeldystrophien abgegrenzt werden können. Sie werden daher unter der Gruppe der kongenitalen Myopathien mit charakteristischen Strukturveränderungen zusammengefasst (► Tab. 6.1). Oft sind die histologischen Veränderungen jedoch nicht absolut spezifisch.

Neue Entwicklungen in der Molekulargenetik halfen, die kongenitalen Myopathien weiter zu differenzieren. Es zeigte sich, dass klinisch und auch myohistologisch sehr ähnliche Erkrankungen unterschiedliche genetische Ursachen haben können. Ebenso können unterschiedliche Strukturveränderungen durch Mutationen im gleichen Gen hervorgerufen werden.

► **Klinik.** Klinisch bestehen typischerweise bereits bei Geburt oder im frühen Säuglingsalter eine muskuläre Hypotonie (sog. Floppy Baby) und Schwäche sowie Hypo- oder Areflexie. Gelegentlich sind auch die Augen- und Gesichtsmuskeln betroffen oder Skelettanomalien festzustellen. Die muskulären Serumenzyme sind nicht oder nur leicht erhöht. Das EMG zeigt normale Befunde oder teils myopathisch, teils neurogen zu interpretierende Veränderungen. Der Verlauf kann sehr variabel sein: In der Mehrzahl sind die nicht oder nur langsam progredienten Erkrankungen kongenital oder sie beginnen im frühen Kindesalter; einzelne setzen auch erst im Erwachsenenalter ein; auch ein früher letaler Verlauf ist möglich.

Tab. 6.1 Übersicht über die kongenitalen Myopathien mit charakteristischen Strukturveränderungen.

Myopathie	Gene
Erkrankungen mit typischer Strukturveränderung und bekannten Gendefekten	
Nemalinmyopathie	ACTA1, NEB, TPM2, TPM3, TNNT1, CFL2, KHBTBD13, KLHL-40, KLHL-41
zentronukleäre (myotubuläre) Myopathie	DNM2, BIN1, RYR1, MTM1, MYF6
Multicore-Minicore-Myopathie	RYR1, SEPN1
Central-Core-Myopathie	RYR1, ACTA1
myofibrilläre Myopathien	DES, MYOT, ZASP, CRYAB, FLNC, BAC3, PLEC1
Spheroidkörperchen-Myopathie	MYOT
Hyalinkörperchen-Myopathie	MYH7
Reducing-Body-Myopathie	FHL1
sarkotubuläre Myopathie	TRIM32
kongenitale Fasertypendisproportion	ACTA1, TPM3, SEPN1
Cap-Myopathie	TPM2, TPM3, ACTA1
Erkrankungen mit Strukturveränderungen ohne bekannten Gendefekt	
Fingerprintkörperchen-Myopathie	
Zebrakörperchen-Myopathie	
Myopathien mit tubulären Aggregaten	
Zylindrische-Spiralkörperchen-Myopathie	
trilaminäre Myopathie	
Myopathie mit hexagonalen kristalloiden Strukturen	

▶ **Therapie.** Eine kausale Therapie ist bis heute bei keiner dieser Myopathien möglich. Die Therapie beinhaltet daher bei allen Formen der kongenitalen Myopathien prinzipiell dieselben unspezifischen, symptomatischen Maßnahmen.

6.2 Erkrankungen mit Strukturveränderung und Gendefekten

6.2.1 Nemalinmyopathie

Charakteristika, Epidemiologie

Es handelt sich vermutlich um die am häufigsten vorkommende Form einer kongenitalen Myopathie. Die Nemalinmyopathie (Synonym: Rod-Myopathie, Stäbchenmyopathie) wurde erstmals 1963 von Shy et al. beschrieben [177]. Die Erkrankung ist morphologisch durch lichtmikroskopisch sichtbare, 1–7 µm lange, stäbchenförmige Strukturen in den Muskelfasern charakterisiert, die Nemalin- oder Rodkörper (griech.: nema = Palisade, engl.: rod = Stäbchen). Nemalin-Rods, das histologische und namensgebende Merkmal, sind abnorme Aggregate im Bereich der Z-Streifen, die eine Unterbrechung bzw. Störung der dünnen Filamente bewirken.

Die Inzidenz wird auf 0,02 je 1000 Lebendgeburten geschätzt. Lediglich in Finnland wurde die Häufigkeit des Auftretens in einem relativ kleinen Areal untersucht; die Inzidenz betrug hier ca. 1 pro 500 000 [197]. Die NEM-5-Form hat in der amischen Population Nordamerikas eine Inzidenz von 1 pro 500 [83]. Es wird geschätzt, dass ca. 50 % der Fälle mit Nemalinmyopathie familiär (ca. 20 % autosomal-rezessiv, ca. 30 % autosomal-dominant) und ca. 50 % sporadisch auftreten.

Klinik

> **Merke**
>
> Klinische Leitsymptome sind muskuläre *Hypotonie* und *Paresen*. Die Paresen betreffen vor allem die Gesichtsmuskulatur, die Kopfbeugermuskeln und die proximalen, bei einigen Patienten bzw. im späteren Verlauf auch die distalen Extremitätenmuskeln. Die äußeren Augenmuskeln bleiben ausgespart.

Dysmorphe Stigmata werden häufig beobachtet, wie z. B. arachnodaktylieähnliche Anomalien, längsovale Gesichtsformen, Malokklusionen, Kyphoskoliose oder Hyperlordose, Pes cavus, Kontrakturen (Arthrogryposis) oder ein hoher („gotischer") Gaumen.

Respiratorische Komplikationen sind häufig. Das zentrale Nervensystem zeigt keine Auffälligkeiten, und die Intelligenz der Patienten ist meist normal. Eine Herzbeteiligung liegt meist nicht vor.

Diagnostik

▶ **Labor, Elektrophysiologie.** Die Creatinkinase ist normal oder nur geringfügig erhöht.

Das Spektrum der EMG-Untersuchung reicht von Normalbefunden, über myopathische Veränderungen bis zu neurogenen Auffälligkeiten bei fortgeschritteneren Krankheitsverläufen.

▶ **Histologie.** Bioptisch-histologisch sind die in Typ-I-, seltener in Typ-II-Fasern vorkommenden Nemalinstrukturen, in formalinfixiertem Material in der Hämatoxylin-Eosin- und der Van-Gieson-Färbung sehr leicht zu übersehen. Mit der Masson-Trichrom-Färbung können sie jedoch gut sichtbar gemacht werden. Am Gefrierschnitt eignet sich die Gomori-Trichrom-Färbung zur Darstellung der fuchsinophilen Rods (▶ Abb. 6.1). Sie lagern bevorzugt in subsarkolemmalen Haufen. Im Phasenkontrastmikroskop weisen sie eine den Z-Streifen entsprechende optische Dichte auf. Fasern mit Rods haben oft vesikuläre Kerne.

Häufig liegen die Faserkaliber aller Fasertypen unter dem Normwert; vor allem aber wird eine Typ-I-Atrophie bei Typ-I-Prädominanz beobachtet. Andererseits gibt es Fälle, bei denen Typ-II-Fasern fehlen. Eine gestörte Muskelfasertypen-Differenzierung wird daher bei der schweren kongenitalen Form der Nemalinmyopathie angenommen [195]. Unklar ist, ob die Faser-I-Prädominanz im Rahmen der Pathogenese entsteht oder ob sie Folge eines sekundären, kompensatorischen Mechanismus ist.

Die Nemalinstrukturen sind bei den betroffenen Kranken in sehr unterschiedlicher Häufigkeit in verschiedenen Muskelfasern zu finden. Bei einigen Patienten wurden diese Strukturen erst in der zweiten Muskelbiopsie gesehen, obwohl die Fasertypendisproportion bereits in der ersten Muskelbiopsie erkennbar war [197]. Die Nemalinstrukturen sind in der Regel im Zytoplasma zu finden. Intranukleäre Nemalinstrukturen wurden in der Muskelbiopsie von Patienten mit kongenitaler, rasch progredienter Form und bei wenigen Patienten mit adulter, aber progressiver Form gefunden ([4], [61], [139]), so dass der Nachweis intranukleärer Rods als Hinweis für eine ungünstige Prognose gewertet wurde. Nach wie vor wird die Frage diskutiert, ob Patienten mit intranukleären Rods eine eigene Krankheitsentität darstellen.

> 
>
> **Merke**
>
> Die Schwere der Muskelschwäche korreliert nicht mit der Häufigkeit der Rods; diese scheinen aber im Lauf der Jahre an Quantität zuzunehmen [154], [197]).

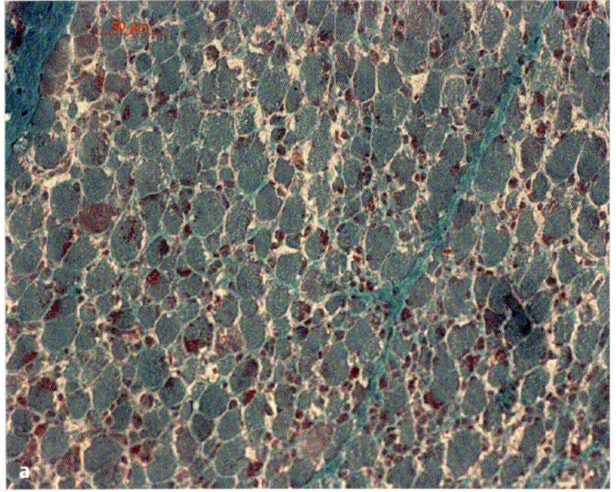

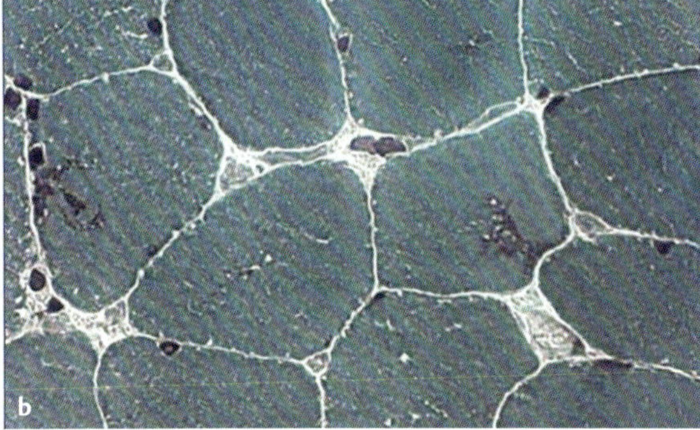

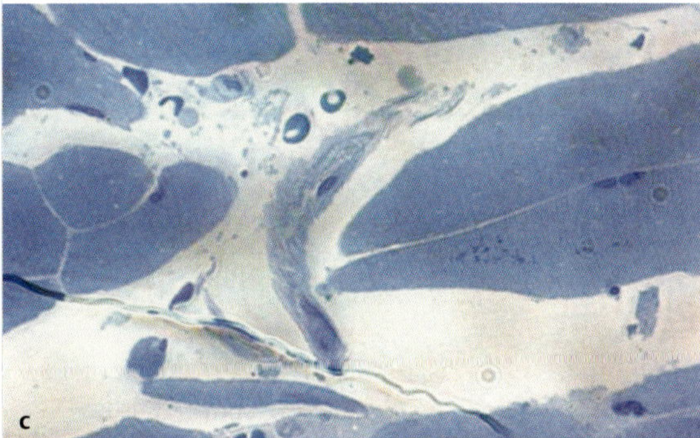

Abb. 6.1 Nemalinmyopathie.
a Befund bei einem 12 Monate alten Säugling (Gomori-Trichrom-Färbung).
b Gomori-Trichrom-Färbung.
c Semidünnschnitt.

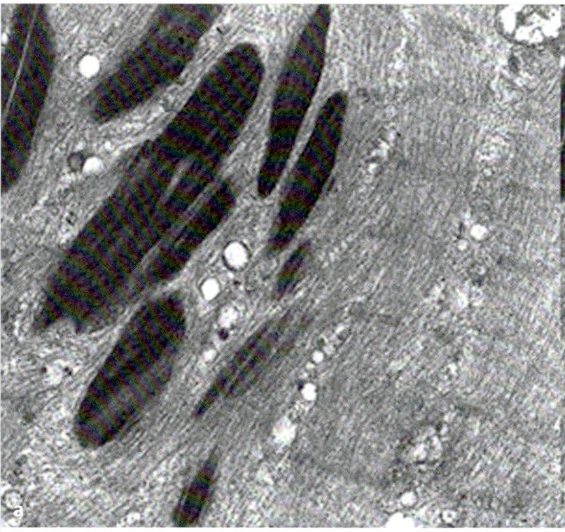

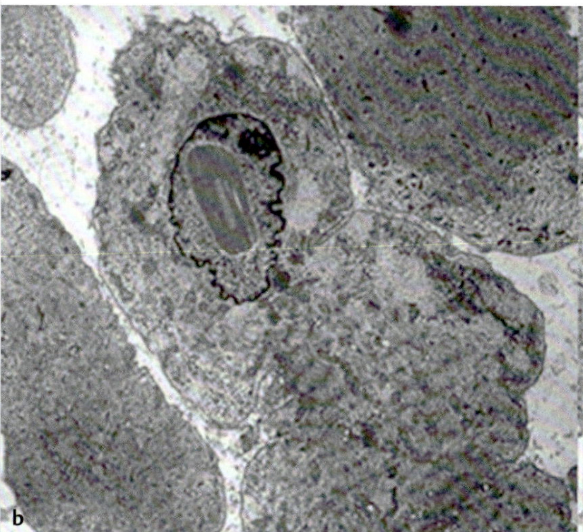

Abb. 6.2 Nemalinmyopathie.
a Elektronenmikroskopie: zytoplasmatische Rods variabler Größe.
b Elektronenmikroskopie: intranukleärer Rod.

Elektronenmikroskopisch sind die Nemalinstrukturen den Z-Streifen sehr ähnlich; die Morphologie ist aber nicht identisch (▶ Abb. 6.2). Sie zeigen eine zur Längsachse der Muskelfasern rechtwinklig verlaufende Periodizität von 14–20 nm und eine zur Längsachse der Muskelfasern parallele Periodizität von 12 nm. In Querschnitten stellt sich ein quadratisches Netzwerk mit einer Kantenlänge von 8–10 nm dar. Die Darstellung dieser Periodizitäten ändert sich bei verschiedenen Fixierungsmethoden [42]. Abgesehen von den Rods sind die übrigen zellulären Komponenten der Muskelfasern nicht oder nur geringfügig verändert. Rimmed Vacuoles und andere spezielle Strukturanomalien sowie eine Glykogenakkumulation können vorkommen [154].

Immunhistochemisch bestehen die Rods vornehmlich aus α-Aktinin und Aktin, sie sind umgeben von Desmin. Die sarkolemmalen Proteine Dystrophin und die Dystroglykane sowie das extrazelluläre Matrixprotein α_2-Laminin stellen sich immunhistochemisch normal dar.

Merke

Nemalinstrukturen sind bei verschiedenen anderen Erkrankungen licht- und elektronenmikroskopisch nachweisbar und finden sich manchmal auch im normalen Muskel in der Übergangszone zur Sehne [80]. Der alleinige Nachweis von Nemalinstrukturen ist somit unspezifisch und berechtigt alleine noch nicht zu Annahme einer Nemalinmyopathie.

Zu den Erkrankungen mit Nemalinstrukturen zählen:

- mitochondriale Myopathien
- HIV-Myopathie
- entzündliche Myopathien
- Central-Core-Myopathie, toxische Myopathie
- Hypothyreose
- Hämodialyse
- Glykogenspeichermyopathien
- myotone Dystrophien
- spinale Muskelatrophie
- Charcot-Marie-Tooth-Erkrankung
- experimentelle Denervierung
- Schizophrenie
- monoklonale Gammopathie
- Adie-Syndrom
- familiäre Dysautonomie
- akute alkoholische Myopathie
- Chloroquinmyopathie
- Weichteiltumoren

Klinische Klassifikation

Aufgrund der klinischen Variabilität hinsichtlich Manifestationsalter, Verlauf, Verteilungsmusters der Paresen und Begleitsymptomen (Beteiligung der Atemmuskulatur, Arthrogryposis und Kontrakturen) werden verschiedene Formen der Nemalinmyopathie nach klinischen Gesichtspunkten unterschieden; diese werden im Folgenden dargestellt.

Es existiert auch eine andere Klassifikation, die von Wallgreen-Petterson und Laing 1999 eingeführt wurde [197]. Dabei werden folgende Formen unterschieden: kongenitale Nemalinmyopathie mit schwerem Verlauf, typische kongenitale Form, intermediäre kongenitale Nemalinmyopathie, milde Nemalinmyopathie mit Beginn in der Kindheit, Nemalinmyopathie mit Beginn im Erwachsenenalter sowie andere Formen der Nemalinmyopathie. Es kann eine ausgeprägte intrafamiliäre Variabilität der Symptomatik bestehen.

Am häufigsten sind die Form mit neonatalem Beginn und schwerem Verlauf, die meist innerhalb der ersten 2 Lebensjahre zum Tode führt, und die klassische kongenitale Form, die einen gering progredienten oder nicht progredienten Verlauf hat. Die Zuordnung zur intermediären oder klassischen kongenitalen Form kann erst retrospektiv getroffen werden. Die intermediäre Form weist eine höhere Mortalität in den ersten Lebensjahren auf. Der Verlauf deutet eher auf die klassische Verlaufsform hin, wenn das Krabbeln vor dem 12. Monat gelingt und die Kinder vor dem 18. Monat das Laufen erlernen.

Kongenitale Nemalinmyopathie mit schwerem und rasch progredientem Verlauf

▶ **Charakteristika.** Bereits bei Geburt bestehen eine deutliche Hypotonie und Muskelschwäche. Spontanbewegungen sind kaum zu beobachten oder fehlen. Trink- und Schluckschwäche, gastroösophagealer Reflux und respiratorische Insuffizienz mit oft fehlender Spontanatmung sind wesentliche Symptome. Verminderte intrauterine Kindsbewegungen und ein Polyhydramnion können bereits während der Schwangerschaft auffallen. Kontrakturen oder Frakturen sind oft bereits bei der Geburt festzustellen. Die motorischen Meilensteine werden meist nicht erreicht.

Merke

Entwickelt sich eine Kardiomyopathie oder eine Ophthalmoplegie, spricht dies gegen die Diagnose der kongenitalen, rasch progredienten Form der Nemalinmyopathie.

▶ **Prognose.** Die Prognose wird von der respiratorischen Insuffizienz und deren Komplikationen (z. B. Pneumonie) bestimmt. Die meisten Patienten bleiben beatmungspflichtig. Die Erkrankung führt in der Regel innerhalb der ersten 2 Lebensjahre zum Tod ([4], [79], [112], [151], [164], [191]).

Klassische kongenitale Nemalinmyopathie mit nicht progredientem oder langsam progredientem Verlauf

▶ **Charakteristika.** Diese häufigste, „klassische" Form („mainstream form") ist bereits bei Geburt oder innerhalb des ersten Lebensjahres an der generalisierten Hypotonie (floppy infants), der Muskelschwäche sowie den Schwierigkeiten bei der Nahrungsaufnahme (Saugschwäche) erkennbar. Bei Geburt sind keine Kontrakturen zu beobachten. Vor allem die Gesichtsmuskeln (Facies myopathica), die Kopfbeuger, die Atemhilfsmuskulatur und die proximale Extremitätenmuskulatur sind betroffen, häufig im Verlauf auch die distale Muskulatur. Die meisten Kinder erreichen die motorischen Meilensteine später, die Paresen sind nur langsam progredient oder nicht progredient. Die Sprache ist oft nasal, eine Dysarthrie kann ebenfalls auftreten. Die frühe motorische Entwicklung kann normal oder verzögert sein. Das Gangbild ist in der Regel watschelnd. Atrophien der Muskulatur sind nicht bei jedem Patienten sichtbar. Die Muskeleigenreflexe sind schwach lebhaft bis nicht auslösbar. Eine Ophthalmoplegie tritt charakteristischerweise nicht auf. Der Habitus ist häufig leptosom.

Die Atemmuskulatur ist immer betroffen, was jedoch lange ohne klinische Symptomatik bleiben, im Verlauf jedoch trotzdem zu nächtlicher Hypoxie oder plötzlicher respiratorischer Insuffizienz führen kann ([118], [156]).

Eine Kardiomyopathie ist nicht zu erwarten; beschrieben sind Einzelfälle mit dilatativer Kardiomyopathie, Ventrikelseptumdefekt, persistierendem Ductus arteriosus Botalli, Papillarmuskelanomalien bzw. Aortenklappeninsuffizienz ([2], [84], [152]).

Hyperlordose, Skoliose, Kontrakturen, Thoraxdeformitäten und Gelenkdeformitäten entwickeln sich in der Regel im Verlauf. Die Intelligenz der Patienten ist meist normal [197]. Dysmorphe Zeichen wie eine hoher Gaumen, eine Kieferspalte, ein niedriger Ohransatz können vorkommen, eine Arthrogryposis findet sich in vielen Fällen. Patienten mit geistigen Entwicklungsstörungen, Epilepsie und zerebralen Auffälligkeiten in der MRT (globale Atrophie, Signalveränderungen der weißen Substanz, Pachygyrie) wurden beschrieben [153].

▶ **Prognose.** Der Verlauf ist sehr langsam progredient oder stationär, so dass die meisten Patienten eine normale Lebenserwartung haben. Viele Patienten bleiben im Erwachsenenalter gehfähig [196]. Das Hauptproblem im Verlauf besteht in der Behandlung der Skoliose und der Prävention einer Aspirationspneumonie.

Juvenile und adulte Form

▶ **Charakteristika.** Klinische Symptomatik und Verlauf sind bei dieser in der Regel sporadisch auftretenden Form sehr variabel. Paresen der proximalen und distalen Extremitätenmuskeln manifestieren sich in der späten 1.–6. Lebensdekade. Einige Patienten wurden beschrieben, bei denen die Erkrankung durch eine Kardiomyopathie manifest wurde und nur eine geringe Skelettmuskelbeteiligung festzustellen war. Eine kardiale Beteiligung ist jedoch selten, ebenso eine Beteiligung der Atemmuskulatur. Bei der adulten Form treten keine oder nur wenige dysmorphe Stigmata auf (z. B. Fehlen eines Fingermittelgliedes oder sehr kleine Endphalangen). Bei einigen Patienten war eine monoklonale Gammopathie nachweisbar.

▶ **Prognose.** Obwohl die Prognose in der Regel gut ist, gibt es auch Berichte über Todesfälle aufgrund der Erkrankung bei Erwachsenen nach 4- bis 7-jährigem Verlauf [196]. Auch bei einem langsam progredienten Verlauf ist eine relativ rasch eintretende Ateminsuffizienz möglich [86].

Asymptomatische Form

Bei asymptomatischen Eltern betroffener Kinder wurden in der Muskelbiopsie die histomorphologischen Veränderungen der Nemalinmyopathie beobachtet.

Sporadische Nemalinmyopathie mit spätem Manifestationsbeginn (sporadic late onset nemaline myopathy, SLONM)

Sie stellt eine Sonderform der Nemalinmyopathie dar und tritt im 43.–81. Lebensjahr auf. In der Hälfte der Fälle findet sich eine monoklonale Gammopathie. Es handelt sich dabei um eine rasch progrediente Form mit schlechter Prognose. Die Paresen manifestieren sich überwiegend proximal [19].

Ein Behandlungsversuch mit intravenösen Immunglobulinen oder Chemotherapie kann einen Nutzen bringen, aufgrund des äußerst seltenen Krankheitsbildes existieren jedoch keine Studien ([5], [29], [69], [100], [119], [144], [193]).

Genetische Klassifikation

Bisher wurden 9 Genorte der Erkrankung identifiziert (▶ Tab. 6.2). Mutationen im ACTA1 und NEB sind am häufigsten für das Auftreten der Nemalinmyopathie verantwortlich. Durch molekulargenetisches Screening können weniger als 50 % der Patienten einem der bekannten Genorte zugeordnet werden, so dass von einer weiteren Heterogenität der Erkrankung auszugehen ist.

6.2.2 Zentronukleäre (myotubuläre) Myopathien

Einleitung

Die zentronukleäre Myopathie (Synonym: myotubuläre Myopathie, Typ-I-Faser-Atrophie mit zentralen Kernen, „pericentronuclear myopathy") wurde erstmals 1966 von Spiro et al. [179] beschrieben.

Merke

Zentronukleäre Myopathien (CNM) sind kongenitale Myopathien, die durch das histologische Leitsymptom zentralständiger Kerne charakterisiert sind; dabei unterscheidet man zwischen zentralständigen Kernen und exzentrischen, binnenständigen Kernen.

▶ **Klassifikation.** Die Klassifikation erfolgt nach dem Vererbungsmodus sowie dem Erkrankungsbeginn. Es werden eine *X-chromosomal-rezessive* Form mit neonatalem Beginn, eine *autosomal-dominante* Form mit Beginn in der Kindheit und Adoleszenz und eine *autosomal-rezessive* vererbte Form mit einem intermediärem Verlauf unterschieden. Möglicherweise gibt es auch asymptomatische Formen, die sich einzig als Hyper-CK-ämie manifestieren.

Tab. 6.2 Klassifikation der Nemalinmyopathie nach genetischen Kriterien.

Form	Gen	Genort	Protein	Erbgang	Klinik[1)]	Literatur
NEM 1	TPM3	1q22-q23	α-Tropomyosin3	autosomal-dominant, autosomal-rezessiv	• kongenitale Form mit schwerem Verlauf • typische kongenitale Form • juvenile Form	Laing 1995 [108]
NEM 2	NEB	2q21.2-q22	Nebulin	autosomal-rezessiv	• kongenitale Form mit schwerem Verlauf • typische kongenitale Form • juvenile Form	Pelin 2002 [141]
NEM 3	ACTA1	1q42.1	α-Aktin	autosomal-dominant, autosomal-rezessiv	• kongenitale Form mit schwerem Verlauf • typische kongenitale Form • juvenile Form	Nowak 1999 [131]
NEM 4	TPM2	9 p13	β-Tropomyosin	autosomal-dominant	• typische kongenitale Form • juvenile Form	Donner 2002 [35]
NEM 5	TNNT 1	19q13	Troponin T 1	autosomal-rezessiv	kongenitale Form mit schwerem Verlauf	Johnston 2000 [83]
NEM 6	KBTBD13	15q22	Kelch-repeat and BTB (POZ) domain containing 13	autosomal-dominant	juvenile Form	Sambuughin 2010 [155]
NEM 7	CFL-2	14q13	Cofilin-2	autosomal-rezessiv	kongenitale Form	Agrawal 2007 [1]
NEM 8	KLHL 40	3p22.1	Kelch-like family member 40	autosomal-rezessiv	kongenitale Form	Dlamini 2013 [34]
NEM 9	KLHL 41	2q31.1	Kelch-like family member 41	autosomal-rezessiv	kongenitale Form	Gupta 2013 [68]

[1)] bisher beschriebene klinische Symptomatik; andere Verlaufsformen sind nicht ausgeschlossen

► **Epidemiologie.** Daten zur Prävalenz liegen nicht vor, die zentronukleären Myopathien scheinen jedoch weniger häufig vorzukommen als die Central-Core-Myopathie, die Mini-Multicore-Myopathie oder die Nemalinmyopathie ([95], [151]).

► **Klinik, Diagnostik.** Klinisch zeigen sich variable Befunde. Es kann eine Beteiligung der Atemmuskulatur auftreten, eine Herzbeteiligung ist eher untypisch.

Die Creatinkinase ist normal oder geringfügig erhöht. In der Elektromyografie ist ein myopathisches Muster nachweisbar. Die Neurografie zeigt einzig bei der CNM bei Dynamin2-Mutation selten eine axonale Neuropathie, wahrscheinlich weil es sich um eine allelische Erkrankung zur Charcot-Marie-Tooth-Neuropathie Typ B (CMT 1B) und axonalen Charcot-Marie-Tooth-Neuropathie (CMT 2) handelt.

Zentronukleäre Myopathie durch Mutationen in Dynamin 2 (DNM2)

► **Ätiologie, Pathogenese.** Ursächlich sind Mutationen im DNM2-Gen auf Chromosom 19q13.2, die für das Dynamin-2-Protein kodieren ([9], [10], [11], [37], [38], [50], [71], [82], [114], [122], [161], [181]). Mutationen in der Mitteldomäne des DNM2 sind überwiegend mit einem milden Phänotyp, normalen statomotorischen Meilensteinen, einem Beginn in der Adoleszenz und einem langsam progredienten Verlauf gekennzeichnet. Dynamin 2 ist eine GTPase, die eine Funktion in der Bildung des Aktinzytoskeletts spielt. Zudem wird Dynamin 2 eine Rolle beim Membrantransport von Plasmamembran und Golgi-Apparat zugeschrieben.

Zentronukleäre Myopathien infolge DNM2-Mutationen machen ca. 50 % aller zentronukleären Myopathien aus. Der Vererbungsmodus ist autosomal-dominant. Es treten viele sporadische Fälle auf. Die Erkrankung manifestiert sich überwiegend im Verlauf der Kindheit und in der Adoleszenz. Infantile Verläufe werden jedoch immer häufiger erkannt. Der Phänotyp kann variabel sein, ist jedoch eher mild. Der Verlauf ist meist langsam progredient, die statomotorischen Meilensteine werden zum regelrechten Zeitpunkt erreicht.

► **Klinik.** Die Gehfähigkeit ist meist bis in die 6. Lebensdekade gegeben. Die Paresen sind proximal und distal verteilt, oft sind eine Schwäche der mimischen Muskulatur, eine Ptosis und Ophthalmoplegie sowie Kontrakturen (Achillessehnenkontraktur, Fingerflexoren, Trismus, d. h. Kontrakturen der mastikatorischen Muskeln) festzustellen. Gelegentlich kann auch eine distale Beteiligung im Vordergrund stehen. Die Muskeleigenreflexe sind schwach oder erloschen. Dysmorphiezeichen wie ein längsovales Gesicht oder ein hoher gotischer Gaumen können vorkommen (► Abb. 6.3) [117].

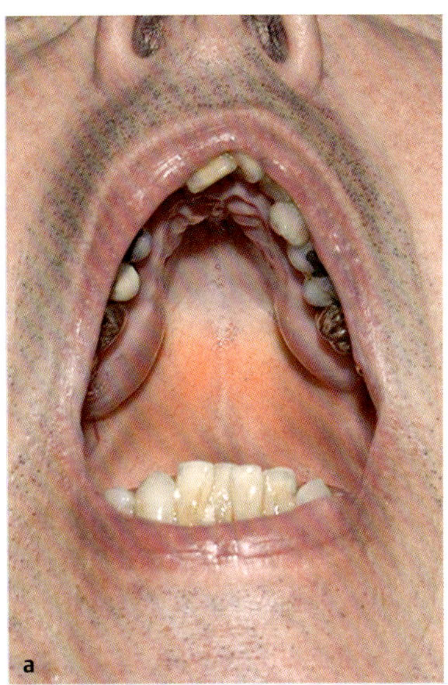

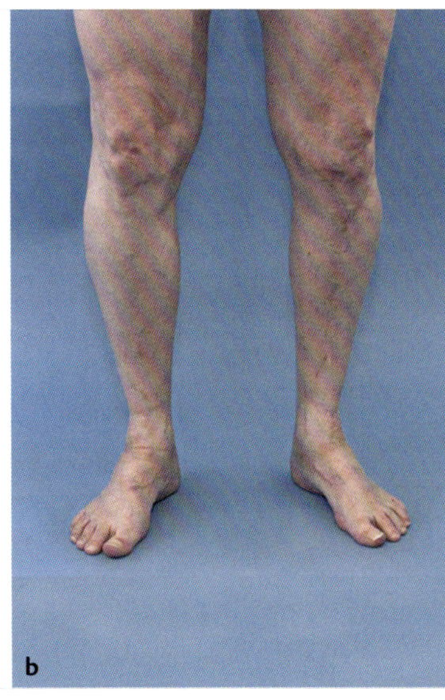

Abb. 6.3 Zentronukleäre Myopathie bei DNM2-Mutation.
a Gotischer Gaumen.
b Distaler Phänotyp mit Atrophie im Bereich der Unterschenkel.

In der MRT zeigt sich eine prominente Beteiligung des M. soleus, M. gastrocnemius und M. tibialis anterior sowie des M. adductor longus, M. semimembranosus, M. biceps femoris, M. rectus femoris und M. vastus intermedius, wohingegen M. vastus lateralis et medius, M. sartorius und M. gracilis ausgespart waren. In einer CT-Studie waren eine frühe Beteiligung der distalen Muskeln, aber auch des posterioren Oberschenkelkompartiments und des M. gluteus minimus nachweisbar ([50], [161]).

Zentronukleäre Myopathie durch Mutationen in MYF6 (MYF6)

Diese Myopathie beruht auf heterozygoten Mutationen im MYF6-Gen auf Chromosom 12q21. Dadurch kommt es zu einer verminderten Proteininteraktion mit defekten MYF6-Proteinen. Die Erkrankung wird autosomal-dominant vererbt.

Der Erkrankungsbeginn liegt in der späten Kindheit bis zum Erwachsenenalter. Es steht eine proximale Beteiligung im Vordergrund. Krämpfe, eine Ophthalmoplegie und eine Schwäche der Gesichts- und Schultermuskulatur können auftreten [101].

Zentronukleäre Myopathie durch Mutationen in Amphiphysin 2 (BIN1)

Ursächlich sind Mutationen im BIN1 auf Chromosom 2q14, das für Amphiphysin 2 kodiert ([128], [186]). Amphiphysin 2 dient dazu, das T-Tubulin-Netzwerk zu bilden und zu stabilisieren. Es interagiert mit Partnern, die eine Rolle bei der clathrinvermittelten Endozytose an Membranen spielen. Es spielt auch pathogenetisch eine Rolle bei dem paraneoplastischen Stiff-Person-Syndrom.

Der Erbmodus ist autosomal-rezessiv. Zentronukleäre Myopathien infolge BIN2-Mutationen machen < 5–10 % aller zentronukleären Myopathien aus. Der Phänotyp ist intermediär und liegt hinsichtlich Schweregrad und Verlauf zwischen den neonatalen, beatmungspflichtigen, oft innerhalb der ersten 2 Lebensjahre letalen Fällen durch MTM1-Mutationen und den oft nur gering progredienten Verläufen mit juvenilem Beginn durch DNM2-Mutationen.

Zentronukleäre Myopathie durch Mutationen im Ryanodinrezeptor (RYR1)

▸ **Ätiologie, Pathogenese.** Ursächlich sind Mutationen auf Chromosom 19q13 im RYR1-Gen, das für den Ryanodinrezeptor kodiert. Mutationen im RYR1-Gen finden sich auch bei Central-Core- und Multi-Minicore-Myopathie [94]. Bevor die genetische Diagnostik zur Verfügung stand, wurde über einen Fall mit zentronukleärer Myopathie mit Suszeptibilität auf maligne Hyperthermie berichtet, so dass auf diese Assoziation bei gesicherten RYR1-Mutationen besonderes Augenmerk gerichtet werden sollte.

Der Erbmodus ist autosomal-rezessiv, seltener autosomal-dominant. Es handelt sich um eine seltene Form der zentronukleären Myopathien. Nur wenige Familien außerhalb Südafrikas, wo es die häufigste Ursache der zentronukleären Myopathien darstellt, sind betroffen [201]. Der Beginn ist meist neonatal.

▸ **Klinik.** Klinisch stehen eine Hypotonie und eine generalisierte Schwäche sowie verzögerte motorische Meilensteine im Vordergrund. Oft sind eine Schwäche der mimischen Muskulatur, Ptosis und Ophthalmoplegie zu erkennen.

Zentronukleäre (ursprünglich: myotubuläre) Myopathie durch Mutationen im Myotubularin (MTM1)

▶ **Ätiologie, Pathogenese.** Ursächlich sind Mutationen auf Chromosom Xq28 im MTM1, das für das Myotubularin-1-Protein kodiert, eine Phosphoinositid-3-phosphatase. Einige nicht trunkierende Mutationen in der katalytischen Domäne können mit einer besseren Prognose verbunden sein ([70], [113], [120]). Die Mehrzahl der weiblichen Träger ist asymptomatisch, wenngleich eine leichte Schwäche der Muskulatur, z. B. der Gesichtsmuskulatur, vorkommen kann [196]. Schwere Verläufe sind möglich, wenn eine Skewed-X-Inaktivierung (d. h. eine Inaktivierung eines X-Chromosoms und eine MTM1-Mutation auf dem zweiten X-Chromosom) vorliegt ([87], [182]).

Myotubularin gehört zu einer großen Gruppe dualspezifischer Phosphatasen, die eine Rolle spielen in der epigenetischen Regulation von Signalwegen im Bereich von Wachstum und Differenzierung. Mausmodelle deuten darauf hin, dass Myotubularin-1 im Muskel eher in der Muskelfasererhaltung als in der Myogenese eine Rolle spielt.

Der Vererbungsmodus ist X-chromosomal rezessiv. Die zentronukleäre Myopathie infolge MTM1-Mutationen wurde bei 2 pro 100 000 Knabengeburten gefunden [113]. Es ist die häufigste Ursache einer zentronukleären Myopathie, die sich neonatal manifestiert.

▶ **Klinik, Verlauf.** Typisch ist eine schwer verlaufende kongenitale Myopathie bei Knaben mit ausgeprägter generalisierter Schwäche und Hypotonie (floppy infant), mimischer Schwäche, externer Ophthalmoplegie, Hypo- bzw. Areflexie und respiratorischem Versagen. Kraftloses Schreien, Saug- und Trinkschwäche werden früh deutlich. Einige Patienten zeigen leichte Kontrakturen. Während der Schwangerschaft und der Neugeborenenperiode können folgende Komplikationen auftreten: Polyhydramnion (45 %), verminderte Kindsbewegungen (58 %), Frühgeburt (24 %), neonatale Intubationspflichtigkeit durch perinatale Asphyxie (80 %) [74]. Spontanaborte und Fehlgeburten sind häufig. Die Kinder sind oft makrosomisch (> 90. Perzentile) und haben einen großen Kopfumfang. Dysmorphe Veränderungen (hoher Gaumen, Pes equinovarus, Skoliose, längsovales Gesicht, dünne Rippen) sind häufig.

Die Erkrankung verläuft meist schon in den ersten Monaten letal, einige Patienten überleben jedoch bis in die 2. Lebensdekade, wobei sie häufig beatmungspflichtig bleiben. So genannte Langzeitüberlebende können Komplikationen wie eine Pylorusstenose, Gallen- oder Nierensteine sowie kavernöse Hämangiome in der Leber entwickeln. Genitale Fehlbildungen und Hodenhochstand (Kryptorchismus) sind häufig ([8], [74], [158], [188]).

▶ **Sonderform.** Es gibt die histologische Sonderform einer „Necklace-Faser“-Myopathie (s. unten), die sich auch klinisch von der klassischen neonatalen MTM1-Form unterscheidet: Die Manifestation in der frühen Kindheit ist eher mild, die Symptome verschlechtern sich in der späten Kindheit und der zweiten Lebensdekade [7]. In fast allen Fällen ist eine postnatale Beatmung erforderlich, die Patienten bleiben beatmungspflichtig und die Prognose wird meist von den respiratorischen Komplikationen bestimmt.

Zentronukleäre Myopathie durch Mutationen im CCDC 78-Protein (auch CNM4)

Ursächlich sind Mutationen im Coiled-Coil-Domain-containing-Protein 78 (CCDC 78) auf Chromosom 16p13.

Klinisch kann eine neonatal Hypotonie mit vor allem distaler Beteiligung bestehen. Zusätzlich können im Verlauf Myalgien und eine geringe kognitive Beeinträchtigung auftreten. Eine Beteiligung der Atem- oder Herzmuskulatur ist nicht beschrieben. Die Creatinkinase ist normal oder leicht erhöht, das EMG ist normal.

Histologische Besonderheiten der zentronukleären Myopathien

▶ **Dynamin-2-Mutation (DNM2).** Es liegt eine große Anzahl internalisierter Kerne vor (> 20–25 %), wobei die Mehrzahl der Kerne (> 90 %) zentralständige Kerne, der Rest binnenständige Kerne darstellen. In den oxidativen Färbungen (NADH-TR, SDH, COX) lassen sich perinukleär dunkel gefärbte radiäre sarkoplasmatische Stränge (RSS) erkennen, die strahlenförmig vom zentralen Nukleus ausgehen. In der myofibrillären ATPase-Färbung stellt sich das zentrale nukleäre/perinukleäre Areal nicht reaktiv dar (▶ Abb. 6.4). Es liegt eine Fasertypendisproportion vor mit Prädominanz und Hypotrophie der Typ-I-Fasern. Ein bindegewebiger Umbau und eine Fettvakatwucherung können vorkommen, dystrophe Veränderungen mit Nekrosen sind selten.

Bei den infantilen Fällen mit DNM2-Mutation können die typischen Veränderungen weniger markant ausgeprägt sein oder sogar fehlen.

Elektronenmikroskopisch sind die zentronukleären Kerne normal. Die Durchmesser der Myofibrillen nehmen von der Peripherie zum zentralständigen Kern ab, der Platz dazwischen ist mit Mitochondrien, Glykogenkomplexen und sarkoplasmatischem Retikulum gefüllt. Dies erklärt ultrastrukturell die Struktur der radiären sarkoplasmatischen Stränge.

▶ **Mutation in MYF6.** Es finden sich myopathische Veränderungen, Ring Fibers und eine erhöhte Anzahl internalisierte Kerne.

▶ **Amphysin-2-Mutation (BIN1).** Eine Uniformität der Typ-I-Fasern oder eine Typ-I-Faser-Prädominanz ist meist zu finden; dabei sind die Typ-I-Fasern oft abgerundet. Die Zahl der zentralisierten Kerne ist häufiger als die der bin-

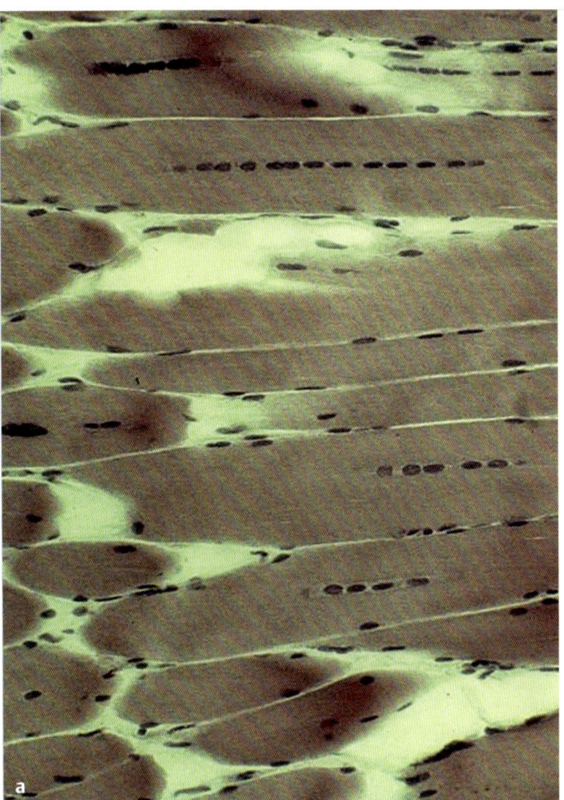

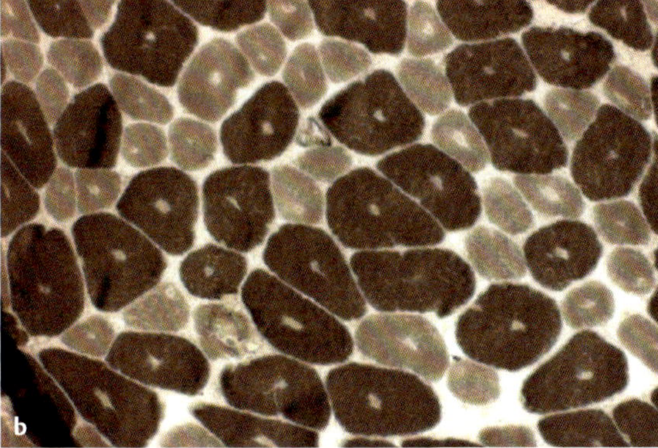

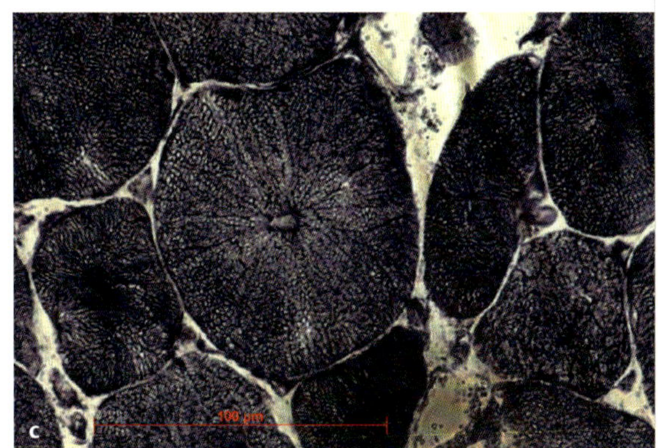

Abb. 6.4 Zentronukleäre Myopathie.
a Längsschnitt.
b ATPase-Färbung.
c NADH-Färbung.

nenständigen Kerne. Gelegentlich können zentral Pakete mit mehreren Kernen zu finden sein. Das zentrale Areal, das dem Kern und der perinukleären Region entspricht, stellt sich in der NADH-Färbung als zentrale helle Zone, umgeben von einem dunklen Rand, dar. Bindegewebiger Umbau und Fettvakatwucherung kommen vor, Nekrosen und Regeneratfasern sind selten zu finden.

Elektronenmikroskopisch sind die zentralen Areale um die Kerne mit amorphem Material gefüllt, das Glykogengranula, Mitochondrien und membranhaltiges Material enthalten kann. Die Myofibrillen können sich von der Peripherie bis zum Zentrum kaliberschwächer und weniger häufig darstellen. Typische Fasern mit radiären sarkoplasmatischen Strängen finden sich kaum.

► **Ryanodinrezeptor-Mutation (RYR1).** Der Anteil sowohl zentralisierter als auch binnenständiger internalisierter Kerne ist hoch. Typ-I-Faser-Prädominanz und -Hypotrophie sind häufig. In den oxidativen Färbungen fallen Areale mit ungleichmäßiger bzw. fleckiger Verteilung oder fehlender Aktivität der oxidativen Enzyme auf. Ultrastrukturell fallen die in ihrem Aufbau gestörten Sarkomere auf, die sich in Längsschnitten über mehrere Mikrometer erstrecken können und durch Unterbrechung der Sarkomere sowie Z-Band-Strömen gekennzeichnet sind. Die Sarkomerdisorganisation nimmt mit zunehmendem Alter zu.

► **Myotubularin-Mutation (MTM1).** Die wesentlichen histologischen Veränderungen sind zentral gelagerte Kerne in 10–100 % der Muskelfasern. Longitudinale Schnitte zeigen eine Reihe zentral angeordneter Kerne. Es besteht oft eine Typ-I-Faser-Prädominanz. In der perinukleären Zone fehlen oft die Myofibrillen. In der zentralen Faserzone kann eine vermehrte PAS-Färbung (glykolytische Enzyme) und eine Minderung der myofibrillären ATPase-Aktivität histochemisch nachgewiesen werden. In den oxidativen Färbungen ist die Umgebung der zentralen Region oft durch eine vermehrte Enzymaktivität (Mitochondrienvermehrung) gekennzeichnet, während in der Peripherie die oxidativen Enzyme vermindert sind (Halo-Effekt). Insgesamt sind die Fasern bis auf eingestreute reife Fasern sehr uniform. Nekrose, Phagozytose oder Basophilie werden meist nicht gesehen.

Elektronenmikroskopisch finden sich in den betroffenen Muskelfasern in den zentralen Regionen degenerative myofibrilläre Veränderungen mit Z-Band-Strömen. In der perinukleären Zone sind Degenerationsprodukte, Glykogenhaufen und mitochondriale Aggregate nachweisbar. Bei den Fasern mit zentralständigen Kernen handelt es sich nicht um echte Myotuben. Es wurde nachgewiesen, dass der Reifungsstillstand der Zellen nach dem Myotubenstadium eintritt.

▸ **MTM1-Necklace-Fasern.** In einigen Fällen mit benignerem Verlauf lassen sich Necklace-Fasern (Halsband-Fasern) identifizieren, die durch basophile ringförmige Ablagerungen gekennzeichnet sind, die äußere Kontur der Zelle nachzeichnen und in denen Myonuklei aufgereiht sind. Diese Veränderungen sind im Verlauf der gesamten Muskelfaser nachweisbar. Typ-I-Faser-Prädominanz und -Hypotrophie sind dabei selten. Der Anteil von Fasern mit binnenständigen Kernen ist höher als der mit zentralständigen Kernen. Mit steigendem Lebensalter scheint die Zahl der zentralständigen Kerne und der Necklace-Fasern zuzunehmen ([7], [151]).

Ultrastrukturell handelt es sich bei den „Halsbändern" um kleinkalibrige, schräg orientierte, von Mitochondrien, Glykogengranula und sarkoplasmatischem Retikulum umgebene Myofibrillen. Sie beginnen ca. 3 µm unterhalb des Sarkolemms und sind von einer normalen subsarkolemmalen und zentralen Zone umgeben.

6

▸ **CCDC 78-Mutation (CCDC 78).** Es zeigen sich eine Prädominanz der Typ-I-Fasern, zentrale Nuklei und Areale, die an „Cores" erinnern (coreähnlich). Immunhistochemisch finden sich Aktin und desminpositive Aggregate.

Eine Übersicht zu Klinik, Genetik und Muskelbiopsie zeigt ▸ Tab. 6.3.

6.2.3 Multicore-Minicore-Myopathie

1971 wurden von Engel et al. zwei nicht verwandte Kinder mit benigner, kongenitaler Myopathie beschrieben, die multifokale umschriebene Defekte mit einer Minderung oxidativer Enzyme innerhalb der Muskelfasern aufwiesen; dieser morphologische Befund gab Anlass zu der Bezeichnung Multicore-Myopathie (inzwischen auch Multicore-Minicore-Myopathie genannt) ([39], [94]).

Einleitung

▸ **Ätiologie, Pathogenese.** Angaben zu Inzidenz und Prävalenz fehlen. Der Erbgang ist autosomal-rezessiv. Ursächlich sind Mutationen im Gen des Ryanodinrezeptors (RYR1) auf Chromosom 19q13.1 sowie Mutationen im Selenoprotein-N-Gen (SEPN1) auf Chromosom 1p36, wobei sich diese nur bei 50 % der Patienten nachweisen lassen. Weitere Erkrankungen, bei denen Multi- oder Minicores nachgewiesen wurden sind in ▸ Tab. 6.4 zusammengefasst. Wenngleich die Rolle von Selenoprotein im Skelettmuskel noch nicht geklärt ist, wird ihm eine Rolle in der Kalziumhomöostase zugeschrieben, da es ähnliche strukturelle Eigenschaften aufweist wie andere kalziumbindende Proteine.

Tab. 6.3 Daten zu Klinik, Genetik und Muskelbiopsie der zentronukleären Myopathien.

Protein	Gen	Genort	Vererbung	Histologie	Klinik
Dynamin 2	DNM2	19q13.2	AD	zentralständige > binnenständige Kerne, Typ-I-Faser-Prädominanz und -Hypotrophie, radiäre sarkoplasmatische Stränge	Beginn in Kindheit und Adoleszenz, (neonatale bis adulte Fälle möglich), intermediär-progrediente bis moderat-stationäre Verläufe, oft milde CPEO und Kontrakturen
MYF6	MYF6	12q21	AD	zentralständige Kerne, Ring Fibers	späte Kindheit bis Erwachsenenalter, proximal > distal, CPEO
Amphiphysin 2	BIN1	2q14	AR	Typ-I-Faser-Prädominanz, abgerundete Fasern, zentralständige > binnenständige Kerne	intermediärer Verlauf mit neonatal-infantilem Beginn, CPEO
Ryanodinrezeptor	RYR1	19q13.1	AR/AD	zentralisiert = binnenständige Kerne, Zonen mit fehlender ATPase-Aktivität und ungleichmäßiger Darstellung der oxidativen Enzyme, Typ-I-Faser-Prädominanz und -Hypotrophie	neonataler Beginn mit intermediären Verlauf
Myotubularin	MTM1	Xq28	XR	zentralständige Kerne, dunkle Zentralregion mit hellem Halo (oxidative Enzyme), Typ-I-Faser-Prädominanz, Necklace-Fasern	neonatale Form mit schwerem Verlauf inklusive respiratorischer Insuffizienz und CPEO
CCDC 78	CCDC 78	16p13	AD	Prädominanz der Typ-I-Fasern, zentrale Nuklei, coreähnliche Areale, aktin- und desminpositive Aggregate	neonatale Form mit Hypotonie, Myalgien, kognitiver Beeinträchtigung

AD: autosomal-dominant, AR: autosomal-rezessiv, CPEO: chronisch progrediente externe Ophthalmoplegie, XR: X-chromosomal-rezessiv

Tab. 6.4 Andere Myopathien, die mit Multicores und/oder Minicores assoziiert sein können.

Myopathie	Gen	Vererbung
Kurzketten-Acyl-CoA Dehydrogenase-Mangel	ACADS	autosomal-rezessiv
Multisystem-Selenoprotein-Mangel	SECISBP2	autosomal-rezessiv
Multicore-Minicore-Myopathie mit kardialer Beteiligung	MYH7	autosomal-dominant
frühe Myopathie mit Areflexie, respiratorischer Defizienz, Dysphagie	MEGF10	autosomal-rezessiv
kongenitale Myopathie mit atypischen Cores	CCDC78	autosomal-dominant

Viele Fälle treten sporadisch auf. Ein pränataler Beginn mit verminderten fetalen Bewegungen und Polyhydramnion kann vorkommen. Es handelt sich um eine kongenitale Myopathie mit überwiegender Manifestation im Kleinkind- oder Kindesalter. Die muskuläre Beteiligung ist gewöhnlich nicht progredient, jedoch sind sowohl bei kongenitalen als auch bei den seltenen Late-Onset-Fällen progrediente Verschlechterungen der Muskelschwäche beobachtet worden ([90], [124], [143], [160]).

▸ **Allelische Erkrankungen.** Autosomal-dominante Mutationen im RYR1-Gen führen zur Central-Core-Myopathie. Mutationen im SEPN1-Gen können auch zum Phänotyp einer kongenitalen Muskeldystrophie mit Rigidität der Wirbelsäule (RSMD, rigid spine muscle dystrophy) führen, die ebenfalls durch eine axiale Schwäche und Beteiligung der Atemmuskulatur gekennzeichnet ist [123].

▸ **Assoziation mit maligner Hyperthermie.** Die Assoziation mit der malignen Hyperthermie ist nicht so gut dokumentiert wie bei der Central-Core-Erkrankung mit dominanten RYR1-Mutationen. In Einzelfällen wurde jedoch auch bei Multicore-Minicore-Erkrankung über Episoden von maligner Hyperthermie berichtet. Deshalb sollten Triggersubstanzen einer malignen Hyperthermie (Inhalationsanästhetika, depolarisierende Muskelrelaxanzien) bei Patienten mit Multicore-Minicore-Myopathie und RYR1-Mutationen vermieden werden und ein In-vitro-Kontraktionstest durchgeführt werden.

Klinik

▸ **Klassischer Phänotyp.** Dieser ist gekennzeichnet durch Rigidität in der Wirbelsäule (spinal rigidity), Skoliose und Beteiligung der Atemmuskulatur. Die Kinder haben Schwierigkeiten beim Saugen und zeigen Wachstumsstörungen. An dysmorphen Zeichen weisen sie einen hohen Gaumen, eine hohe Stimme und eine Facies myopathica auf. Eine axiale Schwäche kann die Kopf- und Sitzhaltung betreffen. Skoliose und respiratorische Schwäche entwickeln sich meist im Verlauf der 2. Lebensdekade. Belastungsabhängige Myalgien und Kontrakturen sind häufig. Die Schwäche der Atemmuskulatur ist oft viel stärker ausgeprägt als die der Extremitätenmuskulatur und führt oft zu einer sekundären Rechtsherzbelastung. Sie ist typisch für den klassischen Phänotyp und entwickelt sich oft im Verlauf der 2. Lebensdekade. Die Lebenserwartung kann durch kardiale oder pulmonale Komplikationen limitiert sein. Es kann zu einer sekundären Rechtsherzinsuffizienz infolge der restriktiven Ventilationsstörung kommen.

▸ **Phänotyp mit externer Ophthalmoplegie.** Ein Teil der Patienten weist einen Phänotyp mit einer Beteiligung der äußeren Augenmuskeln auf (externe Ophthalmoplegie). In diesen Fällen ist die Beteiligung der Atemmuskeln oft milder ausgeprägt als bei dem klassischen Phänotyp. Dieser Phänotyp wurde bisher nur bei Patienten mit RYR1-Mutationen gefunden, nicht jedoch bei Patienten mit SEPN1-Mutationen [91].

▸ **Moderate Form mit Handbeteiligung.** Dieser eher milde Phänotyp, bei dem die Atemmuskulatur und die mimische Muskulatur größtenteils nicht betroffen sind, ist durch eine Schwäche im Hüftgürtel und im Bereich der Hände gekennzeichnet.

Diagnostik

▸ **Labor.** Die Creatinkinase ist normal oder nur leicht erhöht.

▸ **Elektrophysiologie.** Das Elektromyogramm zeigt in einzelnen Fällen verkürzte Willküraktionspotenziale und eine Vermehrung polyphasischer Potenziale, gelegentlich werden auch neurogene Veränderungen registriert. Die Nervenleitgeschwindigkeiten sind normal.

▸ **Bildgebung.** Bei Patienten mit RYR1-Mutationen zeigt sich im MRT der Oberschenkel ein bevorzugter Befall von M. vastus femoris, M. sartorius, M. adductor magnus bei relativ normaler Darstellung von M. rectus, M. gracilis und M. adductor longus. Am Unterschenkel sind bevorzugt M. soleus, M. gastrocnemius und die peronäalen Muskeln betroffen, wohingegen der M. tibialis anterior ausgespart erscheint [90]. Eine Untersuchung der Oberschenkels im MRT bei Patienten mit SEPN1-Mutation und RSMD1-Phänotyp zeigte ein ähnliches Verteilungsmuster: Deutlich betroffen waren Adduktorenmuskeln, M. sartorius und M. biceps femoris, während M. rectus femoris und M. gracilis ausgespart erschienen.

▸ **Histologie.** In den Cores sind die oxidativen Aktivitäten vermindert oder fehlen, ferner sind die Phosphorylase- und die ATPase-Aktivität vermindert. Im Gegensatz zu Central Cores dehnen sich die Minicores im Längsschnitt nur über eine kurze Distanz von wenigen Sarkomeren aus. Häufig treten diese multifokal auf (Multicores). SEPN1-Mutationen sind eher mit vielen kleinen Läsionen assoziiert (Minicores), diese Minicores sind typischerweise unstrukturiert und kommen in Typ-I- und Typ-II-Fasern vor. Bei RYR1-Mutationen finden sich eher wenige größere Läsionen (Multicores). Es kann auch ein Kontinuum im zeitlichen Verlauf zu beobachten sein, in dem sich Multicores zu Central Cores entwickeln. In der Regel herrschen bei RYR1-Mutationen Typ-I-Fasern vor (Typ-I-Faser-Prädominanz), die gewöhnlich kleiner sind als die Typ-II-Fasern (Typ-I-Faser-Hypotrophie). Dystrophe Veränderungen können vorkommen.

Elektronenmikroskopisch sind die Multicores dadurch gekennzeichnet, dass die Mitochondrien vermindert sind oder völlig fehlen und eine myofibrilläre Störung vorliegt mit degenerierten Sarkomeren sowie strukturellen Veränderungen im sarkoplasmatischen Retikulum und in den T-Tubuli. Die verschiedenen Stadien der Minicore-Bildung können von Z-Linien-Strömen (Z-Line-Streaming) bis zum Verlust der Sarkomerstruktur reichen.

6.2.4 Central-Core-Krankheit

Einleitung

Die Central-Core-Krankheit wurde erstmals 1956 von Shy und Magee beschrieben. Sie ist morphologisch durch lichtmikroskopisch sichtbare Veränderungen im Zentrum der Muselfaser (core = Kern, Mark) gekennzeichnet, die insbesondere durch das Fehlen von oxidativen Enzymen und Phosphorylase deutlich werden [92].

▸ **Pathogenese.** Die Central-Core-Krankheit ist eine seltene Erkrankung, deren Inzidenz nicht bekannt ist; sie wurde im Rahmen einer Untersuchung der Häufigkeit von Muskelerkrankungen in Nord-England mit 1 pro 250 000 angegeben [130]. Der Erbgang ist meist autosomal-dominant mit unvollständiger Penetranz. Sporadische Fälle oder ein autosomal-rezessiver Erbgang können vorkommen.

▸ **Central-Core-Krankheit und maligne Hyperthermie.** Über eine Assoziation von Central-Core-Myopathie und Maligne-Hyperthermie-Suszeptibilität wurde erstmals von Denborough et al. 1973 berichtet. Die maligne Hyperthermie beruht auf einer abnormalen Reaktion im Rahmen der Muskelrelaxation und der Narkose. Sie ist durch muskuläre Rigidität, Rhabdomyolyse, schnellen Anstieg der Körperkerntemperatur und Zeichen einer metabolischen Regulationsstörung gekennzeichnet [130].

Bei ca. 90 % der Patienten mit Central-Core-Krankheit lassen sich Mutationen im Gen des Ryanodinrezeptors (RYR1) auf Chromosom 19q13.1 nachweisen. Mutationen im RYR1 sind bei mindestens 50 % der Patienten mit Maligne-Hyperthermie-Suszeptibilität (MHS) zu finden ([15], [53], [169]). Die Central-Core-Krankheit und die MHS werden daher als allelische Krankheiten angesehen. Central-Core-Krankheit und MHS können bei derselben Mutation gleichzeitig vorkommen. Andererseits sind beide Erkrankungen heterogen, oft wird eine intrafamiliäre Variabilität beobachtet. Es wird geschätzt, dass 28 % der Patienten mit Central-Core-Krankheit eine MHS aufweisen. In Familien von Patienten mit MHS können Verwandte mit oder auch ohne Cores vorkommen. Bisher sind über 200 verschiedene Mutationen des RYR1 bekannt, meistens handelt es sich um Missense-Mutationen. Einen Überblick über die bekannten Mutationen gibt die Homepage der Human Gene Mutation Database Cardiff (http://www.hgmd.org/).

▸ **Allelische Formen.** Auch die Multicore-Minicore-Erkrankung kann auf Mutationen im RYR1-Gen beruhen. Mutationen im RYR1-Gen sind in wenigen Familien auch für den histologischen Phänotyp aus Cores und zentronukleärer Myopathie verantwortlich [95]. In wenigen Fällen wurden in Biopsien von Patienten mit Central-Core-Myopathie und RYR1-Mutationen auch Rods gefunden, die als Sekundärphänomen gewertet wurden. In manchen Fällen kann es zur Bildung von Cores aus Minicores kommen, dies wird als Entwicklungskontinuum gewertet. Bei Patienten mit hypertrophischer Kardiomyopathie bei Mutationen in MYH7 wurden Central Cores in Biopsien des Skelettmuskels beobachtet.

Klinik

Die klinische Manifestation kann sehr variabel sein. Eine bereits im Neugeborenenalter auftretende generalisierte muskuläre Hypotonie und Schwäche ist ebenso möglich wie eine Manifestation im Erwachsenenalter bis hin zur asymptomatischen Form mit allein histomorphologischen Merkmalen in der Muskelbiopsie. Die Erkrankung verläuft nicht oder nur langsam progredient. Bei Patienten mit Mutation im Ryanodingen besteht eine Disposition zur malignen Hyperthermie. Während der Schwangerschaft können fehlende oder geminderte Kindsbewegungen bemerkt werden (bis zum fötalen Akinesiesyndrom).

Bei der genetischen Beratung ist zu berücksichtigen, dass es klinisch inapparente Anlageträger gibt, die nur in der Muskelbiopsie die typischen Veränderungen zeigen. Eine Erhöhung der Creatinkinase bei Familienmitgliedern kann das einzige Zeichen einer muskulären Affektion sein. Für diese Familienangehörigen besteht ebenfalls das Risiko einer malignen Hyperthermie.

▸ **Muskulatur.** Die Central-Core-Krankheit äußert sich häufig schon postnatal oder im frühen Säuglingsalter durch eine muskuläre Hypotonie (floppy infant). Die Kinder zeigen eine in den proximalen Muskelgruppen der Beine stärker als in denen der Arme betonte Muskelschwäche, oft nur eine geringe Muskelatrophie und eine allgemein verzögerte motorische Entwicklung. Gewöhnlich wird das Gehen verspätet, z. B. erst mit ca. 3–4 Jahren, erlernt. Die Muskelkraft der heranwachsenden Patienten ist meist ausreichend für eine ganztägige leichte Arbeitsbelastung. In Einzelfällen zeigt sich eine fokale Atrophie des Schultergürtels, eine fazioskapulohumerale Akzentuierung der Muskelschwäche oder eine unilaterale Fußdeformität oder Skoliose. Selten kommen eine schmerzlose Steifigkeit der Muskulatur nach Belastung oder Krampi vor, allerdings ohne Rhabdomyolyse. Die von den Hirnnerven versorgte Muskulatur ist nur selten, die extraokulären Muskeln sind nicht betroffen [56]. Es sind Fälle mit später Manifestation und ausschließlich axialer Muskelschwäche beschrieben worden.

▶ **Dysmorphien.** An Dysmorphien finden sich eine auffallend längsovale Gesichtsform und ein hoher Gaumen. Aufgrund der bereits in frühem Alter auftretenden Muskelschwäche entwickeln sich häufig Skelettdeformitäten, z. B. Skoliose, Hyperlordose, kongenitale Hüftgelenkluxation, Pes cavus, Pes planus, Gelenkkontrakturen und Scapula alata. Die Skelettdeformitäten korrelieren nicht mit dem Ausmaß der Muskelschwäche.

▶ **Lunge, Herz.** Eine respiratorische Insuffizienz infolge einer muskulären Schwäche oder einer Skelettdeformität kommt gewöhnlich nicht vor. Aufgrund der Skelettdeformitäten (Skoliose) sollten jedoch respiratorische Infekte konsequent behandelt werden.

Eine kardiale Beteiligung ist kein typisches Syndrom einer Central-Core-Krankheit, allerdings sind bei Patienten mit einer Mutation in MYH7 oder ACTA1 und hypertropher Kardiomyopathie Central Cores nachgewiesen worden. Bei diesen Patienten bestanden aber keine anderen klinischen Hinweise für eine Central-Core-Myopathie ([41], [147]).

Diagnostik

▶ **Labor, Elektrophysiologie.** Die Creatinkinase ist gewöhnlich normal oder nur leicht erhöht (6- bis 14fach).

Das Elektromyogramm kann normal sein. Die Nervenleitgeschwindigkeiten sind normal.

▶ **Histologie.** Histologisch lassen sich Cores gelegentlich schon durch unterschiedliche Farbintensität der meist zentralen, seltener exzentrisch gelegenen Faserpartien in der Hämatoxylin-Eosin- und Gomori-Trichrom-Färbung nachweisen. Histochemisch zeigen sich Central Cores, die sich typischerweise über die gesamte Länge der Muskelfaser ausdehnen, ein Fehlen oxidativer (NADH, COX, SDH) und glykolytischer Enzyme (Myophosphorylase) sowie einen Mangel an Glykogen (PAS) (▶ Abb. 6.5). Im Gegensatz zu Target-Fasern, die eine mittlere Zone mit gesteigerter Enzymaktivität haben, weisen die Central Cores nur eine (meist zentrale) Zone mit fehlender und eine äußere Zone mit normaler Aktivität oxidativer Enzyme auf. Cores kommen meist in Typ-I-Fasern, seltener in Typ-II-Fasern vor. Häufig besteht eine ausgeprägte Typ-I-Faser-Prädominanz. Das Vorkommen von multiplen Cores in einer Muskelfaser ist beschrieben, weiterhin gibt es gekammerte Cores.

Man kann strukturierte von unstrukturierten Cores unterscheiden. Strukturierte Cores sind durch das Fehlen von Mitochondrien, erhaltenen Sarkomeren und gesteigerter ATPase-Reaktion innerhalb der Cores gekennzeichnet. Bei den unstrukturierten Cores findet sich hingegen noch eine Sarkomerschädigung.

Elektronenmikroskopisch lässt sich eine Verminderung oder ein Fehlen der Mitochondrien in den Cores nachweisen. Auch das sarkoplasmatische Retikulum und die Menge des Glykogens können reduziert sein. Z-Band-Strömen und Sarkomerverkürzungen sind oft, kleine Rod-Strukturen selten zu beobachten. Vereinzelte Central-Core-Fasern werden bei zahlreichen myopathologischen Prozessen als unspezifischer Befund gefunden.

6.2.5 Myofibrilläre Myopathien

Einleitung

Merke

Der Terminus myofibrilläre Myopathien wurde als Überbegriff für Myopathien eingeführt, die histomorphologisch ähnliche Merkmale aufweisen, sich aber aufgrund des Genotyps und der klinischen Manifestation unterscheiden.

▶ **Myopathologische Veränderungen.** Zu den gemeinsame myopathologischen Veränderungen gehören die am Z-Streifen beginnende myofibrilläre Desorganisation, in deren Folge ektopisch verschiedene Proteine akkumuliert werden, unter anderem Desmin, αB-Crystallin, Myotilin, Filamin C, Xin, XIRP2, aber auch Dystrophin, Sarkoglykane, Ubiquitin und das neuronale Zelladhäsionsmolekül (NCAM) (▶ Abb. 6.6).

Weiterhin finden sich eine hohe Anzahl binnenständiger Kerne, regenerierende Muskelfasern und Fasersplitting, Core-ähnliche Veränderungen, eine endomysiale Bindegewebevermehrung, eine ausgeprägte Kalibervariabilität in das hypertrophe und atrophische Spektrum sowie eine leichte Vermehrung COX-negativer Fasern. Areale in beiden Fasertypen, die Aggregate enthalten, die sich in HE-Färbung basophil, in der Trichromfärbung fuchsinophil erscheinen, stellen sich in den oxidativen Färbungen als flächige, „ausradierte" Aussparung dar. Aussparungen und Aggregatformationen müssen sich jedoch nicht immer entsprechen. Die oben genannten Proteine sind in allen myofibrillären Myopathien gleichermaßen darstellbar, unabhängig von dem zugrunde liegenden

6

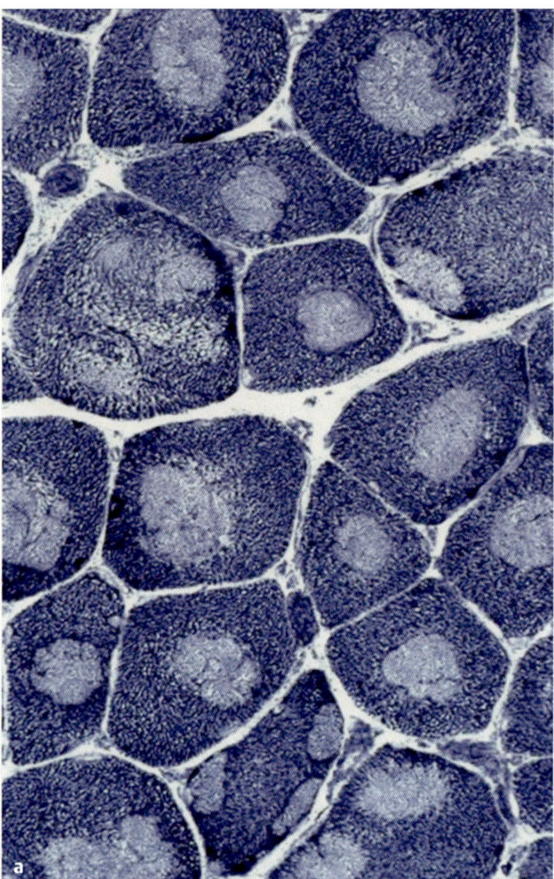

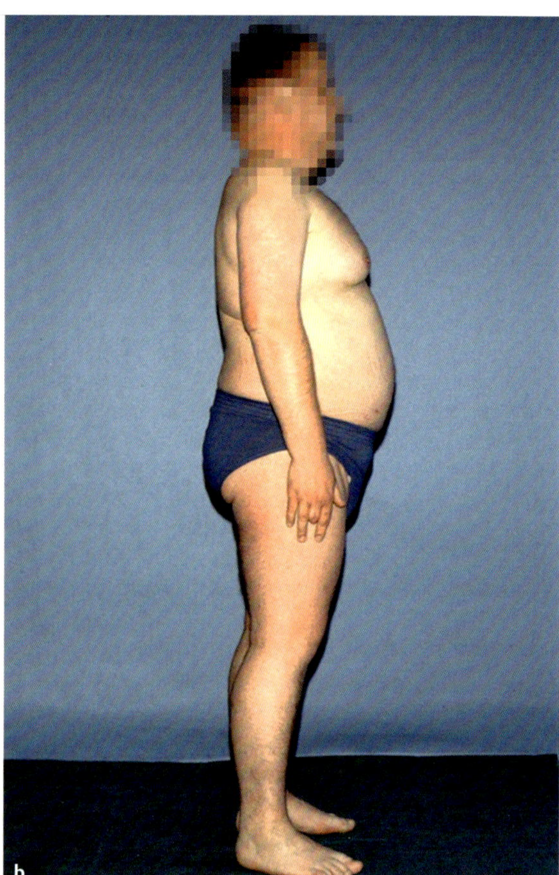

Abb. 6.5 Central-Core-Myopathie.
a NADH-Färbung mit zentralen Aufhellungen.
b Patient mit Central-Core-Myopathie.

Gendefekt. Darüber hinaus finden sich Vakuolen, oft ungerändert, teilweise auch in Form von Rimmed Vacuoles.

Elektronenmikroskopische Veränderungen zeigen Störungen der Myofibrillen im Bereich des Z-Streifens mit Z-Band-Streaming, Akkumulation von Proteinen des Z-Bandes sowie von granulofilamentärem und vakuolärem Material. Außerdem stellen sich autophagische Vakuolen dar.

▸ **Vererbungsmodus.** Der Vererbungsmodus ist meist autosomal-dominant. Mit den bisher identifizierten Genen lassen sich ca. 50 % der Fälle mit den histochemischen Zeichen einer myofibrillären Myopathie klären.

▸ **Klinik, Diagnostik.** Klinisch zeigt sich bei den meisten Formen eine Erstmanifestation im Erwachsenenalter. Der Verlauf ist langsam fortschreitend. Neben einer Affektion der proximalen Muskulatur ist auch die distale Muskulatur betroffen. Es ist möglich, dass eine Beteiligung der distalen Muskulatur im Vordergrund steht, so dass diese Formen auch unter den distalen Myopathien klassifiziert werden (Kap. 5.5). Eine kardiale Beteiligung sowie eine Neuropathie sind häufig ([21], [22], [46], [170], [172], [168]).

Das EMG zeigt myopathische Muster sowie häufig auch myotone Phänomene, ohne dass dies klinisch in Erscheinung tritt [72]. Zusätzlich gibt es bei MFM3 und MFM4 auch neurogene Veränderungen.

Die Serumcreatinkinase-Spiegel sind normal oder meist leicht erhöht (bis zu 15fach).

Klassifikation

Eine Übersicht über die unterschiedlichen Formen der myofibrillären Myopathien gibt ▸ Tab. 6.5.

Myofibrilläre Myopathie bei Desminmutationen (MFM1)

▸ **Pathogenese.** Die Erkrankung kann zwischen dem 10. und 61. Lebensjahr auftreten. Der Vererbungsmodus ist autosomal-dominant, selten auch autosomal-rezessiv oder sporadisch. Es sind mehr als 50 Mutationen im Desmingen (DES) auf Chromosom 2q35 beschrieben [63]. Die Mutationen scheinen subtile altersabhängige Veränderungen im Aufbau und Zusammenbau der Intermediärfilamente zu bewirken, die letztlich akkumulieren [190].

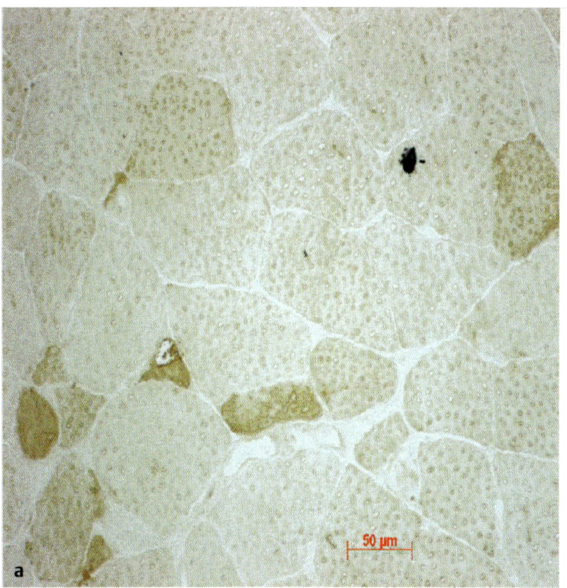

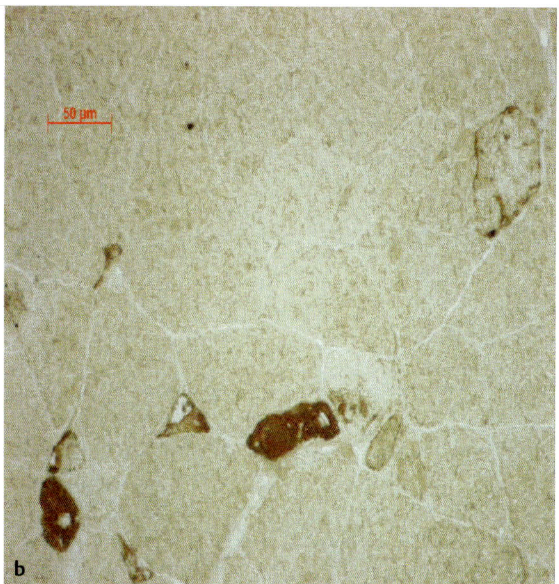

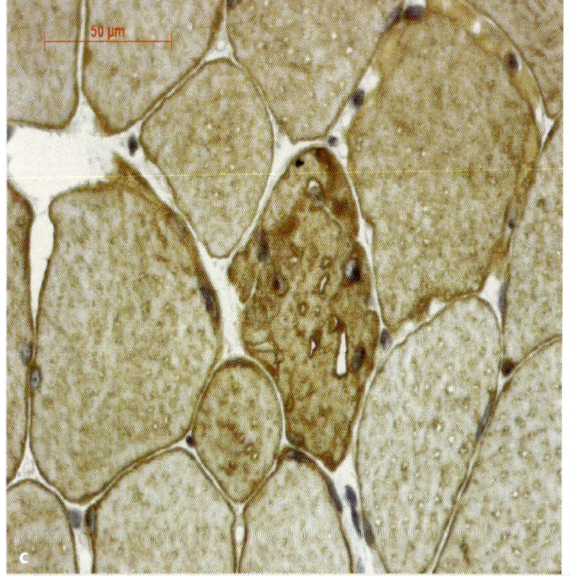

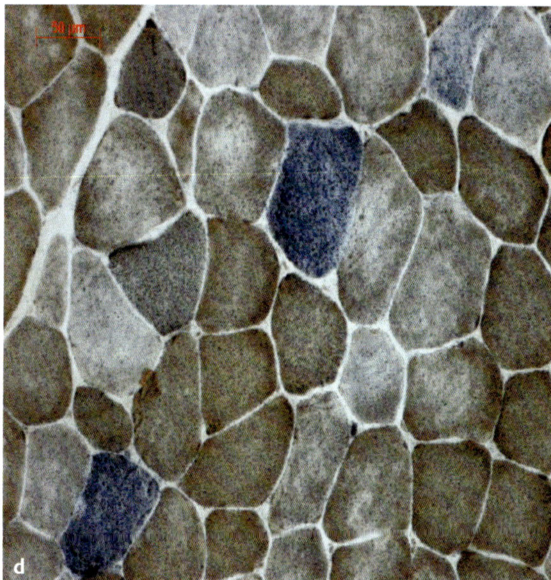

Abb. 6.6 Typische Befunde von Patienten mit myofibrillärer Myopathie.
a Darstellung der Immunreaktion für α-B Crystallin.
b Darstellung der Immunreaktion für Myotolin.
c Darstellung der Immunreaktion für Desmin.
d COX/SDH-Färbung.

6

▸ **Klinik.** Die Muskelschwäche besteht distal oder distal und proximal und geht mit einer Muskelatrophie einher. Neben einer milden mimischen Schwäche kann eine bulbäre Symptomatik aus Dysarthrie und Dysphagie auftreten. Eine Beteiligung der Atemmuskulatur, in selteneren Fällen auch mit respiratorischer Insuffizienz, kann vorkommen. Eine Kardiomyopathie ist bei ca. 60 % der Patienten nachweisbar. Häufig treten Herzrhythmusstörungen auf, die die Anlage eines Herzschrittmachers erforderlich machen können.

Im MRT zeigte sich eine Beteiligung des M. gluteus maximus, M. semitendinosus, M. gracilis und M. sartorius, wohingegen das Kompartment mit Vastusmuskeln und M. rectus femoris relativ ausgespart ist. Am Unterschenkel zeigen die peronäalen Muskeln stärkere Veränderungen als die Tibialismuskeln und die Muskeln im posterioren Kompartment [52].

Tab. 6.5 Übersicht über myofibrilläre Myopathien.

Bezeichnung	Protein	Gen	Genort	Vererbungsmodus	Manifestationsalter	Paresen	Herzbeteiligung	respiratorische Beteiligung	extramuskulär
MFM1	Desmin	DES	2q35	AD (AR)	2.–7. Dekade	distal, d + p	DCM/HRS	+ +	PNP
MFM2	αB-Crystallin	CRYAB	11q22.3–23.1	AD	4.–5. Dekade	p > d	DCM/HRS	+ +	(PNP), Katarakte
MFM3	Myotilin	MYOT	5q31	AD	5.–7. Dekade	d + p	DCM	+	PNP
MFM4	ZASP	ZASP	10q22.2–23.3	AD	5.–7. Dekade	d > p	DCM/HRS	(+)	PNP
MFM5	Filamin C	FLNC	7q32	AD	3.–6. Dekade	p	DCM/HRS	+ +	
MFM6	BAG3	BAG3	10q25.2–26.2	AD	Kindesalter	p, axial	DCM	+ + +	

AD: autosomal-dominant, AR: autosomal-rezessiv, d: distale Beteiligung, DCM: dilatative Kardiomyopathie, HRS: Herzrhythmusstörungen, p: proximale Beteiligung, PNP: Polyneuropathie, RCM: restriktive Kardiomyopathie

6

► **Allelische Erkrankungen.** Das skapuloperonäale Syndrom Typ-Kaeser, die dilatative Kardiomyopathie Typ 1I und Typ 1F, die LGMD1E sowie die myofibrilläre Myopathie mit Herzrhythmusstörungen und Rechtsherzversagen (ARVD7) sind allelische Erkrankungen [198].

Myofibrilläre Myopathie bei Mutationen in αB-Crystallin (MFM2)

► **Pathogenese.** Die Erkrankung manifestiert sich oft in der 4.–5. Lebensdekade. Der Vererbungsmodus ist autosomal-dominant. Ursächlich sind Mutationen im Gen, das für αB-Crystallin kodiert (CRYAB) auf Chromosom 11q22.3–23.1 ([78], [148], [192]).

► **Klinik.** Typisch sind symmetrische proximale und distale Paresen mit Atrophien. Eine Beteiligung der bulbären Muskulatur kann vorkommen. Gelegentlich kann die Erkrankung mit dem Auftreten von Katarakten assoziiert sein. Es wurde zudem ein Fall mit einem spätem Beginn im Alter von 68 Jahren mit einer langsam fortschreitenden distalen Muskelschwäche und intermittierenden Vorhofflimmern berichtet [148]. Eine Beteiligung der Atemmuskulatur kann vorkommen. Eine Kardiomyopathie sowie Überleitungsstörungen finden sich häufig und können sogar der Skelettmuskelmanifestation vorausgehen. Das Verteilungsmuster der betroffenen Muskulatur in den bildgebenden Untersuchungen scheint ähnlich wie bei den Desminopathien zu sein.

Myofibrilläre Myopathie bei Mutationen in Myotilin (MFM3)

► **Pathogenese.** Das mittlere Manifestationsalter liegt bei 60 Jahren, der Erkrankungsbeginn meist jenseits des 40. Lebensjahres. Der Vererbungsmodus ist autosomal-dominant, sporadische Fälle sind beschrieben. Ursächlich sind Mutationen im Myotilingen (MYOT) auf Chromosom 5q31, die heterozygote Missensmutationen darstellen und fast ausschließlich im Exon 2 vorkommen ([51], [54], [136], [142]).

► **Klinik, Diagnostik.** Zu Beginn der Erkrankung können die Paresen symmetrisch distal oder proximal vorkommen und sich dann ausbreiten. Bei einigen Patienten steht der distale Phänotyp im Vordergrund. Insgesamt ist die Erkrankung nur langsam progredient. Eine Dysarthrie oder eine nasale Stimme kann vorkommen. Myalgien und Kontrakturen sind eher selten. In einigen Fällen lassen sich Zeichen einer peripheren Neuropathie nachweisen. Eine Beteiligung der Atemmuskulatur, in selteneren Fällen auch mit respiratorischer Insuffizienz, kann vorkommen. Eine Kardiomyopathie, meist jedoch erst im höheren Lebensalter und eher mild ausgeprägt, kann nachweisbar sein.

Die Serumcreatinkinase-Spiegel sind normal oder meist leicht erhöht (bis zu 15fach). In den bildgebenden Untersuchungen waren im Bereich der Oberschenkel die stärksten Veränderungen im M. adductor magnus, M. biceps femoris, M. vastus medialis et intermedius sowie semimembranosus nachweisbar. Am Unterschenkel ist das posteriore Kompartment mit M. soleus und M. gastrocnemius stärker betroffen als das anteriore.

► **Histologische Besonderheiten.** Die Zahl binnenständiger Kerne kann sehr hoch sein (> 20 %). Ausradierte Fasern sind seltener als in anderen myofibrillären Myopathien nachweisbar.

► **Allelische Erkrankungen.** Hierzu zählt die autosomal-dominant vererbte Gliedergürteldystrophie Typ 1A (LGMD1A). Bei einer großen Familie, die ursprünglich einer Spheroidkörperchen-Myopathie zugeordnet wurde, wurde eine Mutation im MYOT identifiziert [54].

Myofibrilläre Myopathie bei Mutationen in ZASP (MFM4)

► **Pathogenese.** Der Erkrankungsbeginn liegt meist zwischen dem 45. und 60. Lebensjahr, es wurde aber auch eine deutsche Familie mit Beginn in der Kindheit (7. Lebensjahr) beschrieben [180]. Der Vererbungsmodus ist autosomal-dominant. Ursächlich sind Mutationen auf Chromosom 10q22.2–23.3 im ZASP-Gen, das für das Z-Band-assoziierte sarkomerische Protein (ZASP) kodiert ([65], [66], [171]).

► **Klinik.** Die Paresen sind häufig distal stärker ausgeprägt als proximal; es sind auch Fälle mit rein distaler Beteiligung beschrieben [107]. Häufig sind auch Zeichen einer peripheren Neuropathie nachweisbar. Eine Beteiligung der Atemmuskulatur tritt selten auf. Eine Kardiomyopathie, auch mit Überleitungsstörungen, kann in vielen Fällen auftreten und sogar der Skelettmuskelmanifestation vorausgehen. Das Verteilungsmuster der betroffenen Muskulatur scheint ähnlich wie bei den Desminopathien zu sein (► Abb. 6.6, ► Abb. 6.7).

► **Allelische Erkrankungen.** Die distale Myopathie Markesbery-Griggs, die familiäre dilatative Kardiomyopathie Typ IC (CMD1C) und die isolierte Kardiomyopathie des linken Ventrikels (LVNC) sind allelische Erkrankungen.

Myofibrilläre Myopathie bei Mutationen in Filamin C (MFM5)

► **Pathogenese.** Die Erkrankung manifestiert sich im mittleren Erwachsenenalter (24–60 Jahre). Der Vererbungsmodus ist autosomal-dominant. Ursächlich sind Mutationen im Filamin-C-Gen (FLNC) auf Chromosom 7q32 ([104], [194]).

► **Klinik.** Proximale Paresen dominieren ähnlich wie bei den Gliedergürteldystrophien. Die Schwäche beginnt oft im Bereich des Hüftgürtels. Als initiales Symptom können Rückenschmerzen auftreten. Häufig sind die Beine stärker betroffen als die Arme. Es sind auch Fälle mit einer distalen Prädominanz im Bereich der oberen Extremität beschrieben [67].

Bei einem Teil der Patienten besteht eine Polyneuropathie. Eine Beteiligung der Atemmuskulatur ist häufig und macht in seltenen Fällen eine nicht invasive Heimbeatmung erforderlich. Eine Herzbeteiligung mit Überleitungsblock, Tachykardie, diastolischer Funktionsstörung und linksventrikulärer Hypertrophie ist in einem Drittel der Fälle nachweisbar. In vielen Fällen lassen sich pathologische Spontanaktivität und pseudomyotone Serien ableiten.

In den bildgebenden Untersuchungen ist das hintere Kompartment im Unterschenkel stärker betroffen als das vordere. Am Oberschenkel sind am wenigsten der M. rectus femoris, M. gracilis, M. sartorius betroffen.

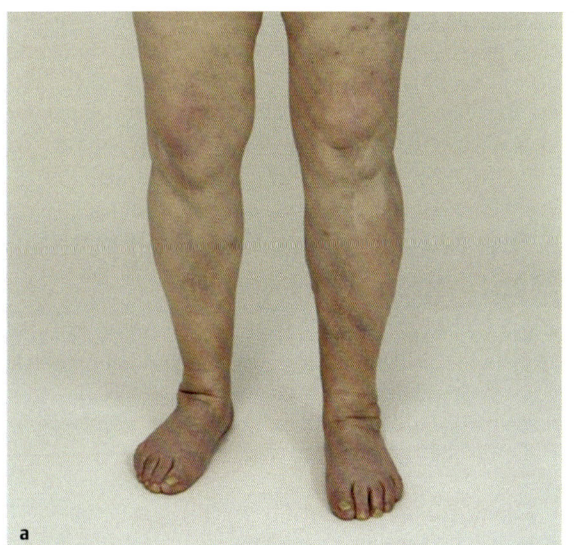

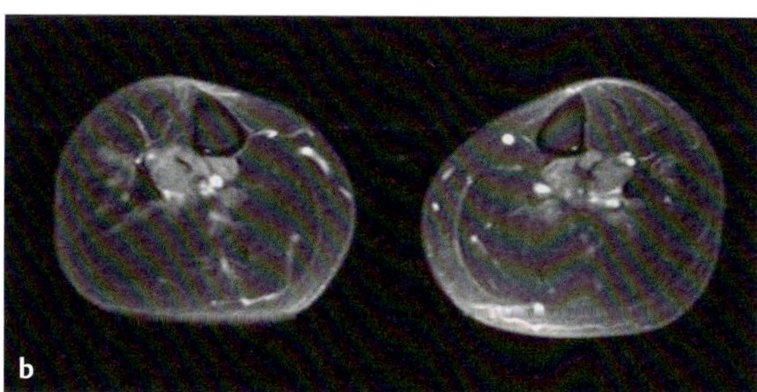

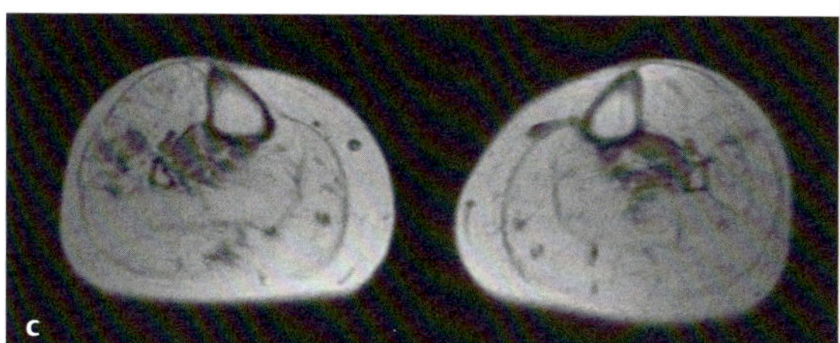

Abb. 6.7 Patientin mit ZASP-Mutation A147V.
a Patientin von frontal, auffällig ist die nur gering ausgeprägte Atrophie im Vergleich zur nur residual vorhandenen Unterschenkelmuskulatur.
b MRT der Unterschenkel (T1 tse tra).
c MRT der Unterschenkel (T2 tirm tra).

▶ **Allelische Erkrankung.** Die distale Myopathie bei Filamin-C-Mutation mit einer Aussparung des anterioren Kompartiments gilt als allelische Erkrankung [36].

Myofibrilläre Myopathie bei Mutationen in BAG3 (MFM6)

▶ **Pathogenese.** Die Erkrankung manifestiert sich im Kindesalter und ist rasch progredient. Der Vererbungsmodus ist autosomal-dominant. Ursächlich sind Mutationen im BAG3 auf Chromosom 10q25.2–26.2 ([75], [133], [174]).

▶ **Klinik.** Proximale Paresen und eine Schwäche der axialen Muskulatur dominieren und sind rasch progredient. Kontrakturen und eine Skoliose sind häufig. Hinweise für neuropathische Veränderungen können vorliegen. Eine schwere respiratorische Insuffizienz mit Beatmungspflicht tritt im Verlauf der Erkrankung auf. Eine restriktive oder hypertrophische Kardiomyopathie tritt in der 2. Lebensdekade auf und kann eine Herztransplantation erforderlich machen.

Myopathie mit proximaler Muskelschwäche und früher Beteiligung der Atemmuskulatur

Zu den oben genannten „klassischen" myofibrillären Myopathien, die auch als Z-Streifen-Myopathien bezeichnet wurde, sind folgende Myopathien hinzuzufügen:

- Typ I: Auch bei dieser seltenen, autosomal-dominant vererbten Form, die bisher vor allem bei schwedischen Familien beschrieben wurde, finden sich myofibrilläre Veränderungen. Ursächlich sind Mutationen im Titingen auf Chromosom 2q31.2. Klinisch zeigt sich ein Beginn in der 2.–5.Dekade mit proximalen Paresen sowie einer frühzeitigen Störung der respiratorischen Funktion.
- Typ II: myofibrilläre Myopathie mit Beteiligung der Atemmuskulatur 2013 Typ I und Typ II. Ursächlich sind Mutationen auf Chromosom 2q21.

6.2.6 Cap-Myopathie

▶ **Pathogenese, Klassifikation.** Bei der Cap-Myopathie handelt es sich um eine sehr seltene Manifestation mit überwiegender Manifestation im Kindesalter. Der Vererbungsmodus ist autosomal-dominant. Ursächlich sind Mutationen auf Chromosom 9p13 im TPM2, das für das das β-Tropomyosin-2-Protein kodiert. In einem sporadischen Fall wurde eine Mutation im TPM3 gefunden, das für γ-Tropomyosin-3 kodiert. In einem weiteren Fall eines Jungen mit einem innerhalb weniger Jahre letalen kongenitalen Verlauf wurde eine Mutation im ACTA1 gefunden ([33], [62], [76], [116], [134], [183]).

Es gibt eine typische *kongenitale* Form mit nicht progredientem oder wenig progredientem Verlauf und eine *juvenile* Form.

▶ **Klinik, Diagnostik.** Die Paresen sind oft proximal, später kommen distale hinzu. Für die Nemalinmyopathie typische Dysmorphiezeichen finden auch bei der Cap-Myopathie, z. B. ein hoher „gotischer" Gaumen oder ein längsovales Gesicht. Eine Skoliose entwickelt sich oft in der 2. Lebensdekade ([47], [48]). Eine Beteiligung der Atemmuskulatur ist in vielen Fällen nachweisbar und macht oft eine nicht invasive nächtliche CPAP-Beatmung erforderlich. Eine Herzbeteiligung ist in der Regel nicht nachweisbar.

Die Serumcreatinkinase-Spiegel sind normal oder meist leicht erhöht. Das EMG zeigt myopathische Muster.

▶ **Histologische Besonderheiten.** Cap-Strukturen sind umschriebene Aggregate, die sich subsarkolemmal in der Peripherie der Muskelfasern befinden und aus unvollständigen Sarkomeren bestehen. Vorherrschend sind dünne Filamente bzw. Aktin sowie Z-Streifen-Proteine, während die dicken Filamente bzw. Myosin vollständig oder zum Großteil nicht nachweisbar sind. In den Cap-Strukturen lassen sich dünne Filamente und Z-Streifen-Proteine nachweisen (z. B. Desmin, α-Aktinin, Tropomyosin, Nebulin, Aktin, Myotilin) (▶ Abb. 6.8). In den Cap-Aggregaten ist die ATPase-Aktivität vermindert, sie sind aber mithilfe der NADH-Färbung identifizierbar. Rod-Strukturen können ebenfalls nachweisbar sein. Oft liegen eine Typ-I-Faser-Hypotrophie und -Prädominanz bis hin zu einer Typ-I-Faser-Uniformität vor.

▶ **Allelische Erkrankung.** Es gibt eine große phänotypische Überlappung mit der Nemalinmyopathie (NEM4). Histologisch können Rod- und Cap-Strukturen in der gleichen Biopsie vorkommen, in manchen Fällen können bei den einen Mitgliedern einer Familie Rods, bei den anderen nur Caps nachweisbar sein. Gelegentlich können die Caps auch erst in einer Zweitbiopsie im Verlauf der Erkrankung nachweisbar sein.

6.2.7 Hyalinkörperchen-Myopathie/ Myosinspeicherkrankheit

▶ **Pathogenese.** Es sind aktuell weniger als 40 Fälle beschrieben. Die Erkrankung wird autosomal-dominant vererbt. Ursächlich sind Mutationen im MYH7 auf Chromosom 14q11, das für die langsame Myosinschwerkette kodiert (slow myosin heavy chain) ([135], [137]).

▶ **Klinik, Diagnostik.** Die Erkrankung manifestiert sich kongenital als Floppy Infant oder in der frühen Kindheit vor allem mit symmetrischen proximalen Paresen. Myalgien und eine Wadenhypertrophie können auftreten. Die Atemmuskulatur ist in der Regel nicht betroffen. Zu einer Herzbeteiligung kommt es in der Regel nicht, nur selten können Herzrhythmusstörungen nachweisbar sein. Häufig ist der Verlauf nur gering progredient ([4], [12], [146]).

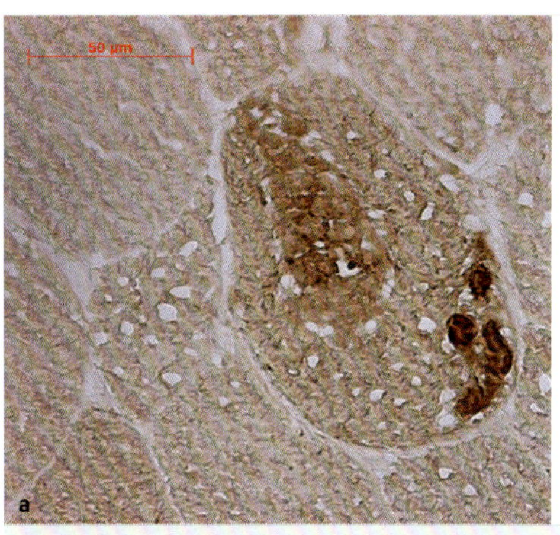

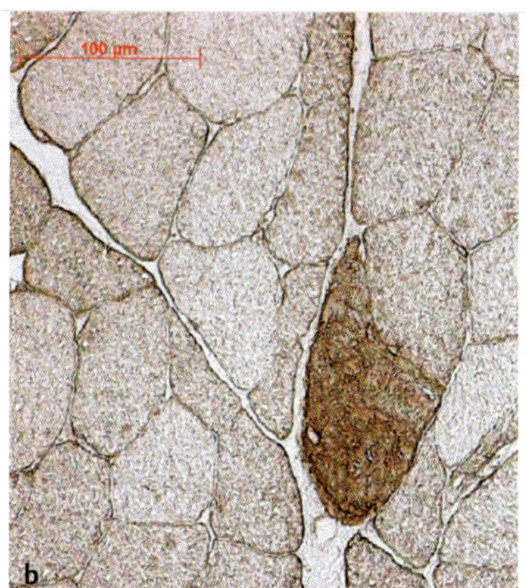

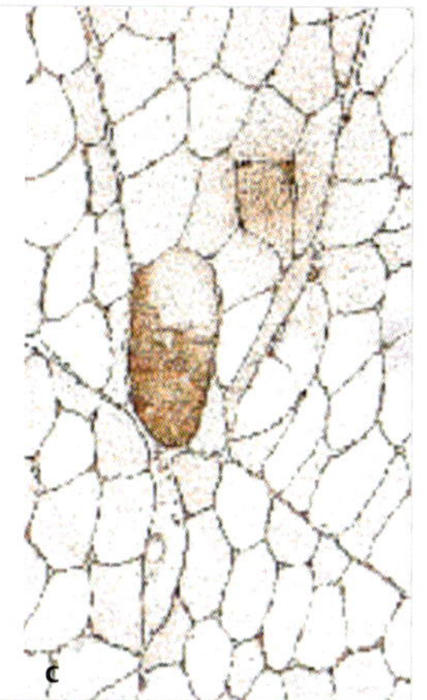

Abb. 6.8 Cap-Myopathie.
a Myotilin.
b Desmin.
c Caveolin.

Der Serumcreatinkinase-Spiegel ist leicht bis moderat erhöht (bis zu 15fach). Das EMG zeigt meist myopathische Muster. Fettige Degeneration und Ödeme im hinteren Kompartment des Beines können im MRT nachweisbar sein [145].

▶ **Histologische Besonderheiten.** Es stellen sich bevorzugt in Typ-I-Muskelfasern in der ATPase-Färbung charakteristische, oft am Rand der Muskelfaser gelegene, gut abgrenzbare, dunkle Einschlüsse dar, die langsame Myosinschwerketten enthalten. Subsarkolemmale oder Z-Streifen-Proteine sowie Aktin und Ubiquitin sind hingegen in den Einschlüssen nicht nachweisbar. Darüber hinaus kann ein Mischbild aus myopathischen und neurogenen Veränderungen vorkommen. Ultrastrukturell bestehen die Einschlüsse aus granulärem, fibrillärem oder amorphem Material, das oft mit Myofibrillen bzw. Sarkomerfragmenten verschmolzen ist. In der Umgebung findet sich eine Zone sarkomerischer Desorganisation.

▶ **Allelische Erkrankungen.** Die distale Myopathie Typ Laing und die familiäre hypertrophische Kardiomyopathie sind Erkrankungen mit ähnlichen Hyalinkörperchen.

6.2.8 Reducing-Body-Myopathie (RBM)

▶ **Pathogenese.** Brooke und Neville beschrieben 1972 bei zwei nicht verwandten jungen Mädchen mit einer kongenitalen progressiven Myopathie und Tod im 9. Lebensmonat bzw. mit 2,5 Jahren in den Muskelfasern intrazytoplasmatische Aggregate, die Sulfhydrylgruppen enthalten und Nitro-Blue-Tetrazoliumsalze (NBT) reduzieren; diese wurden als Reducing Bodies bezeichnet [16].

Ursächlich sind Mutationen im Gen FHL 1. Es wird am Sarkomer und Sarkolemm gefunden und scheint eine Rolle bei der Synthese der Sarkomere sowie der Regulation der Muskelmasse zu spielen. Die Reducing-Body-Myopathie ist eine seltene Erkrankung, die ein breites Spektrum von Fällen mit frühem Beginn und letalem Verlauf bis hin zur Manifestation im Kindes- und Erwachsenenalter mit variablem Verlauf beinhaltet. Der Beginn ist selten kongenital.

▶ **Klinik, Diagnostik.** Die meist proximal oder skapuloperonäal betonte Muskelschwäche ist progredient. Die Patienten werden meist innerhalb weniger Jahre rollstuhlpflichtig ([3], [16], [27]). Kontrakturen, Skoliose und verminderte Wirbelsäulenbeweglichkeit (Rigid Spine) sind häufig und besonders bei frühem Beginn auch schwer ausgeprägt. Bei der Manifestation im späteren Lebensalter (bis zum 40. Lebensjahr) stehen eine proximal betonte, zum Teil asymmetrische Muskelschwäche mit respiratorischer Beeinträchtigung sowie Rigid Spine und Skoliose im Vordergrund.

Eine restriktive Ventilationsstörung tritt bei mehr als der Hälfte der Fälle auf und macht häufig eine nicht invasive Beatmung erforderlich. Die respiratorische Funktionsstörung beeinflusst die Prognose der Erkrankung. Eine Kardiomyopathie ist nicht typisch, kann aber im Verlauf auftreten, so dass ein regelmäßiges Screening mittels Langzeit-EKG und Echokardiografie indiziert ist.

Die Creatinkinase kann normal oder bis zu 10fach erhöht sein. Das Elektromyogramm ist unauffällig oder myopathisch verändert. Gemischt myopathische und neurogene Veränderungen werden häufig beschrieben [165]. Die motorischen und sensiblen Nervenleitgeschwindigkeiten sind normal.

▶ **Histologische Besonderheiten.** In der histologischen Untersuchung erscheinen die häufig runden oder ovalen zytoplasmatisch und paranukleär gelegenen Reducing Bodies in der Menadion-NBT-Färbung dunkelviolett und in der in der Hämatoxylin-Eosin- und Trichromfärbung intensiv rot. In der NADH- und ATPase-Färbung bleiben die Areale mit Reducing Bodies ausgespart. Immunhistochemisch lassen sich die Reducing Bodies mit FHL 1-Antikörper markieren. Die Aggregate sind in Semidünnschichtschnitten gut identifizierbar.

Merke

Je mehr Reducing Bodies vorkommen, desto stärker sind die myopathischen Veränderungen ausgeprägt.

Elektronenmikroskopisch lassen sich neben dem paranukleär lokalisierten elektronendichten Material der Aggregate auch zytoplasmatische Körperchen und geänderte Vakuolen bzw. Rimmed Vacuoles identifizieren. Elektronenmikroskopisch sind die Reducing Bodies nicht durch eine Membran abgegrenzt. Sie enthalten tubulofilamentöses und granulofilamentöses Material und haben einen Durchmesser von ca. 12–18 nm [163].

▶ **Allelische Erkrankung.** Hierzu zählt die X-chromosomal-rezessive Myopathie mit postduraler Muskelatrophie und generalisierter Hypertrophie (XMPMA). Dieser Phänotyp ist bisher nur bei Männern mit Manifestation in der 3. Lebensdekade beschrieben. Reducing Bodies wurden allerdings nicht gefunden [202].

6.2.9 Sarkotubuläre Myopathie

▶ **Pathogenese.** Die Erkrankung kann kongenital sein, sich aber auch von der Kindheit bis in die 6. Lebensdekade manifestieren. Die Erkrankung wurde zuerst bei Hutterern in Manitoba (South Dakota) beschrieben. Der Vererbungsmodus ist autosomal-rezessiv. Ursächlich sind Mutationen im TRIM32 auf Chromosom 9q31.

▶ **Klinik, Diagnostik.** Proximale Paresen mit Scapula alata und Pseudohypertrophie der Waden dominieren. Die Ausprägung der Symptome ist sehr variabel, viele Patienten werden jedoch rollstuhlpflichtig. Myalgien und Krampi sind häufig. Hinweise für neuropathische Veränderungen können vorliegen. Eine Lungen- und Herzbeteiligung kommen in der Regel nicht vor.

Die Serumcreatinkinase-Spiegel sind leicht bis moderat erhöht (5fach). Das EMG zeigt einen normalen Befund oder ein myopathisches Muster.

▶ **Histologische Besonderheiten.** Es finden sich optisch leere Vakuolen, die segmental beschränkt sind und Mottenfraßveränderungen. Die Vakuolen sind negativ für saure Phosphatase, Lipid- und Glykogenreaktionen. Elektronenmikroskopisch sind die Vakuolen von membranhaltigem Material umgeben, die vom sarkoplasmatischen Retikulum abstammen, und es finden sich Z-Band-Ströme. Pathognomonisch und namensgebend sind das dilatierte sarkotubuläre System und die Proliferation im T-Tubuli-System mit einer Vermehrung sarkotubulärer Strukturen.

▶ **Allelische Erkrankung.** Hierzu zählt die Muskeldystrophie vom Gliedergürteltyp 2 H (LGMD2H). Diese findet sich vor allem bei Hutterern, Anhängern einer täuferischen Kirche, die u. a. in Manitoba (Kanada) leben ([14], [81], [166]).

6.2.10 Zytoplasmatische oder Spheroidkörperchen-Myopathie

▶ **Pathogenese.** Die Erkrankung manifestiert sich meist um das 40. Lebensjahr; sie wurde bisher nur in wenigen Familien beschrieben. Der Vererbungsmodus ist autosomal-dominant. Ursächlich sind Mutationen im MYOT (Myotilin) auf Chromosom 5q31 [54].

▶ **Klinik, Diagnostik.** Typisch sind proximal betonte Paresen sowie eine Dysarthrie mit nasalem Sprechen. Insgesamt verläuft die Erkrankung nur langsam progredient, schwerere Verläufe sind möglich. In einigen Fällen lassen sich Zeichen einer peripheren Neuropathie nachweisen ([20], [59], [60]). Im Verlauf der Erkrankung kann eine Beteiligung der Atemmuskulatur auftreten mit respiratorischer Insuffizienz, die eine nächtliche nicht invasive CPAP-Beatmung erfordert. Eine kardiale Beteiligung kommt typischerweise nicht vor.

Die Serumcreatinkinase-Spiegel sind normal oder meist leicht erhöht. Das EMG zeigt myopathische Muster.

▶ **Histologische Besonderheiten.** Spheroidkörperchen bestehen aus einer zentralen homogenen Zone, die von einem hellen Hof umgeben ist, von dem filamentöse Strukturen abstrahlen. In der Gomori-Trichrom-Färbung stellen sie sich grünlich bis grünblau dar. Sie scheinen von den Z-Streifen auszugehen. Spheroidkörperchen kommen in Typ-I-Muskelfasern vor und enthalten Myotilin, aber auch andere Z-Streifen-Proteine (Desmin, αB-Crystallin) und Ubiquitin.

▶ **Allelische Erkrankungen.** Hierzu zählen die autosomal-dominant vererbte Gliedergürteldystrophie Typ 1A (LGMD1A) und die myofibrilläre Myopathie.

6.2.11 Kongenitale Fasertypdisproportion (KFTD)

Merke

Histologisches Leitsymptom dieser kongenitalen Muskelerkrankung ist die Disproportion der Durchmesser der Muskelfasern, wobei das Kaliber der Typ-I-Fasern mindestens 12 % kleiner als das der Typ-II-Fasern ist.

Die Diagnose einer KFTD kann nur als Ausschlussdiagnose gestellt werden. Strukturveränderungen wie Cores, Minicores oder Rods sollten nicht vorliegen. Andere zugrunde liegende Erkrankungen müssen zunächst ausgeschlossen werden, da eine Typ-I-Faser-Hypotrophie ein unspezifischer Befund bei vielen anderen Erkrankungen ist (andere kongenitale Myopathien wie Nemalinmyopathie, zentronukleäre Myopathie oder kongenitale myotone Dystrophie) [32].

► **Pathogenese.** In 25 % der Fälle (in denen die Fasertypendisproportion allerdings > 50 % betrug) sind Mutationen im TPM3 auf Chromosom 1q22–23 verantwortlich, das für α-Tropomyosin kodiert ([24], [99], [114], [127]). Mutationen im ACTA1 auf Chromosom 1q42.1, das für das skelettmuskuläre α-Aktin kodiert ([24], [43], [129], [109]), waren bei 6 % der KFTD-Fälle nachweisbar. Selten wurden Mutationen im SEPN1 auf Chromosom 1p36 gefunden, das für das Selenoprotein N1 kodiert. Eine Übersicht der einzelnen Formen der kongenitalen Fasertypdisproportion gibt ► Tab. 6.6.

► **Klinik.** Die Säuglinge zeigen eine generalisierte muskuläre Hypotonie („floppy baby") und Schwäche. In einzelnen Fällen ist die Muskelschwäche in den Beinen stärker ausgeprägt als in den Armen. Eine Saug- und Trinkschwäche bei mimischer Schwäche ist ebenfalls zu beobachten. Die motorische Entwicklung ist verzögert. In den ersten 12 Lebensmonaten kann die Schwäche progredient sein, nach dem 2. Lebensjahr kommt es zu einem Stillstand oder einer Besserung im Laufe der Jahre. Die Muskeleigenreflexe sind schwach oder fehlen. Bisweilen treten belastungsabhängige Myalgien und Krampi auf.

Tab. 6.6 Übersicht der einzelnen Formen der kongenitalen Fasertypdisproportion (KFTD).

Form	Vererbungsmodus	Genprodukt	Chromosom
KFTD1	autosomal-dominant	α-Aktin	1q42
KFTD2	autosomal-rezessiv	–	Xq13
KFTD3	autosomal-rezessiv	SEPN1	1p36
KFTD4	autosomal-dominant	TPM3	1q21
KFTD5	autosomal-dominant	TPM2	9p13
KFTD	autosomal-rezessiv	MYL2	12q24

Eine Ptosis kann bei Mutationen im TPM3 vorkommen. Die Gesichtsform der Kinder ist häufig längsoval; ein hoher Gaumen ist oft zu beobachten. Etwa 25 % der Kranken weisen Kontrakturen oder Skelettanomalien auf, z. B. Hüftgelenkluxationen, Kyphoskoliose, Fußdeformitäten (Platt- oder Hohlfuß), sowie Kontrakturen der Hände und/oder Füße. Auch Veränderungen im Sinne eines Rigid-Spine-Syndroms wurden beobachtet [59]. Die Patienten sind oft kleinwüchsig (< 3. Perzentile).

Die geistige Entwicklung ist normal; nur bei den selteneren schweren Verlaufsformen kann ein intellektueller Entwicklungsrückstand vorkommen. Respiratorische Infekte können komplizierend vor allem in den ersten 2 Lebensjahren auftreten. Bis zu 30 % der Patienten im Kleinkindesalter weisen eine Schwäche der Atemmuskulatur auf. Manche adulte Patienten benötigen zumindest zeitweise eine nächtliche nicht invasive CPAP-Beatmung. Eine kardiale Beteiligung scheint nicht mit der Erkrankung assoziiert zu sein.

► **Prognose, Verlauf.** Insgesamt ist die Prognose als gut einzuschätzen, d. h. die Mehrzahl der Patienten erreicht in der Regel geh- und belastungsfähig das Adoleszenz und Erwachsenenalter. Allerdings ist die Muskulatur bleibend hypotroph und so schwach, dass die körperliche Leistungsfähigkeit deutlich unter der Norm liegt. Neben dieser „benignen Form" sind aber auch progrediente und letale Verlaufstypen bekannt geworden [18].

► **Labor, Elektrophysiologie.** Die Creatinkinase ist normal oder leicht erhöht. Das Elektromyogramm ist unauffällig oder myopathisch verändert. Vereinzelt wurden auch neurogene Veränderungen registriert.

► **Histologie.** Histologisch basiert die Diagnose einer KFTD auf dem Vorkommen einer Typ-I-Muskelfaser-Hypotrophie; als Cut-off wird ein Größenunterschied von 12 % angesetzt. Andere Autoren setzen eine höhere Schwelle an: In diesem Fall sollten die Typ-I-Fasern mindestens 25 % kleiner als die Typ-II-Fasern sein, die normal oder hypertroph sein können. In der Säuglingsperiode entsprechen die Typ-I-Kaliber weitgehend der Norm, und die Typ-II-Kaliber (besonders IIB) sind hypertrophiert. Bei Biopsien älterer Kinder und Erwachsener bleiben die Kaliber der Typ-I-Fasern klein, und die Typ-II-Fasern sind altersentsprechend entwickelt oder hypertrophiert. Typ-I-Fasern weisen außerdem oft eine Prädominanz auf.

Die binnenständigen Kerne sind zum Teil deutlich vermehrt. Selten finden sich Unregelmäßigkeiten der Aktivität oxidativer Enzyme und Ringfasern. Bei der Beurteilung der Muskelbiopsie ist die alters- und entwicklungsabhängige sowie die muskelabhängige Varianz der Muskelfaserdurchmesser zu beachten. Elektronenmikroskopisch spricht das Fehlen von anormalen Faltungen der Basalmembran um die kleinkalibrigen Typ-I-Fasern für eine Hypotrophie und gegen einen regelrechten atrophischen Prozess.

Vereinzelt wird in einer zweiten Muskelbiopsie der primäre Befund der KFTD nicht bestätigt.

6.3 Erkrankungen mit Strukturveränderungen ohne Gendefekt

6.3.1 Fingerprintkörperchen-Myopathie

▸ **Pathogenese.** Ätiologie und Pathogenese dieser seltenen Erkrankung sind nicht bekannt. Ob es sich bei der Fingerprintkörperchen-Myopathie um eine Krankheitsentität handelt, ist nicht gesichert. Fingerprint-Strukturen wurden bisher auch bei myotoner Dystrophie, kindlichen Dermatomyositiden, Urämie, Erkrankungen des ZNS und okulopharyngealer Muskeldystrophie festgestellt ([28], [40], [42]).

▸ **Klinik.** Die Kinder sind in der Regel bereits bei der Geburt hypoton und schwach, die motorische Entwicklung ist retardiert. Bei etwa der Hälfte der Kranken besteht eine verminderte intellektuelle Entwicklung. Kyphoskoliosen und andere Skelettanomalien kommen vor.

▸ **Labor.** Die Creatinkinase ist normal oder leicht erhöht.

▸ **Histologie.** Histologisch sind eine Atrophie der Typ-I- und eine Hypertrophie der Typ-II-Fasern nachweisbar. Viele der roten atrophischen Fasern zeigen eine schmale periphere Zone mit stark reduzierter Aktivität oxidativer Enzyme. Außerdem finden sich fokale Minderungen oxidativer Enzymaktivitäten in allen Fasertypen. Zahlreiche (2–12) kleinherdige Zonen mit positiver Saure-Phosphatase-Reaktion sind in 70 % der Fasern nachweisbar. Phasenkontrastmikroskopisch finden sich 1–10 µm lange, dunkle subsarkolemmale und perinukleäre Einschlüsse in etwa 50 % der Muskelfasern, die elektronenmikroskopisch Fingerabdrücken ähneln.

6.3.2 Zebrakörperchen-Myopathie

▸ **Pathogenese.** Eine Zebrakörperchen-Myopathie wurde postuliert, da bei einigen Patienten mit einer Myopathie vermehrt Zebrakörperchen in der Histologie gefunden wurden. Ätiologie und Pathogenese dieser seltenen Erkrankung sind nicht bekannt. Es werden Mutationen in α-Aktin als Ursache angenommen [132]. Zebrakörperchen finden sich vereinzelt bei verschiedenen neuromuskulären Krankheiten, so dass nach wie vor wie auch bei anderen kongenitalen Myopathien mit Strukturveränderungen noch nicht sicher ist, ob diese Strukturanomalie für die Definition einer eigenen Krankheitsentität ausreicht.

▸ **Klinik.** Es wurde ein Junge mit Zebrakörperchen-Myopathie beschrieben, der bereits durch verminderte fötale Kindsbewegungen auffiel und bei Geburt eine generalisierte Hypotonie zeigte („floppy baby"). Die motorische Entwicklung war verzögert, Paresen und Muskelatrophien waren kennzeichnend. Es traten zwei kurzzeitige Episoden mit schmerzhaftem Tortikollis auf. Neben den häufigen Zebrakörperchen waren histologisch auch Vakuolen und elektronenmikroskopisch Rods, eine Desorganisation der myofibrillären Strukturen und ein Verlust der Z-Streifen zu erkennen ([111], [149]).

▸ **Histologie.** Zebrakörperchen (Leptomere) sind elektronenmikroskopisch darstellbare, einige Mikrometer lange Strukturen, die durch Z-Band-ähnliche, kontrastreiche Querstreifungen im Abstand von 0,15–0,2 µm charakterisiert sind. Sie kommen bei Gesunden auch im Herzmuskel, in extraokulären Muskeln und am Muskel-Sehnen-Übergang von Skelettmuskeln gelegentlich vor.

6.3.3 Zylindrische-Spiralkörperchen-Myopathie

▸ **Klinik.** Häufig werden die ersten Symptome dieser Myopathie im Erwachsenenalter berichtet. Die familiären Fälle deuten auf einen autosomal-dominanten Erbgang hin. Berichtet werden belastungsabhängige Schwäche, Krampi, Myalgien und Myoglobinurie. Zylindrische Spiralkörperchen wurden aber auch assoziiert mit einer anderen Klinik gefunden, z. B. bei hereditärer spinozerebellärer Degeneration.

▸ **Histologie.** Lichtmikroskopisch fallen in den Typ-II-Muskelfasern subsarkolemmal oder intermyofibrillär lokalisierte granuläre oder rodähnliche Strukturen auf, die sich basophil in der Hämatoxylin-Eosin-Färbung, fuchsinophil in der Trichrom-Gomori-Färbung, kaum in der PAS- oder NADH- und gar nicht in der SDH- und ATPase-Färbung anfärben. Die zylindrischen Spiralen können in bis zu 30 % der Muskelfasern vorkommen.

Elektronenmikroskopisch bestehen die spiraligen Zylinder aus konzentrisch gewickelten Lamellen und haben einen Durchmesser von 1–2 µm. Bei starker Vergrößerung sind spiralig angeordnete Membranen mit zwischengelagerten Zytoplasmasäumen mit einer Breite von 18–24 nm zu erkennen. Die Zahl der Spirallamellen pro Zylinder reicht von 9–15. Die Spiralkörperchen lagern gewöhnlich subsarkolemmal in Haufen von 10–300 µm Länge und 5–30 µm Breite. Es kann sich ein kontinuierlicher Übergang der zylindrischen Spiralen auf native Myofilamente darstellen. Gelegentlich findet sich eine Assoziation mit tubulären Aggregaten ([17], [31], [58], [185], [203]).

6.3.4 Myopathien mit tubulären Aggregaten

▶ **Phänotypen.** Myopathien mit tubulären Aggregaten stellen wahrscheinlich unspezifische Veränderungen dar, die bei Myopathien mit sehr unterschiedlichem Phänotyp nachweisbar sein können. Außerdem treten sie im höheren Lebensalter bei einigen Mausstämmen auf ([57], [85], [102]).

Zu den Myopathien mit tubulären Aggregaten zählen:

- hypokalämische periodische Paralyse
- Myotonia congenita
- Phosphoglyzeratmutasemangel (Glykogenose Typ 10)
- Myasthenie (Slow-Channel-Syndrom durch Mutationen in einer Untereinheit des Azetylcholinrezeptors)
- alkoholische Myopathie
- Morbus Whipple
- proximale Myopathie (CPEO plus)
- belastungsinduzierte Myalgien und Steifigkeit
- Hyperornithämie

Es wurde versucht, folgende vier klinische Phänotypen abzugrenzen, die mit dem Auftreten von tubulären Aggregaten assoziiert sein können:

- Schwäche mit belastungsabhängigen Krampi
- isolierte progrediente proximale Muskelschwäche
- Gliedergürtelmyasthenie
- Atrophia gyrata von Retina und Chorioidea

Allerdings bleibt umstritten, ob es sich um eigenständige Erkrankungen handelt.

▶ **Histologie.** Tubuläre Aggregate gehen vom sarkoplasmatischen Retikulum aus und stellen pathogenetisch wahrscheinlich Äquivalente hypertrophierter Terminalzisternen zur Regulation intrazellulärer Kalziumspiegel dar. Tubuläre Aggregate finden sich bevorzugt in der Peripherie (d. h. subsarkolemmal) der Typ-II-Fasern, besonders in Typ-IIB-Fasern. Sie stellen sich intensiv in den oxidativen Färbungen dar (NADH, COX), mit Ausnahme der SDH-Färbung. In der Hämatoxylin-Eosin-Färbung sind sie basophil und in der Gomori-Trichrom-Färbung fuchsinophil. In der ATPase-Färbung bleibt das Areal der tubulären Aggregate ungefärbt. Antikörper gegen Emerin, SERCA und Dysferlin können tubuläre Aggregate markieren.

Ultrastrukturell kommen die 30–60 µm großen tubulären Aggregate als hexagonal geschichtete doppelwandige Tubuli vor. Andere Typen von tubulären Aggregaten können einen granulären Kern enthalten.

6.4 Therapie der kongenitalen Myopathien

Merke

Eine kausale Behandlung ist bei keiner der kongenitalen Myopathien mit Strukturanomalien bekannt. Allgemeine, symptomatische Maßnahmen stehen im Vordergrund der Bemühungen. Bei Manifestation der Myopathie im Säuglingsalter sind Maßnahmen erforderlich, die in der Lage sind, auftretende Atem-, Saug- und Schluckschwäche sowie die respiratorischen Infekte erfolgreich zu überwinden, ggf. mit Nahrungszufuhr per Sonde und Beatmung.

▶ **Kontrolle der Atemfunktion.** Eine engmaschige Kontrolle der Atemfunktion ist Voraussetzung, um die Indikation zur intermittierenden oder permanenten Beatmung rechtzeitig stellen zu können, da bei einigen der Myopathien die Patienten ein hohes Risiko nächtlicher Hypoxie und plötzlichen Atemversagens haben. Die nächtliche Hypoventilation korreliert nicht zwangsläufig mit der Schwere der Paresen und kann daher leicht verkannt werden.

▶ **Kardiologische Überwachung.** Eine engmaschige kardiologische Mitbetreuung der Patienten wird empfohlen, um frühzeitig eine mögliche kardiale Beteiligung erkennen und therapieren zu können, z. B. die Therapie von Herzrhythmusstörungen durch Herzschrittmacher oder Medikamente.

▶ **Maligne Hyperthermie.** Das Risiko für das Auftreten einer malignen Hyperthermie (MH) ist je nach Myopathieform verschieden. Bei 70 % der MH-Familien ist eine Mutation im muskulären Ryanodinrezeptor ursächlich, diese liegt der Mehrzahl der Central-Core-Myopathien zugrunde. Deshalb sollte bei einer operationsbedingten Narkose an Vorsichtsmaßnahmen gedacht werden (Kühldecke, Dantrolen verfügbar). Es empfiehlt sich, dem Patienten einen entsprechenden Notfallausweis mit dem Hinweis auf ein mögliches Risiko für eine maligne Hyperthermie oder andere mögliche Narkosekomplikationen auszustellen.

▶ **Krankengymnastik.** Krankengymnastische Maßnahmen sollten mit dem Ziel angewendet werden, Kontrakturen und Atemwegsinfektionen vorzubeugen und den Beginn einer Ateminsuffizienz hinauszuzögern; durch ein systematisches angepasstes Krafttraining lassen sich bei einigen Patienten mit kongenitalen Myopathien die Kraftleistung und die Ausdauer sowie das Extremitätenvolumen und Körpergewicht verbessern.

▸ **Orthopädische und operative Therapie.** Orthopädische Hilfsmittel sowie orthopädische, operative Therapien, vor allem bei einer Skoliose oder Kontrakturen, finden Anwendung. Bei Beteiligung der Augenmuskeln können ebenfalls operative Maßnahmen (z. B. Ptosisoperation) hilfreich sein.

Literatur

[1] **Agrawal** PB, Greenleaf RS, Tomczak KK et al. Nemaline myopathy with minicores caused by mutation of the CFL2 gene encoding the skeletal muscle actin-binding protein, cofilin-2. Am J Hum Genet 2007; 80 (1): 162–167

[2] **Asai** T, Fulise K, Uchida M. Anaesthesia for cardiac surgery in children with nemaline myopathy. Anaesthesia 1992; 47: 405–408

[3] **Astrea** G, Schessl J, Clement E et al. Muscle MRI in FHL1-linked reducing body myopathy. Neuromuscul Disord 2009; 19: 689–691

[4] **Barohn** RJ, Brumback RA, Mendell JR. Hyaline body myopathy. Neuromuscul Disord 1994; 3: 257–262

[5] **Benveniste** O, Laforet P, Dubourg O et al. Stem cell transplantation in a patient with late-onset nemaline myopathy and gammopathy. Neurology. 2008 Aug 12; 71(7): 531–532

[6] **Betzenhauser** MJ, Marks AR. Ryanodine receptor channelopathies. Pflugers Arch Eur J Physiol 2010; 460: 467–480

[7] **Bevilacqua** JA, Bitoun M, Biancalana V et al. "Necklace" fibers, a new histological marker of late-onset MTM1-related centronuclear myopathy. Acta Neuropathol 2009; 3: 283–291

[8] **Biancalana** V, Caron O, Gallati S et al. Characterisation of mutations in 77 patients with X-linked myotubular myopathy, including a family with a very mild phenotype. Hum Genet 2003; 112 (2): 135–142

[9] **Bitoun** M, Maugenre S, Jeannet PY et al. Mutations in dynamin 2 cause dominant centronuclear myopathy. Nat Genet 2005; 37 (11): 1207–1209

[10] **Bitoun** M, Bevilacqua JA, Prudhon B et al. Dynamin 2 mutations cause sporadic centronuclear myopathy with neonatal onset. Ann Neurol 2007; 62 (6): 666–670

[11] **Bitoun** M, Stojkovic T, Prudhon B et al. A novel mutation in the dynamin 2 gene in a Charcot-Marie-Tooth type 2 patient: clinical and pathological findings. Neuromuscul Disord 2008; 18 (4): 334–338

[12] **Bohlega** S, Lach B, Meyer BF et al. Autosomal dominant hyaline body myopathy: clinical variability and pathologic findings. Neurology 2003; 61 (11): 1519–1523

[13] **Bolling** MC, Pas HH, de Visser M et al. PLEC1 mutations underlie adult-onset dilated cardiomyopathy in epidermolysis bullosa simplex with muscular dystrophy. J Invest Dermatol 2010; 130 (4): 1178–1181

[14] **Borg** K, Stucka R, Locke M et al. Intragenic deletion of TRIM32 in compound heterozygotes with sarcotubular myopathy/LGMD2H. Hum Mutat 2009; 30 (9): E831–844

[15] **Brandt** A, Schleithoff L, Jurkat-Rott K et al. Screening of the ryanodine receptor gene in 105 malignant hyperthermia families: novel mutations and concordance with the in vitro contracture test. Hum Mol Genet 1999; 8 (11): 2055–2062

[16] **Brooke** MH, Neville HE. Reducing body myopathy. Neurology 1972; 22: 829–840

[17] **Carpenter** S, Karpati G, Robitaille Y et al. Cylindrical spirals in human skeletal muscle. Muscle Nerve 1979; 2 (4): 282–287

[18] **Cavanagh** NP, Lake BD, McMeniman P. Congenital fibre type disproportion myopathy. A histological diagnosis with an uncertain clinical outlook. Arch Dis Child. 1979 Oct; 54(10): 735–743

[19] **Chahin** N, Selcen D, Engel AG. Sporadic late onset nemaline myopathy. Neurology. 2005 Oct 25; 65(8): 1158–1164

[20] **Chapon** F, Viader F, Fardeau M et al. Familial myopathy with "cytoplasmic body" (or "spheroid") type in clusions, disclosed by respiratory insufficiency. Rev Neurol (Paris) 1989; 145 (6–7): 460–465

[21] **Claeys** KG, Fardeau M, Schröder R et al. Electron microscopy in myofibrillar myopathies reveals clues to the mutated gene. Neuromuscul Disord 2008; 18 (8): 656–666

[22] **Claeys** KG, van der Ven PF, Behin A et al. Differential involvement of sarcomeric proteins in myofibrillar myopathies: a morphological and immunohistochemical study. Acta Neuropathol 2009; 117 (3): 293–307

[23] **Clarke** NF, Ilkovski B, Cooper S et al. The pathogenesis of ACTA1-related congenital fiber type disproportion. Ann Neurol 2007; 61 (6): 552–561

[24] **Clarke** NF. Skeletal muscle disease due to mutations in tropomyosin, troponin and cofilin. Adv Exp Med Biol 2008; 642: 40–54

[25] **Clarke** NF, Kolski H, Dye DE et al. Mutations in TPM3 are a common cause of congenital fiber type disproportion. Ann Neurol 2008; 63 (3): 329–337

[26] **Clarkson** E, Costa CF, Machesky LM. Congenital myopathies: diseases of the actin cytoskeleton. J Pathol 2004; 204 (4): 407–417

[27] **Cowling** BS, McGrath MJ, Nguyen MA et al. Identification of FHL1 as a regulator of skeletal muscle mass: implications for human myopathy. J Cell Biol 2008; 183: 1033–1048

[28] **Curless** RG, Payne CM, Brinner FM. Fingerprint body myopathy: a report of twins. Dev Med Child Neurol 1978; 20 (6): 793–798

[29] **Dalakas** MC, Smith SA. A "nema" of hope in the treatment of late-onset nemaline myopathy. Neurology 2008; 71 (7): 472–473

[30] **D'Amico** A, Graziano C, Pacileo G et al. Fatal hypertrophic cardiomyopathy and nemaline myopathy associated with ACTA1 K336E mutation. Neuromuscul Disord 2006; 16 (9–10): 548–552

[31] **Danon** MJ, Carpenter S, Harati Y. Muscle pain associated with tubular aggregates and structures resembling cylindrical spirals. Muscle Nerve 1989; 12 (4): 265–272

[32] **DeChene** ET, Kang PB, Beggs AH. Congenital Fiber-Type Disproportion. In: Pagon RA, Bird TC, Dolan CR, Stephens K, eds. GeneReviews [Internet]. Seattle (WA): University of Washington, Seattle; 1993–2007

[33] **De Paula** AM, Franques J, Fernandez C et al. A TPM3 mutation causing cap myopathy. Neuromuscul Disord 2009; 19 (10): 685–688

[34] **Dlamini** N, Voermans NC, Lillis S et al. Mutations in RYR1 are a common cause of exertional myalgia and rhabdomyolysis. Neuromuscul Disord. 2013 Jul; 23(7): 540–548. doi: 10.1016/j.nmd.2013.03.008. Epub 2013 Apr 28

[35] **Donner** K, Ollikainen M, Ridanpää M et al. Mutations in the beta-tropomyosin (TPM2) gene – a rare cause of nemaline myopathy. Neuromuscul Disord 2002; 12 (2): 151–158

[36] **Duff** RM, Tay V, Hackman P et al. Mutations in the N-terminal actin-binding domain of filamin C cause a distal myopathy. Am J Hum Genet 2011; 88 (6): 729–740

[37] **Durieux** AC, Prudhon B, Guicheney P et al. Dynamin 2 and human diseases. J Mol Med 2010; 88 (4): 339–350

[38] **Echaniz-Laguna** A, Nicot AS, Carré S et al. Subtle central and peripheral nervous system abnormalities in a family with centronuclear myopathy and a novel dynamin 2 gene mutation. Neuromuscul Disord 2007; 17 (11–12): 955–959

[39] **Engel** AG, Gomez MR, Groover RV. Bosch et al. Multicore disease. A recently recognized congenital myopathy associated with multifocal degeneration of muscle fibers. Mayo Clin Proc. 1971 Oct; 46(10): 666–681

[40] **Engel** AG, Angelini C, Gomez MR. Fingerprint body myopathy, a newly recognized congenital muscle disease. Mayo Clin Proc 1972; 47 (6): 377–388

[41] **Fananapazir** L, Dalakas MC, Cyran F et al. Missense mutations in the beta-myosin heavy-chain gene cause central core disease in hypertrophic cardiomyopathy. Proc Natl Acad Sci U S A 1993; 90 (9): 3 993–3 997

[42] **Fardeau** M, Tomé FM, Derambure S. Familial fingerprint body myopathy. Arch Neurol 1976; 33 (10): 724–725

[43] **Feng** JJ, Marston S. Genotype-phenotype correlations in ACTA1 mutations that cause congenital myopathies. Neuromuscul Disord 2009; 19 (1): 6–16. Epub 2008 Oct 30

6

[44] **Ferreiro** A, Monnier N, Romero NB et al. A recessive form of central core disease, transiently presenting as multi-minicore disease, is associated with a homozygous mutation in the ryanodine receptor type 1 gene. Ann Neurol 2002; 51 (6): 750–759

[45] **Ferreiro** A, Quijano-Roy S, Pichereau C et al. Mutations of the selenoprotein N gene, which is implicated in rigid spine muscular dystrophy, cause the classical phenotype of multiminicore disease: reassessing the nosology of early-onset myopathies. Am J Hum Genet 2002; 71 (4): 739–749

[46] **Ferrer** I, Olivé M. Molecular pathology of myofibrillar myopathies. Expert Rev Mol Med 2008; 10: e25

[47] **Fidzianska** A, Badurska B, Ryniewicz B et al. "Cap disease": new congenital myopathy. Neurology 1981; 31 (9): 1113–1120

[48] **Fidziańska** A. "Cap disease"– a failure in the correct muscle fibre formation. J Neurol Sci 2002; 201 (1–2): 27–31

[49] **Fischer** D, Clemen CS, Olivé M et al. Different early pathogenesis in myotilinopathy compared to primary desminopathy. Neuromuscul Disord 2006; 16 (6): 361–367

[50] **Fischer** D, Herasse M, Bitoun M et al. Characterization of the muscle involvement in dynamin 2-related centronuclear myopathy. Brain 2006; 129 (6): 1463–1469

[51] **Fischer** D, Herasse M, Ferreiro A et al. Muscle imaging in dominant core myopathies linked or unlinked to the ryanodine receptor 1 gene. Neurology 2006; 67 (12): 2217–2220

[52] **Fischer** D, Kley RA, Strach K et al. Neurology. 2008 Sep 2; 71(10): 758–765

[53] **Fletcher** JE, Tripolitis L, Hubert M et al. Genotype and phenotype relationships for mutations in the ryanodine receptor in patients referred for diagnosis of malignant hyperthermia. Br J Anaesth 1995; 75 (3): 307–310

[54] **Foroud** T, Pankratz N, Batchman AP et al. A mutation in myotilin causes spheroid body myopathy. Neurology 2005; 65 (12): 1936–1940

[55] **Gache** Y, Chavanas S, Lacour JP et al. Defective expression of plectin/HD1 in epidermolysis bullosa simplex with muscular dystrophy. J Clin Invest 1996; 97 (10): 2289–2298

[56] **Gdynia** HJ, Sperfeld AD, Hanemann CO. Central-core-Myopathie. Nervenarzt 2007; 78: 387–392

[57] **Ghosh** A, Narayanappa G, Taly AB et al. Tubular aggregate myopathy: a phenotypic spectrum and morphological study. Neurol India 2010; 58 (5): 747–751

[58] **Gibbels** E, Henke U, Schädlich HJ et al. Cylindrical spirals in skeletal muscle: a further observation with clinical, morphological, and biochemical analysis. Muscle Nerve 1983; 6 (9): 646–655

[59] **Goebel** HH, Muller J, Gillen HW et al. Autosomal dominant "spheroid body myopathy". Muscle Nerve 1978; 1 (1): 14–26

[60] **Goebel** HH, D'Agostino AN, Wilson J et al. Spheroid body myopathy revisited. Muscle Nerve 1997; 20 (9): 1127–1136

[61] **Goebel** HH, Warlo I. Nemaline myopathy with intranuclear rods – intranuclear rod myopathy. Neuromusc Disord. 1997a; 7: 13–19

[62] **Goebel** HH. Cap disease uncapped. Neuromuscul Disord 2007; 17 (6): 429–432. Epub 2007 Apr 16

[63] **Goldfarb** LG, Olive M, Vicart P, Goebel HH. Intermediate filament diseases: desminopathy. Adv Exp Med Biol 2008: 642: 131–164

[64] **Gommans** IM, Davis M, Saar K et al. A locus on chromosome 15q for a dominantly inherited nemaline myopathy with core-like lesions. Brain 2003; 126 (7): 1545–1551

[65] **Griggs** R, Vihola A, Hackman P et al. Zaspopathy in a large classic late-onset distal myopathy family. Brain 2007; 130 (6): 1477–1484

[66] **Griggs** RC, Udd BA. Markesbery disease: autosomal dominant late-onset distal myopathy: from phenotype to ZASP gene identification. Neuromolecul Med 2010; 2011 Mar; 13(1): 27–30

[67] **Guergueltcheva** V, Peeters K, Baets J et al. Distal myopathy with upper limb predominance caused by filamin C haploinsufficiency. Neurology 2011; 77 (24): 2105–2114

[68] **Gupta** VA, Ravenscroft G, Shaheen R et al. Identification of KLHL41 Mutations Implicates BTB-Kelch-Mediated Ubiquitination as an Alternate Pathway to Myofibrillar Disruption in Nemaline Myopathy. Am J Hum Genet. 2013 Dec 5; 93(6): 1108–1117. doi: 10.1016/j.ajhg.2013.10.020. Epub 2013 Nov 21

[69] **Gyure** KA, Prayson RA, Estes ML. Adult-onset nemaline myopathy: a case report and review of the literature. Arch Pathol Lab Med 1997; 121 (11): 1210–1213

[70] **Hammans** SR, Robinson DO, Moutou C et al. A clinical and genetic study of a manifesting heterozygote with X-linked myotubular myopathy. Neuromuscul Disord 2000; 10 (2): 133–137

[71] **Hanisch** F, Müller M, Dietz A et al. Phenotype variability and histopathological findings in centronuclear myopathy due to DNM2 mutations. J Neurol 2011; 258(6): 1085–1090

[72] **Hanisch** F, Kraya T, Kornhuber M et al. Diagnostic impact of myotonic discharges in myofibrillar myopathies. Muscle Nerve 2013; 47 (6): 845–848

[73] **Herman** GE, Finegold M, Zhao W, de Gouyon B, Metzenberg A. Medical complications in long-term survivors with X-linked myotubular myopathy. J Pediatr. 1999; 134: 206–214

[74] **Herman** GE, Kopacz K, Zhao W et al. Characterization of mutations in fifty North American patients with X-linked myotubular myopathy. Hum Mutat 2002; 19 (2): 114–121

[75] **Homma** S, Iwasaki M, Shelton GD et al. BAG3 deficiency results in fulminant myopathy and early lethality. Am J Pathol 2006; 169 (3): 761–773

[76] **Hung** RM, Yoon G, Hawkins CE et al. Cap myopathy caused by a mutation of the skeletal alpha-actin gene ACTA1. Neuromuscul Disord2010; 20 (4): 238–240. Epub 2010 Mar 19. Erratum: Neuromuscul Disord 2010; 20 (8): 567

[77] **Hutchinson** DO, Charlton A, Laing NG et al. Autosomal dominant nemaline myopathy with intranuclear rods due to mutation of the skeletal muscle ACTA1 gene: clinical and pathological variability within a kindred. Neuromuscul Disord 2006; 16 (2): 113–121

[78] **Inagaki** N, Hayashi T, Arimura T et al. Alpha B-crystallin mutation in dilated cardiomyopathy. Biochem Biophys Res Commun 2006; 342 (2): 379–386

[79] **Ishibashi-Ueda** H, Imakita M, Yutani C et al. Congenital nemaline myopathy with dilated cardiomyopathy: an autopsy study. Hum Pathol. 1990; 21: 77–82

[80] **Jerusalem** F, Goetze H, Mumenthaler M. Zur diagnostischen Spezifität von Nemaline-Strukturen. Z Ges Neurol Psychiatr. 1971; 200: 148–157

[81] **Jerusalem** F, Engel AG, Gomez MR. Sarcotubular myopathy. A newly recognized, benign, congenital, familial muscle disease. Neurology 1973; 23 (9): 897–906

[82] **Jeub** M, Bitoun M, Guicheney P et al. Dynamin 2-related centronuclear myopathy: clinical, histological and genetic aspects of further patients and review of the literature. Clin Neuropathol 2008; 27 (6): 430–438

[83] **Johnston** JJ, Kelley RI, Crawford TO et al. A novel nemaline myopathy in the Amish caused by a mutation in troponin T1. Am J Hum Genet 2000; 67 (4): 814–821

[84] **Jones** JG, Factor SM. Familial congestive cardiomyopathy with nemaline rods in heart and skeletal muscle. Virchows Arch. 1985; 408: 307–312

[85] **Joshi** PR, Knape M, Zierz S et al. Phosphoglycerate mutase deficiency: case report of a manifesting heterozygote with a novel E154K mutation and very late onset. Acta Neuropathol 2009; 117 (6): 723–725

[86] **Jungbluth** H, Sewry CA, Brown SC et al. Mild phenotype of nemaline myopathy with sleep hypoventilation due to a mutation in the skeletal muscle alpha-actin (ACTA1) gene. Neuromusc Disord. 2001; 11: 35–40

[87] **Jungbluth** H, Sewry CA, Buj-Bello A et al. Early and severe presentation of X-linked myotubular myopathy in a girl with skewed X-inactivation. Neuromuscul Disord 2003; 13 (1): 55–59

[88] **Jungbluth** H, Beggs A, Bönnemann C et al. 111th ENMC International Workshop on Multi-minicore Disease. 2nd International MmD Workshop, 9–11 November 2002, Naarden, The Netherlands. Neuromuscul Disord 2004; 14 (11): 754–766

6

[89] **Jungbluth** H, Davis MR, Muller C et al. Magnetic resonance imaging of muscle in congenital myopathies assoociated with RYR1 mutationen. Neuromuscular Disord 2004; 14: 785–790

[90] **Jungbluth** H, Sewry CA, Counsell S et al. Magnetic resonance imaging of muscle in nemaline myopathy. Neuromuscul Disord 2004; 14 (12): 779–784

[91] **Jungbluth** H, Zhou H, Hartley L et al. Minicore myopathy with ophthalmoplegia caused by mutations in the ryanodine receptor type 1 gene. Neurology 2005; 65 (12): 1930–1935

[92] **Jungbluth** H. Central core disease. Orphanet J Rare Dis 2007; 2: 25

[93] **Jungbluth** H. Multi-minicore disease. Orphanet J Rare Dis 2007; 2:31

[94] **Jungbluth** H, Zhou H, Sewry CA et al. Centronuclear myopathy due to a de novo dominant mutation in the skeletal muscle ryanodine receptor (RYR1) gene. Neuromuscul Disord 2007; 17 (4): 338–345

[95] **Jungbluth** H, Muntoni F, Ferreiro A; Core Myopathy Consortium. 150th ENMC International Workshop: Core Myopathies. 9–11th March 2007, Naarden, The Netherlands. Neuromuscul Disord 2008; 18 (12): 989–996

[96] **Jungbluth** H, Wallgren-Pettersson C, Laporte J. Centronuclear (myotubular) myopathy. Orphanet J Rare Dis 2008 25; 3: 26

[97] **Jungbluth** H, Lillis S, Zhou H et al. Late-onset axial myopathy with cores due to a novel heterozygous dominant mutation in the skeletal muscle ryanodine receptor (RYR1) gene. Neuromuscul Disord 2009; 19: 344–347

[98] **Kausch** K, Lehmann-Horn F, Janka M et al. Evidence for linkage of the central core disease locus to the proximal long arm of human chromosome 19. Genomics 1991; 10 (3): 765–769

[99] **Kee** AJ, Hardeman EC. Tropomyosins in skeletal muscle diseases. Adv Exp Med Biol 2008; 644:143–157

[100] **Keller** CE, Hays AP, Rowland LP et al. Adult-onset nemaline myopathy and monoclonal gammopathy. Arch Neurol 2006; 63 (1): 132–134

[101] **Kerst** B, Mennerich D, Schuelke M et al. Heterozygous myogenic factor 6 mutation associated with myopathy and severe course of Becker muscular dystrophy. Neuromuscul Disord 2000; 10: 572–577

[102] **Kim** NR, Suh YL. Tubular aggregate myopathy: a case report. J Korean Med Sci 2003; 18 (1): 135–140

[103] **Kiphuth** IC, Krause S, Huttner HB et al. Autosomal dominant nemaline myopathy caused by a novel alpha-tropomyosin 3 mutation. J Neurol 2010; 257 (4): 658–660

[104] **Kley** RA, Hellenbroich Y, van der Ven PF et al. Clinical and morphological phenotype of the filamin myopathy: a study of 31 German patients. Brain 2007; 130 (12): 3 250–3 264

[105] **Klingler** W, Rueffert H, Lehmann-Horn F et al. Core myopathies and risk of malignant hyperthermia. Anesth Analg 2009; 109 (4): 1167–1173

[106] **Koy** A, Ilkovski B, Laing N et al. Nemaline myopathy with exclusively intranuclear rods and a novel mutation in ACTA1 (Q139H). Neuropediatrics 2007; 38 (6): 282–286

[107] **Kraya** T, Kress W, Stoevesant D et al. Myofibrillary myopathy due to the ZASP mutation Ala147Thr: two cases with exclusively distal leg involvement. Nervenarzt. 2013; 84(2): 209–213

[108] **Laing** NG, Wilton SD, Akkari PA et al. A mutation in the alpha tropomyosin gene TPM3 associated with autosomal dominant nemaline myopathy. Nat Genet 1995; 9 (1): 75–79

[109] **Laing** NG, Clarke NF, Dye DE et al. Actin mutations are one cause of congenital fibre type disproportion. Ann Neurol 2004; 56 (5): 689–694

[110] **Laing** NG. Congenital myopathies.Curr Opin Neurol 2007; 20 (5): 583–589

[111] **Lake** BD, Wilson J. Zebra body myopathy. Clinical, histochemical and ultrastructural studies. J Neurol Sci 1975; 24 (4): 437–446

[112] **Lammens** M, Moerman P, Fryns JP et al. Fetal akinesia sequence caused by nemaline myopathy. Neuropediatrics. 1997; 28: 116–119

[113] **Laporte** J, Biancalana V, Tanner SM et al. MTM1 mutations in X-linked myotubular myopathy. Hum Mutat 2000; 15 (5): 393–409

[114] **Lawlor** MW, Dechene ET, Roumm E et al. Mutations of tropomyosin 3 (TPM3) are common and associated with type 1 myofiber hypotrophy in congenital fiber type disproportion. Hum Mutat 2010; 31 (2): 176–183

[115] **Lehtokari** VL, Pelin K, Sandbacka M et al. Identification of 45 novel mutations in the nebulin gene associated with autosomal recessive nemaline myopathy. Hum Mutat 2006; 27 (9): 946–956

[116] **Lehtokari** VL, Ceuterick-de Groote C, de Jonghe P et al. Cap disease caused by heterozygous deletion of the beta-tropomyosin gene TPM2. Neuromuscul Disord 2007; 17 (6): 433–442

[117] **Liewluck** T, Lovell TL, Bite AV et al. Sporadic centronuclear myopathy with muscle pseudohypertrophy, neutropenia, and necklace fibers due to a DNM2 mutation. Neuromuscul Disord 2010; 2: Dec; 20(12): 801–804

[118] **Maayan** C, Springer C, Armon Y et al. Nemaline myopathy as a cause of sleep hypoventilation. Pediatrics. 1986; 77: 390–395

[119] **Mani** D, Aboulafia DM. Editorial comment: HIV-associated adult-onset nemaline myopathy. AIDS Read 2008; 18 (2): 100–101

[120] **McEntagart** M, Parsons G, Buj-Bello A et al. Genotype-phenotype correlations in X-linked myotubular myopathy. Neuromuscul Disord 2002; 12 (10): 939–946

[121] **Mathews** KD, Moore SA. Multiminicore myopathy, central core disease, malignant hyperthermia susceptibility, and RYR1 mutations: one disease with many faces? Arch Neurol 2004; 61 (1): 27–29

[122] **Melberg** A, Kretz C, Kalimo H et al. Adult course in dynamin 2 dominant centronuclear myopathy with neonatal onset. Neuromuscul Disord 2010; 20 (1): 53–56

[123] **Mercuri** E, Talim B, Moghdaszadeh B. Clinical and imaging findings in six cases of congenital muscular dystrophy with rigid spine syndrome linked to chromosome 1p (RSMD1). Neuromuscul Disord 2002; 12: 631–638

[124] **Mitsuhashi** S, Nonaka I, Wu S et al. Distal myopathy in multi-minicore disease. Intern Med 2009; 48 (19): 1759–1762

[125] **Monnier** N, Romero NB, Lerale J et al. An autosomal dominant congenital myopathy with cores and rods is associated with a neomutation in the RYR1 gene encoding the skeletal muscle ryanodine receptor. Hum Mol Genet 2000; 9 (18): 2599–2608

[126] **Mulley** JC, Kozman HM, Phillips HA et al. Refined genetic localization for central core disease. Am J Hum Genet 1993; 52 (2): 398–405

[127] **Munot** P, Lashley D, Jungbluth H et al. Congenital fibre type disproportion associated with mutations in the tropomyosin 3 (TPM3) gene mimicking congenital myasthenia. Neuromuscul Disord 2010; Dec; 20(12): 796–800

[128] **Nicot** AS, Toussaint A, Tosch V et al. Mutations in amphiphysin 2 (BIN1) disrupt interaction with dynamin 2 and cause autosomal recessive centronuclear myopathy. Nat Genet 2007; 39 (9): 1134–1139

[129] **North** KN, Laing NG. Skeletal muscle alpha-actin diseases. Adv Exp Med Biol 2008; 642:15–19

[130] **Norwood** FL, Harling C, Chinnery PF et al. Prevalence of genetic muscle disease in Northern England: In-depth analysis of a muscle clinic population. Brain 2009; 132: 3 175–3 186

[131] **Nowak** KJ, Wattanasirichaigoon D, Goebel HH et al. Mutations in the skeletal muscle alpha-actin gene in patients with actin myopathy and nemaline myopathy. Nat Genet 1999; 23 (2): 208–212

[132] **Nowak** KJ, Sewry CA, Navarro C et al. Nemaline myopathy caused by absence of alpha-skeletal muscle actin. Ann Neurol 2007; 61: 175–184

[133] **Odgerel** Z, Sarkozy A, Lee HS et al. Inheritance patterns and phenotypic features of myofibrillar myopathy associated with a BAG3 mutation. Neuromuscul Disord 2010; 20 (7): 438–442

[134] **Ohlsson** M, Fidzianska A, Tajsharghi H et al. TPM3 mutation in one of the original cases of cap disease. Neurology 2009; 72 (22): 1961–1963

[135] **Oldfors** A, Tajsharghi H, Thornell LE. Mutation of the slow myosin heavy chain rod domain underlies hyaline body myopathy. Neurology 2005; 64 (3): 580–581

[136] **Olivé** M, Goldfarb LG, Shatunov A et al. Myotilinopathy: refining the clinical and myopathological phenotype. Brain 2005; 128 (10): 2315–2326

[137] **Onengüt** S, Uğur SA, Karasoy H et al. Identification of a locus for an autosomal recessive hyaline body myopathy at chromosome 3p22.2–p21.32. Neuromuscul Disord 2004; 14 (1): 4–9

[138] **Ording** H, Brancadero V, Cozzolino S et al. In vitro contracture test for diagnosis of malignant hyperthermia following the protocol of the European MH Group: results of testing patients surviving fulminant MH and unrelated low-risk subjects. The European Malignant Hyperthermia Group. Acta Aneasthesiol Scand 1997; 41: 955–966

[139] **Paulus** W, Pfeiffer J, Becker I, Roggendorf W, Schumm F. Adult-onset rod disease with abundant intranuclear rods. J Neurol. 1988; 235: 343–347

[140] **Pelin** K, Ridanpaa M, Donner K et al. Refined localisation of the genes for nebulin and titin on chromosome 2q allows the assignment of nebulin as a candidate gene for autosomal recessive nemaline myopathy. Europ J Hum Genet 1997; 5: 229–234

[141] **Pelin** K, Donner K, Holmberg M et al. Nebulin mutations in autosomal recessive nemaline myopathy: an update. Neuromuscul Disord 2002; 12 (7–8): 680–686

[142] **Pénisson-Besnier** I, Talvinen K, Dumez C et al. Myotilinopathy in a family with late onset myopathy. Neuromuscul Disord 2006; 16 (7): 427–431

[143] **Pietrini** V, Marbini A, Galli L et al. Adult onset multi/minicore myopathy associated with a mutation in the RYR1 gene. J Neurol 2004; 251 (1): 102–104

[144] **Portlock** CS, Boland P, Hays AP et al. Nemaline myopathy: a possible late complication of Hodgkin's disease therapy. Hum Pathol 2003; 34 (8): 816–818

[145] **Quijano-Roy** S, Charlier RY, Fischer D. Muscle imaging in congenital myopathies Semin Pediatr Neurol. 2011 Dec; 18(4): 221-9. doi: 10.1016/j.spen.2011.10.003

[146] **Rafay** MF, Halliday W, Bril V. Hyaline body myopathy: adulthood manifestations. Can J Neurol Sci 2005; 32 (2): 253–256

[147] **Ramsey** PL, Hensinger RN. Congenital dislocation of the hip associated with central core disease. J Bone Joint Surg Am 1975; 57 (5): 648–651

[148] **Reilich** P, Schoser B, Schramm N et al. The p.G154S mutation of the alpha-B crystallin gene (CRYAB) causes late-onset distal myopathy. Neuromuscul Disord 2010; 20 (4): 255–259

[149] **Reyes** MG, Goldbarg H, Fresco K et al. Zebra body myopathy: a second case of ultrastructurally distinct congenital myopathy. J Child Neurol 1987; 2 (4): 307–310

[150] **Robinson** R, Carpenter D, Shaw MA et al. Mutations in RYR1 in malignant hyperthermia and central core disease. Hum Mutat 2006; 27: 977–989

[151] **Romero** NB. Centronuclear myopathies: a widening concept. Neuromuscul Disord 2010; 20 (4): 223–228

[152] **Rosenson** RS, Mudge GH, St John Sutton MG. Nemaline cardiomyopathy. Am J Cardiol. 1986; 58: 175–177

[153] **Ryan** MM, Schnell C, Strickland CD et al. Nemaline myopathy: a clinical study of 143 cases. Ann Neurol. 2001; 50: 312–320

[154] **Ryan** MM, Ilkovski B, Strickland CD et al. Clinical course correlates poorly with muscle pathology in nemaline myopathy. Neurology. 2003; 60: 665–673

[155] **Sambuughin** N, Yau KS, Olivé M et al. Dominant mutations in KBTBD13, a member of the BTB/Kelch family, cause nemaline myopathy with cores. Am J Hum Genet 2010; 87 (6): 842–847

[156] **Sasaki** M, Yoneyama H, Nonaka I. Respiratory muscle involvement in nemaline myopathy. Pediatr Neurol. 1990; 6: 425–427

[157] **Scacheri** PC, Hoffman EP, Fratkin JD et al. A novel ryanodine receptor gene mutation causing both cores and rods in congenital myopathy. Neurology 2000; 55 (11). 1689 1696

[158] **Schara** U, Kress W, Tücke J et al. X-linked myotubular myopathy in a female infant caused by a new MTM1 gene mutation. Neurology 2003; 60 (8): 1363–1365

[159] **Schara** U, Tücke J, Mortier W et al. Severe mucous membrane involvement in epidermolysis bullosa simplex with muscular dystrophy due to a novel plectin gene mutation. Eur J Pediatr 2004; 163 (4–5): 218–222

[160] **Schara** U, Kress W, Bönnemann CG et al. The phenotype and long-term follow-up in 11 patients with juvenile selenoprotein N1-related myopathy. Eur J Paediatr Neurol 2008; 12 (3): 224–230

[161] **Schessl** J, Medne L, Hu Y et al. MRI in DNM2-related centronuclear myopathy: evidence for highly selective muscle involvement. Neuromuscul Disord 2007; 17 (1): 28–32

[162] **Schessl** J, Zou Y, McGrath MJ et al. Proteoic identification of FHL 1 as the protein mutated in human reducing body myopathy. J Clin Invest 2008; 118: 904–912

[163] **Schessl** J, Taratuto AL, Sewry C et al. Clinical, histological and genetic characterization of reducing body myopathy caused by mutations in FHL 1. Brain 2009; 132: 452–464

[164] **Schmalbruch** H, Kamienecka Z, Arroe M. Early fatal nemaline myopathy: case report and review. Dev Med Child Neurol. 1987; 29: 784

[165] **Schoser** B, Goebel HH, Janisch I et al. Consequences of mutations within the C terminus of the FHL 1 gene. Neurology 2009; 73: 543–551

[166] **Schoser** BG, Frosk P, Engel AG et al. Commonality of TRIM32 mutation in causing sarcotubular myopathy and LGMD2 H. Ann Neurol 2005; 57 (4): 591–595

[167] **Schröder** R, Vrabie A, Goebel HH. Primary desminopathies. J Cell Mol Med 2007; 11 (3): 416–426

[168] **Schröder** R, Schoser B. Myofibrillar myopathies: a clinical and myopathological guide. Brain Pathol 2009; 19 (3): 483–492

[169] **Sei** Y, Sambuughin NN, Davis EJ et al. Malignant hyperthermia in North America: genetic screening of the three hot spots in the type I ryanodine receptor gene. Anesthesiology 2004; 101 (4): 824–830

[170] **Selcen** D, Ohno K, Engel AG. Myofibrillar myopathy: clinical, morphological and genetic studies in 63 patients. Brain 2004; 127 (2): 439–451

[171] **Selcen** D, Engel AG. Mutations in ZASP define a novel form of muscular dystrophy in humans. Ann Neurol 2005; 57 (2): 269–276

[172] **Selcen** D. Myofibrillar myopathies. Curr Opin Neurol 2008; 21 (5): 585–589

[173] **Selcen** D, Carpén O. The Z-disk diseases. Adv Exp Med Biol 2008; 642:116–130

[174] **Selcen** D, Muntoni F, Burton BK et al. Mutation in BAG3 causes severe dominant childhood muscular dystrophy. Ann Neurol 2009; 65 (1): 83–89

[175] **Sewry** CA, Müller C, Davis M et al. The spectrum of pathology in central core disease. Neuromuscul Disord 2002; 12 (10): 930–938

[176] **Shimizu** H, Takizawa Y, Pulkkinen L et al. Epidermolysis bullosa simplex associated with muscular dystrophy: phenotype-genotype correlations and review of the literature. J Am Acad Dermatol 1999; 41 (6): 950–956

[177] **Shy** GM, Engel WK, Somers JE et al. Nemaline myopathy. A new congenital myopathy. Brain. 1963; 86: 793–810

[178] **Smith** FJ, Eady RA, Leigh IM et al. Plectin deficiency results in muscular dystrophy with epidermolysis bullosa. Nat Genet 1996; 13 (4): 450–457

[179] **Spiro** AJ, Shy GM, Gonatas NK. Myotubular myopathy. Arch Neurol (Chic). 1966; 14: 1–13

[180] **Strach** K, Reimann J, Thomas D et al. ZASPopathy with childhood-onset distal myopathy. J Neurol 2012; 259:1494–1496

[181] **Susman** RD, Quijano-Roy S, Yang N et al. Expanding the clinical, pathological and MRI phenotype of DNM2-related centronuclear myopathy. Neuromuscul Disord 2010; 20 (4): 229–237

[182] **Sutton** IJ, Winer JB, Norman AN et al. Limb girdle and facial weakness in female carriers of X-linked myotubular myopathy mutations. Neurology 2001; 57 (5): 900–902

[183] **Tajsharghi** H, Ohlsson M, Lindberg C et al. Congenital myopathy with nemaline rods and cap structures caused by a mutation in the beta-tropomyosin gene (TPM2). Arch Neurol 2007; 64 (9): 1334–1338

[184] **Tan** P, Briner J, Boltshauser E et al. Homozygosity for a nonsense mutation in the alpha-tropomyosin slow gene TPM3 in a patient with

6

severe infantile nemaline myopathy. Neuromuscul Disord 1999; 9 (8): 573–579

[185] **Taratuto** AL, Matteucci M, Barreiro C et al. Autosomal dominant neuromuscular disease with cylindrical spirals. Neuromuscul Disord 1991; 1 (6): 433–441

[186] **Toussaint** A, Cowling BS, Hnia K et al. Defects in amphiphysin 2 (BIN1) and triads in several forms of centronuclear myopathies. Acta Neuropathol 2010; Feb; 121(2): 253–266

[187] **Treves** S, Jungbluth H, Muntoni F et al. Congenital muscle disorders with cores: the ryanodine receptor calcium channel paradigm. Curr Opin Pharmacol 2008; 8: 319–326

[188] **Tsai** TC, Horinouchi H, Noguchi S et al. Characterization of MTM1 mutations in 31 Japanese families with myotubular myopathy, including a patient carrying 240 kb deletion in Xq28 without male hypogenitalism. Neuromuscul Disord 2005; 15 (3): 245–252

[189] **Uitto** J, Pulkkinen L, Smith FJ et al. Plectin and human genetic disorders of the skin and muscle. The paradigm of epidermolysis bullosa with muscular dystrophy. Exp Dermatol 1996; 5 (5): 237–246

[190] **van Spaendonck-Zwarts** K, van Hessem L, Jongbloed JD et al. Desmin-related myopathy: a review and meta-analysis. Clin Genet 2010; Oct; 80(4): 354–366

[191] **Vardon** D, Chau C, Sigodi S et al. Congenital rapidly fatal form of nemaline myopathy with fetal hydrops and arthrogryposis. Fetal Diagn Ther. 1998; 13: 244–249

[192] **Vicart** P, Caron A, Guicheney P et al. A missense mutation in the alphaB-crystallin chaperone gene causes a desmin-related myopathy. Nat Genet 1998; 20 (1): 92–95

[193] **Voermans** NC, Minnema M, Lammens M et al. Sporadic late-onset nemaline myopathy effectively treated by melphalan and stem cell transplant. Neurology 2008; 71 (7): 532–534

[194] **Vorgerd** M, van der Ven PF, Bruchertseifer V et al. A mutation in the dimerization domain of filamin c causes a novel type of autosomal dominant myofibrillar myopathy. Am J Hum Genet 2005; 77 (2): 297–304

[195] **Volpe** P, Damiani E, Margreth A. Fast to slow change of myosin of nemaline myopathy: electrophoretic and immunologic evidence. Neurology. 1982; 32: 37–41

[196] **Wallgren-Pettersson** C, Laing NG. Nemaline Myopathy. In: Emery AEH (ed). Neuromuscular Disorders: Clinical and Molecular Genetics. Chichester, New York, Weinheim: John Wiley & Sons Ltd.;1998

[197] **Wallgren-Pettersson** C, Lehtokari VL, Kalimo H et al. Distal myopathy caused by homozygous missense mutations in the nebulin gene. Brain 2007; 130 (6): 1465–1476

[198] **Walter** MC, Reilich P, Huebner A et al. Scapuloperoneal syndrome type Kaeser and a wide phenotypic spectrum of adult-onset, dominant myopathies are associated with the desmin mutation R350P. Brain. 2007 Jun; 130(Pt 6): 1485–1496

[199] **Wang** X, Huang QQ, Breckenridge MT et al. Cellular fate of truncated slow skeletal muscle troponin T produced by Glu180 nonsense mutation in amish nemaline myopathy. J Biol Chem 2005; 280 (14): 13 241–13 249

[200] **Wattanasirichaigoon** D, Swoboda KJ, Takada F et al. Mutations of the slow muscle alpha-tropomyosin gene, TPM3, are a rare cause of nemaline myopathy. Neurology 2002; 59 (4): 613–617

[201] **Wilmshurst** JM, Lillis S, Zhou H et al. RYR1 mutations are a common cause of congenital myopathies with central nuclei. Ann Neurol 2010; 68 (5): 717–726

[202] **Windpassinger** C, Schoser B, Straub V et al. An X-linked myopathy with postural muscle atrophy and generalized hypertrophy, termed XMPMA, is caused by mutations in FHL1. Am J Hum Genet 2008; 82: 88–89

[203] **Wolfe** GI, Burns DK, Krampitz D et al. Cylindrical spirals of myofilamentous origin associated with exertional cramps and rhabdomyolysis. Neuromuscul Disord 1997; 7 (8): 536–538

[204] **Wu** S, Ibarra MC, Malicdan MC et al. Central core disease is due to RYR1 mutations in more than 90% of patients. Brain 2006; 129 (6): 1470–1480

[205] **Zorzato** F, Jungbluth H, Zhou H et al. Functional effects of mutations identified in patients with multiminicore disease. IUBMB Life 2007; 59 (1): 14–20

7 Myotonien und muskuläre Ionenkanalerkrankungen

Malte Kornhuber, Stephan Zierz

7.1 Einleitung

Merke

Myotonien sind durch wiederholte Muskelfaserentladungen charakterisiert, die auch nach Blockade der neuromuskulären Transmission sowie des T-tubulären Systems persistieren [42]. Das klinische Korrelat besteht in Form einer verzögerten Muskelrelaxation nach Kontraktion (z. B. Faustöffnungsmyotonie) oder als reizinduzierte tonische Kontraktion (Perkussionsmyotonie).

Nicht bei jeder myotonen Erkrankung findet sich klinisch eine manifeste myotone Symptomatik. Sensitiver als der klinische Befund ist der Nachweis sog. myotoner Entladungsserien mittels Elektromyografie. Allerdings sind myotone Serien nicht spezifisch für Myotonien und kommen unter anderem bei verschiedenen anderen Myopathien und auch bei höhergradigen neurogenen Prozessen zur Beobachtung (▶ Tab. 7.1).

Bei den *nicht dystrophischen Myotonien* liegt der verminderten Muskelrelaxation ein erblicher Ionenkanaldefekt zugrunde, der eine vermehrte Depolarisation der Muskelfaser bewirkt (Schrittmacheraktivität).

Bei den *dystrophischen Myotonien* ist die Expression ionenkanalkodierender Gene sekundär betroffen.

Den dyskalämischen periodischen Paralysen (PP) liegen ebenfalls erbliche Ionenkanaldefekte zugrunde, und zwar im Bereich von Natrium-, Kalium- oder Kalziumkanälen [13]. Myotone Serien werden elektromyografisch allerdings lediglich bei der hyperkalämischen periodischen Paralyse beobachtet.

Tab. 7.1 Erkrankungen mit myotonen Entladungen.

mit klinischer Myotonie	ohne klinische Myotonie
myotone Dystrophie Typ 1	myotone Dystrophie Typ 2[1)]
Myotonia congenita	myofibrilläre Myopathien
Paramyotonia congenita	Einschlusskörpermyopathien
hyperkalämische periodische Paralyse	Glykogenose Typ II (Morbus Pompe)
	dysthyreote Myopathien
	maligne Hyperthermie
	statininduzierte Myopathie

[1)] myotone Dystrophie Typ 2 (proximale myotone Myopathie); in der Mehrzahl der Fälle lassen sich klinisch keine myotonen Symptome fassen

7.1.1 Ionenkanalveränderungen

▶ Veränderungen an muskulären Ionenkanälen. Bereits in den 1980er-Jahren wurde bei Untersuchungen an nativen Muskelpräparaten sowohl bei der autosomal-dominanten kongenitalen Myotonie (Thomsen) als auch bei der rezessiven Form (Becker) eine reduzierte Chloridleitfähigkeit gemessen. Bei Patienten mit Paramyotonie und der hyperkalämischen periodischen Paralyse (HyperPP) fand sich dagegen eine erhöhte Natriumleitfähigkeit der Muskelmembran ([44], [66]).

So gelang es nach Identifizierung der Ionenkanalgene seit Anfang der 1990er-Jahre für diese Erkrankungen krankheitsauslösende Mutationen zu finden. Die erste Mutation wurde 1991 im Natriumkanalgen bei der HyperPP identifiziert [69]. Kurz darauf folgten Beschreibungen von Mutationen im Natriumkanalgen bei der Paramyotonie ([50], [60]), darüber hinaus auch bei der kaliumsensitiven Myotonie. Bei Patienten mit Myotonia congenita wurde bis heute eine Vielzahl verschiedener Mutationen im Chloridkanalgen beschrieben [41]. Es zeigte sich, dass bei einer Reihe von Patienten mit klinisch vermuteter Thomsen-Myotonie anstatt einer erwarteten Mutation im Chloridkanalgen Mutationen im Natriumkanalgen aufwiesen und sich als kaliumsensitive Myotonie herausstellten. Neben den beschriebenen Chlorid- und Natriumkanalerkrankungen wurde gezeigt, dass die hypokalämische periodische Paralyse durch Mutationen im Kalziumkanalgen hervorgerufen wird [37].

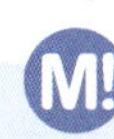

Merke

Kanalerkrankungen können sich sowohl in einer Übererregbarkeit der Muskulatur äußern, was zur Myotonie führt, als auch in einer Untererregbarkeit, was eine Paralyse zur Folge hat. Bei der hyperkalämischen periodischen Paralyse folgt in der Attacke die Untererregbarkeit (Paralyse) auf ein Stadium der Übererregbarkeit (myotone Muskelsteifheit).

Ionenkanalerkrankungen sind klinisch teilweise durch ein episodisches Auftreten charakterisiert, und häufig lassen sich die Symptome durch bestimmte Trigger provozieren. Lange Zeit kann die durch eine Mutation hervorgerufene Störung durch gegenregulatorische Mechanismen kompensiert werden. So kann z. B. im Fall der Natriumkanalerkrankungen ein vermehrter Natriumeinstrom durch die Na^+/K^+-ATPase ausgeglichen werden. Erst wenn ein zusätzlicher Faktor hinzutritt, z. B. ein Kaliumanstieg, gerät das System aus dem Gleichgewicht. Im anfallsfreien Intervall sind die Patienten häufig asymptoma-

7

tisch, in manchen Fällen kommt es jedoch im Verlauf zur Muskelfaserdegeneration mit permanenter Muskelschwäche.

▸ **Veränderungen an nicht muskulären Ionenkanälen.** Auch in Genen für nicht muskuläre Ionenkanäle wurden Mutationen gefunden, die zu neurologischen Erkrankungen wie z. B. episodischer Ataxie, familiärer hemiplegischer Migräne oder nächtlicher Frontallappenepilepsie führen. Aber auch Erkrankungen außerhalb des neurologischen Fachgebiets wie die zystische Fibrose und das Long-QT-Syndrom können durch Mutationen in Ionenkanälen hervorgerufen werden.

Im weiteren Sinne sind auch die Central-Core-Myopathie und die kongenitalen myasthenen Syndrome Ionenkanalerkrankungen. Der Ryanodinrezeptor, der bei vielen Patienten mit Central-Core-Myopathie und bei Patienten mit maligner Hyperthermie mutiert ist [89], stellt einen intrazellulären Kalziumkanal (sarkoplasmatisches Retikulum) des Muskels dar. Auch der Azetylcholinrezeptor, der bei den kongenitalen myasthenen Syndromen verändert ist [20], vermittelt einen Kationeneinstrom (Na^+ und Ca^{2+}).

7.1.2 Klassifikation

Die molekularen Untersuchungen ermöglichten eine neue Klassifikation der Myotonien und episodischen Paralysen (▸ Tab. 7.2).

▸ **Progrediente (dystrophische) multisystemische Myotonien.** Zu dieser ersten Gruppe gehören die myotone Dystrophie Curschmann-Steinert (myotone Dystrophie Typ 1, DM1) und die proximale myotone Myopathie (PROMM, myotone Dystrophie Typ 2 [DM2]). Molekulargenetisch liegt der Curschmann-Steinert-Erkrankung eine instabile CTG-Trinukleotid-Expansion auf Chromosom 19 zugrunde. Im Unterschied dazu wurde als Ursache der PROMM eine CCTG-Tetranukleotid-Expansion auf Chromosom 3 gefunden [47]. Derzeit muss es offen bleiben, ob es neben DM1 und DM2 noch weitere DM-Formen gibt ([43], [70], [87]). Dabei ist unter anderem zu berücksichtigen, dass myotone Serienentladungen im EMG bei einer Reihe von Myopathien zu beobachten sind, ohne dass man diese den Myotonien zurechnen würde (▸ Tab. 7.1) [33].

Tab. 7.2 Klassifikation der Myotonien und muskulären Ionenkanalerkrankungen.

Erkrankung	Erbgang	Gendefekt
progrediente multisystemische Myotonien		
myotone Dystrophie 1 (DM1): myotone Dystrophie Curschmann-Steinert	AD	Trinukleotidexpansion, Gen für Myotonin-Proteinkinase, Chromosom 19q13
myotone Dystrophie 2 (DM2): proximale myotone Myopathie (PROMM)	AD	Tetranukleotidexpansion, Gen für Zinkfingerprotein 9, Chromosom 3q21
muskuläre Ionenkanalerkrankungen: Myotonien und periodische Lähmungen		
Chloridkanalkrankheiten		
Myotonia congenita Typ Thomson	AD	Mutationen im Chloridkanalgen CLCN1
Myotonia congenita Typ Becker	AR	Mutationen im Chloridkanalgen CLCN1
Natriumkanalkrankheiten		
Paramyotonica congenita	AD	Mutationen im Natriumkanalgen SCN4A
hyperkalämische periodische Paralyse	AD	Mutationen im Natriumkanalgen SCN4A
kaliumsensitive Myotonie	AD	Mutationen im Natriumkanalgen SCN4A
hypokalämische periodische Paralyse Typ 2	AD	Mutationen im Natriumkanalgen SCN4A
Kalziumkanalkrankheiten		
hypokalämische periodische Paralyse Typ 1	AD	Mutationen im Kalziumkanalgen CACNL 1A3
Kaliumkanalkrankheiten		
Andersen-Syndrom	AD	Mutationen im Kaliumkanalgen KCNJ2
hypokalämische periodische Paralyse (eventuell azidosegetriggert)	AD	Mutationen im Kaliumkanalgen KCNE3
andere Erkrankung mit myotonen Symptomen		
chondrodystrophische Myotonie (Schwartz-Jampel-Syndrom)	AR	Mutationen im Perlecangen
Störungen des Nervensystems mit myotonieähnlichen Symptomen		
Neuromyotonie (Isaacs-Syndrom)	sporadisch	kein Gendefekt (Antikörper gegen Kaliumkanäle)

AD: autosomal-dominant, AR: autosomal-rezessiv

► **Nicht progrediente (nicht dystrophische) Myotonien und periodische Lähmungen.** Sie stellen die stellen die zweiten Gruppe dar und zeigen keine Multisystembeteiligung. Ihnen liegen muskuläre Ionenkanaldefekte zugrunde, die sowohl autosomal-dominant als auch -rezessiv vererbt werden können. Man unterteilt sie in Chlorid-, Natrium-, Kalzium- und Kaliumkanalerkrankungen.

► **Myotonieähnliche Symptome und andere Erkrankungen.** Darüber hinaus gibt es Erkrankungen des Nervensystems mit myotonieähnlichen Symptomen, die nicht auf Störungen der Muskelmembran beruhen. Wichtig ist dabei die Neuromyotonie, die eine Autoimmunerkrankung darstellt (Nachweis von Antikörpern möglich) und sporadisch auftritt.

Schließlich sei noch eine familiäre Erkrankung des Muskels genannt, bei dem ein anderer Pathomechanismus als bei den myotonen Dystrophien bzw. Ionenkanalerkrankungen angenommen wird: Das Schwartz-Jampel-Syndrom zeigt eine myotone Reaktion und Skelettdeformitäten auf der Grundlage von Mutationen im Gen für Perlecan, einem Basalmembran-Proteoglykan [58].

7.2 Progrediente multisystemische Myotonien

7.2.1 Myotone Dystrophie Curschmann-Steinert

Die myotone Dystrophie Typ 1 ist die häufigste degenerative Myopathie des Erwachsenenalters und auch die häufigste myotone Erkrankung. Die Prävalenz dieser autosomal-dominant vererbten Krankheit wurde auf 5/100 000 geschätzt [40]. Für Neuseeland wurde eine Prävalenz von 11,8/100 000 mitgeteilt [22].

Die Erkrankung wurde 1909 in zwei unabhängigen Publikationen von der Myotonia congenita abgegrenzt und als eigene Entität beschrieben ([8], [77]). Die Krankheitsbezeichnung myotone Dystrophie stammt von Curschmann (1925) [15].

Pathogenese

► **Trinukleotidexpansion.** Die molekulare Grundlage der Curschmann-Steinert-Erkrankung ist eine Trinukleotidexpansion einer Cytosin-Thymin-Guanin-(CTG-)Wiederholungssequenz auf Chromosom 19q13.3, und zwar im Bereich des Gens der Myotonin-Proteinkinase ([12], [27], [51]). Bis heute ist jedoch weder die funktionelle Bedeutung dieser Proteinkinase geklärt, noch die Auswirkung der Trinukleotidexpansion. Man vermutet, dass diese die Expression benachbarter Gene beeinflusst, die sog. Homeodomänen zeigen, die wiederum für Proteine kodieren, die an DNA binden können. Auf diese Weise könnte die Expression anderer Gene, die die Erkrankung auslösen, beeinflusst werden.

Zudem gibt es vermehrt Hinweise, dass eine Überexpression von kalziumaktivierten Kaliumkanälen an Muskelzellen in der Pathogenese der Curschmann-Steinert-Erkrankung eine Rolle spielt [7]. Darüber hinaus beeinflusst die Myotonin-Proteinkinase die Stabilität der Kernhülle [34]; dies könnte Einfluss auf die Entwicklung der Muskeldystrophie nehmen.

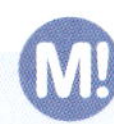

Merke

Die Anzahl der CTG-Wiederholungen korreliert mit Beginn und Schwere der Erkrankung und beträgt 50 bis mehrere Tausend. Außerdem nimmt die Anzahl in der nachfolgenden Generation meist zu. Dies ist offensichtlich die molekularbiologische Basis für das klinisch beobachtete Phänomen der *Antizipation*, die sich dadurch auszeichnet, dass die Erkrankung in jeweils nachfolgenden Generationen früher beginnt und schwerer ausgeprägt ist.

Die Anzahl der CTG-Wiederholungen kann in verschiedenen Geweben unterschiedlich sein (Mosaik). Sie ist beispielsweise im Skelettmuskel meist größer als in Lymphozyten und im Gehirn kleiner als in Lymphozyten. Darüber hinaus scheint die Expansion im Alter zuzunehmen, was möglicherweise eine Rolle für die Progredienz der Erkrankung spielen kann.

Klinik

► **Charakteristika.** Die Kombination von Myotonie, Muskelschwäche und Atrophien mit krankhaften Veränderungen anderer Organe (besonders Augen und endokrine Drüsen) charakterisiert das Krankheitsbild (► Tab. 7.3, ► Tab. 7.4). Der Schweregrad ist vom Erkrankungsbeginn abhängig. Dabei lassen sich eine *milde*, eine *klassische* und eine *kongenitale Form* unterscheiden.

Tab. 7.3 Multisystemische Beteiligung der myotonen Dystrophie Curschmann-Steinert.

Bereich	Symptom
Augen	• präsenile Katarakt • Minderung des intraokulären Drucks • retinale Degeneration
Endokrinium	• Stirnglatze • Hodenatrophie • Diabetes mellitus
Herz	• Reizleitungsstörungen • Kardiomyopathie
Gehirn	• kognitive Defizite • Hypersomnie
glatte Muskulatur	• Schluckstörungen • Obstipation

Milde und klassische Formen

Die *milde Form* beginnt im späten Erwachsenenalter und manifestiert sich mit einer Katarakt oder leichten Paresen.

Bei der häufigen *klassischen Form*, die in der Adoleszenz oder im frühen Erwachsenenalter auftritt und gleichmäßig progredient verläuft, bestimmen in individuell unterschiedlichem Ausmaß Paresen, Myotonie und präsenile Katarakt das klinische Bild.

► **Paresen.** Sie gehen mit Atrophien einher und betreffen die distalen Extremitäten, die vorderen Halsmuskeln (vor allem Mm. sternocleidomastoidei), die mimische Muskulatur (vor allem Mm. temporales, Ptosis) sowie die Sprech-, Kau- und Schluckmuskulatur (Dysarthrie, Dysphagie). In fortgeschrittenen Stadien lokalisiert sich der dystrophische Prozess ebenso in proximalen Muskelgruppen und auch die Atemmuskulatur kann betroffen sein.

► **Myotonie.** Eine Myotonie ist klinisch meist vorhanden, steht aber selten im Vordergrund der Beschwerden. Manchmal muss erst danach gefragt oder gesucht werden. Vereinzelt gibt es auch Patienten, deren Myotonie nur bei der EMG-Untersuchung erkannt wird. Die myotone Reaktion manifestiert sich meistens im Gesicht sowie an Unterarmen und Händen. Selten sind andere Skelettmuskeln, der Pharynx, Ösophagus und der Schließmuskel des Anus betroffen. Oft wird die Myotonie subjektiv als schmerzlose Muskelsteifheit empfunden, die bei Kälte intensiver ist.

Objektiv ist das Öffnen der Augen nach kräftigem Augenschluss verzögert (► Abb. 7.1). Werden die Augen nach einem Blick nach oben rasch gesenkt, verharrt das Oberlid für einige Sekunden im kontrahierten Zustand (*„Lid-Lag"-Myotonie*). Die fest geschlossene Faust kann unter Umständen nicht rasch geöffnet werden. Mit zunehmender Wiederholung einer durch die Myotonie gestörten Bewegung lässt die myotone Reaktion nach (Warm-up-Phänomen). Die Myotonie lässt sich häufig auch durch Beklopfen des betroffenen Muskels (z. B. Zunge, Thenar) mit dem Perkussionshammer auslösen und klinisch prüfen (*Perkussionsmyotonie*; ► Abb. 7.2). Eine myotone Reaktion kann schon vor oder zusammen mit der dystrophischen Muskelschwäche vorhanden sein.

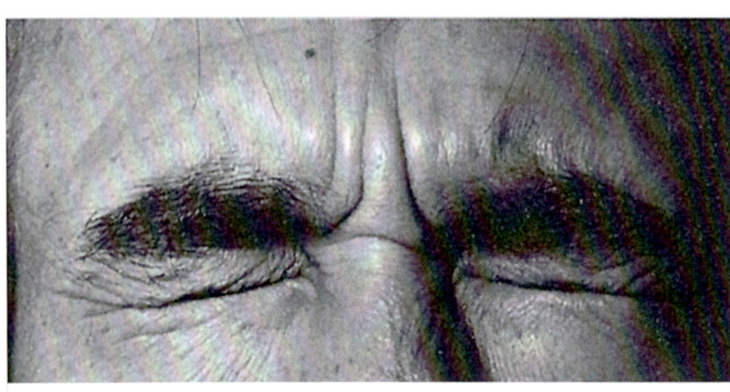

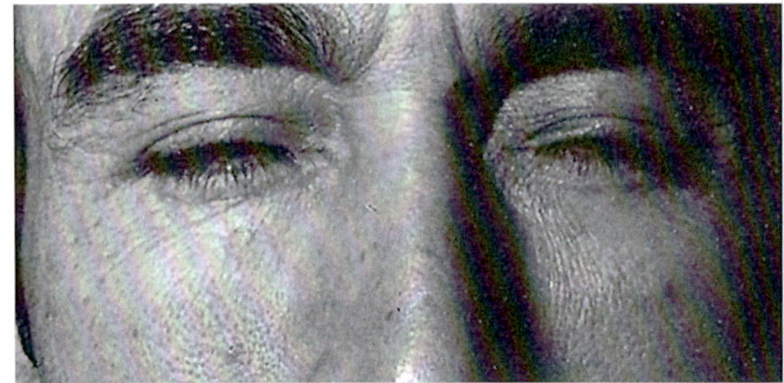

Abb. 7.1 „Lid-Lag"-Myotonie: Unfähigkeit, die Augen nach maximalem Schluss rasch zu öffnen.

Merke

Eine *präsenile Katarakt* gilt als Leitsymptom der myotonen Dystrophie, da sie mithilfe der Spaltlampenuntersuchung in bis zu 98 % der Fälle festzustellen ist [40].

Für diese myotonieassoziierte Katarakt sind bunte subkapsuläre Veränderungen der Linse typisch („Christbaumschmuckkatarakt") [65]. Pupillotonische Reaktionen sind pupillografisch nachzuweisen. Oft besteht eine Minderung des intraokulären Drucks, seltener sieht man Zeichen der retinalen Degeneration.

► **Endokrine Störungen.** Bei den meisten betroffenen Männern findet sich eine Stirnglatze, selten auch bei Frauen. Darüber hinaus sind bei Männern eine Hodenatrophie mit Störung von Libido und Potenz bzw. bei Frauen Menstruationsstörungen möglich. Die Fertilität der Patienten ist herabgesetzt. Selten besteht ein Diabetes mellitus, oft ein Hyperinsulinismus. Vielfach sind die Transaminasen erhöht, ohne dass eine andere Ursache vorliegt.

► **Herz.** Häufig ist die Herzfunktion gestört. Im EKG werden in bis zu 90 % der Fälle [14] Veränderungen (z. B. Schenkelblock, Vorhofflattern) registriert. Neben Reizleitungsstörungen kommen selten auch Kardiomyopathien bzw. ein Mitralklappenprolaps vor. Aufgrund der kardialen Beteiligung besteht ein erhöhtes Risiko, einen plötzlichen Herztod zu erleiden. Dieses Risiko ist mit der Schwere der Paresen assoziiert [32]. Daher sind je nach Schwere der Erkrankung kardiologische Verlaufskontrollen in Abständen von einem halben oder einem Jahr erforderlich.

► **ZNS.** Ein Teil der Patienten zeigt kognitive Einbußen [29]. Eine Hypersomnie kann nicht nur durch muskuläre Hypoventilation hervorgerufen werden, sondern wird insbesondere bei Patienten ohne schwere Muskelschwäche als Folge einer zentralen Regulationsstörung des zirkadianen Schlaf-Wach-Rhythmus angesehen.

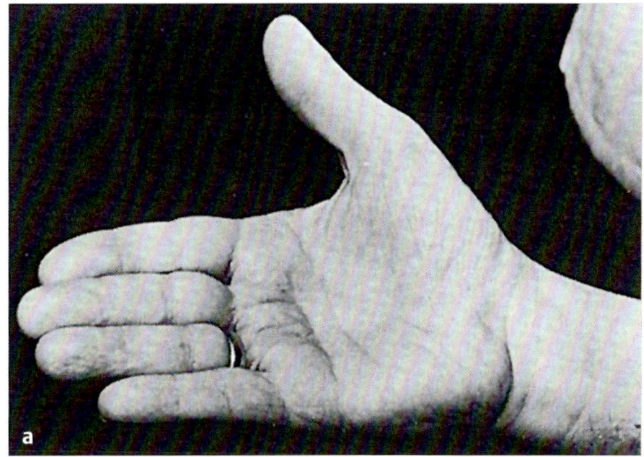

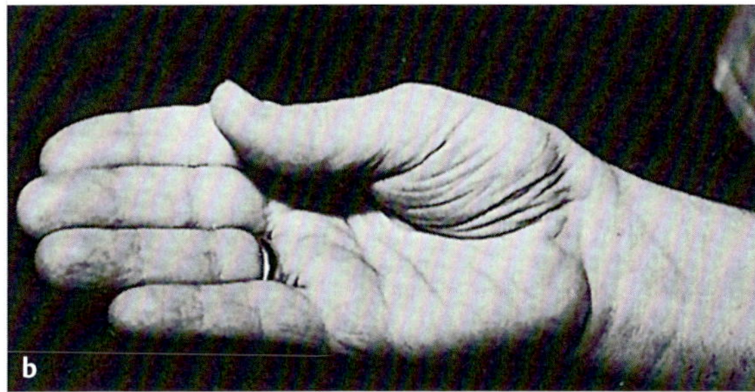

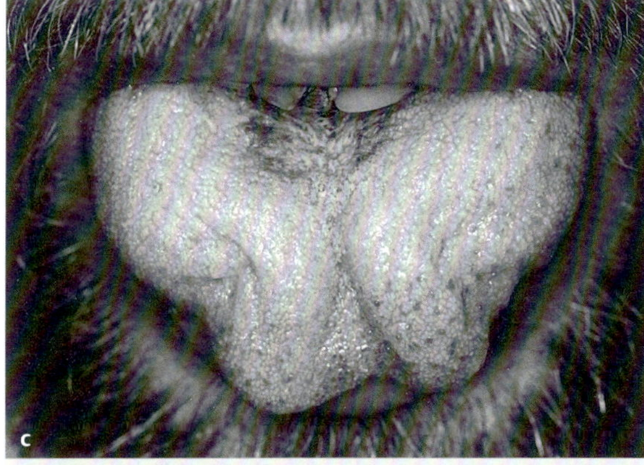

Abb. 7.2 Perkussionsmyotonie.
a Ausgangsstellung, der Daumen ist abduziert.
b Nach dem Hammerschlag auf den Thenar kommt es zu einer mehrere Sekunden anhaltenden unwillkürlichen Kontraktion der Mm. opponens pollicis und abductor pollicis brevis.
c Myotone Reaktion der Zunge nach Beklopfen mittels Holzspatel und Reflexhammer.

▸ **Skelett.** Röntgenologisch können Knochenveränderungen, insbesondere eine Hyperostosis frontalis, nachgewiesen werden.

▸ **Prognose.** Die Lebenserwartung der Patienten ist verkürzt. Todesursachen sind in erster Linie respiratorische und kardiovaskuläre Erkrankungen. Darüber hinaus besteht ein erhöhtes Malignomrisiko [52].

Kongenitale Form

Die schwerste Erkrankungsform ist die kongenitale myotone Dystrophie, die in der Regel von den Müttern übertragen wird. Bereits in der Schwangerschaft können verminderte Kindsbewegungen und die Entwicklung eines Hydramnions auffallen. Bei den betroffenen Säuglingen finden sich eine muskuläre Hypotonie sowie Atem- und Trinkschwäche, jedoch keine Myotonie (▸ Abb. 7.3). Motorische und geistige Entwicklung sind verzögert. Bei manchen Kindern steht die mentale Retardierung im Vordergrund. Sofern die Neonatalperiode überwunden wird, stellt sich während der Kleinkindeszeit die klassische Form der Erkrankung ein. Bei Patienten mit kongenitaler Manifestation oder Beginn in der Kindheit kommen autistische Symptome gehäuft vor [19].

Curschmann-Steinert-Myotonie in der Schwangerschaft

Für Mütter mit Curschmann-Steinert-Myotonie besteht bei einer Schwangerschaft das Risiko einer Zunahme der Muskelschwäche bis hin zur respiratorischen Insuffizienz. Bei einer Sectio kommt ein erhöhtes Risiko für perioperative Komplikationen hinzu. Auch wenn das Kind die Erkrankung nicht ererbt hat, besteht ein erhöhtes Risiko für perinatale Komplikationen, z. B. durch eine Wehenschwäche oder Placenta praevia.

Diagnostik

▸ **Labor.** Laborchemisch kann die Creatinkinase normal oder leicht erhöht sein. Vielfach sind auch die Transaminasen erhöht.

▸ **Elektrophysiologie.** Bei der EMG-Untersuchung sind die myotonen Serien der Hauptbefund. Diese haben tendenziell eine längere Dauer (bis zu 30 Sekunden) als bei den anderen Myotonien. Dieser Unterschied eignet sich aber nicht zur diagnostischen Abgrenzung. Die Serien sind ubiquitär und kommen am ausgeprägtesten in den distalen Muskeln der Arme (z. B. Hypothenar) und im Gesicht (z. B. M. orbicularis oculi) vor. In paretischen Muskeln findet sich auch ein myopathisches Muster. Bei leichter Ausprägung der Erkrankung können die myotonen Serien spärlich sein, so dass danach gesucht werden muss.

▸ **Genetik.** Der molekulargenetische Nachweis der CTG-Repeat-Expansion gilt als *Goldstandard* der Diagnostik. Bei der milden Form ist mit 50–200 CTG-Wiederholungen zu rechnen, bei der klassischen Form mit 200–1000 und bei der kongenitalen Form mit 1000–5000. Selten wurde über Fälle einer myotonen Dystrophie berichtet, die sich genetisch weder der DM1 noch der DM2 zuordnen lassen ([2], [43]).

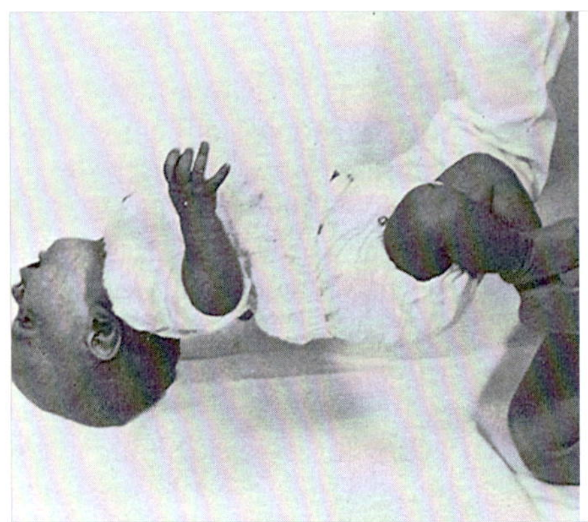
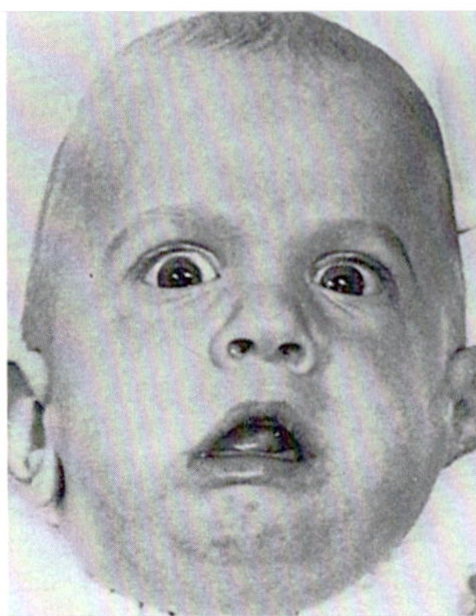

Abb. 7.3 Kongenitale myotone Dystrophie. Hypotoner, 5 Monate alter Säugling mit Schwäche der Kopfflexoren. Ausdrucksloser starrer Gesichtsausdruck mit offenem Mund. Die subjektiv gesunde Mutter des Jungen zeigt leichte, aber eindeutige Befunde einer myotonen Dystrophie.

► **Zusatzuntersuchungen.** Weitere wichtige Zusatzuntersuchungen sind das EKG zum Nachweis von Reizleitungsstörungen und eine Spaltlampenuntersuchung zur Suche nach einer Katarakt. Eine Muskelbiopsie ist seit der Möglichkeit der molekulargenetischen Untersuchung seltener erforderlich. Bei unklarem molekulargenetischem Befund aus Blutzellen kann eine Untersuchung aus Muskelzellen sinnvoll sein. Histologisch findet sich typischerweise ein myopathisches Gewebesyndrom mit vermehrten zentralen Kernen, Kernreihen, „Ringbinden", sarkoplasmatischen Massen und Atrophie der Typ-I-Fasern, jedoch keine krankheitsspezifischen Veränderungen.

Therapie

Eine kausale Therapie ist nicht bekannt. Die Myotonie ist nur sehr selten so stark, dass angesichts möglicher kardialer Nebenwirkungen eine symptomatische medikamentöse Therapie sinnvoll erscheint. *Mexiletin* in einer Dosierung von 150–200 mg 3-mal täglich hat sich über einen Zeitraum von 7 Wochen als effektiv und sicher gezeigt [49]. Unter Mexiletin sind regelmäßige EKG-Kontrollen und kardiologische Verlaufsuntersuchungen zu empfehlen. Mexiletin ist über internationale Apotheken verfügbar. Alternativ kann *Carbamazepin* oder auch *Phenytoin* eingesetzt werden.

Eine Katarakt sollte zu gegebener Zeit operativ behandelt werden. Auch ohne Pharmakotherapie sind halbjährliche EKG-Kontrollen erforderlich, um eine Schrittmacherindikation rechtzeitig zu stellen. Besondere Aufmerksamkeit verdienen Operationen und Schwangerschaft. Bei operativen Eingriffen sind die Patienten vor allem durch Herzrhythmusstörungen und respiratorische Insuffizienz gefährdet, wenn man von depolarisierenden Muskelrelaxanzien absieht, die nicht mehr verwendet werden.

7.2.2 Proximale myotone Myopathie (PROMM)

► **Häufigkeit.** Die Prävalenz der Erkrankung liegt eventuell über der der DM1. So fanden finnische Autoren eine Prävalenz für PROMM von 54,6/100 000 [79].

► **Genetik.** Ursache der PROMM ist eine Tetranukleotidexpanison im Zinkfingerprotein-9-Gen. Die für Nukleotidrepeat-Erkrankungen typische Antizipation gibt es bei der PROMM nicht in gleichem Maße. Allerdings scheint eine Antizipation in gewissem Umfang möglich zu sein, insbesondere wenn die Erkrankung vom Vater ererbt wird [70]. Eine kongenitale Form wurde bei der PROMM bislang nicht beobachtet [70].

Klinik

Merke

Die wesentlichen Symptome der PROMM sind proximale Paresen der Beine, Myalgien und Katarakt. Eine klinisch fassbare Myotonie ist die Ausnahme.

Die Möglichkeiten zur klinischen Abgrenzung gegenüber der Curschmann-Steinert-Myotonie sind in ► Tab. 7.4 aufgezeigt. Die proximale Schwäche wird vornehmlich in der 4.–6. Lebensdekade (seltener auch Beginn in der 2. Lebensdekade oder im fortgeschrittenen Alter möglich) in den Beinen manifest. Als erstes Zeichen kann das Hochkommen aus der Hocke erschwert sein, was jedoch von manchen Patienten nicht als krankhaft wahrgenommen wird. Oft sind an den Armen die Oberarmstrecker mitbetroffen, manchmal besteht auch eine leichte Parese der Schulter- und Halsmuskulatur. Myatrophien gehören nicht zum klinischen Bild.

Zwei Drittel der Patienten haben eine präsenile Katarakt [18]. Diese kann wie bei der Curschmann-Steinert-Erkrankung aussehen oder aber aus weißlichen punktförmigen Trübungen der Rinde bestehen. Mehr als die Hälfte

Tab. 7.4 Klinische Merkmale der myotonen Dystrophie Curschmann-Steinert und der PROMM im Vergleich.

Merkmal		Curschmann-Steinert	PROMM
Myotonie		+	(-)
Katarakt		+	+
Paresen	fazial	+	-
	distale Extremitäten	+	-
	proximale Extremitäten (beinbetont)	(-)	+
Myatrophien		+	(-)
Myalgien		–	+
Herzrhythmusstörungen		+	+
kognitive Defizite, Hypersomnie		+	–
Diabetes		+	+
Hypogonadismus, Stirnglatze		+	–

+ : typischerweise vorhanden, (+): teilweise vorhanden, (–): ausnahmsweise vorhanden, –: nicht vorhanden

der Patienten berichtet über unangenehme, oft schmerzhafte Missempfindungen vor allem in den Oberschenkeln. Diese Beschwerden treten zeitweilig in Ruhe auf und werden als ziehend, drückend, oder stechend beschrieben. Selten treten bei jüngeren Patienten retrosternale Schmerzen auf. Auch über abdominelle Schmerzen und Obstipation wird gehäuft berichtet. Kardiale Reizleitungsstörungen treten etwas weniger häufig auf als bei DM1, supraventrikuläre Arrhythmien etwa gleich häufig [86].

Diagnostik

► **Labor.** Eine meist leicht erhöhte Creatinkinase und γ-GT findet sich bei über der Hälfte der Patienten. Insulinresistenz und Diabetes mellitus sind häufiger anzutreffen als bei der DM1.

► **Elektrophysiologie.** Bei über 90 % der Patienten lassen sich im EMG myotone Serien darstellen, die sich sowohl in proximalen als auch in distalen Muskeln finden. Allerdings können sie so spärlich sein, dass man sorgfältig (eventuell in unterschiedlichen Muskeln) danach suchen muss. Es wurde allerdings auch über ein häufigeres Fehlen myotoner Serien hingewiesen [88]. Das Muster bei Willkürinnervation kann im Bereich der distalen Extremitätenmuskulatur normal oder neurogen sein, im Bereich der proximalen Extremitätenmuskulatur und paravertebral normal oder eher myopathisch.

► **Muskelbiopsie.** Die Muskelbiopsie zeigt unspezifische myopathische Veränderungen. Eine geringe bis mäßige Vermehrung zentraler Kerne ist häufig, atrophische Fasern oder aber Prädominanz von Typ-II-Fasern sind seltener.

► **Apparative Diagnostik.** Obwohl es neurologisch und neuropsychologisch keinen Hinweis für eine ZNS-Beteiligung gibt, wurden bei der Hälfte der untersuchten Patienten im MRT des Kopfes in T2-Wichtung flächige Hyperintensitäten in der weißen Substanz gefunden, im Sinne einer Leukenzephalopathie (► Abb. 7.4). Das EKG zeigt manchmal Reizleitungsstörungen.

► **Molekulargenetik.** Durch die Identifikation der CCTG-Repeat-Expansion auf Chromosom 3 wurde ein molekulargenetischer Nachweis möglich. Es gibt jedoch noch keine Angaben darüber, bei wie vielen Patienten mit dem klinischen Bild einer multisystemischen Myotonie genetisch weder eine DM1 noch eine DM2 vorliegt. Immerhin

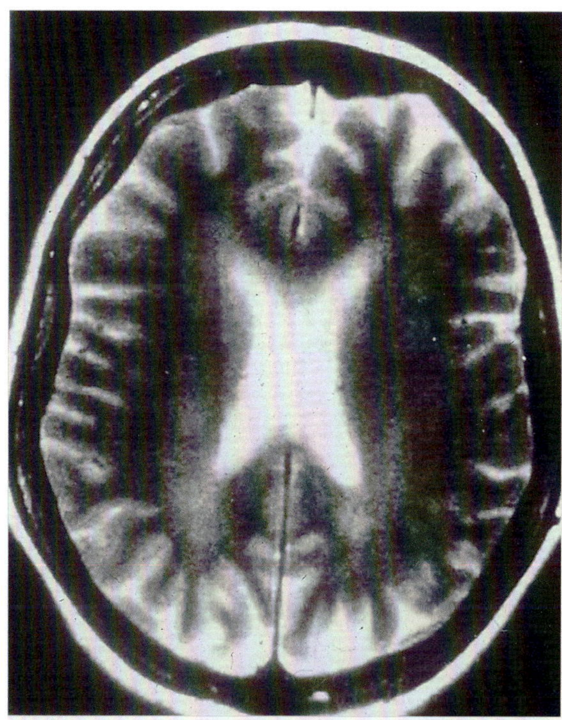

Abb. 7.4 Periventrikulär gelegene Hyperintensitäten in T2-Wichtung im Schädel-MRT bei proximaler myotoner Myopathie (PROMM).

gibt es Beschreibungen PROMM-ähnlicher Fälle mit autosomal-dominantem Erbgang ([43], [84]).

Therapie, Prognose

Die myotonen Symptome erfordern – wenn überhaupt fassbar – kaum je eine antimyotone Medikation. Der Muskelschwäche kann durch *Physiotherapie* entgegengewirkt werden. Grundsätzlich zu verhindern ist sie nicht.

Der Verlauf der PROMM ist im Vergleich zur myotonen Dystrophie Curschmann-Steinert prinzipiell als gutartig anzusehen. Die Gehfähigkeit bleibt meist zeitlebens erhalten. Auch mentale Defizite sind kaum zu erwarten [29]. Allerdings können Schmerzen und Fatigue die Lebensqualität teils deutlich herabsetzen [80]. Die Schmerzen sprechen auf peripher wirksame Analgetika oft nur wenig an. *Gabapentin* bzw. *Pregabalin* sind vorzuziehen. Alternativ können *Trizyklika* (z. B. Amitriptylin) eingesetzt werden. Zuvor und unter der Therapie sind gelegentliche EKG-Kontrollen nötig.

Eine Katarakt sollte nach fachophthalmologischer Indikation operiert werden.

7

Merke

Wie bei der myotonen Dystrophie besteht ein *erhöhtes Narkoserisiko*. Depolarisierende Muskelrelaxanzien sollten vermieden werden.

7.3 Muskuläre Ionenkanalerkrankungen: Myotonien und periodische Lähmungen

7.3.1 Erkrankungen der Chloridkanäle: Myotonia congenita Typ Thomsen und Becker

Der schleswiger Arzt Thomsen beschrieb 1876 eine autosomal-dominant erbliche Form der Myotonie (Myotonia congenita Thomsen) an sich selbst und bei Familienmitgliedern [81]. 1886 folgte die Abgrenzung einer bei Kälte sowie Muskelaktivität zunehmenden „Paramyotonie“, die ebenfalls autosomal-dominant erblich ist [21]. Der Neurologe Becker grenzte eine autosomal-rezessiv erbliche Form der Myotonia congenita ab [9]. Die autosomal-dominante Form wird daher als *Thomsen-Myotonie*, die rezessive Form als *Becker-Myotonie* bezeichnet.

Epidemiologie, Pathogenese

Die Häufigkeit der dominanten Form dürfte weitaus geringer sein als früher angenommen, da viele mutmaßliche Thomsen-Myotonien molekulargenetisch als kaliumsensitive Myotonien identifiziert wurden. Die rezessive Form ist jedoch häufiger mit einer Prävalenz um 2–5/100 000 [11]. Familiäre periodische Paralysen wurden bereits im 19. Jahrhundert beschrieben, zwischen hypo- und hyperkalämischer Lähmung wurde allerdings erst Mitte des 20. Jahrhunderts differenziert.

Kongenitale Myotonien vom Typ Thomsen bzw. Becker werden durch Mutationen im Chloridkanalgen CLCN1 hervorgerufen, die zu einer verminderten Chloridleitfähigkeit führen. In normalen Muskelzellen macht die Chloridleitfähigkeit etwa 80 % der Ruheleitfähigkeit aus. Eine hohe Chloridleitfähigkeit ist für eine rasche Repolarisation nach einer Depolarisation notwendig. Bei verminderter Chloridleitfähigkeit führt die verzögerte Repolarisation daher zu einer Serie von Aktionspotenzialen, was sich klinisch als Myotonie äußert.

Beide Krankheitsbilder stellen allelische Erkrankungen mit unterschiedlichem Erbgang dar. Die Gründe, die zu einem dominanten oder rezessiven Erbgang führen, sind bislang nicht vollständig aufgeklärt.

Klinik

Die Thomsen-Myotonie wird meist im Kleinkindesalter, die Becker-Myotonie im Schulkindesalter manifest. Jungen sind vielfach stärker betroffen als Mädchen. Neben der myotonen Reaktion ist häufig eine Muskelhypertrophie zu finden (▶ Abb. 7.5). Dagegen findet sich keine Katarakt wie bei den dystrophischen Myotonien. Die klinischen Merkmale der muskulären Ionenkanalerkrankungen sind in ▶ Tab. 7.5 zusammengestellt.

▶ **Myotonie.** Die Kinder stürzen infolge der Myotonie häufig und sind beim Greifen ungeschickt. Die Bewegungen wirken plump und verlangsamt. Besonders der Bewegungsbeginn ist gestört. Plötzliche Reflexbewegungen sind unter Umständen nicht genügend schnell, was eine Gefahr im Straßenverkehr darstellen kann. Weitere Zeichen der Myotonie gleichen der bei myotoner Dystrophie (Kap. 7.2.1). Auch das dort beschriebene Warm-up-Phänomen kommt vor. Der Schweregrad der Myotonie bleibt bei den meisten Patienten während des ganzen Lebens konstant oder nimmt nur leicht zu. Innerhalb einer Familie kann der Schweregrad sehr unterschiedlich sein.

Tab. 7.5 Klinische Merkmale der muskulären Ionenkanalerkrankungen.

Merkmale	Chloridkanalerkrankungen	Natriumkanalerkrankungen	Kalziumkanalerkrankungen	Kaliumkanalerkrankungen
Myotonie	+	+	–	–
Myotonie nach Arbeit	–	+	–	–
transiente Paresen	(–)	+	(+)	+
Kältesensitivität	–	+	–	–
Kaliumsensitivität	–	+	+	(+)

+: typischerweise vorhanden, (+): teilweise vorhanden, (–): ausnahmsweise vorhanden, –: nicht vorhanden

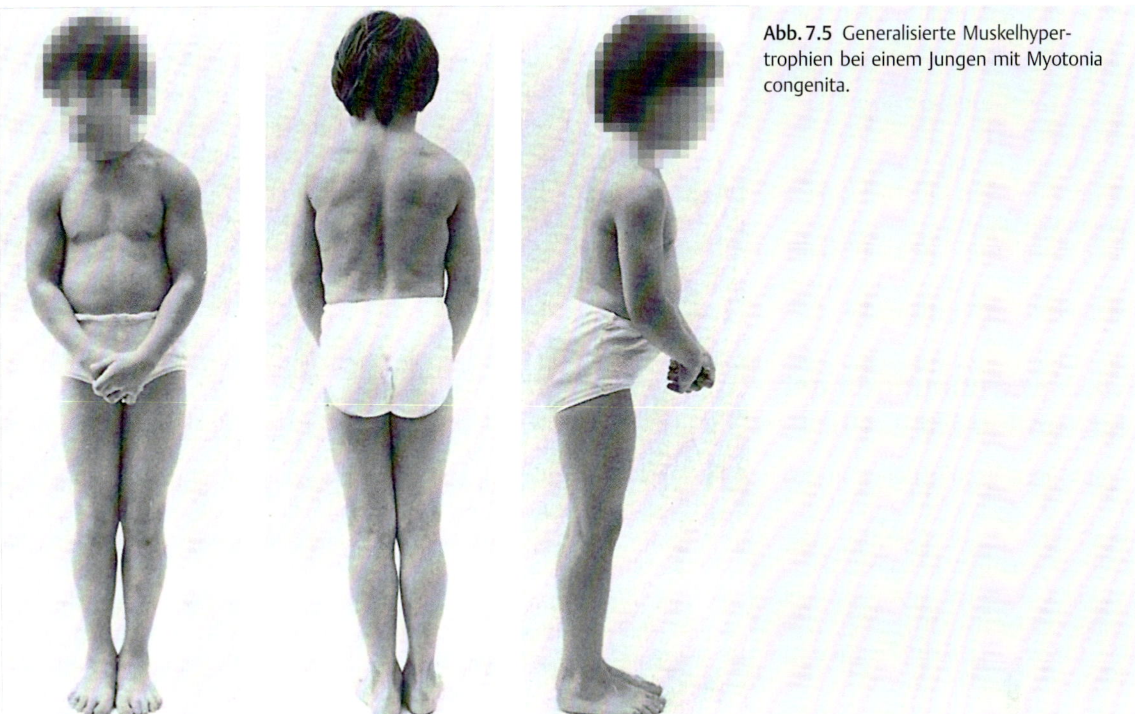

Abb. 7.5 Generalisierte Muskelhypertrophien bei einem Jungen mit Myotonia congenita.

Die Muskelhypertrophie verleiht den Patienten ein athletisches Aussehen. So wollte man dem Sohn des selbst betroffenen Erstbeschreibers Thomsen bei der Musterung zum Militärdienst die Behinderung nicht glauben. Bei der Becker-Myotonie zeigt sich die Hypertrophie besonders an den Beinen. Patienten mit der Becker-Form können auch eine transiente Muskelschwäche der Arme haben, so dass schwere Gegenstände nach kurzem kraftvollem Zupacken plötzlich aus den Händen gleiten.

▶ **Myotonia levior.** Erkrankungen mit nur geringer myotoner Reaktion und fehlender Muskelhypertrophie werden zum Teil als Myotonia levior bezeichnet. Es dürfte sich teils um mildere Verlaufsformen einer Becker-Myotonie handeln [45].

Diagnostik

▶ **Labor.** Die Creatinkinase kann normal oder leicht erhöht sein.

▶ **Elektrophysiologie.** Im EMG finden sich in allen Muskeln myotone Entladungsserien. Bei Patienten mit Myotonia congenita zeigte sich nach einer kurzen maximalen Muskelanspannung eine deutliche Amplitudenminderung des supramaximal stimulierten motorischen Summenaktionspotenzials des entsprechenden Nervs. Diese Amplitudenminderung normalisierte sich bei nachfolgenden Reizen zunehmend. Dieses elektroneurografisch darstellbare Warm-up-Phänomen war bei Patienten mit Becker-Myotonie ausgeprägter als bei Thomsen-Myotonie und kann zur Stützung der Diagnose herangezogen werden [24].

▶ **Muskelbiopsie.** Sie zeigt oft diagnostisch unspezifische myopathische Veränderungen.

▶ **Molekulargenetik.** Demgegenüber ist eine molekulargenetische Diagnostik noch aufwendig, da bisher über 100 Mutationen im Chloridkanalgen beschrieben wurden.

Therapie

Eine kausale Therapie ist nicht möglich. Die meisten Patienten haben gelernt, sich ohne Medikament mit der Erkrankung zu arrangieren. Selten ist eine Behandlung der Myotonie bei schwerer Betroffenen (überwiegend mit der Becker-Form) notwendig.

Die erhöhte Erregbarkeit der Muskelfasermembran lässt sich durch Substanzen verringern, die die Natriumkanäle blockieren. Dies muss keine Dauertherapie sein, sondern ist z. B. auch als vorübergehende Medikation während sportlicher Aktivitäten möglich. Bewährt hat sich in erster Linie *Mexiletin* (150–200 mg 2- bis 3-mal täglich; nur noch über internationale Apotheken). Die Substanz sollte wegen der geringen therapeutischen Breite unter kardiologischer Kontrolle nur bei Erwachsenen angewendet und nicht abrupt wieder abgesetzt werden, da es zu einem Rebound der Myotonie kommen kann.

Alternativ kann das gut verfügbare Antiarrhythmikum *Flecainid* eingesetzt werden. Auch dieses bedarf der kardiologischen Kontrolle. In einem Fall wurde über das Auftreten ventrikulärer Tachykardien unter Flecainid berichtet [30]. Andererseits war die antimyotonische Wirkung in vitro bei Natriumkanalmyotonien teils besser als die von Mexiletin [17].

Phenytoin (100 mg 3-mal täglich) und *Carbamazepin* wirken schwächer. Letzteres kann auch bei Kindern zur Anwendung kommen.

Depolarisierende Muskelrelaxanzien, die heute nicht mehr eingesetzt werden, können eine generalisierte myotone Symptomatik hervorrufen.

7.3.2 Erkrankungen der Natriumkanäle

Es sind über 40 Mutationen in der α-Untereinheit des spannungsabhängigen Natriumkanals beschrieben worden (▶ Abb. 7.6). Diese können zu folgenden autosomal-dominant vererbten Erkrankungen führen: Paramyotonia congenita, kaliumsensitive Myotonie, hyperkalämische periodische Paralyse (HyperPP), hypokalämische periodische Paralyse (HypoPP), normokalämische periodische Paralyse (NormoPP), kongenitale Myasthenie [75].

7

Epidemiologie

Die Häufigkeit der Paramyotonia congenita wurde von Becker für Deutschland auf 1:180 000 geschätzt [11]. Die hyperkalämische periodische Paralyse, die früher auch Adynamia episodica hereditaria genannt wurde [28], ist wesentlich seltener als die hypokalämische Lähmung. Da manche Betroffene nur in der Jugend wenige und leichte Lähmungsattacken haben, ist ihnen selbst und ihren Kindern später davon nichts mehr bekannt, und es wird dann schwer, einen dominanten Erbgang allein aufgrund klinischer Symptome zu objektivieren.

Pathogenese

Mutationen im SCN4A-Gen führen zu einer gestörten Inaktivierung des Natriumkanals. Dadurch kommt es zu einem vermehrten Natriumeinstrom in die Muskelzellen. Bei nur geringer Depolarisation durch einen wenig erhöhten Natriumeinstrom wird das Ruhemembranpotenzial dichter an die Schwelle zur Auslösung eines Aktionspotenzials herangeführt, die Muskelfasern werden übererregbar, und es kommt zur Myotonie, wie es für die kaliumsensitive Myotonie und Paramyotonia congenita typisch ist.

Bei starker Depolarisation durch einen leckagebedingten Natriumeinstrom werden die Muskelfasern unerregbar, und es kommt zu Paralyse und eventuell zu Muskelfasernekrosen, wie es für die HyperPP charakteristisch ist [26]. Jedoch kann die HyperPP als Begleitsymptom kurz vor Eintritt der Lähmung gelegentlich auch eine Myotonie zeigen, und Patienten mit Paramyotonia congenita leiden oft an Episoden mit Paralyse. Hinzu kommt, dass Kälte und eine erhöhte Kaliumkonzentration Depolarisation hervorrufen können, was das klinische Erscheinungsbild beeinflusst.

Ein erhöhter Kaliumwert reduziert das Membranpotenzial der Muskelfasern und löst einen abnorm großen Natriumeinstrom und einen anschließenden Kaliumausstrom in den Extrazellulärraum aus. Die Beendigung der Attacke erfolgt durch eine erhöhte Kaliumausscheidung über die Niere sowie über eine Aktivierung der Natrium-Kalium-Pumpe.

Klinik

Die Leitsymptome der Erkrankungen sind je nach Mutation unterschiedlich stark ausgeprägt. In ▶ Tab. 7.6 ist die Verteilung der Leitsymptome aufgelistet (s. auch ▶ Tab. 7.5). Jedoch treten die Erkrankungen nicht immer in ihrer reinen Form auf, in machen Familien überlappen sich die Symptome auch. Die Unterteilung in Krankheitsbilder ist daher umstritten, und es wurde diskutiert, ob

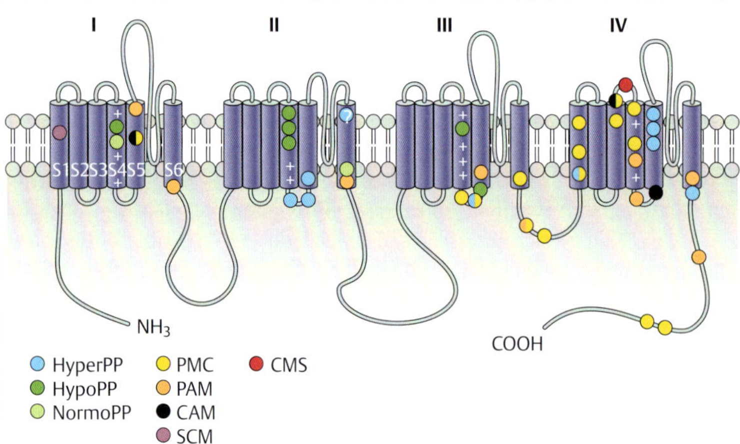

Abb. 7.6 Schematische Darstellung der α-Untereinheit des Natriumkanals, der sich aus 4 homologen Domänen (D 1–4) mit je 6 Transmembranabschnitten zusammengesetzt, mit bekannten Mutationen. Je nach Mutation wird der Phänotyp dominiert von Paramyotonie (PMC, gelber Kreis), kaliumsensitiver Myotonie (PAM, ockergelber Kreis), kältesensitiver Myotonie (CAM, schwarzer Kreis), Natriumkanalmyotonie (SCM, türkiser Kreis), kongenitaler Myotonie (CMS, roter Kreis), hyperkalämischer periodischer Paralyse (Hyper PP, blauer Kreis), hypokalämischer periodischer Paralyse (Hypo PP, grüner Kreis) [75].

Tab. 7.6 Verteilung der Leitsymptome bei Natriumkanalerkrankungen.

Kriterium	Paramyotonia congenita	hyperkalämische periodische Paralyse	kaliumsensitive Myotonie	hypokalämische periodische Paralyse Typ 2
Myotonie	+	(+)	+	–
Paralyse	(+)	+	–	+
Kältesensitivität	+	+	(–)	(+)
Kaliumsensitivität	(+)	+	+	–

+: typischerweise vorhanden, (+): teilweise vorhanden, (–): ausnahmsweise vorhanden, – : nicht vorhanden

man nicht besser von Spielarten einer Krankheit sprechen sollte im Sinne eines Adynamie-Paramyotonie-Komplexes. ist Bisher ist noch nicht völlig geklärt, warum die Mutationen zu verschieden Phänotypen führen.

Paramyotonia congenita

Die Paramyotonia congenita kann oft schon beim Säugling erkannt werden, wenn z. B. nach dem Waschen des Gesichts mit kaltem Wasser die Augen durch eine myotone Reaktion geschlossen sind und sich nur allmählich wieder öffnen. Später zeigen sich dann bei kalter, nasskalter und windiger Witterung starre, in Beugehaltung verharrende Finger sowie eine Starre der Gesichtsmuskulatur. In der Wärme verschwindet die Muskelsteife nach wenigen Minuten.

> **Merke**
>
> Rasche Willkürbewegungen der betroffenen Muskulatur verstärken im Gegensatz zum Warm-up-Phänomen bei der myotonen Dystrophie bzw. der Myotonia congenita die myotone Reaktion.

Bei mehrmaligem festem Zukneifen der Augen öffnen die Lider immer langsamer, besonders wenn vorher ein Tuch mit kaltem Wasser aufgelegt wurde. Bei intensiver Kälteeinwirkung können auch die Beine betroffen sein, und der Steife kann eine Schwäche folgen, die sich auch in der Wärme erst nach einigen Stunden zurückbildet. Über Ateminsuffizienz wurde nicht berichtet.

Hyperkalämische periodische Paralyse

Die ersten Lähmungsattacken treten in der Kindheit auf. Es können nur leichte Episoden mit einer flüchtigen beinbetonten proximalen Schwäche sein oder auch schwere generalisierte Paralysen, wo nur noch Kopf und mimische Bewegungen möglich sind. Selbst Ateminsuffizienz ist möglich.

Lion-Francois et al. beschrieben 2010 eine schwere neonatale Form mit teils lebensbedrohlichem episodischem Laryngospasmus aufgrund einer A799S-Missense-Mutation [48]. Dabei ist ein Todesfall aufgetreten. Ob diese Form als eigene Entität abzugrenzen ist, bleibt derzeit offen. Bei den später manifesten Fällen reicht die Dauer der Attacken von wenigen Minuten bis zu einigen Stunden in schweren Fällen. Manche Patienten haben mehrere Anfälle am Tag. Sie treten besonders am Morgen auf.

> **Merke**
>
> 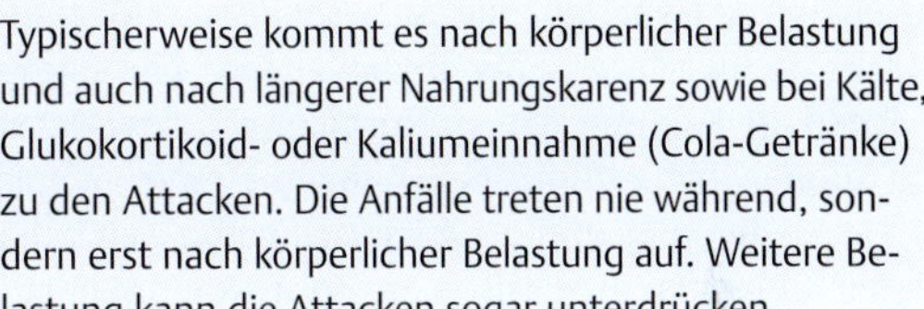
> Typischerweise kommt es nach körperlicher Belastung und auch nach längerer Nahrungskarenz sowie bei Kälte, Glukokortikoid- oder Kaliumeinnahme (Cola-Getränke) zu den Attacken. Die Anfälle treten nie während, sondern erst nach körperlicher Belastung auf. Weitere Belastung kann die Attacken sogar unterdrücken.

Einige Patienten bemerken vor den Anfällen periorale und akrale Parästhesien sowie faszikulationsartige Zuckungen, was auf axonale Übererregbarkeit unter anderem durch Hyperkalämie zurückgeht. Im attackenfreien Intervall sind gewöhnlich keine Auffälligkeiten festzustellen. Nach gehäuften Anfällen und mehrjährigem Verlauf zeigt sich bei einigen Kranken jedoch eine persistierende proximal betonte Myopathie. Die Prognose ist relativ gut; außer bei der neonatalen Form der Erkrankung sind keine Todesfälle bekannt.

Kaliumsensitive Myotonie

Im Gegensatz zu den ersten beiden Erkrankungen leiden diese Patienten weder unter Muskelschwäche noch zeigen sie eine besondere Kälteempfindlichkeit. Das Krankheitsbild gleicht mehr der Thomsen-Myotonie, jedoch wird im Gegensatz zu dieser die myotone Reaktion durch Kaliumaufnahme verstärkt.

Die leichteste Form ist die *Myotonia fluctuans*, bei der die Steife nur gelegentlich, besonders im Laufe von 10- bis 30-minütiger schwerer körperlicher Arbeit auftritt und dann bis zu Stunden anhalten kann.

Die schwerste Form ist die *Myotonia permanens*, bei der sich schon bei Säuglingen eine ständige schwere myotone Steife manifestiert, die sich so verstärken kann, dass respiratorische Symptome auftreten können.

Hypokalämische periodische Paralyse Typ 2

Eine hypokalämische periodische Paralyse (Kap. 7.3.3) kann seltener auch durch Mutationen im Natriumkanalgen SCN4A hervorgerufen werden, so dass ein Typ 2 abgegrenzt wurde. Viel häufiger handelt es sich bei hypokalämischen periodischen Lähmungen jedoch um eine Kalziumkanalerkrankung (Typ 1) [78]. Darüber hinaus kommt auch der einwärts gleichrichtende Kaliumkanal Kir2.1 als Ursache in Betracht.

Diagnostik

▸ **Labor.** Die Creatinkinase kann leicht erhöht sein. Bei der HyperPP ist das Serumkalium während der Lähmungsattacken meist erhöht (bis 7 mval/l), jedoch ist nicht immer eine positive Korrelation zwischen dem Schweregrad der Paresen und der Hyperkalämie festzustellen. Die Hyperkalämie ist besonders zu Beginn der Attacke nachweisbar. In der abklingenden Lähmungsphase liegen die Kaliumwerte im Normbereich oder darunter und können zur irrtümlichen Annahme einer hypokalämischen Lähmung und zu folgenschweren Fehlbehandlungen führen. Im Intervall ist das Serumkalium normal.

▸ **Muskelbiopsie.** Myohistologisch wurde bei Patienten mit hypokalämischer Paralyse Typ 2 über eine Prädominanz tubulärer Aggregate berichtet [62].

▸ **Belastungstests.** Zur Frage nach der Kaliumsensitivität kann man in der Klinik mit 1–2 Tabletten Kalinor-Brause einen Provokationstest durchführen. Eine halbe bis 2 Stunden später entwickelt sich im positiven Fall eine Muskelsteife oder eine Muskelschwäche. Bei negativem Effekt kann der Test mit 3 Tabletten Kalinor-Brause wiederholt werden. Besonders bei Verdacht auf eine HyperPP sollte der Test am Morgen nüchtern und nach körperlicher Anstrengung durchgeführt werden.

Alternativ können die Kaliumwerte gemessen werden, nachdem eine 30-minütige Belastung auf einem Fahrradergometer durchgeführt wurde, so dass sich der Puls auf 120–160 Schläge pro Minute erhöht. Physiologisch steigt der Kaliumwert unter Belastung und fällt in der Ruhephase wieder ab. Pathologisch ist ein zweiter Kaliumanstieg 10–20 Minuten nach Ende der Belastung; dieser kann mit einer Lähmung verbunden sein.

Differenzialdiagnostisch muss an sekundäre hyperkalämische Lähmungen gedacht werden.

▸ **Elektrophysiologie.** Myotone Entladungen im EMG finden sich bei der Paramyotonia congenita und der kaliumsensitiven Myotonie auch bei normaler Temperatur in allen Muskeln. Bei der HyperPP sind myotone Serien nur bei manchen Patienten zu finden. Eine paramyotone Steife kann provoziert werden, indem man Hand und Unterarm für 15 Minuten in 15 °C kaltes Wasser hält und anschließend einen wiederholten kräftigen Faustschluss durchführen lässt. Im EMG der Handmuskulatur lässt sich dabei häufig fibrillationsartige Spontanaktivität ableiten.

Bei Patienten mit Paramyotonia congenita zeigt sich nach einer kurzen maximalen Muskelanspannung zum Teil eine Amplitudenminderung des supramaximal stimulierten motorischen Summenaktionspotenzials des entsprechenden Nervs [24]. Anders als bei der Myotonia congenita nimmt die Amplitudenminderung bei weiteren Stimuli über eine Minute eher noch zu [24].

▸ **Muskelbiopsie.** In der Muskelbiopsie können sich bei langjährigem Verlauf Zeichen einer vakuolären Degeneration zeigen.

▸ **Molekulargenetik.** Da bisher bereits knapp 40 Mutationen bei Natriumkanalerkrankungen beschrieben sind, ist eine molekulargenetische Untersuchung aufwendig. Allerdings scheinen diese Mutationen unterschiedlich häufig zu sein: So findet man die Mutationen T704M bzw. M1592V bei über 90 % der Patienten mit HyperPP. Bei der Paramyotonia congenita sind die Mutationen T1313M und R1448H am häufigsten [7]. Interessant ist eine Beobachtung bei Mutationen an Aminosäureposition 1306, die zu kaliumsensitiver Myotonie führen: Glycin wird entweder zu Alanin, Valin oder Glutamat ausgetauscht und je unähnlicher die substituierte Aminosäure dem Glycin ist, desto schwerer ist die Symptomatik [46]. In großen Familien kann bei Fehlen einer bekannten Mutation auch eine Kopplungsanalyse zum Natriumkanalgen sinnvoll sein. Bei Homozygotie nimmt der Schweregrad der entsprechenden Erkrankungen zu [6].

Therapie

▸ **Therapie der Myotonie.** Die myotone Steife lässt sich mit Natriumkanalblockern wie Mexiletin (2–3 × täglich 150–200 mg; über die internationale Apotheke) noch effektiver behandeln als bei den Chloridkanalerkrankungen, da sie direkt in der Pathogenese angreifen und den Natriumkanal im inaktivierten Zustand blockieren und so die pathologische Übererregbarkeit vermindern. Aufgrund der geringen therapeutischen Breite sollte vorsichtig therapiert werden! Es wurde unter anderem über mutationsspezifische Therapieeffekte berichtet.

Mexiletin (3 × 100 mg bis zu 3 × 200 mg) sei besser wirksam bei der R1448H/C/P-Mutation [55], während *Propafenon* (2 × 150 mg bis 2 × 300 mg) oder *Flecainid* (2 × 50–100 mg) besser für Patienten mit der T1313M-Mutation geeignet sein sollen [3].

Auch *Acetazolamid* (Diamox) kann in einem Teil der Fälle die Myotonie bessern, was durch eine vermehrte Kaliumausscheidung und Alkalisierung durch Hemmung der Carboanhydrase erklärt wird. Daher wurde die kaliumsensitive Myotonie früher auch als Acetazolamid-sensitive Myotonie bezeichnet [83].

▸ **Prophylaktische Maßnahmen.** Häufig ist eine Behandlung nicht erforderlich, da die Patienten selbst lernen, sich vor der Kältesteifigkeit zu schützen. Bei Operationen müssen die Patienten besonders vor Auskühlung sowie vor den ohnehin obsoleten depolarisierenden Muskelrelaxanzien geschützt werden.

7.3.3 Erkrankungen der Kalziumkanäle: hypokalämische periodische Paralyse Typ 1

Die hypokalämische periodische Paralyse (HypoPP) gilt als die häufigste Form der periodischen Lähmungen mit einer Inzidenz von 1:100 000 [46]. Die Penetranz der autosomal-dominant vererbten Erkrankung ist bei Frauen inkomplett.

Pathogenese

Bereits durch eine leichte Erniedrigung der extrazellulären Kaliumkonzentration kommt es zu einer paradoxen Depolarisation der Muskelfasern, die die Lähmung erklärt. Molekulargenetisch liegen der HypoPP meist Mutationen in der a1S-Untereinheit des skelettmuskulären L-Typ-Kalziumkanals (CACNL 1A3) zugrunde (Typ 1). Dieser Dihydropyridin-sensitive Kalziumkanal dient auch als Spannungssensor, der die elektrische Erregung der Zellmembran ins Zellinnere überträgt und somit einen wesentlichen Baustein bei der elektromechanischen Koppelung des Muskels darstellt.

Die bisher durchgeführten Funktionsuntersuchungen mit der Patch-Clamp-Technik konnten jedoch keinen Defekt der mutierten Kalziumkanäle aufdecken, der die Pathophysiologie der Erkrankung erklären könnte, so dass unklar bleibt, warum es durch die Hypokalämie zur Depolarisation kommt. Nicht geklärt ist auch, warum im Verlauf der Attacke so viel Kalium in die Muskelfasern aufgenommen wird, dass der Serumkaliumspiegel deutlich abnimmt. Interessanterweise wurden nicht nur bei Familien mit HypoPP Mutationen im muskulären Kalziumkanal gefunden, sondern auch bei einer Familie mit maligner Hyperthermie. Dies legt nahe, dass auch Patienten mit HypoPP ein erhöhtes Risiko einer malignen Hyperthermie haben könnten.

Seltener finden sich Mutationen im Natriumkanalgen SCN4A oder Kaliumkanalgen KCNE3. Letzteres Gen wird ausschließlich im Skelettmuskel exprimiert. Bei Mutation wurde eine autosomal-dominant vererbte periodische Paralyse beobachtet [1]. Das Krankheitsbild einer der beiden beschriebenen Familien lässt sich als hypokalämische periodische Lähmung einordnen, das der anderen eher als hyperkalämische Lähmung [1]. Carboanhydrasehemmer haben in beiden Familien das Auftreten von Attacken reduziert. Ein Abfall des intrazellulären pH-Wertes wurde als bedeutsam für die Triggerung der Lähmungsattacken diskutiert [1].

Klinik

Bei der Mehrzahl der Fälle von hypokalämischer periodischer Paralyse tritt die erste Lähmungsattacke im Kleinkindes- oder Schulalter auf (ca. 60 % vor dem 16. Lebensjahr). Gewöhnlich entwickelt sich die Muskelschwäche während der Nacht oder am frühen Morgen. Starke körperliche Aktivität und eine kohlenhydratreiche Mahlzeit am Vorabend wirken anfallsprovozierend. Die Attacken können unterschiedlich schwer sein.

Merke

Die schlaffen Lähmungen sind symmetrisch und betreffen in der Regel zunächst die proximalen Extremitätenabschnitte. In fortgeschrittenen Anfallsstadien sind auch die distalen Extremitätenmuskeln sowie die Stamm- und Halsmuskeln paretisch.

Die Gesichtsmuskeln und das Zwerchfell bleiben dagegen in der Regel kräftig. Bei schweren Attacken kann das Atemvolumen reduziert sein. Die Eigenreflexe sind erloschen. Im voll entwickelten Anfall ist der Betroffene bewegungsunfähig. Es schreitet jedoch nicht jede Attacke bis zu einer vollkommenen Lähmung fort, sie kann sich auch als leichte Schwäche auf eine Muskelgruppe beschränken und zu diagnostischen Fehlbeurteilungen (z. B. psychogene Lähmung) führen. Neben der Skelettmuskulatur kann auch die kardiale und intestinale Muskulatur betroffen sein.

Die unbehandelte episodische Lähmung dauert gewöhnlich einige Stunden bis zu mehrere Tage. Die Muskelkraft normalisiert sich dann sehr langsam über Stunden bis Tage. Die Dauer der lähmungsfreien Intervalle variiert zwischen Wochen und vielen Monaten. Einzelne Kranke machen nur einen einzigen Anfall in ihrem Leben durch, andere werden täglich davon geplagt.

Während die Mehrzahl der Fälle im anfallsfreien Intervall völlig gesund ist, findet sich bei einzelnen Patienten nach mehreren Attacken eine persistierende proximal betonte Myopathie.

Diagnostik

▸ **Labor.** Von diagnostischer Bedeutung ist der Abfall des Serumkaliums während der Lähmung. Im Gegensatz zu Gesunden tritt bereits bei einem Kaliumwert von 3 mmol/l eine Schwäche auf. Bei schweren Attacken können die Werte sogar bis unter 2 mmol/l fallen. Es besteht jedoch keine deutliche Korrelation zwischen der Intensität der Parese und dem Ausmaß der Hypokalämie. Hypokalämien im Intervall lassen eher an sekundäre hypokalämische Lähmungen denken. Die Creatinkinase im Serum ist im Intervall meist normal, kann jedoch während der Attacken leicht ansteigen.

▸ **EKG.** Das EKG registriert Zeichen der Hypokalämie: U-Welle, Abflachung der T-Welle und ST-Strecken-Senkung.

▸ **EMG.** Im EMG herrscht während einer Attacke elektrische Stille, auch nach elektrischer Nervenreizung. Im Intervall finden sich nur bei einer persistierenden Myopathie Auffälligkeiten. Neben einem myopathischen Muster können aber auch Fibrillationen abgeleitet werden. Zeigen sich myotone Entladungen, stimmt die Diagnose nicht.

▸ **Anfallsprovokation.** In zweifelhaften Fällen ist es gelegentlich notwendig, einen Anfall zu provozieren. Man kann dazu oral 2 g Glukose/kg Körpergewicht mit 15–20 IE Altinsulin s. c. geben. Eine stärkere Provokation ist durch eine intravenöse Gabe zu erzielen: 1,5–3 g Glukose/kg Körpergewicht werden über 60 Minuten infundiert und 0,1 IE Insulin/kg Körpergewicht nach 30 und nach 60 Minuten intravenös dazugegeben. Durch vorangehende körperliche Belastung und Kohlenhydratbelastung kann die Provokation verstärkt werden. Die Lähmung ist in 2–3 Stunden zu erwarten, und der Kaliumwert muss im Vergleich zum Ausgangswert deutlich gesunken sein.

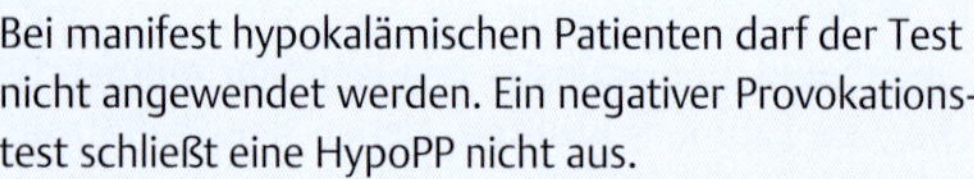

Merke

Bei manifest hypokalämischen Patienten darf der Test nicht angewendet werden. Ein negativer Provokationstest schließt eine HypoPP nicht aus.

▸ **Molekulargenetik.** Molekulargenetisch sind bisher 3 Mutationen bekannt. Fouad et al. (1997) fanden bei 45 Familien mit HypoPP die Mutation R528 H in 13 Fällen und die Mutation R1239 H in 16 Fällen, so dass sich in rund zwei Drittel der Fälle eine dieser beiden Mutationen zeigte [23].

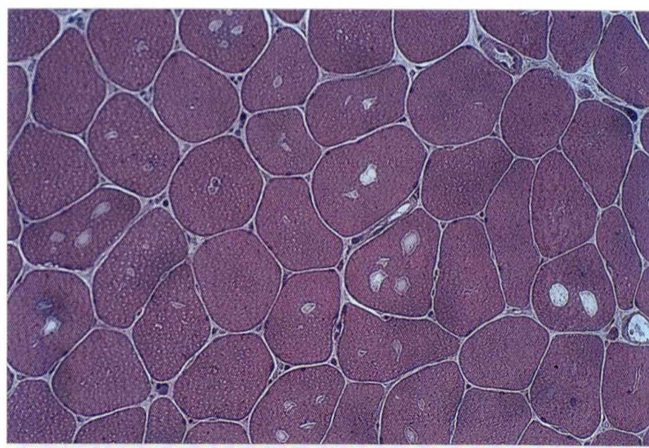

Abb. 7.7 Optisch leer erscheinende Vakuolen bei hypokalämischer Lähmung (HE-Färbung).

▸ **Muskelbiopsie.** Die Muskelbiopsie zeigt eine von Fall zu Fall sehr variable Anzahl von Vakuolen in den Muskelfasern (▸ Abb. 7.7). Nach häufigen Lähmungsattacken und bei permanenter Myopathie sind degenerative Veränderungen, Regenerate und Faserspaltungen nachzuweisen.

Differenzialdiagnostik

Differenzialdiagnostisch muss an sekundäre hypokalämische Lähmungen gedacht werden, die endokrin oder toxisch verursacht sein können. Die Kriterien zur Abgrenzung gegen die hyperkalämische periodische Lähmung sind in ▸ Tab. 7.7 zusammengestellt, die klinischen Merkmale der muskulären Ionenkanalerkrankungen in ▸ Tab. 7.5.

Tab. 7.7 Differenzialdiagnose der hypo- und hyperkalämischen periodischen Lähmung.

Kriterium	hypokalämische periodische Lähmung	hyperkalämische periodische Lähmung
Erbgang	autosomal-dominant mit inkompletter Penetranz	autosomal-dominant mit vollständiger Penetranz
Erkrankungsalter	2. Lebensjahrzehnt	meist vor dem 5. Lebensjahr
symptomfreie Intervalle	Wochen, Monate, Jahre	Stunden, Tage, Wochen
Intervall zwischen Belastung und Lähmung	Stunden	Minuten
Dauer der Lähmung	Stunden bis Tage	Minuten bis Stunden
Beteiligung hirnnervenversorgter Muskeln	meist fehlend	oft vorhanden
Beteiligung der Atemmuskeln	selten	selten
provozierende Faktoren	Ruhe nach körperlicher Belastung, Kälte, kohlenhydratreiche Mahlzeiten	Ruhe nach körperlicher Belastung, Kälte, Hunger, kaliumreiche Nahrung
Maßnahmen zur Besserung	kontinuierliche leichte Muskelarbeit, Kaliumzufuhr	kontinuierliche leichte Muskelarbeit, Kohlenhydratzufuhr

Therapie

▶ **Anfall.** Im Anfall sollten 2–3 Tabletten Kalinor-Brause eingenommen werden. In schweren Fällen kann Kalium unter intensivmedizinischen Bedingungen und engmaschigen Laborkontrollen intravenös verabreicht werden.

▶ **Prophylaxe.** Prophylaktisch reicht es in leichteren Fällen aus, auf kohlenhydratreiche Mahlzeiten und körperliche Anstrengung zu verzichten.

Medikamentös kann man eine Anfallsprophylaxe mit *Acetazolamid* (Diamox) verabreichen. Die Wirksamkeit wurde empirisch festgestellt [31]. Möglicherweise beruht sie auf einer Öffnung kalziumaktivierter Kaliumkanäle [82]. Man beginnt mit einer Tagesdosis von 125 mg, die bei Bedarf langsam (bis maximal 1000 mg) gesteigert werden kann. Bei fehlendem Ansprechen kann ein anderer Carboanhydrasehemmer, z. B. *Diclofenamid* (bis 75 mg täglich), versucht werden [16]. Eine weitere Alternative ist die Gabe des kaliumsparenden Diuretikums *Spironolacton* (100–200 mg täglich) im Kombination mit einer natriumarmen Diät [63]. Dann darf allerdings kein Kalium im Anfall eingenommen werden.

7.3.4 Erkrankungen der Kaliumkanäle

Andersen-Syndrom

▶ **Klinik, Ätiologie.** Das Andersen-Syndrom ist durch die Trias periodische Lähmungen (hypo-, hyper- oder normokalämisch), ventrikuläre Arrhythmien (häufig bei QT-Verlängerung) und Dysmorphiezeichen (insbesondere Klinodaktylie, Hypertelorismus, niedriger Ohransatz und Kieferhypoplasie) charakterisiert [4]. Manche Betroffene zeigten nur ein oder zwei Zeichen der beschriebenen Trias, auch eine inkomplette Penetranz wurde beobachtet [61].

Dieser autosomal-dominant vererbten Erkrankung liegen Mutationen im Kaliumkanalgen KCNJ2 für den einwärts gleichrichtenden Kaliumkanal Kir 2.1 zugrunde [61]. Bei Patienten mit periodischer Paralyse sollte differenzialdiagnostisch an das Andersen-Syndrom gedacht und im EKG auf Verlängerung der QT-Zeit geachtet werden.

▶ **Therapie.** Die Implantation eines Herzschrittmachers mit Defibrillator kann bei Patienten mit Andersen-Syndrom lebensrettend sein. Zur medikamentösen Behandlung gibt es nur Einzelfallberichte. So sistierten bei einer Patientin die Lähmungsattacken unter Acetazolamid, und die Herzrhythmusstörung besserte sich unter Amiodaron [39].

7.4 Chondrodystrophische Myotonie (Schwartz-Jampel-Syndrom)

7.4.1 Definition, Ätiologie

1962 wurde von Schwartz und Jampel eine autosomal-rezessive Myotonie mit Skelettdeformitäten beschrieben, die auch chondrodystrophische Myotonie genannt wird. Als zugrunde liegender Gendefekt wurden Mutationen im Perlecangen identifiziert ([5], [58]). Perlecan ist ein großes Glykoprotein, das in allen Basalmembranen und im Knorpel zu finden ist. Man vermutet, dass die Myotonie entweder durch Interaktion von Perlecan mit Ionenkanälen oder durch Interaktion mit der Azetylcholinesterase hervorgerufen wird.

7.4.2 Klinik

Die meisten betroffenen Kinder sind bereits bei der Geburt bemerkenswert klein und zeigen schon während des 1. Lebensjahrs verschiedene Anomalien: Kyphoskoliose, kleiner Mund, fliehendes Kinn, flacher Gesichtsschädel und maskenartiges Gesicht, enge Lidspalten, Blepharospasmus, kurzer Hals, „Hühnerbrust", schwache Entwicklung des subkutanen Fettgewebes und abgeschwächte Muskeleigenreflexe finden sich häufig. Mit etwa 3 Jahren wird bei fast allen Kindern der Zwergwuchs bemerkt. Die Sprache ist gepresst und piepsig-hoch. Es besteht eine myotone Reaktion, die sich auch mechanisch nachweisen lässt [59].

7.4.3 Diagnostik

Die muskulären Serumenzyme sind normal oder leicht erhöht. Die spontanen Entladungen im EMG wurden vielfach als pseudomyotone Entladungen bzw. komplexe repetitive Entladungen beschrieben, die nach Endplattenblockierung durch Curare abnehmen [25]. Andererseits wurden auch Familien mit myotonen Serienentladungen beschrieben [76].

Muskelbioptisch wurden Muskelfaserhypertrophien und -atrophien, pathologische Kalibervariation, zentrale Kerne, Faserdegeneration und -spaltungen beobachtet. Zum Nachweis von Skelettdeformitäten sind Röntgenaufnahmen sinnvoll.

7.4.4 Therapie

Eine sicher wirksame Therapie ist nicht bekannt. Carbamazepin bzw. Mexiletin können versucht werden.

7.5 Störungen des Nervensystems mit myotonieähnlichen Symptomen

7.5.1 Neuromyotonie (Isaacs-Syndrom)

Der Südafrikaner Isaacs beschrieb 1961 erstmals zwei Fälle einer seltenen Erkrankung, die sich durch kontinuierliche Muskelfaseraktivität auszeichnet. Der Begriff „Neuromyotonie" wurde von Mertens und Zschocke (1965) geprägt [53].

Pathogenese

Da die Muskelfaseraktivität durch Curare sistiert, ist die Ursache nicht im Muskel selbst, sondern im Bereich des Motoneurons zu suchen. Aufgrund der Beobachtungen, dass das Isaacs-Syndrom häufig zusammen mit Autoimmunerkrankungen wie Myasthenia gravis oder systemischem Lupus erythematodes bzw. mit Neoplasien wie Thymom oder kleinzelligem Bronchialkarzinom auftritt, wird eine autoimmunologische bzw. paraneoplastische Genese angenommen. Ebenso wurde nach Knochenmarktransplantation eine Neuromyotonie beschrieben.

Da auch bei Neuropathien (z. B. Guillain-Barré-Syndrom), amyotropher Lateralsklerose sowie nach Bestrahlung Symptome einer Neuromyotonie beobachtet wurden, dürften nicht nur ein spezifischer Autoimmunprozess, sondern auch andere neurogene Schädigungen zu der Erkrankung führen.

Neben den erworbenen Formen gibt es Symptome einer Neuromyotonie auch bei familiären Erkrankungen wie hereditärer motorisch-sensibler Neuropathie, spinaler Muskelatrophie und hereditären Ataxien. Schließlich kann die Erkrankung auch isoliert auftreten. Eine wichtige Rolle in dem vermuteten Autoimmunprozess spielen Antikörper gegen spannungsabhängige Kaliumkanäle (VGKC), die bei vielen, jedoch nicht allen Patienten gefunden wurden ([74], [85]). Die Pathogenese ist nicht vollständig geklärt.

Klinik

M!

Merke

Charakteristische Symptome sind Myokymien (Muskelwogen), schmerzhafte Krampi und Muskelsteife.

▸ **Charakteristika.** Die Erkrankung beginnt an distalen Extremitätenabschnitten, und die Patienten klagen über Verspannungen und Behinderung der Feinmotorik der Hände oder Füße. Der Prozess kann sich auf die gesamte quer gestreifte Muskulatur ausbreiten und zu einer ausgeprägten schmerzhaften Muskelsteife führen, die für jede Bewegung großen Kraftaufwand erfordert, so dass bei einzelnen Patienten nur noch kurze Gehstrecken möglich sind. Durch die Daueraktivität sind die Hände (▸ Abb. 7.8) und Arme flektiert und die Füße in Equinovarusstellung. Leichte Paresen sowie eine Hyperhidrose wurden beobachtet, nach langen Verläufen auch Kontrakturen. Die Beschwerden persistieren im Schlaf und können aufgrund der Schmerzhaftigkeit zu erheblichen Schlafstörungen führen.

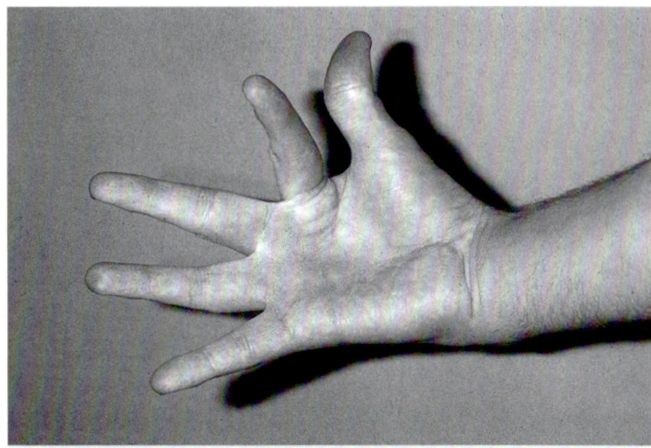

Abb. 7.8 Hand eines Patienten mit Neuromyotonie. Verkrampfungen der Hände traten spontan auf, ließen sich aber auch durch bestimmte Bewegungen provozieren.

▸ **Morvan-Syndrom.** Auch zentralnervöse Symptome, insbesondere Halluzinationen, kommen bei der Neuromyotonie vor. Man spricht dann von einem Morvan-Syndrom, das mit Myokymien, Myalgien, vermehrtem Schwitzen, Schlafstörung und Delir einhergeht [57].

Diagnostik

▸ **Elektrophysiologie.** Einen entscheidenden diagnostischen Beitrag liefert das EMG mit neuromyotonen Entladungen. Man findet auch in Ruhe eine anhaltende, in der Entladungsfrequenz jedoch wechselnde Daueraktivität motorischer Einheiten. Neben myokymen Entladungen aus Duplets, Triplets und Multiplets kommen Serienentladungen motorischer Einheiten zur Darstellung. Im Rahmen der hochfrequenten Entladung kommt es zur Verkürzung der Potenzialdauer. Darüber hinaus können auch Faszikulationen beobachtet werden.

▸ **Labor.** Bei vielen Patienten lassen sich im Blut Antikörper gegen spannungsabhängige Kaliumkanäle nachweisen. Im Liquor fanden sich bei einigen Patienten eine erhöhte IgG-Synthese oder oligoklonale Banden. Die Creatinkinase ist normal oder leicht erhöht.

Differenzialdiagnostik

Differenzialdiagnostisch sind folgende Erkrankungen in Erwägung zu ziehen:

- fokale Myokymien (benigne Myokymien; Nervenschädigungen durch Ischämie, Demyelinisierung, Tumorinfiltration, Einengung oder Bestrahlung)
- Stiff-Person-Syndrom
- Krampus-Faszikulations-Syndrom
- Brody-Erkrankung
- Intoxikationen
- Motoneuronerkrankungen
- entzündliche Neuropathien
- HINT 1-Neuropathie

Therapie

Medikamentös sollte in erster Linie mit Carbamazepin oder Phenytoin behandelt werden. Darüber hinaus gibt es Einzelfallberichte erfolgreicher Therapie durch Plasmapherese und intravenöse Immunglobuline sowie Immunsuppression mit Azathioprin und Glukokortikosteroiden.

Literatur

[1] **Abbott** GW, Butler MH, Bendahhou S et al. MiRP2 forms potassium channels in skeletal muscle with Kv3.4 and is associated with periodic paralysis. Cell 2001; 104: 217–231

[2] **Abbruzzese** C, Krahe R, Liguori M et al. Myotonic dystrophy phenotype without expansion of (CTG)n repeat: an entity distinct from proximal myotonic myopathy (PROMM)? J Neurol 1996; 243: 715–721

[3] **Alfonsi** E, Merlo IM, Tonini M et al. Efficacy of propafenone in paramyotonia congenita. Neurology 2007; 68(13): 1080–1081

[4] **Andersen** ED, Krasilnikoff PA, Overvad H. Intermittent muscular weakness, extrasystoles, and multiple developmental abnormalities: a new syndrome? Acta Pediatr Scand 1971; 60: 559–564

[5] **Arikawa-Hirasawa** E, Le AH, Nishino I et al. Structural and functional mutations of the perlecan gene cause Schwartz-Jampel syndrome, with myotonic myopathy and chondrodysplasia. Am J Hum Genet 2002; 70: 1368–1375

[6] **Arzel-Hézode** M, Sternberg D, Tabti N et al. Homozygosity for dominant mutations increases severity of muscle channelopathies. Muscle Nerve 2010; 41: 470–477

[7] **Ashcroft** FA. Ion Channels and Disease. San Diego: Academic Press; 2000

[8] **Batten** FE, Gibb HP. Myotonia atrophica. Brain 1909; 32: 187–205

[9] **Becker** PE. Zur Frage der Heterogenie der erblichen Myotonien. Nervenarzt 1957; 28: 455–460

[10] **Becker** PE. Genetic approaches to the nosology of muscular disease: myotonias and similar diseases. Birth Defects Orig Artic Ser 1971; 7 (2): 52–62

[11] **Becker** PE. Myotonia congenita and Syndromes associated with Myotonia. Stuttgart: Thieme; 1977

[12] **Brook** JD, McCurrach ME, Harley HG et al. Molecular basis of myotonic dystrophy: expansion of a trinucleotide (CTG) repeat at the 3' end of a transcript encoding a protein kinase family member. Cell 1992; 21: 799–808

[13] **Burge** JA, Hanna MG. Novel insights into the pathomechanisms of skeletal muscle channelopathies. Curr Neurol Neurosci Rep 2012; 12 (1): 62–69

[14] **Church** SC. The heart in myotonia atrophica. Arch Intern Med 1967; 119: 176–181

[15] **Curschmann** H. Zur Nosologie und Symptomatologie der myotonischen Dystrophie. Dtsch Arch Klin Med 1925; 149: 129

[16] **Dalakas** MC, Engel WK. Treatment of "permanent" muscle weakness in familial hypokalemic periodic paralysis. Muscle Nerve 1983; 6: 182–186

[17] **Desaphy** JF, De Luca A, Didonna MP et al. Different flecainide sensitivity of hNav1.4 channels and myotonic mutants explained by state-dependent block. J Physiol 2004; 2: 321–334

[18] **Eger** K, Schulte-Mattler WJ, Zierz S. Proximale myotone Myopathie (PROMM). Klinische Variabilität innerhalb einer Familie. Nervenarzt 1997; 68: 839–844

[19] **Ekström** AB, Hakenäs-Plate L, Samuelsson L et al. Autism spectrum conditions in myotonic dystrophy type 1: a study on 57 individuals with congenital and childhood forms. Am J Med Genet B Neuropsychiatr Genet 2008; 147B: 918–926

[20] **Engel** AG, Ohno K, Milone M et al. New mutations in acetylcholine receptor subunit genes reveal heterogeneity in the slow-channel congenital myasthenic syndrome. Hum Mol Genet 1996; 5(9): 1217–1227

[21] **Eulenburg** A. Ueber eine familiäre, durch 6 Generationen verfolgbare Form congenitaler Paramyotomie. Neurol Zentralbl 1886; 5: 265–272

[22] **Ford** C, Kidd A, Hammond-Tooke G. Myotonic dystrophy in Otago, New Zealand. N Z Med J 2006; 119(1241): U2145

[23] **Fouad** G, Dalakas M, Servidei S et al. Genotype-phenotype correlations of DHP receptor alpha 1-subunit gene mutations causing hypokalemic periodic paralysis. Neuromuscul Disord 1997; 7: 33–38

[24] **Fournier** E, Arzel M, Sternberg D et al. Electromyography guides toward subgroups of mutations in muscle channelopathies. Ann Neurol 2004; 56: 650–661

[25] **Fowler** WM, Layzer RB, Taylor RG et. The "Schwartz-Jampel" syndrome. Its clinical, physiological and histological expression. J Neurol Sci 1974; 22: 127–146

[26] **Francis** DG, Rybalchenko V, Struyk A et al. Leaky sodium channels from voltage sensor mutations in periodic paralysis, but not paramyotonia. Neurology 2011; 76: 1635–1641

[27] **Fu** YH, Pizzuti A, Fenwick jr. RG et al. An unstable triplet repeat in a gene related to myotonic muscular dystrophy. Science 1992; 255: 1256–1258

[28] Gamstorp I. Adynamia episodica hereditaria. Acta Paediat Scand 1956; 45 (Suppl. 108): 1

[29] **Gaul** C, Schmidt T, Windisch G et al. Subtle cognitive dysfunction in adult onset myotonic dystrophy type 1 (DM1) and type 2 (DM2). Neurology 2006; 67: 350–352

[30] **Gorog** DA, Russell G, Casian A et al. A cautionary tale: the risks of flecainide treatment for myotonic dystrophy. J Clin Neuromuscul Dis 2005; 7: 25–28

[31] **Griggs** RC, Engel WK, Resnick JS. Acetazolamide treatment of hypokalemic periodic paralysis. Prevention of attacks and improvement of persistent weakness. Ann Intern Med 1970; 73: 39–48

[32] **Groh** WJ, Groh MR, Saha C et al. Electrocardiographic abnormalities and sudden death in myotonic dystrophy type 1. N Engl J Med 2008; 358: 2688–2697

[33] **Hanisch** F, Kraya T, Kornhuber M et al. Diagnostic impact of myotonic discharges in myofibrillar myopathies. Muscle Nerve 2013; 47: 845–848

[34] **Harmon** EB, Harmon ML, Larsen TD et al. Myotonic dystrophy protein kinase is critical for nuclear envelope integrity. J Biol Chem 2011; 286: 40 296–40 306

[35] **Ho** NC, Sandusky S, Madike V et al. Clinico-pathogenetic findings and management of chondrodystrophic myotonia (Schwartz-Jampel syndrome): a case report. BMC Neurology 2003; 3: 3

[36] **Isaacs** H. A syndrome of continous muscle fibre activity. J Neurol Neurosurg Psychiatry 1961; 24: 319–325

[37] **Jurkat-Rott** K, Lehmann-Horn F, Elbaz A et al. A calcium channel mutation causing hypokalemic periodic paralysis. Hum Mol Genet 1994; 3: 1415–1419

[38] **Jurkat-Rott** K, Holzherr B, Fauler M et al. Sodium channelopathies of skeletal muscle result from gain or loss of function. Pflügers Arch Eur J Physiol. 2010; 460: 239–248

[39] **Kiefer** R, Junker J, Eckardt L et al. Erfolgreiche Behandlung einer Patientin mit Andersen-Syndrom mit Amiodaron und Acetazolamid. Aktuelle Neurologie 2000; 27: 98

7

[40] **Klein** D. La dystrophie myotonique (Steinert) et la myotonie congenitale (Thomsen) en Suisse. J Genet Hum 1958; 1 (Suppl.): 1

[41] **Koch** MC, Steinmeyer K, Lorenz C et al. The skeletal muscle chloride channel in dominant and recessive human myotonia. Science 1992; 257 (5071): 797–800

[42] **Landau** WM. The essential mechanism in myotonia. An electromyographic study. Neurology 1952; 2: 369–388

[43] **Le Ber** I, Martinez M, Campion D et al. A non-DM1, non-DM2 multisystem myotonic disorder with frontotemporal dementia: phenotype and suggestive mapping of the DM3 locus to chromosome 15q21–24. Brain 2004; 127: 1979–1992

[44] **Lehmann-Horn** F, Rüdel R, Ricker K. Membrane defects in paramyotonia congenita (Eulenburg). Muscle Nerve 1987; 10: 633–641

[45] **Lehmann-Horn** F, Mailander V, Heine R et al. Myotonia levior is a chloride channel disorder. Hum Mol Genet 1995; 4: 1397–1402

[46] **Lehmann-Horn** F, Jurkat-Rott K. Voltage-gated ion channels and hereditary disease. Physiol Rev 1999; 79: 1317–1372

[47] **Liquori** CL, Ricker K, Moseley ML et al. Myotonic dystrophy type 2 caused by a CCTG expansion in intron 1 of ZNF9. Science 2001; 293: 864–867

[48] **Lion-Francois** L, Mignot C, Vicart S et al. Severe neonatal episodic laringospasm due to de novo SCN4A mutations: a new treatable disorder. Neurology 2010; 75: 641–645

[49] **Logigian** EL, Martens WB, Moxley RT 4th et al. Mexiletine is an effective antimyotonia treatment in myotonic dystrophy type 1. Neurology 2010; 74: 1441–1448

[50] **McClatchey** AI, Van den Bergh P, Pericak-Vance MA et al. Temperature-sensitive mutations in the III-IV cytoplasmic loop region of the skeletal muscle sodium channel gene in paramyotonia congenita. Cell 1992; 68 (4): 769–774

[51] **Mahadevan** M, Tsilfidis C, Sabourin L et al. Myotonic dystrophy mutation: an unstable CTG repeat in the 3' untranslated region of the gene. Science 1992; 255: 1253–1255

[52] **Mathieu** J, Allard P, Potvin L et al. A 10-year study of mortality in a cohort of patients with myotonic dystrophy. Neurology 1999; 52: 1658–1662

[53] **Mertens** HG, Zschocke S. Neuromyotonie. Klin Wochenschrift 1965; 43: 917–925

[54] **Meinck** HM. Das Stiff-Man-Syndrom aus neurologischer Sicht. Internist 2000; 41: 455–459

[55] **Mohammadi** B, Jurkat-Rott K, Alekov A et al. Preferred mexiletine block of human sodium channels with IVS4 mutations and its pH-dependence. Pharmacogenet Genomics 2005; 15: 235–244

[56] Moersch FP, Woltmann HW. Progressive fluctuating muscular frigidity and spasm ("stiff-man" syndrome). Report of a case and some observations in 13 other cases. Proc Mayo Cli 1956; 31: 421–427

[57] **Morvan** A. De la chorée fibrillaire. Gazette Hebdomadaire de Médicine et de Chirurgie 1890; 27: 173–200

[58] **Nicole** S, Davoine CS, Topaloglu H et al. Perlecan, the major proteoglycan of basement membranes, is altered in patients with Schwartz-Jampel syndrome (chondrodystrophic myotonia). Nat Genet 2000; 26: 480–483

[59] **Nicole** S, Topaloglu H, Fontaine B. 102nd ENMC International Workshop on Schwartz-Jampel Syndrome. Neuromuscul Disord 2002; 12: 347–351

[60] **Ptacek** LJ, Trimmer JS, Agnew WS et al. Paramyotonia congenita and hyperkalemic periodic paralysis map to the same sodium-channel gene locus. Am J Hum Genet 1991; 49: 851–854

[61] **Plaster** NM, Tawil R, Tristani-Firouzi M et al. Mutations in Kir2.1 cause the developmental and episodic electrical phenotypes of Andersen's syndrome. Cell 2001; 105: 511–519

[62] **Platt** D, Griggs R.Skeletal muscle channelopathies: new insights into the periodic paralyses and nondystrophic myotonias. Curr Opin Neurol 2009; 22: 524–531

[63] **Poskanzer** DC, Kerr KNS. Periodic paralysis with response to spironolactone. Lancet 1961; 2: 511

[64] **Ranum** LP, Rasmussen PF, Benzow KA et al. Genetic mapping of a second myotonic dystrophy locus. Nat Genet 1998; 19: 196–198

[65] **Reiter** C, Gramer E. Ophthalmologe 2009; 106: 1116–1120

[66] **Ricker** K, Camacho LM, Grafe P et al. Adynamia episodica hereditaria: what causes the weakness? Muscle Nerve 1989; 12: 883–891

[67] **Ricker** K, Koch MC, Lehmann-Horn F et al. Proximal myotonic myopathy: a new dominant disorder with myotonia, muscle weakness, and cataracts. Neurology 1994; 44: 1448–1452

[68] **Ricker** K. Myotonic dystrophy and proximal myotonic myopathy. J Neurol 1999; 246: 334–338

[69] **Rojas** CV, Wang JZ, Schwartz LS et al. A Met-to-Val mutation in the skeletal muscle Na^+ channel alpha-subunit in hyperkalemic periodic paralysis. Nature 1991; 354: 387–389

[70] **Schneider** C, Ziegler A, Ricker K et al. Proximal myotonic myopathy. Evidence for anticipation in families with linkage to chromosome 3q. Neurology 2000; 55: 383–388

[71] **Sammons** MA, Antons AK, Bendjennat M et al. ZNF9 activation of IRES-mediated translation of the human ODC mRNA is decreased in myotonic dystrophy type 2. PLoS One 2010; 5: e9301

[72] **Schulte-Mattler** WJ, Deschauer M, Kornhuber M et al. Pathologische späte Reizantworten nach transkranieller Magnetstimulation bei Patienten mit Stiff-Man-Syndrom. Klin Neurophysiol 2000; 31: 59–64

[73] **Schwartz** O, Jampel RS. Congenital blepharophimosis associated with a unique generalized myopathy. Arch Ophthal 1962; 68: 52–57

[74] **Shillito** P, Molenaax PC, Vincent A et al. Aquired neuroprotonia: evidence for autoantibodies directed against k^+ channels of peripheral nerves. Ann Neurol 1995; 38: 714–22

[75] **Simkin** D, Bendahhou S. Skeletal muscle na channel disorders. Front Pharmacol 2011; 2: 63

[76] **Spaans** F, Theunissen P, Reekers AD et al. Schwartz-Jampel syndrome: I. Clinical, electromyographic, and histologic studies. Muscle Nerve 1990; 13: 516–527

[77] **Steinert** H. Über das klinische und anatomische Bild des Muskelschwunds der Myotoniker. Dtsch Z Nervenheilk 1909; 37: 58–104

[78] **Sternberg** D, Maisonobe T, Jurkat-Rott K et al. Hypokalaemic periodic paralysis type 2 caused by mutations at codon 672 in the muscle sodium channel gene SCN4A. Brain 2001; 124: 1091–1099

[79] **Suominen** T, Bachinski LL, Auvinen S et al. Population frequency of myotonic dystrophy: higher than expected frequency of myotonic dystrophy type 2 (DM2) mutation in Finland. Eur J Hum Genet 2011; 19(7): 776–782

[80] **Tieleman** AA, Jenks KM, Kalkman JS et al. High disease impact of myotonic dystrophy type 2 on physical and mental functioning. J Neurol 2011; 258: 1820–1826

[81] **Thomsen** J. Tonische Krämpfe in willkürlich beweglichen Muskeln in Folge vor ererbter psychischer Disposition (Ataxia muscularis?) Arch Psychiatr Nervenkr 1876; 6: 702–718

[82] **Tricarico** D, Barbieri M, Conte Cameriono D. Acetazolamide opens the Muscular K Ca^{2+} channel: a novel mechanism of action that may explain the therapeutic effect of the drug in hypokalemic periodic paralysis. Ann Neurol 2000; 48: 304–312

[83] **Trudell** RG, Kaiser KK, Griggs RC. Acetazolamide responsive myotonia congenita. Neurology 1987; 37: 488–491

[84] **Udd** B, Krahe R, Wallgren-Pettersson C et al. Proximal myotonic dystrophy–a family with autosomal dominant muscular dystrophy, cataracts, hearing loss and hypogonadism: heterogeneity of proximal myotonic syndromes? Neuromuscul Disord 1997; 7: 217–228

[85] **Vincent** A. Understanding neuromyotonia. Muscle Nerve 2000; 23: 655–657

[86] **Wahbi** K, Meune C, Bécane HM et al. Left ventricular dysfunction and cardiac arrhythmias are frequent in type 2 myotonic dystrophy: a case control study. Neuromuscul Disord 2009; 19: 468–472

[87] **Wieser** T, Bonsch D, Eger K et al. A family with PROMM not linked to the recently mapped PROMM locus DM2. Neuromuscul Disord 2000; 10: 141–143

[88] **Young** NP, Daube JR, Sorenson EJ et al. Absent, unrecognized, and minimal myotonic discharges in myotonic dystrophy type 2. Muscle Nerve 2010; 41: 758–762

[89] **Zhang** Y, Chen HS, Khanna VK et al. A mutation in the human ryanodine receptor gene associated with central core disease. Nat Genet 1993; 5(1): 46–50

8 Entzündliche Muskelkrankheiten

Berit Jordan, Stephan Zierz

8.1 Einleitung

8.1.1 Klassifikation

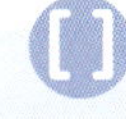

Definition

Myositiden

Sie umfassen eine heterogene Krankheitsgruppe erworbener entzündlicher Muskelerkrankungen. Allen gemeinsam ist das subakute bis chronische Auftreten einer Muskelschwäche bei entzündlichen Veränderungen im Muskel.

Während in der ursprünglichen Klassifikation der Myositiden ([9], [10]) ausschließlich aufgrund der klinischen Hautbeteiligung zwischen Polymyositis (PM) und Dermatomyositis (DM) unterschieden wurde, weiß man heute, dass es sich um pathogenetisch verschiedene Entitäten handelt (▶ Tab. 8.1).

Darüber hinaus ermöglichen erweiterte immunhistochemische Verfahren und die Identifikation serologischer Antikörper nunmehr die diagnostische Abgrenzung früher unter Dermatomyositis und Polymyositis subsumierter Erkrankungen wie der Einschlusskörpermyositis, der Antisynthetase-Syndrome und anderer Overlap-Syndrome [55]. Die immunvermittelte nekrotisierende Myopathie, die unter anderem durch Antikörper gegen SRP (signal recognition particle) und HMG-CoA-Reduktase vermittelt wird, aber auch paraneoplastisch auftreten kann, gilt nunmehr als eigene diagnostische Entität [103]. In selteneren Fällen kann eine Myositis auch eine infektiöse Ursache aufweisen.

8.1.2 Epidemiologie

Die idiopathischen Myositiden weisen 2–10 Neuerkrankungen pro 1 Million Einwohner pro Jahr mit einer jährlichen Inzidenz von etwa 0,5/100 000 auf. Es scheint eine unterschiedlich häufige Manifestation in verschiedenen ethnischen Gruppen zu bestehen. Dabei ist die Einschlusskörpermyositis (Inzidenz: 10–35/10 000) am häufigsten gefolgt von der Dermatomyositis (▶ Tab. 8.2). Die eigentliche Polymyositis ohne Overlap-Phänomen gewinnt zunehmend den Charakter einer Ausschlussdiagnose.

Die Dermatomyositis häuft sich typischerweise in den Wintermonaten. Ein typischer Altersgipfel besteht im mittleren bis höheren Erwachsenenalter, sie kann als einzige idiopathische Myositis auch bereits im Kindesalter auftreten. Neben der Einschlusskörpermyositis wurden auch für die Polymyositis genetische Ursachen erkannt.

Tab. 8.1 Einteilung der Myositiden ([79], [103]).

Hauptgruppe	Untergruppe
Dermatomyositis (juvenil, im Erwachsenenalter)	
Polymyositis	T-Zell-vermittelt
	eosinophil
	granulomatös
Overlap-Syndrome	mit Polymyositis
	mit Dermatomyositis
	mit Einschlusskörpermyositis
karzinomassoziierte Myositis	
Einschlusskörpermyositis (sporadisch, hereditär)	
immunvermittelte nekrotisierende Myopathie	mit Nachweis von Antikörpern gegen HMG-CoA-Reduktase (3-Hydroxy-3-methylglutaryl-Coenzym-A-Reduktase)
	mit Nachweis von Antikörpern gegen SRP (signal recognition particle)
	bei Antisynthetase-Syndromen
	paraneoplastisch
	mit Nachweis von Pipestem-Kapillaren
sonstige Myositiden	fokal: okuläre Myositis, fokale Myositis, noduläre Myositis
	diffus: Myofasziitis

Tab. 8.2 Epidemiologie der „klassischen" Myositiden [62].

Parameter	Polymyositis	Dermatomyositis	Einschlusskörpermyositis
Häufigkeit	selten isoliert (2–9 % aller idiopathischen entzündlichen Myopathien), häufig als Overlap	meist isoliert (19–29 % aller idiopathischen entzündlichen Myopathien, zusätzlich 4 % als Dermatomyositis mit Karzinom), selten als Overlap	am häufigsten, sporadische Einschlusskörpermyositis als Overlap möglich
Frauen:Männer	2:1, bei Overlap 10:1	2:1	1:3
Erkrankungsalter	ab dem 20. Lebensjahr, kaum Kinder	Kindheit und Jugend, nach dem 40. Lebensjahr	ab dem 50. Lebensjahr

8.2 Polymyositis, Dermatomyositis

8.2.1 Einleitung

Definition

Polymyositis, Dermatomyositis

Die *Polymyositis* ist eine sporadisch, äußerst selten auch familiär auftretende, entzündliche Erkrankung der Skelettmuskulatur, die auf einer T-Zell-vermittelten Autoimmunreaktion gegen die quer gestreifte Muskulatur beruht.

Bei der im Gegensatz dazu humoral vermittelten *Dermatomyositis* kommt es zu einer komplement vermittelten Mikroangiopathie im Muskel; zusätzlich liegt eine Beteiligung der Haut bzw. Hautanhanggebilde vor.

Myositiden im Rahmen von Bindegewebeerkrankungen (mixed connective tissue disease), die unteren anderem den systemischen Lupus erythematodes, die Sklerodermie und das Sharp-Syndrom umfassen, werden trotz ihrer histologischen Zugehörigkeit zur Polymyositis als eigenständige Entität betrachtet ([17], [109], [111]) (Kap. 8.5).

8.2.2 Klinik

Muskelschwäche

Charakteristisch ist eine in Wochen bis wenigen Monaten rasch progrediente, weitgehend symmetrische und vorwiegend proximal lokalisierte Muskelschwäche (Becken- und/oder Schultergürtel- sowie Oberschenkel- und/oder Oberarmmuskulatur) (▸ Abb. 8.1). Die Muskelschwäche betrifft zusätzlich oft auch die Stamm-, Hals- und Schluckmuskulatur, sehr selten die Gesichts- und Augenmuskeln (▸ Tab. 8.3).

In den Initialstadien der Polymyositis bzw. Dermatomyositis kontrastiert oft die klinisch normale Muskeltrophik mit einer hochgradigen Parese. Mit zunehmender Krankheitsdauer kommt es bei vielen Kranken zu einer Generalisierungstendenz der Muskelschwäche. Umschriebene Muskelverhärtungen (Myogelosen) sind bei Poly- und Dermatomyositiden nicht selten. Solange funktionsfähige Muskulatur vorhanden ist, sind die Eigenreflexe auslösbar. In fortgeschrittenen Stadien zeigt die Hälfte der Patienten Muskelatrophien. Besonders in den Terminalstadien, gelegentlich aber auch früher oder selten als einziges Initialsymptom kann die Atemmuskulatur beteiligt sein.

Tab. 8.3 Klinik und Organbeteiligung der Myositiden.

Parameter	Polymyositis	Dermatomyositis	Einschlusskörpermyositis
Paresen (Verteilungsmuster, Entwicklung)	proximal und häufig symmetrisch, 1 Drittel distale Betonung, über Wochen bis Monate		proximal = distal, jedoch distale Betonung häufig (Fußheber und Fingerflexoren), asymmetrische Paresen, schleichend über Jahre
Kopfbeugerschwäche	häufig	häufig	selten
äußere Augenmuskeln	nicht betroffen	nicht betroffen	nicht betroffen
mimische Muskulatur	nur in Ausnahmefällen im fortgeschrittenen Stadium		60 % bei spontaner Einschlusskörpermyositis
Dysphagie	möglich, aber seltener als bei Dermatomyositis	bis zu 50 %	bis zu 60 % (eher mild und im fortgeschrittenen Stadium)
respiratorische Muskulatur	im fortgeschrittenen Stadium		nicht betroffen
Atrophien	50 % im Verlauf, mitunter asymmetrisch	50 % im Verlauf	charakteristisch mit Betonung des M. quadriceps und distaler Muskeln (M. quadriceps bei hereditärer Einschlusskörpermyositis ausgespart)
Myalgien	möglich, aber gering ausgeprägt	häufig und ausgeprägt zu Beginn	kaum
Neuropathie	keine	keine	gehäuft axonale Neuropathie
Kontrakturen	keine	häufig bei Kindern	keine
Hautveränderungen	keine	pathognomonisch und häufig der Schwäche vorausgehend	keine
Lungenparenchymbeteiligung		10 % klinisch, häufig subklinisch	keine
Herzbeteiligung	bis zu 70 %, selten symptomatisch; bei Nachweis von Riesenzellen im Muskel hohe Letalität		keine
Malignomassoziation	< 20 %, kontrovers diskutiert	ca. 40 % nach dem 50. Lebensjahr	keine

8

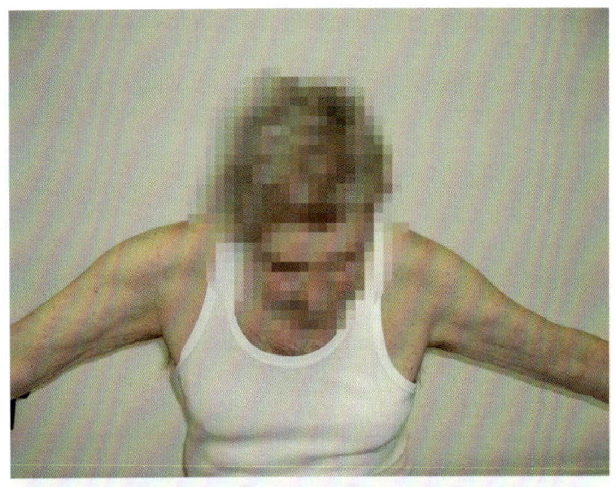

Abb. 8.1 Patient mit proximalen Paresen bei Polymyositis.

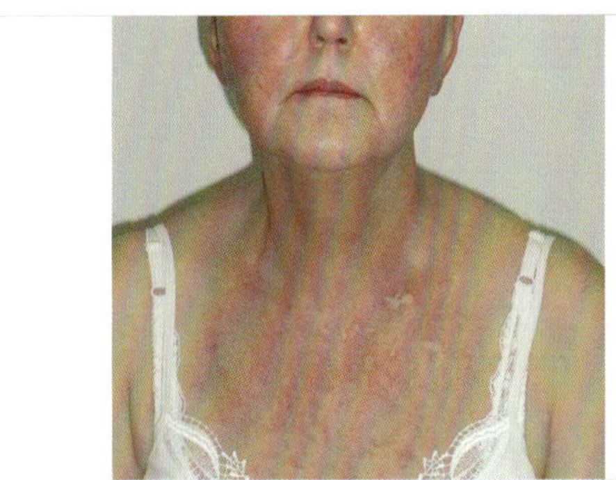

Abb. 8.2 Erythem bei Dermatomyositis.

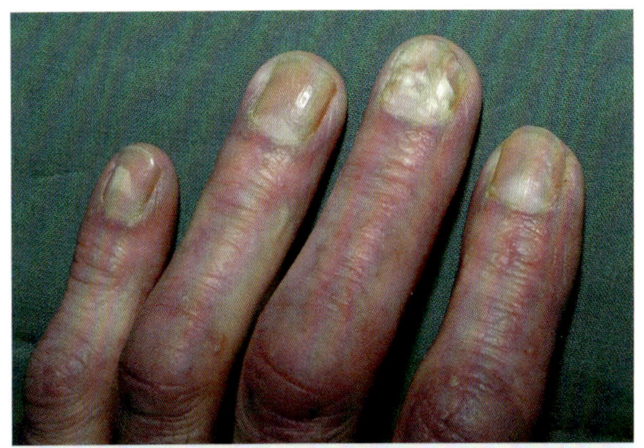

Abb. 8.3 Keinig- und Gottron-Zeichen.

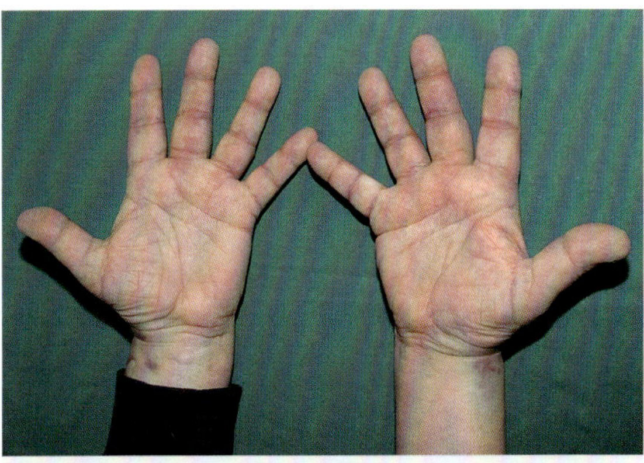

Abb. 8.4 Mechanikerhände.

Myalgien

Etwa zwei Drittel der Kranken klagen insbesondere bei der Dermatomyositis über dumpfe muskelkaterartige Myalgien. Mitunter gehen Muskelschmerzen als Erstsymptom der Entwicklung von Muskelschwäche voraus. Ein isoliertes generalisiertes residuales Schmerzsyndrom nach Abheilung der Erkrankung ist möglich.

Begleiterkrankungen

Hautveränderungen

Merke

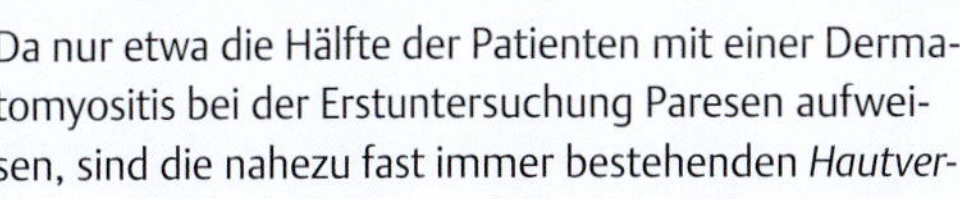

Da nur etwa die Hälfte der Patienten mit einer Dermatomyositis bei der Erstuntersuchung Paresen aufweisen, sind die nahezu fast immer bestehenden *Hautveränderungen pathognomonisch* für diese Erkrankung.

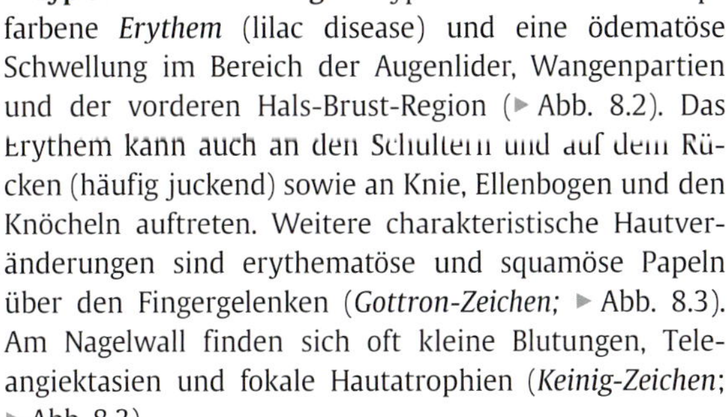

▸ **Typische Veränderungen.** Typisch sind das heliotropfarbene *Erythem* (lilac disease) und eine ödematöse Schwellung im Bereich der Augenlider, Wangenpartien und der vorderen Hals-Brust-Region (▸ Abb. 8.2). Das Erythem kann auch an den Schultern und auf dem Rücken (häufig juckend) sowie an Knie, Ellenbogen und den Knöcheln auftreten. Weitere charakteristische Hautveränderungen sind erythematöse und squamöse Papeln über den Fingergelenken (*Gottron-Zeichen;* ▸ Abb. 8.3). Am Nagelwall finden sich oft kleine Blutungen, Teleangiektasien und fokale Hautatrophien (*Keinig-Zeichen*; ▸ Abb. 8.3).

▸ **Uncharakteristische Veränderungen.** Neben diesen typischen gibt es oft auch weniger charakteristische Veränderungen, z. B. pseudoekzematöse Alterationen, aufgeraute Hautpartien an den Handflächen und Fingern (*Mechanikerhände*; ▸ Abb. 8.4), multifokale Hyperpigmentierungen, Fotosensibilität, Vitiligo, Poikilodermie, Ulzerationen und ein Raynaud-Phänomen. Die Hautveränderungen können durchaus nur sehr leicht und flüchtig sein und sind intraindividuell im Verlauf phänomenolo-

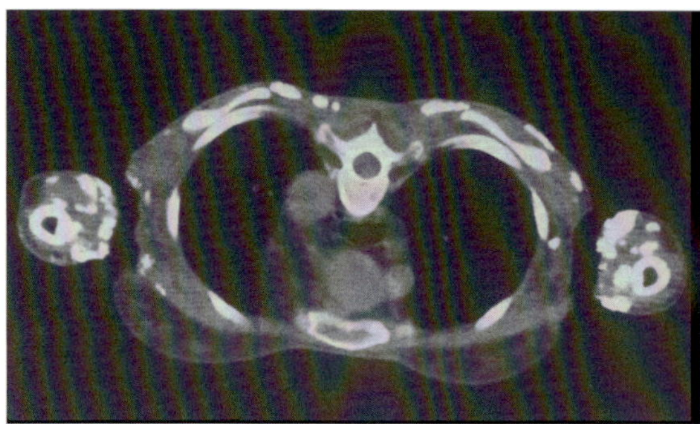

Abb. 8.5 Calcinosis cutis bei juveniler Dermatomyositis, CT mit Verkalkungen der Arme und Thoraxwand.

gisch variabel. Sehr schmerzhafte subkutane Kalzifikationen über Knochenvorsprüngen treten insbesondere bei der kindlichen und jugendlichen sowie bei fortgeschrittener Dermatomyositis auf (▶ Abb. 8.5). Sie können zu Ulzerationen und Infektionen führen.

▶ **Amyopathische Dermatomyositis.** Eine mit 11 % seltene Variante der Dermatomyositis ist die amyopathische Dermatomyositis (dermatomyositis sine myositis), die mindestens in den ersten 2 Jahren keine Muskelbeteiligung aufweist [38]. Jedoch können zu einem späteren Zeitpunkt klinische und laborchemische Hinweise auf eine Myopathie hinzutreten. Lam et al. fanden in der MRT des Muskels bei 3 von 10 Patienten mit amyopathischer Dermatomyositis abnorme mit einer Entzündung vereinbare subklinische Veränderungen (Signalintensitäten in der T2- und Fettsuppressionssequenz) [71].

Als Zwischenform wird eine „hypomyopathische Dermatomyositis" bezeichnet, die Patienten mit mindestens 6-monatiger Hautmanifestation und zumindest klinisch fehlender Muskelbeteiligung umfasst [42]. Bei 20 % der Patienten mit (klinisch) amyopathischer Dermatomyositis bestehen assoziierte Malignome [5]. Als relativ spezifischer serologischer Marker wurde der Antikörper Anti-CADM-140 bei 53 % der Patienten mit klinisch amyopathischer Dermatomyositis beschrieben, wobei insbesondere diese Patienten eine rasch progrediente interstitielle Lungenbeteiligung entwickeln [97].

Beteiligung innerer Organe

▶ **Gastrointestinaltrakt.** Eine Mitbeteiligung weiterer Organsysteme tritt am häufigsten bei der Dermatomyositis, seltener bei der Polymyositis auf (▶ Tab. 8.3). Dabei ist die *Dysphagie* aufgrund der Affektion der oropharyngealen und ösophagealen (oberes Drittel) quer gestreiften Muskulatur charakteristisch für die Dermatomyositis (bis zu 50 % der Patienten betroffen) [33]. Bei juveniler Dermatomyositis treten aufgrund einer Begleitvaskulopathie mitunter gastrointestinale *Infarkte* auf.

▶ **Herz.** Die Häufigkeit symptomatischer *Herzinsuffizienz* bei Myositis wird mit einer großen Schwankungsbreite zwischen 3 und 45 % angegeben [75]. Im klinischen Alltag sollte primär von einer häufigen Mitbeteiligung des Myokards bei Myositiden ausgegangen werden. Diese Annahme wird gestützt durch die bei bis zu 72 % der Patienten mit Polymyositis und Dermatomyositis beobachteten subklinischen atrioventrikulären Leitungsstörungen, Tachyarrhythmien, verminderte Ejektionsfraktion und *dilatative Kardiomyopathie* [34]. Die pathophysiologischen Ursachen dafür sind primär in einer entzündlichen Mitbeteiligung des Myokards sowie seiner Gefäße einschließlich der Koronarien zu sehen [75]. Eine thymomassoziierte Polymyositis ist insbesondere bei histopathologischem Nachweis von Riesenzellen im Skelettmuskel und/oder Myokard sehr häufig von einer *Myokarditis* begleitet [61].

Merke

Häufig entwickeln sich die kardialen Auffälligkeiten erst nach der Erstdiagnose der Myositis oder sogar nach deren Behandlungsbeginn [94]. Eine *kardiologische Untersuchung* ist daher selbst bei Beschwerdefreiheit in der Akutphase in wenigstens 3-monatigen, in späteren Krankheitsstadien in 6- bis 12-monatigen Abständen indiziert.

▶ **Lunge.** Die Lungenbeteiligung ist mit einer Prävalenz von bis zu 78 % [39] die häufigste extramuskuläre Organmanifestation idiopathischer inflammatorischer Myopathien und determiniert damit erheblich Verlauf und Mortalität der Erkrankung [70]. Das Spektrum umfasst dabei zweifelsohne primär die *interstitielle Lungenerkrankung* (Bronchiolitis obliterans, interstitielle Pneumonie, Fibrose) im Rahmen von Antisynthetase-Syndromen, bedacht werden müssen aber auch mechanisch bedingte respiratorische Insuffizienz aufgrund der Muskelschwäche, Aspiration mit entzündlichen Komplikationen, die karzinomassoziierte Thrombophilie mit pulmonalen Embolien sowie immunsuppressiv begünstigte Infektionen oder Medikamentennebenwirkungen (Methotrexat-Pneumonitis). Die Erkennung gefährdeter Patienten ist umso wichtiger, als die interstitielle Lungenerkrankung der Myopathie vorausgehen oder auch sehr früh in ihrem Verlauf auftreten kann. Bei der reinen Polymyositis und Dermatomyositis scheint einen Lungenbeteiligung bei ca. 10 % der Patienten vorzuliegen.

Neben der Antikörperassoziation scheint es auch Hinweise auf eine gemeinsame genetische Suszeptibilität von Lunge und Muskel auf unklare externe Antigene zu geben, die unter anderem auch die gehäufte initiale Lungenmanifestation erklären könnte [19].

8

Malignomassoziation

▸ **Koinzidenz.** Die Dermatomyositis jenseits des 50. Lebensjahres wird in bis zu 42 % der Fälle von Malignomen begleitet (cancer associated myositis, CAM) [13]. Bei Polymyositis ist diese Koinzidenz mit 18 % deutlich geringer ausgeprägt [13] und wird prinzipiell noch immer kontrovers diskutiert ([76], [77]). Auch bei 4 von 16 Patienten mit amyopathischer Dermatomyositis wurde ein Malignom beschrieben [16]. Die sehr schwankenden Angaben zur jeweiligen myositisassoziierten Karzinominzidenz sind auf die in früheren Studien angewandte Klassifikation nach Bohan und Peter zurückzuführen, die eine myohistologische Differenzierung nicht vorsah ([9], [10]).

Merke

Metaanalysen zufolge ist davon auszugehen, dass das *relative Malignomrisiko* bei Patienten mit Dermatomyositis gegenüber der Normalbevölkerung etwa 4fach erhöht und bei Polymyositis verdoppelt ist [58].

Der pathogenetische Hintergrund der Malignomassoziation ist noch nicht hinreichend verstanden, wobei von einer Ähnlichkeit antigener Epitope von Tumorzellen und undifferenzierten Myoblasten ausgegangen wird.

Der vor wenigen Jahren identifizierte Serumantikörper anti-p155/140 tritt gehäuft bei adulter karzinomassoziierter Dermatomyositis auf ([63], [106]), beweist diese jedoch nicht ([76], [77]). Bei 10 von 15 anti-p155/140-AK-positiven Patienten mit Dermatomyositis konnte tatsächlich ein Malignom nachgewiesen werden [108]. Im Gegenzug scheinen myositisspezifische Antikörper wie Antisynthetase-, Anti-SRP- und Anti-Mi 2-Antikörper eher nicht mit einer karzinominduzierten Myositis einherzugehen ([76], [77]). Der fehlende Nachweis myositisspezifischer und -assoziierter Antikörper erhöht das Risiko einer Malignomassoziation um das 6fache und sollte insbesondere bei Patienten über 50 Jahren Anlass einer intensiven Tumorsuche sein ([76], [77]).

▸ **Tumorentitäten.** Bei 70 % der mit Dermatomyositis assoziierten Tumoren handelt es sich um *Adenokarzinome.* Die häufigsten sind dabei das kleinzellige Bronchialkarzinom vor gynäkologischen Tumoren (Zervixkarzinom, Ovarialtumor) sowie insbesondere Non-Hodgkin-Lymphome bei der Polymyositis. Auch Mamma-, Magen- und Kolon- sowie Pankreaskarzinome und Urogenitaltumoren sowie Thymome sind beschrieben [5]. Da die muskulären Beschwerden meist vor den eigentlichen Tumorsymptomen auftreten, ist zum Zeitpunkt der myohistologischen Diagnosestellung eine breite adäquate Tumorsuche erforderlich, die im Einzelfall auch durch eine Fluorodesoxyglukose-Positronenemissionstomografie (FDG-PET) ergänzt werden kann [101].

Da das Tumorrisiko zum Zeitpunkt der Erstdiagnose der Myositis und in den ersten 2–3 Folgejahren erhöht ist, jedoch mit zunehmendem Abstand zum Symptombeginn geringer wird, sollte die Diagnostik zunächst zumindest einmal jährlich über bis zu 5 Jahre wiederholt werden. Je älter der Patient ist, desto wahrscheinlicher ist die Kombination mit paraneoplastisch induzierten Myositis. Als weitere Risikofaktoren einer Karzinomassoziation gelten ausgeprägte Hautsymptome mit vermehrten Nekrosen sowie ein refraktärer Verlauf mit rasch fortschreitender ausgeprägter Muskelschwäche [91].

▸ **Therapieeffekte.** Übereinstimmend mit anderen paraneoplastischen Erkrankungen korreliert auch der klinische Verlauf der Dermatomyositis mit dem Ansprechen auf die Tumortherapie. Ein vermindertes Ansprechen auf Kortikosteroide wird berichtet.

8.2.3 Pathogenese

▸ **Polymyositis.** Die Existenz der Polymyositis als eigenständiges Krankheitsbild ist umstritten. Das endomysiale diffuse Infiltrat besteht in erster Line aus CD8-positiven zytotoxischen Lymphozyten und richtet sich gegen ein bisher unbekanntes Muskelantigen. Dabei gleichen die inflammatorischen Mechanismen denen der Einschlusskörpermyositis, was eine eindeutige Zuordnung insbesondere bei fehlender Elektronenmikroskopie mitunter erschweren kann [111].

Beiden Erkrankungen gemeinsam ist eine *T-zelluläre* Entzündung, die von MHC-I-exprimierenden gesunden Muskelfasern ausgeht (MHC: Haupthistokompatibilitätskomplex). Dabei werden postulierte Autoantigene von T-Zell-Rezeptoren zytotoxischer T-Zellen erkannt und eine Muskelfasernekrose über Perforinausschüttung aus CD8-positiven T-Zellen in Gang gesetzt. Vermutlich definieren bestimmte Haplotypen humaner Leukozytenantigene (HLA) sowie Polymorphismen im T-Zell-Rezeptorgen die individuelle Suszeptibilität der Erkrankung.

Arbeiten von Greenberg zeigen, dass sich auch bei der Polymyositis und Einschlusskörpermyositis signifikant B-Zellen und Plasmazellen nachweisen lassen [47]. Aufgrund der klonal restringierten Immunglobulinproduktion wird daher auch ein antikörpervermittelter Effektormechanismus in der Pathogenese beider Erkrankungen postuliert [59].

▸ **Dermatomyositis.** Im Gegensatz zur Polymyositis beruht die Dermatomyositis auf *humoralen Immunmechanismen.* Dabei stellt das Gefäßendothel endomysialer Kapillaren und zu einem geringeren Anteil der größeren Blutgefäße das antigene Target dar. Noch nicht identifizierte Antikörper aktivieren Komplement C3 und initiieren über die Komplementkaskade die Bildung und Ablagerung von MAC (C5b9 membranolytic attack complex) an den Muskelkapillaren. Diese Prozesse gehen entzünd-

8

lichen und strukturellen Veränderungen im Muskel deutlich voraus.

Infolge der Mikroangiopathie und der komplementvermittelten Lyse kommt es zu Endothelschwellung, Kapillarnekrose, perivaskulärer Entzündung und ischämischen Muskelfaserveränderungen. Die reduzierte Anzahl der Kapillaren erklärt infolge der relativen Hypoperfusion peripherer Muskelfaszikelanteile die typische lichtmikroskopisch sichtbare perifaszikuläre Atrophie. Verbliebene Kapillaren sind in ihrem Durchmesser kompensatorisch dilatiert. Die Komplementaktivierung setzt die Bildung von Zytokinen und Chemokinen der Endothelzellen in Gang, was wiederum die Migration T-Zell-vermittelter Integrine in das Peri- und Endomysium erleichtert.

Weitere Hypothesen vermuten die pathogenetische Relevanz des KAL 1-Adhäsionsmoleküls, das Fibrose induziert, sowie des Myxovirus-Resistenzproteins MxA bei der Entstehung der Dermatomyositis [46].

8.2.4 Diagnostik

Diagnostisch ist der alleinige bioptische Nachweis entzündlicher Veränderungen in der Muskulatur häufig unspezifisch und unzureichend. Erst die Zusammenschau anamnestischer, laborchemischer, elektromyografischer und aller myopathologischen Befunde erlaubt eine ausreichend sichere diagnostische Zuordnung und differenzierte Therapie.

Merke

Der Einsatz einer immunsuppressiven oder antiinfektiösen Therapie auf Verdacht und vor Durchführung einer adäquaten Diagnostik ist nicht gerechtfertigt, da dadurch wesentliche Befunde verschleiert werden können.

Die *klassischen klinischen Kriterien* für die Diagnose einer Polymyositis und Dermatomyositis sind die subakute meist schmerzhafte Entwicklung einer proximalen Tetraparese (▸ Tab. 8.3), die Erhöhung muskulärer Serumenzyme, elektromyografische Veränderungen und bioptisch-histologisch ein myositisches Gewebesyndrom (▸ Tab. 8.6). Wenn zu den Kriterien für die Diagnose einer Polymyositis spezielle Hautveränderungen hinzukommen, sind die Voraussetzungen für die Diagnose einer Dermatomyositis erfüllt.

Muskuläre Serumenzyme

Bei über 90 % der Patienten sind eines oder mehrere der muskulären Serumenzyme erhöht (*Creatinkinase*, Aldolase, Laktatdehydrogenase, Transaminasen). Bei starker Parenchymdegeneration können die CK-Werte (CK: Creatinkinase) 30- bis 60fach über der Norm liegen. Ist dagegen vorwiegend das Mesenchym betroffen, besonders z. B. Myositiden bei Sklerodermie, sind die Werte nur leicht erhöht oder normal. Bei Ansprechen auf Glukokortikoide ist die Creatinkinase nach einigen Wochen rückläufig und normalisiert sich innerhalb weniger Monate, was jedoch nicht zwingend mit einer klinischen Besserung einhergehen muss.

Der Anstieg der Creatinkinase kann der Verschlechterung der Muskelkraft meist 1–2 Monate vorausgehen. Bei der Polymyositis und Dermatomyositis ist nicht nur das *CK-Isoenzym MM*, sondern es kann auch das kardiale *Isoenzym MB* erhöht sein, ohne dass eine Herzaffektion objektivierbar ist. Eine zusätzliche Erhöhung des *Isoenzyms BB* kommt gelegentlich auch vor.

Bei etwa 75 % der Patienten mit Myositis ist das *Myoglobin* im Serum erhöht, was der CK-Steigerung bei Krankheitsbeginn oder Rezidiven vorausgehen kann. Bei akuten myositischen Muskelnekrosen kann eine Myoglobinurie auftreten.

Blutsenkungsgeschwindigkeit

Bei bis zu 50 % der Patienten mit Polymyositiden und Dermatomyositiden ist die Blutsenkungsgeschwindigkeit erhöht. Deren Kontrolle ist aber für die Beurteilung der Prozessaktivität und des Therapieerfolges nicht sehr hilfreich.

Magnetresonanztomografie (MRT)

Die T2-gewichtete MRT ermöglicht die Darstellung der ödematösen Muskelanteile bei der Myositis (▸ Abb. 8.6 ▸ Abb. 8.6a). Zur Abgrenzung des ebenfalls T2-hyperintensen Fettes ist dafür zusätzlich eine fettunterdrückte Sequenz (STIR) erforderlich. Dies erleichtert die Auswahl eines bioptisch günstigen Areals erheblich. Zudem zeigt die MRT, wie sich der Muskel im Verlauf der Erkrankung zunehmend bindegewebig umbaut und vermehrt Fett einlagert. Regionen deutlicher Entzündung können mit kontrastmittelgestützten Sequenzen dargestellt werden (▸ Abb. 8.6 ▸ Abb. 8.6b).

Myositisspezifische und -assoziierte Antikörper

Etwa 50 % der Patienten mit entzündlichen Muskelerkrankungen weisen Autoantikörper (AK) im Serum auf. Dabei werden *myositisspezifische* Antikörper (MSA) (▸ Tab. 8.4), die in erster Linie (aber nicht ausschließlich) bei Patienten mit Myositis auftreten, von *myositisassoziierten Antikörpern* (▸ Tab. 8.5) unterschieden [43]. Letztere treten vorwiegend bei Patienten im Rahmen einer systemischen Immunerkrankung auf, die als Overlap-Syndrom mit einer Myositis einhergehen können. In der klinischen Praxis weisen MSA zwar eine relativ hohe Spezifität auf, dennoch gelten sie nicht als hilfreich bei der Differenzierung der verschiedenen entzündlichen Myopathien [55].

Merke

Die Antikörper gegen U1RNP, PM-Scl, Scl-70, Ku, Mi 2 und Zentromer (ACA) richten sich gegen nukleäre Antigene und können durch Bestimmung der antinukleären Antikörper (ANA) erfasst werden. Gegen intrazytoplasmatische Proteinbestandteile richten sich die Antisynthetase- (u. a. Jo1) und SRP-Antikörper.

Myositisspezifische Antikörper (MSA)

Anti-Jo1 und andere Anti-tRNA-Synthetase-Antikörper

▸ **Häufigkeit.** Bei etwa 30–40 % der immunogen bedingten entzündlichen Muskelerkrankungen werden Antisynthetase-Antikörper nachgewiesen [78]. Zytoplasmatische Aminoacyl-tRNA-Synthetasen katalysieren spezifisch die Veresterung der 20 Aminosäuren an deren jeweilige tRNA und vermitteln den Transfer zur ribosomalen mRNA.

Bei Nachweis eines Antikörpers gegen tRNA-Synthetasen handelt es sich in 75 % der Fälle um den 1980 erstmalig beschriebenen myositisspezifischen Antikörper Anti-Jo1, der sich gegen die Histidyl-tRNA-Synthetase richtet [85]. Anti-Jo1-Antikörper sind bei ca. einem Drittel der Myositispatienten nachweisbar.

Weitaus seltenere Antikörper gegen andere Aminoacyl-tRNA-Synthetasen (Anti-ARS, ▸ Tab. 8.4) finden sich bei 1–10 % der Myositispatienten, wobei die Häufigkeit der Antisynthetase-Antikörper bei den Subtypen entzündlicher Muskelerkrankungen in verschiedenen Studien variiert [107]. Die Patienten weisen in der Regel nur einen myositisspezifischen Antikörper auf.

Tab. 8.4 Myositisspezifische Antikörper [62].

Antikörper	Häufigkeit bei IIM (%)	Zielantigen und Mechanismus	klinische Charakteristika antikörperpositiver Patienten, assoziierte Symptome
Anti-ARS	30–40	intrazytoplasmatische Proteinsynthese	
Anti-Jo1	15–20	Histidyl-tRNA-Synthetase	70–96 % ILD, > 90 % IIM, 94 % Arthritis, 71 % Mechanikerhände; PM häufiger als DM
Anti-PL 7	< 5	Threonyl-tRNA-Synthetase	100 % ILD, mindestens 2 Drittel Muskelbeteiligung, PM und DM gleich häufig
Anti-PL 12	< 5	Alanyl-tRNA-Synthetase	90–100 % ILD, 90 % MCTD, 32 % PM, 19 % DM, 58 % Arthritis, 16 % Mechanikerhände
Anti-EJ	5–10	Glycyl-tRNA-Synthetase	100 % ILD und Muskelschwäche, DM häufiger als PM
Anti-OJ	< 5	Isoleucyl-tRNA-Synthetase	100 % ILD, 57 % Muskelschwäche
Anti-KS	< 5	Asparaginyl-tRNA-Synthetase	vorwiegend in Japan, 88 % ILD, 25 % Muskelschwäche
Anti-Ha (YRS)	< 1	Tyrosyl-tRNA-Synthetase	ILD und Myositis
Anti-Zo	< 1	Phenylalanyl-tRNA Synthetase	PM und progrediente ILD
Anti-tRNA(his)	7	tRNA(his)	bei einem Drittel der Anti-Jo1-AK-positiven Patienten nachgewiesen, keine klinischen Unterschiede zu diesen
Anti-tRNA(ala)	1	tRNA(ala)	Koexistenz mit Anti-PL 12-AK
Anti-Mi 2	5–10	Helikase (NuRD-Komplex), Kerntranskription	Hautbeteiligung (mit Nagelveränderungen), seltener Malignome, 20–30 % DM, 4–10 % JDM, 1 % PM
Anti-p155/140	20	p155, Kerntranskription und zelluläre Differenzierung	50–75 % Malignome, seltener ILD, eher stärkere Hautbeteiligung (Ödeme, Ulzera), 13–21 % DM, 23–29 % JDM
Anti-p140 (anti-MJ)	< 5	Kernprotein NXP2, Kerntranskription und RNA-Metabolismus	JDM mit Kalzinose, bei Erwachsenen ILD
Anti-SRP	5	SRP, intrazytoplasmatische Proteintranslokation	immunvermittelte nekrotisierende Myopathie, Anteile der PM
Anti-CADM140	DM: 13–35 CADM: 53–73	MDA-5 (melanoma differentiation associated gene 5)	rasch progrediente interstitielle Lungenbeteiligung mit ungünstiger Prognose bei amyopathischer DM, ca. 20 % auch als DM zum Teil mit schwerer Polyarthritis
Anti-SAE	1–5	SAE (SUMO-1 activating encyme), posttranslationale Modifikation	häufig mit initialer CADM, vermehrt Dysphagie
Anti-200/100	< 10	HMG-CoA-Reduktase	nekrotisierende Myopathie, unter anderem Induktion durch Statine möglich [43]

AK: Antikörper, ARS: Aminoacyl-tRNA-Synthetase, CADM: klinisch amyopathische Dermatomyositis, DM: Dermatomyositis, IIM: idiopathische inflammatorische Myositis, ILD: interstitielle Lungenerkrankung, JDM: juvenile Dermatomyositis, MCTD: mixed connective tissue disease (Sharp-Syndrom), PM: Polymyositis, SAE: small ubiquitin-like modifier activating encyme, SRP: signal recognition protein

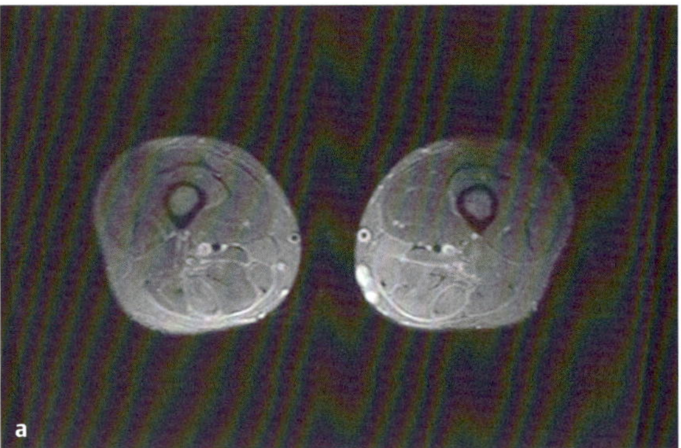

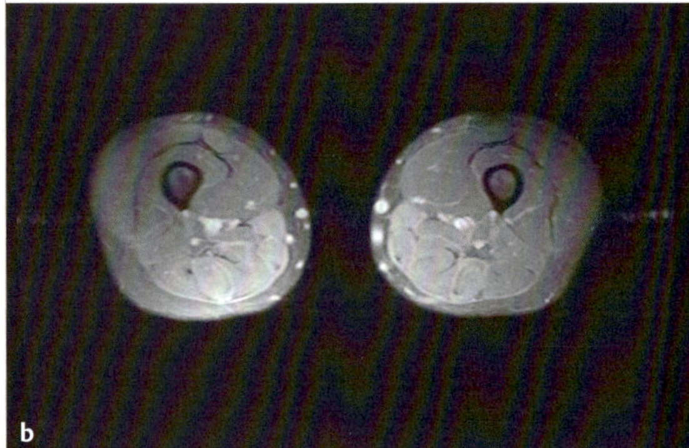

Abb. 8.6 MRT bei Polymyositis.
a T 2-Wichtung, (STIR-Sequenz): Ödem der ischiokruralen Muskulatur.
b T 1-Wichtung (STIR-Sequenz) mit Kontrastmittel: Kontrastmittelaufnahme der beteiligten Muskeln beim gleichen Patienten.

► **Antisynthetase-Syndrom.** Darunter versteht man die klassische klinische Konstellation eines Overlap-Syndroms, bei der eine Myositis, eine interstitielle Lungenerkrankung, eine nicht erosive Polyarthritis, ein Raynaud-Phänomen, Fieber und charakteristische Hyperkeratosen der radialen und palmaren Fingeranteile (rissige und verdickte Haut; Mechanikerhände; ► Abb. 8.4) und in seltenen Fällen auch ein dermatomyositistypisches Erythem nebeneinander auftreten können.

Da bei diesen Patienten in erster Linie Antikörper gegen Jo1 (aber auch andere tRNA-Synthetasen) auftreten, wird der Begriff „Anti-Jo1-Syndrom" gleich bedeutend mit Antisynthetase-Syndrom verwendet. Dabei handelt es sich um eine eigene Diagnoseentität, deren Bestandteile häufig eine Myositis neben einer interstitiellen Lungenerkrankung sind. 90 % der Patienten mit Jo1-Antikörpern entwickeln eine Myositis, mehr als zwei Drittel eine interstitielle Lungenerkrankung (fibrosierende Alveolitis) (► Abb. 8.7). Der Titer der Jo1-Antikörper korreliert intraindividuell mit dem Ausmaß der pulmonalen Entzündung und lässt im Allgemeinen auch die Schwere der muskulären Beeinträchtigung erahnen [104]. Die Kombination eines positiven Antikörpertiters gegen Jo1 mit

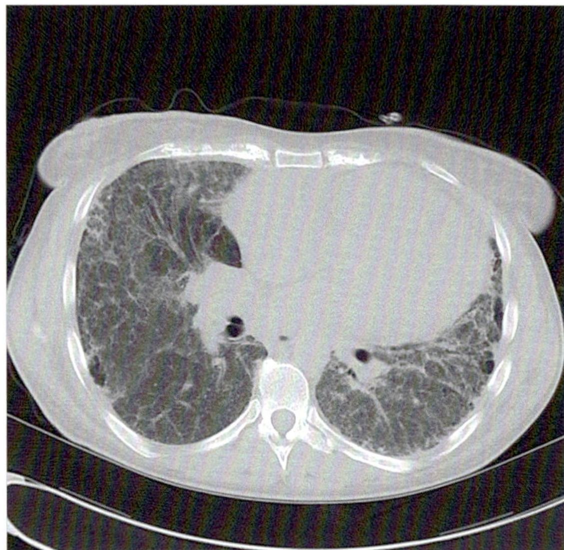

Abb. 8.7 Lungenfibrose bei Anti-Jo1-Syndrom (CT).

Anti-Ro-Antikörpern gilt als Marker einer schwerwiegenderen Lungenbeteiligung [112].

Bei Myositispatienten mit Anti-PL 7- oder Anti-PL 12-Antikörpern tritt eine interstitielle Lungenbeteiligung in 90–100 % der Fälle auf, bei Nachweis von Jo1-Antikörpern ist der Anteil mit 50–75 % etwas geringer. Im Gegenzug ist bei positivem Antikörpernachweis die Muskelbeteiligung nicht selten deutlich milder als die pulmonale Symptomatik oder sogar subklinisch bis fehlend. Bei Vorliegen eines Anti-PL 12-Antikörpers ist häufiger von einer alleinigen Lungenerkrankungen ohne klinische Zeichen einer Muskelentzündung auszugehen [117].

Therapeutisch sind hoch dosiert Kortikosteroide notwendig, bei therapieresistenten Fällen der Einsatz anderer Immunsuppressiva. In seltenen Fällen wurde auch eine interstitielle Lungenerkrankung mit Jo1-Antikörpern ohne Muskelbeteiligung beobachtet [98]. Histologisch fand sich in der transbronchialen Biopsie das Bild einer unspezifischen interstitiellen Pneumonitis, in der Bronchiallavage eine $CD8^+$-Lymphozytose. Nur einer von den 4 beschriebenen Patienten entwickelte ein Antisynthetase-Syndrom mit Polymyositis 2 Jahre nach Beginn der Lungenerkrankung. Bei allen Patienten trat eine klinische Besserung bzw. Stabilisierung des Zustands ein, als zusätzlich zur immunsuppressiven Therapie Ciclosporine gegeben wurden.

In 30 % der Fälle mit Myositis tritt eine interstitielle Lungenbeteiligung auf, ohne dass derzeit ein Antisynthetase-Antikörper nachgewiesen werden kann. Inwiefern sich deren klinischer Verlauf voneinander unterscheidet, ist noch unklar.

Anti-CADM140-Antikörper

Eine sehr seltene relativ akute und rasch progrediente interstitielle Lungenbeteiligung mit ungünstiger Prognose wurde zunächst bei japanischen Patienten mit *klinisch amyopathischer Dermatomyositis* (sog. CADM) beschrieben, die den Anti-CADM140-Antikörper aufweisen ([83], [97]). Dies stützt die klinische Erfahrung, dass Patienten mit nur flüchtigen dermatomyositisähnlichen Hauterscheinungen, aber fehlender klinischer und/oder bioptischer Muskelbeteiligung eine akute fulminante interstitielle Lungenerkrankung entwickeln können [82].

Amerikanische Arbeitsgruppen zeigen den Anti-CADM140-Antikörper nunmehr auch bei der *klassischen Dermatomyositis*. Gehäuft kommt es dabei auch zu einer schweren symmetrischen Polyarthritis [52]. Ein kommerzieller Test zum Nachweis des Antikörpers existiert noch nicht, zur Anwendung kam in Publikationen lediglich die Immunpräzipitationstechnik.

Anti-Mi 2-Antikörper

Der Antikörper Anti-Mi 2 wird bei 20–30 % der Patienten mit Dermatomyositis nachgewiesen, kann aber auch bei der Polymyositis und sogar Einschlusskörpermyositis vorhanden sein [56]. Umstritten ist, ob es sich dabei um falsch positive Ergebnisse des ELISA bei Mi 2-Antikörper oder verschiedene Epitope handelt [78]. Dermatomyositispatienten mit Anti-Mi 2-Antikörpern scheinen eine fulminantere Hautmanifestation, aber auch eine bessere Prognose durch besseres Ansprechen auf Steroide und fehlende Malignomassoziation der Myositis aufzuweisen als antikörpernegative Patienten [56]. Es gibt Hinweise darauf, dass in niederen Breitengraden die Anti-Mi 2-Antikörper-positive Dermatomyositis häufiger auftritt [86]. Dies ist möglicherweise durch die erhöhte Mi 2-Expression in menschlichen Keratinozyten bei UV-Exposition getriggert [15].

Anti-SRP-Antikörper

Antikörper gegen den zytosolischen Proteinkomplex SRP (signal recognition particle) wurden erstmalig 1986 beschrieben [93]. Sie wurden zunächst in erster Linie bei Polymyositis, in Einzelfällen auch bei systemischer Sklerose und Overlap-Syndromen beschrieben ([56], [64], [81]). Myohistologisch zeigt sich bei Anti-SRP-Antikörper-positiven Patienten eine immunvermittelte nekrotisierende Myopathie, die von nekrotisierenden und regenerierenden Muskelfasern, aber deutlich geringerer lymphozytärer Entzündung als die Polymyositis und Dermatomyositis geprägt ist [103].

▸ **Anti-SRP-Syndrom.** Charakteristisch ist bei allen Patienten mit Anti-SRP-Antikörpern eine ungewöhnlich schwere und innerhalb von Wochen bis Monaten rasch progrediente proximale Muskelschwäche mit deutlichen Atrophien, Dysphagie, Myalgien und einer deutlichen bis massiven CK-Erhöhung. Darüber hinaus kann ein Raynaud-Phänomen bestehen; eine kardiale Beteiligung mit Palpitationen sowie Belastungsdyspnoe, Arthritis und interstitieller Lungenerkrankung sind möglich ([55], [64]). Kasuistisch wird eine Tumorassoziation berichtet [53].

Der Verlauf der Erkrankung ist schwerwiegend bis fulminant mit häufigen Rezidiven. Steroide scheinen insbesondere initial klinisch effektiv zu sein. Meist wird eine Kombination mit Methotrexat und/oder intravenösen Immunglobulinen erforderlich, wobei das Ansprechen auf eine immunsuppressive Behandlung sehr variabel ist [64].

Anti-p155/140-Antikörper

Antikörper gegen die Proteine p155 und p140 kDa gelten als häufig und hoch spezifisch für die Dermatomyositis. Zudem gehen sie mit einer erhöhten Malignitätsrate einher ([63], [106]) und wurden auch bei juveniler Dermatomyositis (ohne Malignomassoziation) nachgewiesen [49]. Die Betroffenen wiesen eine ausgeprägtere Hautbeteiligung im Vergleich zu antikörpernegativen Patienten mit Dermatomyositis auf.

Myositisassoziierte Antikörper (MAA)

Die myositisassoziierten Antikörper gelten als stützendes diagnostisches Kriterium eines Overlap-Syndroms, wenn der myohistologische Nachweis einer (meist Poly-)Myositis mit klinischem Anhalt für eine systemische Erkrankung (Sklerodermie, systemischer Lupus erythematodes, rheumatoide Arthritis, MCTD) einhergeht (▸ Tab. 8.5). Da Myalgien ohne Paresen bei normalem Creatinkinasewert ein häufiges und unspezifisches Symptom dieser Erkrankungen sein können, ist die histologische Beurteilung des Muskels zur Frage einer entzündlichen Mitbeteiligung (Overlap) unverzichtbar.

Elektromyografie

Die elektromyografischen Veränderungen bei der Polymyositis und Dermatomyositis sind abhängig vom Stadium der Erkrankung.

▸ **Akute Phase.** In der akuten Phase sind Spontanaktivität mit vermehrten Fibrillationspotenzialen, positiven scharfen Wellen und komplexen repetitiven Entladungen charakteristisch. Die Aktionspotenziale der motorischen Einheiten (MUAP) sind polyphasisch, verkürzt und von niedriger Amplitude (▸ Tab. 8.6).

▸ **Chronischer Verlauf.** Bei chronischem Verlauf finden sich Veränderungen der MUAP-Konfiguration durch Reinnervation degenerierter Muskelfasern wahrscheinlich durch kollaterale Aussprossung von Nerven. Bei Patienten mit mehrjährigem Bestehen und Therapie der entzündlichen Erkrankung sind lang dauernde, hochamplitudige polyphasische MUAP nachweisbar.

Tab. 8.5 Myositisassoziierte Antikörper [62].

Antikörper	Häufigkeit bei IIM (%)	Zielantigen und Mechanismus	klinische Charakteristika antikörperpositiver Patienten, assoziierte Symptome
Anti-SSA/Ro	10–31	ribosomale Proteintranslation (Y1-Y5-RNP), 97 % der AK entsprechen Anti-Ro-52kDA	30 % SLE, 60–90 % Sjögren-Syndrom, 5–10 % PM und DM, seltener Immunhepatopathie (Anti-56KDa), 58 % der Anti-Ro52-positiven Patienten sind Anti-Jo1-positiv
Anti-SSB/La	5–14	RNA-Polymerase-III-Terminierungsfaktor	Sjögren-Syndrom, neonataler Lupus
Anti-U2RNP	15	U2 small nuclear RNP (pre mRNA splicing factor)	30 % Polymyositis-(SLE-)Sklerodermie-Overlap, MCTD
Anti-U1RNP	10	U1 small nuclear RNP (pre mRNA splicing factor)	95 % MCTD, 15 % Sklerodermie, 30 % SLE-Overlap
Anti-PmScl	8–10	Topoisomerase I, Exoribonuklease im Kernkomplex	25 % Polymyositis-Sklerodermie-Overlap in Europa (meist Anti-dsDNA-AK-positiv)
Anti-Ku	20–30	katalytische Untereinheit (70–80 kDa) mit DNA-abhängiger Kinaseaktivität	Polymyositis-Sklerodermie-Overlap in Japan, 80 % Raynaud-Syndrom, 50 % Myositis, 86 % Arthralgien, 35 % ösophageale Beteiligung, 40 % Lungenfibrose
Anti-U3RNP (Fibrillarin)	14	34-kDa-Protein in U3-RNP	Sklerodermie-Overlap (CREST-Syndrom)

AK: Antikörper, CADM: klinisch amyopathische Dermatomyositis, DM: Dermatomyositis, IIM: idiopathische inflammatorische Myositis, ILD: interstitielle Lungenerkrankung, JDM: juvenile Dermatomyositis, MCTD: mixed connective tissue disease (Sharp-Syndrom), PM: Polymyositis, RNP: ribonucleoprotein, SAE: small ubiquitin-like modifier activating encyme, SRP: signal recognition particle

Tab. 8.6 Histologische, neurophysiologische und Labordiagnostik bei Myositiden [60].

	Polymyositis	Dermatomyositis	Einschlusskörpermyositis
Pathogenese	T-zellulär	humoral	degenerative Proteinakkumulation mit (sekundärem?) T-zellulär zytotoxischem Infiltrat
Lichtmikroskopie/Immunhistochemie	Invasion nicht nekrotischer MHC-I-positiver Muskelfasern durch CD8-positive T-Lymphozyten	perifaszikuläre verminderte Kapillardichte und Atrophie, CD20-positive B-Lymphozyten	Invasion nicht nekrotischer MHC-I-positiver Muskelfasern durch CD8-positive T-Lymphozyten, autophagische „rimmed vacuoles"
	CD8- > CD4-positive T-Zellen, Makrophagen, Plasmazellen	CD4-positive T-Zellen, B-Zellen, Makrophagen	CD8-positive T-Zellen, Makrophagen, Plasmazellen, zytoplasmatische und nukleäre Tubulofilamente
Creatinkinase	nahezu immer erhöht, bis zu 50fache Erhöhung möglich, nur gering erhöht bei juveniler Dermatomyositis und Overlap-Syndromen		normal bis gering erhöht
Blutsenkungsgeschwindigkeit	bei 11–47 % der Fälle erhöht (< 35 mm innerhalb der 1. Stunde), in ca. 50 % dieser Fälle Assoziation mit Malignom		normal
EMG	myopathisch	myopathisch	myopathisch bis neurogen

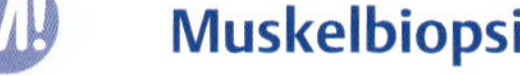

Merke

Wenn die Extremitätenmuskeln normal sind, sollen auch die paravertebralen Muskeln untersucht werden.

Ungefähr 10 % der Fälle haben ein normales EMG. Es ist üblich, nur eine Körperseite zu elektromyografieren, um die andere für die Biopsie von Artefakten durch Nadelelektroden freizuhalten.

Muskelbiopsie

Die offene Biopsie eines klinisch moderat betroffenen Muskels soll den Nachweis eines myositischen Gewebesyndroms ermöglichen. Die Muskelbiopsie gilt als verlässliches diagnostisches Instrument in 85 % der Fälle mit Polymyositis und Einschlusskörpermyositis [17]. In seltenen Fällen kann eine geeignete Entnahmestelle zuvor mithilfe der MRT dargestellt werden.

Merke

Das morphologische Kardinalsyndrom des myositischen Gewebesyndroms ist das *entzündliche Infiltrat*, das vornehmlich aus Lymphozyten, Plasmazellen und Histiozyten besteht.

► **Polymyositis.** Bei der Polymyositis finden sich vorwiegend endomysial gelegene Infiltrate (► Abb. 8.8). Diese bestehen überwiegend aus CD8-positiven T-Zellen und aktivierten Makrophagen, die ähnlich der Einschlusskörpermyositis nicht nekrotische MHC-I-positive Muskelfasern invadieren und den Untergang des Muskelgewebes herbeiführen (► Abb. 8.9, ► Tab. 8.6). Im Unterschied zur Einschlusskörpermyositis treten bei der Polymyositis keine „rimmed vacuoles" auf (► Abb. 8.10).

Selten können sich hinter einer vermeintlichen Polymyositis auch Muskeldystrophien verbergen, wie zum Beispiel eine Calpainopathie, Dysferlinopathie und fazioskapulohumerale Muskeldystrophie [41]. Die Abgrenzung gegen eine Myositis gelingt durch die fehlende Darstellung von MHC-I-positiven Zellen bei Muskeldystrophien. Allerdings können bei 10 % der Muskeldystrophien, wenngleich in deutlich geringerem Ausmaß als bei Myositiden, MHC-I-positive Muskelzellen nachweisbar sein.

Gleichwohl scheint es eine Subgruppe von Patienten mit entzündlicher Myopathie mit myohistologisch Cytochromoxidase-negativen Fasern zu geben. Klinisch besteht dabei eine langsam progrediente und proximal betonte Muskelschwäche mit prädominanter Beteiligung des M. quadriceps, die Creatinkinase im Serum ist normal bis leicht erhöht. Eine Behandlung mit Kortikosteroiden ist nicht effizient. Ein Therapieversuch mit Methotrexat ist gerechtfertigt. *COX-negative Fasern* können bei der Polymyositis, aber auch Dermatomyositis und Einschlusskörpermyositis in unterschiedlichem Ausmaß gefunden werden, ohne dass es sich um eine mitochondriale Erkrankung handelt (► Abb. 8.11).

► **Dermatomyositis.** Demgegenüber sind die Infiltrate bei der Dermatomyositis überwiegend perivaskulär und perifaszikulär gelegen (► Tab. 8.6, ► Abb. 8.12). Die Infiltrate bestehen immunhistologisch aus CD4-positiven T-Zellen und CD20-positiven B-Lymphozyten. In den Gefäßwänden der kleinen Muskelgefäße sind Ablagerungen von Immunkomplexen und C 5b9-Komplement (membrane attack complex) sowie arterielle Thrombosen nachweisbar, die zu einer intramuskulären Mikroangiopathie mit kapillären Nekrosen führen. Im Krankheitsverlauf bilden sich aufgrund der Muskelinfarkte die morphologisch typischen perifaszikulären Muskelfaseratrophien aus.

► **Kein Infiltratnachweis.** Bei etwa 5 % der Patienten mit klinischer Polymyositis oder Dermatomyositis ergeben sich diagnostische Schwierigkeiten, da bioptisch-histo-

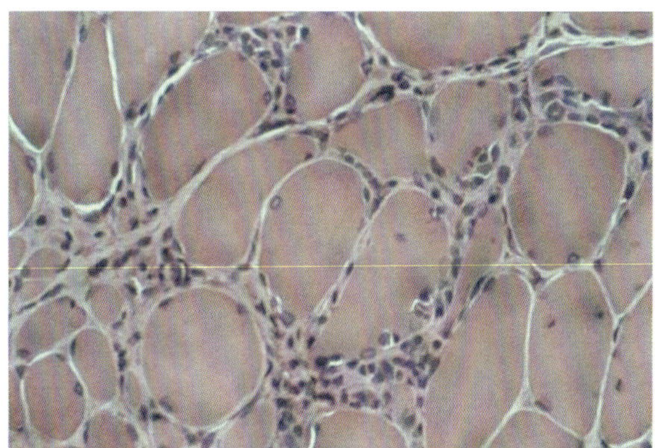

Abb. 8.8 Polymyositis: endomysiale lymphozytäre Infiltrate (HE-Färbung).

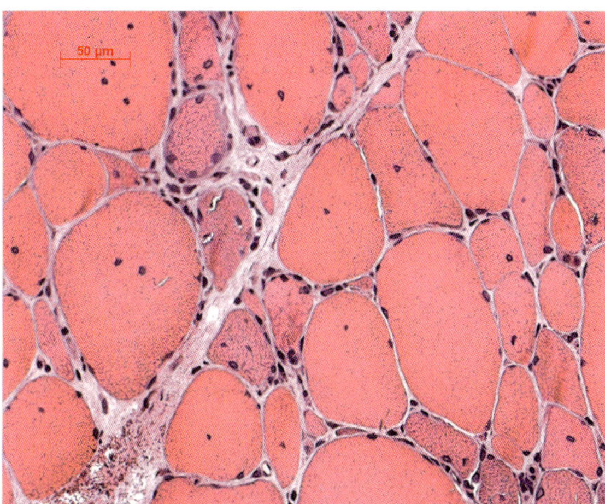

Abb. 8.9 Einschlusskörpermyositis: endomysiales lymphozytäres Infiltrat und basophil geränderte Vakuolen (rimmed vacuoles) (HE-Färbung).

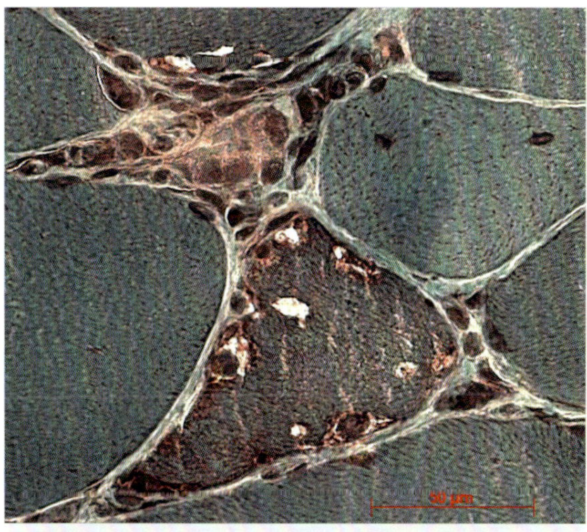

Abb. 8.10 Einschlusskörpermyositis: rimmed vacuoles (Trichromfärbung).

8

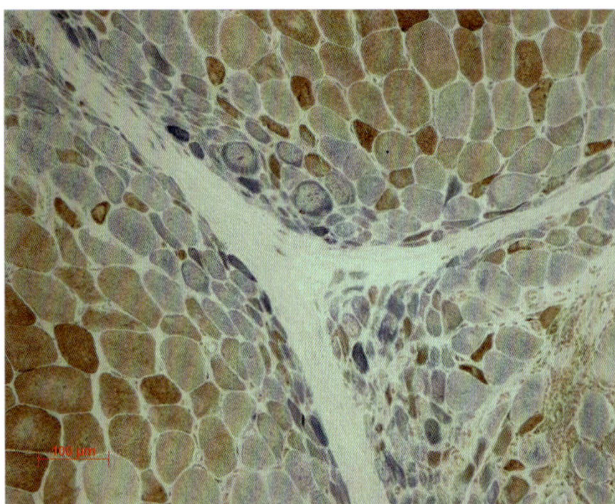

Abb. 8.11 Dermatomyositis: perifaszikuläre COX-negative Fasern (COX/SDH-Färbung).

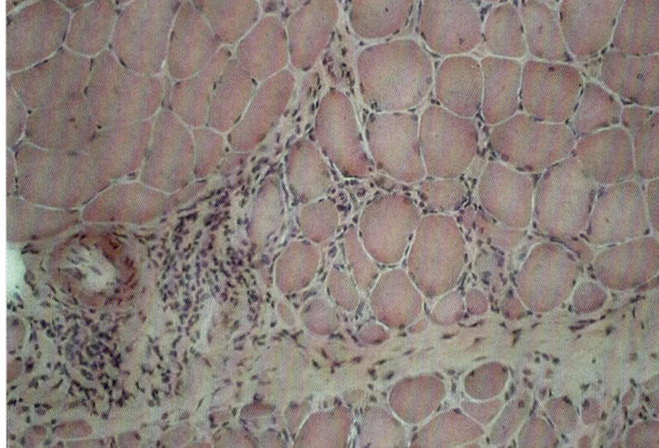

Abb. 8.12 Dermatomyositis: lymphozytäres Infiltrat mit perifaszikulärer Atrophie (HE-Färbung).

logisch keine Infiltrate nachweisbar sind. Oft wurde bei derartigen Fällen schon vor der Biopsie mit der Behandlung begonnen oder aber das Biopsat aus einem klinisch nicht betroffenen Muskel entnommen. So können im Rahmen der Biopsievorbereitung bildgebende Verfahren zur Suche einer geeigneten Biopsiestelle hilfreich sein, da gelegentlich unmittelbar neben entzündlich verändertem Gewebe normales Gewebe vorkommt (skip areas). Aus diesem Grund sind auch offene Biopsien gegenüber Nadelbiopsien zu bevorzugen.

► **Weitere Veränderungen.** Neben den Infiltraten finden sich degenerative Muskelfaserveränderungen, die besonders deutlich durch die Saure-Phosphatase-Reaktion oder im Trichromschnitt dargestellt werden. Ferner sind Phagozyteninvasionen in die geschädigten Muskelfasern, Regenerate, multifokale Ausfälle der Querstreifung, pathologische Kalibervariationen der Muskelfasern, zentrale und vesikuläre Kerne, zytoplasmatische Körperchen und eine Proliferation des Bindegewebes festzustellen. Die oxidativen Enzymreaktionen und die myofibrilläre ATPase zeigen, dass alle Fasertypen von dem degenerativen Prozess betroffen sind. Nicht selten findet sich eine selektive Typ-II-Faseratrophie. Bei den oxidativen Enzymreaktionen kommen fokale Steigerungen und Minderungen der Aktivitäten vor.

► **Kapillardichte.** Sie ist bei der Polymyositis normal. Elektronenmikroskopisch sind die ultrastrukturellen Veränderungen der intramuskulären Blutgefäße bei der Dermatomyositis mit mikrotubulären Einschlüssen innerhalb des endothelialen Zytoplasmas von Arteriolen und Kapillaren so charakteristisch, dass die Diagnose auf dieser Basis gestellt werden kann. Einige Kapillaren sind okkludiert durch degenerierte Endothelzellen, während nicht degenerierte Kapillaren vergrößert sind.

► **Elektronenmikroskopische Befunde.** Sie sind bei der Dermatomyositis und der Polymyositis unspezifisch. Neben verschiedenen Formen der myofibrillären Degeneration finden sich sarkotubuläre Destruktionen, mitochondriale Anhäufung und Formanomalien, Lipid- und Lipofuszinpartikel, autophagische Vakuolen und Myelinfiguren sowie vereinzelt Central-Core-Fasern, Rods und zytoplasmatische Körperchen.

Histologische Differenzialdiagnose

Immunvermittelte nekrotisierende Myopathie

Die immunvermittelte nekrotisierende Myopathie gilt als multifaktorielle in ihrer Pathogenese noch nicht abschließend verstandene immunvermittelte Myopathie.

Merke

Myohistologisch fehlen bei der nekrotisierenden Myopathie im Unterschied zur Polymyositis und Einschlusskörpermyositis die klassischen primär entzündlichen Infiltrate, was sie nunmehr als eigene Entität von der klassischen Myositis abgrenzt. Stattdessen dominiert eine *Muskelfasernekrose mit sekundärer Abräumreaktion* durch reichlich Makrophagen (► Abb. 8.13, ► Abb. 8.14, ► Tab. 8.7).

Fast alle Patienten weisen eine subakute symmetrische Muskelschwäche des Becken- und Schultergürtels auf, nur in schweren Fällen kommt es auch zu einer Dysarthrie oder Dysphagie [103]. Ausgeprägte Myalgien bestehen meist bei der SRP-assoziierten Form. Der Therapieansatz ist bei allen Formen neben der Behandlung etwaiger onkologischer Grundleiden entzündungshemmend bzw. langfristig immunsuppressiv.

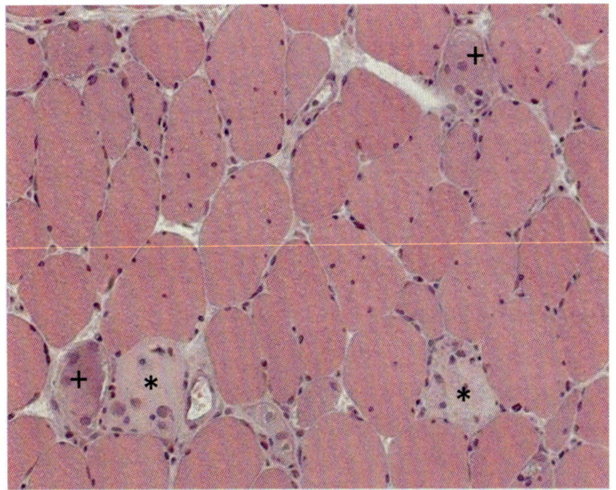

Abb. 8.13 NekrotisierendeMyopathie: Nekrotisierende Fasern (*) erscheinen blass, regenerierende Fasern (+) stellen sich basophiler dar (HE-Färbung).

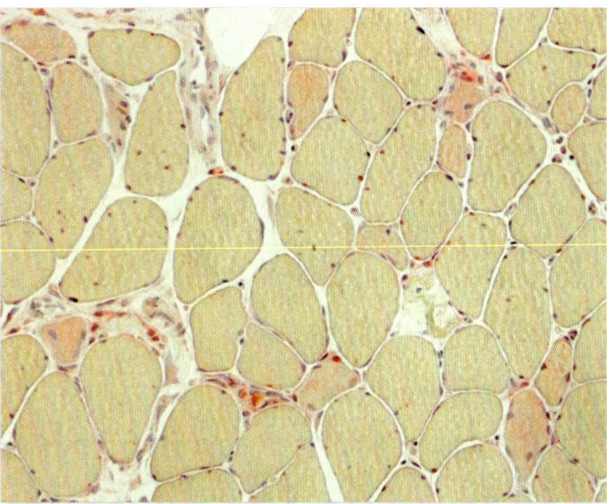

Abb. 8.14 NekrotisierendeMyopathie: Die lysosomale Aktivität der Makrophagen stellt sich rot dar (Saure Phosphatase-Färbung). Die Makrophagen können auch mit Oberflächenantigenen, wie z. B. CD 68, angefärbt werden.

Eine immunvermittelte nekrotisierende Myopathie kann auf der Grundlage einer toxischen Exposition (u. a. induziert durch Hochregulation der HMG-CoA-Reduktase durch Statine mit Nachweis von Antikörpern gegen HMG-CoA-Reduktase) ([45]; Kap. 12), einer Reaktion mit SRP-Antikörpern, paraneoplastisch oder sogar im Rahmen von Antisynthetase-Syndromen auftreten (▶ Tab. 8.7). Bei Letzteren unterscheidet sich das histologische Bild deutlich von den Antisynthetase-Syndromen bei Polymyositis-Overlap, klinisch ist eine Differenzierung aufgrund der klassischen Begleiterkrankungen der Lunge und Gelenke eher nicht möglich ([26], [29], [103]).

▶ **Nekrotisierende Myopathie mit Pipestem-Kapillaren.** Dabei handelt es sich um eine nekrotisierende Myopathie mit führender komplementinduzierter Mikroangiopathie, die histologisch durch verdickte Pipestem-Kapillaren, mikrovaskuläre Ablagerungen von Membranangriffskomplex (MAC) und minimale zelluläre Infiltrationen charakterisiert ist [37]. Selten wird die nekrotisierende Myopathie mit Pipestem-Kapillaren von einer zerebralen Vaskulitis begleitet [4].

▶ **Paraneoplastische nekrotisierende Myopathie.** Im Unterschied zur paraneoplastischen Dermatomyositis weist die paraneoplastische nekrotisierende Myopathie größere Regionen nekrotischer C 5b9-positiver Muskelfasern ohne wesentliche Entzündung auf [103]. Typisch ist das Auftreten bei Bronchial- und gastrointestinalen Tumoren sowie bei Mamma- und Prostatakarzinomen. Der Erkrankungsverlauf hängt primär vom Therapieerfolg des Grundleidens ab, Steroide können versucht werden.

Tab. 8.7 Formen der immunvermittelten nekrotisierenden Myopathie [103].

	SRP-AK-assoziiert	bei Antisynthetase-Syndromen	paraneoplastisch	HMG-CoA-Reduktase-AK-assoziiert[1]	mit Nachweis von Pipestem-Kapillaren
Klinik	symmetrische proximale eher schmerzlose Paresen				
	häufig Schmerzen, rasch progredient	meist Schultergürtel, Gewichtsverlust	faziale Schwäche möglich, Gewichtsverlust		Myalgien möglich
Manifestationsalter	5. Dekade	5. Dekade	7. Dekade	6. Dekade	nur 6 Fälle beschrieben
CK-Erhöhung	10- bis 200fach	10- bis 120fach	10- bis 150fach	5- bis 150fach	3- bis 10fach
Antikörper	SRP-Antikörper	meist gegen Jo1, PL 7, PL 12, OJ	keine, kasuistisch auch SRP-AK [96]	HMG-CoA-Reduktase-AK	möglich, aber unspezifisch
Organbeteiligung	Lunge, Haut, mitunter Herz	Lunge, Arthritis, Haut, keine Paraneoplasie		keine	Haut (aber nicht DM-ähnlich), Lunge
Histologie	Muskelfasernekrose, Myophagozytose, kaum Lymphozyten, wenig fokale CD4 > CD8-Lymphozyten bei SRP-assoziierter Form sowie bei Antisynthetase-Syndromen				

[1] ca. 70 % der Patienten mit Nachweis von HMG-CoA-Reduktase-Antikörpern haben keine HMG-CoA-Reduktasehemmer eingenommen, Auftreten der Antikörper unter anderem bei 25 % der Patienten mit Dermatomyositis, bei 37 % mit Polymyositis und bei 34 % mit spontaner Einschlusskörpermyositis beschrieben [20]
AK: Antikörper, CK: Creatinkinase, DM: Dermatomyositis, HMG-CoA-Reduktase: 3-Hydroxy-3-methylglutaryl-Coenzym-A-Reduktase

▸ **Nekrotisierende Myopathie bei Anti-SRP-Syndrom.** Histologisch wird neben einer gering ausgeprägten Nekrose und Regeneration der Muskelfasern bereits frühzeitig eine Zunahme des endomysialen Bindegewebes beobachtet. Endomysiale Kapillaren sind in ihrer Anzahl reduziert, jedoch durch C 5b9-Ablagerungen (MAC) in ihrem Durchmesser vergrößert [103]. Hypothetisch wird eine durch den Anti-SRP-Antikörper getriggerte endomysiale Mikroangiopathie mit sekundären Muskelinfarkten angenommen [81].

8.2.5 Differenzialdiagnostik

▸ **Dermatomyositis.** Aufgrund der typischen Konstellation einer schmerzhaften subakuten proximalen Tetraparese bei entzündlichen Veränderungen in der Muskelbiopsie und meist begleitenden Hauterscheinungen birgt die Dermatomyositis keine besonderen diagnostischen Schwierigkeiten.

▸ **Polymyositis.** Oligosymptomatische und langsam progrediente Formen der Polymyositis (pseudodystrophische Formen) können mitunter mit einer progressiven Muskeldystrophie und anderen Myopathien bzw. spinalen Muskelatrophien verwechselt werden. In der Regel ist die Progression bei der Polymyositis im Laufe von einigen Wochen oder wenigen Monaten sehr deutlich, während bei der progressiven Muskeldystrophie ein langsam progredienter Prozess über mehrere Jahre typisch ist. Mehrfacherkrankungen in der Familie sprechen gegen eine Myositis.

Mitunter kann eine erneute Biopsie an einem anderen betroffenen Muskel oder ein Behandlungsversuch mit Prednison hilfreich sein, um die Erkrankung zu differenzieren. Eine Normalisierung der Creatinkinase kann auch bei progressiven Muskeldystrophien unter Prednison auftreten, das klinische Ansprechen sollte jedoch nur bei der Polymyositis deutlich erkennbar sein.

8.2.6 Therapie

Merke

Die Empfehlungen zur Behandlung der Myositiden beruhen in erster Linie auf *empirischen Erfahrungen*. Fehlende aussagekräftige Endpunktparameter, die ausreichendes Korrelat der Behinderung des Patienten und seiner Lebensqualität sind, erklären die unzureichende Studienlage.

Zur Behandlung der Polymyositis und Dermatomyositis stehen in erster Linie Glukokortikoide zur Verfügung, die wie bei der Myasthenia gravis (Kap. 13) unter klinischen Gesichtspunkten und/oder nicht tolerablen Nebenwirkungen durch Immunsuppressiva ergänzt oder ersetzt werden können (▸ Tab. 8.8). Bei Kontraindikationen und schwerer klinischer Symptomatik stellen intravenöse Immunglobuline (500–1000 mg 2- bis 3mal wöchentlich) neben einer intravenösen Glukokortikoidgabe (1 g Methylprednisolon täglich über 3–5 Tage) eine Behandlungsalternative dar [26]. Der Einsatz wurde 2013 als „add-on“-Therapie zulassungsüberschreitend vom GBA beschlossen.

Glukokortikoide

▸ **Dosierung.** Die meisten Patienten mit Dermatomyositis und Polymyositis zeigen auf Glukokortikoide als Medikamente der ersten Wahl einen positiven, wenn auch unterschiedlich ausgeprägten Effekt. Die initiale Hochdosis von 1–1,5 mg/kg KG Prednison täglich (80–100 mg täglich) sollte zunächst beibehalten und nach 3–4 Wochen schrittweise reduziert und vorzugsweise in eine alternierende Gabe umgewandelt werden. Unter Berücksichtigung des klinischen Verlaufs und der Nebenwirkungen sollte dabei alle 2–3 Wochen die jeweilige Tagesdosis um 5–10 mg reduziert werden.

Alternativ ist eine Reduktion der alternierenden Dosis (off day dose) über 10 Wochen um wöchentlich 10 mg möglich (dabei Dosis von 80–100 mg jeden 2. Tag beibehalten). Nachfolgend schließt sich eine vorsichtigere Reduktion um 5–10 mg Tagesdosis alle 3–4 Wochen an, die bei der niedrigsten Dosis, die die Erkrankung auf stabilem Niveau hält (möglichst 5–15 mg Prednison täglich), endet [28]. Eine mindestens 1- bis 2-jährige Prednisoneinnahme ist fortzuführen.

Merke

Eine *Steroidresistenz* ist bei fehlendem Therapieeffekt nach 3 Monaten anzunehmen. Die Glukokortikoide sind dann zügig auszuschleichen und durch eine alternative Immunsuppression zu ersetzen.

▸ **Überprüfung der Wirkung.** Die Wirksamkeit der Glukokortikoide wird durch die Zunahme der Muskelkraft objektiviert (MRC-Skala). Obwohl die klinische Besserung meist mit der Normalisierung der Serumcreatinkinase einhergeht, ist eine alleinige CK-Reduktion kein Kriterium einer erfolgreichen Behandlung und allein auf den laborchemischen Effekt des Glukokortikoids zurückzuführen. Dies wird gestützt durch die Beobachtung von Bunch et al. [14], die ein Überdauern von myositischen Infiltraten in den Muskelbiopsien trotz Normalisierung der muskulären Serumenzyme in 10 von 16 Fällen beschrieben.

Gelegentlich führt auch das erneute Auftreten von Paresen im Verlauf zu diagnostischen Schwierigkeiten bei der Abgrenzung einer Steroidmyopathie. Dies kann ein Absetzen des Glukokortikoids und eine wiederholte Biopsie erforderlich machen. Gegen die Steroidmyopathie sprechen aus klinischer Erfahrung ein erneuter CK-Anstieg und der Nachweis von pathologischer Spontanaktivität im EMG.

Immunsuppressiva

▶ **Indikationen, Wirkstoffe.** Erfahrungsgemäß kann das Ziel, eine möglichst niedrige, aber klinisch effektive Erhaltungsdosis von Glukokortikoiden zu erreichen, nur in Kombination mit einer weiteren „steroidsparenden" Immunsuppression umgesetzt werden. Andere Indikationen dafür sind ein fehlendes Ansprechen auf Glukokortikoide, deren Unverträglichkeit sowie ein progredienter schwerer Krankheitsverlauf. Einige Autoren präferieren bereits zu Beginn der Glukokortikoidgabe eine begleitende Immunsuppression. Dabei können die in ▶ Tab. 8.8 genannten Wirkstoffe (ohne Präferenz) off-label eingesetzt werden [29]. Der therapeutische Effekt der Substanzen Methotrexat, Azathioprin und Ciclosporin weist keine Unterschiede auf [44].

▶ **Behandlungsdauer.** Hierüber bestehen kontroverse Ansichten. Frühere Autoren empfahlen nach 2-jähriger Behandlung mit Immunsuppressiva einen sich über 3 Monate erstreckenden Ausschleichversuch [35]. Bei ca. 25 % der Patienten sind Rezidive zu beobachten, so dass bei diesen zumindest über 1 Jahr bis zum nächsten Ausschleichversuch weiter behandelt werden muss.

Intravenöse Immunglobuline

▶ **Indikation, Wirksamkeit.** Immunglobuline sind indiziert bei unzureichender Wirksamkeit von Glukokortikoiden und steroidsparenden Immunsuppressiva, deren Nebenwirkungen und rapid progressivem Krankheitsverlauf, mitunter auch begleitend ([44], [116]). Die Wirksamkeit von Immunglobulinen wurde bisher lediglich bei der Dermatomyositis bewiesen [22]. Positive Daten existieren auch zur subkutanen Gabe von intravenösen Immunglobulinen bei Dermatomyositis [32]. Die Wirksamkeit intravenöser Immunglobuline bei der Polymyositis ist in wenigen unkontrollierten Studien untersucht [18].

▶ **Dosierung.** Die empfohlene Dosis beträgt 2 g/kg KG. Bereits 2 Wochen nach erstmaliger Gabe kam es zur signifikanten Besserung der Muskelkraft bei Patienten mit therapieresistenter Dermatomyositis. Eine im Intervall von 4–6 Wochen fortgeführte Erhaltungstherapie (initial 1 g/kg KG mit schrittweiser Anpassung um jeweils 10–20 % auf die geringstmögliche Dosis) kann bei therapieresistenten Fällen versucht werden. Zum Teil muss das Infusionsintervall auf 3 oder 4 Wochen verkürzt werden. Sollte nach 2–3 Zyklen keine Besserung eintreten, muss die differenzialdiagnostische Überlegung einer Einschlusskörpermyositis nochmals geprüft werden.

Optionen bei Therapieresistenz

Bei fehlendem Ansprechen auf Glukokortikoide und intravenöse Immunglobuline stehen nach Überprüfung der Diagnose ggf. mit Rebiopsie experimentelle, bisher nur begrenzt angewendete Therapieoptionen offen. Die nachfolgend genannten Wirkstoffe sollten aufgrund ihrer aggressiveren Immunpotenz bei vital bedrohten Patienten sowie bei interstitieller Lungenbeteiligung zum Einsatz kommen ([1], [29]).

▶ **Rituximab.** Der erfolgreiche Einsatz des monoklonalen CD20-Antikörpers Rituximab wurde bei therapieresistenter Polymyositis, Dermatomyositis und nekrotisierender Myopathie berichtet [68] und ist derzeit Gegenstand klinischer Studien (http://www.clinicaltrials.gov). Die angewendeten Dosierungen pro Zyklus unterschieden sich (4 × 375 mg/m² Körperoberfläche [KO] wöchentlich versus 2 × 1 g 14-tägig).

▶ **Cyclophosphamid.** Die Wirksamkeit von Cyclophosphamid bei Myositis wird kontrovers diskutiert [29]. Bei Patienten mit schwerer Myositis im Rahmen eines Overlap-Syndroms kann es in einer Dosis von 0,7–1 g/m² KO monatlich oder alternativ oral in einer Dosis von 1,5–2 mg/kg KG täglich eingesetzt werden. Zur individuellen Dosisfestlegung sollte der Leukozyten-Nadir 10–14 Tage nach der vorangegangenen Infusion herangezogen werden.

▶ **Tacrolimus (FK 506).** Die Substanz wurde in einer Dosierung von 2 × 1–5 mg täglich erfolgreich bei therapieresistenter Polymyositis mit Lungenbeteiligung und auch topisch bei Dermatomyositis angewendet.

▶ **Plasmapherese.** Eine plazebokontrollierte Studie zum Einsatz von Plasmapherese zeigte keinen Vorteil [80]; dennoch existieren positive Einzelberichte.

Tab. 8.8 Immunsuppressiva bei Myositis.

Wirkstoff	Bemerkungen
Azathioprin	1,5–2 (max. 3) mg/kg KG täglich, Wirkung nach 6 Monaten
Mycophenolatmofetil	2–3 g (20 mg/kg KG) täglich, Wirkung nach 2–3 Monaten
Methotrexat	initial 7,5 mg pro Woche, im Verlauf 10–25 mg pro Woche; rasche Wirkung nach 6–8 Wochen, in seltenen Fällen Pneumonitis (cave: Abgrenzung zum Antisynthetase-Syndrom)
Ciclosporin	2,5–5 mg/kg KG, bevorzugt bei kindlicher Dermatomyositis; Wirkung nach ca. 8 Wochen

Therapie bei Organbeteiligung und Overlap-Syndromen

Therapeutische Empfehlungen myositisassoziierter interstitieller Lungenerkrankungen basieren auf klinischer Erfahrung und umfassen primär hoch dosierte Steroide wie bei Myositis, additiv Immunsuppressiva wie Ciclosporin [70] oder Methotrexat (Letzteres aufgrund eigener Toxizität umstritten).

Kasuistisch wird über einen Effekt von Tacrolimus mit Cyclophosphamid, Mycophenolatmofetil und Rituximab in therapieresistenten Fällen berichtet ([26], [70]). Bei Vorliegen einer pulmonalen Fibrose ist diese meist gut zu behandeln [39]. In Einzelfällen kann der Patient von einer Lungentransplantation profitieren [65].

Zukünftige Therapieoptionen

Zukünftige Immuntherapien in Form von monoklonalen Antikörpern oder Fusionsproteinen zielen ab auf eine Modulation des immunologischen Netzwerks aus B- und T-Zellen, Transduktionsmolekülen, Zytokinen sowie kostimulatorischen Molekülen und Adhäsionsmolekülen. Erfolgversprechende Behandlungsansätze existieren für den T-Zell-Antikörper Alemtuzumab.

TNF-Inhibitoren (Infliximab, Adalimubab, Certolizumab, Golimumab, Etanercept) wird bei der Behandlung von Polymyositis und Dermatomyositis keine wesentliche Bedeutung eingeräumt ([29], [44]).

Begleittherapien

Myositispatienten profitieren von einer dem Leistungsvermögen angepassten regelmäßigen Physiotherapie (2- bis 3-mal pro Woche), wobei die Ausführung konzentrisch verkürzender Übungen für die Muskulatur von Vorteil ist [50].

8.2.7 Verlauf, Prognose

► **Typischer Verlauf.** Charakteristisch für die Polymyositis und Dermatomyositis ist eine rasche Entwicklung der Muskelschwäche im Laufe von wenigen Wochen und Monaten, selten sind langsame chronisch progrediente Verläufe, z. B. pseudomyopathische Myositiden, oder akute foudroyante Formen.

Bei 60–70 % der Erkrankten gelingt es, die Prednisondosis bereits nach 2-jähriger Behandlung ohne Auftreten eines Rezidivs weitestgehend auszuschleichen. Nach einem spontanen oder durch Therapie erzielten Krankheitsstillstand ereignen sich bei ca. 25 % der Fälle erneute Exazerbationen im Laufe der ersten 2–3 Krankheitsjahre.

Bei ca. 80 % der Patienten kommt die Erkrankung nach einem höchstens 5- bis 10-jährigen Verlauf, mitunter auch ohne Behandlung, zum Stillstand. Unter immunsuppressiver Therapie wurde bei 40 % der Patienten eine Remission, bei weiteren 43 % eine Verbesserung erzielt, bei 17 % verschlechterte sich der Zustand [28]. Ungefähr zwei Drittel der Patienten sind dabei nicht oder nur leicht behindert. Ausheilungen mit Restparesen und/oder Kontrakturen müssen individuell beurteilt werden.

Bei 20 % der Patienten bleibt die Erkrankung mehr als 10 Jahre aktiv. Nicht zu unterschätzen sind dabei die durch nicht muskuläre Begleiterkrankungen bedingten, insbesondere pulmonalen Einschränkungen. Die Overlap-Myositiden und die juvenile Dermatomyositis haben eine günstige Prognose.

► **Beurteilung der Krankheitsaktivität.** Bei der Beurteilung des klinischen Verlaufs und der Modifikation therapeutischer Ansätze sprechen nachfolgende Kriterien für einen (erneuten) floriden Entzündungsprozess: eine spontane, während oder nach Reduktion der Therapie auftretende Progredienz der Muskelschwäche oder ein CK-Anstieg (nach Ausschluss anderer Ursachen). Bemerkenswert ist, dass ab dem 4. Jahr 30 % und ab dem 7. Jahr 50 % der „aktiven“ Verläufe zwar Erhöhungen der Serumenzyme, aber ein stationäres klinisches Bild zeigen.

► **Mortalität.** Die Mortalität der Myositiden wird in erster Linie durch die assoziierten Malignome (16–47 % der Todesursachen) beeinflusst. Jeweils ein Drittel der Todesursachen sind pulmonale Komplikationen (pharyngeale und respiratorische Lähmungen, Pneumonien, aber auch Komplikationen von Overlap-Syndromen) oder kardiovaskuläre Ereignisse (Herzinsuffizienz, koronare Herzerkrankung, Rhythmusstörungen) ([73], [75]). Die Überlebensraten betrugen nach 5 Jahren bei der Polymyositis 75 % und der Dermatomyositis 63 % sowie nach 10 Jahren 55 bzw. 53 % [2].

8.3 Einschlusskörpermyositis

8.3.1 Epidemiologie

Die Einschlusskörpermyositis tritt bevorzugt bei Männern auf und gilt nach dem 50. Lebensjahr als häufigste erworbene Muskelerkrankung. Neben sporadischen Fällen (sIBM) gibt es auch einzelne Fälle einer familiären Form (hIBM). In bis zu 30 % kann die Einschlusskörpermyositis als Overlap-Syndrom auftreten.

8.3.2 Ätiologie, Pathogenese

► **Sporadische Einschlusskörpermyositis.** Histologisch bestehen CD8-T-Zell getragene Infiltrate nicht nekrotischer Muskelfasern neben spaltförmigen Vakuolen mit basophilem Randsaum (► Abb. 8.9, ► Abb. 8.10). Dies erklärt die Tatsache, dass viele vermeintlich als Polymyositis diagnostizierte Fälle nicht auf die Steroidtherapie ansprachen und mit erweiterten myohistologischen Möglichkeiten nunmehr als Einschlusskörpermyositis reklassifiziert werden konnten ([111]).

Im Gegensatz zu den intakten Muskelfasern werden die vakuolär veränderten Anteile nur spärlich von Entzündungszellen erfasst. Das spiegelt die Koexistenz zweier pathogenetischer Mechanismen der sporadischen Einschlusskörpermyositis wider, bei der entzündlicher und degenerativer Prozess nebeneinander ablaufen. Unklar ist, ob die T-zelluläre Entzündung lediglich Epiphänomen eines degenerativen Prozesses mit Fehlexpression von Proteinen und Amyloidakkumulation in vakuolisierten Muskelfasern ist.

Für eine primäre Autoimmunpathogenese sprechen die häufige Assoziation von HLA-I- und HLA-II-Antigenen sowie anderen autoimmunen Erkrankungen und Paraproteinämien, die familiäre Häufung sporadischer IBM-Fälle, das gehäufte Vorliegen einer HIV- und HTLV-1-Infektion und der Nachweis antigenspezifischer zytotoxischer klonal expandierter CD8-autoinvasiver T-Zellen mit T-Zell-Rezeptor-Genen, die langfristig in verschiedenen Muskeln persistieren.

Ein primär degenerativer Prozess in Form eines ätiologisch unklaren myonukleären Abbaus mit zellulärer Gendysregulation könnte durch Akkumulation von potenziell toxischen Fremdmolekülen (b-Amyloid, Tauproteine, Apolipoprotein E, Ubiquitin, Chymotrypsin) gleichzeitig wiederum als Neoantigen fungieren. Folge des myonukleären Unterganges könnten die tubulären filamentösen Einschlüsse und die Entwicklung autophagischer Vakuolen (rimmed vacuoles) sein. Ein vermuteter Zusammenhang zur neurodegenerativen Alzheimer-Erkrankung konnte widerlegt werden.

▶ **Hereditäre Einschlusskörpermyositis.** Inzwischen wurden bereits mehrere hereditäre IBM-Syndrome mit unterschiedlichem Manifestationsalter und Phänotyp identifiziert [11]. Die hereditäre Einschlusskörpermyositis wird mehrheitlich rezessiv und nur selten dominant vererbt. Bei der IBM2 (Typ Nanoka) befindet sich die kausale Mutation des UDP-N-Acetylglukosamin-2-Epimerase/N-Acetylmannosaminase-Gens auf Chromosom 9p1 [36]. Die Muskulatur weist dabei keine entzündlichen Veränderungen auf, es werden in erster Linie vakuoläre Veränderungen beschrieben. Typisch ist ein langsam progredienter Erkrankungsbeginn in der 2. und 3. Lebensdekade mit einer Fußheberparese.

8.3.3 Klinik

▶ **Paresen, Atrophien, Muskelschwäche.** Die wesentlichen klinischen Befunde sind eine schleichende Entwicklung von Paresen und Atrophien bei normalen oder gering erhöhten Werten der Creatinkinase im Serum (▶ Tab. 8.3). Muskelschwäche und Atrophien sind überwiegend im Bereich der unteren Extremitäten lokalisiert,

Merke

Als hilfreiche diagnostische Hinweise im Vergleich zur Polymyositis (▶ Abb. 8.1) gelten bei der Einschlusskörpermyositis die *Beteiligung distaler Muskelgruppen*, insbesondere der Fußheber und der tiefen Fingerflexoren sowie eine frühe Beteiligung des M. quadriceps (▶ Abb. 8.15).

Feinmotorikstörungen sind keine Seltenheit. Charakteristischerweise treten die Schwäche und nachfolgende Atrophie asymmetrisch auf und erfassen bevorzugt den M. quadriceps, M. iliopsoas, M. triceps, M. biceps und die Fingerflexoren. Myalgien gehören nicht zum klinischen Bild.

Im Gegensatz dazu bleibt der M. quadriceps bei der hereditären Einschlusskörpermyositis ausgespart währenddessen eine ausgeprägte Schwäche benachbarter Muskelgruppen vorliegt [12]. Die Reflexe an den Beinen sind oft frühzeitig herabgesetzt oder erloschen. Diskrete Sensibilitätsstörungen werden selten angegeben. Im Gegensatz zur Polymyositis und Einschlusskörpermyositis tritt bei bis zu 60 % der Patienten eine milde faziale Schwäche auf.

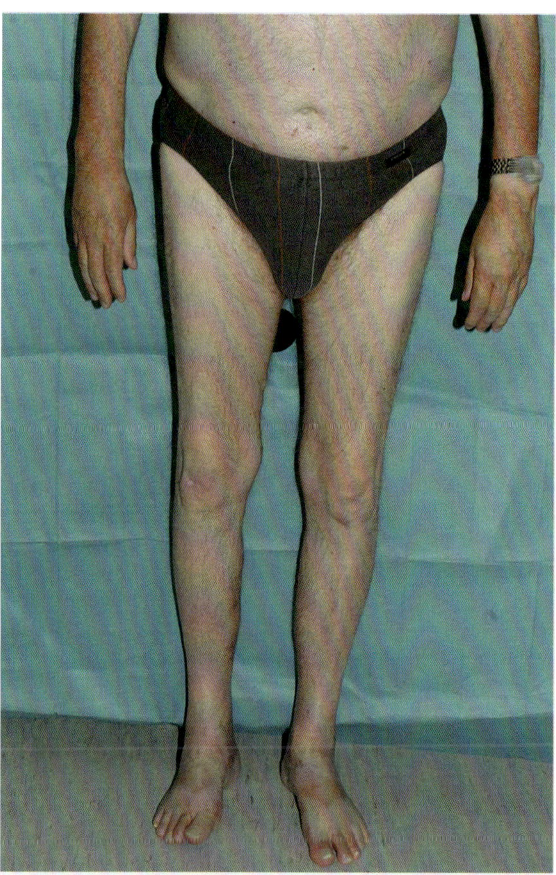

Abb. 8.15 Einschlusskörpermyositis mit distal betonten Paresen und Atrophien.

8

▶ **Dysphagie.** Bis zu 60 % der Patienten weisen eine Dysphagie auf, wobei diese eher im späteren Krankheitsverlauf auftritt und selten eine PEG-Anlage erfordert [7]. Die Schluckstörungen werden durch die Mitbeteiligung der oropharyngealen quer gestreiften Muskulatur (M. cricopharyngeus) und des proximalen Ösophagus hervorgerufen.

▶ **Organbeteiligung.** Eine myogene kardiale Beteiligung, pulmonale Veränderungen, Hauterscheinungen sowie eine Assoziation mit Malignomen bestehen bei der Einschlusskörpermyositis nicht. Die sporadische Einschlusskörpermyositis kann in 33 % der Fälle mit einer systemischen Immunerkrankung oder Bindegewebeerkrankung assoziiert sein (Kap. 8.5)

▶ **Verlauf.** Der Verlauf der Einschlusskörpermyositis ist schleichend progredient, kann jedoch bei höherem Manifestationsalter rapider sein. Nach etwa 5 Jahren benötigen etwa 50 % der Patienten eine Gehhilfe.

8.3.4 Diagnostik

▶ **Laborbefunde.** Die Aktivität der Creatinkinase und anderer Muskelenzyme im Serum ist im Gegensatz zur Polymyositis und Dermatomyositis nur gering erhöht oder normal.

▶ **Elektrophysiologie.** Elektromyografisch finden sich bei den Patienten mit Einschlusskörpermyositis mehrheitlich myopathische Veränderungen, bei 14 % auch neurogen-myopathische Mischbilder. Motorische und sensible Nervenleitgeschwindigkeiten sind selten diskret verlangsamt [7]. Inzwischen konnte elektromyografisch belegt werden, dass die distalen Atrophien Korrelat des myopathischen Prozesses und nicht der bei der Einschlusskörpermyositis gehäuft auftretenden axonalen Neuropathie sind [74].

▶ **Muskelbiopsie.** Prinzipiell gelten alle muskelhistologischen Einzelbefunde der Einschlusskörpermyositis als unspezifisch, sind jedoch in ihrer Gesamtheit pathognomonisch. Die sporadische Form weist wie die Polymyositis *endomysial gelegene entzündliche Infiltrate mit CD8-positiven T-Zellen auf, die in nicht nekrotische MHC-I-positive Muskelfasern* eindringen (▶ Abb. 8.9, ▶ Abb. 8.10). Im Gegensatz zur Polymyositis ist dieses Phänomen bei nahezu allen IBM-Patienten und quantitativ eindrücklicher nachweisbar [17]. Es besteht eine ausgeprägte Kalibervariation der Muskelfasern mit Gruppen von atrophischen Fasern.

Zusätzlich zum entzündlichen Infiltrat werden autophagische Vakuolen (rimmed vacuoles) (▶ Abb. 8.10) nachgewiesen. Diese am besten in der Gomori-Trichrom-Färbung sichtbaren, häufig spaltförmigen Vakuolen mit basophilem Randsaum sind keineswegs spezifisch für die Einschlusskörpermyositis. Diese enthalten Betaamyloid und Tauprotein als Zeichen des degenerativen Prozesses. Bei ca. 15 % der Patienten mit klinischem Verdacht einer Einschlusskörpermyositis zeigt sich ein entzündliches Infiltrat jedoch ohne „rimmed vacuoles“. Diese werden als „wahrscheinliche/klinische Einschlusskörpermyositis“ klassifiziert [29]. Ferner treten eosinophile zytoplasmatische Einschlüsse auf. Es können mononukleäre Zellinfiltrate (aktivierte Makrophagen) neben vereinzelten Plasmazellen sowie ein Muskelfaserverlust mit fibrotischem und lipomatösem Umbau als Zeichen des chronischen Gewebeprozesses bestehen [7].

▶ **Elektronenmikroskopie.** Die elektronenmikroskopische Untersuchung zeigt charakteristische intrazytoplasmatische und intranukleäre tubulofilamentöse Mikrotubuli mit einem Durchmesser von gewöhnlich 14–21 nm. Diese filamentösen Einschlüsse sind überwiegend von lang gestreckter Form, teilweise leicht gewunden und liegen parallel nebeneinander oder bilden eine Art Netzwerk. Sie scheinen abgebauter myonukleärer Matrix zu entsprechen. Mit Fluoreszenztechnik können kongorote oder kristallviolett positive Amyloidablagerungen in den Muskelfasern sichtbar gemacht werden. Weiterhin sind im Bereich der Vakuolen zytoplasmatische Degradationsprodukte, bestehend aus Myelinfiguren, Glykogen und teilweise „ragged red fibers“ (COX-negative Fasern), als Hinweise auf eine abnorme Mitochondrienfunktion nachweisbar [17].

▶ **Differenzierung zwischen sporadischer und hereditärer Form.** Zur Differenzierung zwischen den beiden Formen scheinen sich monoklonale Antikörper zu eignen, die mit Epitopen phosphorylierter Neurofilamente (SMI-31, SMI-310) in den Vakuolen kreuzreagieren. Während SMI-31 mit in den Vakuolen akkumuliertem Protein Tau sowohl bei der sporadischen als auch bei der hereditären Form reagiert, soll mittels SMI-310 nur die sporadische Einschlusskörpermyositis identifiziert werden [110].

Bei der hereditären Form herrschen die histochemischen Korrelate der Denervationen (gruppierte Faseratrophie, „small dark fibers“ oder „small angulated fibres“, pathologische Fasertypengruppierungen) meist gegenüber Fasern mit „rimmed vacuoles“ oder andere myopathischen Veränderungen vor, so dass auch von einer *hereditären Einschlusskörper-Myopathie-Neuropathie* gesprochen wird. Zusätzlich findet sich bei der hereditären Form nur ein geringer Prozentsatz kongorot positiver Fasern.

M!

Merke

Letztendlich ist aber keiner dieser zwar typischen, im Einzelnen jedoch unspezifischen myopathologischen Befunde beweisend für die Diagnose einer Einschlusskörpermyositis.

8.3.5 Differenzialdiagnostik

▶ **Unspezifische myopathologische Befunde.** Die „rimmed vacuoles“ und auch die charakteristischen Tubulofilamente können bei vielen anderen Muskelerkrankungen beobachtet werden. Die lichtmikroskopisch typischen Vakuolen mit in der HE-Färbung basophilem Randsaum sind keineswegs spezifisch für die Einschlusskörpermyositis und lassen sich unter anderem bei der FSHD, kongenitalen und metabolischen Myopathien sowie den myofibrillären Myopathien finden [84]. Häufiger kommen sie bei okulopharyngealer Muskeldystrophie und verschiedenen, zum Teil familiären, distalen Myopathien vor, wo auch die elektronenmikroskopisch typischen filamentösen Einschlüsse beobachtet werden können [105]. Aufgrund dieser ähnlichen Veränderungen ist nicht auszuschließen, ob nicht zumindest einige Formen der distalen Myopathien pathogenetisch zur Gruppe der hereditären Einschlusskörpermyositis zugeordnet werden können oder aber auch umgekehrt.

▶ **Klinische Differenzialdiagnostik.** Differenzialdiagnostisch kommen unter klinischen Gesichtspunkten in erster Linie die chronische Polymyositis, sporadische Formen der Muskeldystrophie vom Gliedergürteltyp und myofibrilläre Myopathien in Betracht. Nicht selten haben wir bei vermeintlicher amyotropher Lateralsklerose eine Einschlusskörpermyositis diagnostiziert, so dass gelegentlich auch initial oder bei atypischem Verlauf einer Motoneuronerkrankung eine Muskelbiopsie indiziert ist.

8.3.6 Therapie

Merke

Die Einschlusskörpermyositis gilt im Gegensatz zur Polymyositis und Dermatomyositis als *therapierefraktär.*

▶ **Glukokortikoide, Immunsuppressiva.** Glukokortikoide und Immunsuppressiva (Methotrexat, Ciclosporin, Azathioprin, Mycophenolatmofetil, Tacrolimus) haben keinen positiven Therapieeffekt gezeigt. Bis zu 30 % der Patienten wiesen darunter initial eine leichte und zeitlich limitierte Besserung auf [29]. Dabei ist unklar, ob es sich nicht eher um den natürlichen sich zunächst spontan stabilisierenden Erkrankungsverlauf handelt [48]. Aufgrund des vermuteten pathogenetischen Mechanismus der Erkrankung scheint ein duales Therapieprinzip gegen Entzündung und Degeneration zugleich bei der Einschlusskörpermyositis wünschenswert.

Dennoch wird zumindest für einen begrenzten Zeitraum (meist ca. 6 Monate) Prednisolon probatorisch eingesetzt. Der Rückgang der CK-Werte unter Steroiden besitzt kein klinisches Korrelat. Bei längerfristiger Behandlung mit Prednisolon sollten jedoch Risiko und Nutzen sorgfältig gegeneinander abgewogen werden.

▶ **Intravenöse Immunglobuline (IVIG).** Sie bewirkten in 3 kontrollierte Studien keine Verbesserung der Muskelkraft [29]. Bei wenigen Patienten, insbesondere bei begleitender Dysphagie, konnten IVIG für einen begrenzten Zeitraum den Erkrankungsverlauf eindämmen [115]. Inwiefern Prednisolon und IVIG (initial 2 g/kg KG, dann 1 g/kg KG 4–6-wöchentlich über einen Zeitraum von 6 Monaten) initial angewendet werden, bedarf einer individuellen Entscheidung.

▶ **Monoklonale Antikörper.** Der lymphozytendepletierende Antikörper Alemtuzumab (täglich 0,3 mg/kg KG über 4 Tage) reduzierte bei 13 IBM-Patienten das T-zelluläre endomysiale Infiltrat und verlangsamte den Krankheitsprozess für 6 Monate. Ein Behandlungsversuch mit Alemtuzumab ist in Anbetracht einer fehlenden plazebokontrollierten Studie derzeit nicht gerechtfertigt [25].

Merke

Im Vordergrund steht die *regelmäßige Physiotherapie*, deren günstiger Einfluss auf den Verlauf der Einschlusskörpermyositis belegt ist [102].

8.4 Okuläre Myositis

8.4.1 Definition, Epidemiologie

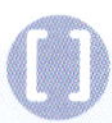

Definition

Okuläre Myositis

Die idiopathische autoimmune okuläre Myositis (syn.: idiopathische orbitale Myositis) ist eine eigenständige Erkrankung. Dabei besteht eine unspezifische Entzündung der äußeren Augenmuskeln, die nicht auf die Skelettmuskulatur übergreift und auch nicht in Folge einer Polymyositis oder Dermatomyositis auftritt. Vielmehr ist der häufige zeitliche Zusammenhang mit viralen und bakteriellen Infekten der äußeren Atemwege auffällig, aber auch die Assoziation mit entzündlichen Systemerkrankungen (Morbus Crohn, systemischer Lupus erythematodes, Sarkoidose) oder einem Karzinom ist bekannt.

Die Erkrankung kann in jedem Lebensalter auftreten, gipfelt jedoch bei Frauen in der 4. Lebensdekade ([6], [69], [99]).

8.4.2 Klinik

Die Erkrankung manifestiert sich in einem Drittel der Fälle beidseits, die Beteiligung der zweiten Seite kann auch erst nach einer mehrwöchigen Latenzphase eintreten. Typischerweise kommt es zu akuten sich bei Blickwendung verstärkenden periorbitalen Schmerzen, infolge pareti-

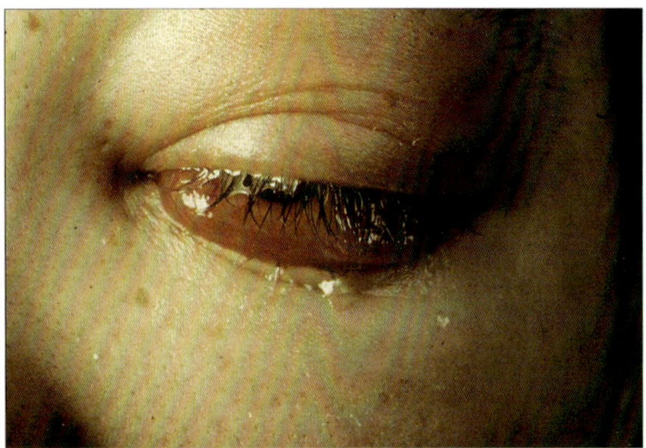

Abb. 8.16 Lidödem bei okulärer Myositis.

scher oder restriktiver Motilitätsstörungen zur Diplopie sowie zu einer konjunktivalen Injektion (oligosymptomatische Form). Am häufigsten sind die horizontalen Augenmuskeln (insbesondere der M. rectus medialis) betroffen, extraorbitale Muskeln bleiben ausgespart.

Bei der selteneren eher einseitig auftretenden exophthalmischen Form entwickeln sich ein axialer Exophthalmus, eine Lidschwellung und -rötung sowie eine Ptosis und Bindehautchemosis (▸ Abb. 8.16). Sekundäre Komplikationen wie eine Mitbeteiligung der Uvea, eine Kompression oder entzündliche Mitbeteiligung des Sehnervs sind möglich. Die Hälfte der Patienten beklagt ein allgemeines Krankheitsgefühl. Die CK-Werte sind normal.

8.4.3 Diagnostik, Differenzialdiagnostik

▸ **Bildgebung.** Bildgebend zeigen sich sonografisch oder in axialer und koronarer hoch auflösender CT und MRT die charakteristischen meist irregulär konfigurierten aufgetriebenen kontrastmittelaufnehmenden Augenmuskeln. Die Anwendung fettgesättigter Sequenzen in der MRT ermöglicht eine qualitativ hochwertige Aussage über die Ausprägung des Muskelödems und der Kontrastmittelaufnahme [60]. Im Gegensatz zur endokrinen Orbitopathie lassen sich bei der okulären Myositis nicht nur Verdickungen der Muskelbäuche, sondern auch häufig der Sehnenansätze der Augenmuskeln nachweisen (▸ Abb. 8.17).

▸ **Muskelbiopsie.** Myohistologisch zeigt sich dabei ein lymphozytär-plasmazelluläres Infiltrat mit Eosinophilen und einem interstitiellen Ödem. Das noch unzureichend verstandene pathogenetische Modell legt eine Ähnlichkeit zur CD4-T-Zell-getragenen Dermatomyositis nahe [24]. Möglich ist ein Vordringen der Entzündung in die Sklera, die Tenonkapsel sowie das orbitale Fett, jedoch nicht in die ossären Strukturen.

Aufgrund der aussagekräftigen nicht invasiven Verfahren ist eine Augenmuskelbiopsie nur in Ausnahmefällen, z. B. bei Verdacht auf eine Neoplasie, indiziert.

▸ **Differenzialdiagnosen.** Infrage kommen eine oft sinugene Orbitalphlegmone, infektiöse Myositiden (Herpes zoster, Borreliose), vaskuläre Prozesse (Sinus-cavernosus-Fisteln, arteriovenöse Malformation) und das Tolosa-Hunt-Syndrom.

8.4.4 Therapie, Verlauf

Therapeutisch bewirken *orale Kortikosteroide* (initial 1–1,5 mg/ kg KG) bei 90 % der Patienten innerhalb von 2 Wochen eine deutliche Remission der Beschwerden, insbesondere auch des ausgeprägten Schmerzes. Wichtig ist der frühzeitige Einsatz von Steroiden zur Vermeidung von postentzündlichen Veränderungen (Optikusatrophie, Kontrakturen der Augenmuskeln) sowie zur Senkung der Rezidivrate. Ein vorsichtiges Ausschleichen der Steroide über 2–3 Monate ist meist unverzichtbar.

Auch *nicht steroidale Antiphlogistika* sind in der Akutphase der Erkrankung wirksam.

Da auch Spontanremissionen der okulären Myositis möglich sind, ist bei nur mäßiger Schwere der Symptomatik oder medikamentösen Kontraindikationen auch ein zunächst abwartendes Vorgehen gerechtfertigt.

Bei therapierefraktären oder chronisch rezidivierenden Verläufen können auch *Immunsuppressiva* wie Methotrexat, Azathioprin, Mycophenolatmofetil oder Ciclosporin, im Einzelfall auch *intravenöse Immunglobuline* oder *CD20-Antikörper* angewendet werden.

Frühdiagnose und -therapie können zur Restitutio ad integrum führen.

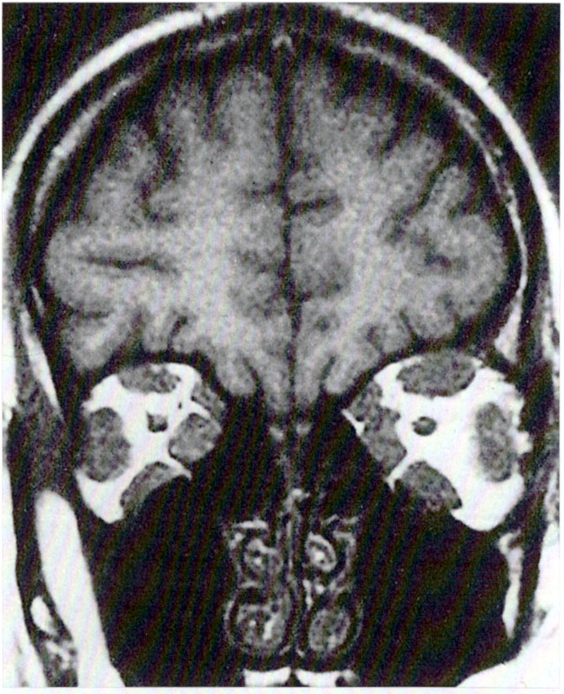

Abb. 8.17 Magnetresonanztomografische Darstellung hypertrophierter Augenmuskeln bei okulärer Myositis.

8.5 Myopathische und myositische Syndrome bei anderen Erkrankungen

8.5.1 Overlap-Syndrome

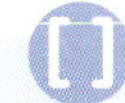

Definition

Overlap-Myositis
Sie umfasst nach der 2005 formulierten Definition eine Myositis neben mindestens einem klinischen Overlap-Phänomen (z. B. Polyarthritis, Raynaud-Phänomen, Sklerodaktylie, Sklerodermie, Fingerkalzinose, ösophageale oder Dünndarmmotilitätsstörungen, beidseitige Lungenfibrose, diskoider Lupus, mindestens 4 SLE-Kriterien) und/oder einem myositisassoziierten Antikörper (▸ Tab. 8.5, ▸ Tab. 8.8) [109].

Die frühere unscharfe histopathologische Unterscheidung zwischen Polymyositis und Dermatomyositis sowie fehlende immunhistochemische Untersuchungsmethoden erklären die relativ unselektierte und inhomogene Studienlage bei Overlap-Myositiden [66]. Darüber hinaus wurden in der Vergangenheit Symptome wie Myalgien und Muskelschwäche als hinreichend für die Diagnose einer Myositis erachtet und die Patienten keiner diagnosesichernden Biopsie zugeführt.

Etwa zwei Drittel aller Myositiden treten als Bestandteil eines Overlap-Syndroms auf, bei mehr als 60 % der Overlap-Patienten werden antinukleäre Antikörper nachgewiesen (▸ Tab. 8.9, ▸ Tab. 8.10). Am häufigsten besteht eine Overlap-Myositis in Assoziation mit einer Sklerodermie (ein Drittel der Fälle), bei 23 % wurde ein Sharp-Syndrom (syn.: mixed connective tissue disease [MCTD]) diagnostiziert [113]. Histologisch ist eine Overlap-Myositis in 87 % der Fälle eine Polymyositis [113]. Beim Sharp-Syndrom und bei der Sklerodermie scheint es sich im Gegensatz dazu eher um eine Dermatomyositis zu handeln ([23], [114]).

Häufig weisen Myositispatienten Antikörper gegen Ro (insbesondere Anti-Ro-52kDa) auf, der relativ spezifisch für einen systemischen Lupus erythematodes sowie ein Sjögren-Syndrom ist. Wichtig ist die in 58 % beschriebene Assoziation von Anti-Ro52 mit Anti-Jo1-Antikörpern [95], die mit einer schwerwiegenden interstitiellen Lungenerkrankung, einem schlechteren Ansprechen auf Steroide (häufig ergänzende Immunsuppression erforderlich) und einer höheren Mortalität [112].

Die Diagnose eines Overlap-Syndroms hat nicht nur diagnostischen Wert. Sie impliziert im Gegensatz zur häufig refraktär und therapieresistent verlaufenden Polymyositis ein gutes Ansprechen auf Steroide, insbesondere bei Nachweis von Anti-Ro-Antikörpern. Myositiden bei MCTD und Sklerodermie verlaufen monophasisch und prognostisch gut [66]. Zudem macht ein Overlap das Vorliegen eines kausalen Malignoms sehr unwahrscheinlich. Die Therapie der Begleitmyositis unterscheidet sich nicht von der der Dermato- und Polymyositis bzw. der Grunderkrankung [51].

8.5.2 Spezielle seltene myositische Syndrome

D-Penicillamin-induzierte Myositis

Bisher wurden mehr als 30 Fälle von Myositiden beschrieben, die unter D-Penicillamin-Therapie insbesondere bei rheumatoider Arthritis mit einer Häufigkeit von 0,2–1,2 % auftraten [67]. Klinik (unter anderem mit Dysphagie und kardialer Beteiligung), elektromyografische Befunde sowie Serum-CK sind mit einer floriden Myositis vereinbar. Histopathologisch zeigt sich ein myositisches Gewebesyndrom. 12 von 34 Fällen wurden als Dermatomyositis, die restlichen 22 Fälle als Polymyositis klassifiziert [67]. Die Symptomatik trat meist nach 3–6 Monaten der Penicillamin-Einnahme auf und war nicht dosisabhängig. Eine gewisse immunogene Disposition scheint vorhanden zu sein. Nach Absetzen von D-Penicillamin und Gabe von Glukokortikoiden war die Myositis nach wenigen Wochen bis maximal 6 Monaten reversibel.

Hypereosinophile Syndrome

Das hypereosinophile Syndrom ist durch eine ätiologisch unklare andauernde Erhöhung eosinophiler Zellen im Blut mit multipler Organbeteiligung gekennzeichnet [87]. 57 % der Patienten entwickeln eine neurologische Begleitsymptomatik, die thrombembolische Infarkte, eine eosinophile Polymyositis, selten eine eosinophile Fasziitis und (meist axonale) Polyneuropathien beinhalten kann.

Eine toxische Ursache besaß das 1989 in den USA epidemisch in mehr als 1500 Fällen diagnostizierte Eosinophilie-Myalgie-Syndrom, das nach der Produktionsänderung des Wirkstoffs Tryptophan, der vielfach bei Schlafstörungen, Depression und Übergewicht eingenommen wurde, auftrat [57]. Neben einer massiven Eosinophilie kam es darunter innerhalb kurzer Zeit zu Myalgien, Indurationen an den Extremitäten, Hautausschlag, Haarausfall, Muskelschwäche bis hin zur pulmonalen Beteiligung.

▸ **Eosinophile Fasziitis.** Die Erkrankung (auch Shulman's syndrome oder diffuse Fasziitis mit Eosinophilie genannt) ist selten und noch unzureichend verstanden. Sie ist in der frühen Phase durch ein Extremitäten- oder Stammerythem und Ödem sowie eine transiente Bluteosinophilie charakterisiert (▸ Abb. 8.18). Später kommt es durch kollagenöse Verdickungen der Dermis und der subkutanen Faszien zu typischen Indurationen der Haut, die auch „Orangenhaut" genannt wird.

Tab. 8.9 Begleitmyositiden bei Kollagenosen und Vaskulitiden (Overlap-Syndrome).

Erkrankung/Epidemiologie	Pathogenese	beteiligte Organsysteme	Muskelbeteiligung klinisch/bioptisch (PE)
Periarteriitis nodosa [87]			
• P: 6/100 000 • 5.–6. LD • W:M = 1:3, häufig mit Hepatitis B	Entzündung kleinkalibriger Arterien/Arteriolen mit Nekrose	• 50 % Haut, 40 % GIT • 50 % Niere, 70 % PNS • 60 % Gelenke • 20 % ZNS • 20 % Orchitis • 10–80 % Herz • 10 % pAVK	• 50–80 % Myalgien • 30–50 % (nekrotisierende) Myopathie (PE) • 5 % CK-Erhöhung, davon 94 % Myositis (PE), häufig fokal
systemischer Lupus erythematodes			
• P: 50/100 000 • I: 2–8/100 000 • 2–4. LD • W:M = 10:1	Entzündung von Arterien/Arteriolen in Haut und Gefäßbindegewebe	• 85 % Haut • 85 % Gelenke • 35–70 % Niere • 40 % GIT • 20–45 % Herz • 50 % ZNS (Psychose, Anfälle)	• 50 % Myalgien und Schwäche • 25 % Myositis (PE)
Sklerodermie (systemische Sklerose) ([85], [89])			
• P: 10–20/100 000 • I:1–2/100 000 • W:M = 4–10:1	Kollagenanhäufung in Haut, Bindegewebe und Organen sowie obliterierende Angiopathie	• Hauptmanifestation: Haut • 80 % GIT • 20 % Herz • 50 % Lungenfibrose • 10 % Niere (Hypertonie, Infarkte) • 10 % PNS • 20 % Gelenke • *20 % Overlap* (Myositis > RA > Sjögren-Syndrom > SLE) *limitierte akrale Form:* Calcinosis cutis, Raynaud-Syndrom, ösophageale Dysfunktion, Sklerodaktylie, Teleangiektasie	• 30–50 % Muskelschwäche • < 15 % Myalgien • 40–66 % CK-Erhöhung • *43 % Myositis* (PE, insbesondere bei diffuser Form), davon 1 Drittel mit Pm-Scl-AK, davon 20 % mit kardialer Beteiligung und hoher CK • 43–63 % perimysiale Fibrose mit/ohne Entzündung, *Mikroangiopathie*, Typ-II-Faser-Atrophie, Nekrose
Sharp-Syndrom (MCTD) ([49], [110])			
• P: 10/100 000 • Gipfel 4. LD, W >> M	Überlappung aus SLE, Sjögren-Syndrom, Sklerodermie, Myositis und rheumatoider Arthritis	1 Drittel wesentliche Sklerodermiesymptome: Raynaud-Syndrom, 80 % GIT, 50 % Lunge *wegweisend für MCTD:* kaum renale und ZNS-Beteiligung, frühe pulmonale Hypertonie ohne kausale Lungenfibrose, schwere Gelenkbeteiligung	• 72 % (subklinische) CK-Erhöhung • 50–75 % „Myositis" (3 % initial), klinisch eher mäßig ausgeprägt, vorwiegend Beckengürtel, häufig auch nur fokal • Dysphagie und Myokarditis möglich

AK: Antikörper, CK: Creatinkinase, GIT: Gastrointestinaltrakt, I: Inzidenz, LD: Lebensdekade, M: männlich, MCTD: mixed connective tissue disease, P: Prävalenz, pAVK: periphere arterielle Verschlusskrankheit, PE: Probeentnahme, Pm-Scl-AK: Polymyositis-Sklerodermie-Antikörper, PNS: peripheres Nervensystem, RA: rheumatoide Arthritis, SLE: systemischer Lupus erythematodes, W: weiblich, ZNS: zentrales Nervensystem

Tab. 8.10 Antikörper bei Overlap-Syndromen.

Häufigkeit des Antikörpers (%)	ANA	SSA (Ro)	SSB (La)	dsDNA	U1-RnP	Zentromer (ACA)	Scl-70 (Topoisomerase I)
SLE	80–100	24–50	9–35	70–95	25–40		
Sjögren-Syndrom	50–95	70–100	40–90				
Sharp-Syndrom (MCTD)	100	15–30	5–15		95–100		
systemische Sklerose	75–98	5–7			2–12		10–40
CREST	95					70	keine

ANA: antinukleäre Antikörper, CREST: Calcinosis cutis, Raynaud-Syndrom, ösophageale Dysfunktion, Sklerodaktylie, Teleangiektasie, MCTD: mixed connective tissue disease, SLE: systemischer Lupus erythematodes, ACA: Anti-Centromer-Antikörper, U1RnP: U1 Ribonukleoprotein

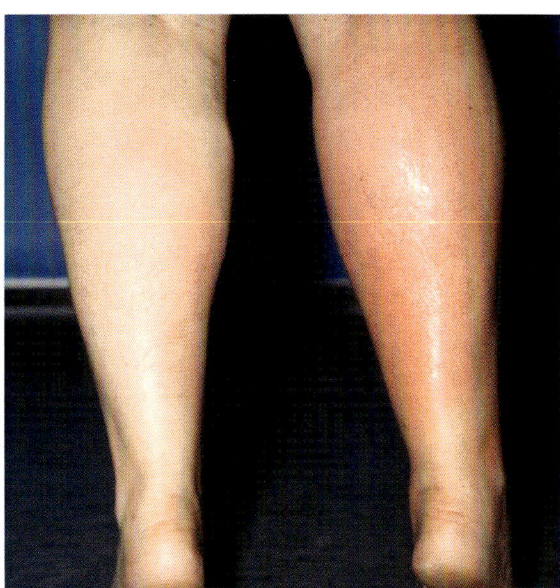

Abb. 8.18 Eosinophile Fasziitis.

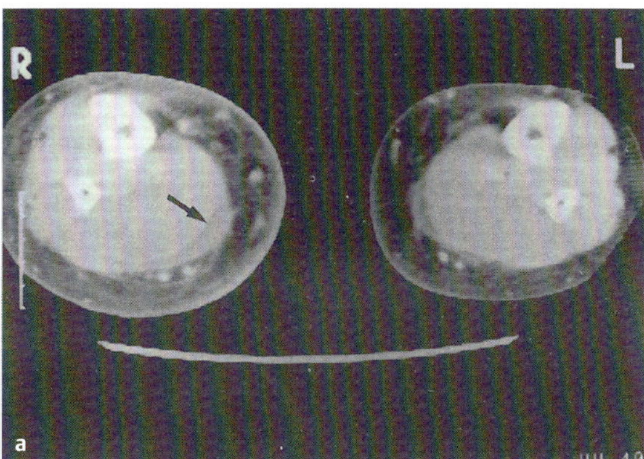

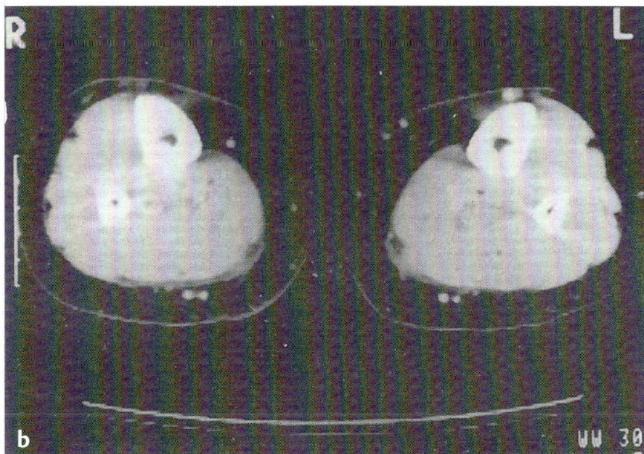

Abb. 8.19 CT bei eosinophiler Fasziitis mit faszialer Verdickung und subkutanem Ödem der Wadenmuskeln.
a Akutzustand.
b Zustand nach 3-wöchiger Therapie.

Pathogenetisch liegt der Erkrankung eine Schwellung der subkutanen und Muskelfaszien zugrunde, die sich kontrastmittelaufnehmend in der MRT oder auch sonografisch darstellt (▶ Abb. 8.19). Die Creatinkinase ist normal. Histologisch zeigt sich in der Faszie eine mononukleäre Infiltration mit erhöhtem Anteil eosinophiler Zellen. Die Erkrankung ist mit Glukokortikoiden gut behandelbar ([87], [89]).

Häufig treten begleitende Neuropathien auf, seltener sind hämatologische Symptome und Gelenkbeschwerden. Schmerzlose Kontrakturen gelten vor allem bei jüngeren Erkrankten als wegweisendes Zeichen. Eine Ausbreitung in Sehnenscheiden, Muskel und viszerale Organe (Lunge, Herz, Ösophagus, Schilddrüse) ist möglich.

▶ **Eosinophile Polymyositis bei hypereosinophilem Syndrom.** Die eosinophile Myositis mit zahlreichen eosinophilen Blutkörperchen in den Infiltrationen der Muskelbiopsie ist selten und betrifft zu 91 % Männer. Die Symptome gleichen denen der Poly- bzw. Dermatomyositis. Es finden sich immer zusätzliche Symptome des hypereosinophilen Syndroms: Bluteosinophilie von 10–70 %, Anämie, Hypergammaglobulinämie, subunguale Petechien, Raynaud-Phänomen, Erythem und subkutane Ödeme, pulmonale Infiltrate und Pleuritis, kardiale Beteiligungen (Arrhythmien, Myokarditis, myokardiale und endokardiale Fibrose), Gewichtsverlust sowie Fieber. 30 % der Patienten haben eine Enzephalopathie, zerebrale Infarkte, eine Polyneuropathie oder eine Mononeuritis multiplex [72].

Postinfektiöse Myalgie-Adynamie-Syndrome, „postinfektiöse Polymyositis“

Gelegentlich entwickeln sich nach kurzzeitigen grippeähnlichen Erkrankungen Myalgien, Krampi, Adynamie bzw. eine vorzeitige muskuläre Ermüdbarkeit, die über Monate bis zu 2 Jahren anhalten. Betroffen ist vor allem die Beckengürtel- und Oberschenkelmuskulatur.

Die Blutsenkungsgeschwindigkeit und die Creatinkinase sind in der Regel normal. In der Elektromyografie werden leichte myopathische Veränderungen mit kleinen polyphasischen Potenzialen registriert. Histologisch besteht eine interstitielle Herdmyositis [100]. Wahrscheinlich handelt es sich bei der benignen, akuten Myositis des Kindesalters auch um eine postinfektiöse Myositis.

Fokale Myositis

Die fokale Myositis ist eine sehr seltene immunogene Entzündung, die häufig nur schwer von neoplastischen Bindegewebeprozessen abgegrenzt werden kann. Sie tritt besonders häufig im M. vastus lateralis, den Adduktoren, im M. gastrocnemius und seltener in den Stammmuskeln und nur selten in den oberen Extremitäten auf ([3], [54]). Schmerzen kommen nur bei etwa zwei Drittel der Fälle vor, die Creatinkinase ist normal oder nur gering erhöht.

Eine Assoziation zu einem vorherigen Trauma besteht nicht. Die Läsionen können Ausmaße von 1–20 cm (Median: 3 cm, Mittelwert: 3,9 cm) umfassen und in der MRT dargestellt werden (▶ Abb. 4.3, ▶ Abb. 4.4). Histologisch vereinen sie solitäre intramuskuläre myopathische und fokal neurogene Veränderungen, Fibrose und entzündliche Infiltrate von T-Lymphozyten und Makrophagen, aber auch häufig vermehrt Eosinophilen. Die meisten Fälle remittieren spontan, bei nur 20 % kommt es zu einem Rezidiv.

Differenzialdiagnostisch zu beachten ist, dass bei monoradikulären Reizsyndromen fokale Muskelhypertrophien und nach radikulären Läsionen diffuse Fettinfiltrationen im zugehörigen Muskel entstehen können.

Myositis ossificans – Fibrodysplasia ossificans progressiva

Progressive Form

▶ **Definition, Ätiologie.** Dieser seltenen Erkrankung liegt eine autosomal-dominant erbliche durch Mutation bedingte progressive Metaplasie des Bindegewebes mit apikokaudal fortschreitender Verknöcherung des muskulären Bindegewebes, der Faszien, Aponeurosen und Sehnen sowie der Gelenkknorpel zugrunde (▶ Abb. 8.20). Provokativ wirken unter anderem Traumen, Operationen und Biopsien, intramuskuläre und intravenöse Injektionen, Zahnbehandlungen. Im Bindewebe wurde eine Akkumulation von Proteoglykan-Mikrofibrillen und Glykoprotein nachgewiesen, die Kalzium- und Phosphationen binden.

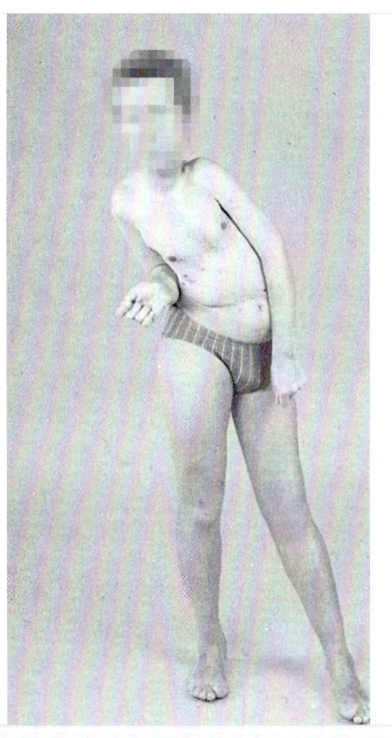

Abb. 8.20 Myositis ossificans.

▶ **Klinik.** Die Erkrankung beginnt im Kindes- und Jugendalter oder bereits vor der Geburt und befällt beide Geschlechter. Betroffen sind besonders die Stirn-, Schläfen- und Hinterhauptregion, die Kau-, Schulter- und Beckengürtelmuskeln sowie die Stammmuskeln (▶ Abb. 8.20). Die betroffenen Areale erscheinen für 8–14 Tage geschwollen und verhärtet und können schmerzhaft sein. Gelegentlich bestehen Temperaturerhöhungen. Anschließend kommt es zur Verknöcherung, die ca. 3 Monate später röntgenologisch nachweisbar ist. Häufig bestehen wie begleitende Fehlbildungen wie Mikrodaktylie, Synostosen, Gelenkanomalien, Klinodaktylie. Eine kurze Großzehe ist fast immer vorhanden. Mittelohrschwerhörigkeit, mentale Retardierung und Glatzenbildung kommen vor.

▶ **Therapie, Prognose.** Durch Diphosphonat können die Verknöcherungen wenigstens partiell verhindert werden. Die Erkrankung verläuft jedoch chronisch oder schubweise progredient; bis zum frühen Erwachsenenalter ist meist eine hochgradige Pflegebedürftigkeit erreicht, und die Erkrankung kommt zum Stillstand. Verknöcherungen der Rippen-Wirbel-Gelenke und der Atemmuskulatur führen terminal oft zu pulmonalen und kardialen Komplikationen.

Lokalisierte Form

Die lokalisierte Form umfasst ca. zwei Drittel der Erkrankungsfälle und ist nicht erblich. Nach Muskeltraumen oder bei bettlägerigen Patienten mit neurologischen Erkrankungen können Verkalkungen und Verknöcherungen des Muskels, der Sehnen und der Gelenkkapseln, besonders im Bereich großer Gelenke, entstehen und zu lokalen Bewegungsbehinderungen führen. Pathogenetisch werden vegetative Regulationsstörungen und metaplastische Reaktionen des Bindegewebes angenommen.

Muskelsarkoidose, granulomatöse Myositis

▶ **Definition, Einteilung.** Die primäre (isolierte) granulomatöse Myositis ist histologisch durch endomuskuläre, nicht verkäsende Granulome ohne kausale Grunderkrankung gekennzeichnet. Bei einer sekundären granulomatösen Myositis breitet sich eine granulombildende Grunderkrankung auf den Muskel aus. Am häufigsten handelt sich dabei um eine Sarkoidose, aber auch Fälle von Thymomen, Lymphomen, chronisch entzündlichen Darmerkrankungen sowie Schilddrüsenerkrankungen sind beschrieben.

Zu unterscheiden sind folgende Formen:

- klinisch asymptomatische Beteiligung der Skelettmuskulatur
- klinisch manifeste Sarkoidose der Muskulatur und anderer Organe
- granulomatöse Myositis ohne Sarkoidose anderer Organe

8

▶ **Klinik.** Die klinisch manifeste Sarkoidose der Muskulatur bei gleichzeitiger Erkrankung anderer Organe ist mit 0,5–2,5 % aller Sarkoidosefälle selten, eine asymptomatische Muskelbeteiligung wird jedoch bei 50–80 % vermutet [40]. Nach klinischen Gesichtspunkten lassen sich eine akute Sarkoidose (Myositis), eine chronische Sarkoidose und eine disseminierte noduläre Sarkoidose der Muskulatur unterscheiden, wobei gelegentlich Überlappungen bestehen.

Die *akute* Muskelsarkoidose verursacht meistens symmetrische Myalgien und Paresen der proximalen Extremitäten, des Becken- und Schultergürtels. Diese können von Muskelschwellungen, Kontrakturen und phlebitisähnlichen Symptomen der Beine begleitet sein. Die Creatinkinase ist meist erhöht und das EMG zeigt typische myopathische Potenziale. Myohistologisch besteht bei 50 % der Fälle eine perifaszikuläre Atrophie [40].

Die *chronische* Muskelsarkoidose als häufigste Manifestationsform entwickelt sich meist bei über 50-Jährigen und ist durch langsam über Monate und Jahre fortschreitende Atrophien und Paresen charakterisiert. Selten hat die Erkrankung ihren Schwerpunkt an den distalen Extremitäten. Bei wenigen Fällen sind auch die Hals- und die Schluckmuskulatur beteiligt. Differenzialdiagnostisch abzugrenzen sind chronische Polyneuropathien bei Muskelsarkoidose. Die Creatinkinase ist normal oder nur leicht erhöht und das EMG myopathisch verändert. Während die CT und MRT meist normal sind, bildet die Gallium-67-Szintigrafie eine wesentliche diagnostische Stütze.

Die *noduläre* Muskelsarkoidose ist die seltenste Form und durch multiple kleine schmerzhafte meist palpable Knötchen gekennzeichnet, die in allen Muskeln, jedoch bevorzugt in den Beinen auftreten. Die fibrösen und inflammatorischen Anteile des Granuloms lassen sich magnetresonanztomografisch gut differenzieren. Die Creatinkinase ist meist normal. Lokale Hautveränderungen bei Erythema nodosum oder subkutane Granulome müssen abgegrenzt werden.

▶ **Therapie.** Glukokortikoide sind insbesondere bei der akuten und nodulären Form meist und im frühen Stadien sehr effektiv. Nach initialer Dosis von 1 mg/kg Prednison täglich sollte nach eintretender klinischer Besserung bis auf ca. 10 mg täglich reduziert werden. Diese Erhaltungsdosis kann nach einem Jahr langsam ausgeschlichen werden. Bei Ausbleiben eines Therapieeffektes schlagen wir nach 3-monatiger Prednisontherapie einen Versuch mit Immunsuppressiva (z. B. Azathioprin, Methotrexat) vor. Bei therapieresistenten Fällen wurden Thalidomid und Infliximab erfolgreich eingesetzt [40].

Nach 3- und mehrjährigem Bestehen der Muskelsarkoidose sind die Behandlungschancen mit Glukokortikoiden gering. Insbesondere stellt sich bei vorbehandelten Sarkoidosen dann oft die Frage, ob sich eine Muskelsarkoidose oder eine Steroidmyopathie entwickelt hat.

8.5.3 Infektiöse Myositiden

Parasitosen

Trichinose der Muskulatur

▶ **Epidemiologie.** Die Trichinose („Trichinellose") ist weltweit verbreitet; gehäuft kommt sie in den USA, Kanada und Osteuropa vor. In Deutschland wurden seit 2006 mehr als 30 Fälle diagnostiziert.

▶ **Klinik.** Häufig verläuft die Infektion mit Trichinella spiralis asymptomatisch; einige der Infizierten klagen im Inkubationsstadium über Durchfälle, Erbrechen und Übelkeit. In der anschließenden Migrationsphase des Parasiten zeigen sich Muskelschmerzen (bei 95 % der Betroffenen), Gesichtsödeme (72 %), „grippale" Allgemeinsymptome (64 %), gastrointestinale Beschwerden (60 %), juckende Exantheme (45 %) und Fieber (41 %). Das Ausmaß der muskulären Beschwerden korreliert mit der Menge des pro Muskelgramm lokalisierten Larvenanteils. Bei Entwicklung einer Myositis können alle quer gestreiften Muskeln betroffen sein, wobei initial klassischerweise die extraokulären Muskeln erkranken, gefolgt von den Masseteren und den Muskeln des Diaphragmas sowie später denen des Nackens, Larynx und der Extremitäten. Das Maximum des muskulären Befalls ist 5–6 Wochen nach Infektion erreicht.

Der Verlauf ist grundsätzlich günstig, dennoch treten bei 2 % vital bedrohliche Komplikationen durch Invasion der Larven in Herz, Lunge und Gehirn auf.

▶ **Diagnostik.** Im Blut lässt sich ab der 2. Woche fast immer eine Eosinophilie bis zu 50 % nachweisen. Die muskulären Serumenzyme sind erhöht. Oft besteht eine Erhöhung der Gamma- und Alpha-2-Globuline. Antikörper können ab der 2.–4. Woche erwartet werden (indirekte Immunfluoreszenzreaktion).

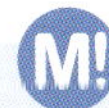

Merke

Die Höhe der Antikörpertiter korreliert nicht mit der Schwere des klinischen Bildes, ihr Fehlen schließt eine Trichinose nicht aus. In der Muskelbiopsie kann 2–5 Wochen nach der Infektion die Trichinose nachgewiesen werden.

▶ **Therapie.** Die Therapie der Wahl ist Albendazol oder alternativ Mebendazol; Thiabendazol wird schlechter vertragen. Schwere Formen werden häufig in Kombination mit Glukokortikosteroiden behandelt. Es ist umstritten, ob durch die genannten Medikamente eine Invasion der Larven in die Muskulatur verhindert werden kann.

8

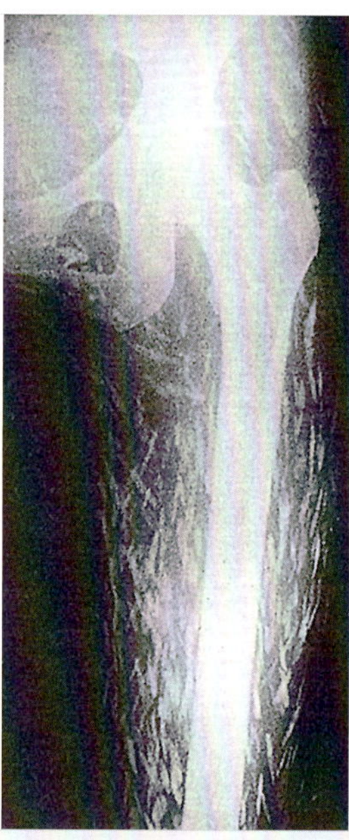

Abb. 8.21 Zystizerkose: verkalkte Zystizerken in der Oberschenkelmuskulatur

8

Zystizerkose

Die Larven (Cysticercus cellulosae) des Schweinebandwurms (Taenia solium) können sich in der Skelettmuskulatur ansiedeln und als kalzifizierte Zysten dort auch röntgenologisch nachgewiesen werden (▶ Abb. 8.21).

▶ **Klinik.** In der Initialphase klagt ein Teil der Betroffenen über Myalgien, dann kann sich eine symmetrische Pseudohypertrophie der Muskulatur entwickeln. Diese betrifft in erster Linie die Wadenmuskulatur und wird am ehesten als Gewebereaktion auf die absterbenden Larven gedeutet. Nur selten besteht eine Muskelschwäche. Der Zungen- und der Herzmuskel können mitbetroffen sein. Die Muskulatur ist induriert und zum Teil kleinknotig verändert. Die Mehrzahl der Fälle weist auch eine Zystizerkose des Gehirns auf.

▶ **Diagnostik.** Elektromyografisch lassen sich Hinweise auf das Vorliegen einer Myopathie gewinnen. Für die Muskelbiopsie ist eine palpable, kleinknotige Induration geeignet; wenn eine solche nicht vorliegt, wird aus einem hypertrophischen Muskel biopsiert. Histologisch finden sich 1 cm lange Zysten mit benachbarten degenerativen Veränderungen der Muskelfasern. Zusätzlich kommen Rundzellinfiltrate und Mesenchymproliferationen vor. Serologisch lassen sich spezifische Antikörper nachweisen.

▶ **Therapie.** Die Behandlung der Zystizerkose erfolgt mit Albendazol oder Praziquantel. Chirurgische Exzisionen der Zysten können mitunter nötig sein.

Toxoplasmose

Während die Mehrzahl der Toxoplasmoseinfektionen asymptomatisch verläuft, kommt es bei einem Teil der Betroffenen zu Fieber, Kopfschmerzen, Hautrötung sowie Lymphadenopathie und selten zusätzlich zu einer Pneumonitis, Myokarditis oder akuten Enzephalomyelitis. Insbesondere bei Immundefizienten wurden vereinzelt diffuse oder fokale Myositiden bei Toxoplasmose beobachtet [21].

Bakterielle Myositiden

Eine bakterielle Myositis findet sich neben der Pyomyositis und dem Psoasabszess sehr selten und ist meist durch Streptokokken, mitunter auch Staphylokokken verursacht. Eine myositische Beteiligung findet man weiterhin bei systemischen Erkrankungen wie Legionellen-Infektion, Tuberkulose, Spirochätenerkrankungen (Lues, Borreliose) sowie bei der Lepra und Morbus Whipple.

▶ **Borreliose (Lyme-Erkrankung).** Borrelien können eine Myositis orbital oder an anderen gelenk- oder hautnahen Regionen verursachen.

▶ **Syphilis.** Bei der Syphilismyositis wird neben einer lokalisierten gummösen Form eine mehr diffuse Form unterschieden, die klinisch durch eine schmerzhafte Muskelkontraktur und histologisch durch eine Bindegewebevermehrung gekennzeichnet ist.

Virale Myositiden

Bei verschiedenen Virusinfektionen (Influenza, Enteroviren, HIV, HTLV-I, Hepatitis B und C) kommt es zu flüchtigen Myalgien, (Poly-)Myositis oder virusassoziierter Rhabdomyolyse (s. postinfektiöse Myalgie-Adynamie-Syndrome). Es bleibt oft unklar, ob es sich um eine direkte Virusinvasion im Muskel oder eine immunvermittelte Symptomatik handelt.

▶ **Influenza A und B.** Die häufigsten Ursachen viraler Myositiden sind Influenza A und B [21]. Sie treten meist im Schulalter und in der frühen Konvaleszenzphase (Tag 3 nach Erkrankungsbeginn) auf. Typischerweise sind die Wadenmuskeln betroffen. Die Creatinkinase ist leicht erhöht und das EMG myopathisch verändert. Das Virus kann im Muskel nachgewiesen werden. Histologisch zeigt sich nekrotisches Muskelgewebe mit entzündlichen, mitunter fleckförmigen Infiltraten. Unter symptomatischer Therapie tritt im nach etwa 3 Tagen eine Remission ein. Influenza-Viren verursachen 43 % der viralen Rhabdomyolysen, gefolgt von HIV und Enteroviren.

▶ **HIV.** Bei der HIV-Infektion kann klinisch in jedem Stadium eine Muskelbeteiligung auftreten. Allerdings bestehen häufig diagnostische Schwierigkeiten, da sowohl die

Infektion selbst als auch das Medikament Zidovudin eine Myopathie mit vorwiegend schmerzhaften Paresen verursachen kann. Bei der HIV-Myopathie handelt es sich histologisch überwiegend um entzündliche Veränderungen. Das HIV-Antigen ist jedoch im Muskel nicht nachweisbar. Demgegenüber stehen bei der zidovudininduzierten Myopathie histologisch mitochondriale Veränderungen wie Ragged-red-Fasern im Vordergrund.

▸ **Epidemische Myalgie.** Die epidemische Myalgie (Pleurodynie, Bornholm-Krankheit) beruht auf einer Infektion mit Viren der Coxsackie-B-Gruppe. Bei den Betroffenen (häufig Kinder im Sommer) besteht ein intensiver, meist bilateraler Schmerz im Bereich der unteren Thoraxpartien kostochondral („devils grip") und des Abdomens, der sich bei Atembewegungen verstärkt. Oft kann ein pleuritisches Reiben auskultiert werden. Die Beschwerden bilden sich in wenigen Tagen spontan zurück. Muskelbioptisch sind fokale myositische Veränderungen bekannt.

Literatur

[1] **Aggarwal** R, Oddis CV. Therapeutic advances in myositis. Curr Opin Rheumatol 2012; 24(6): 635–641

[2] **Airio** A, Kautiainen H et al. Prognosis and mortality of polymyositis and dermatomyositis patients. Clin Rheumatol 2006; 25(2): 234–239

[3] **Auerbach** A, Fanburg-Smith JC et al. Focal myositis: a clinicopathologic study of 115 cases of an intramuscular mass-like reactive process. Am J Surg Pathol 2009; 33(7): 1016–1024

[4] **Authier** FJ, Kondo H et al. Necrotizing myopathy with pipestem capillaries and minimal cellular infiltration: a case associated with cutaneous signs of dermatomyositis. Neurology 1996; 46(5): 1448–1151

[5] **Azuma** K, Yamada H et al. Incidence and predictive factors for malignancies in 136 Japanese patients with dermatomyositis, polymyositis and clinically amyopathic dermatomyositis. Mod Rheumatol 2010; 21(2): 178–183

[6] **Bau** V, Sievert M et al.2005. Cyclic vertical deviation after ocular myositis and treatment by recession of the inferior rectus muscle. Graefes Arch Clin Exp Ophthalmol 243(10): 1062–5

[7] **Beyenburg** S, Zierz S et al. Inclusion body myositis: clinical and histopathological features of 36 patients. Clin Investig 1993; 71(5): 351–361

[8] **Blume** G, Pestronk A et al. Polymyositis with cytochrome oxidase negative muscle fibres. Early quadriceps weakness. Brain 1997; 120 (1): 39–45

[9] **Bohan** A, Peter JB. Polymyositis and dermatomyositis (first of two parts). N Engl J Med 1975; 292(7): 344–347

[10] **Bohan** A, Peter JB. Polymyositis and dermatomyositis (second of two parts). N Engl J Med 1975; 292(8): 403–407

[11] **Broccolini** A, Gidaro T et al. Hereditary inclusion-body myopathy: clues on pathogenesis and possible therapy. Muscle Nerve 2009; 40 (3): 340–349

[12] **Broccolini** A, Gidaro T et al. Hereditary inclusion-body myopathy with sparing of the quadriceps: the many tiles of an incomplete puzzle. Acta Myol 2011; 30(2): 91–95

[13] **Buchbinder** R, Forbes A et al. Incidence of malignant disease in biopsy-proven inflammatory myopathy. A population-based cohort study. Ann Intern Med 2001; 134(12): 1087–1095

[14] **Bunch** TW, Worthington JW et al. Azathioprin with prednisone for polymyositis. A controlled, clinical trial. Ann Intern Med 1980; 92 (3): 365–369

[15] **Burd** CJ, Kinyamu HK et al. UV radiation regulates Mi-2 through protein translation and stability. J Biol Chem 2008; 283(50): 34976–3482

[16] **Cao** H, Parikh TN et al. Amyopathic dermatomyositis or dermatomyositis-like skin disease: retrospective review of 16 cases with amyopathic dermatomyositis. Clin Rheumatol 2009; 28(8): 979–984

[17] **Chahin** N, Engel AG. Correlation of muscle biopsy, clinical course, and outcome in PM and sporadic IBM. Neurology 2008; 70(6): 418–424

[18] **Cherin** P. [Current therapy for polymyositis and dermatomyositis]. Rev Med Interne 2008; 2: 9–14

[19] **Chinoy** H, Salway F et al. In adult onset myositis, the presence of interstitial lung disease and myositis specific/associated antibodies are governed by HLA class II haplotype, rather than by myositis subtype. Arthritis Res Ther 2006; 8(1): R13

[20] **Christopher-Stine** L, Casciola-Rosen LA et al. A novel autoantibody recognizing 200-kd and 100-kd proteins is associated with an immune-mediated necrotizing myopathy. Arthritis Rheum 2010; 62 (9): 2757–2766

[21] **Crum-Cianflone** NF. Bacterial, fungal, parasitic, and viral myositis. Clin Microbiol Rev 2008; 21(3): 473–494

[22] **Dalakas** MC, Illa I et al. A controlled trial of high-dose intravenous immune globulin infusions as treatment for dermatomyositis. N Engl J Med 1993; 329(27): 1993–2000

[23] **Dalakas** MC, Hohlfeld R. Polymyositis and dermatomyositis. Lancet 2003; 362(9388): 971–982

[24] **Dalakas** MC. Therapeutic targets in patients with inflammatory myopathies: present approaches and a look to the future. Neuromuscul Disord 2006; 16(4): 223–236

[25] **Dalakas** MC, Rakocevic G et al. Effect of Alemtuzumab (CAMPATH 1-H) in patients with inclusion-body myositis. Brain 2009; 132(Pt 6): 1536–1544

[26] **Dalakas** MC. Immunotherapy of myositis: issues, concerns and future prospects. Nat Rev Rheumatol 2010; 6(3): 129–137

[27] **Dalakas** MC. Inflammatory muscle diseases: a critical review on pathogenesis and therapies. Curr Opin Pharmacol 2010; 10(3): 346–352

[28] **Dalakas** M, Karpati G. In: Karpati G, Hilton-Jones D, Bushby K, Griggs RC. Disorders of voluntary muscle. Cambridge: Cambridge University Press; 2010: 427–452

[29] **Dalakas** MC. Inflammatory myopathies: management of steroid resistance. Curr Opin Neurol 2011; 24(5): 457–462

[30] **Dalakas** MC. Pathogenesis and therapies of immune-mediated myopathies. Autoimmun Rev 2011; 11(3): 203–206

[31] **Dalakas** MC. Review: an update on inflammatory and autoimmune myopathies. Neuropathol Appl Neurobiol 2011; 37(3): 226–242

[32] **Danieli** MG, Pettinari L et al. Subcutaneous immunoglobulin in polymyositis and dermatomyositis: a novel application. Autoimmun Rev 2011; 10(3): 144–149

[33] **de Merieux** P, Verity MA et al. Esophageal abnormalities and dysphagia in polymyositis and dermatomyositis. Arthritis Rheum 1983; 26(8): 961–968

[34] **Denbow** CE, Lie JT et al. Cardiac involvement in polymyositis: a clinicopathologic study of 20 autopsied patients. Arthritis Rheum 1979; 22(10): 1088–1092

[35] **DeVere** R, Bradley WG. Polymyositis: its presentation, morbidity and mortality. Brain 1975; 98(4):637–666

[36] **Eisenberg** I, Avidan N et al. The UDP-N-acetylglucosamine 2-epimerase/N-acetylmannosamine kinase gene is mutated in recessive hereditary inclusion body myopathy. Nat Genet 2001; 29(1): 83–97

[37] **Emslie-Smith** AM, Engel AG. Necrotizing myopathy with pipestem capillaries, microvascular deposition of the complement membrane attack complex (MAC), and minimal cellular infiltration. Neurology 1991; 41(6): 936–939

[38] **Euwer** RL, Sontheimer RD. Amyopathic dermatomyositis (dermatomyositis sine myositis). Presentation of six new cases and review of the literature. J Am Acad Dermatol 1991; 24(6 Pt 1): 959–966

8

[39] **Fathi** M, Vikgren J et al. Interstitial lung disease in polymyositis and dermatomyositis: longitudinal evaluation by pulmonary function and radiology. Arthritis Rheum 2008; 59(5): 677–685

[40] **Fayad** F, Liote F et al. Muscle involvement in sarcoidosis: a retrospective and followup studies. J Rheumatol 2006; 33(1): 98–103

[41] **Gallardo** E, de Andres I et al. Cathepsins are upregulated by IFN-gamma/STAT 1 in human muscle culture: a possible active factor in dermatomyositis. J Neuropathol Exp Neurol 2001; 60(9): 847–855

[42] **Gerami** P, Schope JM et al. A systematic review of adult-onset clinically amyopathic dermatomyositis (dermatomyositis sine myositis): a missing link within the spectrum of the idiopathic inflammatory myopathies. J Am Acad Dermatol 2006; 54(4): 597–613

[43] **Ghirardello** A, Bassi N et al. Autoantibodies in polymyositis and dermatomyositis. Curr Rheumatol Rep 2013; 15(6): 335

[44] **Gordon** PA, Winer JB et al. Immunosuppressant and immunomodulatory treatment for dermatomyositis and polymyositis. Cochrane Database Syst Rev 2012; 8: CD003 643

[45] **Grable-Esposito** P, Katzberg HD et al. Immune-mediated necrotizing myopathy associated with statins. Muscle Nerve 2010; 41(2): 185–190

[46] **Greenberg** SA. A gene expression approach to study perturbed pathways in myositis. Curr Opin Rheumatol 2007; 19(6): 536–541

[47] **Greenberg** SA, Pinkus GS et al. Myeloid dendritic cells in inclusion-body myositis and polymyositis. Muscle Nerve 2007; 35(1): 17–23

[48] **Griggs** RC. The current status of treatment for inclusion-body myositis. Neurology 2006; 66(2 Suppl 1): S 30–32

[49] **Gunawardena** H, Wedderburn LR et al. Clinical associations of autoantibodies to a p155/140 kDa doublet protein in juvenile dermatomyositis. Rheumatology (Oxford) 2008; 47(3): 324–328

[50] **Habers** GE, Takken T. Safety and efficacy of exercise training in patients with an idiopathic inflammatory myopathy – a systematic review. Rheumatology (Oxford) 2011; 50(11): 2113–2124

[51] **Hall** S, Hanrahan P. Muscle involvement in mixed connective tissue disease. Rheum Dis Clin North Am 2005; 31(3): 509–517, vii

[52] **Hall** JC, Casciola-Rosen L et al. Anti-MDA5-associated dermatomyositis: expanding the clinical spectrum. Arthritis Care Res (Hoboken) 2013; 65(8): 1307–1315

[53] **Hanisch** F, Muller T et al. Unusual manifestations in two cases of necrotizing myopathy associated with SRP antibodies. Rheumatol Int 2011; 33(5): 1371–1372

[54] **Heffner** jr. RR, Armbrustmacher VW et al. Focal myositis. Cancer 1977; 40(1): 301–306

[55] **Hengstman** GJ, van Engelen BG et al. Myositis specific autoantibodies: changing insights in pathophysiology and clinical associations. Curr Opin Rheumatol 2004; 16(6): 692–699

[56] **Hengstman** GJ, Vree Egberts WT et al. Clinical characteristics of patients with myositis and autoantibodies to different fragments of the Mi-2 beta antigen. Ann Rheum Dis 2006; 65(2): 242–245

[57] **Hertzman** PA, Falk H et al. The eosinophilia-myalgia syndrome: the Los Alamos Conference. J Rheumatol 1991; 18(6): 867–873

[58] **Hill** CL, Zhang Y et al. Frequency of specific cancer types in dermatomyositis and polymyositis: a population-based study. Lancet 2001; 357(9 250): 96–100

[59] **Hohlfeld** R, Dornmair K. Revisiting the immunopathogenesis of the inflammatory myopathies. Neurology 2007; 69(21): 1966–1967

[60] **Jacobs** D, Galetta S. Diagnosis and management of orbital pseudotumor. Curr Opin Ophthalmol 2002; 13(6): 347–351

[61] **Jordan** B, Eger K et al. Thymomassoziierte Polymyositis. Nervenarzt 2009; 80(6): 708–711

[62] **Jordan** B, Hanisch F et al. Myositiden. Nervenheilkunde 2011; 10: 776–786

[63] **Kaji** K, Fujimoto M et al. Identification of a novel autoantibody reactive with 155 and 140 kDa nuclear proteins in patients with dermatomyositis: an association with malignancy. Rheumatology (Oxford) 2007; 46(1): 25–28

[64] **Kao** AH, Lacomis D et al. Anti-signal recognition particle autoantibody in patients with and patients without idiopathic inflammatory myopathy. Arthritis Rheum 2004; 50(1): 209–215

[65] **Kim** J, Kim YW et al. Successful lung transplantation in a patient with dermatomyositis and acute form of interstitial pneumonitis. Clin Exp Rheumatol 2009; 27(1): 168–169

[66] **Koenig** M, Fritzler MJ et al. Heterogeneity of autoantibodies in 100 patients with autoimmune myositis: insights into clinical features and outcomes. Arthritis Res Ther 2007; 9(4): R78

[67] **Kolsi** R, Bahloul Z et al. [Dermatopolymyositis induced by D-penicillamine in rheumatoid polyarthritis. Apropos of 1 case with review of the literature]. Rev Rhum Mal Osteoartic 1992; 59(5): 341–344

[68] **Kosmidis** ML, Dalakas MC. Practical considerations on the use of rituximab in autoimmune neurological disorders. Ther Adv Neurol Disord 2010; 3(2): 93–105

[69] **Krasnianski** M, Sievert M et al. External ophthalmoplegia due to ocular myositis in a patient with ophthalmic herpes zoster. Neuromuscul Disord 2004; 14(7): 438–441

[70] **Labirua** A, Lundberg IE. Interstitial lung disease and idiopathic inflammatory myopathies: progress and pitfalls. Curr Opin Rheumatol 2010; 22(6): 633–638

[71] **Lam** WW, Chan H et al. MR imaging in amyopathic dermatomyositis. Acta Radiol 1999; 40(1): 69–72

[72] **Layzer** RB, Shearn MA et al. Eosinophilic polymyositis. Ann Neurol 1977; 1(1): 65–71

[73] **Limaye** V, Hakendorf P et al. Mortality and its predominant causes in a large cohort of patients with biopsy-determined inflammatory myositis. Intern Med J 2012; 42(2): 191–198

[74] **Luciano** CA, Dalakas MC. Inclusion body myositis: no evidence for a neurogenic component. Neurology 1997; 48(1): 29–33

[75] **Lundberg** IE. The heart in dermatomyositis and polymyositis. Rheumatology (Oxford) 2006; 45(Suppl 4): 18–21

[76] **Madan** V, Chinoy H et al. Defining cancer risk in dermatomyositis. Part I. Clin Exp Dermatol 2009; 34(4): 451–455

[77] **Madan** V, Chinoy H et al. Defining cancer risk in dermatomyositis. Part II. Assessing diagnostic usefulness of myositis serology. Clin Exp Dermatol 2009; 34(5): 561–565

[78] **Mammen** AL. Dermatomyositis and polymyositis: clinical presentation, autoantibodies, and pathogenesis. Ann N Y Acad Sci 2010; 1184: 134–153

[79] **Mastaglia** FL, Phillips BA. Idiopathic inflammatory myopathies: epidemiology, classification, and diagnostic criteria. Rheum Dis Clin North Am 2002; 28(4): 723–741

[80] **Miller** FW, Leitman SF. Controlled trial of plasma exchange and leukapheresis in polymyositis and dermatomyositis. NEJM 1992; 326 (1): 1380–1384

[81] **Miller** T, Al-Lozi MT et al. Myopathy with antibodies to the signal recognition particle: clinical and pathological features. J Neurol Neurosurg Psychiatry 2002; 73(4): 420–428

[82] **Mukae** H, Ishimoto H et al. Clinical differences between interstitial lung disease associated with clinically amyopathic dermatomyositis and classic dermatomyositis. Chest 2009; 136(5): 1341–1347

[83] **Nakashima** R, Imura Y et al. The RIG-I-like receptor IFIH1/MDA5 is a dermatomyositis-specific autoantigen identified by the anti-CADM-140 antibody. Rheumatology (Oxford) 2010; 49(3): 433–440

[84] **Neudecker** S, Krasnianski M et al. Rimmed vacuoles in facioscapulohumeral muscular dystrophy: a unique ultrastructural feature. Acta Neuropathol 2004; 108(3): 257–259

[85] **Nishikai** M, Reichlin M. Heterogeneity of precipitating antibodies in polymyositis and dermatomyositis. Characterization of the Jo-1 antibody system. Arthritis Rheum 1980; 23(8): 881–888

[86] **Okada** S, Weatherhead E et al. Global surface ultraviolet radiation intensity may modulate the clinical and immunologic expression of autoimmune muscle disease. Arthritis Rheum 2003; 48(8): 2285–2293

[87] **Ostrowitzki** S, Zierz S. Two cases of neurological manifestations in eosinophilia: variations of one disease? Clin Investig 1994; 72(12): 1060–1064

[88] **Pakozdi** A, Nihtyanova S et al. Clinical and serological hallmarks of systemic sclerosis overlap syndromes. J Rheumatol 2011; 38(11): 2406–2409

[89] **Pillen** S, van Engelen B et al. Eosinophilic fasciitis in a child mimicking a myopathy. Neuromuscul Disord 2006; 16(2): 144–148

[90] **Plumley** SG, Rubio R et al. Polyarteritis nodosa presenting as polymyositis. Semin Arthritis Rheum 2002; 31(6): 377–383

[91] **Ponyi** A, Constantin T et al. Cancer-associated myositis: clinical features and prognostic signs. Ann N Y Acad Sci 2005; 1051: 64–71

[92] **Ranque** B, Authier FJ et al. Systemic sclerosis-associated myopathy. Ann N Y Acad Sci 2007; 1108: 268–282

[93] **Reeves** WH, Nigam SK et al. Human autoantibodies reactive with the signal-recognition particle. Proc Natl Acad Sci U S A 1986; 83 (24): 9 507–9 511

[94] **Riemekasten** G, Opitz C et al. Beware of the heart: the multiple picture of cardiac involvement in myositis. Rheumatology (Oxford) 1999; 38(11): 1153–1157

[95] **Rutjes** SA, Vree Egberts WT et al. Anti-Ro52 antibodies frequently co-occur with anti-Jo-1 antibodies in sera from patients with idiopathic inflammatory myopathy. Clin Exp Immunol 1997; 109(1): 32–40

[96] **Sampson** JB, Smith SM et al. Paraneoplastic myopathy: response to intravenous immunoglobulin. Neuromuscul Disord 2007; 17(5): 404–408

[97] **Sato** S, Hirakata M et al. Autoantibodies to a 140-kd polypeptide, CADM-140, in Japanese patients with clinically amyopathic dermatomyositis. Arthritis Rheum 2005; 52(5): 1571–1576

[98] **Sauty** A, Rochat T. et al. Pulmonary fibrosis with predominant CD8 lymphozytic alveolitis and anti-Jo-1-antibodies. Eur Respir J 1997; 10(12): 2907–2912

[99] **Schoser** BG. Ocular myositis: diagnostic assessment, differential diagnoses, and therapy of a rare muscle disease – five new cases and review. Clin Ophthalmol 2007; 1(1): 37–42

[100] **Schwartz** MS, Swash M et al. Benign postinfection polymyositis. Br Med J 1978; 2(6 147): 1256–1257

[101] **Selva-O'Callaghan** A, Grau JM et al. Conventional cancer screening versus PET/CT in dermatomyositis/polymyositis. Am J Med 2010; 123(6): 558–562

[102] **Spector** SA, Lemmer JT et al. Safety and efficacy of strength training in patients with sporadic inclusion body myositis. Muscle Nerve 1997; 20(10): 1242–1248

[103] **Stenzel** W, Goebel HH et al. Review: immune-mediated necrotizing myopathies – a heterogeneous group of diseases with specific myopathological features. Neuropathol Appl Neurobiol 2012; 38(7): 632–646

[104] **Stone** KB, Oddis CV et al. Anti-Jo-1 antibody levels correlate with disease activity in idiopathic inflammatory myopathy. Arthritis Rheum 2007; 56(9): 3 125–3 131

[105] **Sunohara** N, Nonaka I et al. Distal myopathy with rimmed vacuole formation. A follow-up study. Brain 1989; 112(Pt 1): 65–83

[106] **Targoff** IN, Mamyrova G et al. A novel autoantibody to a 155-kd protein is associated with dermatomyositis. Arthritis Rheum 2006; 54 (11): 3 682–3 689

[107] **Targoff** IN Autoantibodies and their significance in myositis. Curr Rheumatol Rep 2008; 10(4): 333–340

[108] **Trallero-Araguas** E, Labrador-Horrillo M et al. Cancer-associated myositis and anti-p155 autoantibody in a series of 85 patients with idiopathic inflammatory myopathy. Medicine (Baltimore) 2010; 89 (1): 47–52

[109] **Troyanov** Y, Targoff IN et al. Novel classification of idiopathic inflammatory myopathies based on overlap syndrome features and autoantibodies: analysis of 100 French Canadian patients. Medicine (Baltimore) 2005; 84(4): 231–249

[110] **van der Meulen** MF, Hoogendijk JE et al. Rimmed vacuoles and the added value of SMI-31 staining in diagnosing sporadic inclusion body myositis. Neuromuscul Disord 2001: 11(5): 447–451

[111] **van der Meulen** MF, Bronner IM et al. Polymyositis: an overdiagnosed entity. Neurology 2003; 61(3): 316–321

[112] **Vancsa** A, Csipo I et al. Characteristics of interstitial lung disease in SS-A positive/Jo-1 positive inflammatory myopathy patients. Rheumatol Int 2009; 29(9): 989–994

[113] **Vancsa** A, Gergely L et al. Myositis-specific and myositis-associated antibodies in overlap myositis in comparison to primary dermatopolymyositis: Relevance for clinical classification: retrospective study of 169 patients. Joint Bone Spine 2010; 77(2): 125–130

[114] **Vianna** MA, Borges CT et al. Myositis in mixed connective tissue disease: a unique syndrome characterized by immunohistopathologic elements of both polymyositis and dermatomyositis. Arq Neuropsiquiatr 2004; 62(4): 923–934

[115] **Walter** MC, Lochmuller H et al. High-dose immunoglobulin therapy in sporadic inclusion body myositis: a double-blind, placebo-controlled study. J Neurol 2000; 247(1): 22–28

[116] **Wang** DX, Shu XM et al. Intravenous immunoglobulin therapy in adult patients with polymyositis/dermatomyositis: a systematic literature review. Clin Rheumatol 2012; 31(5): 801–806

[117] **Yoshifuji** H, Fujii T et al. Anti-aminoacyl-tRNA synthetase antibodies in clinical course prediction of interstitial lung disease complicated with idiopathic inflammatory myopathies. Autoimmunity 2006; 39 (3): 233–241

9 Metabolische Myopathien

Marcus Deschauer, Stephan Zierz

9.1 Energiesubstrate und Stoffwechsellagen des Muskels

9.1.1 Stoffwechsellagen

Der Energiestoffwechsel des Muskels und seine Regulation weisen organspezifische Besonderheiten auf, die sich von denen anderer Organe und Gewebe deutlich unterscheiden. Hauptenergiequellen des Muskels sind Glukose und Fettsäuren. Unter besonderen Bedingungen können auch Ketonkörper und Proteine bzw. Aminosäuren vom Muskel in geringerem Ausmaß zur Energiegewinnung herangezogen werden. Glukose und Fettsäuren werden jedoch nicht konstant im gleichen Verhältnis abgebaut. Vielmehr unterliegt die Oxidation der energieliefernden Substrate einer komplizierten Regulation, die sich nach der jeweiligen Stoffwechselsituation richtet. Vereinfachend lassen sich 4 verschiedene Stoffwechsellagen definieren, die durch die Parameter Nahrungssituation (Resorptionsphase, Postresorptionsphase) und körperliche Leistungsanforderung (motorische Ruhe, motorische Belastung) bestimmt werden.

Die Kenntnis dieser durch die jeweilige Stoffwechsellage bedingten Energieversorgung des Muskels ist insbesondere für das Verständnis der Symptome metabolischer Myopathien unerlässlich.

9

▸ **Resorptionsphase.** In der Resorptionsphase, wenn aus dem Darm Glukose, Fettsäuren und Aminosäuren in das Blut gelangen, deckt der Skelettmuskel im Zustand motorischer Ruhe seinen Energiebedarf überwiegend aus der Oxidation von Glukose und in geringerem Ausmaß von Fettsäuren. Darüber hinaus wird Glukose unter der Wirkung von Insulin im Muskel als Glykogen gespeichert, was entscheidend zur Glukosehomöostase des Gesamtorganismus und zur Normalisierung des durch die Nahrungsaufnahme erhöhten Blutzuckerspiegels beiträgt. Weiterhin werden Aminosäuren im Muskel zu Proteinen polymerisiert. Fettsäuren werden zum überwiegenden Teil im Fettgewebe in Form von Triglyzeriden gespeichert. Eine histochemisch nachweisbare Fettspeicherung im Muskel deutet immer auf einen metabolischen Defekt im Muskel hin.

▸ **Postresorptionsphase.** In der Postresorptionsphase wird unter Ruhebedingungen ein Teil des Muskelproteins zu Aminosäuren hydrolysiert und in das Blut abgegeben, die dann in der Leber Substrate für die Glukoneogenese sind. Der Energiebedarf wird in dieser Stoffwechsellage hauptsächlich durch die Oxidation von Fettsäuren gedeckt. In länger anhaltenden Fastenperioden werden darüber hinaus auch Ketonkörper zur Deckung des Energiebedarfs herangezogen. Glykogen wird unter Ruhebedingungen in der Postresorptionsphase nicht angegriffen, sondern dient als Reservesubstrat für plötzlich einsetzende motorische Leistung.

▸ **Motorische Belastung.** Bei starker, schnell einsetzender motorischer Belastung wird die zum Auffüllen der Kreatinphosphatspeicher nötige Energie aus der Glykogenolyse und Glykolyse gewonnen. In Abhängigkeit von der Stärke der motorischen Beanspruchung sind die Glykogenspeicher nach wenigen Stunden erschöpft. Während dieser Zeit setzt durch die Wirkung von Adrenalin die Lipolyse im Fettgewebe ein und bei zunehmender arterieller Konzentration gelangen vermehrt Fettsäuren in den Muskel, die dort oxidiert werden. Dieser Prozess läuft nur langsam an, so dass insbesondere bei anhaltender leichterer Belastung mehr als 60 % des Energiebedarfs durch die Oxidation von Fettsäuren gedeckt werden. Der relative Anteil von Kohlenhydraten und Fettsäuren an der Energieversorgung des Muskels ist jedoch von der Intensität und Dauer der Belastung abhängig.

Das bei der Glukoseoxidation entstehende Laktat wird über ein Transportsystem in das Blut abgegeben und ist Substrat der Glukoneogenese in der Leber. Im Unterschied zum Skelettmuskel gibt der gesunde Herzmuskel niemals Laktat in das Blut ab.

▸ **Manifestation von Störungen.** Die spezifische Energieversorgung des Muskels während der verschiedenen Stoffwechsellagen ermöglicht es, dass bei metabolischen Myopathien die anamnestische Analyse des zeitlichen Auftretens von belastungsabhängigen Muskelsymptomen wie Myalgien, Krampi und Paresen häufig schon Hinweise auf den gestörten Stoffwechselweg gibt.

Merke

So manifestieren sich Defekte der Glykogenolyse und Glykolyse typischerweise durch eine Belastungsintoleranz während der Frühphase starker motorischer Belastung. Demgegenüber deuten Muskelbeschwerden, die erst nach mehrstündiger Belastung auftreten, auf einen Defekt der Fettsäureutilisation.

9.1.2 Hormonelle Regulation

In Abhängigkeit von den verschiedenen Stoffwechsellagen wird der Metabolismus der einzelnen Organe durch das Zusammenspiel verschiedener Hormone in unterschiedlicher Weise reguliert. Im Folgenden werden einige Effekte der wichtigsten Hormone auf den Energiestoffwechsel des Muskels dargestellt:

- *Insulin:* Die Insulinwirkung auf den Muskel umfasst sowohl die intrazelluläre Substrataufnahme als auch Änderungen verschiedener Enzymaktivitäten des Energiestoffwechsels. So aktiviert Insulin die Aufnahme von Glukose und Aminosäuren und hemmt die Freisetzung von Aminosäuren. Die Glykogensynthase wird durch Insulin aktiviert, die reziproke Reaktion der Glykogenphosphorylase dagegen gehemmt. Die Aktivitäten der Phosphofruktokinase und Pyruvatkinase werden erhöht, die Proteolyse wird verringert und die Proteosynthese gesteigert.
- *Glukagon* steigert im Muskel die Proteolyse, hat aber im Unterschied zur Leber keinen quantitativ bedeutenden Einfluss auf den Glykogenabbau und die Glykolyse im Muskel.
- *Katecholamine* und insbesondere Adrenalin steigern im Muskel den Glykogenabbau und hemmen die Proteolyse.
- *Glukokortikoide* hemmen die intrazelluläre Glukoseaufnahme im Muskel und steigern die Proteolyse.
- *Somatotropin* steigert im Muskel die Aminosäureaufnahme und die Proteosynthese.
- *Thyroxin* steigert die Sauerstoffaufnahme, die Lipolyse und die Proteinsynthese.

9.1.3 Einfluss der Innervation

Die Regulation des Energiestoffwechsels umfasst nicht nur die kurzfristige Anpassung an verschiedene physiologische Situationen, sondern auch eine langfristige Anpassung des Stoffwechsels an topologisch-anatomisch vorgegebene Anforderungen wie phasische und tonische Muskelarbeit. Dabei scheint den Nerven und ihrem Innervationsmuster eine wesentliche Bedeutung zuzukommen.

Merke

Die trophischen Effekte der Nerven auf den Muskel beschränken sich nicht nur auf Hypertrophie bei vermehrter Beanspruchung und Atrophie bei mangelnder Innervation, sondern kontrollieren auch die Expression des Phänotyps der Typ-I- und Typ-II-Fasern.

Typ-I- und Typ-II-Fasern unterscheiden sich nicht nur in ihren histologischen elektrophysiologischen Eigenschaften, sondern weisen auch metabolische Unterschiede auf:

- So haben Typ-I-Fasern eine hohe oxidative Kapazität mit hohen Aktivitäten der Enzyme des Krebs-Zyklus, der Fettsäureoxidation und der mitochondrialen Atmungskette, während die glykolytische Kapazität niedrig ist.
- Typ-II-Fasern haben dagegen eine geringere oxidative und höhere glykolytische Kapazität.

Wenn tierexperimentell die Nerven zu roten (Typ I) und weißen (Typ II) Muskelgruppen durchtrennt werden und mit den jeweils anderen Muskeln wieder zur Innervation gebracht werden oder wenn die jeweils typischen Entladungsmuster von Nerven langsam-tonisch (Typ I) und schnell-phasisch (Typ II) kontrahierender Muskeln durch exogene Dauerstimulation verändert werden, dann ändern auch die Muskelfasern ihren Phänotyp.

9.2 Glykogenosen

9.2.1 Biochemische Grundlagen

Der Transport von Glukose in den Muskel folgt einem Konzentrationsgefälle vom Blut zum Zytoplasma. Die limitierende Transportrate wird durch Insulin und andere Faktoren wie körperliche Anstrengung und Hypoxie stimuliert, wobei die molekularen Mechanismen noch nicht im Detail aufgeklärt sind. Im Zytosol kann Glukose als Glykogen gespeichert oder direkt in die Glykolyse eingeschleust werden.

Glykogen

► **Glykogenose.** Glykogen, die Speicherform von Glukose, lässt sich elektronenmikroskopisch als zytoplasmatische Granula darstellen. Bei Defekten des Glykogenstoffwechsels und bei einigen Defekten der Glykolyse kommt es zur Glykogenose: Glykogen wird exzessiv angehäuft, was sich auch lichtmikroskopisch in der PAS-Färbung histochemisch nachweisen lässt.

► **Glykogensynthese.** Die Synthese von Glykogen aus Glukose erfolgt über die Zwischenstufen Glucose-6-Phosphat und Glucose-1-Phosphat. Nach Aktivierung zu UDP-Glucose-1-Phosphat katalysiert die Glykogensynthase die Polymerisation der Glukoseeinheiten in α-1,4-glykosidischer Bindung. Durch die Amylotransglukosidase (Verzweigungsenzym, Branching-Enzym) werden buschartige Verzweigungen gebildet, die mit α-1,6-glykosidischer Bindung an der Glykogenkette ansetzen (► Abb. 9.1). Zum Start der Glykogensynthese ist das Enzym Glykogenin notwendig, denn die Glykogensynthase kann nur arbeiten, wenn bereits eine kurze Glykogenkette vorhanden ist.

► **Glykogenabbau.** Der Glykogenabbau beginnt mit der Glykogenphosphorylase-Reaktion, bei der Glukoseeinheiten aus der 1,4-glykosidischen Bindung in Form von Glucose-1-Phosphat abgespalten werden. Bei Glykogenresten mit 4 Glukoseeinheiten, die von 1,6-Verzweigungen ausgehen, werden 3 Glukoseeinheiten durch die 1,4-1,4-Glucantransferase in 1,4-Bindung auf das Ende einer anderen Glykogenkette übertragen. Die verbleibende 1,6-gebundene Glukoseeinheit wird durch die Amylo-1,6-Glukosidase (Entzweigungsenzym, Debranching-Enzym) als freie

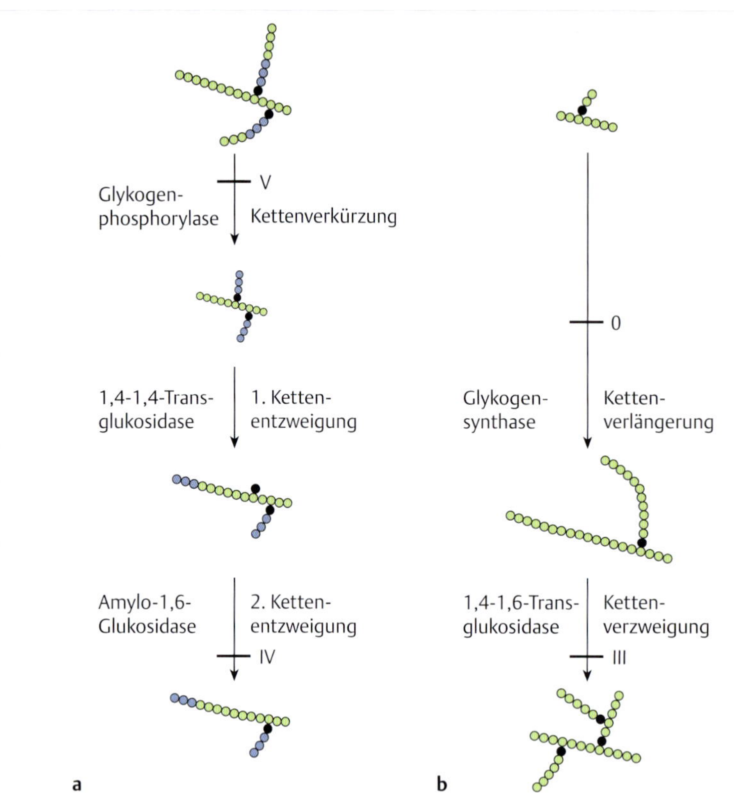

Abb. 9.1 Schematische Darstellung des Glykogenabbaus und der Glykogensynthese. Die römischen Ziffern bezeichnen die Glykogenspeichererkrankungen; ○○, ○○, ○● = α-1,4-glykosidische Bindung, ●○ = α-1,6-glykosidische Bindung [51].
a Glykogenabbau.
b Glykogensynthese.

Glukose abgespalten. Hauptprodukt des Glykogenabbaus im Muskel ist somit Glucose-1-Phosphat und in geringerer Menge auch freie Glukose. Da der Muskel keine Glucose-6-Phosphatase besitzt, kann aus dem Glucose-6-Phosphat, das aus dem Glucose-1-Phosphat isomerisiert wird, keine freie Glukose gewonnen werden. Glucose-6-Phosphat wird deshalb im Muskel direkt in die Glykolyse eingeschleust.

▸ **Hormonelle Regulierung.** Wie in der Leber werden auch im Muskel die Glykogensynthese und der Glykogenabbau reziprok reguliert, wobei unter hormonellem Einfluss die Glykogensynthase und die Glykogenphosphorylase durch Phosphorylierung und Dephosphorylierung interkonvertiert werden, d. h. durch chemische Modifikation von einer enzymatisch aktiven Form in eine inaktive Form und umgekehrt, überführt werden. So ist die Glykogenphosphorylase-a die aktive phosphorylierte Form der Phosphorylase, die b-Form die dephosphorylierte inaktive Form. Im Muskel ist Kalzium ein entscheidendes Signal für den Glykogenabbau. Im Unterschied zur Leber stimuliert das bei der Kontraktion aus dem sarkoplasmatischen Retikulum freigesetzte Kalzium direkt die Phosphorylasekinase, die die Glykogenphosphorylase phosphoryliert und somit in die aktive a-Form interkonvertiert.

▸ **Hydrolytischer Abbau.** Neben dem hormonell regulierten Phosphorylaseweg des Glykogenabbaus existiert auch ein hydrolytischer Abbau des Glykogens durch eine lysosomale Alpha-Glukosidase (saure Maltase), die ein pH-Optimum bei etwa pH 4 aufweist. Dieser Abbauweg wird nicht durch Hormone des Energiestoffwechsels reguliert, sondern ist Teil des lysosomalen Stoffwechsels, der den Abbau verschiedener Zellbestandteile umfasst. Wie andere zytoplasmatische Bestandteile kann auch Glykogen in die Lysosomen aufgenommen werden. Die lysosomale Alpha-Glukosidase setzt sowohl aus Glykogen als auch aus Oligosacchariden und Maltose Glukose frei. Quantitativ steht dieser Abbauweg weit hinter dem Phosphorylaseweg zurück und dient nicht primär der Energiegewinnung. Bei einem Mangel an saurer Maltase (Glykogenose Typ II Pompe) kommt es zu einer exzessiven Akkumulation von Glykogen in den Lysosomen, während das zytosolische Glykogen in normaler Menge vorliegt und normal von der Phosphorylase abgebaut werden kann.

Glykolyse

Das beim Abbau von Glykogen durch die Phosphorylase entstehende Glucose-1-Phosphat wird durch die Phosphoglukomutase in Glucose-6-Phosphat umgewandelt. Die aus dem Blut und zu geringerem Anteil aus dem Glykogenabbau stammende Glukose wird durch die Hexokinase zu Glucose-6-Phosphat phosphoryliert. Glucose-6-Phosphat wird im Muskel sowie in anderen Geweben in

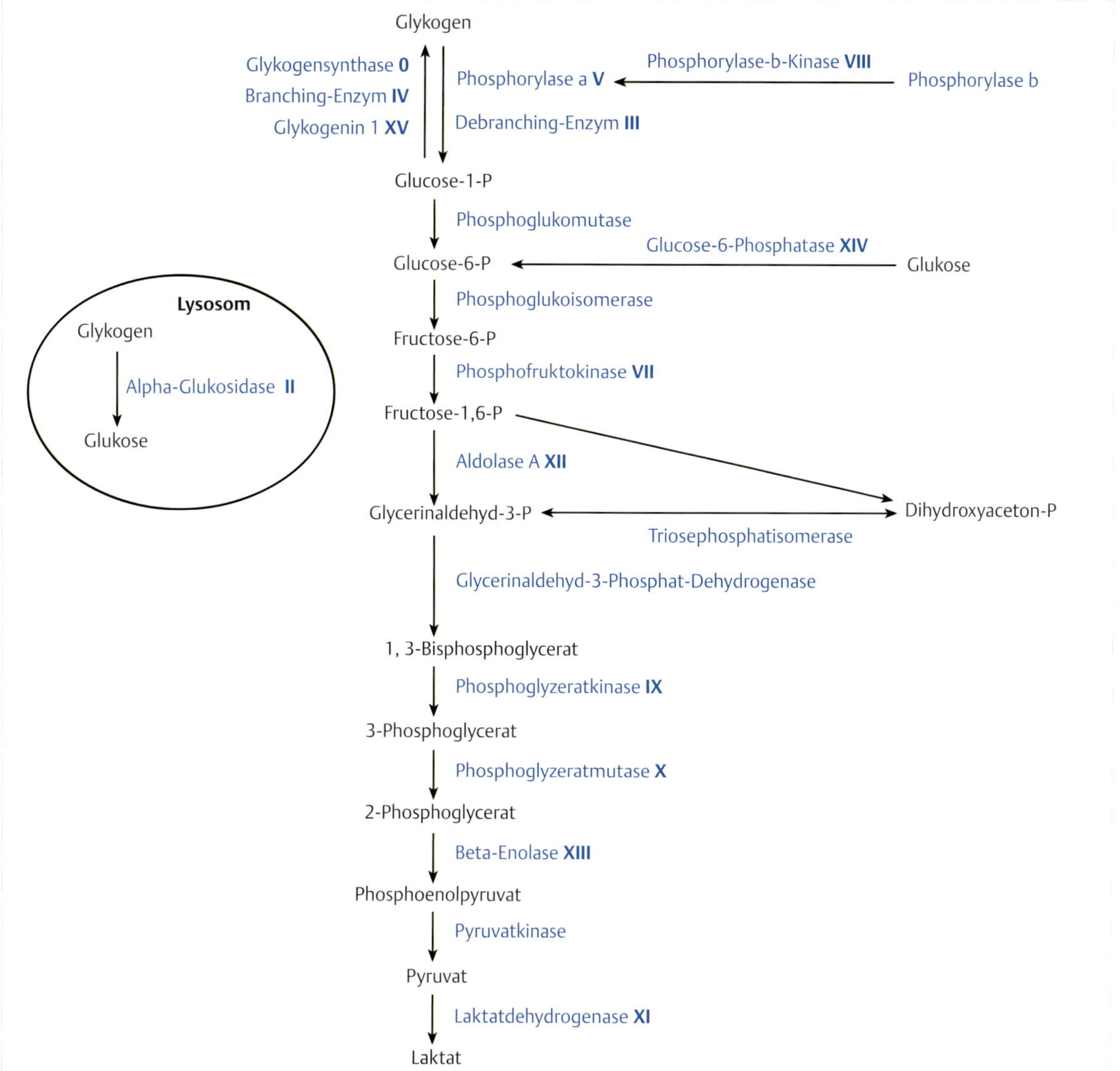

Abb. 9.2 Schematische Darstellung der Glykolyse. Es sind die einzelnen Metaboliten sowie in kursiver Schrift die an den jeweiligen Reaktionen beteiligten Enzyme aufgeführt. Bekannte Enzymdefekte der Glykolyse im menschlichen Muskel sind mit römischen Ziffern gekennzeichnet.

der Glykolyse unter Energiegewinn zu Pyruvat abgebaut (▶ Abb. 9.2).

▶ **Regulierung.** Neben einzelnen Metaboliten der Glykolyse, die autoregulatorisch einzelne Reaktionsschritte beeinflussen, spielen die *Adenosinphosphate*, anorganisches *Phosphat* und *Ammoniak* als externe Regulatoren eine bedeutende Rolle bei der Kontrolle der Geschwindigkeit des gesamten Stoffwechselweges.

- Anorganisches Phosphat aktiviert die Glykogenphosphorylase, die Hexokinase und die Phosphofruktokinase.
- AMP aktiviert ebenfalls die Glykogenphosphorylase und Phosphofruktokinase; ADP stimuliert die Pyruvatkinase; ATP dagegen hemmt die Glykogenphosphorylase, die Phosphofruktokinase und Pyruvatkinase.
- Ammoniak stimuliert die Phosphofruktokinase.

Die Konzentrationen der Adenosinphosphate und des Ammoniaks wiederum werden in Abhängigkeit vom Energiebedarf und Energieverbrauch des Muskels durch die Reaktionen der Adenylatdeaminase, der Adenylatkinase und der Creatinkinase beeinflusst (s. unten).

Tab. 9.1 Glykogenosen mit muskulärer Manifestation.

biochemischer Defekt	Phänotyp			Myohistologie
	Belastungsintoleranz	permanente Muskelschwäche	Lebermitbeteiligung	
Glykogensynthase (0)	+		+	Glykogenmangel
Alpha-Glukosidase (II)		+		Vakuolen mit Glykogen
Debranching-Enzym (III)		+	+	Polyglukosankörper
Branching-Enzym (IV)		+	+	Polyglukosankörper
Myophosphorylase (V)	+	(+)		Glykogenspeicherung subsarkolemmal
Phosphofruktokinase (VII)	+			Glykogenspeicherung + Polyglukosankörper
Phosphorylase-B-Kinase (VIII)	+		+	Glykogenspeicherung subsarkolemmal
Phosphoglyzeratkinase (IX)	+			Glykogenspeicherung diffus
Phosphoglyzeratmutase (X)	+			kaum Glykogenspeicherung, tubuläre Aggregate
Laktatdehydrogenase (XI)	+			normal
Aldolase-A (XII)	+			normal
Beta-Enolase (XIII)	+			Glykogenspeicherung subsarkolemmal
Phosphoglukomutase (XIV)	+	+		Glykogenspeicherung diffus
Glykogenin 1 (XV)		+		Glykogenmangel

Glukoneogenese im Muskel

Es gilt seit langem als gesichert, dass im Skelettmuskel unter normalen Bedingungen keine Glukoneogenese stattfindet. Glukose wird entweder als Glykogen gespeichert oder zu Laktat abgebaut. Laktat wird vom Muskel in das Blut abgegeben und von der Leber zur Glukoneogenese aufgenommen (Cori-Zyklus). Es ist jedoch umstritten, ob im menschlichen Skelettmuskel, insbesondere in Typ-II-Fasern nach maximaler Belastung, bei erschöpftem Glykogenspeicher und erhöhtem Laktatblutspiegel auch Glukoneogenese und Glykogensynthese aus Laktat stattfinden kann. Die Schlüsselenzyme der Glukoneogenese (Fruktosebisphosphatase, Phosphoenolpyruvat-Carboxykinase und Pyruvatcarboxylase) scheinen dazu im Muskel in ausreichender Aktivität vorhanden zu sein.

9.2.2 Krankheitsbilder

Einleitung, Klassifikation

Merke

Eine Beeinträchtigung des Glykogen- oder Glukosemetabolismus im Skelettmuskel führt zu Glykogenosen, die persistente und progrediente Paresen oder belastungsinduzierte Myalgien und Paresen verursachen.

Entsprechend dem zugrunde liegenden Enzymdefekt lassen sich verschiedene Typen der Glykogenosen unterscheiden, die auch eine unterschiedliche Organbeteiligung aufweisen. Grundsätzlich werden eine *lysosomale Glykogenose* (Saure-Maltase-Mangel) von *nicht lysosomalen Glykogenosen* mit Defekten des Glykogenaufbaus, des Glykogenabbaus und der Glykolyse unterschieden. Die einzelnen Enzymdefekte sind in ▸ Tab. 9.1 dargestellt.

Bei 14 der 16 derzeit bekannten Glykogenosen kann sich eine *muskuläre Symptomatik* finden. Die Muskelbeteiligung kann sich in persistierenden und progredienten Paresen äußern (Typ II, III, IV, XII, XV), in anderen Fällen aber auch durch transiente und belastungsabhängige Beschwerden (Typ 0, V, VII, VIII, IX, X, XI, XIII, XIV) gekennzeichnet sein. Die Ausprägung dieser unterschiedlichen Symptomatik ist von dem jeweils gestörten Teilschritt der Glykogenolyse bzw. Glykolyse, der enzymatischen Restaktivität, der Ausbildung gewebespezifischer Isoenzyme sowie der physikochemischen Eigenschaften des mutierten Enzyms abhängig.

Fast alle Glykogenosen werden *autosomal-rezessiv vererbt* (Ausnahmenen: Typ VIII teilweise und Typ IX X-chromosomal-rezessiv). Die beiden häufigsten Glykogenosen, die sich mit muskulären Symptomen zeigen, sind der Saure-Maltase-Mangel und der Myophosphorylasemangel. Bei manchen Patienten mit einer muskulären Glykogenose gelingt es derzeit trotz umfangreichen biochemischen Analysen nicht, den Defekt zu identifizieren.

Saure-Maltase-Mangel (Alpha-Glukosidasemangel; Glykogenose Typ II, Pompe-Erkrankung)

Ätiologie, Pathogenese

▸ **Ätiologie.** Die Erkrankung beruht auf dem Fehlen der sauren Maltase (α-1,4-Glukosidase), ein in den Lysosomen lokalisiertes Enzym, das Glukose aus Maltose, Oligosacchariden und Glykogen freisetzt. Das die α-1,4- und α-1,6-Bindungen hydrolysierende Enzym ist bei pH 4–5 optimal aktiv. Aufgrund des Enzymdefekts resultiert eine vorwiegend intralysosomale Glykogenspeicherung im Skelettmuskel, Herz sowie zentralen und peripheren Nervensystem.

▸ **Muskelbeteiligung.** Die Muskelbeteiligung in Form von progredienten Paresen beruht im Unterschied zu den nicht lysosomalen Glykogenosen nicht auf einer primär eingeschränkten Energiegewinnung des Muskels, sondern wohl eher auf einer morphologischen Schädigung der Muskelfaser. Diese wird möglicherweise durch die Verdrängung von Myofibrillen und Organellen infolge der Akkumulation von Glykogen, sauren Muzinen und Glykolipiden verursacht.

▸ **Krankheitsformen.** Der autosomal-rezessiv erbliche Saure-Maltase-Mangel weist neben den verschiedenen phänotypischen Varianten auch biochemische und genetische Unterschiede auf. Es werden zwei Krankheitsformen unterschieden:

- klassische Pompe-Erkrankung im Säuglingsalter
- sich spät manifestierender Typ (infantil-juveniler oder adulter Typ)

Klinik

▸ **Klassische Pompe-Erkrankung.** Der eigentliche Morbus Pompe [84] oder Pompe-Putschar [88] manifestiert sich in den ersten Lebensmonaten und führt in der Regel durch kardiale oder respiratorische Störungen während der ersten 2 Lebensjahre zum Tod. Die Säuglinge zeigen eine rasch progrediente Schwäche und Hypotonie sowie eine Vergrößerung des Herzens, der Leber und der Zunge. Das EKG und das Echokardiogramm sind pathologisch. Mikroskopisch lässt sich die Glykogenspeicherung nicht nur in den genannten Organen, sondern zusätzlich auch im zentralen und peripheren Nervensystem, in der Niere, in glatten Muskelzellen, Endothelzellen, Lymphozyten und im Auge nachweisen. Der Enzymmangel wurde in Muskel, Leber, Herz, Leukozyten und Fibroblasten gefunden.

▸ **Sich spät manifestierender Typ (Late-Onset-Typ).** Dieser Typ hat einen sehr variablen Erkrankungsbeginn, der vom frühen Kindesalter bis ins späte Erwachsenenalter reicht.

▸ **Infantil-juveniler Typ.** Bei frühem Beginn sind die motorische Entwicklung sowie das Erlernen des Stehens und Gehens verzögert. Die Myopathie weist meistens einen proximalen Schwerpunkt auf und kann, wenn Wadenhypertrophien bestehen, leicht mit der spinalen Muskelatrophie vom Typ Kugelberg-Welander oder mit einer progressiven Muskeldystrophie verwechselt werden. Eine Beteiligung der Atemmuskulatur, insbesondere des Zwerchfells, kommt häufig vor. Nur selten beobachtet man eine Vergrößerung von Leber, Herz oder Zunge. Das Nervensystem ist klinisch nicht beteiligt, allerdings ist das Auftreten von Subarachnoidalblutungen in einer Familie und der autoptische Nachweis von Speichermaterial in den glatten Muskelzellen der zerebralen Arterien beschrieben worden [65]. Eine Affektion der glatten Muskulatur kann auch die Stuhlinkontinenz erklären, unter der manche Patienten leiden.

▸ **Adulter Typ.** Bei adulter Erstmanifestation sind Herz und Leber nicht betroffen. Klinisch handelt es sich um eine proximal betonte Myopathie, die typischerweise einzelne Muskeln besonders befällt, z. B. die Adduktoren der Oberschenkel und den M. biceps brachii. Neben der Schwäche ist in der Regel auch eine Atrophie vorhanden. Selektive Hypertrophien lassen sich häufig feststellen. Die Stammmuskulatur ist oft (▸ Abb. 9.3, ▸ Abb. 9.3a), die distalen Extremitätenmuskeln sind seltener alteriert. Bei ca. einem Drittel der Patienten steht die Ateminsuffizienz ganz im Vordergrund des klinischen Bildes (▸ Abb. 9.3, ▸ Abb. 9.3b). Diese Patienten klagen unter anderem über Insomnie, besonders Durchschlafstörungen, nächtliche Kopfschmerzen, nächtliche Hyperhidrose, abnorme Schläfrigkeit und Nausea. In der Lungenfunktionsuntersuchung ist die Vitalkapazität als Zeichen der Zwerchfellschwäche vor allem im Liegen vermindert.

Diagnostik

▸ **Labor.** In fast allen Fällen sind die muskulären Serumenzyme und die Aspartat-Aminotransferase erhöht. Die Enzymerhöhungen sind bei den Säuglingen mit der klassischen Pompe-Erkrankung am stärksten ausgeprägt.

▸ **Elektrophysiologie.** Elektromyografisch sind myopathische Veränderungen festzustellen. Bei Adoleszenten und Erwachsenen muss länger nach diesen Anomalien gesucht werden, da verschiedene Muskeln normale Erregungsmuster zeigen. Zusätzlich findet sich eine starke Einstichaktivität und Irritabilität bei Bewegungen der Nadelelektrode. Myotone Entladungssalven, die wiederum bei jüngeren Patienten leichter als bei älteren nachzuweisen sind, finden sich besonders in der Stammmuskulatur, klinisch ist aber keine Myotonie vorhanden. In Ruhe werden Fibrillationspotenziale, positive Wellen und repetitive Entladungssalven registriert.

▸ **Muskelbiopsie.** Bioptisch-histologisch findet sich eine vakuoläre Myopathie mit PAS-positivem Vakuoleninhalt. Betroffene Muskelfasern weisen eine erhöhte Aktivität der sauren Phosphatase als Hinweis auf eine lysosomale Störung auf (▸ Abb. 9.3, ▸ Abb. 9.3c). Elektronenmikroskopisch sind eine lysosomale und extralysosomale Glykogenspeicherung nachweisbar, die bei den frühinfantilen Fällen stärker ausgeprägt ist als bei den anderen Formen. Von der vakuolären Degeneration sind beide Fasertypen betroffen. In fortgeschrittenen Stadien findet man häufig auch atrophische Muskelfasern, die gruppiert neben mäßig hypertrophierten Muskelfasern auftreten kön-

9

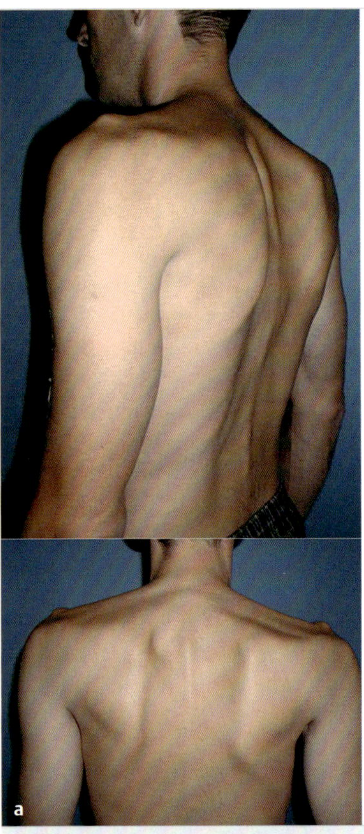

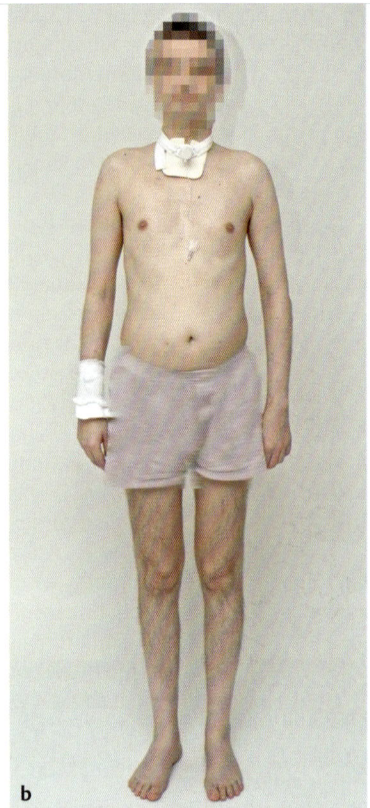

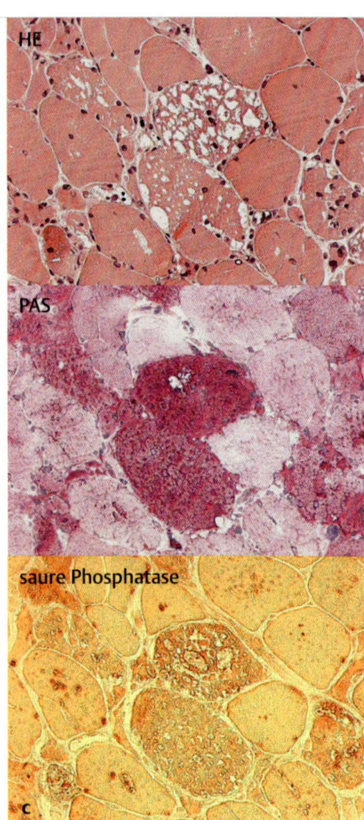

Abb. 9.3 Late-onset-Typ M. Pompe.
a Patient mit axialer Schwäche und paravertebraler Atrophie sowie Scapula alta.
b Patient mit im Vordergrund stehender respiratorischer Insuffizienz.
c Myohistologische Veränderungen: In der HE-Färbung Fasern mit Vakuolen, die in der PAS-Färbung eine Glykogenspeicherung zeigen und in der Saure-Phosphatase-Färbung eine vermehrte Aktivität.

nen. Bei den chronischen Verläufen ist eine deutliche Bindegewebeproliferation zu beobachten. In Einzelfällen finden sich elektronenmikroskopisch Riesenmitochondrien mit kristallinen Einschlüssen.

▸ **Enzymmangelnachweis.** Der biochemische Nachweis des Alpha-Glukosidase- bzw. Saure-Maltase-Mangels ist für die exakte Diagnose notwendig, da klinische, myopathologische und elektromyografische Befunde nicht spezifisch sind. Üblicherweise werden der Muskel, kultivierte Fibroblasten oder Lymphozyten untersucht. Die Identifizierung von heterozygoten Anlageträgern gelingt ebenfalls durch die Untersuchung dieser Gewebe bzw. Zelltypen. Auch Muskeln mit normaler Kraft und normalem Glykogengehalt zeigen den Enzymdefekt. Es gelingt aber auch den Enzymmangel im Trockenblut (Guthrie-Karte) nachzuweisen [62], so dass sich dieser einfache Test als erste Screeningmethode durchgesetzt hat. Bei der infantilen Form besteht auch im Herzmuskel ein Enzymmangel. Eine pränatale Diagnostik des Enzymdefekts ist durch Chorionzottenbiopsie oder Amniozentese möglich.

▸ **Molekulargenetik.** Der Enzymmangel wird autosomal-rezessiv vererbt. Bei der juvenilen und der adulten Form des Alpha-Glukosidasemangels findet sich in 90 % der Fälle auf einem Allel eine Splice-Site-Mutation IVS 1–13T > G, die eine gewisse Restaktivität des Enzyms zulässt. Darüber hinaus sind über 200 seltene Mutationen beschrieben worden [47].

Merke

Diagnosesicherung

Auch angesichts der hohen Kosten einer Enzymersatztherapie sollte die Diagnose durch zwei verschiedene Untersuchungsmethoden gesichert werden. Entweder sollte der Enzymmangel in unterschiedlichen Geweben nachgewiesen werden (z. B. Blut und Muskel) oder aber eine molekulargenetische Bestätigung des Alpha-Glukosidasemangels erfolgen [121].

Differenzialdiagnostik

Die proximal betonte Myopathie im Erwachsenenalter sowie das Vorkommen von Wadenhypertrophien beim infantil-juvenilen Typ müssen differenzialdiagnostisch an eine Muskeldystrophie vom Gliedergürteltyp denken lassen. Der elektrophysiologische Nachweis von Fibrillationspotenzialen und die gelegentlich in fortgeschrittenen Fällen zu beobachtenden Muskelfaseratrophien können leicht zur Fehldiagnose einer *spinalen Muskelatrophie vom Typ Kugelberg-Welander* führen. Eine weitere Differenzialdiagnose ist aufgrund des EMG-Befundes (Kombination myopathischer Zeichen mit „Denervationselementen") und der meist erhöhten Serumenzyme eine *Polymyositis* oder *Einschlusskörpermyositis*.

Eine seltene Differenzialdiagnose ist die als *Danon-Erkrankung* bezeichnete lysosomale Glykogenspeicherung mit biochemisch normaler Alpha-Glukosidaseaktivität, bei der es auch zu einer schweren Kardiomyopathie und mentaler Retardierung kommen kann [27]. Der Danon-Erkrankung liegen Mutationen im X-chromosomal gelegenen LAMP-2-Gen zugrunde, das für ein lysosomales Protein kodiert (lysosomal assoziiertes Membral-Protein 2) [73].

Mangel des Glykogen-Entzweigungsenzyms Amylo-1,6-Glukosidase (Glykogenose Typ III, Cori-Forbes-Erkrankung)

Ätiologie, Pathogenese

Die autosomal-rezessiv erbliche Typ-III-Glykogenose mit Schwerpunkt des Speicherprozesses in der Leber und der Skelettmuskulatur hat eine günstigere Prognose als die Pompe-Krankheit und ist wesentlich seltener als diese. Sie beruht auf dem Mangel bzw. Fehlen des Entzweigungsenzyms (Debranching-Enzyms), wodurch nur noch die Außenketten des Glykogens abgebaut werden können (▶ Abb. 9.1).

Daraus resultiert eine Ablagerung von sehr hochmolekularem, verzweigtem Glykogen. Das Enzym ist ein monomeres Protein, das zwei Enzymaktivitäten aufweist: eine α-1,4-Glukotransferase-Aktivität und eine Amylo-1,6-Glukosidase-Aktivität. Biochemisch werden 4 Subgruppen unterteilt:

- *Typ IIIa:* fehlende Aktivität der α-1,4-Glukotransferase und der Amylo-1,6-Glukosidase in Muskel und Leber
- *Typ IIIb:* Mangel beider Enzymaktivitäten in der Leber
- *Typ IIIc:* Mangel beider Enzymaktivitäten im Muskel
- *Typ IIId:* Mangel der Transferaseaktivität bei normaler Glukosidaseaktivität in Muskel und Leber

Klinik

▶ **Charakteristika.** Die klinische Manifestation ist variabel. Meist beginnt die Erkrankung bereits in der frühen Kindheit, seltener auch erst im Erwachsenenalter. Eine Hepatomegalie, die sich während der Adoleszenz zurückbilden kann, eine retardierte motorische Entwicklung, Hypoglykämien, erhöhte Leberenzyme und eine Ketose stehen im Vordergrund der Erkrankung.

▶ **Muskulatur.** Bei einigen Patienten ist die Muskulatur (ggf. neben der Leber) von dem Speicherprozess so stark betroffen, dass eine progrediente Myopathie mit proximal, seltener distal betonter Schwäche und Atrophie, gelegentlich auch Hypotonie oder eine Belastungsintoleranz resultiert. Einige Fälle bieten nicht ein ausgesprochenes Myopathiebild, sondern lediglich eine leichte generalisierte Schwäche oder nur eine allgemeine muskuläre Hypotonie. Eine langsam progrediente, im Erwachsenenalter einsetzende Schwäche und Atrophie der distalen Extremitätenabschnitte mit verlangsamter Nervenleitgeschwindigkeit sowie einem gemischten EMG-Muster sind bekannt [24].

Diagnostik

▶ **Labor.** Die Creatinkinase ist bei allen Patienten mit Myopathie erhöht.

▶ **Elektrophysiologie.** Elektromyografisch finden sich myopathische Veränderungen. Ferner wurden eine gesteigerte Einstichaktivität sowie das Vorkommen von Fibrillationspotenzialen, positiven Wellen und pseudomyotonen Entladungen beschrieben. Die Nervenleitgeschwindigkeiten sind häufig verlängert.

▶ **Ischämietest.** Hier fehlt der Laktatanstieg, oder er ist unter der Norm. Nach Adrenalin- und Glukagoninjektionen steigt der Blutzucker trotz der dadurch stimulierten Leber- und Muskelphosphorylase wegen des enzymatischen Defekts im Glykogenabbau nicht bzw. nur vermindert an.

▶ **Biopsie.** In der Muskelbiopsie findet sich eine vakuoläre Myopathie mit PAS-positivem Inhalt. Der Glykogengehalt des Muskels ist erhöht, wobei die Speicherung eines abnorm strukturierten, kurzkettigen Glykogens charakteristisch ist. Das Glykogen kann nicht durch Diastase abgebaut werden. Diese Glykogenablagerungen bezeichnet man auch als *Polyglukosankörper*, die sich nicht nur bei der Glykogenose Typ III, sondern auch bei Typ IV finden. Die Sicherung der Diagnose erfolgt durch den Nachweis des Enzymdefekts im Muskel und ggf. auch in der Leber.

▶ **Molekulargenetik.** Die molekulare Ursache der unterschiedlichen Typen ist noch nicht vollständig vestanden. Bei den Typen IIIa und IIIb wurden über 50 Mutationen im Debranching-Enzym-Gen (AGL-Gen) identifiziert, nicht aber beim rein muskulären Typ IIIc.

Differenzialdiagnostik

Häufig werden diese Erkrankungen zunächst als progressive Muskeldystrophie oder spinale Muskelatrophie angesehen, zumal bei adulter Manifestation die Leberaffektion klinisch völlig in den Hintergrund tritt bzw. nicht vorhanden ist.

Distal betonte Paresen und Atrophien sowie das elektromyografische Mischmuster lassen an eine distale spinale Muskelatrophie denken.

Mangel des Glykogen-Verzweigungsenzyms Amylo-1,4–1,6- Transglukosidase (Glykogenose Typ IV, Anderson-Erkrankung)

Ätiologie, Pathogenese

Die auf dem Mangel an Amylo-1,4–1,6-Transglukosidase beruhende Glykogenspeicherkrankheit Typ IV ist eine sehr seltene Erkrankung mit autosomal-rezessivem Erbgang. Bei diesem Enzymdefekt ist der Aufbau des Glykogenmoleküls gestört, da im letzten Schritt der Glykogensynthese die Verzweigungen an den 1,6-glykosidischen Bindungen nicht gebildet werden (▶ Abb. 9.1), weshalb dieser Defekt auch als Branching-Enzym-Mangel bezeichnet wird.

Klinik

9

Klinisch stehen bei kongenitaler oder im frühen Kindesalter auftretender Erkrankung die Hepatosplenomegalie und nachfolgende Leberzirrhose mit portaler Hypertension und Aszites im Vordergrund. Bei ca. 25–50 % der Fälle ist die Muskulatur beteiligt, und es können neuromuskuläre Syndrome resultieren ([66], [95]). Die Kinder entwickeln sich schlecht, sie sind hypoton, schwach und zeigen eine Muskelatrophie und Hyporeflexie. Das Zentralnervensystem kann zusätzlich betroffen sein. Die Prognose der Erkrankung ist äußerst ungünstig. Bei später Manifestation spricht man von adulter Polyglukosankörper-Erkrankung, die durch Affektion des oberen und unteren Motoneurons, sensible Polyneuropathie, Blasenstörung und Demenz charakterisiert ist.

Diagnostik

▶ **Labor.** Der Glukosetoleranztest und der Anstieg des Blutzuckers nach Injektion von Glukagon oder Noradrenalin sind normal. Die Creatinkinase im Serum ist immer erhöht.

▶ **Biopsie.** In der HE-Färbung der Muskelbiopsie ist basophiles Speichermaterial nachweisbar, das sich auch stark mit PAS und Alzian-Blau anfärbt. Es handelt sich um atypische Polysaccharide, die diastaseverdauresistent sind und sich auch in Haut, Leber, Herz und ZNS finden. Man spricht von Polyglukosankörpern.

▶ **Molekulargenetik.** Mehrere Mutationen im Gen der Amylo-1,4–1,6-Transglukosidase sind identifiziert worden.

Myophosphorylasemangel (Glykogenose Typ V, McArdle-Erkrankung)

Ätiologie

Nach der Erstbeschreibung dieser Erkrankung durch McArdle (1951) ist es später Schmid und Mahler (1959) sowie Mommaerts et al. (1959) gelungen, den ursächlichen Phosphorylasemangel im Muskel aufzudecken ([64], [69], [94]). Dieser Enzymdefekt führt zur fehlenden Abspaltung der Glukosemoleküle von den Außenketten des Glykogens (▶ Abb. 9.2). Es existieren 3 Isoenzyme der Phosphorylase. Das muskelspezifische Gen liegt auf Chromosom 11, das des Leberisoenzyms auf Chromosom 14 und das des im Gehirn vorkommenden Isoenzyms auf Chromosom 10.

Klinik

▶ **Manifestation.** Die Erkrankung manifestiert sich während der Kindheit oder Adoleszenz (85 % vor dem 15. Lebensjahr; ▶ Abb. 9.4 ▶ Abb. 9.4a) und nur selten im Erwachsenenalter. Eine kongenitale Myopathie durch Phosphorylasemangel [23] und eine Spätmanifestation mit 74 Jahren sind bekannt [86]. Männer sind häufiger betroffen als Frauen (2,4:1).

▶ **Charakteristika.** Die klinischen Charakteristika sind belastungsinduzierte Muskelschmerzen, Schwäche, Muskelsteife und Kontrakturen, die in Ruhe rasch reversibel sind (▶ Tab. 9.2).

Tab. 9.2 Häufigkeit der klinischen Symptome bei Patienten mit Myophosphorylasemangel (nach DiMauro u. Bresolin 1986, DiMauro u. Tsujino 1994, Mattle u. Jerusalem 1977 [63]).

Symptome	Häufigkeit [%]
Manifestationsalter	85
• < 15. Lebensjahr	
• 15.–30. Lebensjahr	9
• > 30. Lebensjahr	6
positive Familienanamnese	53
belastungsinduzierte Symptome	98
• Steifigkeit oder Kontrakturen	
• Muskelschwäche	98
• Myalgien	94
• Muskelschwellung	23
Myoglobinurie	50
Myoglobinurie mit Nierenversagen	27
persistierende Muskelschwäche	28
Atrophien	12
Second-Wind-Phänomen	48

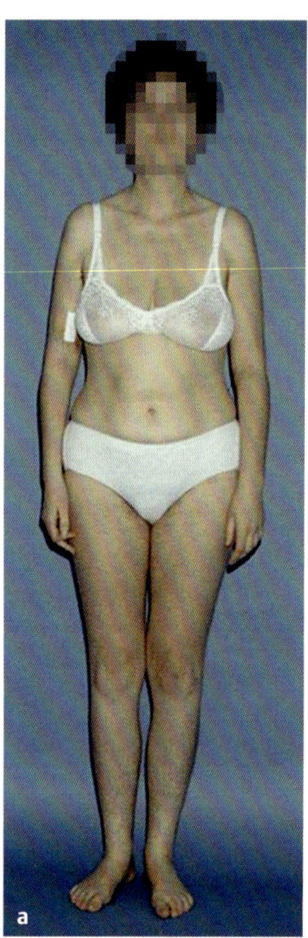

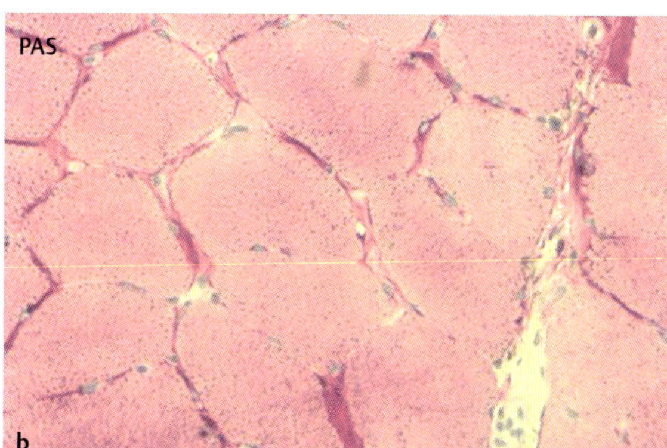

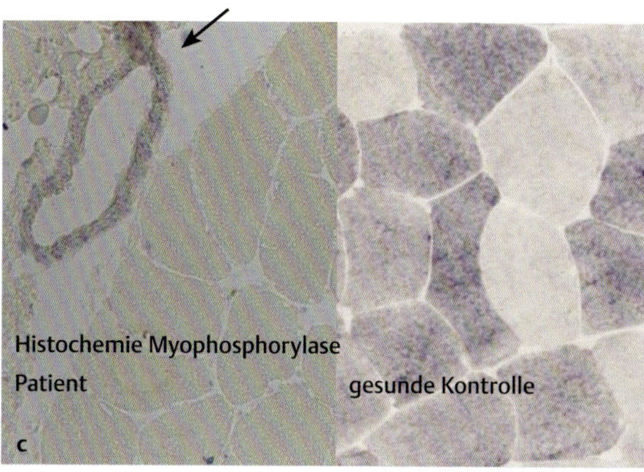

Abb. 9.4 Myophosphorylasemangel.
- **a** Patientin mit Muskelschwäche und Krampi bei kurzer körperlicher Belastung seit der Kindheit.
- **b** Subsarkolemmale Glykogenspeicherung in der PAS-Färbung.
- **c** Phosphorylasereaktion bei einer gesunden Kontrolle mit unterschiedlicher Aktivität in den beiden Fasertypen. Bei der Patientin mit Myophosphorylasemangel im Skelettmuskel keine Aktivität, Aktivität nur in den glatten Muskelfasern eines Gefäßes (Pfeil).

► **Belastungstoleranz.** Die Belastungstoleranz ist interindividuell sehr unterschiedlich; einige Kranke sind schon nach wenigen Treppenstufen durch die Beschwerden zum Ausruhen gezwungen, andere ertragen größere Anstrengungen symptomfrei. Auch intraindividuell gibt es von Tag zu Tag unterschiedliche Leistungsgrenzen. Schmerzen, Krampi, Kontrakturen, Paresen und eventuell Muskelschwellungen treten in der Regel noch während der motorischen Belastung nach 10–30 Minuten auf und sind in Ruhe meistens im Laufe einiger Minuten voll oder weitgehend reversibel. Die Schwellungen können unter Umständen stundenlang, die Paresen über einen Tag andauern.

Betroffen sind jeweils die belasteten Muskelgruppen einschließlich der Gesichts-, Kau- und Sprechmuskulatur. So kann z. B. auch Singen die Beschwerden provozieren. Bei etwa der Hälfte der Betroffenen ist im Zusammenhang mit den Beschwerden eine Myoglobinurie festzustellen.

► **Second-Wind-Phänomen.** Die Mehrzahl der Patienten erfährt eine Linderung ihrer Beschwerden, wenn sie die initiale Belastung, die zum Auftreten der Symptome geführt hat, auf einem geringeren Niveau fortsetzt. Die Leistungsfähigkeit ist dann oft nahezu unbeeinträchtigt. Biochemisch beruht dieses Phänomen auf der Mobilisierung freier Fettsäuren und der Zufuhr von Glukose aus der Leber, die dann im Muskel zur weiteren Energiegewinnung genutzt werden können.

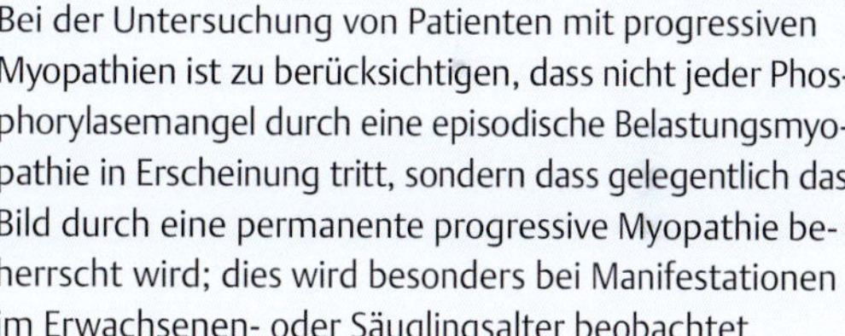

Merke

Bei der Untersuchung von Patienten mit progressiven Myopathien ist zu berücksichtigen, dass nicht jeder Phosphorylasemangel durch eine episodische Belastungsmyopathie in Erscheinung tritt, sondern dass gelegentlich das Bild durch eine permanente progressive Myopathie beherrscht wird; dies wird besonders bei Manifestationen im Erwachsenen- oder Säuglingsalter beobachtet.

Diagnostik

► **Labor.** Die Creatinkinase ist auch in Ruhe bei den meisten Patienten (ca. 93 %) leicht bis mäßig erhöht. Im Gegensatz zum Carnitin-Palmityl-Transferase-Mangel fällt nach 38-stündigem Fasten die Creatinkinase ab, und die Belastbarkeit steigt [16].

► **Ischämietest.** In der klinischen Untersuchung sind die Patienten in der Regel unauffällig, erst im Belastungstest weisen sie Abnormitäten auf. Im Ischämietest steigt Laktat typischerweise nicht an – allerdings schließt ein nur verminderter Laktatanstieg eine McArdle-Erkrankung nicht aus, da dieser durch die Restaktivität des mutierten Enzyms bedingt sein kann. Anderseits findet man auch bei anderen Glykogenosen Auffälligkeiten im Ischämietest (► Tab. 9.3).

Tab. 9.3 Befunde beim Unterarmbelastungstest bei Glykogenosen mit muskulärer Manifestation.

Befund	Art des Enzymmangels
kein Laktatanstieg bzw. Laktatabfall	Myophosphorylase (V)
	Phosphofruktokinase (VII)
	Beta-Enolase (XIII)
verminderter Laktatanstieg	Debranching-Enzym (III)
	Phosphoglyzeratkinase (IX)
	Phosphoglyzeratmutase (X)
	Laktatdehydrogenase (XI)[1]
normaler Laktatanstieg	saure Maltase (II)
	Phosphorylase-B-Kinase (VIII)
	Phosphoglukomutase (XIV)
keine Angaben möglich	Glykogensynthase (0)
	Aldolase A (XII)
	Branching-Enzym (IV)

[1] abnorm hoher Pyruvatanstieg

▸ **Elektrophysiologie.** Im beschwerdefreien Intervall weisen 50 % der Patienten ein normales EMG auf, die andere Hälfte zeigt ein myopathisches Muster, das in 30 % der Fälle mit Fibrillationspotenzialen, positiven Wellen oder myotonen Entladungen assoziiert ist. Während des Ischämietests kann es zu Kontrakturen kommen, bei denen sich elektromyografisch keine Aktionspotenziale registrieren lassen.

9

▸ **Muskelbiopsie.** Bioptisch-histologisch sind mittels Routinefärbungen oft nur sehr diskrete Befunde darzustellen. Die Glykogenspeicherung ist vorwiegend subsarkolemmal gelegen (▸ Abb. 9.4, ▸ Abb. 9.4b). Seltener sind Faserdegenerationen und weitere Zeichen eines myopathischen Gewebesyndroms. Der entscheidende histochemische Befund ist eine schwache oder fehlende Phosphorylasereaktion, während sich die glatte Gefäßmuskulatur normal darstellt (▸ Abb. 9.4, ▸ Abb. 9.4b). Bei McArdle-Patienten mit residuellen Phosphorylaseaktivitäten von 5–10 % kann die histochemische Reaktion normal ausfallen. Auch regenerierende Fasern, die ein Isoenzym besitzen, weisen eine normale histochemische Phosphorylasereaktion auf [85].

Die Aktivität der Myophosphorylase lässt sich im Muskelhomogenat messen. Meist ist keine Restaktivität zu finden. Die Phosphorylaseaktivität von Patienten mit McArdle-Erkrankung ist in Erythrozyten, Leukozyten, Thrombozyten, Hautbiopsien und kultivierten Hautfibroblasten normal.

▸ **Molekulargenetik.** Die Erkrankung wird autosomal-rezessiv vererbt, es wurden jedoch Familien mit pseudodominanter Vererbung beschrieben. Etwa 70 % der Patienten weisen zumindest auf einem Allel eine Stop-Mutation p.R50X auf (▸ Abb. 9.5). Darüber hinaus wurden über 100 seltenere Mutationen identifiziert, von denen manche private Mutationen sind, andere auch mehrfach nachgewiesen wurden [31].

Differenzialdiagnostik

Aufgrund der transienten Symptomatik und den oft nicht zu quantifizierenden Beschwerden muss beim Fehlen objektivierbarer Befunde differenzialdiagnostisch an funktionelle Lähmungen, ein myofasziales Schmerzsyndrom und ein Chronic-Fatigue-Syndrom gedacht werden. Weitere Differenzialdiagnosen des Myophosphorylasemangels sind der Carnitin-Palmityl-Transferase- und der Muskelphosphofruktokinase-Mangel, die auch durch belastungsinduzierte Muskelschwächen, Myalgien und Myoglobinurie charakterisiert sind.

Vitamin B_6

Eine interessante Beobachtung stellt der Zusammenhang zwischen der Myophosphorylase und dem Vitamin-B_6-Stoffwechsel dar. Die Myophosphorylase ist ein Muskelprotein, an das Pyridoxal-5-Phosphat (PLP), ein Derivat des Vitamins B_6, gebunden ist. Das an die Myophosphorylase gebundene PLP stellt 80 % des gesamten Vitamin-B_6-Pools des Organismus dar. McArdle-Patienten mit „Null-Mutation" fehlt diese Speichermöglichkeit. In Übereinstimmung damit konnte bei diesen Patienten ein subklinischer Mangel an Vitamin B_6 nachgewiesen werden. Nach Vitamin-B_6-Gabe zeigte sich im Vergleich zu Normalpersonen eine statistisch signifikante Verminderung

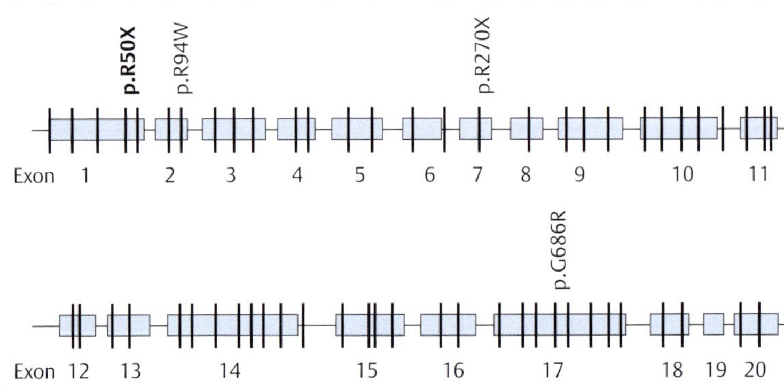

Abb. 9.5 Schematische Darstellung des Myophosphorylasegens. Die häufige Mutation p.R50X weist bei deutschen McArdle-Patienten eine Allelfrequenz von über 50 % auf und ist bei 70 % der Patienten zumindest auf einem Allel nachweisbar. Unter den seltenen Mutationen, die über das Gen verteilt sind, sind die Mutation p.R270X mit einer Allelfrequenz von 5 %, p.R94 W mit 4 % und p.G686 R mit 4 % relativ häufig.

der elektrophysiologisch gemessenen muskulären Ermüdbarkeit. In einem Einzelfallbericht zeigte sich auch klinisch ein positiver Effekt auf die Belastungstoleranz durch Vitamin-B_6-Supplementation [82].

Es ist allerdings noch ungeklärt, ob diese Effekte auf einer Korrektur des Vitamin-B_6-Metabolismus oder einer Kompensation über andere Stoffwechselwege beruhen. Sollte letztere Annahme zutreffen, könnte eine Therapie mit Vitamin B_6 auch bei anderen metabolischen Myopathien, bei denen der Glykogenabbau gestört ist, nützlich sein [9].

Phosphofruktokinasemangel (Glykogenose Typ VII, Tarui-Erkrankung)

Der Mangel an Muskelphosphofruktokinase wurde von Tarui (1965) bei 3 Patienten einer japanischen Familie beschrieben. Im Weiteren wurde diese Erkrankung hauptsächlich in den USA bei Patienten mit jüdischer Abstammung diagnostiziert. In Europa wurden bisher nur wenige Fälle beschrieben.

Die Phosphofruktokinase ist ein aus 4 Untereinheiten bestehendes Enzym. Von diesen Untereinheiten gibt es 3 verschiedene Isoformen:

- Muskeluntereinheit (M)
- Leberuntereinheit (L)
- Thrombozytenuntereinheit (P)

Diese 3 Untereinheiten sind in verschiedenen Geweben variabel exprimiert. Die Phosphofruktokinase des reifen Skelettmuskels besitzt nur das Homotetramer M4. Demgegenüber sind in Erythrozyten sowohl M- als auch L-Untereinheiten exprimiert, die sich in zufälliger Weise zu Tetrameren zusammenfügen.

Klinik

► **Charakteristika.** Das klinische Bild stellt sich heterogen dar. Das typische Syndrom ist durch eine Myopathie und eine kompensierte Hämolyse charakterisiert (► Tab. 9.4). Bei diesen Patienten besteht seit der frühen Kindheit eine Belastungsintoleranz, die oft begleitet wird von schmerzhaften Muskelkrämpfen, die in Ruhe reversibel sind. Gelegentlich treten Myoglobinurien nach einer Schmerzepisode auf, ein Second-Wind-Phänomen wird selten angegeben.

Tab. 9.4 Klinische und laborchemische Charakteristika von Patienten mit Mangel an Muskelphosphofruktokinase (nach DiMauro u. Tsujino 1994, Hers et al. 1989).

Symptome	Häufigkeit [%]
muskuläre Manifestationen	100
• Belastungsintoleranz	50
• Myoglobinurie	17
• Nierenversagen	24
• persistierende Muskelschwäche	
Creatinkinaseerhöhung	88
Hyperurikämie	64
hämatologische Manifestationen	83
• Bilirubinerhöhung	80
• Retikulozytose	31
• Ikterus	

► **Out-of-Wind-Phänomen.** Kohlenhydratreiche Kost (Glukose) führt bei den Betroffenen zur Zunahme der Belastungsintoleranz. Dieses von Haller und Lewis (1991) als „out-of-wind" bezeichnete Phänomen wird dadurch erklärt, dass die Glukose aufgrund des Defekts in der Glykolyse vom Muskel nicht abgebaut werden kann [40] (► Abb. 9.6). Darüber hinaus führt eine Hyperglykämie zur verminderten Utilisation freier Fettsäuren. Dies steht im Gegensatz zum Myophosphorylasemangel, bei dem die Glukosegabe sogar zu einer Linderung der Beschwerden führt.

► **Weitere Symptome.** Proximale Schwächen, die sich erst spät manifestierten, prägten das klinische Bild von drei beschriebenen Patienten, die bereits seit der Kindheit

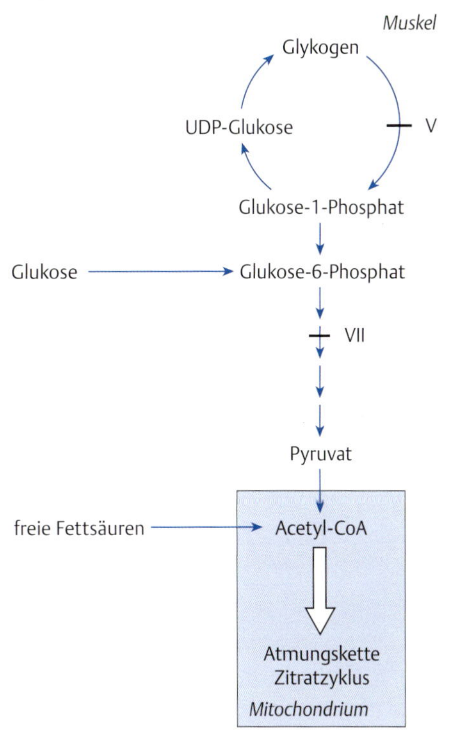

Abb. 9.6 Unterschiedlicher Effekt von Glukose bei Patienten mit Myophosphorylasemangel (V) und Muskelphosphofruktokinase-Mangel (VII). Glukose führt beim Mangel an Myophosphorylase zur Verminderung der Beschwerden, da der Glukoseabbau nicht gestört ist. Im Gegensatz dazu kann beim Mangel an Muskelphosphofruktokinase Glukose im Muskel nicht abgebaut werden. Darüber hinaus führt eine Hyperglykämie bei diesen Patienten zur Verschlechterung, da ein hoher Blutzuckerspiegel eine verminderte Utilisation freier Fettsäuren zur Folge hat.

bzw. Jugend an einer belastungsinduzierten Muskelschwäche litten [28]. Es wurden auch Kinder mit frühzeitig auftretender schwerwiegender Myopathie beobachtet, die im Alter von wenigen Monaten bzw. Jahren an respiratorischem Versagen verstarben ([2], [26], [96]).

Diagnostik

▸ **Labor.** Aufgrund des Isoenzymmusters in Erythrozyten mit L-und M-Untereinheiten liegt meist eine kompensierte hämolytische Anämie vor, die sich in einigen Fällen in Form einer mäßigen Retikulozytose und Bilirubinämie mit Ikterus manifestiert.

Die Serumcreatinkinase sowie die Harnsäure sind gewöhnlich bei Patienten mit der typischen Muskelerkrankung erhöht. Diese sog. *myogene Hyperurikämie* ist die Folge einer exzessiven belastungsinduzierten Degradation von Purinnukleotiden des Muskels (▸ Abb. 9.7). Im Ischämietest zeigt sich eine verminderte oder fehlende Bildung von Laktat.

▸ **Elektrophysiologie.** Elektromyografisch finden sich Hinweise auf eine Myopathie oder keine Veränderungen. Gelegentlich wurden Fibrillationspotenziale, positive Wellen oder myotone Entladungen beobachtet.

▸ **Spektroskopie.** In der ^{31}P-MRT-Spektroskopie lässt sich die Akkumulation glykolytischer Intermediate in Form phosphorylierter Monoester bei leichter Belastung im Muskel nachweisen.

9

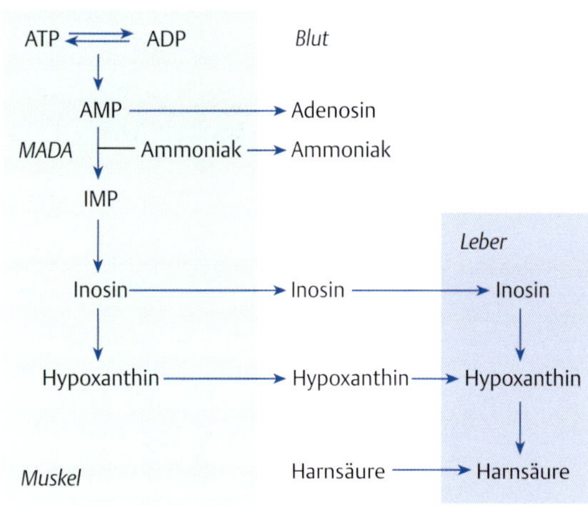

Abb. 9.7 Mechanismus der belastungsinduzierten myogenen Hyperurikämie. Aufgrund der Unterbrechung der intramuskulären Glykolyse, einem wichtigen ATP-generierenden System, akkumuliert unter Belastung ADP. Dieses verschiebt das Gleichgewicht der Adenylatkinase in Richtung AMP-Produktion. ADP und AMP stimulieren die AMP-Desaminase (MADA) zur Produktion von Ammoniak und Inosinmonophosphat (IMP). Einige IMP-Moleküle werden weiter zu Inosin und Hypoxanthin zerlegt, die über das Blut in die Leber gelangen und dort durch die Xanthinoxidase zu Harnsäure konvertiert werden.

▸ **Muskelbiopsie.** Bioptisch-histologisch besteht eine vakuoläre Myopathie mit vorwiegend subsarkolemmalen, PAS-positiven Vakuolen und fehlenden oder nur geringen degenerativen Veränderungen. Einige Fälle weisen in einem Teil der Muskelfasern abnormale Polysaccharidablagerungen auf (Danon et al. 1985). Der histochemische Nachweis des Phosphofruktokinasemangels erfolgt mit der von Bonilla und Schotland (1970) beschriebenen Methode [10]. Die elektronenmikroskopischen Aufnahmen der betroffenen Muskelfasern zeigen eine diagnostisch unspezifische Glykogenspeicherung.

▸ **Biochemie.** In der typischen Form des Phosphofruktokinasemangels verursacht der genetische Defekt der Muskeluntereinheit das vollständige Fehlen der Aktivität im Skelettmuskel und einen partiellen Mangel von ungefähr 50 % der Enzymaktivität in den Erythrozyten. Diese Restaktivität beruht auf dem noch enzymatisch aktiven L4-Homotetramer.

Zwei Patienten mit einem Phosphofruktokinasedefekt mit Hämolyse ohne klinische Myopathie wurden beschrieben ([35], [52]). Es zeigte sich eine instabile M-Untereinheit, die unter anderem veränderte kinetische Eigenschaften aufwies. Die fehlende Muskelsymptomatik wurde durch die Fähigkeit des Muskels erklärt, das instabile Protein kompensatorisch nachzubilden.

Unreifer Muskel sowie nicht innervierter Muskel in der Kultur bilden alle 3 Untereinheiten aus, wobei von der M-Untereinheit nur 15–20 % der Gesamtaktivität repräsentiert wird. Dies erklärt die normale Aktivität der Phosphofruktokinase in der Muskelzellkultur von Patienten mit Muskelphosphofruktokinase-Mangel [29].

▸ **Molekulargenetik.** Die Erkrankung wird autosomal-rezessiv vererbt. Eine Familie mit pseudodominanter Vererbung wurde beschrieben [116]. Das Gen der Untereinheit M ist auf Chromosom 1, das der Untereinheit P auf Chromosom 10 und das der L-Untereinheit auf Chromosom 21 lokalisiert. Beim Phosphofruktokinasemangel wurden viele verschieden Mutationen im Phosphofruktokinase-M-Gen identifiziert.

Phosphorylase-b-Kinase-Mangel (Glykogenose Typ VIII)

Die Phosphorylase-b-Kinase reguliert den Glykogenabbau durch Interkonvertierung der inaktiven Phosphorylase b in die aktive Phosphorylase a. Das Enzym besteht aus 4 Untereinheiten (α, β, γ und δ). Muskelspezifische Isoformen sind für die α- und γ-Untereinheit bekannt. Defekte der α-Untereinheiten werden X-chromosomal, die der anderen Untereinheiten autosomal-rezessiv vererbt.

Klinik

Das klinische Bild des Mangels an Phosphorylase-b-Kinase ist heterogen [20]. Es lassen sich verschiedene Formen der Erkrankung unterscheiden:

- Die Lebererkrankung manifestiert sich in der Kindheit und ist durch Hepatomegalie, Hypoglykämie, verzögerte motorische Entwicklung und Wachstumsrückstand charakterisiert. Es liegt eine X-chromosomale Vererbung vor. Der Defekt wird in Leber und Erythrozyten exprimiert.
- Bei der autosomal-rezessiven Leber- und Muskelerkrankung leiden die Patienten von Kindheit an an einer Hepatomegalie und einer nicht progressiven Myopathie.
- Andere Patienten zeigen ausschließlich eine Myopathie, die X-chromosomal-rezessiv vererbt wird. Charakteristisch ist eine Belastungsintoleranz mit Myalgien, Krampi und Schwäche sowie Episoden von Pigmenturie ähnlich zur McArdle-Glykogenose.

Diagnostik

Die Ruhe-CK ist bei den meisten Patienten mit Myopathie erhöht. Der Ischämietest kann einen Laktatanstieg zeigen. Im EMG zeigen sich keine oder unspezifische myopathische Veränderungen. Die Muskelbiopsie kann normal sein, allerdings stellen sich meist subsarkolemmale Glykogenspeicherungen vorwiegend in Typ-2B-Fasern dar.

Nur bei wenigen Patienten mit der myopathischen Form wurde der molekulare Defekt identifiziert, dann fanden sich Mutationen im X-chromosomal gelegenen Gen der muskelspezifischen α-Unterheit (PHKA1) [78].

Seltene Defekte der Glykolyse

Phosphoglyzeratkinasemangel (Glykogenose Typ IX)

Die Phosphoglyzeratkinase ist ein monomeres Enzym, von dem außer in den Spermien keine gewebespezifische Isoform existiert. Somit betrifft der Enzymmangel alle Gewebe.

▸ **Klinik.** Das klinische Bild war bei den wenigen, bisher beschriebenen Fällen sehr variabel. Bei Beginn im Säuglings- oder Kindesalter standen eine hämolytische Anämie und Symptome des ZNS im Vordergrund, während eine Myopathie fehlte oder nur leicht ausgeprägt war. Andererseits gibt es Patienten, bei denen erst im Jugend- oder Erwachsenenalter eine isolierte Myopathie auftrat, die durch Belastungsintoleranz, Krampi und Attacken von Myoglobinurie gekennzeichnet war und bei denen sich keine Hinweise auf eine hämolytische Anämie fanden.

▸ **Diagnostik.** Die Serum-CK war bei vielen Patienten mit Myopathie erhöht. Das EMG zeigte keine Auffälligkeiten. Im Laktat-Ischämie-Test fehlte der adäquate Anstieg von Laktat. Elektronenmikroskopisch stellte sich in der Muskelbiopsie eine Glykogenakkumulation dar. Die biochemische Aktivität des Enzyms im Muskel von Patienten mit Myopathie betrug zwischen 0,7 und 11 % der Norm, in Erythrozyten fanden sich Restaktivitäten von 1,1–20 % ([100], [110]).

▸ **Genetik.** Die Erkrankung folgt einem X-chromosomal-rezessiven Erbgang. Bislang wurden 19 Mutationen im Phosphoglyzeratkinase-1-Gen identifiziert, wobei keine klare Genotyp-Phänotyp-Beziehung gefunden wurde. Es fiel aber auf, dass die Mutationen bei Patienten mit isolierter Myopathie in der C-terminalen Hälfte des Proteins liegen [100].

Phosphoglyzeratmutasemangel (Glykogenose Typ X)

Das Enzym Phosphoglyzeratmutase ist ein Dimer. Es gibt eine Muskeluntereinheit (MM) und eine Gehirnuntereinheit (BB). Im Muskel und Herzmuskel findet sich vorwiegend das MM-Dimer bei nur geringem BB- und MB-Anteil. In den meisten anderen Geweben liegt nur das BB-Dimer vor. Die vermutlich autosomal-rezessive Erkrankung beruht auf einem Defekt der M-Untereinheit.

▸ **Klinik.** Die Patienten leiden an einer Belastungsintoleranz mit Myalgien und Krampi sowie belastungsinduzierten Episoden von Myoglobinurie.

▸ **Diagnostik.** Die Creatinkinase im Serum ist erhöht. Im Ischämietest ist der Laktatanstieg vermindert. Das EMG und die Nervenleitgeschwindigkeiten sind normal. In der Muskelbiopsie findet sich histochemisch und elektronenmikroskopisch eine leichte Glykogenspeicherung. Zusätzlich sind tubuläre Aggregate relativ typisch [48] (▸ Abb. 9.8, ▸ Abb. 9.8b). In der ^{31}P-MR-Spektroskopie zeigt sich bei schneller („glykolytischer“) Belastung eine Akkumulation von Phosphomonoestern.

▸ **Genetik.** Das Gen der humanen muskelspezifischen Phosphoglyzeratmutase (PGAM-M) liegt auf Chromosom 7. Die Mehrzahl der genetisch gesicherten Patienten waren Afroamerikaner, die häufig eine Stop-Mutation p. W78X aufwiesen (▸ Abb. 9.8, ▸ Abb. 9.8a). Manifeste heterozygote Patienten können vorkommen [48].

Laktatdehydrogenasemangel (Glykogenose Typ XI)

Das tetramere Enzym Laktatdehydrogenase (LDH) besteht aus den Untereinheiten M und H. Die autosomal-rezessiv vererbte Erkrankung beruht auf einem Mangel der LDH-M-Untereinheit [53].

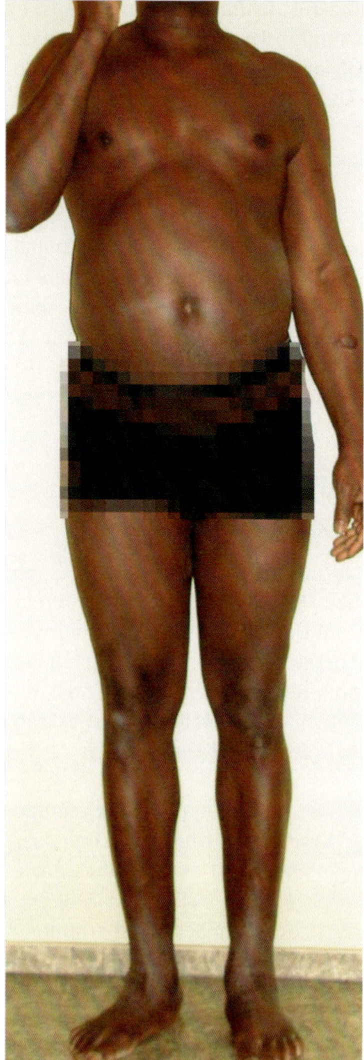

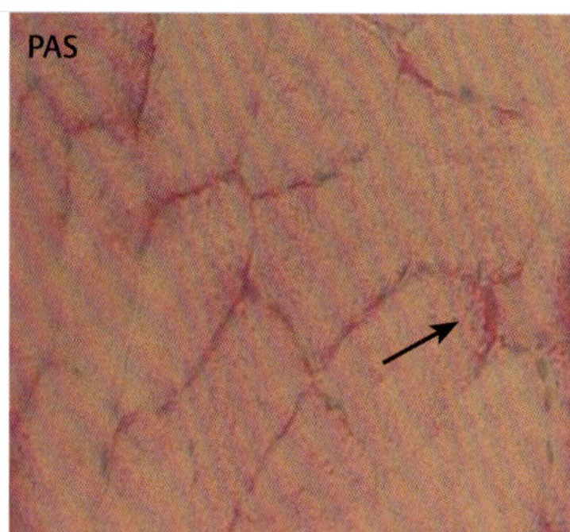

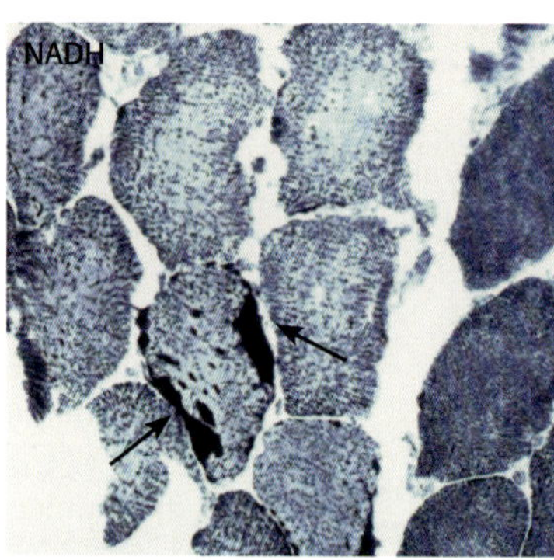

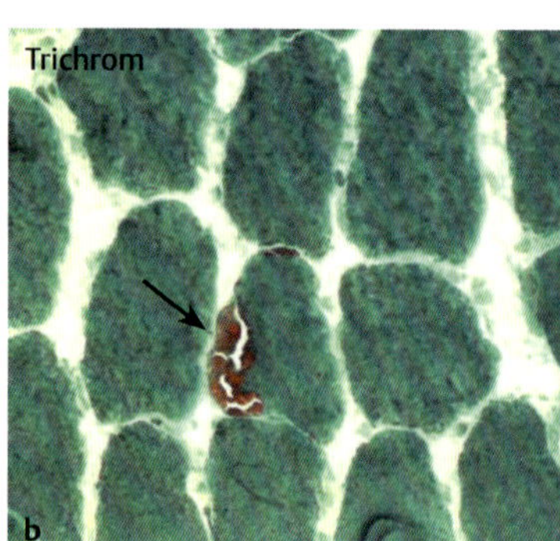

Abb. 9.8 Phosphoglyzeratmutasemangel.
a Patient afrikanischer Herkunft.
b Charakteristische lichtmikroskopische Hinweise auf tubuläre Aggregate (Pfeil) in der Gomori-Trichrom-Färbung und der NADH-Färbung. Die PAS-Färbung zeigt geringe subsarkolemmale Glykogenablagerungen (Pfeil).

▸ **Klinik.** Muskelkrämpfe sowie Myoglobinurien nach schwerer körperlicher Belastung prägen das klinische Bild. Die Patienten sind unter gewöhnlichen Bedingungen beschwerdefrei. Zusätzlich wurden erythematöse Hauteruptionen beobachtet. Bei weiblichen Betroffenen wurde eine Uterussteifigkeit beschrieben, die unter der Geburt eine Sectio caesarea notwendig werden ließ.

▸ **Diagnostik.** Die Creatinkinase im Serum ist überproportional erhöht zur vergleichsweise nur gering erhöhten LDH. Ergebnis des Ischämietests ist ein nur geringfügiger Anstieg von Laktat im Vergleich zum exzessiv ansteigenden Pyruvat. Nur zum Nachweis eines Laktatdehydrogenasemangels ist die Messung von Pyruvat im Unterarmbelastungstest hilfreich. Bei dem einzigen Fall, bei dem über die Muskelbiopsie berichtet wurde, war diese normal.

In Skelettmuskel, Haut und Uterus kommen überwiegend M-Untereinheit enthaltende Isoenzyme vor, während die aus H-Untereinheiten bestehenden Isoenzyme in Herzmuskel und anderen Geweben überwiegen. Die Isoenzymelektrophorese in Serum und Erythrozyten von Patienten zeigt nur eine Bande, die auf das Homotetramer H4 zurückzuführen ist. Biochemische Untersuchungen des zuerst beschriebenen Patienten mit LDH-Mangel ergaben Restaktivitäten des Enzyms in der Muskelbiopsie von 5 %, in Erythrozyten und Leukozyten jedoch nur geringfügige Verminderungen. Dieser Befund ist erklärbar durch die unterschiedliche Prädominanz der M- und H-Untereinheit der LDH in den verschiedenen Geweben.

▸ **Genetik.** Das die LDH-M kodierende Gen liegt auf Chromosom 11. Mehrere rezessive Mutationen sind beschrieben.

Einzelfallberichte glykolytischer Defekte

Aldolase-A-Mangel (Glykogenose Typ XII)

Die Aldolase A ist eines von 3 Isoenzymen der Aldolase, die Fructose-1,6-bisphosphat zu Glycerinaldehyd-3-phosphat und Dihydroxyacetonphosphat umwandelt.

▶ **Klinik.** Kreuder et al. (1996) beschrieben einen Fall mit metabolischer Myopathie und Hämolyse durch eine Mutation der Aldolase A [56]. Klinisch bestand bei diesem 4,5 Jahre alten Knaben ein leichter Ikterus, eine Hepatosplenomegalie, reduzierte Muskelmasse, Hypotonie der Muskulatur, proximale Muskelschwäche und vorzeitige Ermüdbarkeit der Muskulatur.

▶ **Diagnostik.** In der Muskelbiopsie stellten sich Variationen der Fasergröße in beiden Muskelfasertypen dar. Die biochemische Aktivität der Aldolase betrug 10% der Norm. Die Aldolaseaktivität in den Erythrozyten des Patienten war auf 4% des Normalwertes reduziert. Eine rezessive Mutation (Glu206Lys) im Aldolase-A-Gen auf Chromosom 16 wurde nachgewiesen.

Beta-Enolasemangel (Glykogenose Typ XIII)

Bei einem 46-jährigen Patienten mit Belastungsintoleranz und erhöhter Creatinkinase wurde biochemisch und molekulargenetisch ein autosomal-rezessiv vererbter Mangel der in der terminalen Glykolyse lokalisierten Beta-Enolase identifiziert [21].

Phosphoglukomutase-1-Mangel (Glykogenose Typ XIV)

Bei einem 35-jährigen Patienten mit Belastungsintoleranz und Attacken mit Myoglobinurie wurde biochemisch und molekulargenetisch ein autosomal-rezessiv vererbter Phosphoglukomutase-1-Mangel identifizert. Die Phosphoglukomutase 1 setzt Glucose-1-Phosphat zu Glucose-6-Phosphat um. Der Unterarmbelastungstest war bei diesem Patienten normal ausgefallen [103].

Glykogensynthasemangel (Glykogenose Typ 0)

Um Unterschied zu den anderen Glykogenosen findet sich bei dieser Erkrankung keine pathologische Glykogenspeicherung, sondern ein Glykogenmangel in der Muskelbiopsie, da der Enzymdefekt die Glykogensynthese betrifft. Klinisch kommt es zu einer Kardiomyopathie und einer Belastungsintoleranz [55].

Glykogenin-1-Mangel

Eine andere Glykogenose, bei der eine Störung der Glykogensynthese vorliegt, ist der Glykogenin-1-Mangel. Glykogenin ist für den Start der Glykogensynthese verantwortlich. 2010 beschrieben Moslemi et al. einen Patienten mit Glykogeninmangel mit permanenter Muskelschwäche und kardialer Arrhythmie, bei dem sie Mutationen im Glykogenin-1-Gen fanden [72].

9.2.3 Therapeutische Prinzipien

Merke

Die therapeutischen Möglichkeiten zur Behandlung der Glykogenspeicherkrankheiten sind bislang noch unbefriedigend.

Allgemeine Maßnahmen

Eine *proteinreiche Diät* wird in fast allen Fällen empfohlen. Patienten mit belastungsinduzierten Beschwerden lernen, ihre Belastungsgrenzen nicht zu überschreiten. Bei nicht lysosomalen Defekten des Glykogenabbaus kann die Zufuhr von Glukose helfen, nicht aber bei Defekten der Glykolyse. Die Patienten mit Glykogenose Typ III sollten durch häufige Mahlzeiten vor Hypoglykämien bewahrt werden.

Zusätzlich sind symptomatische Maßnahmen zur Therapie der kardialen und respiratorischen Insuffizienz hilfreich. Insbesondere bei der Late-Onset-Pompe-Erkrankung kann der nächtlichen Hypoventilation durch die Zwerchfellschwäche mithilfe einer *Maskenbeatmung* entgegengewirkt werden.

Alpha-Glukosidasemangel

Seit 2006 steht eine *intravenöse Enzymersatztherapie* (Myozyme Genzyme Corporation) mit rekombinant hergestelltem Enyzm zur Verfügung, das alle 2 Wochen infundiert wird (20 mg/kg KG). Diese Enzymersatztherapie ist möglich, weil das Enzym über den physiologischen Mechanismus eines Mannose-6-phosphat Rezeptors über Endozytose in die Zelle aufgenommen und in die Lysosomen transportiert wird (▶ Abb. 9.9).

▶ **Infantiler Typ.** Die Therapie hat sich bei der infantilen Form als *hochwirksam* erwiesen. Die Letalität konnte deutlich gesenkt werden, jedoch erfahren nicht alle Kinder eine gute motorische Entwicklung.

▶ **Adulter Typ.** Bei der späten Form der Pompe-Erkrankung zeigte sich eine geringe Wirksamkeit der Enzymersatztherapie. Eine doppelblinde, plazebokontrollierte Studie (LOTS) mit 90 Patienten zeigte nach 18-monatiger Therapie eine geringe Wirkung auf die Gehstrecke [113]. Im 6-Minten-Gehtest nahm der Mittelwert der Gehstrecke in der Verumgruppe von 332 auf 357 m zu, während sie in der Plazebogruppe von 318 auf 313 m abnahm ($p = 0{,}03$). Die Vitalkapazität verbesserte sich in der Verum-

9

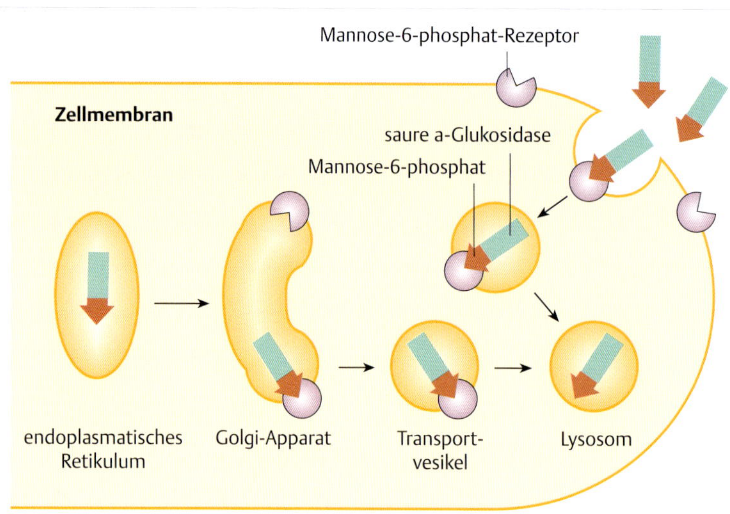

Abb. 9.9 Schematische Darstellung der durch einen Mannose-6-phosphat-Rezeptor vermittelten endozytotischen Aufnahme von intravenös verabreichter Alpha-Glukosidase.

gruppe minimal von 55,4 auf 56,7 % während sie in der Plazebogruppe von 53,0 auf 50,7 % abnahm (p = 0,006). Bei 2 der 60 Patienten der Verumgruppe traten allergische Reaktionen auf, die zum Therapieabbruch führten.

Ähnliche Ergebnisse lieferte die Beobachtung von 44 deutschen adulten Patienten unter 12-monatiger Enzymersatztherapie. In dieser Zeit nahm die Gehstrecke im 6-Minuten-Gehtest um 52 m zu, während sich einige andere Tests nicht verbesserten. Moderate allergische Reaktionen (Urtikaria, Erytheme, Exanthme, Tachykardie, Abfall der Sauerstoffsättigung, Globusgefühl, Juckreiz) traten bei 6 Patienten auf, die mit Kortison und Antihistaminika aber beherrschbar waren und nicht zum Therapieabbruch führten [104]. In einzelnen Fällen wurde zusammen mit dem Auftreten von persitierenden hochtritrigen IgG-Antikörpern gegen Myozyme eine Verschlechterung der Symptomatik unter Enzymersatztherapie beschrieben [80].

Merke

Auch wenn die Enzymersatztherapie bei Late-Onset-Patienten allenfalls eine geringe Verbesserung erzielt, können angesichts der chronischen Progression der Erkrankung auch eine Stabilisierung der Lungenfunktion und eine geringfügige Zunahme der Gehstrecke ein Gewinn für den Patienten sein.

Myophosphorylasemangel

Für die McArdle-Erkrankung gibt es keine kausal wirksame Therapie. Hinsichtlich der *Ernährung* scheint eine kohlenhydratreiche Kost (65 % Kohlenhydrate, 20 % Fett, 15 % Protein) am günstigsten zu sein, da diese die maximale Leistung verbessern kann [3]. Niedrig dosiertes Kreatin (60 mg/kgKG) zeigte eine Verbesserung bei ischämischer Muskelarbeit, eine höhere Dosis führte allerdings zu häufigeren Myalgien ([117], [118]). Die Zufuhr von Rohrzucker (37g) 5 Minuten vor der Belastung kann die Belastbarkeit verbessern, birgt aber das Risiko einer Gewichtszunahme, wenn keine ausreichende Belastung erfolgt [4].

Regelmäßiges *aerobes Ausdauertraining* (mit höchstens 60–70 % der maximalen Herzfrequenz) erhöht die Leistungsfähigkeit [41]. Maximalbelastung und statische Belastungen (z. B. Hanteltraining) müssen aber unbedingt vermieden werden [61].

Therapieversuche mit *D-Ribose* bei Patienten mit McArdle-Erkrankung erbrachten keine signifikanten Ergebnisse im Vergleich zu Plazebo. Obwohl es für einen therapeutischen Effekt von *Vitamin* B_6 experimentelle Hinweise und einen klinischen Einzelfallbericht gibt ([9], [82]), ist der klinische Nutzen einer solchen Therapie bei dieser und möglicherweise auch anderen Glykogenosen nicht etabliert.

Andere Glykogenosen

Für die anderen Glykogenosen gibt es aufgrund der Seltenheit kaum Therapiestudien. Die Patienten sollten darauf hingewiesen werden, dass sie statische Muskelarbeit und dynamische Muskelarbeit mit höherer Intensität vermeiden müssen, da diese *Triggerfaktoren für Rhabdomyolyse* sind.

Während die Gabe von Zucker bei Patienten mit McArdle-Erkrankung die Beschwerden lindern kann, führt dies beim Phosphofruktokinasemangel zur Zunahme der Beschwerden (Out-of-Wind-Phänomen) [40]. Es ist zu erwarten, dass die Zufuhr für Kohlenhydraten bzw. Zucker auch bei anderen Defekten der Glykolyse (Glykogenose Typ IX bis XIV) einen negativen bzw. keinen positiven Effekt hat. Aus theroretischer Überlegung wäre die *ketogene Diät* eine Option.

9.3 Lipidstoffwechsel-myopathien

9.3.1 Biochemische Grundlagen

In der Postresorptionsphase unter Ruhebedingungen sind Fettsäuren der Hauptenergielieferant des Muskels. Unter längerfristiger Belastung wird der gesteigerte Energiebedarf ebenfalls hauptsächlich durch die Oxidation von Fettsäuren gedeckt.

Aufnahme und Transport von Fettsäuren im Muskel

► **Sarkoplasma.** Fettsäuren gelangen vermutlich auf passivem Wege aus dem Blut durch das Sarkolemm in das Sarkoplasma, wobei jedoch der molekulare Mechanismus der Aufnahme noch nicht geklärt ist. An der äußeren Mitochondrienmembran werden die Fettsäuren mit Coenzym A unter Spaltung von ATP in AMP und Pyrophosphat zu Acyl-CoA verestert. Diese „aktivierten" Thioester können im Sarkoplasma wieder zu Triglyzeriden verestert und auf diese Weise gespeichert werden. Dies erklärt, warum es bei Störungen des mitochondrialen Fettsäuremetabolismus zu einer Lipidakkumulation im Muskel kommen kann.

► **Passage der Mitochondrienmembran.** Langkettige Fettsäuren, die den größten Anteil der Fettsäuren ausmachen, können zwar als CoA-Ester die äußere Mitochondrienmembran passieren, nicht jedoch die innere Mitochondrienmembran. Sie benötigen dazu das Carnitin/Carnitin-Palmityl-Transferase-Transportsystem (► Abb. 9.10).

Durch eine Carnitin-Palmityl-Transferase I (CPT I) an der äußeren Seite der inneren Mitochondrienmembran wird langkettiges Acyl-CoA mit Carnitin zu Acylcarnitin unter Freisetzung von CoA verestert. Acylcarnitin gelangt mithilfe einer Translokase durch die innere Mitochondrienmembran.

► **Rückveresterung.** An der inneren Seite der inneren Mitochondrienmembran erfolgt durch eine CPT II dann die entgegengesetzte Reaktion, bei der mit intramitochondrialem CoA wieder Acyl-CoA entsteht, das dann der Beta-Oxidation unterliegt, während das Carnitin vermutlich im Austausch mit Acylcarnitin durch die Membran transportiert wird und erneut dem Fettsäuretransport zur Verfügung steht.

Betaoxidation

► **Dehydrierung des Acyl-CoA.** Der erste Schritt der mitochondrialen Betaoxidation besteht in der Dehydrierung des Acyl-CoA zu Enoyl-CoA, das in weiteren Reaktionen unter Bildung von NADH um 2 C-Atome verkürzt wird und dann erneut als Acyl-CoA dehydriert werden kann. Die Dehydrierung des Acyl-CoA stellt gleichzeitig eine Verbindung zwischen dem Abbau der Fettsäuren und der mitochondrialen Atmungskette dar, da die bei der Dehydrierung frei werdenden Protonen und Elektronen über mehrere Zwischenstufen auf das Coenzym Q (CoQ) der Atmungskette übertragen werden.

Die Dehydrierung von Acyl-CoA und die Übertragung der Protonen und Elektronen auf CoQ werden durch das Acyl-CoA-Dehydrogenierungssystem katalysiert (► Abb. 9.11). Es besteht aus verschiedenen Acyl-CoA-Dehydrogenasen (ACD) mit jeweils unterschiedlicher Substratspezifität gegenüber den einzelnen Acyl-CoA-Estern (► Abb. 9.12) sowie aus dem Elektronentransfer-Flavoprotein (ETF) und der ETF:CoQ-Oxidoreduktase. Die bei der Oxidation des Acyl-CoA frei werdenden Reduktionsäquivalente werden von der ACD auf ETF übertragen, das seinerseits durch die

9

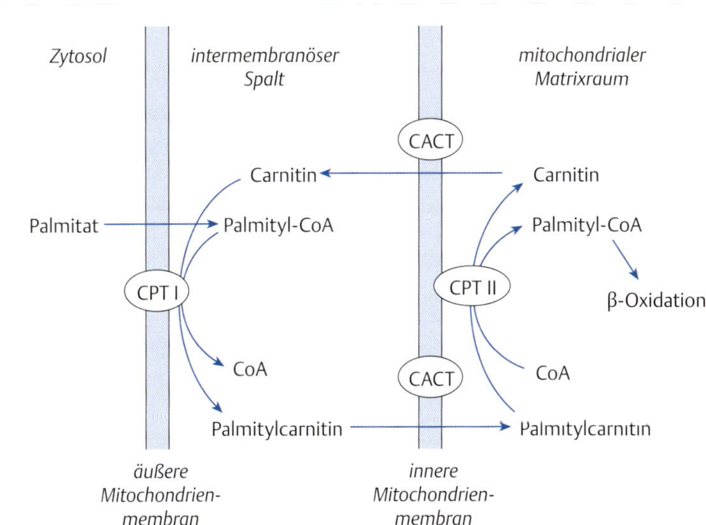

Abb. 9.10 Transport langkettiger Fettsäuren durch die innere Mitochondrienmembran. Die langkettigen Fettsäure-CoA-Ester werden durch die Carnitin-Palmityl-Transferase I (CPT I) unter Freisetzung von CoA zu Acylcarnitin verestert. Dieses wird im Austausch gegen freies Carnitin mithilfe einer Translokase (CACT) durch die innere Mitochondrienmembran transportiert. An der Innenseite der inneren Mitochondrienmembran wird das Acylcarnitin durch die CPT II zu Acyl-CoA rückverestert. Acyl-CoA kann dann in der Betaoxidation unter Energiegewinn abgebaut werden

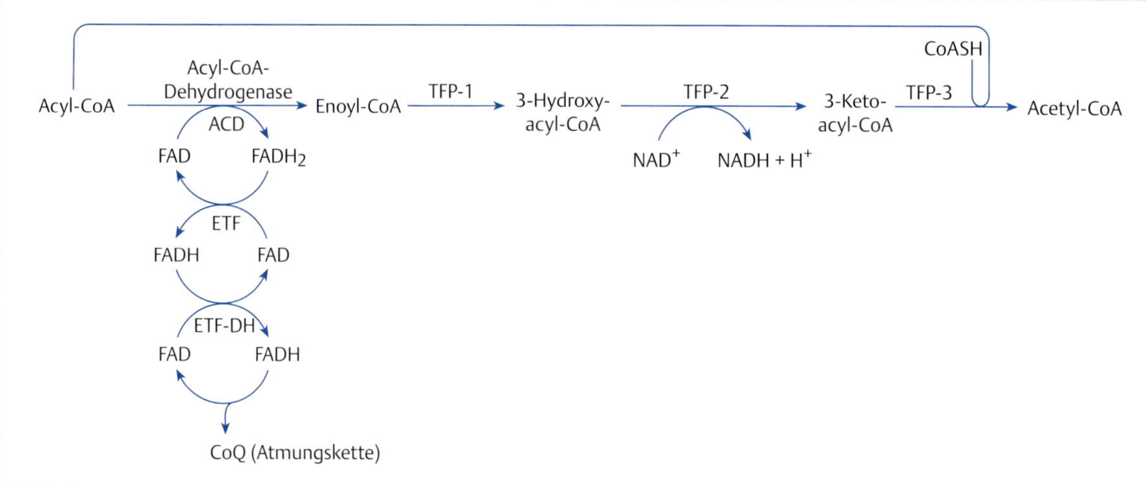

Abb. 9.11 Acyl-CoA-Dehydrogenierungssystem (ACD: Acyl-CoA-Dehydrogenasen, ETF: Elektronentransfer-Flavoprotein, ETF-DH: ETF-Dehydrogenase, auch als ETF:CoQ-Oxidoreduktase bezeichnet). Alle 3 Proteine haben als Kofaktoren FAD gebunden, über das die Reduktionsäquivalente schließlich auf Coenzym Q (CoQ) übertragen werden und somit in die Atmungskette eingeschleust werden. Acyl-CoA-Ester werden durch das trifunktionelle Protein (TFP) abgebaut, welches Aktivität der 2-Enoyl-CoA-Hydratase (TFP 1), der 3-Hydroxyacyl-CoA-Dehydrogenase (TFP 2) und der 3-Ketoacyl-CoA-Thiolase (TFP 3) enthält.

ETF:CoQ-Oxidoreduktase oxidiert wird, die die Reduktionsäquivalente dann auf CoQ überträgt. Alle Acyl-CoA-Dehydrogenasen sowie ETF und die ETF:CoQ-Oxidoreduktase enthalten FAD als Coenzym.

9

▸ **Acyl-CoA-Dehydrogenasen.** Bislang sind 5 verschiedene Acyl-CoA-Dehydrogenasen bekannt: 3 Acyl-CoA-Dehydrogenasen oxidieren jeweils kurzkettige, mittelkettige und langkettige Acyl-CoA-Ester mit unterschiedlicher, jedoch überlappender Substratspezifität. Die Short-Chain-Acyl-CoA-Dehydrogenase (SC-ACD) oxidiert hauptsächlich Acyl-CoA-Ester mit einer Kettenlänge von 4–6 C-Atomen, die Medium-Chain-Acyl-CoA-Dehydrogenase (MC-ACD) oxidiert Acyl-CoA-Ester mit einer Kettenlänge von 5–12 C-Atomen und die Long-Chain-Acyl-CoA-Dehydrogenase (LC-ACD) weist eine breite Substratspezifität für Kettenlängen von 10–20 C-Atomen auf. Diese Daten basieren auf Untersuchungen an den gereinigten Enzymen aus Rattenleber.

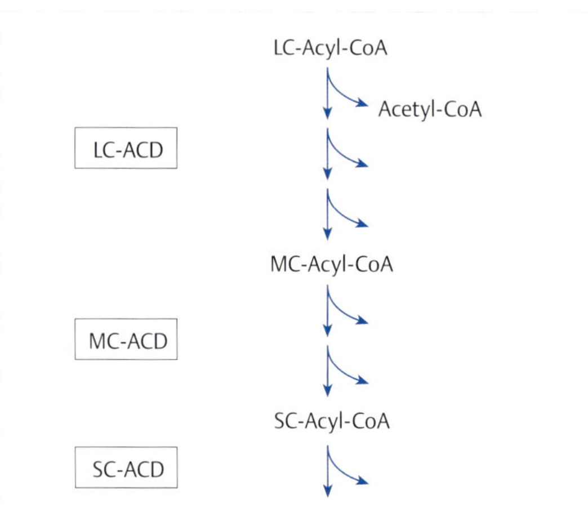

Abb. 9.12 Sukzessiver Abbau langkettiger Fettsäuren (LC-Acyl-CoA) durch die verschiedenen Acyl-CoA-Dehydrogenasen (ACD), wobei jeweils mehrere Acetyl-CoA-Fragmente frei werden (LC: „long chain“, 10–20 C-Atome; MC: „medium chain“, mittelkettig, 5–12 C-Atome; SC: „short chain“, kurzkettig, 4–6 C-Atome.

Die Isovaleryl-CoA-Dehydrogenase sowie die 2-Methylverzweigtkettiges-Acyl-CoA-Dehydrogenase sind weitere Acyl-CoA-Dehydrogenasen, denen im Skelettmuskel im Unterschied zur Leber jedoch keine bedeutende Rolle zukommt. Alle Acyl-CoA-Dehydrogenasen enthalten in unterschiedlich fester Bindung ein FAD pro Untereinheit als prosthetische Gruppe.

▸ **Defekte des Acyl-CoA-Dehydrogenierungssystems.** Bekannte Defekte des Acyl-CoA-Dehydrogenierungssystems, die den Skelettmuskel betreffen, umfassen die SC-, MC- und LC-Acyl-CoA-Dehydrogenasen sowie die ETF: CoQ-Oxidoreduktase. Sie führen häufig zu einem sekundären Carnitinmangel mit abnormer muskulärer Fettspeicherung, da die intramitochondrial akkumulierenden Acyl-CoA-Ester als Carnitinester „abgepuffert“ werden. Die Carnitinester können die Mitochondrienmembranen passieren und führen durch die Ausscheidung über die Niere zu einer Verarmung an Carnitin (▸ Abb. 9.13).

▸ **Carnitin-Acylcarnitin-Translokase (CACT).** Sie vermittelt den Eintritt von Acylcarnitin in die Mitochondrien im Austausch gegen freies Carnitin.

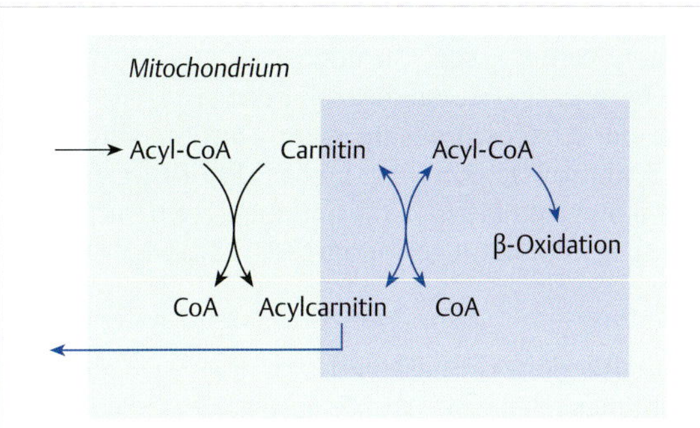

Abb. 9.13 Pathogenese des sekundären Carnitinmangels. Eine Akkumulation von Acyl-CoA, die auf verschiedenen metabolischen Defekten beruhen kann, führt zu einem Anstieg der Carnitinester (Acylcarnitin), welche die Mitochondrienmembranen und die Zellmembranen passieren können und über die Ausscheidung durch die Nieren zu einer Verarmung an Carnitin führen.

▸ **Carnitin-Palmityl-Transferase (CPT).** Sie ist ein notwendiges Enzym für den Transport von langkettigen Fettsäuren durch die innere Mitochondrienmembran. Eine CPT I ist an der Außenseite der inneren Mitochondrienmembran lokalisiert und transferiert langkettige Acylreste von Acyl-CoA auf Carnitin. Eine Translokase bringt das Acylcarnitin zu der Membraninnenseite, wo CPT II die Bildung von Acyl-CoA aus Matrix-CoA-SH und Acylcarnitin katalysiert, so dass die aktivierte Fettsäure für die Betaoxidation bereitsteht.

▸ **Weiterer Fettsäurenabbau.** Der weitere Abbau der Fettsäuren erfolgt über das trifunktionelle Protein (▸ Abb. 9.11, das neben der 3-Hydroxyacyl-CoA-Dehydrogenase-Aktivität auch Enoyl-CoA- und 3-Ketoacyl-CoA-Thiolase-Aktivität besitzt.

9.3.2 Krankheitsbilder

Einleitung, Klassifikation

Ähnlich wie bei den Glykogenosen kann zwischen Erkrankungen mit permanenter Muskelschwäche und solchen mit attackenartigen Beschwerden unterschieden werden (▸ Tab. 9.5). Bei manchen Erkrankungen ist die Symptomatik auf den Muskel beschränkt, bei anderen – insbesondere bei infantiler Erstmanifestation – findet sich eine multisystemische Symptomatik mit Gehirn-, Leber- und Herzbeteiligung (▸ Tab. 9.6).

Tab. 9.5 Übersicht Lipidstoffwechselmyopathien.

biochemischer Defekt	Phänotyp	Veränderungen Acylcarnitinspektrum Blut	Myohistologie
Carnitin-Palmityl-Transferase II	Attacken Myoglobinurie	C 16- und C 18:1-Carnitin erhöht	meist normal interiktal
Sehrlangketten-Acyl-CoA-Dehydrogenase	Attacken Myoglobinurie	C 14:1-Carnitin erhöht	meist normal interiktal
trifunktionales Protein	Attacken Myoglobinurie	3-Hydroxy-C 16- und C 18-Acylcarnitin erhöht	meist normal interiktal
Mittelketten-Acyl-CoA-Dehydrogenase	Attacken Myoglobinurie und permanente Muskelschwäche	C 8-Carnitin erhöht	Lipidspeicherung
multiple Acyl-CoA-Dehydrogenase (Glutarazidurie Typ 2)	permanente Muskelschwäche	multiple Acylcarnitine erhöht (C 4–C 18:1)	deutliche Lipidspeicherung
Carnitin	permanente Muskelschwäche	Carnitin vermindert	ausgeprägte Lipidspeicherung
Co-Triglyzeridlipase ABHD5	permanente Muskelschwäche mit Ichthyosis	normal	ausgeprägte Lipidspeicherung
Triglyzeridlipase	permanente Muskelschwäche	normal	ausgeprägte Lipidspeicherung
Lipin 1 (Phosphatidsäure-Phosphatase)	Attacken Myoglobinurie	normal	normal oder Lipidspeicherung

Tab. 9.6 Klinische Symptomatik von Defekten der Betaoxidation.

Störung	Symptomatik
Störung der muskulären Betaoxidation	Episoden mit Myalgien, Krampi, Steifigkeitsgefühl und Muskelschwäche, ausgelöst durch lang andauernde Muskelarbeit oder Fasten
	zum Teil nachfolgende Myoglobinurie aufgrund von Rhabdomyolyse
Störung der hepatischen Betaoxidation	durch Nahrungskarenz induzierte hypoketotische Hypoglykämie
	bei möglicher metabolischer Dekompensation Enzephalopathie und Koma aufgrund eines Leberversagens (Reye-ähnliches Syndrom)
Störung der kardialen Betaoxidation	Herzinsuffizienz im Rahmen einer progredienten Kardiomyopathie
	Arrhythmien, AV-Blockierungen

Tab. 9.7 Ursachen einer intramuskulären Lipidspeicherung.

angeborene Ursachen	medikamentös-toxische Ursachen
• Carnitinmangel • CPT-II-Mangel • Carnitin-Acylcarnitin-Translokase-Mangel • Defekte der Betaoxidation • Defekte der mitochondrialen Atmungskette • Wolman-Erkrankung • Chanarin-Erkrankung	• Valproat • Äthanol • Steroide • Chloroquin • Diphtherietoxin • Zidovudin

CPT: Carnitin-Palmityl-Transferase

Merke

Nicht bei allen Erkrankungen des Lipidstoffwechsels findet sich myohistologisch eine Fettspeicherung, so dass der Begriff Lipidspeichermyopathie nicht immer zutrifft. Anderseits gibt es auch medikamentös-toxische Ursachen für eine Lipidspeicherung (▶ Tab. 9.7).

Biochemisch kann man die Erkrankungen in Störungen des Carnitincarriersystems, der Betaoxidation und des Triglyzeridmetabolismus klassifizieren [15]. Alle Erkrankungen werden autosomal-rezessiv vererbt.

9

Carnitinmangel

Einleitung, Klassifikation

▶ **Carnitin.** Der Carnitin-Shuttle funktioniert nur, wenn über den plasmamembranständigen Carnitintransporter ausreichend freies Carnitin in die Zelle aufgenommen wird. Carnitin wird in verschiedenen Geweben, nicht aber im Skelett- und Herzmuskel synthetisiert und durch die Nahrung, besonders rotes Fleisch und Milchprodukte, aufgenommen. Im Gewebe, Serum und Urin sind freies Carnitin und Acyl-Carnitin-Ester zu unterscheiden. Weit über 90 % des Gesamtcarnitins des Körpers befinden sich in der Muskulatur [89].

▶ **Bedeutung des Carnitinmangels.** Bei Carnitinmangel sind die genannte Transportfunktion und die intramitochondriale Regulation des Verhältnisses von Coenzym A und Acyl-Coenzym A gestört. Häufiger als ein primärer Carnitinmangel ist aufgrund verschiedener metabolischer Störungen ein sekundärer Carnitinmangel. Funktion und Struktur der Muskelfasern sind durch die zunehmende Akkumulation von Fett und durch die Behinderung der mitochondrialen Oxidation von Fettsäuren, die nicht in die Mitochondrien transportiert werden können, gestört. Die Ursachen des muskulären Carnitinmangels sind noch nicht vollständig geklärt. Bei Einzelfällen ist eine Störung des aktiven Aufnahmetransports von Carnitin in die Zellen nachgewiesen. Beim systemischen Carnitinmangel sind erhöhte renale Carnitinverluste objektiviert. Ferner kommen Verluste von Carnitinestern aus Muskel und Leber bei organischen Aminoazidurien vor.

Seit der Erstbeschreibung einer Carnitinmangelmyopathie mit Fettspeicherung in den Typ-I-Fasern durch Engel u. Angelini (1973) [34] sind mehrere derartige Beobachtungen bekannt geworden ([5], [22], [34], [44], [46], [115]).

▶ **Klassifikation.** Grundsätzlich hat man versucht, den Carnitinmangel in einen *primär muskulären Carnitinmangel, primär systemischen Carnitinmangel* und *sekundäre Carnitinmangelsyndrome* einzuteilen. Jedoch ist die Klassifizierung nicht voll befriedigend, insbesondere ist die Abgrenzung vom systemischen Carnitinmangel (SCM) nicht immer überzeugend. So wurde z. B. nur in ganz wenigen Fällen von primärem muskulärem Carnitinmangel der Lebercarnitingehalt gemessen. Bemerkenswert ist, dass einige Fälle mit SCM beim Tod normale Serum- und Lebercarnitinwerte aufwiesen. In einigen Studien wurde nur das freie Carnitin, nicht aber das totale (freies plus Acylcarnitin) angegeben, obwohl bekannt ist, dass bei sekundären Carnitinmangelmyopathien das freie Carnitin erniedrigt, das totale aber normal oder erhöht sein kann (Di Donato et al. 1978).

Primär muskulärer Carnitinmangel (MCM)

Seit 1973 sind mehr als 20 Fälle von MCM beschrieben worden. Geschlechtsunterschiede sind nicht gegeben. Zahlreiche Beobachtungen sprechen für einen autosomal-rezessiven Erbgang. Ein zugrunde liegender Gendefekt wurde bislang nicht identifiziert.

Klinik

▶ **Manifestation.** Die Erstmanifestation der Erkrankung variiert vom Säuglingsalter (18 Monate) über das Kindes- und Jugend- bis zum Erwachsenenalter (44 Jahre).

▶ **Muskelschwäche.** Die Muskelschwäche ist in der Regel symmetrisch und häufiger in den Gliedergürteln sowie den proximalen Extremitätenabschnitten lokalisiert bzw. bei einer generalisierten Schwäche dort betont; gelegentlich wurde deshalb zunächst eine progressive Muskeldystrophie diagnostiziert [5]. Bei verschiedenen Kranken wurden zudem eine Schwäche der Gesichtsmuskulatur und eine Ptose sowie Paresen der Hals-, Sprach-, Schluck-, Atem- und Stammmuskulatur festgestellt. Bei einem Teil der Fälle zeigte sich ein Watschelgang, eine Hyperlordose, ein vorgewölbtes Abdomen und Scapulae alatae sowie ein positives Gowers-Zeichen. In der Perinatalperiode und im Säuglingsalter können eine generalisierte muskuläre Hypotonie und Schwäche und später eine Muskelatrophie bestehen. In der Mehrzahl der Fälle sind die Eigenreflexe abgeschwächt oder erloschen.

► **Weitere Symptome.** Bei 3 Patienten wurde über eine Myoglobinurie berichtet. Etwa 25 % der Patienten weisen eine Kardiomyopathie auf.

► **Verlauf.** Häufig handelt es sich um einen langsam progredienten, seltener um einen schubförmigen oder akut exazerbierenden Verlauf. Bei einem einzelnen Kranken mit einer Carnitinmangelmyopathie fanden sich nur episodisch auftretende, belastungsinduzierte Myalgien und Paresen, die in Ruhe rasch reversibel waren [46]. Andere Patienten mit einer persistierenden und progredienten Carnitinmangelmyopathie klagten unter Muskelarbeit über passagere Myalgien und/oder vorübergehende Intensivierungen der Muskelschwäche bzw. eine vorzeitige Ermüdbarkeit [87].

Diagnostik

► **Serumenzyme.** Bei der Mehrzahl der Patienten sind eines oder mehrere folgender Enzyme im Serum leicht bis mittelstark erhöht: Creatinkinase, Aldolase, Laktatdehydrogenase, Glutamat-Oxalacetat-Transaminase, Glutamat-Pyruvat-Transaminase. Bei akuten Exazerbationen im Rahmen von Infektionskrankheiten, Schwangerschaft oder ohne wesentlichen Grund können mit oder ohne Myoglobinurie extrem hohe Serumenzymaktivitäten gemessen werden. Mit der spontanen oder therapiebedingten Remission der Myopathie bessern oder normalisieren sich diese Anomalien.

► **Elektromyografie.** Bei den meisten elektromyografischen Ableitungen wurden myopathische Veränderungen registriert. In einigen Fällen zeigten sich zudem Fibrillationspotenziale und/oder andere Denervationszeichen sowie neurogen verursachte Veränderungen der Willküraktionspotenziale.

► **Biopsie.** Alle Fälle von Carnitinmangelmyopathie zeigen bioptisch-histologisch oder autoptisch eine starke Fettspeicherung in den Muskelfasern, die entweder ausschließlich die Typ-I-Fasern betrifft oder in diesen wesentlich stärker ausgeprägt ist als in den Typ-II-Fasern; die positive Reaktion des Speichermaterials mit Oil Red O, Sudanschwarz, Nilblausulfat lässt Neutralfett annehmen. Einige der Muskelbiopsien weisen eine stark pathologische Kalibervariation der Muskelfasern, gruppierte Faseratrophien und zentrale Kerne auf. Eine neurogene Krankheitskomponente ist daher für einen Teil der Fälle nicht ausgeschlossen.

Selten sind eine Zunahme des endomysialen Bindegewebes und kleinherdige, perivaskuläre Rundzellinfiltrate in der Skelettmuskulatur vorhanden. Ferner wurde ein Überwiegen der Typ-II-Fasern und eine Atrophie der Typ-I-Fasern beschrieben.

Vereinzelt fanden sich in den Biopsien auch Veränderungen der Mitochondrien; heute ist es allerdings nicht sicher, ob es sich bei diesen Fällen um sekundäre Carnitinmangelsyndrome gehandelt hat.

► **Carnitinspiegel.** Der Muskelcarnitingehalt war in allen Fällen und der Serumcarnitingehalt in 6 von 21 Fällen reduziert. Schon bei der Erstbeschreibung von Engel und Angelini (1973) war vermutet worden, dass der primäre muskuläre Carnitinmangel durch einen Defekt des Carnitintransports in den Muskel verursacht sei [34]. Rebouche und Engel [89] haben durch eine kinetische Kompartmentanalyse tatsächlich nachgewiesen, dass die Carnitinaufnahme in den Muskel bei einem Patienten mit primärem Carnitinmangel im Vergleich zu Kontrollpersonen deutlich reduziert ist. Ob diese Beobachtung für alle MCM-Syndrome gilt, bleibt offen.

Primär systemischer Carnitinmangel

Ätiologie

Ursache der autosomal-rezessiv vererbten Erkrankung sind Mutationen im Carnitintransporter der Plasmamembran. Dabei handelt es sich um einen organischen Kationentransporter (OCTN2), der sowohl organische Kationen als auch Carnitin transportiert. Während der Carnitintransport natriumabhängig verläuft, ist der Transport organischer Kationen von Natrium unabhängig. Die Mutationen führen zu unterschiedlichen Funktionsverlusten am Transporter. Manche Mutationen gehen mit dem Verlust von Carnitin- und Kationentransport einher, während andere Mutationen den alleinigen Verlust des Carnitintransports zur Folge haben.

Klinik

► **Manifestation.** Der Krankheitsbeginn variiert zwischen dem 8. Lebensmonat und dem jungen Erwachsenenalter.

► **Muskelsymptome.** Die Muskelsymptome bei systemischem Carnitinmangel (SCM) unterscheiden sich nicht von denen bei muskulärem Carnitinmangel. Die meisten Kranken leiden zudem an einer proximal mehr als distal akzentuierten Myopathie. Die Gesichts- und Nackenmuskeln können mitbetroffen sein. Belastungsintoleranzen kommen selten vor.

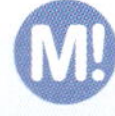

Merke

Für den Kliniker ist es wichtig zu wissen, dass die Symptome der Myopathie gelegentlich denen der Enzephalopathie vorausgehen (in 4 von 24 Fällen). Umgekehrt können die krisenhaften Attacken aber auch der klinischen Manifestation der Myopathie vorausgehen.

► **Hepatozerebrale Krisen.** Die Mehrzahl dieser Kranken erleidet eine oder mehrere akute hepatozerebrale Krisen, die dem Reye-Syndrom ähneln. Die Hauptsymptome sind Erbrechen, Bewusstseinsstörungen bis zum Koma, tonisch-klonische Krämpfe, Lebervergrößerung und Temperaturanstieg. Es finden sich Hypoglykämie, Azidose,

9

Anstieg der Lebertransaminasen, Gerinnungsstörungen und Ammoniakanstieg. Viele der Betroffenen sind während der akuten Attacken bereits im Kindesalter oder jungen Erwachsenenalter verstorben [19].

Diagnostik

Der muskuläre, kardiale und hepatische Carnitingehalt ist bei allen Patienten vermindert. Die Serumcarnitinwerte sind bei den meisten Patienten vermindert. Die Diagnose kann molekulargenetisch durch den Nachweis von Mutationen im OCTN2-Gen gesichert werden.

Sekundäre Carnitinmangelsyndrome

▸ **Erkrankungen.** Verschiedene Erkrankungen verursachen einen sekundären Carnitinmangel mit einer Fettspeicherung im Muskel, der sich klinisch wie der primäre muskuläre Carnitinmangel oder der systemische Carnitinmangel manifestieren kann. Es handelt sich um:

- Störungen des intermediären Stoffwechsels, z. B. um einige mitochondriale Myopathien mit verschiedenen Störungen der Atmungskette, ATPase-Mangel
- Acyl-CoA-Dehydrogenase-Mangel (Langketten-, Mittel- und Kurzketten sowie multiple Acyl-CoA-Dehydrogenase-Mängel [124]
- Störungen des verzweigtkettigen Aminosäurenstoffwechsels (Brandt 1984)
- Sekundärerscheinungen bei speziellen Grundkrankheiten: z. B. Niereninsuffizienz und Dialyse, Zirrhose mit Kachexie, chronische Myopathien, insbesondere progressive Muskeldystrophie Typ Duchenne und Becker, Myxödem, Hypophysen-, Nebenniereninsuffizienz

▸ **Medikamente.** Auch durch Medikamente kann ein sekundäres Carnitinmangelsyndrom ausgelöst werden. Valproat kann sowohl einen Carnitinmangel als auch Reye-Syndrome induzieren. Ebenso wurden unter Therapie mit Carbamazepin oder anderen Antikonvulsiva wie Phenobarbital signifikante Abnahmen des Serumcarnitinspiegels beobachtet [17]. Das gemeinsame Auftreten eines Carnitinmangels und einer Lipidspeichermyopathie wurde auch unter Therapie mit Zidovudin bei Patienten mit HIV-Infektion beschrieben [25]. Dies erklärt sich aus der durch Zidovudin induzierten mitochondrialen Myopathie und einem sekundär bedingten Carnitinmangel.

▸ **Klinisches Vorgehen.** Bevor der Kliniker einen muskulären oder systemischen Carnitinmangel diagnostiziert, sollten all diese möglichen Grundkrankheiten eines sekundären Carnitinmangels erwogen bzw. ausgeschlossen werden. Zu berücksichtigen ist dabei, dass diese Syndrome zwar zu einem Mangel an freiem Carnitin führen, das Acylcarnitin aber normal bzw. erhöht ist. Die Betroffenen zeigen klinisch die gleichen Syndrome wie bei muskulärem und systemischem Carnitinmangel; es handelt sich überwiegend um Kinder und Jugendliche.

Therapie der Carnitinmangelmyopathien

Die Therapie der Carnitinmangelmyopathie erfolgt diätetisch und medikamentös. Da die bisherige Erfahrung wegen der kleinen Anzahl der behandelten Patienten noch sehr begrenzt ist, sind detaillierte Angaben über die Behandlungsart, Dosis und Therapiedauer nicht voll befriedigend zu geben. Für jeden Fall wird man individuelle Richtlinien erarbeiten und durch eine sorgfältige Verlaufskontrolle mit biochemischen Analysen des Serumcarnitinspiegels, eventuell auch des muskulären Carnitingehalts, immer wieder überprüfen müssen.

▸ **Diät.** Wegen des gestörten Fettstoffwechsels werden unter Berücksichtigung der Erhaltung einer adäquaten täglichen Kalorienaufnahme Kohlenhydrate in der Nahrung besonders stark berücksichtigt („low fat, high carbohydrate diet"); das gilt besonders auch für akute Verschlechterungen bei systemischem Carnitinmangel. Häufige kleine Mahlzeiten sind günstiger als große zeitliche Intervalle. Von den Nahrungsfetten werden bevorzugt solche ausgewählt, die überwiegend aus mittelkettigen Fettsäuren bestehen. Eine Trinknahrung, die hauptsächlich mittelkettige Triglyzeride enthält, ist als Salvimulsin-MCT im Handel. Fasten soll vermieden werden. Unter Prednisonmedikation in einer anfänglichen Dosierung von 40–80 mg sind vereinzelt Besserungen von Carnitinmangelmyopathien beobachtet worden.

▸ **Carnitinsubstitution.** Besonders intensiv wurden Behandlungsversuche mit der oralen Substitution von Carnitin durchgeführt. Damit wurde allerdings nicht bei allen Carnitinmangelmyopathien ein Erfolg erzielt; es ist bemerkenswert, dass der muskuläre Carnitingehalt, auch bei klinischer Besserung der Myopathie, niedrig blieb. Während anfangs nur DL-Carnitin zur Verfügung stand, ist jetzt L-Carnitin als Sirup und Injektionslösung im Handel (Biocarn). Die tägliche Dosis beträgt für Kinder 100 mg/kgKG und 2–4 g für Erwachsene. Die Dosis wird üblicherweise auf 3 Gaben über den Tag verteilt.

▸ **Andere Therapieansätze.** In zwei Fällen hatte Propranolol eine günstige Wirkung. Die hepatozerebralen Reye-ähnlichen Krisen erfordern die akute Korrektur der Hypoglykämie sowie des Flüssigkeitshaushaltes, der Elektrolyte und des Säure-Basen-Gleichgewichts.

▸ **Prognose.** Die Letalität der Carnitinmangelsyndrome war in den ersten Jahren nach der Erstbeschreibung 1973 sehr groß und hat sich aufgrund der oben skizzierten Behandlungsmöglichkeiten in den vergangenen Jahren reduziert. Trotzdem sind noch nicht alle therapeutischen Aufgaben befriedigend gelöst und letale Verläufe bekannt.

Carnitin-Palmityl-Transferase-II-Mangel

Einteilung, Pathogenese

► **Einteilung.** Der CPT-Defekt im Skelettmuskel betrifft die *CPT II*. Im Gegensatz zur CPT I, die gewebespezifische Isoformen exprimiert (Muskel- oder [M-]CPT I und Leber- oder [L-]CPT I), ist die CPT II ein ubiquitär vorkommendes Protein. Bemerkenswerterweise kann sich ein CPT-II-Mangel klinisch in zwei Varianten manifestieren, die sich deutlich hinsichtlich der Organbeteiligung unterscheiden:

- Die schwer verlaufende kindliche Form des CPT-II-Mangels manifestiert sich mit hypoketotischer Hypoglykämie, Leberinsuffizienz und kardialer Beteiligung und führt meist vor dem ersten Lebensjahr zum Tod. In Einzelfällen wurde auch eine Multiorganbeteiligung mit zusätzlicher zystischer Dysplasie des Gehirns und der Nieren beschrieben [11].
- Die klassische muskuläre Form tritt erst im Jugend- bzw. Erwachsenenalter auf und ist nahezu ausschließlich auf die Skelettmuskulatur beschränkt. Die beim CPT-Mangel gestörte Verwertung langkettiger Fettsäuren ruft besonders bei längerer körperlicher Anstrengung, Stress sowie in Hungerphasen die typische Symptomatik in Form von Muskelschmerzen, Schwäche und Myoglobinurie hervor.

Es gibt auch einen genetisch bedingten Mangel der Leberisoform der *CPT I*, bei dem aber keine muskuläre Symptomatik vorkommt. Ein Mangel der Muskelisoform der CPT I ist nicht beschrieben.

► **Pathogenese.** Wahrscheinlich beruht der CPT-II-Mangel nicht auf einem Mangel an enzymatisch aktiver CPT, sondern die CPT der Patienten wird abnorm reguliert [123]. Die Hemmung der CPT-Mutante durch Palmityl-CoA und Palmitylcarnitin ist wesentlich intensiver als bei gesunden Kontrollpersonen (► Abb. 9.14). Offensichtlich wird die pathologische CPT-Mutante am stärksten gehemmt, wenn die Aktivität der CPT für die Garantierung des Energienachschubes besonders benötigt wird, d. h. wenn der Fettmetabolismus nach lang dauernden Kraftleistungen ganz in den Vordergrund tritt. So erklärt sich auch, warum die klinischen Symptome nur episodisch auftreten und sich dadurch vom Carnitinmangel deutlich unterscheiden.

Klinik

Die Erstbeschreibung eines CPT-II-Mangels betraf zwei Brüder, die wegen episodischer Myoglobinurie unter dem Verdacht auf eine McArdle-Erkrankung zur Untersuchung gekommen waren, die aber im Gegensatz zu den meisten Patienten mit Phosphorylase- oder Phosphofruktokinasemangel nicht über Muskelkrampi oder Intoleranz für kurze, intensive Muskelleistungen klagten [32]. Ihre Beschwerden und die Myoglobinurie, die in der Adoleszenz eingesetzt hatten, manifestierten sich erst nach lang anhaltenden, mehrstündigen Belastungen. Inzwischen sind mehr als 250 Fälle beschrieben worden [30]. Der CPT-II-Mangel gilt als die häufigste Lipidstoffwechselstörung des Muskels.

► **Manifestation.** Das Manifestationsalter des CPT-Mangels ist Kindheit, Adoleszenz oder junges Erwachsenenalter. Manchmal besteht schon während der Kindheit eine reduzierte Belastungstoleranz mit rezidivierenden Myalgien. Die erste objektivierte Myoglobinurie ereignet sich häufig erst in der Adoleszenz. In der Regel finden sich auf beiden Allelen Mutationen. Einige manifeste heterozygote Mutationsträger mit einer intermediären Enzymaktivität sind aber beschrieben [49].

► **Charakteristika.** Das klinische Bild ist durch rezidivierende Episoden von Myalgien, Muskelschwäche und Myoglobinurie charakterisiert. Krampi sind nicht typisch, allenfalls wird über Steifigkeit der Muskulatur geklagt. Die Lähmungsattacken und Myoglobinurien werden durch mehrstündige körperliche Belastungen (z. B. Wandern) und Fasten provoziert (► Abb. 9.15). Eventuell werden die Beschwerden auch durch Kälteeinwirkung, Schlafentzug, Angst oder Infekte viraler und anderer Genese sowie fettreiche Mahlzeiten ausgelöst und induziert. Bei einigen Episoden sind keine provokanten Faktoren ersichtlich. Einzelne Patienten sind dadurch auffällig, dass sie schon seit der frühen Kindheit unter episodischen Myalgien leiden, die ohne oder nur durch geringe und kurzzeitige körperliche Belastungen ausgelöst werden. Wir beobachteten einen Fall, der nur unter belastungsinduzierten Myalgien, nicht aber unter Paresen litt.

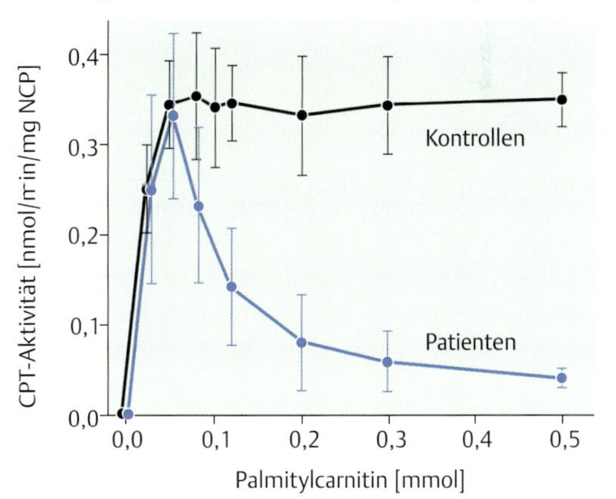

Abb. 9.14 Abnorme Regulation der Carnitin-Palmityl-Transferase (CPT) im Muskel von Patienten mit CPT-Defekt. Bei niedrigen Konzentrationen von L-Palmitylcarnitin unterscheidet sich die Enzymaktivität nicht von derjenigen gesunder Kontrollpersonen. Höhere Substratkonzentrationen führen zu einer deutlichen Hemmung der Enzymaktivität bei Patienten, nicht aber bei Kontrollen. Die Symbole und vertikalen Linien stellen die Mittelwerte ± Standardabweichung von 6 Patienten und 10 Kontrollen dar.

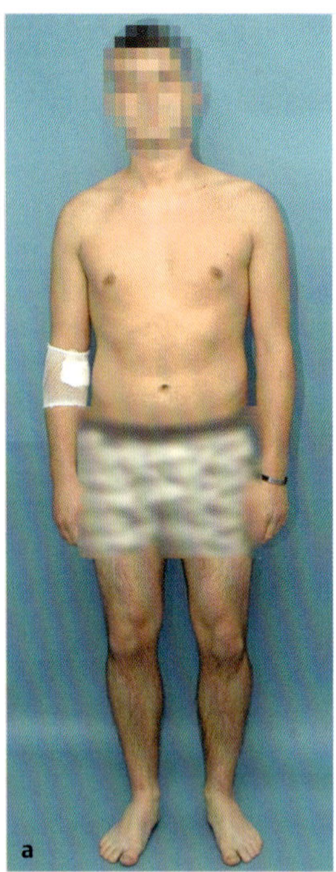

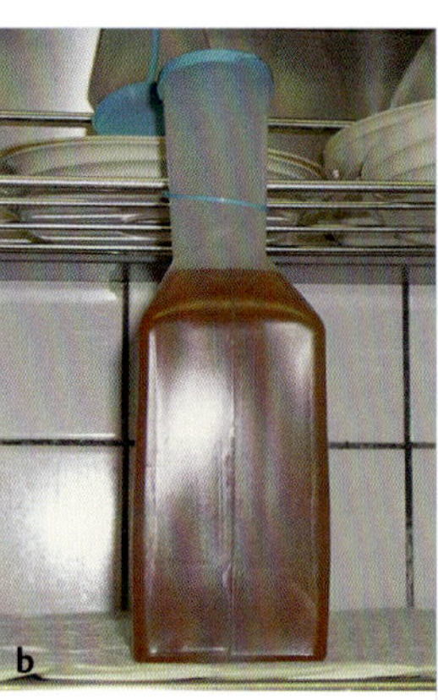

Abb. 9.15 Carnitin-Palmityl-Transferase-II-Mangel.
a Junger Mann mit Attacke nach schwerer körperlicher Arbeit und unzureichender Nahrungsaufnahme.
b Dunkelbrauner Urin als Zeichen der Myoglobinurie.

▸ **Myoglobinurie.** Im Zusammenhang mit einer Myoglobinurie, die bei mehreren Betroffenen mehrfach aufgetreten war, entwickelte sich bei 23 % der Patienten eine Niereninsuffizienz. Nur ein Teil von diesen musste dialysiert werden; einzelne Patienten sind in der akuten Phase durch Nieren- und Herzversagen verstorben.

Diagnostik

▸ **Labor.** Selten besteht eine Hypertriglyzeridämie. Nach Fasten über 72 Stunden mit Bettruhe kann bei einem Teil der Patienten eine verzögerte oder verminderte Ketonämie, ein CK-Anstieg im Serum und eine Myoglobinurie nachgewiesen werden. Der Laktat-Ischämie-Test fällt normal aus. Die Serum-CK ist während der Attacken stark erhöht, im Intervall ist sie, ebenso wie das EMG, meistens normal. Das Acylcarnitinspektrum zeigte typischerweise eine Vermehrung von C16-Carnitin und C18:1-Carnitin auch im Intervall [37].

▸ **Biopsie.** Der myopathologische Befund beim CPT-Mangel stellt sich in den meisten Fällen uncharakteristisch dar. In einer Muskelbiopsie, die kurz nach einer Attacke mit Rhabdomyolyse entnommen wird, finden sich nur unspezifische myopathische Veränderungen und isolierte nekrotische Fasern. Bereits einige Monate nach einem derartigen Ereignis sind diese myopathologischen Veränderungen nicht mehr nachweisbar. Lediglich bei 10 % der Muskelbiopsien zeigt sich eine geringgradige Lipidakkumulation.

Merke

Da die Muskelbiopsie morphologisch häufig normale Befunde zeigt, erlauben erst biochemische und zum Teil auch molekularbiologische Methoden die Diagnosestellung.

▸ **Molekulargenetik.** Der Erbgang ist autosomal-rezessiv, wobei das männliche Geschlecht überwiegend betroffen zu sein scheint. Bei der muskulären Form des CPT-II-Mangels findet sich die häufige Punktmutation p.S 113 L, die etwa 60 % der mutierten Allele ausmacht und bei über 90 % der Patienten zumindest auf einem Allel zu finden ist (▸ Abb. 9.16, [30], [106], [125]). Darüber hinaus wurden bis dato mehr als 60 seltenere Mutationen identifiziert, die Mehrzahl bei Patienten mit muskulärem CPT-II-Mangel [50]. Stoppmutationen auf beiden Allelen sind immer mit einem infantilen CPT-II-Mangel assoziiert. Die Genotyp-Phänotyp-Beziehung ist aber vielfach unklar. Auch bei der häufigen Mutation p.S 113 L kann die Ausprägung der Symptomatik selbst innerhalb einer Familie sehr variabel sein. So fanden Handig et al. (1996) bei drei Cousins einer Familie den identischen Genotyp mit der p. S 113L-Mutation homozygot, allerdings variierte das klinische Bild von oligosymptomatisch bis letal nach einer Rhabdomyolyseattacke [42].

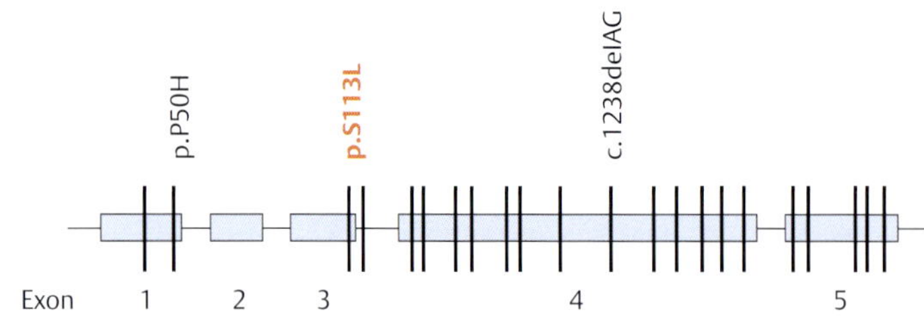

Abb. 9.16 Schematische Darstellung des Carnitin-Palmityl-Transferase-II-Gens mit Mutationen beim muskulären Typ des CPT-II-Mangels. Die häufige Punktmutation p.S 113 L weist bei Patienten mit muskulärem CPT-II-Mangel eine Allelfrequenz von 76 % auf und lässt sich bei über 90 % der Patienten zumindest auf einem Allel nachweisen. Unter den seltenen Mutationen, die über das Gen verteilt sind, sind die Mutation p.P50 H mit einer Allelfrequenz von 7 % und die Mutation p.Q 413fs-F448 L mit 4 % relativ häufig.

Tab. 9.8 Biochemische Charakteristika der Carnitin-Palmityl-Transferase (CPT) im Skelettmuskel bei Patienten mit muskulärem CPT-II-Mangel.

Aktivität		Patienten (n = 23)	Kontrollen (n = 26)
Gesamtaktivität [nmol/min/mg NCP]		1,00 ± 0,27	1,02 ± 0,30
Restaktivität [%] in Gegenwart von	0,2 mmol Malonyl-CoA	08,9 ± 5,0	40,2 ± 3,4
	0,3 mmol Palmityl-CoA	24,8 ± 9,1	74,7 ± 6,4
	0,4 % Triton X 100	07,1 ± 4,4	57,7 ± 6,4

NCP: Non-Collagen-Protein

▸ **Biochemische Diagnostik.** Bei allen bisher publizierten Fällen, in denen die biochemischen Untersuchungen unter optimalen Testbedingungen durchgeführt wurden, fand sich eine normale Gesamtaktivität der CPT. Deshalb erfordert die biochemische Diagnostik neben der Bestimmung der Gesamtaktivität unter anderem eine Charakterisierung der *Hemmbarkeit durch Malonyl-CoA* und die Untersuchung der Stabilität des Enzyms in Gegenwart von Detergenzien wie *Triton X 100* (▸ Tab. 9.8).

Differenzialdiagnostik

Weil der Kohlenhydratstoffwechsel bei der CPT ungestört ist, sind die Patienten dementsprechend bis auf wenige Ausnahmen zu uneingeschränkten kurzzeitigen intensiven Kraftleistungen fähig. Erst wenn eine mehrstündige Kraftleistung gefordert wird, manifestieren sich bei CPT-Mangel die Symptome. Enzymatische Störungen des Kohlenhydrat- und des Fettsäurestoffwechsels können also im typischen Fall bereits durch eine exakte Anamnese differenziert werden. Auch ein Carnitinmangel kann atypisch mit belastungsabhängigen, reversiblen Beschwerden einhergehen. Die Muskelschwäche beim CPT-Mangel persistiert gewöhnlich nicht, sondern normalisiert sich im Laufe von Stunden und Tagen; eine permanente Schwäche ist nur bei 8 % der Betroffenen vorhanden.

Die wichtigste Differenzialdiagnose des muskulären CPT-II-Mangels ist der *Sehr langkettigen-Acyl-CoA-Dehydrogenase-Mangel*, der auch zu Attacken mit Rhabdomyolyse nach lang anhaltender körperlich Belastung und Fasten führt.

Therapie

▸ **Ernährung, allgemeine Maßnahmen.** Bisher gibt es noch keine spezifische Therapie. Generell wird eine *kohlenhydratreiche Ernährung* empfohlen. Eine Studie mit Patienten mit CPT-II-Mangel zeigte, dass oral zugeführte Polysaccharide die Belastungsintoleranz vermindern können, Glukose hingegen nur bei intravenöser Gabe wirksam ist ([75], [76]). Die intravenöse Glukosegabe kann bei Operationen und Frauen während der Entbindung sinnvoll sein. Eine Studie mit einer sog. anaplerotischen Diät mit Trihepanoin, einem Triglyzerid mit der ungeradzahligen Fettsäure C 7, zeigte eine Reduktion der Myoglobinurieattacken [92].

Die Patienten müssen fasten und starke *Kälteexpositionen vermeiden*. Sie müssen lernen, die Belastungsgrenze, die zu einer Rhabdomyolyse führen kann, nicht zu überschreiten. Bei lang dauernden körperlichen Belastungen sollen mehrere kleine Kohlenhydratmahlzeiten zwischen die Hauptmahlzeiten eingefügt werden. Beim Auftreten von Myalgien und/oder Paresen muss eine Schonung eingehalten werden.

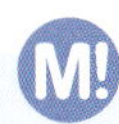

Merke

Persistieren diese Befunde oder ist der Urin auffällig dunkel, sind die stationäre Untersuchung und Überwachung einzuleiten, damit eine Myoglobinurie und eine akute Niereninsuffizienz rasch erkannt werden können. Die Patienten sollten einen Ausweis bei sich tragen, der auch in Notfallsituationen die Krankheitsdiagnose unmissverständlich signalisiert.

▸ **Management bei Rhabdomyolyse.** Leidet die Muskelzelle unter Energiemangel kommt es zu einer Akkumulation von Kalzium in der Zelle, da die Aktivität der ATP-abhängigen Ca^{2+}-ATPase vermindert ist, was zur Schädigung des Sarkolemms und zur Rhabdomyolyse führt. Dadurch werden zelluläre Bestandteile wie z. B. Kalium, Creatinkinase und Myoglobin ins Blut frei gesetzt. Als Komplikation kann es zu Nierenversagen, Herzrhythmusstörungen, zur disseminierten intravasalen Gerinnung und zum Kompartmentsyndrom kommen. Die forcierte Diurese mit *Furosemid* und der Ausgleich einer Hyperkaliämie sowie die intravenöse Gabe von *Natriumbikarbonat* zur Alkalisierung des Urins werden empfohlen. In schweren Fällen ist eine Hämodialyse notwendig, ein Kompartmentsyndrom muss ggf. chirurgisch behandelt werden [60].

Eine Pilotstudie zur Behandlung des muskulären CPT-Mangels mit *Bezafibrat* zeigte, dass über eine Stimulation der Genexpression die Enzymaktivität gesteigert werden kann [12]. Eine doppelblinde Cross-Over-Studie zeigte jedoch keine Verbesserung der Fettsäureoxidation oder der Herzrate unter Belastung [79].

Carnitin-Acylcarnitin-Translokase-Mangel

Es wurden bisher nur sehr wenige Fälle beschrieben. Das Gen der Carnitin-Acylcarnitin-Translokase liegt auf Chromosom 3 p21.31.

▸ **Klinik.** Das klinische Bild bei Carnitin-Acylcarnitin-Translokase-Mangel besteht in zerebralen Krampfanfällen, durch Fasten ausgelöstes Koma, Kardiomyopathie, Herzrhythmusstörungen, Muskelschwäche, episodische Apnoephasen, Hepatomegalie sowie Leberdysfunktion und frühzeitigem Tod.

▸ **Diagnostik.** Laborchemisch sind Hypoglykämie, Hypoketose und Hyperammonämie nachweisbar ([1], [13], [102]).

▸ **Therapie.** Eine Diät mit mittelkettigen Fettsäuren und eine Carnitin-Substitution können versucht werden [83].

Mangel an trifunktionellem Protein

▸ **Klinik.** Klinisch manifestiert sich der Mangel an trifunktionellem Protein durch hypoketotische Hypoglykämie, Hepatomegalie, Enzephalopathie, Kardiomyopathie oder plötzlichen Kindstod ([91], [119]). Bei einigen Kindern wurden auch Muskelschwäche und Myoglobinurie begleitet von respiratorischem Versagen beschrieben. Häufig zeigen die Patienten auch Zeichen einer sensomotorischen Polyneuropathie [33]. In einem Fall wurde auch eine Retinopathia pigmentosa beobachtet [8]. Die Betroffenen verstarben meist im frühen Kindesalter.

9

▸ **Diagnostik.** Laborchemisch ist eine Laktatazidose charakteristisch, die bei anderen Defekten der Betaoxidation nicht zu finden ist. Meist ist die Langketten-3-Hydroxy-Acyl-CoA-Dehydrogenase (LCHAD) defizient. Im Acylcarnitinspektrum sind während der Attacken 3-Hydroxy-C 16 und -C 18 erhöht, im Intervall ist das Acylcarnitinspektrum aber oft normal [101].

▸ **Therapie.** Eine Diät reich an Kohlenhydraten und mittelkettigen Fettsäuren sowie eine Carnitin-Substitution können versucht werden [90].

Defekte der verschiedenen Acyl-CoA-Dehydrogenasen

Kurzketten-Acyl-CoA-Dehydrogenase-Mangel

Der Kurzketten-Acyl-CoA-Dehydrogenase-Mangel ist eine sehr seltene Erkrankung, der eine verminderte Oxidation der kurzkettigen Fettsäuren zugrunde liegt.

▸ **Typen.** Klinisch gibt es eine *schwere infantile* Form, die durch Episoden mit Azidose, Übelkeit, Lethargie, Muskelschwäche sowie Mikrozephalie und psychomotorische Retardierung gekennzeichnet ist. Die sich später manifestierende *mildere* Form geht mit überwiegend muskulärer Beteiligung in Form einer langsam progredienten Lipidspeichermyopathie und sekundärem Carnitinmangel einher.

▸ **Fallbeispiel.** Turnbull et al. (1984) haben über ein sekundäres Carnitinmangelsyndrom bei Butyryl-CoA-Dehydrogenase-Mangel berichtet [112]. Es handelte sich um eine 46-jährige Frau, die seit ca. 8 Monaten über persistierende Schwäche im linken Arm und in beiden Beinen klagte. Körperliche Anstrengungen steigerten die Schwäche und induzierten Myalgien und Dyspnoe. Neurologisch zeigte sich eine vorwiegend proximal lokalisierte Myopathie. Elektromyografisch wurden myopathische Veränderungen registriert. Die Creatinkinase und andere muskuläre Serumenzyme waren normal. Muskelbioptisch wurde eine starke Fettspeicherung in den Typ-I-Fasern nachgewiesen.

Da in der Muskelbiopsie das freie Carnitin deutlich erniedrigt war, wurde eine primäre Carnitinmangelmyopathie angenommen und über fast 6 Jahre eine Therapie mit DL-Carnitin durchgeführt. Aufgrund des ausbleibenden Erfolges wurde eine erneute Muskelbiopsie durchgeführt. Dabei ergab sich, dass die Substratoxidation von Palmityl-CoA plus L-Carnitin, von Palmitylcarnitin und Octanoat erheblich gemindert war. Freies Carnitin war erniedrigt, Acylcarnitin sowie die CPT I dagegen waren erhöht. Im Urin war die Ausscheidung von Ethylmalonsäure stark erhöht. Die daraufhin durchgeführte Messung der Aktivitäten der Acyl-CoA-Dehydrogenase mit Substraten von verschiedener Kettenlänge war normal bis auf die Aktivität mit Butyryl-CoA; sie betrug nur 25 % der mittleren Kontrollwerte.

Mittelketten-Acyl-CoA-Dehydrogenase-Mangel

Die Defekte der Oxidation mittelkettiger Fettsäuren treten weitaus häufiger auf, wobei die Inzidenz in Europa mit 1:10 000 deutlich höher liegt im Vergleich zu nordamerikanischen Ländern.

▸ **Genetik.** Die autosomal-rezessive Erkrankung wird am häufigsten durch die Punktmutation c.A985G verursacht [67].

▸ **Klinik.** Der Defekt der mittelkettigen Acyl-CoA-Dehydrogenase manifestiert sich klinisch im Laufe der ersten 24 Lebensmonate mit Reye-ähnlichen Episoden (Erbrechen, hypoketotischer Hypoglykämie, Hepatomegalie, Lethargie, Koma) auf der Basis einer gestörten hepatischen Ketogenese. Ein plötzlicher Kindstod wurde auch beobachtet. Die Symptomatik wird durch Fasten induziert. Einige Patienten, deren Beschwerden erst im Erwachsenenalter beginnen, leiden an Myalgien, Lipidspeichermyopathie und Rhabdomyolysen.

▶ **Diagnostik.** Die Muskel- und Lebercarnitinspiegel sind erniedrigt, der Serumcarnitingehalt variiert zwischen erniedrigt und normal [124]. Der Enzymdefekt kann in Leber, Muskel, Fibroblasten und Leukozyten nachgewiesen werden. Typisch ist der Nachweis von Octanoylcarnitin im Urin.

▶ **Prophylaxe, Therapie.** Die Krisen können verhindert werden, wenn die Patienten das Fasten vermeiden und regelmäßige Mahlzeiten mit hohem Kohlenhydratgehalt sowie wenig Fett einnehmen. Erhöhte Aufmerksamkeit ist besonders bei Fieber geboten. Eine *Carnitingabe* sollte versucht werden.

Langketten-Acyl-CoA-Dehydrogenase-Mangel

▶ **Klinik.** Der Langketten-Acyl-CoA-Dehydrogenase-Mangel verursacht schon in der Neonatalperiode Schwäche, Hypotonie, gastrointestinale Störungen, aketotische Hypoglykämien, zerebrale Krisen, Azidurie, Hepatomegalie, Kardiomyopathie und Lipidspeichermyopathie [39].

▶ **Diagnostik.** Der Enzymdefekt kann in Leukozyten, Fibroblasten und im Lebergewebe nachgewiesen werden.

▶ **Therapie.** Es werden eine Diät mit hohem Kohlenhydrat- und geringem Fettgehalt sowie die Gabe von *Carnitin* (100 mg/kgKG/Tag) empfohlen.

Sehr-Langketten Acyl-CoA-Dehydrogenase-Mangel

▶ **Klinik.** Die Symptomatik ähnelt sehr dem CPT-II-Mangel. Es gibt eine neonatale und eine kindliche multisystemische Form sowie eine milde muskuläre Form, die sich in Kindheit oder Jugend manifestiert. Die muskuläre Form ist durch Attacken mit Rhabdomyolyse charakterisiert, die nach lang anhaltender Belastung und Fasten auftreten [57].

▶ **Diagnostik.** Die Muskelbiopsie zeigt kaum Lipidspeicherung. Der Enzymdefekt kann immunhistochemisch, jedoch nicht als Routinediagnostik dargestellt werden [74]. Im Blut ist eine Vermehrung des C 14:1-Carnitins charakteristisch, was leicht im Acylcarnitinprofil nachgewiesen werden kann. Die Diagnose kann biochemisch oder molekulargenetisch bestätigt werden. Es gibt keine sehr häufige Mutation, die Mutation p.Thr260Met wurde jedoch bei mehreren Patienten beschreiben [57].

▶ **Therapie.** Im Unterschied zum CPT-II-Mangel scheinen die intravenöse Glukosegabe und die orale Gabe von mittelkettigen Fettsäuren bei der muskulären Form nicht wirksam zu sein [77]. Bei der kindlichen Form des Sehrlangketten-Acyl-CoA-Dehydrogenase-Mangels war *Triheptanoin* wirksam [57].

Multipler Acyl-CoA-Dehydrogenase-Mangel

Der multiple Acyl-CoA-Dehydrogenase-Mangel alteriert die Aktivität aller Acyl-CoA-Dehydrogenasen und kommt als neonatale und mildere, sich später manifestierende Form vor.

▶ **Klinik.** Mögliche Symptome sind Ketoazidose, Hypoglykämie, zerebrale Krisen (Reye-ähnlich), kongenitale Malformationen und Kardiomyopathie. Neben der multisystemischen Form gibt es auch eine muskuläre Form mit Myalgien, Belastungsintoleranz und proximaler Muskelschwäche (▶ Abb. 9.17).

▶ **Diagnostik.** Mutationen in den beiden Untereinheiten des Elektronentransfer-Flavoproteins und der Elektronentransfer-Flavoprotein-Dehydrogenase sind ursächlich. Es zeigen sich eine Lipidspeicherung im Muskel und eine Akkumulation von verschieden langen Acylcarnitinen im Blut. Im Urin findet sich eine Glutarsäureausscheidung, was der Erkrankung den zusätzlichen Namen „Glutarazidurie Typ II" gegeben hat. Außerdem können sich im Muskel auch ein Carnitin- und ein Coenzym-Q-Mangel zeigen [38].

▶ **Therapie.** Die Erkrankung kann durch die Gabe von *Riboflavin* (100–400 mg Vitamin B_2 täglich) behandelt werden, das ein Kofaktor der Flavoproteine ist. Es gibt mehrere Fallberichte und kleine Fallserien, die eine gute Wirkung auf die Muskelschwäche berichten. Da ein sekundärer Carnitin- und Coenzym-Q-Mangel beschrieben wurde, ist eine Substitution von *Carnitin* (2–4 g täglich) und *Coenzym Q* (150–500 mg täglich) sinnvoll. Außerdem wird eine fettarme Diät empfohlen [7].

Neutralfett-Speichererkrankungen

▶ **Form mit Ichthyosis.** Die Chanarin-Dorfman-Krankheit [18] wird auch Neutralfett-Speichererkrankung mit Ichthyosis genannt, da sie durch fischschuppenartige Hautveränderungen charakterisiert ist. Etwa 60 % der Patienten weisen eine proximal betonte Muskelschwäche auf, häufig ist auch eine Hepatomegalie; andere inkonstant auftretende Symptome sind Katarakt, Innenohrschwerhörigkeit oder mentale Retardierung. Es kommt zu einer Ablagerung von Triglyzeriden auch im Muskel, die histologisch sehr ausgeprägt ist. Auch in den Leukozyten kann man Lipidtröpfchen erkennen (Jordan-Anomalie).

Der Gendefekt liegt im CGI-58-Gen (= ABHD5-Gen), das die Triglyzeridlipase aktiviert [59]. Die Erkrankung wird autosomal-rezessiv vererbt.

▶ **Form ohne Ichthyosis.** Darüber hinaus gibt es auch eine Neutralfett-Speichererkrankung ohne Ichthyosis, die sich nicht nur mit einer proximalen, sondern auch mit einer distalen Muskelschwäche manifestieren kann. In den Leukozyten sind ebenfalls Lipidtröpfchen sichtbar.

Hier liegt der autosomal-rezessiv vererbte Gendefekt in der Triglyzeridlipase selbst [36].

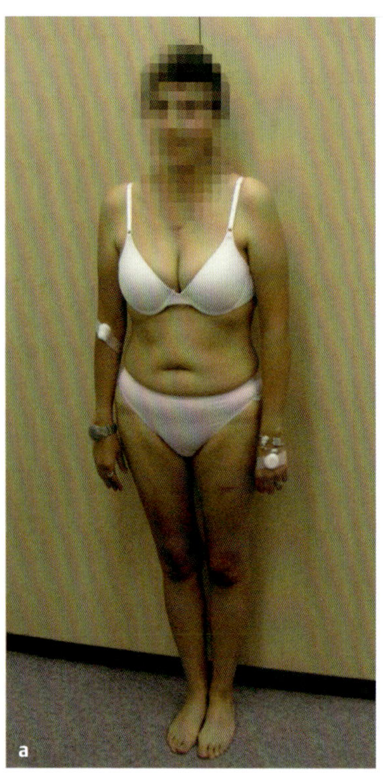

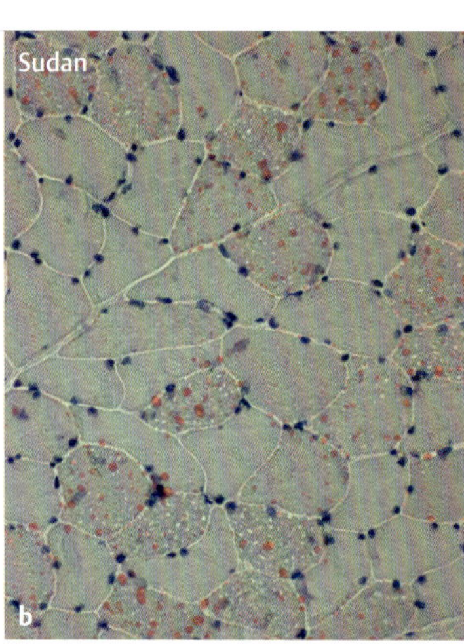

Abb. 9.17 Multipler Acyl-CoA-Dehydrogenase-Mangel.
a Junge Frau mit multiplem Acyl-CoA-Dehydrogenase-Mangel durch ETFDH-Mutationen und belastungsinduzierter Muskelschwäche (ETFDH: Elektronentransfer-Flavoprotein-Dehydrogenase).
b Lipidspeicherung in der Muskelbiopsie (Sudanfärbung mit freundlicher Genehmigung von Prof. Mawrin, Magdeburg).

Lipin-1-Mangel

Lipin 1 ist eine Phosphatidsäure-Phosphatase, die für die Triacylglycerinsynthese wichtig ist: Aus Phosphatidsäure entsteht Diacylglycerin. Außerdem wirkt Lipin 1 als Transkriptionsfaktor für Gene der Fettsäureoxidation und Atmungskette. Der Enzymmangel führt zu Rhabdomyolyseattacken im Kindesalter. Nur manche Patienten weisen histologisch eine Lipidspeicherung im Muskel auf.

Molekulargenetisch finden sich rezessive Mutationen im LPIN1-Gen [122].

Lipidspeichermyopathien mit ungeklärtem Stoffwechseldefekt

Wie bei den Glykogenosen lässt sich trotz umfangreicher Untersuchungen nicht bei allen Patienten mit einer Lipidspeichermyopathie der zugrunde liegende biochemische oder molekulargenetische Defekt finden.

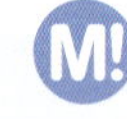

Merke

Für den Kliniker ist es wichtig zu wissen, dass bei einigen Lipidspeichermyopathien mit ungeklärtem Stoffwechseldefekt eine Diät mit der Vermeidung von langkettigen und der Bevorzugung von kurz- und mittelkettigen Fettsäuren und/oder die orale Gabe von Carnitin eine Besserung der Muskelkraft bzw. Belastungstoleranz erzielten.

9.4 Myoadenylatdeaminase-Mangel

In größeren Untersuchungsserien findet sich ein Mangel an Myoadenylatdeaminase (MAD) in etwa 1–3 % der Muskelbiopsien, weshalb er als der häufigste muskuläre Enzymdefekt bezeichnet wird. Andererseits wurde gezeigt, dass viele Personen mit nachgewiesenem MAD-Mangel asymptomatisch sind [99], so dass die klinische Relevanz des histochemischen Nachweises umstritten ist. Dies drückt sich auch dadurch aus, dass der zugrunde liegende genetische Defekt bei 2,5 % der Gesunden homozygot vorliegt [43].

9.4.1 Biochemische Grundlagen

Die Myoadenylatdeaminase ist Bestandteil des Purinnukleotidzyklus und katalysiert die hydrolytische Desaminierung von AMP zu Inosinmonophosphat (IMP) und Ammoniak:

$$\text{AMP} \xrightarrow{\text{MAD}} \text{IMP} + \text{NH}_3$$

Diese Reaktion hat in mehrfacher Hinsicht eine physiologische Bedeutung:

- Durch die Entfernung von AMP aus dem Gleichgewicht der Adenylatkinasereaktion wird die Bildung von ATP begünstigt.
- Im weiteren Verlauf des Purinnukleotidzyklus wird aus IMP und Aspartat Fumarat gebildet, so dass die

MAD eine anaplerotische Funktion für den Zitratzyklus hat.

- Ammoniak trägt zur Neutralisierung der bei der Glykolyse anfallenden Milchsäure bei.

Darüber hinaus haben Ammoniak und IMP im Muskel wahrscheinlich positiv regulierende Wirkungen auf die Glykolyse.

Merke

In diagnostischer Hinsicht wird der durch die Aktivität der MAD bedingte Anstieg von Ammoniak im ischämischen Belastungstest genutzt, da beim Gesunden ischämische Muskelarbeit zu einem Anstieg von Ammoniak im Serum führt und ein Ausbleiben des Ammoniakanstiegs auf einen MAD-Mangel hinweist.

9.4.2 Klinik

Es gilt als umstritten, inwieweit ein MAD-Mangel symptomatisch ist. Belastungsintoleranz sowie belastungsinduzierte Myalgien und Krampi wurden als Phänotyp postuliert. Gegen eine Pathogenität spricht, dass in einem Kollektiv von Patienten mit Belastungsintoleranz und Myalgien genetisch nicht häufiger ein MAD-Mangel gefunden wurde als bei Blutspendern [43]. Möglicherweise verstärkt der MAD-Mangel aber den Phänotyp anderer metabolischer Myopathien, z. B. den der McArdle-Glykogenose im Sinne eines „Double Trouble“ ([93], [110]).

9.4.3 Diagnostik

► **Labor.** Ein fehlender Ammoniakanstieg bei gleichzeitig deutlich ansteigendem Laktat im Ischämietest deutet auf einen Mangel des Enzyms hin.

► **Genetik.** Das Gen für das Muskelisoenzym der Adenylatdeaminase liegt auf Chromosom 1. Eine Stoppmutation an Codon 12 (p.Q12X) ist die Hauptursache des Enzymdefekts [71].

► **Biopsie.** Es findet sich in der Muskelbiopsie ein histochemischer oder ein biochemischer Mangel des Enzyms.

9.4.4 Therapie

Es gibt widersprüchliche Einzelberichte über die medikamentöse Behandlung mit D-Ribose ([58], [81].

9.5 Kalzium-ATPase-Mangel (Brody-Myopathie)

Bei dem Krankheitsbild der prolongierten Muskelrelaxation (Brody-Myopathie) ist der Rücktransport von Kalzium in das sarkoplasmatische Retikulum verlangsamt. 1969 wurde von Brody der erste Fall mitgeteilt. Nur wenige weitere Patienten wurden beschrieben (Esslen und Jerusalem 1973, [54], [107]).

9.5.1 Pathogenese

Die Verlangsamung der Relaxation ist auf eine stark verzögerte Kalziumaufnahme des sarkoplasmatischen Retikulums zurückzuführen (► Abb. 9.18), welches nach 10-minütiger Exposition 15-mal weniger Kalzium speichert als das von gesunden Kontrollen. Dies spricht dafür, dass die prolongierte Muskelrelaxation durch den verzögerten Abtransport des Kalziums aus dem sarkoplasmatischen Raum verursacht ist, wo es durch die Aktivierung der myofibrillären ATPase und die Bindung an den Troponin-Tropomyosin-Komplex in bestimmten Konzentrationen die Kontraktion der Myofibrillen induziert und eine Relaxation verhindert. Die später von Karpati et al. (1986) und Taylor et al. (1988) untersuchten Fälle wiesen eine Reduzierung der Aktivität der Kalzium-ATPase bis auf 10 % auf [54], [107]. Das Enzymprotein ist wahrscheinlich vorhanden, aber inaktiv.

In der MRT-Spektroskopie zeigte sich während körperlicher Belastung ein erhöhter Abfall energiereicher Phosphate im Muskel. Hier ist darauf hinzuweisen, dass ATP und andere Phosphatverbindungen nicht nur der myofibrillären Kontraktion dienen, sondern ein großer Teil für die Ionenpumpen beansprucht wird: Etwa 30–50 % des ATP, das bei der Kontraktion verbraucht wird, wird

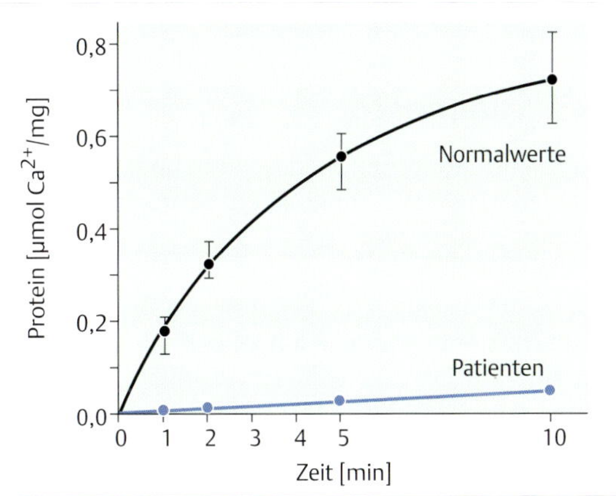

Abb. 9.18 Kalziumaufnahme des sarkoplasmatischen Retikulums der quer gestreiften Skelettmuskulatur von 11 Kontrollpersonen und einem Kranken mit prolongierter Muskelrelaxation (Dr. Seiler, Poliklinik Heidelberg).

9

für die Wiederaufnahme von Kalzium in das sarkoplasmatische Retikulum via der Kalzium-ATPase benutzt.

9.5.2 Klinik

Das klinische Bild der wenigen bisher beschriebenen Patienten ist heterogen. Die Beschwerden setzen schon in der Kindheit ein, können jedoch bis zur Adoleszenz unbeachtet bleiben.

Merke

Charakteristisch sind schmerzlose Muskelkontrakturen, die unter forcierter Muskelarbeit auftreten und sich in Ruhe im Laufe weniger Sekunden deutlich verzögert lösen.

Bei der Untersuchung ist dieses Phänomen z. B. durch anhaltendes rasches Beugen und Strecken des Ellenbogens im M. biceps brachii zu provozieren und durch Kälte zu potenzieren. Subjektiv wird eine symmetrische Steifheit der quer gestreiften Muskulatur beispielsweise bei flottem Tanzen, schnellem Bergsteigen, Schwimmen in kaltem Wasser oder Holzsägen bemerkt. Außer Kälte und Muskelarbeit sind bisher keine provokativen Faktoren bekannt.

Im Gegensatz zu dem Bild der prolongierten Muskelrelaxation zeigten die von Taylor et al. (1988) mitgeteilten Geschwister belastungsabhängige Myalgien [107]. Die Beschwerden setzten im jungen Erwachsenenalter ein und bestanden bei der Untersuchung schon mehr als 10 Jahre. Die Schmerzen wurden zunächst beim Gehen in den Wadenmuskeln bemerkt, später dehnten sie sich auf alle Extremitäten aus. Sie setzten bei körperlicher Belastung in leichter Form ein und nahmen in Ruhe zunächst noch zu. Zusätzlich waren Steifigkeit und Krampi vorhanden, die tagelang anhalten konnten. Die Belastungstoleranz war in Wärme größer und in Kälte deutlich geringer.

9.5.3 Diagnostik

In den Laboruntersuchungen des Blutes finden sich keine Anomalien, auch die muskulären Serumenzyme und -elektrolyte sind normal.

▸ **Elektrophysiologie.** Das Elektromyogramm in Ruhe und bei leichter Willküraktivität ist normal. In der Phase der Kontraktur herrscht „elektrische Stille". Ein Fall mit Kalzium-ATPase-Mangel zeigte neurogene Veränderungen. Bei repetitiver supramaximaler Reizung eines Nerves wird eine zunehmende Verlangsamung der Relaxationsphase im zugehörigen Muskel sichtbar.

▸ **Muskelbiopsie.** Licht- und elektronenmikroskopisch war der Fall von Brody (1969) normal [14], während bei unserem Fall eine partielle Typ-II-Faser-Atrophie bei sonst normalem Mosaikmuster der verschiedenen Muskelfasertypen besteht und sich ultrastrukturell eine leichte fokale, subsarkolemmale und intermyofibrilläre Anhäufung von Mitochondrien und Glykogen findet. Bei Kalzium-ATPase-Mangel wurden keine oder nur unspezifische Veränderungen gefunden.

▸ **Molekularbiologie.** Bisher wurden in nur in einzelnen Familien mit Brody-Myopathie rezessive Mutationen im ATP2A1-Gen identifiziert.

9.5.4 Therapie

Ein Versuch mit 3- bis 4-mal 80–120 mg Verapamil täglich ist zu empfehlen.

9.6 Maligne Hyperthermie

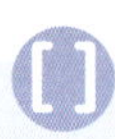

Definition

Die *maligne Hyperthermie* (MH) ist eine lebensbedrohliche Komplikation als Reaktion auf anästhesiologische Triggersubstanzen wie Inhalationsnarkotika (Halothan, Isofluran, Enfluran, Desfluran) und depolarisierende Muskelrelaxanzien (Sukzinylcholin).

Bei Patienten mit der Anlage zu maligner Hyperthermie muss nicht jede Anästhesie zu einer Attacke führen. Das bedeutet aber auch, dass komplikationslose Operationen in der Anamnese das Risiko der Auslösung einer Attacke keineswegs ausschließen.

Die Suszeptibiliät für maligne Hyperthermie wird autosomal-dominant vererbt. Bei dieser malignen Hyperthermie im strengeren Sinne finden sich keine Symptome einer Muskelerkrankung. Daneben gibt es jedoch viele manifeste Myopathien, bei denen MH-ähnliche Attacken auftreten können. Hierzu zählen Kanalerkrankungen (z. B. Myotonien), Muskeldystrophien oder kongenitale Strukturanomalien.

Eine Sonderstellung nehmen Myopathien ein, die durch Mutationen im Ryanodin-Rezeptor 1-Gen bedingt sind. Sie sind mit einer Suszeptibilität für maligne Hyperthermie assoziiert. Dazu zählen folgende Erkrankungen: Central-Core-Myopathie, King-Denborough-Syndrom (Gesichtsdysmorphien, Skelettfehlbildungen und Myopathie), Multi-Minicore-Myopathie, kongenitale Fasertypen-Disproportion mit Typ-1-Faser-Hypotrophie, Nemalin-Myopathie, axiale Myopathie sowie belastungsinduzierte Myalgien und Rhabdomyolyse. Für viele in verschiedenen Übersichten aufgeführten Myopathien gibt es keine sicheren Belege. Dies gilt insbesondere für die mitochondrialen Myopathien und den CPT-II-Mangel.

9.6.1 Pathogenese

Offensichtlich ist bei der malignen Hyperthermie die Kalziumhomöostase gestört. Die intrazelluläre Kalziumkonzentration steigt aufgrund einer gesteigerten Kalziumausschüttung aus dem sarkoplasmatischen Retikulum und Einstrom von Kalzium aus dem Extrazellulärraum an. Dadurch werden die Phosphorylase und Myosin-ATPase aktiviert, Mitochondrien mit Kalzium überladen und Troponin inaktiviert. Es resultieren Glykolyse, ATP-Spaltung, unkontrollierte Muskelkontraktion, Entkoppelung der oxidativen Phosphorylierung, Hyperthermie sowie Produktion von Milchsäure und Kohlendioxid.

▸ **Defekte der Kalziumkanäle.** Ursache der abnormen Kalziumfreisetzung sind offenbar Defekte der Kalziumkanäle im Bereich der Triaden, die die Verbindung zwischen transversalen T-Tubuli und dem sarkoplasmatischem Retikulum darstellen (▸ Abb. 9.19). In beiden Gruppen (autosomal-dominante Anlage zur malignen Hyperthermie ohne manifeste Myopathie und Myopathien mit MH-ähnlichen Attacken) führt die Grunderkrankung bzw. der okkulte genetische Defekt zu einer erhöhten Suszeptibilität gegenüber den bekannten Triggersubstanzen. In allen Fällen bewirkt die Exposition die Manifestation einer MH-Attacke. Diese gemeinsame Endstrecke ist durch eine exzessive Kalziumfreisetzung aus dem sarkoplasmatischen Retikulum gekennzeichnet.

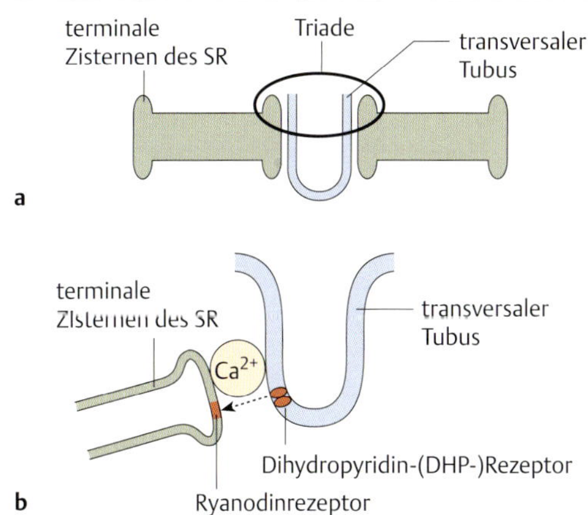

Abb. 9.19 Triaden und kalziumgesteuerte Kalziumfreisetzung (SR: sarkoplasmatisches Retikulum).

- **a** Triade, die durch einen transversalen Tubulus und den beidseitigen Kontakt mit terminalen Zisternen entsteht.
- **b** Kalziumgesteuerte Kalziumfreisetzung. Die Depolarisation des Sarkolemms öffnet einen in der Wand des transversalen Tubulus gelegenen spannungsabhängigen Kalziumkanal (DHP-Rezeptor). Dadurch werden Kalziumionen in das Sarkoplasma eingeschleust und diffundieren zu einem in der Wand des sarkoplasmatischen Retikulums gelegenen Kalziumkanal (Ryanodinrezeptor) und öffnen diesen. Dies führt zu einer kalziumgesteuerten Kalziumfreisetzung, die schließlich die Interaktion zwischen Aktin und Myosin ermöglicht.

▸ **Genetik.** Mehr als 50 % der Familien mit einer Suszeptibiliät für maligne Hyperthermie, die durch einen positiven In-vitro-Kontrakturtest (IVKT) erfasst wird (s. unten), zeigen eine Kopplung zum Gen des muskulären Ryanodinrezeptors, einem Kalziumkanal des sarkoplasmatischen Retikulums (▸ Abb. 9.19). Es sind bisher mehr als 30 Mutationen in diesem Gen bekannt. Ein weiteres Gen, bei dem Mutationen mit der Anlage zur malignen Hyperthermie assoziiert sind, ist das für den spannungsabhängigen Dihydropyridinrezeptor. In anderen Fällen wurden durch Kopplungsanalysen die Genorte auf Chromosom 3q und 5p lokalisiert.

Die Anlage zur malignen Hyperthermie ist somit *genetisch heterogen*. All diese Patienten haben abgesehen von dem Krankheitsrisiko keine Zeichen und Symptome einer neuromuskulären Erkrankung. Aufgrund der genetischen Heterogenität können molekulargenetische Untersuchungen den IVKT in diagnostischer Hinsicht noch nicht ersetzen.

9.6.2 Klinik

Die ersten Erscheinungen sind Tachypnoe, Tachykardie, Dysrhythmie, Zyanose, schneller Anstieg der Körpertemperatur (bis zu 1 °C in 5 Minuten), Hyperhidrose und Muskelrigidität. Rasch entwickeln sich eine metabolische Azidose mit Laktatanstieg im Blut und häufig zusätzlich auch eine respiratorische Azidose mit Überproduktion von Kohlendioxid; ferner eine Hyperkaliämie, Anomalien des Serumkalziumspiegels, CK-Erhöhung, Myoglobinämie und Myoglobinurie. Wenn die Krise überlebt wird, kann die Rhabdomyolyse eine persistierende Muskelschwäche zurücklassen. Bei Anlageträgern können unter körperlichen Belastungen episodische Myalgien und Temperaturerhöhungen auftreten.

9.6.3 Diagnostik

Die Anlage zu einer malignen Hyperthermie kann derzeit nur mithilfe des *Halothan-Koffein-Kontrakturtests* an frischem Muskelgewebe diagnostiziert werden. Dieser Test wird nach einem standardisierten Protokoll durchgeführt [108]. Hierbei wird die Muskelprobe, die in einer Halterung fixiert ist, von diesen Substanzen umspült. Die Skelettmuskulatur von Anlageträgern reagiert bereits bei niedrigen Konzentrationen von Halothan und Koffein mit einer Kontraktur. Die Biopsie sollte aus dem M. Quadriceps vastus medialis oder lateralis entnommen werden.

Merke

Diese Untersuchung sollte sich nur auf Risikopersonen beschränken, da dieser In-vitro-Test eine relativ große Menge an frisch entnommenem Muskelgewebe erfordert.

Zu den Personen mit einem *erhöhten MH-Risiko* gehören Blutsverwandte eines Anlageträgers, Personen mit einem MH-verdächtigen Narkosezwischenfall, Patienten mit einigen hereditären Muskelerkrankungen, bei denen genetisch eine enge Kopplung zum Ryanodinrezeptorgen bekannt ist (z. B. Central-Core-Krankheit) sowie Patienten mit persistierender, familiärer CK-Erhöhung. Etwa 70 % der Risikopatienten zeigen erhöhte CK-Werte. Bei Patienten ohne eine manifeste Myopathie zeigt die Muskelbiopsie bei etwa zwei Drittel der Fälle leicht- bis mäßiggradige, diagnostisch unspezifische myopathologische Veränderungen.

9.6.4 Therapie

Grundlagen der Behandlung sind die sofortige Unterbrechung der Anästhesie, Kühlung des Körpers, mechanische Hyperventilation, intravenöse Gabe von Dantrolen, ferner Hydratation, Gabe von Natriumbikarbonat sowie Mannitol.

Wenn Zeichen einer malignen Hyperthermie einsetzen, muss die Zufuhr von Triggersubstanzen sofort beendet werden und entweder das Narkosegerät ausgewechselt oder ein Kohlefilter vorgeschaltet werden.

Merke

Die Hyperventilation mit 100 % *Sauerstoff* und *Dantrolen* (2,5 mg/kgKG) als Schnellinfusion über 15 Minuten sind die entscheidenden Sofortmaßnahmen.

9

Wenn sich der Zustand nicht bessert, muss die initiale Dantrolendosis erneut appliziert werden. Die Azidose wird mit Natriumbikarbonat ausgeglichen. Die Kühlung der Körperoberfläche sollte möglichst schnell eingeleitet werden, weshalb sich bei Risikopatienten bereits präoperativ die Lagerung auf einer zunächst nicht eingeschalteten Kühlmatte empfiehlt.

Überdies kann bei Risikopersonen *prophylaktisch* Dantrolen eingesetzt werden (z. B. 1 mg/kgKG/d in geteilten Dosen für 3 Tage vor der Operation), wobei beachtet werden muss, dass Dantrolen aufgrund seiner relaxierenden Eigenschaften bei Patienten mit einer neuromuskulären Erkrankung zur Verstärkung einer vorbestehenden Ateminsuffizienz führen kann.

Literatur

[1] **Al Aqeel** AI, Rashed MS, Wanders RJA. Carnitine-acylcarnitine translocase deficiency is a treatable disease. J Inherit Metab Dis 1999; 22: 271–275

[2] **Amit** R, Bashan N, Abarbanel JM et al. Fatal familial infantile glycogen storage disease: multisystem phosphofructokinase deficiency. Muscle Nerve 1992; 15: 455–458

[3] **Andersen** ST, Vissing J. Carbohydrate- and protein-rich diets in McArdle disease: effect on exercise capacity. J Neurol Neurosurg Psychiatry 2008; 79: 1359–1363

[4] **Andersen** ST, Haller RG, Vissing J. Effect of oral sucrose shortly before exercise on work capacity in McArdle disease. Arch Neurol 2008; 65: 786–789

[5] **Angelini** C, Lücke S, Cantarutti F. Carnitine deficiency of skeletal muscle: report of a treated case. Neurology 1976; 26: 633–637

[6] **Bao** Y, Kishnani P, Wu JY et al. Hepatic and neuromuscular forms of glycogen storage disease type IV caused by mutations in the same glycogen-branching enzyme gene. J Clin Invest 1996; 97: 941–948

[7] **Beresford** MW, Pourfarzam M, Turnbull DM et al. So doctor, what exactly is wrong with my muscles? Glutaric aciduria type II presenting in a teenager. Neuromuscul Disord 2006; 16: 269–273

[8] **Bertini** E, Dionisi-Vici C, Garavaglia B et al. Peripheral sensory-motor polyneuropathy, pigmentary retinopathy, and fatal cardiomyopathy in long-chain 3-hydroxy-acyl-CoA dehydrogenase deficiency. Eur J Pediat 1992; 151: 121–126

[9] **Beynon** RJ, Bartram C, Hopkins P et al. McArdle's disease: molecular genetics and metabolic consequences of the phenotype. Muscle Nerve 1995; 18: 18–22

[10] **Bonilla** E, Schotland DL. Histochemical diagnosis of muscle phosphofructokinase deficiency. Arch Neurol 1970; 22: 8–12

[11] **Bonnefont** JP, Djouadi F, Prip-Buus C et al. Carnitine palmitoyltransferases 1 and 2: biochemical, molecular and medical aspects. Mol Aspects Med 2004; 25: 495–520

[12] **Bonnefont** JP, Bastin J, Behin A et al. Bezafibrate for an inborn mitochondrial beta-oxidation defect. N Engl J Med 2009; 360: 838–840

[13] **Brivet** M, Slama A, Ogier H et al. Diagnosis of carnitine-acylcarnitine translocase deficiency by complementation analysis. J Inherit Metab Dis 1994; 17: 271–274

[14] **Brody** IA. Muscle contracture induced by exercise. A syndrome attributable to decreased relaxing factor. N Engl J Med 1969; 281: 187–192

[15] **Bruno** C, DiMauro S: Lipid storage myopathies. Curr Opin Neurol 2008; 21: 601–606

[16] **Carroll** JE, DeVivo DC, Brooke MH et al. Fasting as a provocative test in neuromuscular diseases. Metabolism 1979; 28: 683–687

[17] **Castro-Gago** M, Eiris-Punal J, Novo-Rodriguez MI et al. Serum carnitine levels in epileptic children before and during treatment with valproic acid, carbamazepine, and phenobarbital. J Child Neurol 1998; 13: 546–549

[18] **Chanarin** I, Patel A, Slavin G et al. Neutral-lipid storage disease: a new disorder of lipid metabolism. Br Med J. 1975 Mar; 1(5957): 553–555

[19] **Chapoy** PR, Angelini C, Brown WJ et al. Systemic carnitine deficiency – a treatable inherited lipid-storage disease presenting as Reye's syndrome. N Engl J Med. 1980 Dec 11; 303(24): 1389–1394

[20] **Clemens** PR, Yamamoto M, Engel AG. Adult phosphorylase b kinase deficiency. Ann Neurol 1990; 28: 529–538

[21] **Comi** GP, Fortunato F, Lucchiari S et al. Beta-enolase deficiency, a new metabolic myopathy of distal glycolysis. Ann Neurol 2001; 50: 202–207

[22] **Cornelio** F, Di Donato S, Peluchetti D et al. Fatal cases of lipid storage myopathy with carnitine deficiency. J Neurol Neurosurg Psychiatry 1977; 40: 170–178

[23] **Cornelio** F, Bresolin N, DiMauro S et al. MR Congenital myopathy due to phosphorylase deficiency. Neurology 1983; 33: 1383–1385

[24] **Cornelio** F, Bresolin N, Singer PA et al. Clinical varieties of neuromuscular disease in debrancher deficiency. Arch Neurol 1984; 41: 1027–1032

[25] **Dalakas** MC, Leon-Monzon ME, Bernardini I et al. Zidovudine-induced mitochondrial myopathy is associated with muscle carnitine deficiency and lipid storage. Ann Neurol 1994; 35: 482–487

[26] **Danon** MJ, Carpenter S, Manaligod JR et al. Fatal infantile glycogen storage disease: deficiency of phosphofructokinase and phosphorylase b kinase. Neurology 1981; 31: 1303–1307

[27] **Danon** MJ, Oh SJ, DiMauro S et al. Lysosomal glycogen storage disease with normal acid maltase. Neurology 1981; 31: 51–57

[28] **Danon** MJ, Servidei S, DiMauro S et al. Late-onset muscle phosphofructokinase deficiency. Neurology 1988; 38: 956–960

[29] **Davidson** M, Miranda AF, Bender AN et al. Muscle phosphofructokinase deficiency: biochemical and immunological studies of phosphofructokinase isozymes in muscle culture. J Clin Invest 1983; 72: 545–550

[30] **Deschauer** M, Wieser T, Zierz S. Muscle carnitine palmitoyltransferase II deficiency: clinical and molecular genetic features and diagnostic aspects. Arch Neurol 2005; 62: 37–41

[31] **Deschauer** M, Morgenroth A, Joshi PR et al. Analysis of spectrum and frequencies of mutations in McArdle disease: identification of 13 novel mutations. J Neurol 2007; 254: 797–802

[32] **DiMauro** S, Melis-DiMauro P. Muscle carnitine palmitoyltransferase deficiency and myoglobinuria. Science 1973; 182: 929–930

[33] **Dionisi-Vici** C, Burlina AB, Bertini E et al. Progressive neuropathy and recurrent myoglobinuria in a child with long-chain 3-hydroxyacyl-coenzyme A dehydrogenase deficiency. J Pediat 1991; 118: 744–746

[34] **Engel** AG, Angelini C. Carnitine deficiency of human skeletal muscle with associated lipid storage myopathy: a new syndrome. Science 1973; 179: 899–902

[35] **Etiemble** J, Kahn A, Boivin P et al. Hereditary hemolytic anemia with erythrocyte phosphofructokinase deficiency. Hum Genet 1976; 31: 83–91

[36] **Fischer** J, Lefèvre C, Morava E et al. The gene encoding adipose triglyceride lipase (PNPLA2) is mutated in neutral lipid storage disease with myopathy. Nat Genet 2007; 39: 28–30

[37] **Gempel** K, Kiechl S, Hofmann S et al. Screening for carnitine palmitoyltransferase II deficiency by tandem mass spectrometry. J Inherit Metab Dis 2002; 25: 17–27

[38] **Gempel** K, Topaloglu H, Talim B et al. The myopathic form of coenzymeQ 10 deficiency is caused by mutations in the electron-transferring-flavoprotein dehydrogenase (ETFDH) gene. Brain 2007; 130: 2037–2044

[39] **Hale** DE, Batshaw ML, Coates PM et al. Long-chain acyl coenzyme A dehydrogenase deficiency: an inherited cause of nonketotic hypoglycemia. Pediatr Res 1985; 19: 666–671

[40] **Haller** RG, Lewis SF. Glucose-induced exertional fatigue in muscle phosphofructokinase deficiency. N Engl J Med 1991; 324: 364–369

[41] **Haller** RG, Wyrick MA, Tailvassalo T, et al. Aerobic conditioning: An effective therapy in McArdle's disease. Ann Neurol 2006; 59: 922–928

[42] **Handig** I, Dams E, Taroni F et al. Inheritance of the S 113 L mutation within an inbred family with carnitine palmitoyltransferase enzyme deficiency. Hum Genet 1996; 97: 291–293

[43] **Hanisch** F, Joshi PR, Zierz S. AMP deaminase deficiency in skeletal muscle is unlikely to be of clinical relevance. J Neurol 2008; 255: 318–322

[44] **Isaacs** H, Heffron JJ, Badenhorst M et al. Weakness associated with the pathological presence of lipid in skeletal muscle: a detailed study of a patient with carnitine deficiencey. J Neurol Neurosurg Psychiatry 1976; 39: 1114–1123

[45] **Jerusalem** F, Spiess H, Baumgartner G. Lipid storage myopathy with normal carnitine levels. J Neurol Sci 1975; 24: 273–282

[46] **Jerusalem** F, Engel AG, Sengupta C et al. Carnitin-Mangel-Myopathie. Dtsch Med Wochenschr 1980; 105: 469–473

[47] **Joshi** PR, Gläser D, Schmidt S et al. Molecular genetic characterization of German patients with late-onset glycogen storage disease type II. J Inherit Metab Disord 2008; 31 (Suppl. 2): S 261–265

[48] **Joshi** PR, Knape M, Zierz S et al. Phosphoglycerate mutase deficiency: case report of a manifesting heterozygote with a novel E154K mutation and very late onset. Acta Neuropathol 2009; 117: 723–725

[49] **Joshi** PR, Deschauer M, Zierz S. Clinically symptomatic heterozygous carnitine palmitoyltransferase (CPT) II deficiency. Wien Klin Wochenschr 2012; 124: 851–854

[50] **Joshi** PR, Young P, Deschauer M et al. Expanding mutation spectrum in CPT II gene: identification of four novel mutations. Journal of Neurology 2013; 260: 1412–1414

[51] **Jungermann** K, Möhler H. Biochemie. Lehrbuch für Studierende der Medizin, Biologie und Pharmazie. Heidelberg: Springer Verlag; 1980

[52] **Kahn** A, Etiemble J, Meienhofer MC et al. Erythrozyte phosphofructokinase deficiency associated with an unstable variant of muscle phosphofructokinase. Clin Chim Acta 1975; 61: 415–419

[53] **Kanno** T, Sudo K, Takeuchi I et al. Hereditary deficiency of lactate dehydrogenase M-subunit. Clin Chim Acta 1980; 108: 267–276

[54] **Karpati** G, Charuk J, Carpenter S et al. Myopathy caused by a deficiency of Ca^{2+}-adenosine triphosphatase in sarcoplasmic reticulum (Brody's disease). Ann Neurol 1986; 20: 38–49

[55] **Kollberg** G, Tulinius M, Gilljam T et al. Cardiomyopathy and exercise intolerance in muscle glycogen storage disease 0. N Engl J Med 2009; 357: 1507–1514

[56] **Kreuder** J, Borkhardt A, Repp R et al. Brief report: inherited metabolic myopathy and hemolysis due to a mutation in Aldolase A. N Engl J Med 1996; 17: 1100–1104

[57] **Laforêt** P, Acquaviva-Bourdain C, Rigal O et al. Diagnostic assessment and long-term follow-up of 13 patients with Very Long-Chain Acyl-Coenzyme A dehydrogenase (VLCAD) deficiency. Neuromuscul Disord 2009; 19: 324–329

[58] **Lecky** BR. Failure of D-ribose in myoadenylate deaminase deficiency. Lancet 1983; 22: 193

[59] **Lefevre** C, Jobard F, Caux F et al. Mutations in CGI-58, the gene encoding a new protein of the esterase/lipase/thioesterase subfamily, in Chanarin-Dorfman syndrome. Am J Hum Genet 2001; 69: 1002–1012

[60] **Lindner** A, Zierz S. Rhabdomyolyse und Myoglobinurie. Nervenarzt 2003; 74: 505–515

[61] **Lucia** A, Nogales-Gadea G, Perez M et al. McArdle disease: what do neurologists need to know? Nat Clin Pract Neurol 2008; 4: 568–577

[62] **Lukacs** Z, Nieves Cobos P, Mengel E et al. Diagnostic efficacy of fluorimetric enzyme activity determinations for pompe disease from dried blood specimens vs. lymphocytes – possibility for newborn screening. J Inherit Metab Dis 2010; 33: 43–50

[63] **Mattle** H, Jerusalem F. Exercise-induced muscular weakness, myalgia and contractures. A clinical review. Schweiz Med Wochenschr. 1977 Apr 2; 107(13): 428–436

[64] **McArdle** B. Myopathy due to a defect in muscle glycogen breakdown. Clin Sci 1951; 10: 13–33

[65] **Makos** MM, McComb RD, Hart MN et al. Alpha-glucosidase deficiency and basilar artery aneurysm: report of a sibship. Ann Neurol 1987; 22: 629–633

[66] **McMaster** KR, Powers JM, Hennigar jr. GR et al. Nervous system involvement in type IV glycogenosis. Arch Pathol Lab Med 1979; 103: 105–111

[67] **Matsubara** Y, Narisawa K, Miyabayashi S et al. Identification of a common mutation in patients with medium-chain acyl-CoA dehydrogenase deficiency. Biochem Biophys Res Commun 1990; 171: 498–505

[68] **Meola** G, Bresolin N, Rimoldi M et al. Recessive carnitine palmityl transferase deficiency: biochemical studies in tissue cultures and platelets. J Neurol 1987; 235: 74–79

[69] **Mommaerts** WF, Illingworth B, Pearson CM et al. A functional disorder of muscle associated with the absence of phosphorylase. Proc Natl Acad Sci U S A 1959; 45: 791–797

[70] **Mongini** T, Doriguzzi C, Palmucci L et al. Myoglobinuria and carnitine palmitoyltransferase deficiency in father and son. J Neurol 1991; 238: 323–324

[71] **Morisaki** T, Gross M, Morisaki H et al. Molecular basis of AMP deaminase deficiency in skeletal muscle. Proc Natl Acad Sci USA 1992; 89: 6457–6461

[72] **Moslemi** AR, Lindberg C, Nilsson J et al. Glycogenin-1 deficiency and inactivated priming of glycogen synthesis. N Engl J Med 2010; 362: 1203–1012

[73] **Nishino** I, Fu J, Tanji K et al. Primary LAMP-2-deficiency causes X-linked vacuolar cardiomyopathy and myopathy (Danon disease): Nature 2000; 406: 906–910

[74] **Ohashi** Y, Hasegawa Y, Murayama K et al. A new diagnostic test for VLCAD deficiency using immunohistochemistry. Neurology 2004; 62: 2209–2213

9

[75] **Ørngreen** MC, Olsen DB, Vissing J. Exercise tolerance in carnitine palmitoyltransferase II deficiency with IV and oral glucose. Neurology 2002; 59: 1046–1051

[76] **Ørngreen** MC, Ejstrup R, Vissing J. Effect of diet on exercise intolerance in carnitine palmitoyltransferase II deficiency. Neurology 2003; 61: 559–561

[77] **Ørngreen** MC, NørgaardMG, van Engelen BG et al. Effects of IV glucose and oral medium-chain triglyceride in patients with VLCAD deficiency. Neurology 2007; 69: 313–315

[78] **Ørngreen** MC, Schelhaas HJ, Jeppesen TD et al. Is muscle glycogenolysis impaired in X-linked phosphorylase b kinase deficiency? Neurology 2008; 70: 1876–1882

[79] **Ørngreen** MC, Madsen KL, Preisler N et al. Neurology. 2014 Feb 18; 82(7): 607–613

[80] **Patel** TT, Banugaria SG, Case LE et al. The impact of antibodies in late-onset Pompe disease: a case series and literature review. Mol Genet Metab 2012; 106: 301–309

[81] **Patten** BM. Beneficial effect of D-ribose in patient with myoadenylate deaminase deficiency. Lancet 1982; 8: 1071

[82] **Phoenix** J, Hopkins P, Bartram C et al. Effect of vitamin B_6 supplementation in McArdle's disease: a strategic case study. Neuromuscul Disord 1998; 8: 210–212

[83] **Pierre** G, Macdonald A, Gray G et al. Prospective treatment in carnitine-acylcarnitine translocase deficiency. J Inherit Metab Dis. 2007 Oct; 30(5): 815

[84] **Pompe** JC. Over idiopatische hypertrophie van het hart. Ned Tijdshr Geneeskd 1932; 76: 304–311

[85] **Pongratz** D, Schaub J, Koppenwallner C et al. Zur Morphologie und Biochemie der Glykogenose Typ V (McArdle). Klin Wochenschr 1981; 59: 1053–1059

[86] **Pourmand** R, Sanders DB, Corwin HM. Late-onset Mcardle's disease with unusual electromyographic findings. Arch Neurol 1983; 40: 374–377

[87] **Prockop** LD, Engel WK, Shug AL. Nearly fatal muscle carnitine deficiency with full recovery after replacement therapy. Neurology 1983; 33: 1629–1631

[88] **Putschar** W. Über angeborene Glykogenspeicherung des Herzens. des Herzens (Thesaurismosis glycogenica von Gierke). Beitr Pathol Anat Allg Pathol 1932; 90: 222–223

[89] **Rebouche** CJ, Engel AG. In Vitro. Carnitine transport in cultured muscle cells and skin fibroblasts from patients with primary systemic carnitine deficiency. 1982 May; 18(5): 495–500

[90] **Rector** RS, Payne RM, Ibdah JA. Mitochondrial trifunctional protein defects: clinical implications and therapeutic approaches. Adv Drug Deliv Rev. 2008 Oct–Nov; 60(13-14): 1488–1496

[91] **Rocchiccioli** F, Wanders RJA, Aubourg P et al. Deficiency of long-chain 3-hydroxyacylCoA dehydrogenase: a cause of lethal myopathy and cardiomyopathy in early childhood: Pediatr Res 1990; 28: 657–662

[92] **Roe** CR, Yang BZ, Brunengraber H et al. Carnitine palmitoyltransferase II deficiency: successful anaplerotic diet therapy. Neurology 2008; 71: 260–264

[93] **Rubio** JC, Martin MA, Bautista J et al. Association of genetically proven deficiencies of myophosphorylase and AMP deaminase: a second case of “double trouble”. Neuromuscul Disord 1997; 7: 387–389

[94] **Schmid** R, Mahler R. Chronic progressive myopathy with myoglobinuria: demonstration of a glycogenolytic defect in the muscle. J Clin Invest 1959; 38: 2044–2058

[95] **Schochet** jr. SS, McCormick WF, Zellweger H. Type IV glycogenosis (amylopectinosis). Light and electron microscopic observations. Arch Pathol 1970; 90: 354–363

[96] **Servidei** S, Bonilla E, Diedrich RG et al. Fatal infantile form of muscle phosphofructokinase deficiency. Neurology 1986; 36: 1465–1470

[97] **Seth** P, Wu X, Huang W et al. Mutations in novel organic cation transporter (OCTN2), an organic cation/carnitine transporter, with differential effects on the organic cation transport function and the carnitine transport function. J Biol Chem 1999; 274: 33 388–33 392

[98] **Shen** J, Liu HM, Bao Y et al. Polymorphic markers of the glycogen debranching enzyme gene allowing linkage analysis in families with glycogen storage disease type III. J Med Genet 1997; 34: 34–38

[99] **Sinkeler** SPT, Joosten EMG, Wevers RA et al. Myoadenylate deaminase deficiency: a clinical, genetic, and biochemical study in nine families. Muscle Nerve 1988; 11: 312–317

[100] **Spiegel** R, Gomez EA, Akman HO et al. Myopathic form of phosphoglycerate kinase (PGK) deficiency: a new case and pathogenic considerations. Neuromuscul Disord. 2009 Mar; 19(3): 207–211

[101] **Spiekerkoetter** U, Bennett MJ, Ben-Zeev B et al. Peripheral neuropathy, episodic myoglobinuria, and respiratory failure in deficiency of the mitochondrial trifunctional protein. Muscle Nerve 2004; 29: 66–72

[102] **Stanley** CA, Hale DE, Berry GT et al. A deficiency of carnitine-acylcarnitine translocase in the inner mitochondrial membrane. New Eng J Med 1992; 327: 19–23

[103] **Stoikovic** T, Vissing J, Piraud M et al. Muscle glycogenosis due to phosphoglucomutase 1 deficiency. New Engl J Med 2009; 361: 425–427

[104] **Strothotte** S, Strigl-Pill N, Grunert B et al. Enzyme replacement therapy with alglucosidase alfa in 44 patients with late-onset glycogen storage disease type 2. 12-month results of an observational clinical trial. J Neurol 2010; 257: 91–97

[105] **Taroni** F, Verderio E, Fiorucci S et al. Molecular characterization of inherited carnitine palmitoyltransferase II deficiency. Proc Natl Acad Sci 1992; 89: 8 429–8 433

[106] **Taroni** F, Verderio E, Dworzak F et al. Identification of a common mutation in the carnitine palmitoyltransferase II gene in familial recurrent myoglobinuria patients. Nat Genet 1993; 4: 314–320

[107] **Taylor** DJ, Brosnan MJ, Arnold DL et al. Ca^{2+}-ATPase deficiency in a patient with an exertional muscle pain syndrome. J Neurol Neurosurg Psychiatry 1988; 51: 1425–1433

[108] **The European Malignant Hyperpyrexia Group**. A protocol for the investigation of malignant hyperpyrexia (MH) susceptibility. Br J Anaesth 1984; 56: 1267–1269

[109] **Tsujino** S, Shanske S, DiMauro S. Molecular genetic heterogeneity of phosphoglycerate kinase (PGK) deficiency. Muscle Nerve 1995; 18: 45–49

[110] **Tsujino** S, Shanske S, Carroll JE et al. Double trouble: combined myophosphorylase and AMP deaminase deficiency in a child homozygous for nonsense mutations at both loci. Neuromuscul Disord 1995; 5: 263–266

[111] **Tsujino** S, Shanske S, Nonaka I et al. The molecular genetic basis of myophosphorylase deficiency (McArdle's disease). Muscle Nerve 1995; 18: 23–27

[112] **Turnbull** DM, Bartlett K, Stevens DL et al. Short-chain acyl-CoA dehydrogenase deficiency associated with a lipid-storage myopathy and secondary carnitine deficiency. N Engl J Med 1984; 311: 1232–1236

[113] **Van der Ploeg** AT, Clemens PR, Corza D et al. A randomized study of alglucosidase alfa in late-onset pompe's disease. New Engl J Med 2010; 362: 1396–1406

[114] **Verderio** E, Cavadini P, Montermini L et al. Carnitine palmitoyltransferase II deficiency: structure of the gene and characterization of two novel disease-causing mutations. Hum Mol Genet 1995; 4: 19–29

[115] **Vielhaber** S, Feistner H, Weis J et al. Primary carnitine deficiency: adult onset lipid storage myopathy with a mild clinical course. J Clin Neurosci 2004; 11: 919–924

[116] **Vorgerd** M, Karitzky J, Ristow M et al. Muscle phosphofructokinase deficiency in two generations. J Neurol Sci 1996; 141: 95–99

[117] **Vorgerd** M, Grehl T, Jäger M et al. Creatine therapy in myophosphorylase deficiency (McArdle disease) a placebo-controlled crossover trial. Arch Neurol 2000; 57: 956–963

[118] **Vorgerd** M, Zange J, Kley R et al. Effect of high-dose creatine therapy on symptoms of exercise intolerance in McArdle's disease: double-blind, placebo-controlled crossover trial. Arch Neurol 2002; 59: 97–101

[119] **Wanders** RJA, Duran M, Ijlst L et al. Sudden infant death and long-chain 3-hydroxyacyl-CoA dehydrogenase. Lancet 1989; 2: 52–53

[120] **Wieser** T, Deschauer M, Olek K et al. Carnitine palmitoyltransferase II deficiency: molecular and biochemical analysis of 32 patients. Neurology 2003; 60: 1351–1353

[121] **Winchester** B, Bali D, Bodamer AO et al. Methods for a prompt and reliable laboratory diagnosis of Pompe disease: report from an international consensus meeting. Mol Genet Metab 2008; 93: 275–281

[122] **Zeharia** A, Shaag A, Houtkooper RH et al. Mutations in LPIN1 cause recurrent acute myoglobinuria in childhood. Am J Hum Genet 2008; 83: 489–494

[123] **Zierz** S, Engel AG. Regulatory properties of a mutant carnitine palmitoyltransferase in human skeletal muscle. Eur J Biochem 1985; 149: 207–214

[124] **Zierz** S, Engel AG, Romshe CA. Assay of acyl-CoA dehydrogenases in muscle and liver and identification of four new cases of medium chain acyl-CoA dehydrogenases deficiency associated with systemic carnitine deficiency. Adv Neurol 1988; 48: 231–237

[125] **Zierz** S, Engel AG, Olek K: The Ser113Leu mutation in the carnitine palmitoyltransferase II gene in patients with carnitine palmityoltransferase deficiency. Muscle Nerve 1994; Supp1: 129

10 Mitochondriopathien

Marcus Deschauer, Stephan Zierz

10.1 Einleitung, Klassifikation

▶ **Begriff der mitochondrialen Enzephalomyopathien.** Shapira et al. prägten 1977 den Begriff der mitochondrialen Enzephalomyopathien für eine Gruppe von Erkrankungen, die sich durch strukturell oder funktionell alterierte Mitochondrien in Gehirn oder Muskulatur auszeichnen und klinisch verschiedene zerebrale und myopathische Symptome bieten [85]. Andererseits wird noch immer in vielen Übersichtsarbeiten die Beschreibung einer Patientin von Ernster (1959) und Luft (1962) als Ursprung des Konzeptes mitochondrialer Erkrankungen erwähnt ([34], [65]. Hierbei handelte es sich um eine junge Frau mit einer Myopathie, bei der sich biochemisch eine Entkoppelung der oxidativen Phosphorylierung und elektronenmikroskopisch in der Muskelbiopsie abnorme Mitochondrien zeigten. Bislang wurde lediglich ein weiterer solcher Fall beschrieben [26].

Die häufigste mitochondriale Myopathie ist die *chronisch progressive (progrediente) externe Ophthalmoplegie* (CPEO), die schon 1868 von A. von Graefe beschrieben wurde. Nachdem nahezu 100 Jahre lang diskutiert wurde, ob es sich dabei um eine primär neurogene oder primär myopathische Erkrankung handle, führte die Erkenntnis, dass der CPEO morphologische ([67], [101]) und biochemische (DiMauro et al. 1973, [64]) Defekte der Mitochondrien sowie Mutationen der mtDNA [51] zugrunde liegen (die in Nerven und Muskel vorkommen) zu einem Paradigmawechsel, der die Dichotomie zwischen neurogener und myopathischer Genese auflöste und mit zu der Begriffsbildung „mitochondriale Enzephalomyopathie" beitrug. Allerdings besteht heute kein Zweifel mehr daran, dass die äußeren Augenmuskeln aufgrund einer primären Muskelaffektion beeinträchtigt sind.

Durch die von Engel und Cunnigham 1963 eingeführte modifizierte Gomori-Trichrom-Färbung gelang es, die für mitochondriale Myopathien charakteristischen Strukturveränderungen der Muskelmitochondrien lichtmikroskopisch nachzuweisen. Dabei zeigen sich fuchsinrote, überwiegend subsarkolemmal gelegene Mitochondrienagglomerationen, wobei das intermyofibrilläre Netzwerk vielfach fragmentiert bzw. zerrissen erscheint. Für diese Veränderungen prägten Olson et al. 1972 die Bezeichnung *„Ragged-red-Fasern"* (▶ Abb. 10.1).

Beschreibungen mitochondrialer Erkrankungen aus den 60er- und 70er-Jahren umfassten neben CPEO-Patienten häufig auch Kinder, die neben einer Myopathie eine geistige Retardierung oder zerebrale Krampfanfälle zeigten. Neben sporadischen Fällen wurden auch einige familiäre Fälle beobachtet. In den 80er-Jahren wurden einzelne Syndrome wie etwa MELAS (mitochondriale Enzephalomyopathie, Laktatazidose und schlaganfallähnliche Episoden) oder MERRF (Myoklonusepilepsie mit Ragged-red-Fasern) definiert. Mit der Bezeichnung mitochondriale Enzephalomyopathien sollte ursprünglich auf die häufige klinische Assoziation der Gehirn- und Muskelbeteiligung hingewiesen werden. Aufgrund der Tatsache, dass jedoch auch eine Vielzahl anderer Organe betroffen sein kann, andererseits aber auch isolierte Myopathien auftreten können, scheint heute der der Begriff Mitochondriopathie angemessener zu sein.

▶ **Aktueller Begriff der Mitochondriopathie.** Nach der vollständigen Sequenzierung des menschlichen mitochondrialen Genoms und dem Nachweis der maternalen Vererbung der mitochondrialen DNA (mtDNA) ([2], [40]) begann in den 80er-Jahren die Suche nach Veränderungen des mitochondrialen Genoms bei Patienten mit Mitochondriopathien. 1988 konnten singuläre Deletionen der mitochondrialen DNA bei Patienten mit mitochondrialen Myopathien nachgewiesen werden [51]. Dabei handelte es sich mit einer Ausnahme jedoch nicht um familiäre, sondern um sporadische Fälle. Noch im gleichen Jahr beschrieben Wallace et al. bei der maternal vererbten Leber'schen Optikusneuropathie die erste Punktmutation der mtDNA [93]. Bis heute wurde eine Vielzahl genetischer Defekte bei Patienten mit Mitochondriopathien identifiziert, anfangs im mitochondrialen Genom, 1995 jedoch erstmals auch in einem nukleären Gen, das für

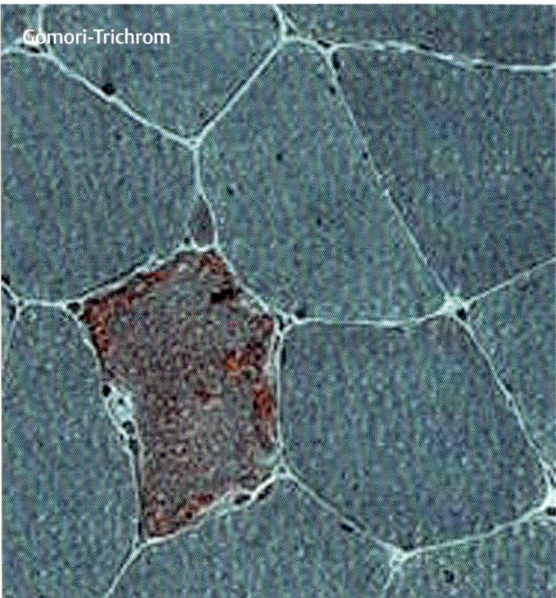

Abb. 10.1 Ragged-red-Faser, die besonders subsarkolemmal eine Mitochondrienakkumulation (rot) aufweist.

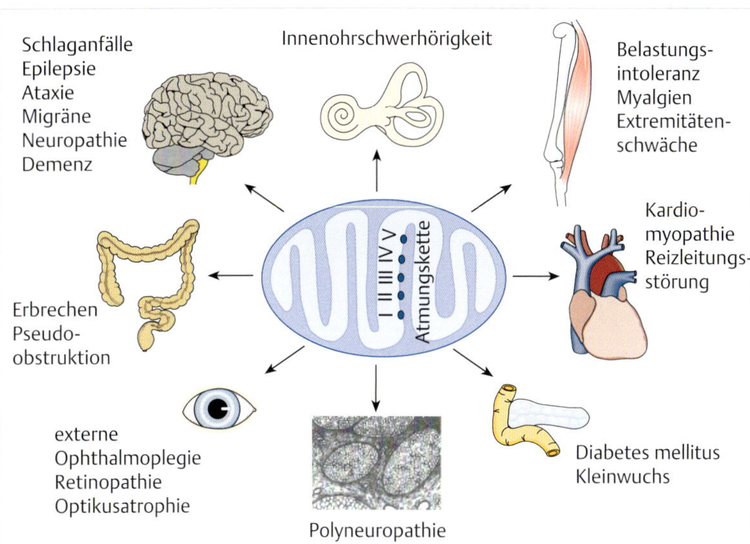

Abb. 10.2 Multiorganbeteiligung bei Mitochondriopathien.

eine Untereinheit der Atmungskette kodiert [11]. Demzufolge können Mitochondriopathien nicht nur dem *maternalen*, d. h. mitochondrialen Erbgang folgen, sondern auch einem *autosomalen* (dominanten oder rezessiven) *Erbgang*.

Definition

Man versteht heute unter den Mitochondriopathien eine heterogene Gruppe von Erkrankungen, die auf strukturellen, biochemischen oder genetischen Störungen der Mitochondrien beruhen. Neben Gehirn und Muskulatur können auch das periphere Nervensystem und weitere Organsysteme wie Herz oder Gastrointestinaltrakt betroffen sein, so dass es sich bei den Mitochondriopathien um *Multisystemerkrankungen* handelt (▶ Abb. 10.2).

Mitochondriale Erkrankungen mit biochemischen Defekten, die nicht die *oxidative Phosphorylierung* (OXPHOS) betreffen, sollten im engeren Sinne nicht zu den Mitochondriopathien gezählt werden. Dazu gehören unter anderem Störungen des Fettsäuretransports in die Mitochondrien, der Fettsäureoxidation oder der Pyruvatoxidation. Der manchmal noch verwendete Begriff mitochondriale Zytopathie erscheint nicht gerechtfertigt, da auch Erkrankungen mit nukleären Gendefekten Multisystemcharakter aufweisen können.

▶ **Klassifikationen.** Erste Klassifikationsversuche der Mitochondriopathien wurden in den 80er-Jahren vorgenommen. DiMauro propagierte eine klinische Klassifikation, nach der bestimmte Syndrome wie MELAS-, MERRF-, Kearns-Sayre-, Leigh- und Alpers-Syndrom als klinische Entitäten voneinander abgrenzbar sind [28]. Problematisch ist jedoch, dass sich diese Syndrome häufig überschneiden („Overlap-Syndrome“), was eine klinische Klassifikation erschwert. Darüber hinaus ist es fraglich, ob die vielen weiteren mittlerweile beschriebenen Syndrome auf abgrenzbaren Entitäten beruhen.

Im Gegensatz dazu wurde von Morghan-Hughes auf eine Einteilung in spezifische Krankheitsentitäten verzichtet. Er unterteilte Mitochondriopathien lediglich dahingehend, ob überwiegend eine Skelettmuskelbeteiligung, eine ZNS-Beteiligung oder eine chronisch progressive externe Ophthalmoplegie vorliegt, entsprechend der Vorstellung, dass es sich bei den verschiedenen Syndromen um Variationen einer Multisystemerkrankung handelt, die durch unterschiedliche Organmanifestationen zustande kommen [69].

Eine Klassifikation allein nach genetischen, morphologischen oder biochemischen Kriterien ist nicht sinnvoll. So kann eine Mutation zu verschiedensten Phänotypen führen und andererseits können bei einem bestimmten Syndrom verschiedenste Mutationen vorliegen. Unterschiedliche Atmungskettendefekte können innerhalb eines Krankheitsbildes gefunden werden und umgekehrt kann ein bestimmter Enzymdefekt verschiedenste Syndrome bedingen. Auch die Ragged-red-Fasern sind nicht spezifisch für bestimmte Syndrome. Bei manchen Syndromen finden sie sich nahezu regelhaft, bei anderen nur gelegentlich.

Merke

Eine einheitliche Klassifikation der Mitochondriopathien ist aufgrund der Heterogenität bisher nicht erreicht worden.

Trotz der Überlappung der klinischen Erscheinungsbilder ist die Beschreibung einzelner Syndrome jedoch hilfreich.

10

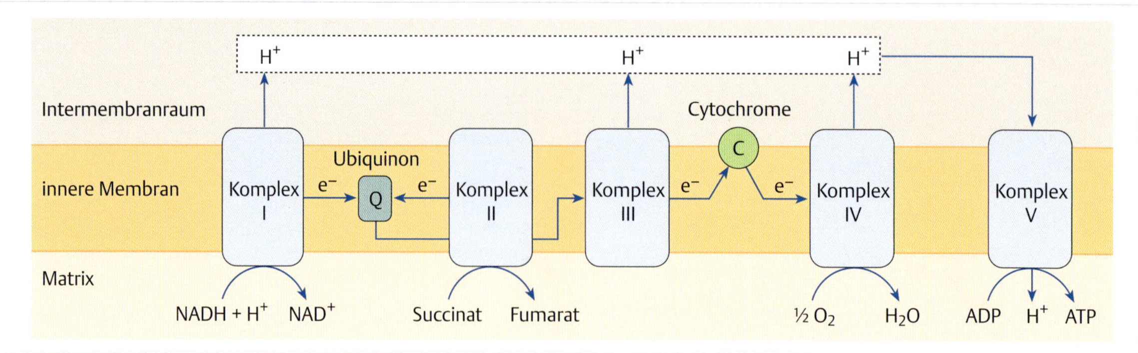

Abb. 10.3 Schematische Darstellung der inneren Mitochondrienmembran mit den Enzymkomplexen der Atmungskette.

Die diagnostischen Kriterien der Syndrome sind eine wichtige Hilfestellung, um Patienten mit Mitochondriopathien zu identifizieren. Außerdem erleichtert die Zuordnung zu einem Syndrom die Suche nach einer molekularen Veränderung. Bei manchen Patienten gelingt diese Zuordnung jedoch nicht, die Beschreibung der einzelnen Symptome ist dann sinnvoller.

10.2 Biochemische Grundlagen

▶ **Mitochondrien und ATP.** Eine wichtige Aufgabe der Mitochondrien besteht in der Synthese des energiereichen Adenosintriphosphats (ATP) in der Atmungskette. Dazu sind in die Innenmembran der Mitochondrien 5 Enzymkomplexe integriert:

- Komplex I: NADH-Coenzym-Q-Reduktase
- Komplex II: Sukzinat-Coenzym-Q-Reduktase (Sukzinatdehydrogenase)
- Komplex III: Coenzym-Q-Cytochrom-c-Reduktase
- Komplex IV: Cytochrom-c-Oxidase
- Komplex V: ATP-Synthase (▶ Abb. 10.3)

10

Durch die Komplexe I–IV wird an der Innenmembran ein elektrochemischer Protonengradient aufgebaut. Mithilfe der ATP-Synthase (Komplex V) wird dieser Gradient zur oxidativen Phosphorylierung von ADP und Phosphat zu ATP genutzt. Alle wichtigen Reaktionen der Zelle (Muskelkontraktion, Aufbau von Ionengradienten, Synthese von Nukleinsäuren, Proteinen, Lipiden und Kohlenhydraten) werden durch ATP getrieben. Mitochondrien existieren in allen Zellen außer den Erythrozyten. Die bevorzugte Affektion von Muskel- und Nervenzellen bei einer mitochondrialen Störung erklärt man sich durch den hohen Energiebedarf dieser Zellen, der zu einer besonderen Vulnerabilität führen könnte.

▶ **Defekte Mitochondrien.** In defekten Mitochondrien kommt es infolge einer verminderten mitochondrialen Oxidationskapazität von NADH zu einem Anstieg des Quotienten NADH/NAD. Dies führt über eine Hemmung der Pyruvatdehydrogenase zu einem Anstieg von Pyruvat, das durch die zytosolische Laktatdehydrogenase in Laktat überführt wird.

Merke

Ein *erhöhter Laktatwert im Blut* ist demnach ein wichtiger Indikator für das Vorliegen eines mitochondrialen Defekts.

▶ **Weitere Stoffwechselwege.** In der mitochondrialen Matrix sind eine Reihe weitere Stoffwechselwege lokalisiert, wie z. B. Betaoxidation der Fettsäuren, Pyruvatoxidation, Ketogenese, Krebs- und Harnstoffzyklus. Während die oxidative Phosphorylierung in allen Zellen stattfindet (außer in Erythrozyten, die keine Mitochondrien besitzen), gibt es Reaktionen der Matrix, die nur in speziellen Organen möglich sind, beispielsweise der Harnstoffzyklus, der allein in Leberzellen existiert.

10.3 Genetik der Mitochondrien

▶ **Mitochondriales Genom.** Mitochondrien sind die einzigen subzellulären Organellen, die eine eigene DNA besitzen. Das mitochondriale Genom besteht aus einer ringförmigen, doppelsträngigen DNA von 16,5 kB, die in ihrer Gesamtstruktur bekannt ist (▶ Abb. 10.4). 13 Strukturproteine, alles Untereinheiten der Atmungskette (7 Untereinheiten des Komplex I, eine des Komplex III, 3 des Komplex IV und 2 des Komplex V), 2 rRNA und 22 tRNA werden von ihm kodiert. Es werden jedoch nur etwa 20 % der Proteine, die die Untereinheiten der mitochondrialen Atmungskette bilden, durch die mitochondriale DNA (mtDNA) kodiert, der Rest wird durch die nukleäre DNA kodiert. Deshalb sind unterschiedliche Vererbungsmodi möglich. Es wird sowohl ein mitochondrialer, d. h. maternaler Erbgang als auch ein autosomaler Erbgang beobachtet.

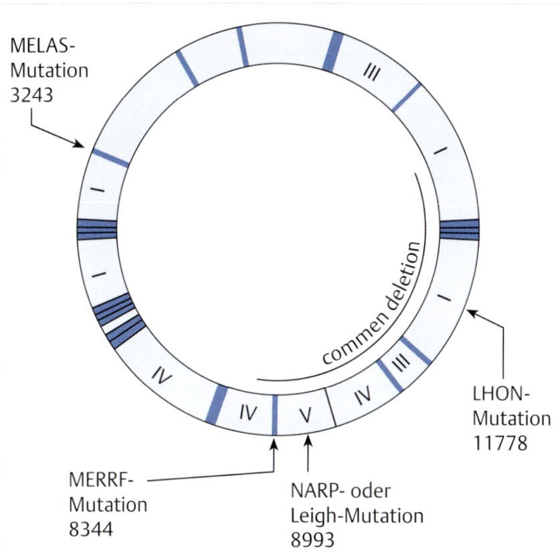

Abb. 10.4 Mitochondriale DNA mit Genverteilung und Mutationen: Weiß dargestellt sind die Gene, die für Strukturproteine der Atmungskette kodieren (Komplex I, III, IV und V), blau die tRNA-Gene und grau die rRNA-Gene. Die wichtigsten Punktmutationen bei Mitochondriopathien sind mit der Nukleotidposition vermerkt und die Lokalisation der häufigsten mitochondrialen Deletion („common deletion"), die bei der CPEO gefunden wird, ist dargestellt.

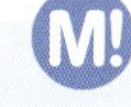

Merke

Der *maternale Vererbungsmodus* stellt eine spezifische Eigenschaft der mitochondrialen Genetik dar.

Die Oozyte enthält einige hunderttausend mtDNA, die Spermien hingegen nur einige hundert, mit der Konsequenz, dass der geringe Anteil paternaler mtDNA, der zudem nach der Befruchtung abgebaut wird, keinen Einfluss auf den Genotyp hat. So vererben Mütter ihre mtDNA allen ihren Nachkommen, wogegen nur die Töchter die mtDNA an die nächste Generation weitergeben.

▶ **Mutationen der mtDNA.** Treten mtDNA-Mutationen auf, finden sich diese innerhalb einer Zelle nur bei einem Teil der mtDNA. Dieser Zustand mit einem Gemisch von mutierter DNA und Wildtyp-DNA wird als *Heteroplasmie* bezeichnet. Der Anteil mutierter DNA kann von Gewebe zu Gewebe unterschiedlich sein und ist meist in betroffenen Organen am höchsten. Man vermutet, dass mutierte DNA-Moleküle neben normalen Molekülen bereits in der Eizelle oder Zygote vorliegen und nach dem Zufallsprinzip auf die folgenden Zellgenerationen verteilt werden (mitotische Segregation). Dadurch entstehen Stammzellen mit viel bzw. wenig mutierter DNA, was zu einem unterschiedlichen Heteroplasmiegrad in verschiedenen Geweben führt.

Man nimmt an, dass ein bestimmter *Schwellenwert* an mutierter DNA erreicht werden muss (in der Regel zwischen 60 und 90 %), damit Mutationen der mtDNA wirksam werden. Dieser Schwellenwert kann mittels Einzelfaser-PCR bestimmt werden (▶ Abb. 10.5). Eine mitochondriale Mutation kann daher auch bei klinisch nicht betroffenen Familienangehörigen in geringerem Ausmaß gefunden werden. Allerdings korreliert der Heteroplasmiegrad nicht eng mit der klinischen Ausprägung. Im Muskel von Patienten mit Deletionen der mtDNA fand sich jedoch eine enge Korrelation zwischen Heteroplasmiegrad und Schwere des biochemischen Defekts [39].

Bisher sind weit über 200 Punktmutationen und Deletionen der mtDNA nachgewiesen worden, die mit Mitochondriopathien assoziiert sind. Jedoch ist die Genotyp-Phänotyp-Korrelation häufig gering. Einerseits kann eine mitochondriale Mutation verschiedene Syndrome bedingen, andererseits ein Syndrom durch verschiedene Mutationen hervorgerufen werden.

10

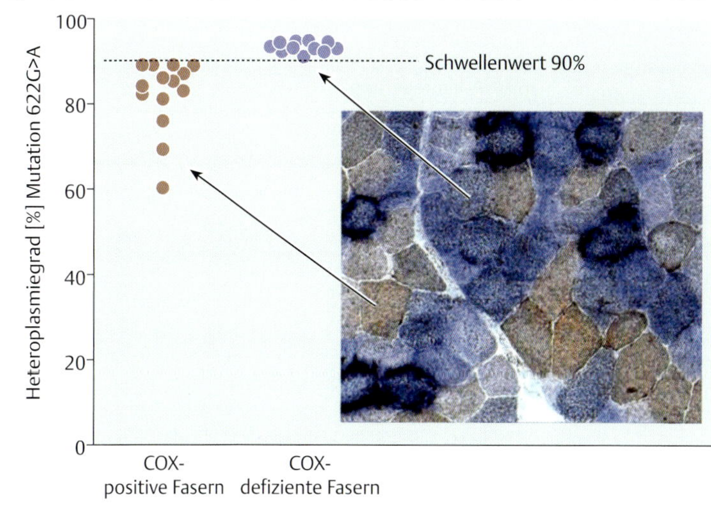

Abb. 10.5 Einzel-Faser-PCR mit Bestimmung des Schwellenwertes der Punktmutation 622G > A der mtDNA: COX-negative Fasern (blau) weisen einen Heteroplasmiegrad von über 90 % auf, während dieser bei COX-positiven Fasern (braun) unter 90 % liegt (SDH: Sukzinatdehydrogenase) (Sequentielle Färbung COX/SDH = Cytochrom-Oxidase und Sukzinatdehydrogenase) [23].

▶ **Nukleäre Gendefekte.** Mutationen wurden auch in nukleären Genen identifiziert, die für Untereinheiten der Atmungskette kodieren oder für Proteine, die den korrekten Zusammenbau der Untereinheiten der Atmungskettenkomplexe regeln. Diese Gendefekte manifestieren sich häufig bereits im Kindesalter. Außerdem gibt es Patienten mit autosomalem Erbgang und multiplen Deletionen oder Depletion (Mangel) der mtDNA, bei denen sich Mutationen in nukleären Genen finden, die für die Replikation der mitochondrialen DNA mitverantwortlich sind ([19], [28], [50]). Bei diesen Defekten der intergenomischen Kommunikation stellen die mtDNA-Veränderungen die Folge des nukleären Gendefekts dar.

10.4 Krankheitsbilder und Syndrome mit Muskelbeteiligung

10.4.1 Chronisch progrediente externe Ophthalmoplegie (CPEO), Ophthalmoplegia plus, Kearns-Sayre-Syndrom

Begriffsentwicklung

Nach der Beschreibung einer langsam progredienten beidseitigen Lähmung der äußeren Augenmuskeln und Ptose bei erhaltener Funktion der inneren Augenmuskeln durch Albrecht von Graefe 1868 prägte Gowers 1888 den Begriff der „progressive nuclear ophthalmoplegia". Im Verlauf zeigte sich aber, dass bei Patienten mit einer CPEO vielfach auch andere Organe betroffen sind. So wurde 1944 von Barnard und Scholz bei vier Patienten die Assoziation einer CPEO mit Retinaveränderungen beschrieben und 1947 von Barré und Rohmer bei einem Patienten zusätzlich eine kardiale Reizleitungsstörung. In Folge der präzisen Beschreibung der Assoziation von CPEO, Retinopathie und kardialen Reizleitungsstörungen bei zwei weiteren Patienten durch Kearns und Sayre 1958 wurde diese Trias als Kearns-Sayre-Syndrom (KSS) bezeichnet.

Der Begriff CPEO bezeichnet heute zunächst ein *Symptom*. Aufgrund der häufig damit verbundenen akzessorischen Organmanifestation wird der Begriff CPEO aber auch als *Syndrombezeichung* (CPEO plus) verwendet und stellt unter Berücksichtigung der typischen molekularen Veränderungen auch eine Krankheitsbezeichnung für eine nosologische Entität innerhalb der Gruppe mitochondrialer Erkrankungen darstellen [7]. Andererseits kann das Symptom CPEO jedoch auch im Rahmen anderer klassischer mitochondrialer Syndrome auftreten, beispielsweise beim MELAS-Syndrom (▶ Abb. 10.6).

Klinik

Merke

Die *CPEO als Symptombezeichnung* beschreibt eine langsam fortschreitende Ophthalmoplegie aller äußeren Augenmuskeln, die sich in einer Ptosis und Beweglichkeitseinschränkung in alle Blickrichtungen bis hin zu völliger Aufhebung der Motilität äußert (▶ Abb. 10.7).

Die Befunde sind in der Regel beidseitig, können jedoch auch asymmetrisch ausgeprägt sein. Auch der M. orbicularis ist bei den schwereren Fällen beteiligt und führt dann trotz der zum Teil erheblichen Ptosis zu einer Lidschlussinsuffizienz.

Der Erkrankungsbeginn liegt in der Regel zwischen dem 10. und 40. Lebensjahr und manifestiert sich in 80 % der Fälle zuerst durch die Ptosis, daneben aber auch durch eine Diplopie und gelegentlich eine Hemeralopie. Manche Patienten berichten darüber, dass sie als Kinder in der Schule oft beim Abschreiben erwischt wurden (Folge der eingeschränkten Okulomotorik und der damit notwendigen Kopfwendung).

Die Motilitätsstörung führt bei bis zu 60 % zu einem Strabismus, jedoch nicht immer obligat zu einer Diplopie, da häufig eine asymmetrische Ptosis oder Suppression eine Diplopie verhindert. Trotzdem klagen viele Patienten zumindest temporär über Diplopieprobleme, wobei insbesondere die durch Konvergenzinsuffizienz verursachte Nahdiplopie vielen Patienten Beschwerden verursacht.

▶ **Akzessorische Symptome.** Obgleich die CPEO in selteneren Fällen ein isoliertes und einziges Symptom sein kann (ca. 20 % der Fälle), handelt es sich in der überwiegenden Mehrzahl der Fälle um eine Multisystemerkrankung mit sehr variabler Beteiligung verschiedener Organe. Die kardiale Mitbeteiligung manifestiert sich als progredient verlaufende faszikuläre Blockierung, meist über Jahre, manchmal aber auch innerhalb von Monaten mit

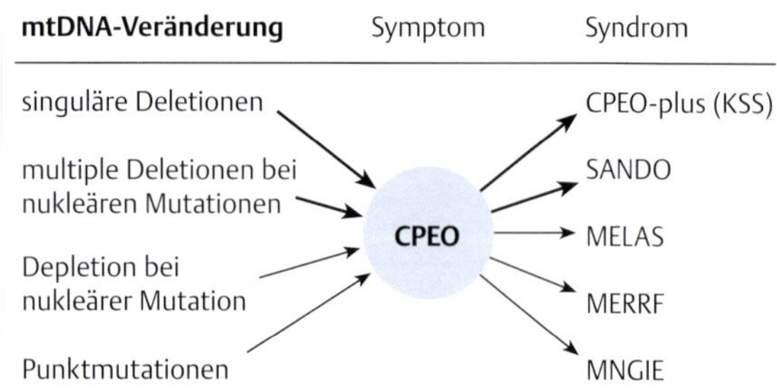

Abb. 10.6 Mutationen der mtDNA, die dem Symptom CPEO zugrunde liegen können, und mitochondriale Syndrome, die mit einer CPEO einhergehen können. Fette Pfeile: häufige Genotyp-Phänotyp-Beziehungen.

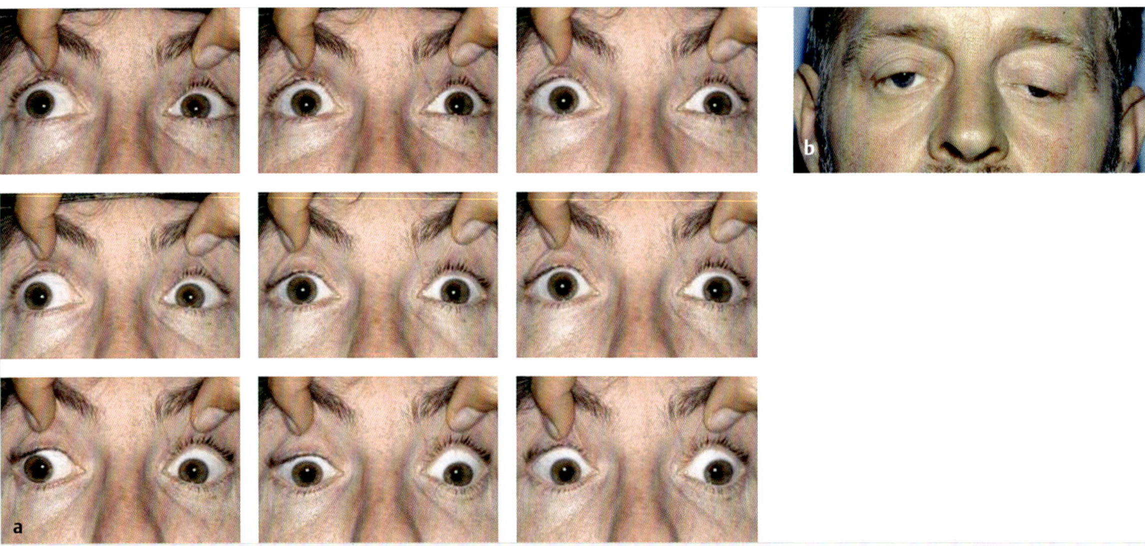

Abb. 10.7 Externe Ophthalmoplegie.
a Ruhestellung (Mitte) und Augenstellungen beim Versuch maximal nach oben, nach rechts und links oben, nach links und nach rechts, nach unten und nach rechts und links unten zu blicken).
b Patient mit externer Ophthalmoplegie und asymmetrischer Ptosis [25].

Gefahr eines plötzlichen Herztodes ([73], [100]). Die retinalen Veränderungen entsprechen nicht einer klassischen Retinitis pigmentosa, da die Degeneration meist peripapillär (nicht in der Netzhautperipherie) auftritt, keine primäre Degeneration der Fotorezeptoren, sondern des Pigmentepithels beobachtet wird und sich nur selten schwere Sehstörungen entwickeln [31].

Weitere Organmanifestationen umfassen Störungen des zentralen und peripheren Nervensystems, endokrine Störungen wie Kleinwuchs, Menstruationsunregelmäßigkeiten, Hodenhypoplasie, Diabetes mellitus oder Hypoparathyreoidismus [81] sowie belastungsinduzierte oder permanente Schwäche der Skelettmuskulatur. Die Häufigkeit akzessorischer Symptome ist in ▶ Tab. 10.1 dargestellt.

Tab. 10.1 Häufigkeit akzessorischer Symptome bei der Ophthalmoplegia plus (nach [100]).

Symptome	Häufigkeit [%]
endokrine Störungen	67
retinale Pigmentveränderung	65
Belastungsintoleranz und Paresen	61
Ataxie oder Tremor	39
kardiale Reizleitungsstörungen	26
Polyneuropathie	23
Demenz	13
Doppelbilder	7

▶ **Ophthalmoplegia plus.** Aufgrund der nahezu immer mit der CPEO verbundenen Beteiligung der *Skelettmuskulatur* zumindest in Form von Belastungsintoleranz oder leichten proximalen Paresen sowie weiterer extramuskulärer Organmanifestationen wurde die Syndrombezeichnung Ophthalmoplegia plus eingeführt [6]. Hierbei sollte durch das elliptische „plus" die Vielfalt möglicher akzessorischer Symptome der CPEO deutlich gemacht werden.

▶ **Kearns-Sayre-Syndrom.** Das Eponym Kearns-Sayre-Syndrom (KSS) wird noch immer verwendet, um damit insbesondere die *Retina- und Herzbeteiligung* bei der CPEO anzuzeigen. Die Verwendung des Begriffs KSS erscheint heute jedoch aus mehreren Gründen problematisch:

Es existieren zum einen unterschiedliche Definitionen für das KSS: Nach der Originalarbeit von Kearns und Sayre 1958 wird ein KSS als Trias aus CPEO, Retina- und Herzbeteiligung definiert, während Rowland 1983 als konstituierend die CPEO, die Retinopathie und den Krankheitsbeginn vor dem 20. Lebensjahr plus ein Zusatzkriterium (Liquorproteinerhöhung über 100 mg/dl, Herzleitungsstörungen oder zerebelläre Symptome) forderte. Auch in der neueren Literatur ist es vielfach nicht eindeutig zu erkennen, welche Kriterien für das KSS im Einzelfall angewendet wurden.

Zum anderen gibt es keine molekulare Veränderung, die das KSS spezifisch von anderen Multisystem-Phänotypen (CPEO plus) mit singulären Deletionen unterscheiden kann. Allerdings scheinen die singulären Deletionen beim KSS länger zu sein und auch eine größere Zahl von tRNAs zu umfassen als bei einer CPEO ohne Retinabeteiligung [95]. Obgleich eine Retinabeteiligung bislang nur bei singulären, nicht aber bei multiplen Deletionen gefunden wurde, können diese singulären Deletionen mit oder ohne Retinabeteiligung einhergehen und auch ganz verschiedene andere Symptomkonstellationen (CPEO plus) verursachen. Somit kann mit der Bezeichnung KSS lediglich ein Phänotyp innerhalb eines breiten Spektrums möglicher Zusatzsymptome beschrieben werden, ohne dass aber damit im Einzelfall der Phänotyp vollständig und aufgrund unterschiedlicher Definitionen vergleichbar beschrieben ist.

Merke

Aufgrund der molekularen Veränderungen erscheint es nicht berechtigt, das Kearns-Sayre-Syndrom als eine eigene Entität anzusehen. Es scheint allenfalls eine schwerere klinische Variante der CPEO mit häufiger auftretenden Zusatzsymptomen zu sein.

▶ **SANDO-Syndrom.** Eine weitere typische Symptomkonstellation mit CPEO wird als SANDO-Syndrom (sensible Ataxie mit Neuropathie, Dysarthrophonie und Ophthalmoplegie) bezeichnet und ist bisher nur auf der Grundlage multipler mtDNA-Deletionen gesehen worden [36]. Diesen multiplen Deletionen können allerdings unterschiedliche nukleäre Gendefekte zugrunde liegen (z. B. POLG und PEO1) [55]. Da multiple Deletionen aufgrund derselben nukleären Gendefekte auch ganz andere klinische Phänotypen als das SANDO-Syndrom bedingen können, stellt sich hier dieselbe Frage nach der nosologischen Entität wie beim KSS.

Diagnostik

▶ **Zerebrale Bildgebung.** Im *CT* kann man hypodense Läsionen und Kalkablagerungen im Bereich der Basalganglien, Hypodensitäten der weißen Substanz von Groß- und Kleinhirn sowie innere und äußere Atrophien beobachten. Die Kalkablagerungen treten insbesondere bei Vorliegen eines Hypoparathyreoidismus auf.

Im *MRT* findet man eine T2-Prolongation insbesondere der Thalami und Globi pallidi sowie Veränderungen in der weißen Hirnsubstanz [63].

▶ **Muskelbiopsie.** Biochemisch lassen sich nur bei 30–50 % der Patienten reduzierte Aktivitäten der verschiedenen Enzymkomplexe der Atmungskette nachweisen. Myohistologisch zeigen sich typischerweise Ragged-Red-Fasern (▶ Abb. 10.1) und histochemisch Cytochrom-c-Oxidase-negative Muskelfasern (▶ Abb. 10.5) [100].

▶ **Molekulargenetik**

▶ Mitochondriale Mutationen. Meist besteht bei Patienten mit KSS und CPEO keine positive Familienanamnese. Bei den familiären Fällen kann sowohl ein maternaler als auch ein autosomaler (dominanter oder rezessiver) Erbgang vorliegen (▶ Abb. 10.8). Molekulargenetisch finden sich bei KSS-Patienten große singuläre Deletionen der mtDNA, die mehrere Kilobasen umfassen. Bei CPEO-Patienten findet man singuläre Deletionen der mtDNA bei etwa der Hälfte der Fälle. Am häufigsten ist dabei eine Deletion von 4977 Basenpaaren („common deletion"), die etwa 40 % der Fälle ausmacht (▶ Abb. 10.4). Die singulären Deletionen treten fast immer sporadisch auf, nur 4 % der Mütter vererben sie [15]. Beim KSS können zusätzlich zu Deletionen häufig Duplikationen nachgewiesen werden [80]. Bei manchen Patienten finden sich

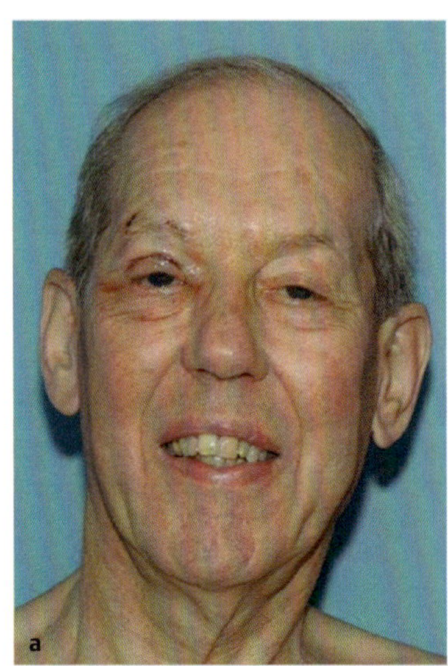

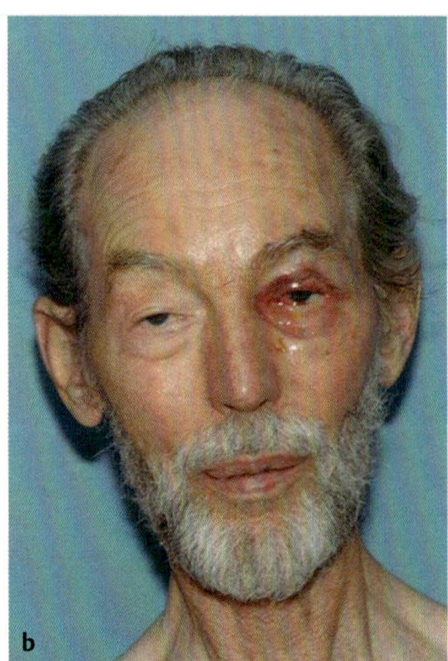

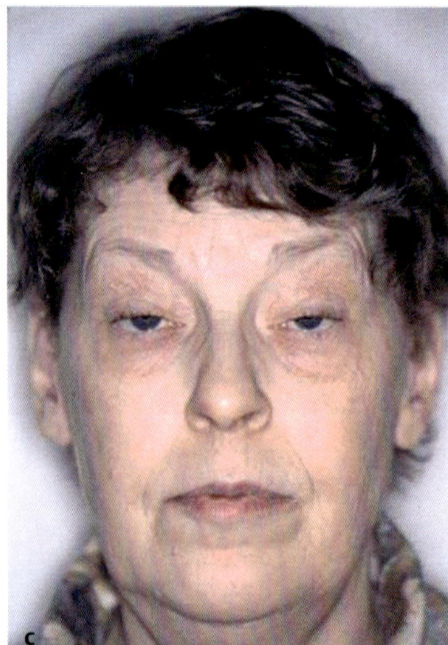

Abb. 10.8 Geschwister mit autosomal-dominant vererbter CPEO und Mutation im ANT 1-Gen. Die beiden Brüder hatten sich einer Ptosisoperation unterzogen. ([250])

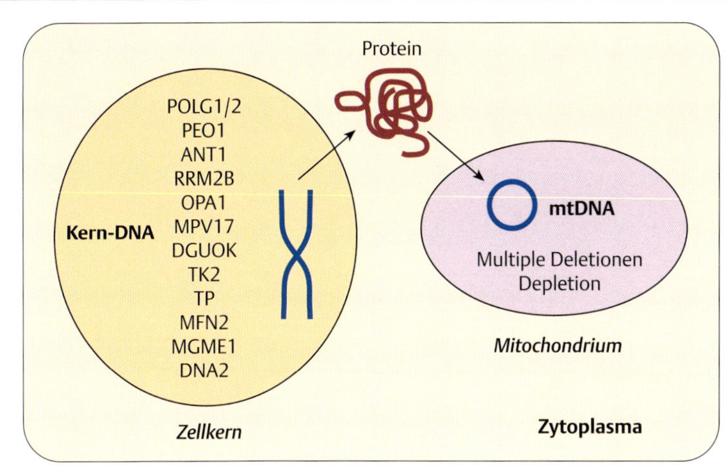

Abb. 10.9 Schematische Darstellung von Defekten der intergenomischen Kommunikation.

Punktmutationen der mitochondrialen DNA, insbesondere die Mutation an Position 3 243 [68], die typischerweise zum MELAS-Syndrom führt. Bei Patienten mit autosomal-dominantem und rezessivem Erbgang wurden multiple Deletionen [97] und eine Depletion der mtDNA gefunden. Der primär ursächliche Gendefekt liegt bei diesen Defekten jedoch in nukleären Genen.

► Defekte der intergenomischen Kommunikation. Bislang wurden Mutationen in 13 nukleären Genen identifiziert, die für die Replikation der mitochondrialen DNA wichtig sind (► Tab. 10.2). Man spricht auch von Defekten der intergenomischen Kommunikation (► Abb. 10.9) [19].

- Am häufigsten treten Defekte der mitochondrialen Polymerase gamma (POLG) auf, dabei sind zwei rezessive Mutationen (p.A467 T und p.W748S) in Deutschland relativ häufig. Die multisystemische Symptomatik ist sehr variabel. POLG-Mutationen weisen über eine CPEO hinaus auch andere Phänotypen auf, wobei eine sensible Polyneuropathie und eine Epilepsie mit okzipitalen Anfällen besonders charakteristische Symptome sind (► Abb. 10.10) [33].
- Patienten mit OPA1-Mutationen weisen zusätzlich zur CPEO meist eine Optikusatrophie auf.
- Bei ANT 1-Mutationen findet sich selten eine multisystemische Manifestation [22].
- Bei RRM2B-Mutationen hingegen ist diese häufig, insbesondere bestehen Innenohrschwerhörigkeit und gastrointestinale Symptome [79].
- Bei Patienten mit Thymidinphosphorylase-Mutationen steht die gastrointestinale Manifestation im Vordergrund (Kap. 10.4.6), die sich auch bei Patienten mit MGMG1-Mutationen in Verbindung mit Atemmuskelschwäche und Kardiomyopathie zeigt.
- Patienten mit DNA2-Mutationen weisen eine Gliedergürtelschwäche auf.

Tab. 10.2 Nukleäre Gendefekte bei CPEO.

Gen	rezessive Mutationen	dominante Mutationen
Polymerase gamma (POLG)	x	x
Twinkle (PEO1)		x
Ribonukleotid-Reduktase-Untereinheit p53 (RRM2B)	x	x
Adenosin-Nukleotid-Translokator 1 (ANT 1)		x
akzessorische Untereinheit Polymerase gamma (POLG 2)		x
Optikusatrophie 1 (OPA1)		x
Thymidinkinase 2 (TK2)	x	
MPV17	x	
Mitochondrial Genome Maintenance Exonuclease 1 (MGME1)	x	
Thymidinphosphorylase (TYMP)	x	
DNA2		x
Mitofusin 2 (MFN2)		x
Desoxyguanosinkinase (DGUOK)	x	

CPEO als Symptom bei anderen mitochondrialen Syndromen

Eine CPEO als Symptom ist nicht nur konstituierender Bestandteil der Syndrome Ophthalmoplegia plus, KSS und SANDO, sondern ist auch ein obligates Symptom des *MNGIE-Syndroms* (Myoneurogastrointestinale Enzephalopathie), obgleich dies nicht im Akronym enthalten ist. Andererseits kann das Symptom CPEO auch als selteneres Zusatzsymptom bei anderen klassischen mitochondrialen Syndromen vorkommen.

So tritt beim *MELAS-Syndrom* in 8–11 % der Fälle eine CPEO auf. Bei etwa 80 % liegt dem MELAS-Syndrom die Punktmutation 3 243A > G der mtDNA zugrunde [41]. Umgekehrt findet sich aber nur bei weniger als der Hälfte der Mutationsträger das Vollbild eines MELAS-Syndroms

10

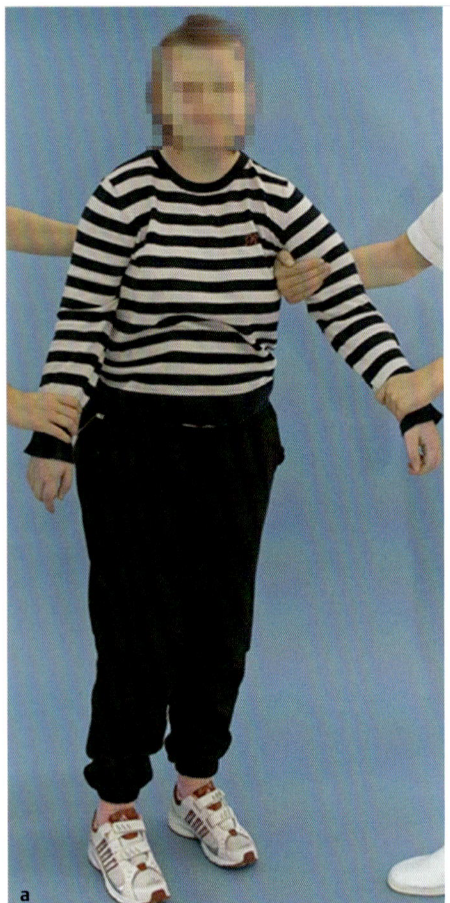

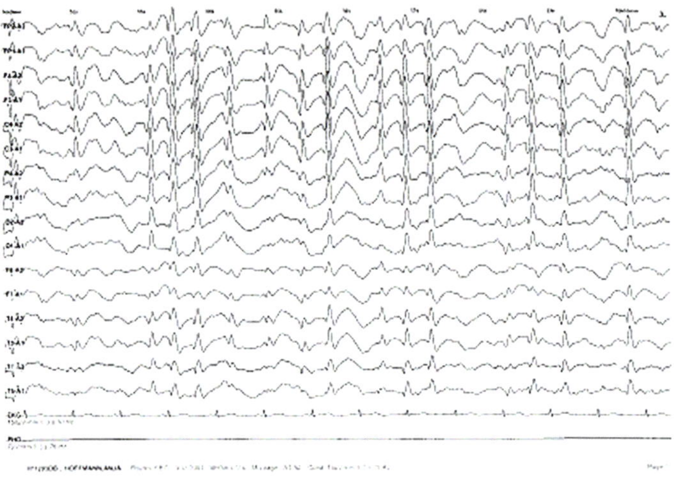

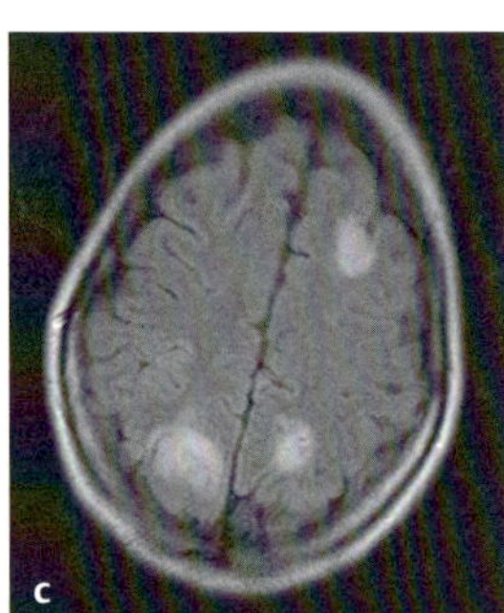

Abb. 10.10 Nukleäre Gendefekte bei CPEO.
a 20-jährige Patientin mit Myoklonusepilepsie, die sich als Status epilepticus erstmanifestierte. Zusätzlich besteht eine schwere sensible Ataxie, so dass die Patientin nicht alleine stehen kann. Ursächlich sind Mutationen im POLG-Gen.
b Im EEG zeigen sich bilaterale Spike-Wave-Komplexe.
c Im MRT zeigen sich biokzipitale Läsionen sowie eine linksfrontale Läsion.

[18]. Somit kann das das Symptom CPEO durchaus mit der typischen „MELAS-Mutation" assoziiert sein, ohne dass aber ein MELAS-Syndrom vorliegen muss.

In einer großen Fallserie von Patienten mit der Mutation 3 243A > G wiesen 28 % eine CPEO auf [14]. Auch beim *MERRF-Syndrom* wurde eine externe Ophthalmoplegie bei einzelnen Patienten beschrieben [45]. Genetische Grundlage dieses Syndroms ist in etwa 80 % der Fälle die Punktmutation 8 344A > G der mtDNA, die in 6 % mit einer CPEO assoziiert ist [14].

CPEO als diagnostische Bezeichnung

Der Syndromoberbegriff CPEO plus kann nur das klinische Phänomen einer multisystemischen mitochondrialen Erkrankung mit dem Leitsymptom CPEO bezeichnen, erlaubt jedoch keine präzise Information über den zugrunde liegenden Genotyp oder die spezielle Symptomkonstellation.

Merke

Eine adäquate diagnostische Bezeichnung einer mitochondrialen Erkrankung mit CPEO erfordert heute neben der sorgfältigen Beschreibung des häufig multisystemischen Syndroms die *Identifizierung des mitochondrialen Genotyps* sowie gegebenenfalls auch der *zugrunde liegenden nukleären Mutation*.

Nur so sind eine adäquate Aufklärung des Patienten über die Prognose und die Vererbbarkeit seiner Erkrankung möglich. Es empfiehlt sich, die Krankheitsbezeichnung nach der klinischen Zuordnung zu einem Syndrom auszurichten und die genetische Grundlage ergänzend anzufügen (z. B. CPEO plus bei singulärer Deletion der mtDNA oder CPEO bei MELAS-Syndrom und Mutation 3 243A > G der mtDNA).

10.4.2 MELAS-Syndrom

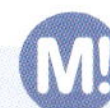

Merke

Das *MELAS-Syndrom* (**m**itochondriale **E**nzephalomyopathie, **L**aktatazidose, **s**chlaganfallähnliche Episoden), erstmals 1984 beschrieben [77], hat als Besonderheit episodische Attacken mit Übelkeit/Erbrechen, Kopfschmerzen, zerebrale Krampfanfälle, schlaganfallähnliche Episoden (insbesondere mit Hemianopsie und Hemiparesen) und Demenz.

Klinik

Der Erkrankungsbeginn liegt meist im Kindes- oder jungen Erwachsenenalter. Die Häufigkeit der einzelnen Symptome ist in ▸ Tab. 10.3 genannt.

Erstsymptome sind am häufigsten Krampfanfälle und rezidivierende Kopfschmerzen noch vor den schlaganfallähnlichen Episoden, die sich häufig auch zusammen mit Anfällen und Kopfschmerzen manifestieren. Die Diagnose eines MELAS-Syndroms gilt als sicher bei Vorliegen eines Schlaganfalls vor dem 40. Lebensjahr, Krampfanfällen oder Demenz sowie Laktatazidose oder Ragged-red-Fasern. Außerdem müssen 2 der 3 folgenden Voraussetzungen vorliegen [49]:

- normale frühkindliche Entwicklung
- rezidivierende Kopfschmerzen
- Erbrechen

Weitere akzessorische Symptome des MELAS-Syndroms können endokrine Störungen sein, insbesondere Diabetes mellitus, aber auch Störungen der Geschlechtshormone und der hypothalamischen/hypophysären Achse. Auch eine Myopathie mit proximal betonter Muskelschwäche, aber auch eine Neuropathie ist häufig. Die Patienten zeigen jedoch häufig nicht das Vollbild des MELAS-Syndroms. Maternale Familienmitglieder können oligo- oder asymptomatisch sein (▸ Abb. 10.11). Nur bei einem Teil der Fälle liegt jedoch ein maternaler Erbgang vor [49].

Diagnostik

▸ **Zerebrale Bildgebung.** Die am häufigsten beobachteten *CT-Veränderungen* beim MELAS-Syndrom sind fokale okzipitale und parietale Hypodensitäten. Die Läsionen sind gewöhnlich bilateral, symmetrisch oder asymmetrisch. Eine Erweiterung der äußeren und inneren Liquorräume und eine Ausziehung der Okzipitalhörner der Seitenventrikel sowie Basalganglienverkalkungen sind häufig.

Im *MRT* zeigen die Läsionen gewöhnlich ein verlängertes T2-Signal. Der Kortex ist mehr betroffen als die darunter liegende weiße Substanz. Die Läsionen lassen sich keinem einzelnen Gefäßterritorium oder der Grenzzone zweier Gefäßterritorien zuordnen (▸ Abb. 10.12). Im diffusionsgewichteten MRT zeigten sich während der schlaganfallähnlichen Episoden keine erniedrigten Diffusionskoeffizienten (im Gegensatz zum ischämischen Insult), sondern ein vasogenes Ödem [96]. Dies spricht gegen die Hypothese, dass abnorme Mitochondrien in den Gefäßwänden zu einer Mikroangiopathie führen [49] und unterstützt die Annahme, dass metabolische Veränderungen Ursache der schlaganfallähnlichen Episoden sind.

▸ **Muskelbiopsie.** Biochemisch findet man bei vielen MELAS-Patienten reduzierte Aktivitäten der verschiedensten Enzymkomplexe der Atmungskette. Myohistologisch zeigen fast alle Patienten Ragged-red-Fasern, die COX-positiv sein können. Häufig lassen sich kleine Blutgefäße in der Sukzinatdehydrogenase-Färbung stark anfärben, was ein Hinweis auf abnorme Mitochondrien in der Gefäßwand ist und die Mikroangiopathie-Hypothese stützt [42].

Tab. 10.3 Symptomhäufigkeit beim MELAS-Syndrom (nach [49]).

Symptome	Häufigkeit [%]
Belastungsintoleranz	100
Beginn der Symptomatik vor dem 40. Lebensjahr	100
schlaganfallähnliche Episode	98
zerebrale Krampfanfälle	94
Demenz	90
Schwäche der Extremitäten	88
Kleinwuchs	80
Kopfschmerzen	73
Übelkeit und Erbrechen	73
Hörstörung	71
Ragged-red-Fasern	97
Laktatazidose	91

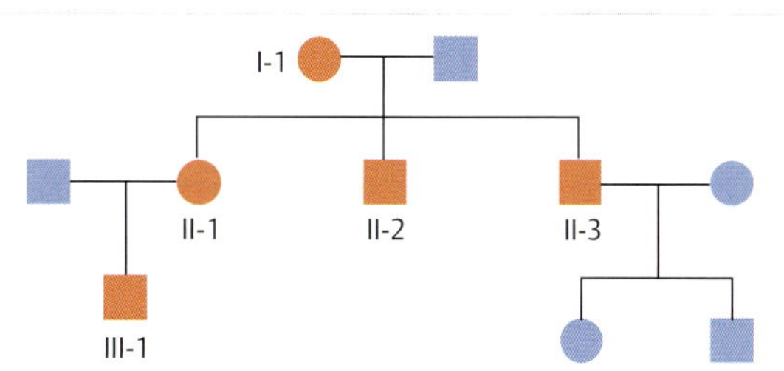

Abb. 10.11 Stammbaum einer Familie mit maternalem Erbgang und Nachweis der Punktmutation 3243A>G der mitochondrialen DNA. I-1: Krampfanfälle, rezidivierende Kopfschmerzen, Diabetes mellitus und Hirninfarkte, im 69. Lebensjahr verstorben; II-1: 37-jährige Patientin mit Diabetes mellitus, Schwerhörigkeit und externer Ophthalmoplegie; II-2: 40-jähriger Patient mit Ataxie, Demenz, Hirninfarkten, Kardiomyopathie; II-3: 42-jähriger Patient mit Schwerhörigkeit; III-1: 13-jähriger Junge mit Belastungsintoleranz und progredienten Lernschwierigkeiten.

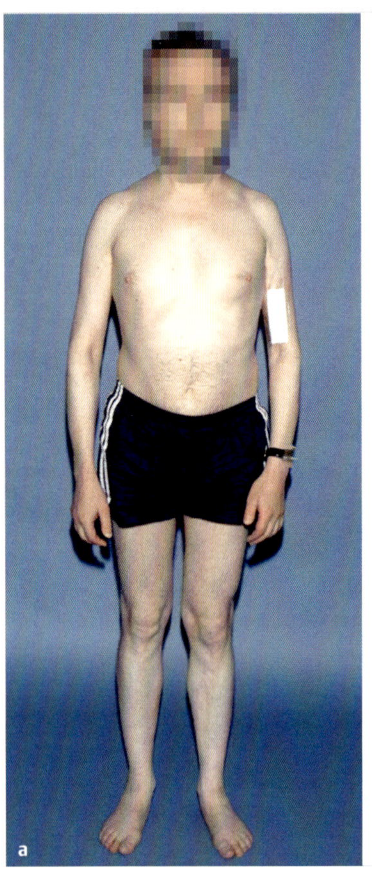

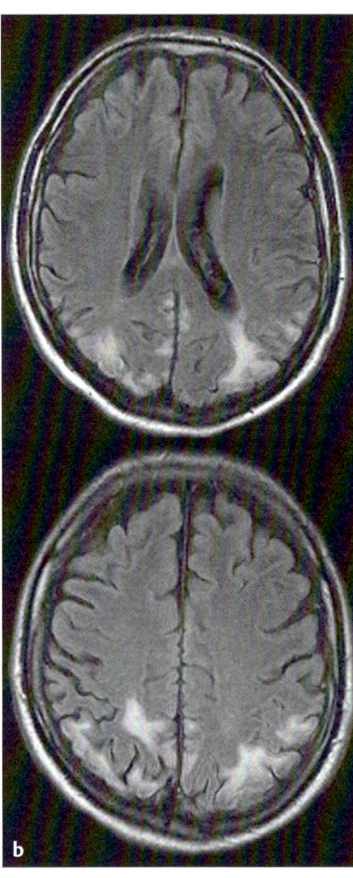

Abb. 10.12 MELAS-Syndrom.
a Auffällig ist bei dem Patienten die geringe Körpergröße von 1,50 m.
b Im MRT zeigen sich okzipital betonte Veränderungen, die über das Posteriorstromgebiet hinausgehen.

► **Molekulargenetik.** Molekulargenetisch tragen 80 % der MELAS-Patienten eine Punktmutation A > G der mtDNA an *Nukleotidposition 3 243*, die in der $tRNA^{UUR}$ für Leucin liegt. Jedoch sind auch noch weitere seltenere Mutationen der mitochondrialen DNA mit dem MELAS-Syndrom assoziiert ([42], [43]). Andererseits kann die Mutation 3 243 zu einer Reihe anderer Phänotypen führen, z. B. zu CPEO [46] oder auch zu schmerzhafter Muskelsteife [17]. Besonders häufig (> 90 %) weisen Patienten mit dieser Mutation eine Hörminderung auf [18]. Die Häufigkeit der Mutation 3 243 wurde in einer finnischen epidemiologischen Untersuchung auf mindestens 16/100 000 geschätzt [66]. Die komplexe Phänotyp-Genotyp-Beziehung der Mitochondriopathie kommt beim MELAS-Syndrom auch dadurch zum Ausdruck, dass schlaganfallähnliche Episoden auch durch einen POLG-Defekt bedingt sein können ([24], [48]).

10.4.3 MERRF-Syndrom

Klinik

Merke

Das MERRF-Syndrom (**M**yoklonus**e**pilepsie mit **R**agged-**r**ed-**F**asern), erstmals 1980 beschrieben [38], hat klinisch viele Ähnlichkeiten mit dem MELAS-Syndrom. Als Leitsymptome findet man Myokloni, generalisierte Krampfanfälle und eine zerebelläre Ataxie.

Zusätzliche Symptome sind denen des MELAS-Syndroms ähnlich, z. B. Belastungsintoleranz/Myopathie, Neuropathie, Hörstörung, Demenz oder Kleinwuchs (► Tab. 10.4). Nackenlipome (► Abb. 10.13) findet man aber typischerweise beim MERRF-Syndrom und nicht beim MELAS-Syndrom. Die Erkrankung kann sowohl in der Kindheit als auch im Erwachsenenalter beginnen, der Verlauf kann langsam progredient oder fulminant sein.

Der maternale Erbgang unterscheidet das MERRF-Syndrom von anderen progressiven Myoklonusepilepsien vom Typ Unverricht-Lundborg, der Lafora-Einschlusskörpererkrankung, der Sialidose und der neuronalen Zeroidlipofuszinose [9]. Es gibt zahlreiche, sich klinisch über-

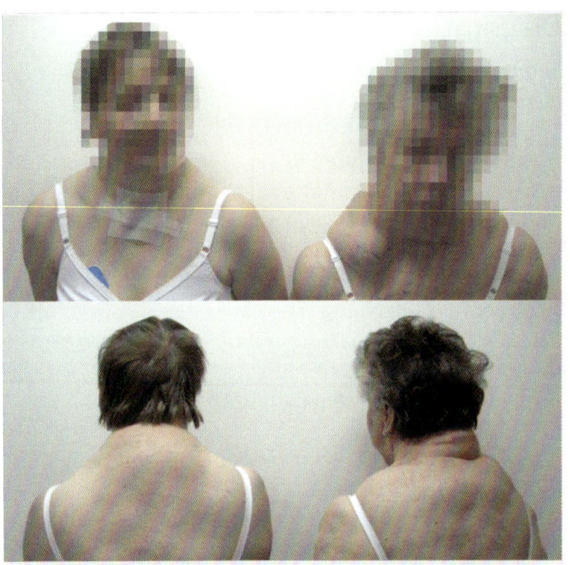

Abb. 10.13 Patientin mit MERRF-Syndrom (links) und deren Mutter (rechts), die beide Nackenlipome aufweisen [25].

schneidende Fälle von MELAS und MERRF. So kann z. B. ein Patient mit MERRF-Syndrom schlaganfallähnliche Episoden haben oder ein MELAS-Patient zusätzlich Myoklonien. Aber auch andere „Overlap-Syndrome“ wie MERRF mit CPEO oder dem Leigh-Syndrom wurden beobachtet ([9], [13], [92]).

Diagnostik

▸ **Zerebrale Bildgebung.** Hier zeigen sich unspezifische Veränderungen [58].

▸ **Muskelbiopsie.** Myohistologisch finden sich meist Ragged-red-Fasern, es gibt jedoch auch Fälle, wo diese fehlen ([1], [9]). Typischerweise sind die Ragged-red-Fasern COX-negativ.

Tab. 10.4 Symptomhäufigkeit beim MERRF-Syndrom (nach [9], [50]).

Symptome	Häufigkeit [%]
Myoklonien	100
zerebrale Krampfanfälle	100
Ataxie	92
Hörstörung	91
Belastungsintoleranz	80
Demenz	75
Neuropathie	63
Kleinwuchs	57
Optikusatrophie	39
Kardiomyopathie	33
Nackenlipome	8
Ragged-red-Fasern	92
Laktatazidose	83

▸ **Molekulargenetik.** Molekulargenetisch lässt sich bei 80 % der Patienten eine Punktmutation der mtDNA an Nukleotidposition 8 344A > G im tRNA-Gen für Lysin nachweisen. Seltenere Mutationen wurden im selben Gen an anderen Positionen gefunden, und auch die Mutation 3 243A > G der mtDNA kann zum MERRF-Syndrom führen ([35], [75]). Aber auch nukleäre Mutationen im POLG-Gen können phänotypisch einem MERRF-Syndrom ähneln [33].

10.4.4 NARP-Syndrom

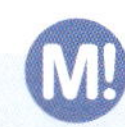

Merke

Klinisch ist das NARP-Syndrom durch eine **N**europathie (sensorische Polyneuropathie), **A**taxie und eine **R**etinitis **p**igmentosa sowie durch Entwicklungsstörungen, epileptische Anfälle, eine proximal betonte neurogene Muskelschwäche und einen demenziellen Abbau charakterisiert (▸ Abb. 10.14).

Das NARP-Syndrom manifestiert sich im Erwachsenenalter und beruht auf einer Punktmutation der mtDNA am Basenpaar 8 993 [52]. Die beschriebene Mutation ist bemerkenswerterweise jedoch nicht nur für die Ausbildung des NARP-Syndroms verantwortlich zu machen, sondern konnte auch bei Fällen mit Leigh-Syndrom nachgewiesen werden. Der Phänotyp der Mutation ist dabei eine Frage des Anteils an mutierter mtDNA: Mehr als 90 % mutierter mtDNA bedingen das Krankheitsbild eines maternal vererbten Leigh-Syndroms [90].

10.4.5 Morbus Leigh

Diese subakute nekrotisierende Enzephalomyelopathie, erstmals beschrieben von Leigh 1951 [62], ist durch charakteristische pathologische Veränderungen mit zystischen Kavitationen und einer spongiösen Entmarkung in Mittelhirn, Basalganglien und Kleinhirn gekennzeichnet.

Klinik

Merke

Klinisch zeigt sich ein Komplex individuell unterschiedlich stark ausgeprägter Symptome bestehend aus Muskelhypotonie, psychomotorischer Retardierung, Ophthalmoplegie, Ptosis, Nystagmus, Dystonie, Saug- bzw. Schluckschwierigkeiten, zerebralen Krampfanfällen, variablen pyramidalen, extrapyramidalen und zerebellären Störungen.

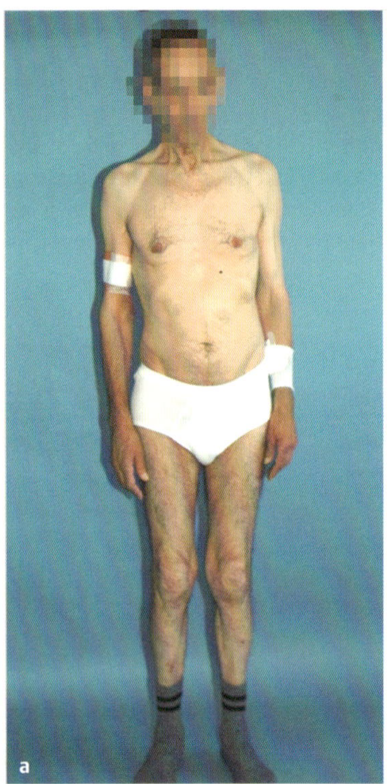

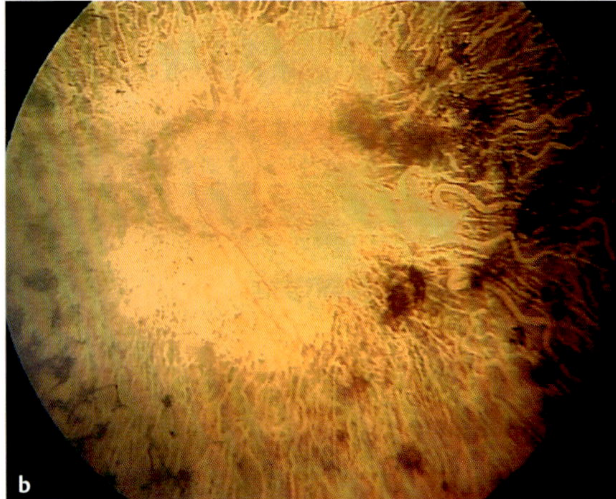

Abb. 10.14 NARP-Syndrom.
a Habitus des Patienten, proximale betonte Muskelatrophien.
b Retinopathische Veränderungen am Augenhintergrund.

Besonders Kinder in den ersten beiden Lebensjahren sind betroffen. Es kommen jedoch auch juvenile und adulte Fälle vor. Die Erkrankung führt meist innerhalb von 1–4 Jahren zum Tod. Bei der Mehrzahl der Fälle besteht ein autosomal-rezessiver Erbgang [91].

Diagnostik

Es wurden zahlreiche verschiedene biochemische und genetische Defekte beschrieben.

► **Labor, Muskelbiopsie.** So kann die Aktivität verschiedener mitochondrialer Enzyme im Muskel reduziert sein. Nur in Ausnahmefällen gelingt myohistologisch der Nachweis von Ragged-red-Fasern.

► **Zerebrale Bildgebung.** Die häufigsten CT- bzw. MRT-Veränderungen beim Morbus Leigh sind symmetrische hypodense Läsionen bzw. verlängerte T1- und T2-Relaxationen vorwiegend der Stammganglien.

► **Molekulargenetik.** Bei rezessiven Fällen mit Komplex-IV-Mangel lassen sich Mutationen im nukleären Gen SURF1 nachweisen, das für die Kombination der Komplex-I-Untereinheiten verantwortlich ist. Kinder mit Leigh-ähnlicher Symptomatik und Kardiomyopathie können Mutation im SCO2-Gen aufweisen, das ebenfalls für die Kombination der Komplex-I-Untereinheiten mitverantwortlich ist. Auch diese Erkrankung wird rezessiv vererbt [86].

Bei etwa 20 % der Leigh-Patienten wurde die Mutation 8 993 der mtDNA gefunden, die auch mit dem NARP-Syndrom vergesellschaftet ist. In diesen Fällen ist der Erbgang maternal (maternally inherited Leigh syndrome, MILS) [28].

10.4.6 MNGIE-Syndrom

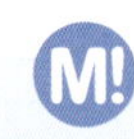

Merke

Bei der **my**o**neuro**g**astro**i**ntestinalen E**nzephalopathie (MNGIE) stehen neben Ophthalmoplegie, Neuropathie und Leukenzephalopathie insbesondere gastrointestinalen Beschwerden im Vordergrund. Dazu zählen Darmmotilitätsstörung, Diarrhö, Pseudoobstruktion, Übelkeit bzw. Erbrechen, die zu Gewichtsabnahme und Kachexie führen können.

Die Erkrankung wird autosomal-rezessiv vererbt. Molekulargenetisch zeigen sich multiple Deletionen oder ein Mangel (Depletion) der mitochondrialen DNA. Der ursächliche Gendefekt ist jedoch nukleär im Thymidinphosphorylase-Gen lokalisiert [72]. Vor der Suche nach Mutationen in diesem Gen ist der biochemische Nachweis einer verminderten Aktivität der Thymidinphosphorylase im Blut sinnvoll.

10.4.7 Isolierte mitochondriale Myopathie

Es gibt auch Patienten mit mitochondrialen Myopathien, die nur eine muskuläre Symptomatik ohne CPEO aufweisen und keine multisystemischen Symptome zeigen ([22], [29], [87]). Diese Myopathie kann klinisch und auch histologisch einer Muskeldystrophie ähneln (▶ Abb. 10.15) [70].

Es gibt aber auch Patienten, die nur eine Belastungsintoleranz aufweisen. Dabei können die Beschwerden auch im fortgeschrittenen Erwachsenalter auftreten, die fälschlicherweise leicht als „altersbedingt" eingestuft werden können. Verschiedene Punktmutationen in tRNA-Genen und im Cytochrom-b-Gen der mtDNA wurden beschrieben ([22], [29]).

10.4.8 Weitere Syndrome

Es wurde eine Reihe weiterer mitochondriale Erkrankungen/Syndrome beschrieben, bei denen eine Muskelbeteiligung fehlt. In der folgenden Liste wird eine nicht vollständige Auswahl dieser Syndrome dargestellt:

- *Leber'sche hereditäre Optikusneuropathie* (LHON): Die mtDNA-Punktmutationen an Position 11 778, 3 460 und 14 484 sind für 95 % der Fälle verantwortlich.
- *Maternaler Diabetes mellitus mit Taubheit*: häufig Mutation 3 243A > G der mtDNA.
- *Pearson-Syndrom*: Panzytopenie, Leber- und Pankreasinsuffizienz, mitochondriale Deletionen.
- *Wolfram-Syndrom* (DIDMOAD = Diabetes insipidus, Diabetes mellitus, Optikusatrophie, Taubheit): Deletionen der mtDNA nachweisbar, zum Teil autosomal-rezessiv vererbt.
- *Multiple symmetrische Lipomatose* (MSL): Lipome besonders am Nacken und an den Schultern in Verbin-

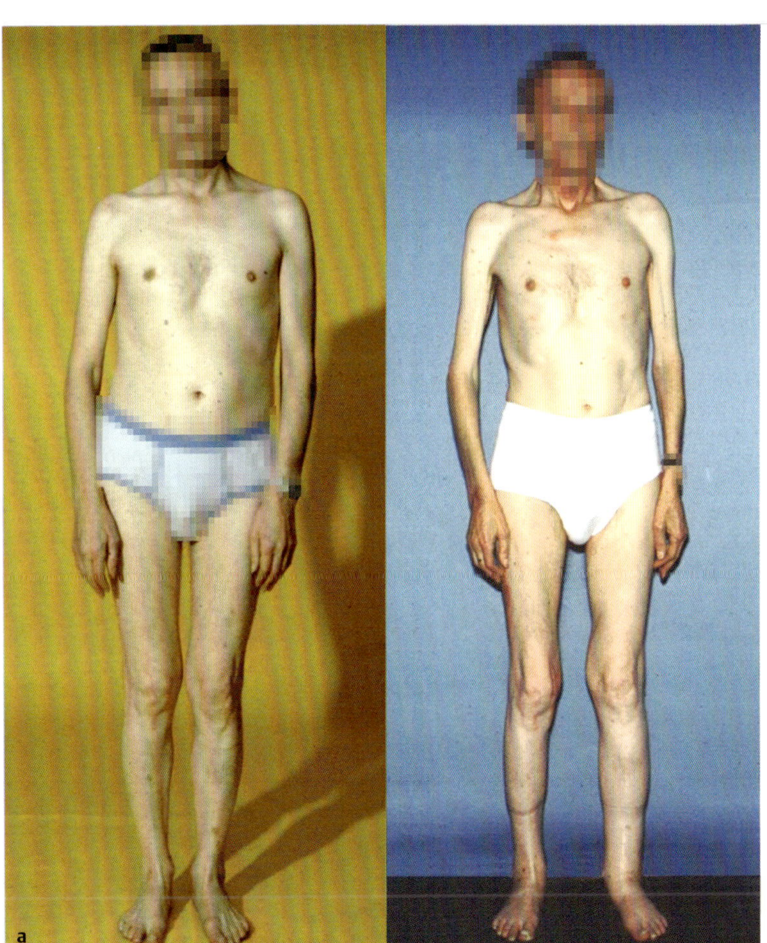

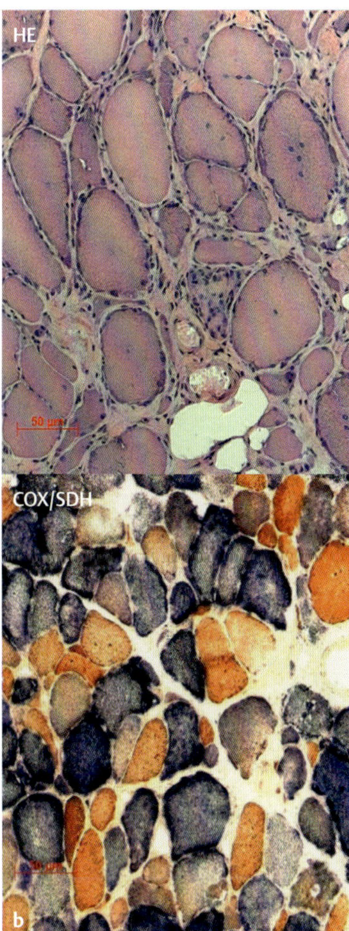

Abb. 10.15 Isolierte mitochondriale Myopathie [70].
a Patient mit progredienten atrophischen Paresen im Alter von 52 Jahren (links) und 62 Jahren (rechts).
b In der HE-Färbung (oben) ausgeprägte myopathische Veränderungen, die denen bei einer Muskeldystrophie ähneln. In der COX/SDH-Färbung (unten) Nachweis von einem hohen Prozentsatz COX-negativer Fasern.

dung mit neurologischen Symptomen (insbesondere Polyneuropathie), Mutation 8 344A > G/multiple Deletionen der mtDNA.
- *Alpers-Syndrom* (progressive infantile Poliodystrophie): rasch progrediente Erkrankung des Kindesalters mit Zerstörung der grauen Hirnsubstanz, die zu psychomotorischer Retardierung, Krampfanfällen, spastischen Paresen und anderem führt; meist autosomal-rezessiver Erbgang.

10.4.9 Myopathie bei hereditärem Coenzym-Q-Mangel

Es gibt mitochondriale Myopathien durch Defekte im Coenzym-Q-Stoffwechsel, die therapeutisch oft auf eine Coenzym-Q-Gabe gut ansprechen. Bei diesen mitochondrialen Myopathien zeigen sich myohistologisch häufig sowohl Ragged-red-Fasern als auch eine Lipidspeicherung. Mutationen wurden in folgenden Genen beschrieben: Para-Hydroxybenzoat-Polyprenyl-Transferase, Decaprenyl-Diphosphat-Synthase 1 und 2, Aprataxin und auch Electron-Transferring-Flavoprotein-Dehydrogenase [30].

10.5 Diagnostisches Vorgehen

Neben Anamnese und klinischem Befund stützt sich die Diagnose einer Mitochondriopathie auf laborchemische Untersuchungen (in Ruhe und unter Belastung), bildgebende, elektrophysiologische sowie insbesondere myohistologische und molekulargenetische Untersuchungen. Wegen der Heterogenität lässt sich die Diagnose einer Mitochondriopathie häufig erst aus der Zusammenschau aller Befunde stellen.

► **Labor.** Rund die Hälfte der Patienten weist einen erhöhten *Ruhelaktatwert* im Serum auf. Bei normalem Laktatwert liegt in einigen Fällen ein erhöhter Laktat-Pyruvat-Quotient (> 24) im Serum vor. Im Liquor zeigt sich bei zwei Drittel der Patienten ein erhöhter Laktatwert, insbesondere bei Patienten mit einer Enzephalopathie. Auch die Laktatausscheidung im 24-Stunden-Urin kann erhöht sein [56]. Bei 70–80 % der Patienten mit CPEO kommt es beim Fahrradbelastungstest zu einem Laktatanstieg im Serum, der bei Gesunden ausbleibt ([47], [98]).

Nur selten weisen erhöhte *Muskelenzyme* im Serum auf eine Beteiligung der Muskulatur hin [56]. Zum Nachweis einer häufigen *endokrinen* Beteiligung sind neben einem Glukosetoleranztest die Untersuchung weiterer endokrinologischer Parameter wie z. B. Schilddrüsenwerte und Funktionstests der hypothalamisch-hypophysären Achse erforderlich [81].

► **Elektrophysiologische Untersuchung.** Im *EMG* zeigt sich häufiger ein myopathisches Bild, jedoch können auch neuropathische Muster abgeleitet werden.

Im *EEG* sind epilepsietypische Potenziale beim MERRF-Syndrom typischerweise generalisiert, beim MELAS-Syndrom fokal zu finden. Auch generalisierte oder fokale Verlangsamungen können beobachtet werden. Das EEG kann zur Identifizierung einer subklinischen ZNS-Beteiligung beitragen [56].

► **Ophthalmologische Untersuchung.** Retinale Pigmentveränderungen finden sich bei etwa einem Drittel der Patienten mit Mitochondriopathien. Man unterscheidet verschiedene Formen. Am häufigsten ist eine *„Salz-und-Pfeffer-Retinopathie"* mit mottenfraßartigen Hypo- und Hyperpigmentierungen (► Abb. 10.16). Seltener zeigen sich diffuse Hypopigmentierung bzw. Veränderungen ähnlich

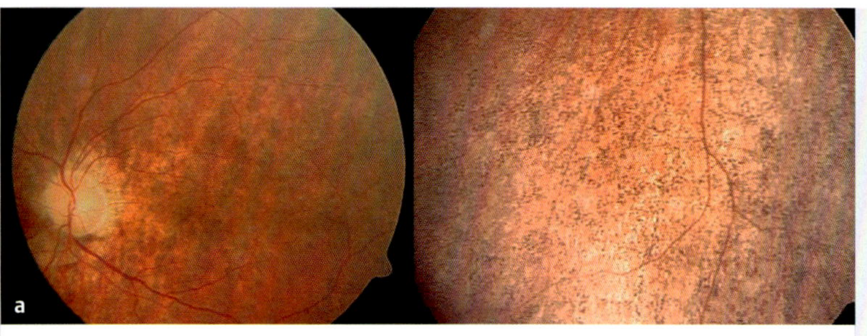

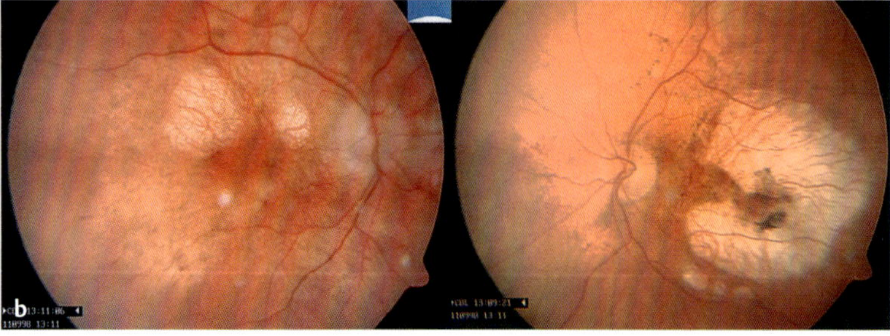

Abb. 10.16 Retinale Pigmentveränderungen bei Mitochondriopathien.
a Augenhintergrund eines Patienten mit chronisch progressiver externer Ophthalmoplegie und retinalen Pigmentveränderungen im Sinne einer „Salz-Pfeffer-Retinopathie" mit mottenfraßähnlichen Hypo- und Hyperpigmentierungen.
b Augenhintergrund einer Retinopathie bei MELAS-Syndrom abgebildet, die großflächige Hypo- und Hyperpigmentierungen aufweist.

der Retinitis pigmentosa mit knochenartigen Formationen. Bei allen Formen kann zusätzlich eine *Optikusatrophie* auftreten, wie sie bei der Leber-Optikusneuropathie beobachtet wird.

Neben der konventionellen Spiegelung des Augenhintergrundes sind eine Elektroretinografie sowie die Fluoreszeinangiografie zur Identifizierung der Retinaveränderungen hilfreich [78].

▶ **Kardiologische Untersuchung.** Die häufige kardiale Mitbeteiligung erfordert stets ein EKG (ggf. Langzeit-EKG) sowie eine Röntgenaufnahme des Thorax und eine Echokardiografie [73].

▶ **Zerebrale Bildgebung.** Insbesondere beim MELAS-Syndrom (▶ Abb. 10.12) und Morbus Leigh können im CT oder MRT des Schädels spezifische Veränderungen identifiziert werden. Aber auch bei anderen Krankheitsbildern lassen sich häufig unspezifische Veränderungen in der zerebralen Bildgebung finden. Dadurch kann eine subklinisch vorliegende ZNS-Beteiligung aufgedeckt werden [63].

▶ **Funktionelle In-vivo-Untersuchungen.** Methoden zur Untersuchung der Mitochondrienfunktion in vivo unter Belastung sind die Magnetresonanz-(MR-) und Nahinfrarot-(NIR-)Spektroskopie.

Mittels *MR-Spektroskopie* kann man in verschiedenen Geweben wie Muskulatur oder Gehirn beispielsweise ATP, Kreatinphosphat oder Laktat auch unter Belastung messen [16]. Mit der *NIR-Spektroskopie* wird die relative Oxygenierung der Muskulatur unter Belastung gemessen [3].

▶ **Muskelbiopsie.** Ein wichtiger *morphologischer* Hinweis auf eine mitochondriale Funktionsstörung ist der Nachweis von Ragged-red-Fasern (▶ Abb. 10.1). Auch bei Fehlen einer Myopathie zeigt sich häufig diese myohistologische Veränderung. Bei der Beurteilung eines Nachweises von Ragged-red-Fasern ist zu bedenken, dass diese auch in geringem Maße als altersabhängige unspezifische Veränderung bei Gesunden (unter 1 %) und bei anderen Muskelerkrankungen (insbesondere bei entzündlichen Myopathien) beobachtet werden können [82]. Andererseits gibt es Fälle, z. B. einen Patienten mit MERRF-Syndrom, bei dem in einer ersten Biopsie aus dem M. gastrocnemius keine Ragged-red-Fasern zu finden waren und in einer Biopsie kurze Zeit später aus dem M. deltoideus diese reichlich vorlagen [1].

Histochemisch ist die Bestimmung der *Cytochrom-c-Oxidase* (COX) von Bedeutung. Bei der CPEO und beim MERRF-Syndrom sind die Ragged-red-Fasern COX-negativ (▶ Abb. 10.5), beim MELAS-Syndrom hingegen COX-positiv. Auch elektronenmikroskopisch lassen sich die abnormen Mitochondrien mit parakristallinen Einschlüssen gut nachweisen (▶ Abb. 10.17) [28].

Biochemisch können in der Muskelbiopsie an intakten Mitochondrien Sauerstoffverbrauchsmessungen zur Untersuchung der oxidativen Phosphorylierung durchgeführt werden [44]. Enzymatische Aktivitätsbestimmung mitochondrialer Enzyme und der Komplexe der Atmungskette sind auch aus gefrorenem Muskelgewebe möglich [37].

▶ **Molekulargenetik.** Veränderungen des mitochondrialen Genoms können nicht immer in DNA aus Blutzellen nachgewiesen werden. Aufgrund der Heteroplasmie kann in Blutzellen ein nur geringer Anteil mutierter DNA (unterhalb der Nachweisgrenze) vorliegen, so dass DNA aus betroffenen Organen, z. B. aus Muskelgewebe, untersucht werden muss. Dies trifft insbesondere auf Deletionen der mtDNA zu [28]. Mitochondriale Deletionen können mittels Southern-Blot-Analyse (▶ Abb. 10.18) oder sensitiver mittels Long-Range-PCR nachgewiesen werden, Punktmutation mittels PCR und anschließender Restriktionsspaltung (▶ Abb. 10.19).

10.6 Therapieansätze

Merke

Eine kurative Therapie der Mitochondriopathien existiert nicht. Es wurden Versuche unternommen, durch die Gabe von Kofaktoren der Atmungskette die Erkrankungen positiv zu beeinflussen.

▶ **Coenzym Q, Idebenon.** Zahlreiche Therapieversuche mit *Coenzym Q* erbrachten widersprüchliche Ergebnisse. Kontrollierte Studien hierzu liegen nicht vor [99]. Beim hereditären Coenzym-Q-Mangel, ist eine Behandlung (300–500 mg täglich) aber häufig sehr wirksam.

Alternativ zum Coenzym Q wurde auch *Idebenon* (eine chemische Abwandlung von Coenzym Q, das die Blut-Hirn-Schranke besser passiert) bei Patienten mit Mitochondriopathien eingesetzt. Es wurde gezeigt, dass es bei

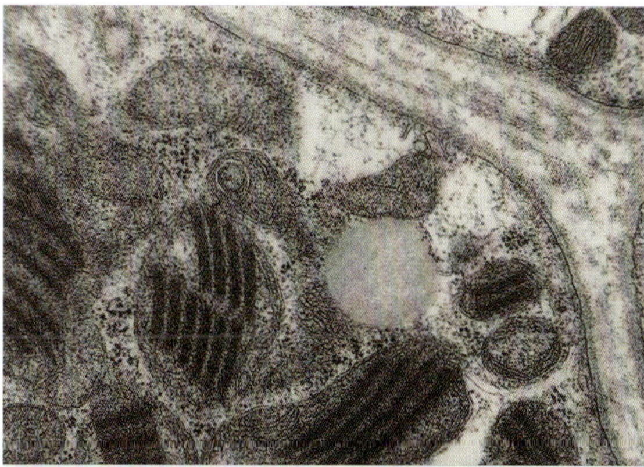

Abb. 10.17 Elektronenmikroskopisches Bild von Muskelgewebe eines CPEO-Patienten mit parakristallinen Einschlüssen in den Mitochondrien.

10

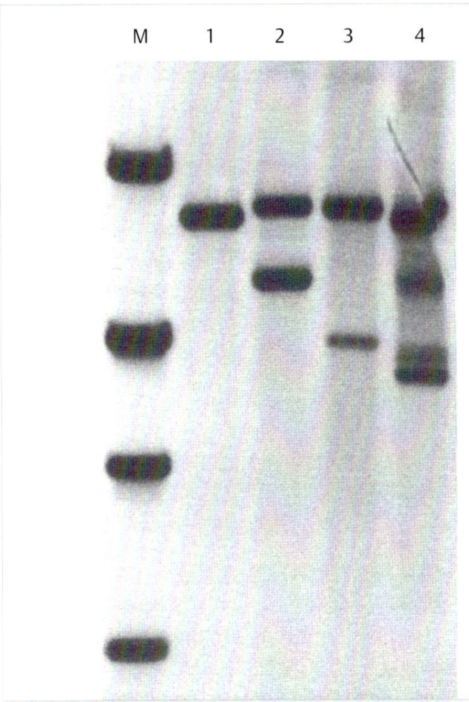

Abb. 10.18 Southern-Blot-Analyse von Patienten mit CPEO nach Linearisierung der ringförmigen mitochondrialen DNA mit dem Restriktionsenzym BamHI, das die 16 569 Basenpaare der mitochondrialen DNA nur einmal schneidet. Spur 1 mit DNA aus Kontrollmuskel: Bande bei 16,5 kb, die der nicht deletierten Wildtyp-DNA entspricht. Spur 2–4 mit DNA aus Patientenmuskel: Zusätzlich zur 16,5-kb-Bande zeigen sich kürzere Banden jeweils unterschiedlicher Größe und Intensität, die deletierter DNA entsprechen. Man erkennt eine singuläre Deletion von 5 kb in Spur 2 und von 7 kb in Spur 3 bzw. multiple Deletionen in Spur 4 (M = Marker).

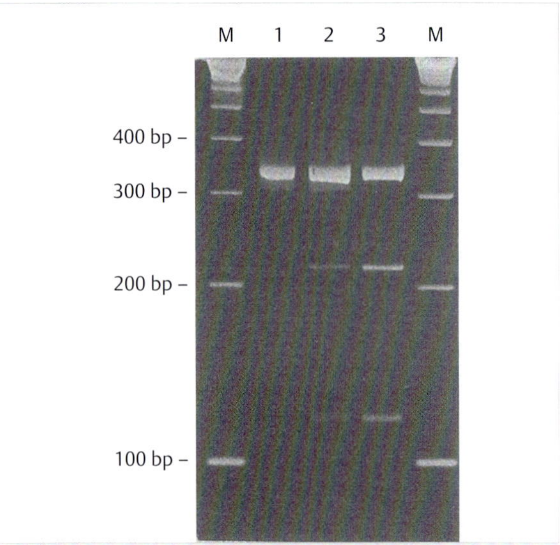

Abb. 10.19 Agarose-Gelelektrophorese eines PCR-Amplifikats nach Spaltung mit dem Restriktionsenzym ApaI. Bei Vorliegen der Mutation 3 243A > G der mtDNA wird das 330-bp-Fragment in 2 Fragmente mit 213 und 117 bp geschnitten. Spur 1 mit DNA aus Kontrollmuskel, Spur 2 mit DNA aus Muskel eines Patienten mit MELAS-Syndrom, Spur 3 mit DNA aus Blut dieses Patienten. Der Heteroplasmiegrad beträgt im Muskel 43 %, im Blut 12 % (M = Marker).

der Friedreich-Ataxie zumindest auf die Kardiomyopathie einen positiven Einfluss hat. Möglicherweise hat Idenbenon bei der LHON eine Wirkung auf die Visusbesserung [60].

▶ **Carnitinsubstitution.** Störungen des mitochondrialen Stoffwechsels können auch zu einem sekundären Carnitinmangel führen, so dass bei Nachweis eines solchen Carnitinmangels eine Substitution vorgenommen werden kann.

▶ **Vitamine.** Eine Blockierung des Elektronentransports im Komplex III der Atmungskette kann durch die Gabe von Vitamin C und Vitamin K umgangen werden und bei nachgewiesener verminderter Komplex-III-Aktivität versucht werden.

▶ **Kreatin.** Im Tierversuch wurden in kreatinfreien Muskelzellen kristallartige Einschlüsse beobachtet, die an histologische Veränderungen bei Mitochondriopathien erinnern [94]. Daher wurden bei Patienten mit Mitochondriopathien Pilotstudien mit Kreatin unternommen, die widersprüchliche Ergebnisse lieferten ([10], [59], [61], [89]).

▶ **Weitere supportive Therapiemaßnahmen.** Obwohl eine Hyperlaktatämie meist nicht zu einer behandlungsbedürftigen Azidose führt, kann in seltenen Fällen die Gabe von *Natriumbikarbonat* erwogen werden. Dichlorazetat kann zwar erfolgreich der Laktatazidose entgegenwirken, hat aber als Nebenwirkung häufig eine schwere Neuropathie, so dass sein Einsatz nicht zu empfehlen ist.

Eine lebensrettende Maßnahme ist die rechtzeitige Implantation eines *Schrittmachers* bei Herzrhythmusstörungen (insbesondere bei CPEO).

Eine Ptosis kann operativ behandelt werden, dabei ist die *Fadensuspension zum M. frontalis* die Methode der ersten Wahl.

Bei der antiepileptischen Therapie sollte auf Valproat verzichtet werden, da insbesondere bei Patienten mit POLG-Defekt gehäuft Leberversagen auftrat [53]. Die *ketogene Diät* ist eine Alternative zur Pharmakotherapie bei Epilepsien.

Hörstörungen können durch ein *Hörgerät* gebessert werden, in Einzelfällen kann auch ein Cochleaimplantat indiziert sein.

Bei schwerer Myopathie kann einer nächtlichen Hypoventilation durch *Maskenbeatmung* entgegengewirkt werden.

Die Behandlung eines *Diabetes mellitus* erfolgt nach allgemeinen Richtlinien, auf Metformin sollte aber verzichtet werden, da es eine Laktatazidose auslösen kann.

Bei einzelnen Patienten mit MNGIE-Syndrom wurde durch Knochenmarktransplantation bzw. Bluttransfusionen die *Thymidinphosphorylase* zugeführt und dadurch die Thymidinkonzentration gesenkt.

Moderates *körperliches Training* kann die Belastungsintoleranz vermindern [88]. Eine Studie mit Widerstandstraining bei Patienten mit CPEO zeigte, dass dadurch Satellitenzellen, die eine niedrigeren Heteroplasmiegrad aufweisen, zur Muskelregeneration angeregt werden können und es so zu einer Verbesserung der Muskelkraft kam [71].

Darüber hinaus gibt es viele andere experimentelle Ansätze, um den Heteroplasmiegrad von mtDNA-Mutationen unter die kritische Schwelle zu verändern. Auch eine *Gentherapie* durch Einbringen eines Gens der mtDNA in den Zellkern und Import des Proteins in die Mitochondrien ist prinzipiell möglich, bei Patienten wurde dies bislang aber nicht versucht.

Die maternale Transmission von mtDNA-Defekten kann zukünftig möglicherweise durch *genetische Manipulation der Eizelle* verhindert werden. Im Tierversuch wurde gezeigt, dass durch sog. Kerntransplantation des Zellkerns in eine gesunde Eizelle, bei der der Zellkern entfernt wurde, eine Transmission von mtDNA-Defekten verhindert werden kann.

Literatur

[1] **Andermann** F, Berkovic S, Caarpenter S et al. The Ramsay Hunt Syndrome is no longer a useful diagnostic category. Mov Disord 1989; 4: 13–17

[2] **Anderson** S, Bankier AT, Barrell BG et al. Sequence and organization of the human mitochondrial genome. Nature 1981; 290: 457–465

[3] **Bank** W, Chance B. An oxidative defect in metabolic myopathies: diagnosis by noninvasive tissue oximetry. Ann Neurol 1994; 36: 830–837

[4] **Barnard** RI, Scholz RO. Ophthalmoplegia and retinal degeneration. Am J Ophthalmol 1944; 27: 621–624

[5] **Barré** JA, Rohmer F. Surdité progressive, syndrome de Parinaud, troubles cérébelleux, dysreflexie vestibulaire croisée, chez un garcon de 16 ans. Troubles dégénératifs et ptosis chez plusieurs membres de la famille. Confin Neurol 1947; 8: 330–335

[6] **Bastiaensen** LA, Joosten EMG, de Rooij JAM et al. Ophthalmoplegia-plus, a real nosological entity. Acta Neurol Scand 1978; 58: 9–34

[7] **Bau** V, Deschauer M, Zierz S. Chronisch progressive externe Ophthalmoplegie-Symptom oder Syndrom? Klin Monatsbl Augenheilkd 2009; 226: 822–828

[8] **Beal** MF. Mitochondrial dysfunction in neurodegenrative diseases. Biochiom Biophys Acta 1998; 1366: 211–223

[9] **Berkovic** SF, Carpenter S, Evans A et al. Myoclonus epilepsy and ragged-red fibers (MERRF). A clinical, pathological, biochemical, magnetic resonance spectrographic, and positron emission tomographic study. Brain 1989; 112: 1231–1260

[10] **Borchert** A, Wilichowski E, Hanefeld F. Supplementation with creatine monohydrate in children with mitochondrial encephalomyopathies. Muscle Nerve 1999; 22: 1299–1300

[11] **Bourgeron** T, Rustin P, Chretien D et al. Mutation of a nuclear succinate dehydrogenase gene results in mitochondrial respiratory chain deficiency. Nat Genet 1995; 11: 144–149

[12] **Casari** G, De Fusco M, Ciarmatori S et al. Spastic paraplegia and OXPHOS impairment caused by mutations in paraplegin, a nuclear-encoded mitochondrial metalloprotease. Cell 1998; 93: 973–983

[13] **Chen** RS, Huang CC, Wai YY et al. Overlapping syndrome of MERRF and MELAS: molecular and neuroradiological studies. Acta Neurol Scand 1993; 87: 494–498

[14] **Chinnery** PF, Howell N, Lightowlers RN et al. Molecular pathology of MELAS and MERRF. The clinical relationship between mutation load and clinical phenotypes. Brain 1997; 120: 1713–1721

[15] **Chinnery** PF, DiMauro S, Shanske S et al. The risk of developing a mitochondrial DNA deletion disorder. Lancet 2004; 364: 592–596

[16] **Danielsen** ER, Ross BD. Magnetic Resonance Spectroscopy Diagnosis of neurological Diseases. New York: Marcel Dekker; 1998

[17] **Deschauer** M, Wieser T, Neudecker S et al. Mitochondrial 3 243 A > G mutation (MELAS mutation) associated with painful muscle stiffness. Neuromuscul Disord 1999; 9: 305–307

[18] **Deschauer** M, Müller T, Wieser T et al. Hearing impairment is common in various phenotypes of the mitochondrial DNA A3 243G mutation. Arch Neurol 2001; 58: 1885–1888

[19] **Deschauer** M, Zierz S. Defekte der intergenomischen Kommunikation: Mutationen der Kern-DNA und multiple Deletionen des mitochondrialen DNA bei chronisch progressiver externer Ophthalmoplegie. Akt Neurol 2003; 30: 103–106

[20] **Deschauer** M, Bamberg C, Claus D et al. Late-onset encephalopathy associated with a C 11 777A mutation of mitochondrial DNA. Neurology 2003; 60: 1357–1359

[21] **Deschauer** M, Kiefer R, Blakely EL et al. A novel Twinkle gene mutation in autosomal dominant progressive external ophthalmoplegia. Neuromuscul Disord 2003; 13: 568–572

[22] **Deschauer** M, Hudson G, Müller T et al. A novel ANT 1 gene mutation with probable germline mosaicism in autosomal dominant progressive external ophthalmoplegia. Neuromuscul Disord 2005; 15: 311–315

[23] **Deschauer** M, Swalwell H, Strauss M et al. Novel mitochondrial tRNAPhe gene mutation associated with late-onset neuromuscular disease. Arch Neurol 2006; 63: 902–905

[24] **Deschauer** M, Tennant S, Rokicka A et al. MELAS asssociated with mutation in the POLG 1 gene. Neurology 2007; 68: 1741–1742

[25] **Deschauer** M: Mitochondriale Erkrankungen im Erwachsenenalter. Med. Gen. 2012; 24: 169–175

[26] **DiMauro** S, Bonilla E, Lee CP et al. Luft's disease. Further biochemical and ultrastructural studies of skeletal muscle in the second case. J Neurol Sci. 1976 Feb; 27(2): 217–232

[27] **DiMauro** S, Bonilla E, Zeviani M et al. Mitochondrial myopathies. Ann Neurol 1985; 17: 521–528

[28] **DiMauro** S, Bonilla E. Mitochondrial Encephalomyopathies. In: Rosenberg RN, Prusiner SB, DiMauro S, Barchi RL, eds. The molecular and genetic Basis of neurological Diseases. Boston Wellington: Butterworth Heinemannn; 1997: 201–235

[29] **DiMauro** S, Gurgel-Giannetti J. The expanding phenotype of mitochondrial myopathy. Curr Opin Neurol 2005; 18: 538–542

[30] **DiMauro** S, Quinzii CM, Hirano M. Mutations in coenzyme Q 10 biosynthetic genes. J Clin Invest 2007; 117: 587–589

[31] **Eagle** RC, Hedges TR, Yanoff M. The atypical pigmentary retinopathy of kearns-sayre syndrom: a light and electron microscopic study. Ophthalmology 1982; 89: 1433–1440

[32] **Engel** WK, Cunningham GG. Rapid examination of muscle tissue: an improved trichrome stain method for fresh-frozen biopsy sections. Neurology (Minneap.) 1963; 13: 919–923

[33] **Engelsen** BA, Tzoulis C, Karlsen B et al. POLG 1 mutations cause a syndromic epilepsy with occipital lobe predilection. Brain 2008; 131: 818–828

[34] **Ernster** L, Ikkos D, Luft R. Enzymic activities of human skeletal muscle mitochondria: a tool in clinical metabolic research. Nature 1959; 184: 1851–1854

[35] **Fabrizi** GM, Cardaioli E, Grieco GS et al. The A to G transition at nt 3 243 of the mitochondrial tRNALeu(UUR) may cause a MERRF syndrom. J Neurol Neurosurg Psychiatry 1996; 61: 45–51

[36] **Fadic** R, Russell JA, Vedanarayanan VV et al. Sensory ataxic neuropathy as the presenting feature of a novel mitochondrial disease. Neurology 1997; 49: 239–245

[37] **Fischer** JC, Ruitenbeek W, Stadhouders M et al. Investigation of mitochondrial metabolism in small human skeletal muscle biopsy specimens. Improvement of preparation procedure. Clin Chim Acta 1985; 145: 89–100

[38] **Fukuhara** N, Tokiguchi S, Shirakawa K et al. Myoclonus epilepsy associated with ragged red fibers (mitochondrial abnormalities): disease entity or a syndrome? J Neurol Sci 1980; 47: 117–133

[39] **Gellerich** FN, Deschauer M, Chen Y et al. Mitochondrial respiratory rates and activities of respiratory chain complexes linearly correlate with heteroplasmy of deleted mtDNA without threshold and independent on deletion size. Biochim Biophys Acta 2002; 1556: 41–52

[40] **Giles** RE, Blanc H, Cann HM et al. Maternal inheritance of human mitochondrial DNA. Proc Natl Acad Sci USA 1980; 77: 6715–6719

[41] **Goto** Y, Nonaka I, Horai S. A mutation in the tRNA(Leu)(UUR) gene associated with the MELAS subgroup of mitochondrial encephalomyopathies. Nature 1990; 348: 651–653

[42] **Goto** Y, Horai S, Matsuoka T et al. Mitochondrial myopathy, encephalopathy, lactic acidosis, and strokelike episodes (MELAS): a correlative study of the clinical features and mitochondrial DNA mutation. Neurology 1992; 42: 545–550

[43] **Goto** YI. Clinical features of MELAS and mitochondrial DNA mutations. Muscle Nerve 1995 (Suppl. 3): 107–112

[44] **Haller** T, Ortner M, Gnaiger E. A Respirometer for investigation oxidative cell metabolism: towards optimization of respiratory studies. Analyt Bioch Analyt Biochem 1994; 217: 338–342

[45] **Hammans** SR, Sweeney MG, Brockington M et al. Mitochondrial encephalopathies: molecular genetic diagnosis from blood samples. Lancet 1991; 337: 1311–1313

[46] **Hammans** SR, Sweeney MG, Hanna MG et al. The mitochondrial DNA transfer RNA Leu(UUR) A fiG(3243) mutation. A clinical and genetic study. Brain 1995; 118: 721–734

[47] **Hanisch** F, Müller T, Muser A et al. Lactate increase and oxygen desaturation in mitochondrial disorders – evaluation of two diagnostic screening protocols. J Neurol 2006; 253: 417–423

[48] **Hansen** N, Zwarg T, Wanke I et al. MELAS/SANDO overlap syndrome associated with POLG 1 mutations. Neurol Sci 2012; 33: 209–212

[49] **Hirano** M, Ricci E, Koenigsberger MR et al. MELAS: an original case and clinical criteria for diagnosis. Neuromuscul Disord 1992; 2: 125–135

[50] **Hirano** M, DiMauro S. Clinical Features of mitochondrial Myopathies and Encephalomyopathies. In: Lane RJM, ed. Handbook of Muscle Diseases. New York: Marcel Dekker; 1996: 479–504

[51] **Holt** IJ, Harding AE, Morghan-Hughes JA. Deletions of mitochondrial DNA in patients with mitochondrial myopathies. Nature 1988; 331: 717–719

[52] **Holt** IJ, Harding AE, Petty RKH et al. A new mitochondrial disease associated with mitochondrial DNA heteroplasmy. Am J Hum Genet 1990; 46: 428–433

[53] **Horvath** R, Hudson G, Ferrari G et al. Phenotypic spectrum associated with mutations of the mitochondrial polymerase gamma gene. Brain 2006; 129: 1674–1684

[54] **Hudson** G, Deschauer M, Busse K et al. Sensory ataxic neuropathy due to a novel C10Orf2 (Twinkle) mutation with probable germline mosaicism. Neurology 2005; 64: 371–373

[55] **Hudson** G, Deschauer M, Taylor RW et al. POLG1, C10ORF2 and ANT1 mutations are uncommon in sporadic PEO with multiple mtDNA deletions. Neurology 2006; 66: 1439–1441

[56] **Jackson** MJ, Schaefer JA, Johnson MA et al. Presentation and clinical investigation of mitochondrial respiratory chain disease. Brain 1995; 118: 339–357

[57] **Kearns** TP, Sayre GP. Retinitis pigmentosa, external ophthalmoplegia, and incomplete heart block. Unusual syndrome with histologic study in one of two cases. Arch Ophthal 1958; 60: 280–289

[58] **Kendall** B. Disorders of the lysosomes, peroxisomes, and mitochondria. Am J Neuroradiology 1992; 13: 621–653

[59] **Klopstock** T, Querner V, Schmidt F et al. A placebo-controlled crossover trial of creatine in mitochondrial diseases. Neurology 2000; 55: 1748–1751

[60] **Klopstock** T, Yu-Wai Man P, Dimitriadis K et al. A ranzomized placebo-controlled trail of idebeneone in Leber's hereditary optic neuropathy. Brain 2011; 134: 2677–2686

[61] **Kornblum** C, Schröder R, Müller K et al. Creatine has no beneficial effect on skeletal muscle energy metabolism in patients with single mitochondrial DNA deletions: a placebo-controlled, double-blind 31P-MRS crossover study. Eur J Neurol 2005; 12: 300–309

[62] **Leigh** D. Subacute necrotizing encephalomyelopathy in an infant. J Neurol Neurosurg Psychiatry 1951; 14: 216–222

[63] **Lindner** A, Hofmann E, Naumann M et al. Clinical, morphological, biochemical, and neuroradiological features of mitochondrial encephalomyopathies. Presentation of 19 patients. Mol Cell Biochem 1997; 174: 297–303

[64] **Lou** HC, Reske-Nielsen E. Letter: Progressive external ophthalmoplegia: evidence for a disorder in pyruvate-lactate metabolism. Arch Neurol. 1976 Jun; 33(6): 455–456

[65] **Luft** R, Ikkos D, Palmiri G et al. A case of severe hypermetabolism of nonthyroid origin with a defect in the maintenance of mitochondrial respiratory control: a correlated clinical, biochemical, and morphological study. J Clin Invest 1962; 41: 1776–1804

[66] **Majamaa** K, Moilanan JS, Uimonen S et al. Epidemiology of A3243G, the mutation for mitochondrial encephalomyopathy, lactic acidosis, and stroke-like episodes: prevalence of the mutation in an adult population. Am J Hum Genet 1998; 63: 447–454

[67] **Mölbert** E, Doden W. Chronisch-progressive oculäre Muskeldystrophie im elektronenmikroskopischen Bilde. Ber Dtsch Ophth Ges 1959; 62: 392–397

[68] **Moraes** CT, Ciacci F, Silvestri G et al. Atypical clinical presentation associated with the MELAS mutation at position 3243 of human mitochondrial DNA. Neuromuscul Disord 1993; 3: 43–50

[69] **Morghan-Hughes** JA. Mitochondrial disease. In: Engel AG, Franzini-Armstrong C. Myology. New York: Mc Graw-Hill; 1994: 1610–1660

[70] **Müller** T, Deschauer M, Neudecker S et al. Dystrophic myopathy of late onset associated with a G7497A mutation in the mitochondrial tRNASer(UCN) gene. Acta Neuropathol 2005; 110: 426–430

[71] **Murphy** JL, Blakely EL, Schaefer AM et al. Resistance training in patients with single, large-scale deletions of mitochondrial DNA. Brain 2008; 131: 2832–2840

[72] **Nishino** I, Spinazzola A, Papadimitriou A et al. Mitochondrial neurogastrointestinal encephalomyopathy: an autosomal recessive disorder due to thymidine phosphorylase mutations. Ann Neurol 2000; 47: 792–800

[73] **Nitsch** J, Zierz S, Janssen KP et al. Schrittmacherindikation bei Ophthalmoplegia plus und Kearns-Sayre-Syndrom. Z Kardiol 1990; 79: 60–65

[74] **Olson** W, Engel WK, Walsh GO, Einaugler R. Oculocraniosomatic neuromuscular disease with "ragged-red" fibers. Arch Neurol 1972; 26: 193–211

[75] **Ozawa** M, Nishino I, Horai S et al. Myoclonus epilepsy associated with ragged-red fibers: a G to A Mutation at nucleotide pair 8363 in mitochondrial tRNALys in two families. Muscle Nerve 1997; 20: 271–278

[76] **Pandolfo** M. Molecular genetics and pathogenesis of Friedreich ataxia. Neuromuscul Disord 1998; 8: 409–415

[77] **Pavlakis** SG, Phillips PC, DiMauro S. Mitochondrial myopathy, encephalopathy, lactic acidosis, and stroke-like episodes: a distinctive clinical syndrome. Ann Neurol 1984; 16: 481–487

[78] **Petty** RKH, Harding AE, Morgan-Hughes. The clinical features of mitochondrial myopathy. Brain 1986; 109: 915–938

[79] **Pitceathly** RDS, Smith C, Fratter C et al. Adults with RRM2B-related mitochondrial disease have distinct clinical and molecular characteristics. Brain 2012; 135: 3392–3403

[80] **Poulton** J, Morten KJ, Marchington D et al. Duplications of mitochondrial DNA in Kearns-Sayre syndrome. Muscle Nerve 1995 (Suppl. 3): 154–158

[81] **Quade** A, Zierz S, Klingmüller D. Endocrine abnormalities in mitochondrial myopathy with external ophthalmoplegia. Clin Investig 1992; 70: 396–402

[82] **Rifai** Z, Welle S, Kamp C et al. Ragged red fibers in normal aging and inflammatory myopathy. Ann Neurol 1995; 37: 24–29

[83] **Riordan-Eva** P, Wood NW. Mitochondrial disorders in neuro-ophthalmology. Curr Opin Neurol 1996; 9: 1–4

[84] **Rowland** LP. Molecular genetics, pseudogenetics and clinical neurology. Neurology 1983; 33: 1179–1195

[85] **Shapira** Y, Harel S, Russel A. Mitochondrial encephalomyopathies: a group of neuromuscular disorders with defects of oxidative metabolism. Israel J Med Sci 1977; 13: 161–164

[86] **Sue** CM, Karadimas C, Checcarelli N et al. Differential features of patients with mutations in two COX assembly genes, SURF-1 and SCO2. Ann Neurol 2000; 47: 589–595

[87] **Swalwell** H, Deschauer M, Hartl H et al. Pure myopathy associated with a novel mitochondrial tRNA gene mutation. Neurology 2006; 66: 447–449

[88] **Taivassalo** T, Gardner JL, Taylor RW et al. Endurance training and detraining in mitochondrial myopathies due to single large-scale mtDNA deletions. Brain 2006; 129: 3391–3401

[89] **Tarnopolsky** MA, Roy BD, MacDonald JR. A randomized, controlled trial of creatine monohydrate in patients with mitochondrial cytopathies. Muscle Nerve 1997; 20: 1502–1509

[90] **Tatuch** Y, Christodoulou J, Feigenbaum A et al. Heteroplasmic mtDNA mutation (T > G) at 8993 can cause Leigh disease when the percentage of abnormal mtDNA is high. Am J Hum Genet 1992; 50: 852–858

[91] **Van Erven** PMM, Cillessen JPM, Eeckhoff EMW et al. Leigh syndrome, a mitochondrial encephalo(myo)pathy. Clin Neurol Neurosurg 1987: 217–230

[92] **Verma** A, Moraes CT, Shebert RT et al. A MERRF/PEO overlap syndrome associated with the mitochondrial DNA 3243 mutation. Neurology 1996; 46: 1334–1336

[93] **Wallace** DC, Singh G, Lott MT et al. Mitochondrial DNA mutation associated with Leber's hereditary optic neuropathy. Science 1988; 242: 1427–1430

[94] **Wyss** M, Wallimann T. Creatine metabolism and the consequences of creatine depletion in muscle. Mol Cell Biochem 1994; 133–134: 51–66

[95] **Yamashita** S, Nishino I, Nonaka I et al. Genotype and phaenotype analyses in 136 patients with single large-scale mitochondrial DNA deletions. J Hum Genet 2008; 53: 598–606

[96] **Yonemura** K, Hasegawa Y, Kimura K et al. Diffusion-weighted MR imaging in a case of mitochondrial myopathy, encephalopathy, lactic acidosis, and strokelike episodes. Am J Neuroradiol 2001; 22: 269–272

[97] **Zeviani** M, Servidei S, Gellera C et al. An autosomal dominant disorder with multiple deletions of mitochondrial DNA starting at the D-loop region. Nature 1989; 339: 309–311

[98] **Zierz** S, Meeßen S, Jerusalem F. Laktat- und Pyruvatblutspiegel in der Diagnostik mitochondrialer Myopathien. Nervenarzt 1989; 60: 545–548

[99] **Zierz** S, v. Wersebe O, Bleistein J et al. Exogenous coenzyme Q (CoQ) fails to increase CoQ in skeletal muscle of two patients with mitochondrial myopathies. J Neurol Sci 1990; 95: 283–290

[100] **Zierz** S, v. Wersebe O, Gerbitz KD et al. Ophthalmoplegia plus: klinische Variabilität, biochemische Defekte der mitochondrialen Atmungskette und Deletionen des mitochondrialen Genoms. Nervenarzt 1990; 61: 332–339

[101] **Zintz** R, Villiger W: Elektronenmikroskopische Befunde bei 3 Fällen von chronisch progressiver okulärer Muskeldystrophie. Ophthalmologica 1967; 153: 439–459

11 Muskelerkrankungen bei Endokrinopathien

Katharina Eger, Stephan Zierz

11.1 Einleitung

Die Stoffwechselprozesse im Muskel werden in vielfältiger Weise durch Hormone beeinflusst. Hormone regulieren insbesondere die Proteinsynthese und -degradation, den Kohlenhydratstoffwechsel, die extra- und intrazelluläre Elektrolytkonzentration sowie die Enzymaktivitäten im Muskel. Die Muskeltrophik wird in besonderem Maße durch Wachstumshormon (somatotropes Hormon [STH]), Testosteron, Schilddrüsenhormone, Insulin und Somatomedine beeinflusst. Glukokortikoidhormone haben eine katabole Wirkung. Endokrinopathien können demzufolge eine Myopathie zur Folge haben.

11.2 Myopathien bei Schilddrüsenfunktionsstörungen

Aufgrund der Häufigkeit von Schilddrüsenfunktionsstörungen haben dadurch bedingte Muskelfunktionsstörungen eine große klinische Relevanz.

Merke

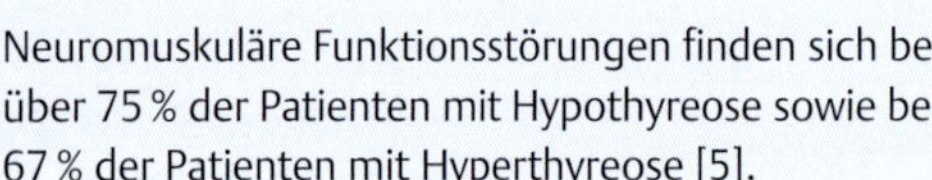

Neuromuskuläre Funktionsstörungen finden sich bei über 75 % der Patienten mit Hypothyreose sowie bei 67 % der Patienten mit Hyperthyreose [5].

Bei beiden Stoffwechsellagen gibt es klinisch klar abgrenzbare Manifestationsformen dysthyreoter Myopathien. Darüber hinaus ist bei Vorliegen einer immunogenen Thyreopathie zu bedenken, dass eine Myasthenia gravis assoziiert sein kann (▶ Tab. 11.1).

11.2.1 Hyperthyreose

Thyreotoxische Myopathie

Bereits in den ersten klinischen Beschreibungen der Hyperthyreose von Graves und Basedow ist die Muskelschwäche als häufiges Symptom mit aufgeführt. Bis ca. 80 % der Patienten mit einer Schilddrüsenüberfunktion leiden unter Muskelschwäche, und bei etwa 90 % werden elektromyografische Veränderungen gefunden.

Es besteht jedoch keine konstante Korrelation zwischen der Schwere der Endokrinopathie und dem Ausmaß der Myopathie. Vielmehr können auch sehr leichte oder klinisch noch inapparente Schilddrüsenüberfunktionen bereits zu Muskelsymptomen führen. Es gibt Fälle, bei denen schon in den ersten Wochen der endokrinen Erkrankung Muskelsymptome zu verzeichnen sind, und andere, bei denen diese erst nach Monaten oder Jahren auftreten.

Frauen sind häufiger betroffen als Männer (ca. 3 : 1). Der Erkrankungsgipfel liegt zwischen dem 40. und 60. Lebensjahr, jedoch gibt es auch Manifestationen bei jüngeren und älteren Menschen.

Pathogenese

Verschiedene Aspekte können den Einfluss einer Thyreotoxikose auf die Muskulatur erklären. Freies T3 und T4 bewirken:

- Regulation der muskulären Membranexpression von Zelladhäsionsmolekülen mit Einfluss auf die Nerv-Muskel-Interaktion
- Beeinflussung der Expression kontraktiler und anderer Muskelproteine
- Steigerung der mitochondrialen Oxidationsprozesse mit einer Abkoppelung der oxidativen Phosphorylierung
- Aktivierung der Myosin-ATPase
- Stimulation der Kalzium-Magnesium-ATPase und der myofibrillären ATPase
- Verlust von intrazellulärem Kalium
- Katabolismus des Skelettmuskels, Proteinabbau myofibrillärer Proteine, von Proteinen des sarkoplasmatischen Retikulums und löslicher Proteine
- Steigerung der Aktivität der Lipoproteinlipase und der Lipidoxidation

Merke

Zusammenfassend sprechen die skizzierten Befunde für eine Störung in der muskulären Energieversorgung – damit wird auch die häufig festzustellende Diskrepanz zwischen klinisch vorhandener Muskelschwäche und fehlenden oder nur leichten myopathologischen Veränderungen der myofibrillären und sarkotubulären Strukturen verständlich.

Tab. 11.1 Muskelerkrankungen bei Hyperthyreose und Hypothyreose.

Hyperthyreose	Hypothyreose
thyreotoxische Myopathie	hypothyreote Myopathie
thyreotoxische episodische Lähmung	Kocher-Debré-Semelaigne-Syndrom des Kindesalters
ophthalmoplegischer Exophthalmus	Hoffmann-Syndrom des Erwachsenenalters
	okuläre Myopathie

Klinik

Isolierte proximale Muskelschwächen mit Beschwerden beim Treppensteigen und Aufrichten aus der Hocke sowie beim Anheben der Arme bzw. Arbeiten über Kopf sind wesentlich häufiger als die Kombination proximaler und distaler Paresen. Die mimische, die Kau- und Schluckmuskulatur sowie die Sphinktere sind in der Regel nicht betroffen. Es gibt Fälle mit hochgradiger Muskelatrophie, bei anderen besteht eine bemerkenswerte Diskrepanz zwischen schwerer Parese und weitgehend normal erscheinender Muskeltrophik. Spontane Myalgien können vorhanden sein. Einzelne Patienten klagen nach Belastung über Muskelkater und Krampi. In der Regel sind die Eigenreflexe lebhaft auslösbar.

Diagnostik

► **Labor.** Die endokrinologische Diagnostik beinhaltet die Bestimmung der nicht proteingebundenen, freien Schilddrüsenhormone (freies Trijodthyronin und Thyroxin; fT_3, fT_4) und des thyreoideastimulierenden Hormons (TSH; Thyreotropin). Der TRH-Test (Thyreoglobulin-Releasing-Hormon) ist durch die heute deutlich verbesserten Bestimmungsmethoden für das TSH weitgehend überflüssig geworden, kann aber in Einzelfällen erforderlich sein. Bei Verdacht auf eine immunogene Thyreopathie werden Schilddrüsenantikörper untersucht: Antikörper gegen thyreoidale Peroxidase (TPO-AK), Thyreoglobulin (TAK) und TSH-Rezeptor (TRAK).

Die muskulären Serumenzyme sind bei der hyperthyreoten Myopathie meist nicht erhöht.

► **Elektrophysiologie.** Das Elektromyogramm registriert in etwa 90 % der Fälle von Hyperthyreose verkürzte Willküraktionspotenziale und vermehrt polyphasische Potenziale, dagegen meist keine Spontanaktivität. Pathologische EMG-Veränderungen finden sich deutlich häufiger in proximalen als in distalen Muskeln. Die Nervenleitgeschwindigkeiten sind normal. Mit Normalisierung der Hyperthyreose verringern sich auch diese Veränderungen und verschwinden schließlich.

► **Muskelbiopsie.** Ein spezifischer histochemischer, licht- oder elektronenmikroskopischer Befund findet sich bei der hyperthyreoten Myopathie nicht. In der myohistologischen Untersuchung zeigen sich *lichtmikroskopisch* in etwa der Hälfte der Fälle keine myopathologischen Veränderungen. Die anderen Fälle zeigen eine Lipomatose, Atrophien beider Muskelfasertypen, fokale Degenerationen und histochemisch fokale Anhäufungen eines PAS-positiven Materials und diffuse sowie fokale Aktivitätssteigerungen oxidativer Enzyme. Vereinzelt wurde über entzündliche Veränderungen berichtet [8]. Bei tierexperimenteller Thyreotoxikose wurde biochemisch eine Steigerung der Glyzerophosphat-Dehydrogenase in roten Muskelfasern gefunden; diese war histochemisch vorwiegend in den subsarkolemmalen Mitochondrien lokalisiert.

Elektronenmikroskopisch beschrieben wurden zottig-papilläre Veränderungen der Muskelfaseroberfläche, fokale myofibrilläre Degenerationen, subsarkolemmale Glykogenablagerungen und fokale Dilatationen des transversalen Tubulussystems sowie mitochondriale Hypertrophien und Anomalien. Zusätzlich wurden strukturelle Veränderungen der motorischen Nervenendigungen und der Endplatten nachgewiesen.

► **Apparative Diagnostik.** Sonografie und Szintigrafie sind sich ergänzende Verfahren zur morphologischen und funktionellen Beurteilung der Schilddrüse. Das MRT der Muskulatur kann unspezifische Auffälligkeiten zeigen. So finden sich infolge der Atrophie septenförmige Fettgewebeanteile oder eine Umfangsverminderung ohne topische Selektivität.

Differenzialdiagnostik

► **Medikamentös-toxische Myopathie.** Schwierigkeiten in der Differenzialdiagnose einer Muskelschwäche können sich bei vorbestehender medikamentöser Behandlung ergeben, z. B. mit Propranolol. Zum einen erhöht Propranolol den T_4-Spiegel, ohne dass eine Schilddrüsenfunktionsstörung vorliegt. Zum anderen können dieser Betablocker sowie andere Medikamente selbst eine Myotonie und Muskelschwäche verursachen.

► **Maskierte Hyperthyreose.** Ein anderes Problem sind Fälle mit thyreotoxisch bedingter Muskelschwäche, bei denen charakteristische Symptome der Hyperthyreose maskiert sind. Als Beispiele seien Patienten mit Betablockermedikation oder Sportler genannt, die trotz Hyperthyreose eine Herzfrequenz von 80/Minute aufweisen, da ihr normaler Ruhepuls oft nur 40/Minute beträgt.

Therapie

Im Vordergrund der Therapie der thyreotoxischen Myopathie steht das endokrinologische Grundleiden. Dessen erfolgreiche Behandlung (thyreostatische Medikation, Radiojodtherapie, Operation) führt in der Regel zu einer Rückbildung der Myopathie. Da Glukokortikoide die Umwandlung von T_4 zu T_3 blockieren, könnten sie in der Therapie der Thyreotoxikose hilfreich sein.

Thyreotoxische periodische Paralyse

Die thyreotoxische periodische Paralyse (TPP) ist gekennzeichnet durch eine akut auftretende Schwäche vor allem der Muskulatur der Extremitäten, eine Hyperthyreose (Thyreotoxikose) und eine Hypokalämie. Sie ist Folge einer Kombination aus genetischer Prädisposition, Hyperthyreose und anderer äußerer Faktoren. Die Erkrankung tritt häufiger bei Asiaten, aber auch bei Patienten anderer ethnischer Herkunft auf. Sie wird bei Männern deutlich häufiger als bei Frauen diagnostiziert (etwa 30:1) [12].

Patienten mit TPP entwickeln Lähmungen nur während einer hyperthyreoten Stoffwechsellage, unabhängig von der Genese der Hyperthyreose. Die TPP kann beispielsweise sowohl bei Hyperthyreose bei autonomem Adenom, immunogener Thyreopathie oder amiodaroninduzierter Hyperthyreose vorkommen.

Pathogenese

Die Pathogenese ist noch nicht vollständig geklärt. Eine wesentliche Rolle scheint die *Natrium-Kalium-ATPase-Pumpe* zu spielen. Diese Annahme wird durch die Tatsache gestützt, dass deren Aktivität im Skelettmuskel bei Patienten mit TPP signifikant erhöht ist. Schilddrüsenhormone können die Natrium-Kalium-ATPase im Skelettmuskel stimulieren.

Hinzu kommen hyperadrenerge Effekte und Hyperinsulinismus infolge der Hyperthyreose, welche wiederum die Hypokalämie begünstigen.

Mutationen in skelettmuskelspezifischen *Kaliumkanälen* (insbesondere einwärts gleich richtende Kaliumkanäle, sog. Kir-Kanäle) werden als wesentliche pathogenetische Faktoren der TPP diskutiert ([11], [12]).

Als weitere *Kofaktoren* spielen möglicherweise eine intensive körperliche Aktivität sowie eine hohe Kohlenhydratzufuhr und/oder Salzaufnahme eine Rolle [12].

Klinik

▸ **Schwächeanfälle.** Klinisch-phänomenologisch unterscheidet sich die thyreotoxische (hyperthyreote) periodische Paralyse nicht wesentlich von der familiären Form der hypokalämischen episodischen Lähmung. Es treten paroxysmale muskuläre Schwächeanfälle auf, die von 15 Minuten bis zu mehreren Tagen dauern und ein asymmetrisches Verteilungsmuster aufweisen können. Betroffen sind entweder nur einzelne, besonders unmittelbar zuvor belastete Muskelgruppen oder alle Muskeln bis hin zur Tetraparese außer der Gesichts-, Sprach-, Schluckmuskulatur und dem Diaphragma, die immer ausgespart sind. Schwächeattacken können durch starke motorische Belastungen und nachfolgende Ruhe oder durch Kälte, kohlenhydrat- und salzreiche Mahlzeiten provoziert und drohende Anfälle durch leichte körperliche Aktivität verhindert werden.

Die Muskeleigenreflexe können während der thyreotoxischen Krise abgeschwächt oder erloschen sein; dies ist überraschend, da bei einer Hyperthyreose lebhafte bis gesteigerte Muskeleigenreflexe zu erwarten wären.

▸ **Weitere Symptome.** Während der Attacken fällt der Serumkaliumspiegel ab, jedoch nicht immer unter den normalen unteren Grenzwert. Ferner werden Retentionen von Natrium, Kalium, Chlor sowie Oligurie, Hyperhidrose und Obstipation beobachtet.

Herzrhythmusstörungen sind selten, jedoch wurde das Auftreten von ventrikulärer Tachykardie und Kammerflimmern bei Patienten mit TPP beschrieben.

Diagnostik

▸ **Labor.** Die Hypokalämie ist ein Merkmal der thyreotoxischen periodischen Paralyse während der Lähmungsattacke, allerdings schließt ein normaler Kaliumspiegel die Erkrankung nicht aus. Die Hyperthyreose wird häufig erst nach der ersten Lähmungsattacke diagnostiziert. TSH ist typischerweise supprimiert, fT_4 und fT_3 sind erhöht. Autoantikörper (TRAK, TPO) werden häufig bei TPP nachgewiesen und weisen auf eine immunogene Thyreopathie als Ursache der Hyperthyreose hin.

▸ **Elektrophysiologie.** Elektromyografisch sind während der Lähmungsattacke unspezifische myopathische Veränderungen oder ein Normalbefund nachweisbar, selten auch eine elektrische Stille. Die Elektroneurografie zeigt keine Auffälligkeiten.

▸ **Muskelbiopsie.** Bioptisch-histologisch finden sich ebenfalls unspezifische myopathische Veränderungen. Vakuoläre Veränderungen und tubuläre Aggregate wurden beschrieben.

Elektronenmikroskopisch wurden vor allem vakuoläre Veränderungen, mitochondriale Auffälligkeiten, Glykogenablagerungen und Veränderungen des transversalen Tubulussystems beobachtet.

▸ **Genetik.** Bei etwa 33 % aller Patienten mit TPP ist eine Mutation im Kalium-Kir2.6-Kanal-Gen nachweisbar [12].

Therapie

Mit der erfolgreichen Behandlung der Hyperthyreose sistieren auch die Lähmungsattacken. Die klinischen Zeichen einschließlich der Lähmungen bilden sich vollständig zurück.

Endokrine Orbitopathie

Etwa die Hälfte der Patienten mit immunogener Hyperthyreose (Morbus Basedow, Graves‘ Disease) berichten über okuläre Symptome wie trockenes Auge, Blendempfindlichkeit, Augentränen, Doppelbilder und Druckgefühl des Auges. Etwa 3–5 % der Patienten mit Ophthalmopathie erleiden schwere Symptome wie intensiven Schmerz, Entzündung, Korneaulzeration und Sehnervkompression.

Eine – auch subklinische – Augenbeteiligung bei der Thyreopathie ist bei bis zu 95 % der Patienten mithilfe der MRT-Untersuchung anhand der Schwellung extraokulärer Muskeln nachzuweisen. Die Ophthalmopathie tritt bei etwa der Hälfte der Patienten auf, bevor sich die Hyperthyreose manifestiert. Außerdem kann sich der

Exophthalmus während euthyreoter oder gar hypothyreoter Phasen verschlimmern oder nach einer Thyreoidektomie bzw. Radiojodtherapie auftreten [1].

Frauen sind von der endokrinen Orbitopathie etwa viermal häufiger betroffen als Männer.

▶ **Euthyreote Ophthalmopathie.** Bei der euthyreoten oder Minimal-Thyroid-Ophthalmopathie finden sich meist nur pathologische Antikörper (Thyreoglobulinantikörper, mikrosomale Antikörper) oder eine TSH-Suppression beim TRH-Stimulationstest. Eine endokrine Orbitopathie ohne begleitende Schilddrüsenerkrankung stellt eine Rarität dar. Eine Abgrenzung zur okulären Myositis kann schwierig sein.

Pathogenese

TSH-Rezeptor-Autoantikörper (TRAK) sind bei der Autoimmunthyreopathie vom Typ Basedow pathogenetisch von Bedeutung. TSH-Rezeptoren werden sowohl im Schilddrüsengewebe als auch in Augenmuskeln und im retrobulbären Fettgewebe exprimiert. Folglich findet auch hier eine Entzündungsreaktion statt, die nach Aktivierung orbitaler Fibroblasten zu Ödembildung, Adipogenese und orbitaler Volumenzunahme führt. Folgen können eine Störung des arteriellen und/oder venösen Blutflusses sowie die Kompression des N. opticus sein.

Klinik

Klinisch findet sich ein beidseitiger, auch asymmetrischer, seltener einseitiger und meist schmerzhafter Exophthalmus mit Zurückbleiben des Oberlides bei Blicksenkung (Graefe-Zeichen), Konvergenzschwäche (Moebius-Zeichen), seltenem Lidschlag (Stellwag-Zeichen) und sichtbarer Sklera über der Kornea (Dalrymple-Zeichen). In fortgeschrittenen Stadien kommen Augenmuskelparesen mit Doppelbildern hinzu. Dabei sind bevorzugt die Bulbuselevation und die -abduktion betroffen. Zusätzlich können ein Lid- und Papillenödem, eine Chemosis und Ulzerationen der Kornea hinzutreten (▶ Abb. 11.1, ▶ Abb. 11.2).

Klinisch mit einer Ophthalmopathie apparent werden in mäßiger Form ca. 15–20 % der Patienten. Ein maligner Exophthalmus findet sich bei 1–2 % der Kranken [2].

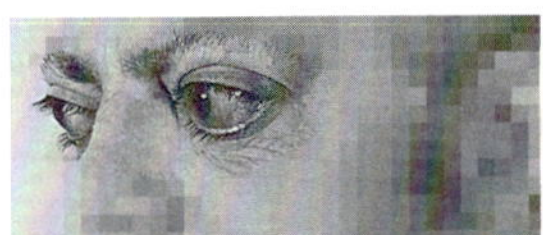
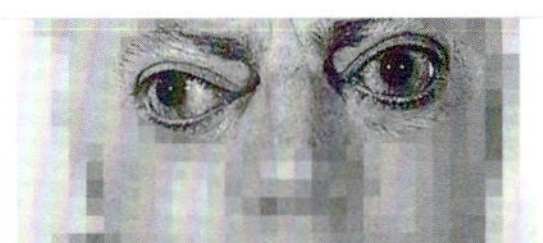

Abb. 11.1 Exophthalmus mit Augenmuskellähmung rechts bei Hyperthyreose.

Diagnostik, Differenzialdiagnostik

Sonografisch oder kernspintomografisch lässt sich bei ca. 70–90 % der Patienten mit Hyperthyreose eine Verdickung der orbitalen Weichteile (Muskel, Tränendrüse, Bindegewebe) nachweisen. Die MRT-Untersuchung ist der CT-Untersuchung überlegen [4].

Die bildmorphologische *Differenzialdiagnose* zur orbitalen Myositis kann schwierig sein. Bei der endokrinen Orbitopathie sind überwiegend mehrere Augenmuskeln betroffen (vor allem Mm. rectus medialis, rectus inferior und levator palpebrae), außerdem mittlerer und hinterer Muskelabschnitt bei weitgehender Aussparung der Muskelsehne; im Vergleich dazu ist bei der okulären Myositis häufiger nur ein Muskel betroffen, hier der vordere und mittlere Muskelabschnitt bei Beteiligung auch der Muskelsehne.

Weitere wichtige Differenzialdiagnosen sind der Pseudotumor orbitae und das orbitale Lymphom.

Therapie

Durch die erfolgreiche Behandlung der Hyperthyreose allein bessert sich die Ophthalmopathie nur in ca. 5 % der Fälle.

Unter der pathogenetischen Annahme eines Autoimmunprozesses werden zur Behandlung *Immunsuppressiva* bzw. immunmodulatorische Substanzen eingesetzt (Glukokortikoide, Azathioprin, aber auch neuere Substanzen wie Rituximab, TNF-spezifische monoklonale Antikörper, Interleukin-1-Rezeptor-Antagonisten oder intravenöse Immunglobuline).

Auch eine *Radiojodtherapie* kann versucht werden. Indikationen für eine *operative Dekompression* sind eine Optikusneuropathie, die sich nicht durch die obigen Maßnahmen bessert, und eine Keratopathie.

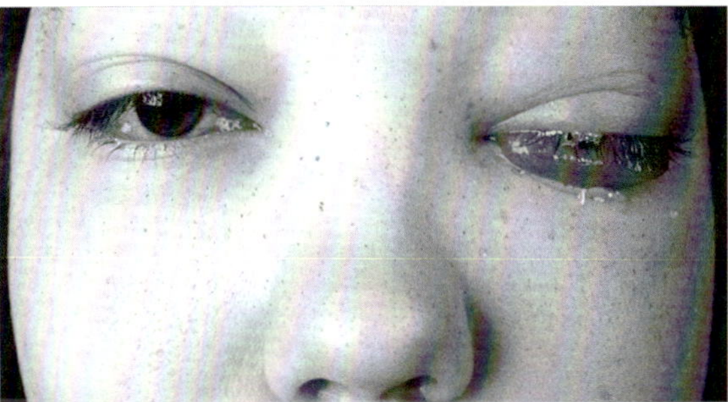

Abb. 11.2 Lidödem und Chemosis bei Hyperthyreose.

11.2.2 Hypothyreose

Klinik

► **Hypothyreote Symptome.** Die klinischen Leitsymptome der Hypothyreose, die bei Frauen wesentlich häufiger vorkommt als bei Männern (10 : 1), sind allgemeine psychomotorische Verlangsamung, gesteigerte Ermüdbarkeit, Kälteempfindlichkeit, Kopfschmerzen, Hypakusis, raue Stimme, trockene, blasse, verdickte Haut, Hyper- oder Amenorrhö und Bradykardie. Meistens sind diese Symptome mit einer leichtgradigen allgemeinen Muskelschwäche, muskulärem Steifigkeitsgefühl und insbesondere nach körperlicher Belastung auftretender Myalgie kombiniert.

Darüber hinaus gibt es sowohl bei der spontanen und der hypophysären Hypothyreose als auch im Anschluss an Thyreoidektomien oder Radiojodtherapie regelrechte Myopathien. Einzelne Fälle entwickeln Muskelsymptome, bevor klinisch die Zeichen der Hypothyreose deutlich in Erscheinung treten.

Merke

In der Regel korreliert die Ausprägung der Muskelsymptome mit dem Grad und der Dauer der Hypothyreose.

► **Hypothyreote Myopathie.** Die Erkrankung betrifft vorwiegend die Becken- und Oberschenkelmuskulatur, seltener auch den Schultergürtel und die distalen Extremitätenabschnitte. Zwerchfell und Herzmuskel können mitbetroffen sein. Meist besteht eine Diskrepanz zwischen der geminderten Kraft und der bei Inspektion athletisch erscheinenden Muskulatur. Diese Beobachtung führte zur Abgrenzung des Kocher-Debrè-Semelaigne-Syndroms bei Kindern (Schwäche, auffallende Muskelvergrößerung, Bewegungsverlangsamung) sowie des Hoffmann-Syndroms im Erwachsenenalter, das durch zusätzliche Muskelkrampi und Myalgien gekennzeichnet ist.

Nur sehr selten wird eine atrophische Form der hypothyreoten Myopathie beobachtet. Pseudomyotone Zeichen mit verlangsamter Muskelkontraktion und -erschlaffung finden sich bei etwa 25 % der Patienten. Das Beklopfen des Muskels mit dem Reflexhammer kann zu einem passageren Muskelwulst führen. Auch Myokymien wurden beobachtet.

Diagnostik

► **Labor.** Die Serumenzyme, insbesondere die Serum-CK, sind oft auch ohne eine klinisch manifeste Myopathie leicht erhöht (► Tab. 11.2).

Tab. 11.2 Gegenüberstellung von Befunden bei Über- und Unterfunktion der Schilddrüse.

Kriterium	Hyperthyreose	Hypothyreose
Creatinkinase	oft normal	66 % erhöht
EMG	90 % pathologisch	92 % normal
Muskelhypertrophie	keine	+
Kontraktions- und Relaxationszeit	verkürzt	verlängert

► **Elektrophysiologie.** Elektromyografisch finden sich myopathische Veränderungen oder ein Normalbefund. Die Nervenleitgeschwindigkeit ist normal oder verzögert. Häufig findet sich die elektrophysiologische Konstellation eines Karpaltunnelsyndroms, das oft auch klinisch manifest ist [6].

Oft lassen sich bei Patienten mit Hypothyreose eine verlangsamte Grundaktivität im EEG und/oder epilepsietypische Potenziale nachweisen.

► **Muskelbiopsie.** Bioptisch-histologisch finden sich bei *lichtmikroskopischer* Betrachtung oft keine oder nur leichte myopathologische Veränderungen, unter anderem mit sarkoplasmatischen Massen bzw. saure Mukosaccharide enthaltende subsarkolemmale Halbmonde [9]. Gelegentlich bestehen auch eine Vakuolisierung und eine fokale Basophilie der Muskelfasern. Spezielle histochemische Anomalien sind nicht bekannt. Vereinzelt werden Typ-II-Faser-Atrophien, eine zahlenmäßige Reduktion dieser Fasern sowie vermehrte zentralständige Kerne beobachtet. Die Muskelfaserkaliber können weit über dem Durchschnitt liegen.

Im Gegensatz zu spärlichen lichtmikroskopischen Veränderungen zeigt die *Elektronenmikroskopie* deutliche, aber ebenfalls unspezifische, vorwiegend die Faserperipherie betreffende myofibrilläre, mitochondriale und sarkotubuläre Anomalien sowie Lipidspeicherungen und autophagische Vakuolen [7]. Insgesamt können die myopathologischen Veränderungen die Muskelschwäche nicht erklären.

► **MRT.** Im MRT der Muskulatur finden sich allenfalls unspezifische Befunde, z. B. eine leichte Hypertrophie einzelner Muskeln im Ober- und Unterschenkelbereich, wobei am häufigsten eine Hypertrophie in den Mm. gastrocnemii nachgewiesen werden kann.

Therapie

Erfahrungsgemäß sprechen alle angeführten Muskelsymptome auf die endokrinologische Behandlung der Hypothyreose sehr gut an. Im euthyreoten Zustand kommt es nicht mehr zu Rezidiven der Myopathie.

11.2.3 Myasthenie bei immunogener Thyreopathie

Etwa 1 % der Patienten mit immunogener Thyreopathie (in der Regel mit Schilddrüsenüberfunktion) zeigt eine Myasthenie, was möglicherweise auf einer gemeinsamen Immunopathie beruht. Diese Konstellation ist auch möglich im Rahmen eines polyglandulären Autoimmunsyndroms Typ 2 (PGA Typ 2), das neben einem Morbus Addison einen Diabetes mellitus Typ 1 oder eine immunogene Thyreopathie beinhaltet. Eine weitere Autoimmunerkrankung kann beim PGA Typ 2 die Myasthenia gravis sein.

Die klinische Symptomatik unterscheidet sich nicht von der allein auftretenden Myasthenia gravis.

Wenn ein Patient mit bekannter immunogener Thyreopathie eine Belastungsintoleranz beklagt, sollte in jedem Fall untersucht werden, ob es sich tatsächlich um ein myasthenes Syndrom handelt. In jedem Fall sollte eine Myasthenie in Betracht gezogen werden. Relevant ist hierbei die Azetylcholinrezeptor-AK-positive Myasthenie. Die MuSK-Antikörper (Antikörper gegen muskelspezifische Tyrosinkinase) sind nicht gehäuft mit einer immunogenen Thyreopathie assoziiert.

11.3 Myopathien bei Funktionsstörung der Nebenschilddrüse

11.3.1 Hyperparathyreoidismus

Pathogenese

Das Parathormon (PTH) setzt Kalzium aus den Knochen frei, steigert seine tubuläre Rückresorption in der Niere, fördert die Ausscheidung von Phosphat und die Bildung von Vitamin D. Die Erhöhung des Parathormons beim primären (pHPT) und sekundären Hyperparathyreoidismus (sHPT) und die Störung der Wirkung des Vitamins D bei sHPT und Osteomalazie schädigen auf vielfältige Weise die Muskulatur.

Durch die Stimulation der Adenylzyklase durch Parathormon und der daraus resultierenden Produktion von zyklischem AMP werden die sarkolemmalen Kalziumkanäle aktiviert. Zudem erhöht Parathormon durch eine Veränderung der mitochondrialen Membranpermeabilität mit einem Ausstrom von Kalzium aus den Mitochondrien die sarkoplasmatische Kalziumkonzentration. Die intramuskuläre Kalziumerhöhung aktiviert neutrale Proteasen, die einen Eiweißabbau auslösen. Durch diese Kalziumerhöhung soll des Weiteren eine Empfindlichkeitsminderung des kontraktilen Systems auf Kalzium verursacht sein.

Die Störung der Vitamin-D-Funktion bei Urämie (sHPT) führt zu Störungen der Kalziumaufnahme in das sarkoplasmatische Retikulum und der myofibrillären ATPase. Tierexperimentell sind durch Vitamin-D-Mangel eine Störung der Kraftentwicklung, eine verlangsamte Muskelrelaxation und eine Muskelatrophie zu erzeugen.

Klinik

▶ **Myopathie.** Ein Hyperparathyreoidismus kann mit einer Muskelschwäche oder einer muskulären Belastungsintoleranz bis hin zu einer Muskelatrophie einhergehen. Die muskuläre Symptomatik kann auch Erstsymptom der Hormonstörung sein. Die Muskelschwäche und -atrophie manifestieren sich bevorzugt in der Schulter- und Beckengürtelmuskulatur. Gesichts-, Sprech- und Schluckmuskulatur bleiben ausgespart. Es können weiterhin muskuläre Hypotonie, Myalgien, Rücken- und Extremitätenschmerzen auftreten. Die Eigenreflexe sind lebhaft bis gesteigert.

▶ **Charakteristika.** Eine proximale Muskelschwäche mit Nierensteinen, Harngrieß, Zysten und Schmerzen des Skelettsystems, Spontanfrakturen, Ulcus pepticum, Nausea, Erbrechen, Anorexie, psychischen Veränderungen, Hyperkalzämie und Hypophosphatämie sowie ungeklärte Erhöhung der alkalischen Phosphatase sind hinweisend auf eine Myopathie bei Hyperparathyreoidismus. Die Myopathie bei pHPT entspricht klinisch weitgehend der bei chronischer Niereninsuffizienz oder intestinalen Störungen mit sHPT nach Phosphatretention, Störung des Vitamin-D-Stoffwechsels oder der zellulären Reaktionen auf das Parathormon.

Bis Ende der 1970er-Jahre wurde der Hyperparathyreoidismus häufig erst nach längerem Bestehen diagnostiziert, da sich erst im Verlauf deutliche klinische Zeichen zeigten: Nephrolithiasis, Osteomalazie, Pankreatitis („Stein-, Bein- und Magenpein"). Heute wird die Labordiagnostik frühzeitig und in der Regel auch großzügig eingesetzt, so dass eine Hyperkalzämie meist zu einem Zeitpunkt auffällt, in dem noch keine muskulären Beschwerden bestehen. Eine Myopathie bei primärem Hyperparathyreoidismus ist daher selten.

Diagnostik

▶ **Labor.** Die muskulären Serumenzyme sind normal, das Kreatin im Urin ist erhöht. Vereinzelt werden akute ischämische Myopathien mit Myoglobinurie, proximaler Muskelschwäche, Belastungsmyalgien und erhöhten CK-Werten im Serum beobachtet.

▶ **Elektrophysiologie.** Elektromyografisch zeigen sich ein Normalbefund oder myopathische Veränderungen. In Einzelfällen werden im EMG Faszikulationen und eine Abnahme der Anzahl motorischer Einheiten bei der Willkürinnervation registriert.

Beim sHPT können sensible Polyneuropathien mit einer Verlangsamung der Nervenleitgeschwindigkeit vorkommen.

▸ **Biopsie.** Die Muskelbiopsie zeigt einen Normalbefund, leichte myopathische Veränderungen oder eine Typ-II-Faser-Atrophie. Letztere ist häufig bei der urämischen Myopathie.

Therapie

Mit der operativen Therapie des Adenoms der Nebenschilddrüse (pHPT) bessert sich prompt die Myopathie. Der sekundäre Hyperparathyreoidismus bei chronischem Nierenversagen wird mit phosphatarmer Diät, Vitamin-D-Metaboliten, Phosphatbindern und Cinacalcet behandelt, so dass auch bei diesen Patienten eine klinisch signifikante Myopathie nur noch selten vorkommt.

Hypoparathyreoidismus

Sekundärer und primärer Hypoparathyreoidismus sowie Pseudohypoparathyreoidismus verursachen neben der Hypokalzämie oft auch einen Magnesiummangel. Die häufigste Folgeerscheinung an der Muskulatur ist die Steigerung der neuromuskulären Erregbarkeit, die Tetanie, die klinisch durch episodische Parästhesien, karpopedale Spasmen und Krampi charakterisiert ist.

Vereinzelt wurde aber auch über eine chronische Myopathie mit einer Erhöhung der Creatinkinase und anderer muskulärer Serumenzyme bei normaler Kraft und normalen myohistologischen Befunden berichtet. Im klinischen Befund kann nur ausnahmsweise eine leichte proximale Schwäche der Extremitäten beobachtet werden.

Die Therapie besteht in der Gabe von Kalzium- und Vitamin-D-Präparaten.

11.4 Myopathie bei Erkrankungen der Hypophyse

11

11.4.1 Akromegalie

Pathogenese

Es sind zwar detaillierte Einzelheiten über die Stimulation der Proteinsynthese und die Einwirkung auf den Kohlenhydrat- und Fettmetabolismus sowie über eine Proliferationssteigerung des Mesenchyms und der Zellkerne durch das somatotrope Hormon GH (growth hormone, Wachstumshormon) bekannt, hingegen ist unbekannt, ob und ggf. in welcher Weise diese hormonell induzierten Prozesse die Pathogenese der Myopathie erklären. Im Vordergrund der pathophysiologischen Veränderungen stehen wahrscheinlich eine Verminderung der sarkolemmalen Erregbarkeit und der Aktivität der myofibrillären ATPase sowie eine Störung des Kohlenhydratstoffwechsels und der muskulären Blutversorgung.

Klinik

Bei ca. 50 % der Patienten mit Akromegalie findet sich eine leichte proximale Myopathie. Aber auch eine generalisierte Muskelschwäche, Muskelhypertrophien und eine vorzeitige Ermüdbarkeit sind zu beobachten. Dabei scheint die Entwicklung einer Myopathie abhängig zu sein von der Dauer der Akromegalie sowie weiterer endokriner Störungen, die beim Hypophysensadenom möglich sind (Hypothyreose, Hypothyreoidismus, Hypoadrenalismus, Diabetes). Weitere Faktoren können mechanischen Ursprungs sein wie Hypermobilität und Gelenkdegeneration [13].

Diagnostik

▸ **Labor.** Die Creatinkinase ist normal oder gering erhöht.

▸ **Elektrophysiologie.** Das Elektromyogramm kann myopathische Veränderungen anzeigen. Diese können auch bei klinisch fehlenden Muskelsymptomen vorhanden sein. Zusätzlich oder auch isoliert können bei ebenfalls ca. 50 % der Patienten neurogene Veränderungen registriert werden.

▸ **Muskelbiopsie.** Leichte, aber diagnostisch unspezifische myopathische Veränderungen finden sich in der Biopsie. Es wurde sowohl eine Hypertrophie als auch eine Atrophie beider Fasertypen und auch eine selektive Typ-II-Muskelfaser-Atrophie beschrieben. Histochemisch und auch elektronenmikroskopisch sind ein erhöhter Glykogengehalt und eine Vermehrung von Lipofuszinkörperchen in den Muskelfasern nachweisbar. Ultrastrukturelle myopathische Befunde verbessern weder die Diagnostik noch tragen sie zur Klärung der Pathogenese bei [13].

Therapie

Mit der erfolgreichen Therapie des hormonellen Grundleidens bildet sich die Muskelschwäche zurück.

11.4.2 Panhypopituitarismus

Der Panhypopituitarismus des Erwachsenenalters (Simmonds-Krankheit) verursacht neben den anderen Symptomen des Mangels bzw. Fehlens der verschiedenen hypophysären Hormone eine schwere Muskelschwäche und Ermüdbarkeit. Zwergwuchs mit reduzierter Muskeltrophik findet sich bei einem präpubertären Panhypopituitarismus.

11.5 Myopathie bei adrenaler Störung

11.5.1 Steroidmyopathie

Ätiologie und Pathogenese

▶ **Mögliche Ursachen.** Durch eine pathologisch gesteigerte Sekretion von ACTH oder endogenen Nebennierenrindenhormonen und auch durch die therapeutische Anwendung von Glukokortikoiden kann bei Erwachsenen und Kindern eine Myopathie entstehen. 50–80 % der Patienten mit Cushing-Syndrom weisen muskuläre Symptome auf.

▶ **Steroidtherapie.** Durch eine Behandlung mit Steroiden ausgelöste Myopathien sind bei bis zu 60 % der Patienten zu erwarten. Frauen sind davon häufiger betroffen als Männer. Fluorierte Steroide verursachen häufiger Muskelsymptome als nicht fluorierte Glukokortikoide. Eine Korrelation zwischen der Schwere der iatrogenen Myopathie und der Steroiddosis, Applikationsart und Dauer der Medikation ist nicht immer, aber meistens festzustellen. In den ersten 4 Wochen einer Therapie ist eine Muskelschwäche in der Regel nicht zu beobachten. Auch eine akute Myopathie mit Beteiligung der Atemmuskulatur bei Asthmatikern durch eine hoch dosierte Behandlung mit Hydrokortison ist beschrieben. Die Reduzierung bzw. das Absetzen der Glukokortikoide bessert gewöhnlich die Muskelschwäche.

▶ **Pathogenese.** Ein pathogenetischer Faktor der Steroidmyopathie ist die katabole und antianabole Wirkung der Glukokortikoide. Parson et al. gewannen bereits 1952 Hinweise auf eine gesteigerte Proteindegradation und eine verminderte Proteinsynthese [14]. Die Typ-II-Fasern sind von diesem Prozess besonders betroffen. Frauen sind mehr gefährdet, weil offenbar die anabole Wirkung von Testosteron fehlt. Die muskuläre Glykogenanreicherung wird durch eine Enzymstimulierung der Glykogensynthese oder auch eine Inhibition des Glykogenabbaus verursacht.

Klinik

Schwäche und Atrophie im Rahmen der Steroidmyopathie betreffen vorwiegend die proximalen Muskelgruppen der unteren Extremitäten und die Beckenmuskulatur. Seltener sind der Schultergürtel und die distalen Muskelgruppen geschwächt. Die Muskelsymptome setzen in aller Regel schleichend ein. Einzelne Patienten klagen über eine starke vorzeitige muskuläre Ermüdbarkeit unter körperlichen Belastungen sowie über Myalgien und Krampi. Die von den Hirnnerven versorgten Muskeln und die Sphinkter sind in aller Regel nicht betroffen.

Diagnostik

▶ **Labor.** Die muskulären Serumenzyme sind selten pathologisch verändert. Insbesondere ist auch die Creatinkinase in der Mehrzahl der Fälle normal.

▶ **Elektrophysiologie.** Elektromyografisch findet sich ein normales oder myopathisches Aktivitätsmuster. Nur vereinzelt werden Fibrillationspotenziale und positive scharfe Wellen registriert. Ein pathologisches EMG bei klinisch normalem Muskelstatus ist möglich. Es lässt sich also in Einzelfällen die Entwicklung der Myopathie unter Kortisonmedikation im präklinischen Stadium elektromyografisch erfassen. Ein pathologisches Dekrement bei repetitiver Stimulation (10–20/s) wurde beschrieben. Dieses Phänomen lässt sich durch Cholinesterasehemmer nicht korrigieren.

▶ **Muskelbiopsie.** Bioptisch-histologisch besteht eine pathologische Kalibervariation der Muskelfasern mit Faseratrophien. Bei der histochemischen Fasertypisierung zeigt sich oft eine selektive Atrophie der Typ-II-Fasern. Regenerative und degenerative Veränderungen, zentrale Kerne sowie eine Zunahme des Binde- und Fettgewebes sind gewöhnlich nur gering ausgeprägt. Nur in vereinzelten Fällen finden sich kleinherdige Infiltrate.

▶ **MRT.** Das Muskel-MRT kann gelegentlich als unspezifischen Befund diskrete lipomatöse Alterationen in retikulärer Verteilung nachweisen. Das Ausmaß dieser Veränderungen korreliert mit der Schwere der Paresen.

Differenzialdiagnostik

Die differenzialdiagnostische Abgrenzung einer Steroidmyopathie kann gelegentlich schwierig sein. Dies ist insbesondere dann der Fall, wenn die Steroide zur Behandlung einer Polymyositis oder einer Myasthenia gravis verabreicht wurden und zwischen einem Rezidiv dieser Erkrankungen und einer Steroidmyopathie unterschieden werden muss.

Merke

Dies unterstreicht die Bedeutung der Muskelbiopsie *vor* Prednisolongabe bei Verdacht auf eine Myositis.

Therapie

Kortisonpräparate sollten auch wegen des Risikos der Steroidmyopathie so niedrig wie möglich und so kurz wie möglich dosiert werden. Wenn absehbar ist, dass eine langfristige immunmodulierende bzw. supprimierende Therapie erforderlich ist, wie z. B. bei der Myasthenia gravis oder der Polymyositis, sollte frühzeitig ein Immunsuppressivum begonnen werden, um Kortison „einsparen“ zu können. Nicht fluorierte Kortisonpräparate sind fluorierten vorzuziehen.

Krankengymnastik, Schwimmen oder andere kräftigende Sportarten sind prophylaktisch wirksam.

11.5.2 Myopathie bei Hyperaldosteronismus (Conn-Syndrom)

▸ **Klinik.** Eine episodisch verstärkte oder permanente Muskelschwäche und eine Hypokalämie zählen neben einem Bluthochdruck zu den häufigsten Symptomen des im Erwachsenenalter und in der Hyperadoleszenz vorkommenden primären Hyperaldosteronismus bei einem Nebennierenrindenadenom. Eine fluktuierende geringgradige Muskelschwäche bei 43 % der Patienten ist beschrieben [3]. Nur bei 6 Patienten traten höhergradige Paresen bei ausgeprägter Hypokalämie auf. Interessanterweise zeigten die Kaliumwerte der Patienten mit Muskelsymptomen keinen statistisch signifikanten Unterschied im Vergleich zu Patienten ohne muskuläre Funktionsstörung. Es lässt sich daher noch nicht sagen, wie oft diese episodischen oder permanenten Muskelschwächen allein auf biochemischen Anomalien der Muskelzellen beruhen und wie oft zusätzlich morphologische Veränderungen bestehen.

Sambrook et al. (1972) berichteten über eine seit 5 Jahren progrediente proximale Myopathie eines 47-jährigen Mannes, bei dem die Muskelschwäche eine fluktuierende und besonders nach Belastung gesteigerte Intensität zeigte [15]. Eine belastungsabhängige passagere Schwäche machte sich auch in distalen Muskelgruppen bemerkbar.

▸ **Diagnostik.** Die muskulären Serumenzyme sind meist erhöht. Elektromyografisch werden myopathische Veränderungen und bei indirekter Reizung (20/s) ein fluktuierender Amplitudenabfall registriert, der durch Edrophonium nicht zu korrigieren ist.

Bioptisch-histologisch sind leichte myopathische Veränderungen nachweisbar.

▸ **Therapie.** Unter der Behandlung mit Spironolacton (300 mg/Tag) normalisierte sich die Muskelkraft in dem von Sambrook et al. angegebenen Fall.

11.5.3 Myopathie bei Hypoaldosteronismus (Morbus Addison)

▸ **Pathogenese.** In der Genese der Muskelerkrankung sind Störungen der Elektrolytbilanz (Hyperkaliämie, Hyponatriämie) und des Kohlenhydratstoffwechsels beteiligt.

▸ **Klinik.** Obligate und frühe Symptome bei Unterfunktion der Nebennierenrinde sind ein allgemeines Schwächegefühl, eine generalisierte Muskelschwäche und eine vorzeitige Ermüdbarkeit. Folgen der Hyponatriämie sind vor allem Müdigkeit, Schwächegefühle, Übelkeit und Erbrechen, Blutdruckabfall. Folgen der Hyperkaliämie sind Muskelkrämpfe und Herzrhythmusstörungen. Eine begleitende metabolische Azidose kann Bewusstseinsstörungen und Hyperventilation zur Folge haben. Die Muskelschwäche kann auch die Gesichtsmuskulatur betreffen. Muskuläre Kontrakturen wurden beschrieben [10]. Schwere Myopathien mit Geh- und Stehunfähigkeit, Muskelschmerzen und Krampi sind selten, da heute die Diagnose schnell gestellt und die Erkrankung gut behandelt werden kann.

▸ **Diagnostik.** Die muskulären Serumenzyme und das EMG sind gewöhnlich normal.

▸ **Therapie.** Therapeutisch steht die medikamentöse Zufuhr des im Körper nicht ausreichend gebildeten Hormons im Vordergrund (Hydrocortison, Fludrocortison). Dadurch lassen sich auch die muskulären Symptome bessern.

Literatur

[1] **Bahn** RS. Graves' ophthalmopathy. N Engl J Med 2010; 362: 726–738

[2] **Bouzas** AG. Endocrine ophthalmopathy. Trans Ophthalmol Soc UK 1980; 100: 511–520

[3] **Chiang** WC, Lin SL, Chen YM et al. Paralysis: the leading presentation for primary aldosteronism in Taiwan? J Clin Endocrinol Metab 1997; 82: 2377–2378

[4] **Daubner** D, Spieth, S, Engellandt K et al. Diagnose und Differenzialdiagnose der endokrinen Orbitopathie in der MRT. Radiologe 2012; 52: 550–559

[5] **Duyff** RF, Van den Bosch J, Lamann DM et al. Neuromuscular findings in thyroid dysfunction: a prospective clinical and electrodiagnostic study. J Neurol Neurosurg Psychiatry 2000; 68: 750–755

[6] **Eslamian** F, Bahrami A, Aghamohammadzadeh N et al. Electrophysiologic changes in patients with untreated primary hypothyroidism. J Clin Neurophysiol 2011; 28: 323–328

[7] **Godet-Guillain** J, Fardeau M. Hypothyroid myopathy. Histological and ultrastructural Study of an atrophic Form. In: Walton JN, Canal N, Scarlato G, eds. Muscle Diseases. Proceedings of an International Congress. Amsterdam: Excerpta medica Foundation; 1970: 512–515

[8] **Hardiman** O, Molloy F, Brett F et al. Inflammatory myopathy in tyrotoxicosis. Neurology 1997; 48: 339–341

[9] **Kirchheimer** B. Specific muscle lesions in pituitary-thyroid disorders. Acta Med Scand 1962; 172: 539–543

[10] **Labhardt** A. Klinik der inneren Sekretion. 2. Aufl. Berlin: Springer; 1971

[11] **Lin** SH, Huang CL. Mechanism of thyrotoxic periodic paralysis. J Am Soc Nephrol 2012; 23: 985–988

[12] **Maciel** RMB, Lindsey SC, da Silva MR. Novel etiopathophysiological aspects of throtoxic periodic paralysis. Nat Rev Endocrinol 2011; 7: 657–667

[13] **McNab** TL, Khandwala HM. Acromegaly as an endocrine form of myopathy: case report and review of literature. Endocr Pract 2005; 11: 18–22

[14] **Parson** W, Crispell KR, Ebbert A. Abnormalities in N15 excretion rates after ingestion of tagged glycine in Cushing's syndrome and following ACTH administration. J Clin Invest 1952; 31: 548–554

[15] **Sambrook** MA, Heron JR, Aber GM. Myopathy in association with primary hyperaldosteronism. J Neurol Neurosurg Psychiatry 1972; 35: 202–207

12 Exogen-toxische Myopathien

Katharina Eger, Stephan Zierz

12.1 Einleitung, Klassifikation

Mit steigender Arzneimittelanwendung, Einführung neuer Arzneimittel und zunehmender Polypharmakotherapie vor allem im höheren Lebensalter hat die Häufigkeit medikamentös-toxischer Schädigungen der Skelettmuskulatur deutlich zugenommen. Aber auch Alkoholkonsum, Suchtmittelgebrauch sowie die Aufnahme exogener Toxine (z. B. Chemikalien, biologische Toxine) können die Muskulatur schädigen.

Merke

Neben der gründlichen Anamnese und dem klinischen Befund kommt der Muskelhistologie eine wesentliche Bedeutung bei der Zuordnung der Myopathie zu. Dabei ist hervorzuheben, dass die Begriffe *Myositis* und *Myopathie* häufig fälschlicherweise synonym verwendet werden.

▶ **Ursachen.** Die zugrunde liegenden Pathomechanismen exogen-toxischer Myopathien sind bei vielen Stoffen bekannt, bei anderen werden verschiedene Angriffspunkte diskutiert.

Eine Myopathie kann prinzipiell verursacht sein durch:

- direkte toxische Wirkung auf den Muskel
- indirekte Wirkung auf den Muskel über endokrine, metabolische oder immunologische Mechanismen
- lokale Schädigung, z. B. bei intramuskulärer Injektion
- gestörte Muskelfunktion im Sinne eines myasthenen Syndroms durch Wirkung einer Substanz an der motorischen Endplatte

▶ **Klinik.** Der Einfluss dieser Stoffe auf Struktur und Funktion des Muskels führt zu vielfältigen, meist unspezifischen klinischen Beschwerden. Das klinische Bild kann variieren zwischen geringgradigen Muskelschmerzen und Krampi bis hin zu schwersten Myalgien, hochgradigen Paresen und Myoglobinurie. Beim Auftreten derartiger Symptome unter einer medikamentösen Therapie ist das frühzeitige Einbeziehen einer toxischen Myopathie in die differenzialdiagnostischen Überlegungen wichtig, da die Symptome nach Absetzen des auslösenden Agens in den meisten Fällen reversibel sind.

▶ **Klassifikation.** Die Klassifikation toxischer Myopathien ist anhand klinischer und morphologischer Kriterien möglich. In ▶ Tab. 12.1 sind bekannte klinische und morphologische Charakteristika arznei- und rauschmittelinduzierter Myopathien zusammengefasst. Die Darstellung orientiert sich an den bekannten Pathomechanismen, zu denen beispielhaft nur ausgewählte Toxine und Medikamente mit ihren Nebenwirkungen am Muskel aufgeführt werden.

Tab. 12.1 Charakteristika exogen-toxischer Myopathien (Auswahl wesentlicher Substanzen).

Krankheitsbild	Substanzen	Klinik	Serum-CK	Myoglobinurie	EMG	Pathologie
akute/subakute schmerzhafte proximale Myopathie	Clofibrat Cimetidin Nikotinsäure Ciclosporin Salbutamol Lithium Nifedipin D-Penicillamin Suxamethonium Gold	Myalgien, Myokymien; Paresen, Krampi	normal/ ↑	–	normal	
	Amiodaron Lovastatin Gemfibrozil Clofibrat	Myalgien, Paresen, Reflexe auslösbar	↑ ↑	±	myopathisch, Spontanaktivität	Nekrosen, Regeneration
	Vincristin	proximale Myalgien, Paresen, Atrophie, Reflexausfall	?	–	?	
	Zidovudin Germanium	Myalgien, Paresen, Reflexausfall	↑	±	myopathisch	Mitochondrienanomalien (Ragged-red-Fasern)

12

Tab. 12.1 Fortsetzung.

Krankheitsbild	Substanzen	Klinik	Serum-CK	Myoglobinurie	EMG	Pathologie
akute Rhabdomyolyse	Amphetamine Kokain Heroin Ecstasy Methadon Diazepam Phencyclidin Amphotericin B Barbiturate Isoniazid Gemfibrozil Clofibrat Vasopressin Fenfluramin Lovastatin Simvastatin	Muskelschwellung, Myalgien, schlaffe Tetraparese, Nierenversagen	↑ ↑ ↑	+ + +	myopathisch/vorherrschend Spontanaktivität	Nekrosen und Regeneration
subakute/chronische schmerzlose proximale Myopathie	Kortikosteroide	Atrophie, Schwäche	normal	–	myopathisch	Typ-II-Faser-Atrophie
	Chloroquin Amiodaron Alkohol Heroin	zusätzlich Reflexausfall durch Begleit-PNP	↑ ↑ ↑	–	myopathisch/ neuropathisch	vakuoläre Myopathie
entzündliche Myopathie	Penicillin Phenytoin Levodopa D-Penicillamin Cimetidin Procainamid Propylthiouracil L-Tryptophan	proximale Myalgien, Paresen, ggf. Hautveränderungen	↑ ↑	–	myopathisch/ ±Spontanaktivität	Entzündung, Nekrosen, Regeneration
myotones Syndrom	Propranolol Pindolol Fenoterol Furosemid Suxamethonium Acetazolamid	myotone Symptome	normal	–	myotone Veränderungen	–
Hypokalämie	Diuretika Laxanzien Alkohol Amphotericin B	periodische Paresen, Reflexabschwächung	↑ ↑	±	myopathisch	vakuoläre Myopathie, Nekrosen, Regeneration
maligne Hyperthermie	Suxamethonium Halothan Ketamin Enfluran Methoxyfluran Cyclopropan Chloroform Diethylether	Muskelrigidität, Hyperthermie, Azidose, Hyperkalämie, disseminierte intravasale Gerinnung, Nierenversagen	↑ ↑ ↑ (↑ bei Risikopatienten)	+ + +	myopathisch	Nekrosen
Muskelfibrose und Kontrakturen	Antibiotika Heroin Pethidin Pentazocin	Induration/Kontraktur der injizierten Muskeln	–/↑	–	myopathisch, Spontanaktivität variabel	Fibrose in Injektionsarealen
fokale Myopathie	intramuskuläre Injektionen	–	↑/–	–	–	fokale Nekrose

12

12.2 Nekrotisierende Myopathien und Rhabdomyolyse

12.2.1 Ätiologie, Pathogenese

Die Pathomechanismen, die zur nekrotisierenden Myopathie und Rhabdomyolyse führen, sind unterschiedlich und für viele Substanzen noch nicht bekannt. Dennoch lassen sich derzeit die folgenden Hauptgruppen unterscheiden:

- *metabolisch:* z. B. durch HMG-CoA-Reduktase-Inhibitoren (z. B. Lovastatin, Simvastatin, Pravastatin; deutlich erhöhtes Risiko in Kombination mit Ciclosporin), Clofibrat, Gemfibrozil, Nikotinsäurederivate, Etretinat, ε-Aminocapronsäure, Organophosphate, Emetin, Hypervitaminose E oder Heroin
- *Elektrolytstörung mit Hypokalämie:* z. B. durch Laxanzien, Diuretika, exzessiven Lakritzverzehr, Carbenoxolon, Lithium, Amphotericin B, Alkohol
- *direkte Effekte an der Muskelfasermembran und deren Rezeptoren:* z. B. durch verschiedene Schlangengifte oder Suxamethonium
- *exzessiver Energiebedarf bei motorischer Überaktivität und Fieber:* z. B. durch Neuroleptika, Theophyllin, Phencyclidin, Amphetamin, Tetanustoxin, Typhustoxin, Staphylococcustoxin
- *verminderte Sauerstoffzufuhr und Ischämie:* z. B. durch Kokain, Vasopressin

Die Rhabdomyolyse als schwerste Form der toxischen Myopathien kann als Folge von Allgemeinanästhesien, nach Intoxikationen mit Alkohol, Kokain, Heroin und vielen anderen Medikamenten beobachtet werden. In ▸ Tab. 12.2 sind Medikamente und Toxine zusammengefasst, die eine Myoglobinurie verursachen können.

Tab. 12.2 Stoffe, die eine akute Myoglobinurie auslösen können.

Medikamente	Toxine
Theophyllin	Äthanol
Chlorpromazin	Amphetamine
Diazepam	Heroin
Rohypnol	Kokain
Lithium	LSD
Emetin	Phencyclidin
Vasopressin	Kohlenmonoxid
Pentamidin	Benzindämpfe
Gemfibrozil	Isopropylalkohol
Haloperidol	Ethylenglykol
Fluphenazin	Toluen
HMG-CoA-Reduktase-Inhibitoren	Lindan
Isoniazid	Kupfersulfat
Succinylcholin	Strychnin
ε-Aminocapronsäure	Quecksilberchlorid
Amphotericin B	Schlangengifte
Clofibrat	Hornissen- und Wespengift

Bekanntestes Beispiel für die nekrotisierende Myopathie ist die statininduzierte Myopathie (Kap. 12.7.2). Die nekrotisierende Myopathie darf nicht gleich gesetzt werden mit einer Myositis. Die Muskelnekrose infolge des Zelltodes vieler Muskelzellen hat die sekundäre Invasion von Entzündungszellen, insbesondere Makrophagen, zur Folge. Im Gegensatz dazu kommt es bei der Myositis im Rahmen eines primären Entzündungsprozesses zur Ansammlung autoaggressiver T-Lymphozyten und Makrophagen um nicht nekrotische Muskelzellen herum.

12.2.2 Klinik

▸ **Muskelsymptome.** Im Zeitraum von wenigen Tagen bis Wochen entwickeln sich lokale oder generalisierte Muskelschmerzen und anfangs meist proximal betonte, im Verlauf auch generalisierte Paresen unterschiedlicher Schweregrade. Die Muskeleigenreflexe sind in der Regel nur bei schwerer Myopathie bzw. bei begleitender peripherer Neuropathie nicht mehr auslösbar. Histologisch ist die nekrotisierende Myopathie charakterisiert durch Nekrosen und Regeneration der Muskelfasern. Laborchemisch findet man eine mäßige bis deutliche CK-Erhöhung, in manchen Fällen auch eine Myoglobinurie.

▸ **Rhabdomyolyse.** Ausgedehnte akute Muskelfaserdestruktionen (Rhabdomyolyse) können infolge Myoglobinurie zum Nierenversagen sowie zu Elektrolytstörungen führen.

Klinisch ist die akute Rhabdomyolyse charakterisiert durch generalisierte Myalgien, transiente schlaffe Lähmungen mit Reflexausfall und Schwellungen der Muskulatur, in deren Folge Kompartmentsyndrome auftreten können. Insbesondere im Rahmen von Heroinüberdosierungen wurde auch eine Beteiligung des Herzmuskels beschrieben [24].

12.2.3 Diagnostik

▸ **Labor.** Neben der Myoglobinurie lässt sich in der Regel eine massive Erhöhung der Serum-CK nachweisen.

▸ **Biopsie.** Muskelbioptisch finden sich in der Akutphase ausgedehnte Muskelfasernekrosen mit geringgradigen reaktiven entzündlichen Veränderungen. Lymphozyteninfiltrate in nicht nekrotischen Fasern können vorkommen. Im weiteren Verlauf treten histiozytäre Abräumreaktionen (Makrophagen) und regenerative Veränderungen hinzu. Zur Diagnosesicherung einer Rhabdomyolyse ist eine Muskelbiopsie allerdings nicht zwingend erforderlich. Die Prognose nach Rhabdomyolyse ist grundsätzlich günstig einzuschätzen. Eine MHC-I-Hochregulation fehlt (MHC: Haupthistokompatibilitätskomplex).

▸ **MRT.** In der MRT können sich ödematöse Signalalterationen als Hinweis auf eine nekrotisierende Myopathie bzw. Rhabdomyolyse finden. Ein auffälliges Kontrastmittelenhancement findet sich nur während der Akutphase einer Rhabdomyolyse.

12.3 Entzündliche Myopathien

In sehr seltenen Fällen können Medikamente und Toxine zu einer entzündlichen Myopathie führen. Die myohistologischen Merkmale sind ähnlich wie bei der Polymyositis: CD8-positive T-Zellen invadieren nicht nekrotische, MHC-I-exprimierende Fasern.

▸ **D-Penicillamin.** Eine akute oder subakute Polymyositis oder Dermatomyositis kann unter Therapie mit D-Penicillamin unabhängig von Dosis und Therapiedauer auftreten, in Einzelfällen auch mit kardialer Beteiligung. Nach Absetzen des Medikaments ist die Myositis meist regredient. Berichte über die Notwendigkeit eine Kortikosteroidtherapie oder Plasmapherese liegen vor, aber auch Todesfälle wurden berichtet [20]. D-Penicillamin wird heute als relativ untoxisch eingeschätzt. Die meisten berichteten Zwischenfälle mit Penicillamin sind auf die L- oder DL-Form zurückzuführen; früher wurde dies in der Literatur oft nicht unterschieden.

▸ **Procainamid.** Nach intravenöser Gabe von Procainamid wurde wiederholt eine interstitielle Myositis beobachtet [16].

▸ **Weitere Medikamente.** Einzelfallberichte beschreiben eine medikamenteninduzierte Myositis nach Gabe von Levodopa, Phenytoin, Penicillin, Cimetidin, Leuprolidacetat, Hydralazin und Propylthiouracil sowie nach Rötelnvakzine, wobei der Kausalzusammenhang umstritten ist. Über das Auftreten einer Dermatomyositis nach intramuskulärer Injektion von Penicillin wurde ebenfalls berichtet [21]. Dass die Einnahme von Statinen eine entzündliche Myopathie zur Folge haben kann, wurde vielfach postuliert. Dabei ist jedoch nicht klar, ob die Entzündung histologisch gesichert war oder allein aufgrund von Myalgien und CK-Erhöhung angenommen wurde.

12.4 Myopathien mit Mitochondrienveränderungen

▸ **Zidovudinmyopathie.** Nach Langzeittherapie mit Zidovudin (Azidothymidin, AZT) kann es zu einer Myopathie mit Myalgien und proximaler oder generalisierter Schwäche kommen. Ursache dafür ist die Inhibition der Replikation mitochondrialer DNA [1]. Histologisch finden sich bei der AZT-induzierten Myopathie Ragged-red-Fasern oder Ragged-blue-Fasern mit COX-negativen Fasern, ultrastrukturell abnormen Mitochondrien sowie eine erhöhte Lipidakkumulation. Biochemisch lassen sich erniedrigte Enzymaktivitäten mitochondrialer Enzyme und ein verminderter mitochondrialer DNA-Gehalt nachweisen.

▸ **HIV-Myopathie.** Auch die HIV-Infektion selbst kann eine Myopathie verursachen, die klinisch nicht von der AZT-induzierten Myopathie unterschieden werden kann. Histologisch weist die HIV-Myopathie im Gegensatz zur AZT-Myopathie überwiegend entzündliche Veränderungen auf.

Merke

Die Differenzierung zwischen HIV-Myopathie und AZT-Myopathie ist häufig nicht einfach, hat aber große therapeutische Konsequenzen, da sich die AZT-Myopathie nach Absetzen von Zidovudin rasch bessert [4], andererseits Zidovudin zu einer Besserung der HIV-Myopathie führen kann.

12.5 Myopathien mit Strukturveränderungen

Medikamente und externe Toxine können in seltenen Fällen zu Myopathien führen, die durch ultrastrukturelle Veränderungen im Muskel bedingt sind.

▸ **Vakuoläre Myopathie.** Toxische Myopathien zeigen sich oft als nekrotisierende (Kap. 12.2) oder vakuoläre Myopathien. Der Begriff wurde aufgrund der frühen histopathologischen Veränderungen mit Vakuolisierung bei Abwesenheit von Nekrose geprägt. Chloroquin, Vincristin und Kolchizin können eine vakuoläre Myopathie mit membranösen Einschlüssen verursachen. Ursache dafür soll eine Störung des myotubulären Zytoskeletts sein, die zu einer veränderten Beweglichkeit oder Lokalisation der Lysosomen und damit zu einer Akkumulation autophagischer Vakuolen führt. Die proximal betonte und gewöhnlich mit einer axonalen Polyneuropathie einhergehende Myopathie bildet sich nach Absetzen des Medikaments sofort zurück ([3], [15]).

▸ **Myopathien mit abnormer lysosomaler Speicherung.** Über 50 amphiphile Medikamente sind bekannt, die eine hydrophobe Region enthalten; diese interagiert mit sauren oder anionischen Phospholipidgruppen der Muskelfasermembranen. Als Folge dieser Medikament-Lipid-Komplexe können sich Myeloidstrukturen ausbilden, die nicht mehr lysosomal abbaubar sind ([11], [17]). Diese Strukturen ähneln denjenigen, die bei lysosomalen Speichererkrankungen (z. B. Zeroidlipofuszinosen) gefunden werden. Amphiphile Substanzen, die zu derartigen morphologischen Veränderungen führen, sind unter anderem Chloroquin, Amiodaron, Imipramin und Clomipramin.

Das klinische Bild ist von einer langsam progredienten, anfangs proximalen Muskelschwäche mit leichter Polyneuropathie geprägt, die sich nach Absetzen des Medikaments nur langsam zurückbildet.

▶ **Myopathie mit Typ-II-Faser-Atrophie.** Die histologisch durch eine Typ-II-Faser-Atrophie gekennzeichnete Myopathie ist heterogen; medikamentöse Ursache kann eine Langzeitsteroideinnahme in Kombination mit einer muskulären Inaktivität sein.

▶ **Myofibrilläre Myopathie, Myopathie bei Emetinintoxikation.** Eine Intoxikation mit Emetin führt myopathologisch zur Unterbrechung an der Z-Scheibe, gefolgt von einer Störung der Mikrofilamente und einer Akkumulation myofibrillärer Proteine. Emetin wird zur Behandlung der schweren Amöbiasis und als Emetikum bei Intoxikationen eingesetzt. Es kann klinisch zu einer innerhalb von Wochen bis Monaten reversiblen, oft schmerzhaften generalisierten Muskelschwäche führen; auch über kardiotoxische Wirkungen wurde berichtet ([8], [22]).

▶ **Myopathie mit Verlust dicker Filamente.** Diese Myopathie wird typischerweise auf der Intensivstation beobachtet. Als ursächlich werden Steroide im Zusammentreffen mit akuter Denervation oder auch bei Kombination mit Muskelrelaxanzien angesehen.

12.6 Störungen der neuromuskulären Überleitung

▶ **Myasthenia gravis.** Zahlreiche Medikamenten können die Funktion der motorischen Endplatte beeinflussen, indem sie entweder die präsynaptische Azetylcholinausschüttung behindern oder die Azetylcholinwirkung postsynaptisch blockieren und damit eine klinisch noch inapparente Myasthenie manifest werden lassen oder bei bereits bekannter Myasthenie die Symptomatik bis hin zur myasthenen Krise verschlechtern (Kap. 13).

▶ **Organophosphate.** Derartige Stoffe, z. B. das als Insektizid eingesetzte Malathion, sind irreversible Inhibitoren der Azetylcholinesterase und führen damit zu einer Anhäufung von Azetylcholin an den Rezeptoren. An der Muskulatur resultieren nikotinerge Symptome mit Faszikulationen vor allem der mimischen Muskulatur, Muskelrigidität und Krampi. Das klinische Bild ist vergleichbar mit den Symptomen einer Überdosierung von Azetylcholinesterase-Hemmern (Physostigmin, Neostigmin) im Rahmen der Behandlung der Myasthenia gravis.

▶ **Botulinumtoxin.** Das Toxin von Clostridium botulinum verhindert die Azetylcholinfreisetzung und führt klinisch zu fortschreitenden Paresen. Botulismus tritt üblicherweise nach Verzehr mit Bakterien kontaminierter und unzureichend konservierter Lebensmittel auf, kann aber auch Folge einer Wundinfektion mit Clostridium botulinum sein.

▶ **Schlangengifte.** Durch verschiedene Schlangentoxine kann die neuromuskuläre Überleitung gestört werden. Dabei resultiert die neuromuskuläre Blockade entweder aus einer in der Regel zum Tode führenden verminderten präsynaptischen Azetylcholinfreisetzung (z. B. β-Bungarotoxin, Crotoxin, Notoxin, Taipotoxin) oder aus einer postsynaptischen irreversiblen Blockierung des Azetylcholinrezeptors (z. B. α-Bungarotoxin).

12.7 Ausgewählte toxische Myopathien

12.7.1 Äthanolinduzierte Myopathien

Die häufigste Ursache für Paresen und Atrophien bei chronischem Alkoholabusus ist die alkoholtoxische Polyneuropathie. Daneben gibt es auch subklinische und klinisch manifeste Effekte des Äthanols auf den Muskel, die zu alkoholbedingten Myopathien führen. So dürfte Alkohol die häufigste Ursache einer akuten Rhabdomyolyse und Myoglobinurie sein.

Die äthanolinduzierten Myopathien werden unterschieden in:

- akute nekrotisierende Myopathie
- chronische alkoholtoxische Myopathie
- akute hypokalämische Myopathie
- alkoholtoxische Kardiomyopathie

Akute nekrotisierende Myopathie (alkoholtoxische Rhabdomyolyse)

Diese Form der alkoholtoxischen Myopathie wurde erstmals 1962 von Hed et al. beschrieben [12]. Die alkoholtoxische Rhabdomyolyse tritt bevorzugt bei Männern mit chronischem Alkoholabusus akut in zeitlichem Zusammenhang mit einem Alkoholexzess oder in einer Entzugssituation auf.

▶ **Pathogenese.** Ihre Pathogenese ist weitgehend unbekannt, es werden direkte toxische Effekte des Äthanols bzw. seines Metaboliten Azetaldehyd diskutiert.

▶ **Klinik.** Klinisch ist die alkoholtoxische Rhabdomyolyse charakterisiert durch plötzliche Myalgien, Muskelkrämpfe, Muskelschwellung und Paresen der Oberschenkel- oder Wadenmuskulatur. Die Augen- und Gesichtsmuskulatur bleibt typischerweise ausgespart. In besonders schweren Fällen können ausgeprägte Rhabdomyolysen zu einer Myoglobinurie mit der Gefahr des Nierenversagens führen.

▶ **Diagnostik.** In der Akutphase der Erkrankung sind die muskulären Serumenzyme erhöht, normalisieren sich aber meist rasch innerhalb von 5–7 Tagen. Myopathologisch finden sich vereinzelt Muskelfasernekrosen mit Zeichen der Regeneration. Des Weiteren lässt sich oft insbesondere in Typ-I-Fasern ein teilweiser Aktivitätsverlust oxidativer Enzyme nachweisen [19]. Differenzialdiagnostisch muss aufgrund der Schwellung immer an eine Thrombose gedacht werden.

► **Prognose.** In leichteren Fällen bilden sich die Paresen in der Regel nach 10–14 Tagen zurück, bei wenigen Patienten kann noch nach 6 Monaten trotz Alkoholkarenz eine Muskelschwäche bestehen.

Chronische alkoholtoxische Myopathie

► **Ätiologie.** Die Ursache der chronischen alkoholtoxischen Myopathie ist nicht geklärt. Angeschuldigt werden Alkoholmetaboliten, die zu einer toxischen Membranschädigung am Muskel oder an den Mitochondrien führen sollen. Es ist bislang jedoch noch nicht zweifelsfrei erwiesen, dass ein chronischer Alkoholabusus allein primär zu einer chronischen Degeneration von Muskelfasern führt.

► **Klinik.** Die Erkrankung kann subklinisch verlaufen und sich nur in Form einer persistierenden geringgradigen CK-Erhöhung manifestieren. Aber auch eine sich langsam entwickelnde klinisch relevante Myopathie mit proximal betonten Paresen und teilweise erheblicher Atrophie ist nicht selten, wobei die Beckengürtelmuskulatur in der Regel stärker betroffen ist als die Schultergürtelmuskulatur. Die Ausprägung der Myopathie soll linear mit der Gesamtlebensdosis des konsumierten Alkohols zunehmen [28].

► **Diagnostik.** Muskelbioptisch dominiert sowohl bei symptomatischen als auch asymptomatischen Patienten eine Typ-II-Faseratrophie. Vereinzelt wurde auch über tubuläre Aggregate in Typ-II-Fasern berichtet [7].

► **Prognose.** Die Prognose ist bei Alkoholkarenz günstig, wobei sich die Myopathie deutlich schneller zurückbildet als die meist begleitend vorliegende Polyneuropathie.

Akute hypokalämische Myopathie bei chronischem Alkoholabusus

► **Ätiologie.** Diese Form der Myopathie kommt bei chronischem Alkoholabusus vor. Die Ursache der Hypokalämie ist unklar, vermutlich dürfte sie durch vermehrtes Erbrechen und gastrointestinale Kaliumverluste mitbedingt sein.

► **Klinik.** Die Myopathie manifestiert sich mit innerhalb eines oder weniger Tage auftretenden Paresen ohne Myalgien, Krampi oder Muskelschwellungen. Von den Paresen ist insbesondere die proximale Extremitätenmuskulatur betroffen.

► **Diagnostik.** Laborchemisch auffällig im Serum ist neben der Creatinkinase- und Aldolaseerhöhung eine ausgeprägte Hypokalämie ohne vermehrte renale Kaliumausscheidung. Histologisch fallen in den betroffenen Muskeln Einzelfasernekrosen mit Vakuolenbildung auf. Nach intravenöser Kaliumgabe sind die Paresen innerhalb weniger Tage regredient.

Alkoholtoxische Kardiomyopathie

► **Ätiologie, Pathogenese.** Eine myokardiale Schädigung kann als chronische alkoholische Kardiomyopathie auftreten, für die die toxischen Effekte des Alkohols direkt verantwortlich gemacht werden. Pathogenetisch scheint eine Alteration der Proteinsynthese eine wichtige Rolle zu spielen [23]. Mit einer alkoholischen Kardiomyopathie ist bei einem täglichen Alkoholkonsum von mehr als 100 g über mehrere Jahre zu rechnen.

► **Klinik.** Das klinische Bild ist dem der dilatativen Kardiomyopathie sehr ähnlich. Eine Angina pectoris tritt nicht auf, im Vordergrund der Beschwerden steht eine über Tage bis Wochen auftretende starke Dyspnoe mit ausgeprägten Ödemen. Das Herzminutenvolumen ist vermindert.

► **Differenzialdiagnostik.** Abzugrenzen von der alkoholtoxischen Kardiomyopathie ist die nutritive Kardiomyopathie (Beriberi-Herz), die durch einen sekundären Vitamin-B_1-Mangel bedingt ist. Das Herzminutenvolumen ist dabei aufgrund einer peripheren Vasodilatation erhöht. Die Diagnose kann gesichert werden durch das gute Ansprechen auf Vitamin-B_1-Präparate.

► **Prognose.** Die alkoholtoxische Kardiomyopathie spricht auf eine medikamentöse Behandlung schlecht an. Bei absoluter Alkoholabstinenz können aber Besserungen mit Rückgang der Herzgröße beobachtet werden.

12.7.2 Statininduzierte Myopathien

So genannte Lipidsenker werden insbesondere zur Senkung des Risikos kardiovaskulärer Erkrankungen häufig eingesetzt.

Merke

Statine (HMG-CoA-Reduktase-Hemmer), Fibrate und Nikotinsäure sind Substanzen, die den Serumcholesterinspiegel effektiv senken. Obwohl sie überwiegend gut verträglich sind, werden Lipidsenker – vor allem Statine – mit der potenziell lebensbedrohlichen Nebenwirkung einer *Rhabdomyolyse* assoziiert.

2001 wurde die Substanz Cerivastatin (Lipobay) vom Markt genommen, weil mit ihrer Einnahme ca. 100 Todesfälle infolge einer Rhabdomyolyse in Verbindung gebracht worden waren [5].

Epidemiologie

Die Inzidenz der Myopathie infolge *Fibrateinnahme* wird auf 6 Fälle pro 10 000 Patienten pro Jahr geschätzt. Die Inzidenz der Myopathie infolge *Statineinnahme* wird mit 0,4 bis einem Fall pro 10 000 Patienten pro Jahr angegeben. Hingegen werden bei 9–20 % der Patienten Myalgien unter Statineinnahme beklagt; 5–10 % der Patienten beenden die Statintherapie wegen Muskelschmerzen oder anderer leichterer muskulärer Nebenwirkungen ([9], [18]).

Unter *Kombinationstherapie* von Statin und Fibrat ist das Risiko des Auftretens einer Myopathie höher – hier wird die Inzidenz auf 20 Fälle pro 10 000 Patienten pro Jahr geschätzt, unter Kombination von Cervastatin (2001 vom Markt genommen) auf einen Fall pro 10 Patienten pro Jahr [10].

Die Rate des Auftretens muskulärer Symptome unter Lipidsenker ist unter anderem abhängig von der Art des eingesetzten Lipidsenkers, möglicherweise auch von der Art des eingesetzten Statins, der Dosis des Lipidsenkers, der Komedikation und der Komorbidität (z. B. Diabetes, Hypothyreose).

Ezetimib als *Nichtstatin-Lipidsenker* gilt als verträglicher bezüglich des Risikos muskulärer Nebenwirkungen, auch in Kombination mit einem Statin [14], wenngleich auch für Ezetimib inzwischen Myopathien beschrieben wurden [2].

Pathogenese

Die Ursache der statininduzierten Myopathie ist noch nicht vollständig geklärt. Allgemein kann eine individuelle, auch genetisch bedingte Prädisposition des Patienten angenommen werden. Des Weiteren scheint die Kombination mit anderen Medikamenten maßgeblich für das Risiko muskulärer Nebenwirkungen zu sein.

▸ **Medikamenteninteraktionen.** Die muskeltoxische Wirkung von Statinen ist dosisabhängig. Atorvastatin, Lovastatin und Simvastatin werden über das CYP3A4-Isoenzym metabolisiert. Mehr als 50 % der verfügbaren Medikamente werden ebenfalls über CYP3A4 metabolisiert, z. B. verschiedene Antibiotika, Antidepressiva, Kalziumkanalblocker und Immunsuppressiva. Diese Medikamente erhöhen die Statinkonzentration im Serum und somit auch das Risiko muskulärer Nebenwirkungen [18].

▸ **Genetische Faktoren.** Genpolymorphismen oder Mutationen in den Genen des P450-Isoenzyms, von Coenzym Q, CPT 2, Myoadenylatdeaminase oder Myophosphorylase werden im Zusammenhang mit einem erhöhten Risiko statinbedingter Myotoxizität an Einzelfällen oder kleinen Fallserien beschrieben.

Eine strenge Assoziation simvastatininduzierter Myopathie mit einem Einzelnukleotid-Polymorphismus (single nucleotide polymorphism, SNP) im SLCO1B1-Gen auf Chromosom 12 ließ sich in einer Untersuchung von 12 000 Probanden nachweisen [25]. Das SLCO1B1-Gen kodiert für ein Protein, das die hepatische Statinaufnahme reguliert.

▸ **Immunologische Faktoren.** Antikörper gegen HMG-CoA-Reduktase, dem Zielort des Statins, sind assoziiert mit einer Myopathie mit hohen CK-Werten. Die Anti-HMG-CoA-Reduktase-Myopathie kann bevorzugt bei über 50-jährigen Patienten nach Statinexposition auftreten, wurde aber auch bei Patienten ohne Statinexposition beschrieben. Sie ist histologisch als nekrotisierende Myopathie gekennzeichnet [6].

▸ **Andere Faktoren.** Eine verminderte Ubiquinonbildung, die Reduktion regulatorischer GTP-bindender Proteine sowie die Reduktion der muskulären Chloridleitfähigkeit werden als pathogenetische Faktoren diskutiert [13]. Aufgrund des gemeinsamen Syntheseweges von Cholesterol und Coenzym Q, der durch Statine gehemmt wird, kommt es unter der Therapie zu einem erniedrigten Coenzym-Q-Spiegel im Serum. Es ist jedoch nicht sicher, ob dies auch pathogenetische Relevanz für den Muskel hat.

Klinische Manifestation

Statininduzierte muskuläre Nebenwirkungen lassen sich einteilen in:

- HyperCKämie: asymptomatisch, ggf. präklinisch
- Myalgiesyndrom: generalisiert, nicht belastungsabhängig, ohne CK-Erhöhung
- Paresen, in der Regel mit CK-Erhöhung
- Rhabdomyolyse: Myalgien und/oder Paresen, CK-Erhöhung > 10fach, häufig mit Pigmenturie/Myoglobinurie

In der Literatur findet sich häufig die Annahme, Statine verursachten eine Myositis. Hierzu ist kritisch anzumerken, dass es sich bei dem Auftreten von Myalgien und/oder Paresen mit begleitender CK-Erhöhung nicht zwangsläufig um eine Myositis handelt.

Die Häufigkeit des Auftretens von *Myalgien* unter Statintherapie wird mit 1–5 % angegeben. Myalgien seien nicht häufiger als unter Plazebo, so dass in einer Übersicht Myalgien nicht als statinbedingte Nebenwirkungen gewertet wurden [27].

Die Verteilung der Myalgien kann diffus, in den Beinen oder auch in Armen und Beinen auftreten.

Die Häufigkeit des Auftretens einer statininduzierten *Rhabdomyolyse* ist möglicherweise substanzabhängig. In einer Metaanalyse hat sich die potenziell myotoxische Wirkung verschiedener Statine wie folgt gezeigt: Atorvastatin (höchstes Risiko) > Pravastatin/Simvastatin/Lovasta-

12

tin >Fluvastatin (niedrigstes Risiko) [26]. Andererseits gibt es keine Studien, in denen die einzelnen Substanzen direkt verglichen werden.

Myohistologie

In der Muskelbiopsie können sich eine feintropfige Lipidspeicherung und Ragged-red-Fasern zeigen. Bei Patienten mit einer HMG-CoA-Reduktase-Antikörper-assoziierten Myopathie finden sich Zeichen der nekrotisierenden Myopathie. Inflammatorische Veränderungen sind untypisch.

Prognose

Nach Absetzen der Statine bilden sich die klinischen Symptome und die CK-Erhöhung in der Regel innerhalb von 3 Monaten vollständig zurück. Bei persistierenden Myalgien auch nach längerem Zeitraum wurden als Ursachen insbesondere homo- und heterozygote Mutationen im Carnitin-Palmityl-Transferase-II-, Myophosphorylase- oder Myoadenylatdeaminase-Gen [29], aber auch persistierende HMG-CoA-Reduktase-Antikörper gefunden. Myopathien anderer Genese können unter Statineinnahme demaskiert werden. Bei persistierender HyperCKämie oder persistierenden muskulären Symptomen sollte Diagnostik hinsichtlich anderer Myopathien erfolgen.

Bei nur leicht erhöhter CK und für den Patienten tolerablen Beschwerden ohne Paresen kann die Statintherapie bei regelmäßiger klinischer und CK-Kontrolle fortgeführt werden. Gegebenenfalls kann ein Präparatewechsel erwogen werden.

Literatur

[1] **Arnaudo** E, Dalakas M, Shanske S et al. Depletion of muscle mitochondrial DNA in AIDS patients with zidovudine-induced myopathy. Lancet 1991; 337: 508–510

[2] **Arzneimittelkommission der deutschen Ärzteschaft**. Aus der UAW-Datenbank: Myopathien bzw. Leberreaktionen unter Ezetimib. Dtsch Ärztebl 2004; 101: A959

[3] **Bradley** WG, Lassmann LP, Pearce GW et al. The neuromyopathy of vincristine in man. Clinical, electrophysiological and pathological studies. J Neurol Sci 1970; 10: 107–131

[4] **Chalmers** AC, Greco CM, Miller RG. Prognosis in AZT myopathy. Neurology 1991; 41: 1181–1184

[5] **Charatan** F. Bayer decides to withdraw cholesterol lowering drug. BMJ 2001; 323: 359

[6] **Christopher-Stine** L, Casciola-Rosen LA, Hong G et al. A novel autoantibody recognizing 200-kd and 100 kd proteins is associated with an immune-mediated necrotizing myopathy. Arthritis Rheum 2010; 62: 2757–2766

[7] **Chui** LA, Nevstein H, Munsat TL. Tubular aggregates in subclinical alcoholic myopathy. Neurology 1986; 25: 405–412

[8] **Dalakas** MC. Toxic and drug-induced myopathies. J Neurol Neurosurg Psychiatry 2009; 80: 832–838

[9] **Gaist** D, Rodriguez LA, Huerta C et al. Lipid lowering drugs and risk of myopathy: a population-based follow-up study. Epidemiology 2001; 12: 565–569

[10] **Graham** DJ, Staffa JA, Shatin D et al. Incidence of hospitalized rhabdomyolysis in patients treated with lipid lowering drugs. JAMA 2004; 292: 2585–2590

[11] **Guis** S, Mattéi JP, Lioté F. Drug-induced and toxic myopathies. Best Pract Res Clin Rheumatol 2003; 17: 877–907

[12] **Hed** R, Lundmark C, Fahlgren H et al. Acute muscular syndrome in chronic alcoholism. Acta Med Scand 1962; 171: 585–599

[13] **Jamal** SM, Eisenberg MJ, Christopoulos S. Rhabdomyolysis associated with hydroxymethylglutaryl-coenzyme A reductase inhibitors. Am Heart J 2004; 147: 956–965

[14] **Kashani** A, Sallam T, Bheemreddy S et al. Review of side-effect profile of combination ezetimibe and statin therapy in randomized clinical trials. Am J Cardiol 2008; 101: 1606–1613

[15] **Kuncl** RW, Duncan G, Watson D et al. Colchicine myopathy and neuropathy. N Engl J Med 1987; 316: 1562

[16] **Lewis** CA, Boheimer N, Rose P et al. Myopathy after short term administration of procainamid. Br Med J 1986; 292: 593–594

[17] **Lullmann-Rauch** R. Drug-induced lysosomal Storage Disorders. In: Dingle JT, Jacques PJ, Shaw IH, eds. Lysosomes in Applied and Therapeutics. Amsterdam: North-Holland Publishing Co.; 1979: 40–130

[18] **Mammen** AL, Amato AA. Statin myopathy: a review of recent progress. Curr Opin Rheumatol 2010; 22: 644–650

[19] **Martinez** AJ, Hooshmand H, Faris AA. Acute alcoholic myopathy. J Neurol Sci 1973; 20: 245–252

[20] **Mastaglia** FL. Adverse effects of drugs on muscle. Drugs 1982; 24: 304–321

[21] **Mastaglia** FL, Argov Z. Immunologically mediated drug-induced neuromuscular Disorders. In: Dukor P, Kallos P, Schlumberger HD, West GB, eds. Pseudo-allergic Reactions. Involvement of Drugs and Chemicals. Vol 3. Basel: Karger; 1982: 62–86

[22] **Palmer** EP, Guay AT. Reversible myopathy secondary to abuse of ipecac in patients with major eating disorders. N Engl J Med 1985; 313: 1457–1459

[23] **Richardson** PJ, Patel VB, Preedy VR. Alcohol and the myocardium. Novartis Found Symp 1998; 216: 35–45

[24] **Scherrer** P, Delaloye-Bischof A, Turini G et al. Myocardial involvement in nontraumatic rhabdomyolysis following an opiate overdose. Schweiz Med Wochenschr 1985; 115: 1166–1170

[25] **SEARCH Collaborative Group**; Link E, Parish S et al. SLCO1B1 variants and statin-induced myopathy: a genome wide study. N Engl J Med 2008; 359: 789–799

[26] **Silva** MA, Swanson AC, Gandhi PJ et al. Statin related adverse events: a meta analysis. Clin Ther 2006; 28: 26–35

[27] **Thompson** PD, Clarkson P, Karas RH. Statin-associated myopathy. JAMA 2003; 289: 1681–1690

[28] **Urbano-Marquez** A, Estruch R, Navarro-Lopez F et al. The effects of alcoholism on sceletal and cardiac muscle. N Engl J Med 1989; 320: 409–415

[29] **Vladutiu** GD. Genetic predisposition to statin myopathy. Curr Opin Rheumatol 2008; 20: 648–655

13 Myasthenia gravis und myasthene Syndrome

Berit Jordan, Stephan Zierz

13.1 Myasthenia gravis

13.1.1 Einleitung

Die ersten Mitteilungen über dieses Krankheitsbild stammen aus dem Beginn der Neuzeit von dem Oxforder Arzt Thomas Willis 1672 in seinem Werk „de anima brutorum quae hominis vitalis ac sensitive est, exercitations duae".

Wilhelm Erb erwähnte 1879 in Heidelberg eine besondere Form der Bulbärparalyse, die keinen typischen rasch progredienten Verlauf nahm. Goldflam berichtete dann 1893 in Warschau umfassend „über einen scheinbar heilbaren bulbärparalytischen Symptomenkomplex mit Beteiligung der Extremitäten"; er stellte die vorzeitige muskuläre Ermüdung als Charakteristikum dieser Erkrankung heraus. Jolly bestätigte 1895 nach indirekten elektrischen Reizungen der Muskulatur dieses Phänomen und wählte die Bezeichnung „myasthenische Reaktion"; er nannte das Krankheitsbild „Myasthenia gravis pseudoparalytica". Oppenheim beschrieb 1899 erstmals Tumore der Thymusdrüse in Autopsien betroffener Patienten.

Eher zufällig beobachtete Sauerbruch 1911 in Zürich die klinische Verbesserung einer Patientin, der im Rahmen der Thyreoidektomie die Thymusdrüse entfernt worden war. Sauerbruch führte 1912 die erste Thymektomie durch. Ein erster symptomatischer Therapieansatz gelang 1930 durch Harried Edgeworth durch Ephedrine aus einem chinesischen Kraut und 1934 durch Mary Walker, die Physostigmin erstmalig einsetzte. Der Nachweis des Azetylcholinrezeptor-Antikörpers gelang erst 1974 [2].

13.1.2 Epidemiologie, klinische Klassifikation

▸ **Prävalenz, Inzidenz.** In Abhängigkeit von der geografischen Lage beträgt die Prävalenz der Myasthenia gravis ca. 80–125 pro eine Million Einwohner bei einer jährlichen Inzidenz von 2–4 pro eine Million Einwohner. Etwa zwei Drittel der Myastheniepatienten erkranken in der 2. und 3. Lebensdekade, wobei Frauen deutlich häufiger betroffen sind als Männer (Geschlechterverhältnis 2:1). Ein weiterer Erkrankungsgipfel zeigt sich in der 6. und 7. Lebensdekade, wobei vermehrt Männer betroffen sind und der Anteil der okulären Verlaufsform zunimmt.

▸ **Klassifikation nach Antikörpern.** Die Prävalenz der Myasthenie mit Antikörpern gegen die muskelspezifische Rezeptor-Tyrosinkinase (im weiteren Text vereinfacht als „MuSK-Antikörper" bezeichnet) beträgt in Mitteleuropa ca. 60–70 % aller Azetylcholinrezeptor-negativen Myasthenien, während in den USA nur bei 30–40 % und in den asiatischen Ländern bei nur bis zu 10 % der seronegativen Patienten MuSK-Antikörper nachgewiesen werden [46] (▸ Tab. 13.1). Die Prävalenz nimmt jenseits des 40. Breitengrades deutlich ab. In den westlichen europäischen Ländern korreliert sie mit der Entfernung vom Äquator [130].

Das gleichzeitige Auftreten von MuSK- und Azetylcholinrezeptor-Antikörpern ist sehr selten und wurde bisher nur in Japan beschrieben.

▸ **Assoziation mit anderen Erkrankungen.** Etwa 10–15 % der Myastheniepatienten leiden gleichzeitig an einer Schilddrüsenerkrankung. Davon weisen etwa 5 % eine Hyper-, ca. 5 % eine Hypothyreose und ca. 2 % eine inaktive Struma auf. Autoptisch wurden bei 19 % der Myasthenien eine Thyreoiditis gefunden [8]. Weitere häufig mit der Myasthenie assoziierte Autoimmunerkrankungen sind die rheumatoide Arthritis und die perniziöse Anämie.

▸ **Klinische Klassifikation nach Osserman.** Die an weit über 1000 Patienten erarbeitete Klassifikation der Myasthenie nach Ossermann berücksichtigt die initiale Symptomatik, das Manifestationsalter und – sofern möglich – den Verlauf der Erkrankung (▸ Tab. 13.2) [97]. Nach Modifikation im Jahre 2000 durch die Expertengruppe der Myasthenia Gravis Foundation of America (MGFA) ist ihre klinische Anwendung einfacher [61].

Tab. 13.1 Klassifikation der Myasthenie nach Antikörpern.

	seropositive Myasthenie			seronegative Myasthenie	
Antikörper gegen	Azetylcholinrezeptor		muskelspezifische Rezeptor-Tyrosinkinase (MuSK)	LRP4	?
	High-Affinity-Antikörper	Low-Affinity-Antikörper			
Anteil an MG (%)	80	10	5–10	[1)]	
Prävalenz/1 Mio. Einwohner	80–125	6	12		
Geschlechtspräferenz	Frauen > Männer		Frauen >> Männer	Frauen >> Männer[1)]	keine

[1)] bisher sehr geringe Patientenanzahl beschrieben ([57], [102], [135]). Der Anteil an seronegativen (keine AK gegen AChR und MuSK) wird mit 3 % bis 54 % beschrieben

MG: Myasthenia gravis, LRP4: Lipoprotein Receptor Related Protein 4 (Agrinrezeptor)

Tab. 13.2 Klassifikation der Myasthenie nach Ossermann.

Klasse	Charakteristika
I	*rein okuläre Myasthenie:* auf Schwäche der äußeren Augenmuskeln und des Lidschlusses beschränkt, diskrete Belastungsintoleranz der Skelettmuskeln oder dortiger subklinische myasthene Reaktion sind damit vereinbar
II	*leicht bis mäßiggradig generalisierte Myasthenie*, die (neben den Augenmuskeln) andere Muskelgruppen einbezieht
II a	• primär die Extremitäten und/oder axialen Muskeln betreffend, nur geringe oropharyngeale Symptome; langsame Progredienz, geringe Mortalität
II b	• primär die oropharyngealen (Dysarthrie, Dysphagie, Kauschwäche) und die respiratorischen Muskeln betreffend, in geringer Ausprägung Schwäche der Extremitäten und/oder axial; deutliche Behinderung, geringe Mortalität
III	*mäßiggradig generalisierte Myasthenie*, häufig mit Beteiligung der Augenmuskeln; häufig Thymome und krisenhafter Verlauf, hohe Mortalität
III a	• primär Extremitäten und/oder axial, geringe oropharyngeale Beteiligung
III b	• primär oropharyngeal und/oder respiratorisch
IV	*schwere generalisierte Myasthenie*, entwickelt sich häufig aus Myasthenie der Gruppe I/II nach den ersten zwei Krankheitsjahren oder später (rasch oder subakut); häufig thymomassoziiert, schlechte Prognose
IV a	• primär Extremitäten und/oder axial, geringe oropharyngeale Beteiligung
IVb	• primär oropharyngeal und/oder respiratorisch; Magensonde ohne Intubationsnotwendigkeit
V	Intubation mit/ohne mechanische Ventilation (nicht postoperativ)

Die juvenile Myasthenie (weniger als 10% aller Patienten) kann dabei entsprechend der klinisch am meisten betroffenen Muskelgruppen und des Verlaufstyps ebenfalls zugeteilt werden. Gesondert zu klassifizieren sind spezielle myasthene Syndrome (Lambert-Eaton-Syndrom und kongenitale Myasthenien).

13.1.3 Pathogenese

Die postsynaptische Membran enthält den Azetylcholinrezeptor und die Azetylcholinesterase. Das Nervenaktionspotenzial erreicht die Nervenendigung und triggert die Ausschüttung von Azetylcholin aus den präsynaptischen Vesikeln. Diese Azetylcholinexozytose wird durch den Kalziumeinstrom über die präsynaptischen spannungsabhängigen Kalziumkanäle gebahnt.

Azetylcholin diffundiert im synaptischen Spalt und induziert durch Bindung an die postsynaptischen Azetylcholinrezeptoren einen Einstrom von Natriumionen und damit eine lokale Depolarisierung, das Endplattenpotenzial. Die Amplitude des physiologischen Endplattenpotenzials der gesunden neuromuskulären Endplatte liegt deutlich über der des Schwellenwertes zur Generierung eines Muskelfaser-Aktionspotenzials. Die Wirkung des Azetylcholins wird durch Hydrolyse durch die Azetylcholinesterase an der postsynaptischen Membran beendet.

13

Seropositive Myasthenia gravis

Die Erzeugung myasthener Symptome durch passive Übertragung von IgG vom Menschen auf die Maus sowie das deutliche Ansprechen auf Plasmapherese belegen die *humorale Genese* der Myasthenia gravis.

Antikörper gegen Azetylcholinrezeptor

Merke

Die klassische (seropositive) Myasthenia gravis ist durch Antikörper gegen den nikotinergen Azetylcholinrezeptor an der motorischen Endplatte gekennzeichnet. Mit den heute üblichen Methoden werden bei 80–90% der Myastheniepatienten Antikörper gegen den Azetylcholinrezeptor nachgewiesen.

Es ist noch unklar, welcher Prozess die Sensibilisierung und Antikörperbildung gegen den Azetylcholinrezeptor verursacht. Unter anderem wird angenommen, dass Azetylcholinrezeptor-Epitope der Myoidzellen des Thymus den T-Zell-getragenen Autoimmunprozess anstoßen könnten (Kap. 13.1.4). 10% der Myasthenien manifestieren sich im Anschluss an einen Virusinfekt, so dass auch eine Veränderung der Eigentoleranz gegen den Azetylcholinrezeptor durch das virale Antigen diskutiert wird (antigenes Mimikry) [66].

Die Antikörper gegen den Azetylcholinrezeptor sind polyklonal und gehören primär den komplementaktivierenden Substanzen IgG1 und IgG3 an. Bei der Bindung der Antikörper an die Azetylcholinrezeptor-Ionenkanäle werden diese vernetzt und nachfolgend durch beschleunigte Endozytose abgebaut (beschleunigter Turnover) [24]. Die über den Fc-Teil des IgG-Moleküls aktivierte komplementvermittelte Entzündung führt zu einer verminderten Dichte der Azetylcholinrezeptoren sowie der spannungsabhängigen Natriumkanäle. Dies führt zu einem erniedrigten Endplattenpotenzial, das trotz normaler Freisetzung von Azetylcholin den erforderlichen

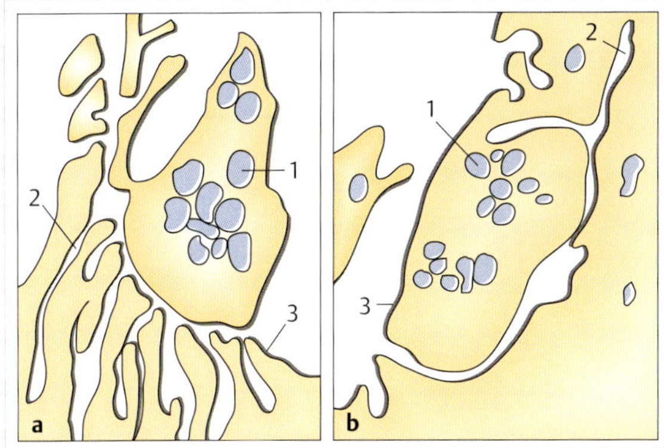

Abb. 13.1 Neuromuskuläre Synapse bei Myasthenia gravis.
a Normaler Zustand (1: Vesikel mit Azetylcholin, 2: postsynaptischer Faltenapparat, 3: Azetylcholinrezeptor).
b Zustand bei Myasthenie in Anlehnung an [29].

Schwellenwert zur Auslösung eines Muskelaktionspotenzials nicht erreicht. Auch eine direkte Blockade der aktiven Bindungsstellen der Azetylcholinrezeptor-Ionenkanäle durch die Antikörper ist möglich.

Die postsynaptischen Fältelungen sind abgeflacht, und der synaptische Spalt ist verbreitert (▸ Abb. 13.1, ▸ Abb. 13.1b). Elektronenmikroskopische und morphometrische Endplattenuntersuchungen zeigen eine Atrophie der Nervenendigungen und des Faltenapparats mit einer Verkürzung der postsynaptischen Membranlänge [110]. Elektronenmikroskopisch gelingt der Nachweis von Immunkomplexen an der Endplatte [29].

Antikörper gegen muskelspezifische Rezeptor-Tyrosinkinase (MuSK)

Antikörper gegen die muskelspezifische Rezeptor-Tyrosinkinase wurden erstmals 2001 beschrieben [58]. Am Tiermodell der Ratte konnte durch Immunisierung mit MuSK eine myasthene Schwäche gezeigt werden [117].

MuSK ist ein transmembranöser Bestandteil des Proteinkomplexes der postsynaptischen Membran, der nach der Interaktion von Agrin mit dem Agrinrezeptor LRP4 phosphoryliert wird (▸ Abb. 13.2). Über die Aktivierung von Dok7 und die Phosphorylierung von Rapsyn wird die Expression und Aggregation des Azetylcholinrezeptors am postsynaptischen Faltenapparat vermittelt ([35], [69]). Die Anzahl der Azetylcholinrezeptoren an der neuromuskulären Endplatte ist bei der MuSK-Myasthenie normal [118], im Tiermodell jedoch deutlich reduziert [35]. Unklar sind weiterhin die genauen pathogenetischen Mechanismen der MuSK-IgG-Antikörper an der postsynaptischen Membran [35].

Weitere Antikörper

▸ **„Doppelt seronegative" Myastheniepatienten.** Bislang wurden bei ca. 20 % der Patienten weder Antikörper gegen den Azetylcholinrezeptor noch gegen MuSK nachgewiesen [90]. Diese Patienten weisen jedoch erstaunlicherweise wie Patienten mit seropositiver Myasthenie eine verminderte Dichte der Azetylcholinrezeptoren an der neuromuskulären Endplatte auf [118]. Interessanterweise ähnelt diese nunmehr in zweifacher Hinsicht „seronegative" Myasthenie der „klassischen" Azetylcholinrezeptor-Antikörper-positiven Erkrankungsform auch in Klinik, therapeutischem Ansprechen und Verlauf.

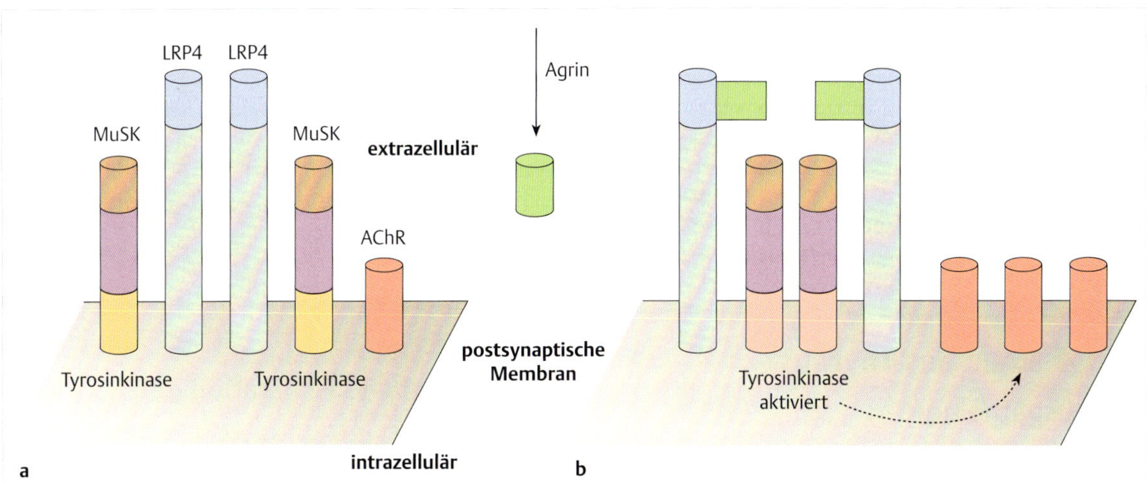

Abb. 13.2 Synapse mit muskelspezifischer Rezeptor-Tyrosinkinase (MuSK; AChR: Azetylcholinrezeptor, LRP4: lipoprotein receptor related protein 4) ([69], [35]).
a Transmembranöser MuSK-LRP4-Komplex an der postsynaptischen Membran.
b MuSK-Aktivierung durch Bindung von Agrin an LRP4 führt zur Aggregation von AChR.

13

Ein Erklärungsansatz dafür war bereits seit langem die Hypothese, dass die Azetylcholinrezeptor-Antikörper dieser Patienten aufgrund zu geringer Konzentration oder zu geringer Affinität nicht mit konventionellen Antikörperassays nachweisbar sind. Darüber hinaus ähneln die histologischen Thymusveränderungen dieser „seronegativen" Patienten denen der klassischen Azetylcholinrezeptor-Antikörper-positiven Form [77], was den Effekt der Thymektomie zumindest bei einer Subgruppe „zweifach seronegativer" Patienten erklären könnte.

▸ **Low-Affinity-Antikörper gegen den Azetylcholinrezeptor.** 2008 wurden nunmehr bei 66 % der „doppelt seronegativen" Myastheniepatienten Low-Affinity-Antikörper gegen den Azetylcholinrezeptor nachgewiesen [78]. Damit konnten 25 % der bisherigen „seronegativen okulären Myastheniepatienten" klassifiziert werden [130]. Low-Affinity-Antikörper gegen den Azetylcholinrezeptor gehören der Subklasse IgG1 an und können Komplement aktivieren. In Einzelfällen wurden Low-Affinity-Antikörper auch bei MuSK-positiven Patienten nachgewiesen [78].

▸ **Anti-LRP4-Antikörper.** Der Anteil der Patienten mit Low-Affinity-Antikörpern gegen den Azetylcholinrezeptor beträgt weniger als 10 % aller Myastheniepatienten, so dass nunmehr eine tatsächliche Seronegativität nur bei ca. 5 % aller Erkrankten angenommen wurde. 2011 wurden bei 7 von 13 [102] bzw. 9 von 300 [57] sowie 11 von 120 [135] dieser seronegativen Patienten Antikörper gegen das rezeptorassoziierte Protein 4 (= Anti-LRP4) nachgewiesen (▸ Abb. 13.2). LRP4 fungiert als Agrinrezeptor der neuromuskulären Synapse. Nach Bindung von Agrin aktiviert LRP4 die muskelspezifische Tyrosinkinase durch Phosphorylierung und vermittelt so die Zusammensetzung der postsynaptischen Azetylcholinrezeptoren [69].

Der genaue pathogenetische Mechanismus der Anti-LRP4-Antikörper im Agrin-LRP4-MuSK-Komplex ist noch nicht ausreichend untersucht [102]. Unklar ist auch, ob es sich bei dem gleichzeitigen Vorkommen von MuSK- und LRP4-Antikörpern um ein zufälliges und voneinander unabhängiges Phänomen handelt ([57], [102]). Darüber hinaus wurden Antikörper nachgewiesen, die direkt gegen Agrin gerichtet sind und gemeinsam mit Antikörpern gegen den Azetylcholinrezeptor, MuSK oder LRP bei Myastheniepatienten vorkommen (Gasperi C 2014).

13.1.4 Rolle des Thymus

Thymuspathologie

Morphologisch fassbare pathologische Thymusveränderungen kommen bei über 80 % der Patienten mit Myasthenia gravis vor, wobei die lymphofollikuläre Thymushyperplasie auch bei anderen Autoimmunerkrankungen (Morbus Basedow, Hashimoto-Thyreoiditis, Lupus erythematodes, rheumatoide Arthritis) nicht ungewöhnlich ist. Etwa 20 % der Menschen weisen ektopisches oder polytopisch Thymusgewebe auf, wovon bereits die Hälfte im Kindesalter diagnostiziert wird. Diese ektopischen Thymusanteile gehen auf den embryonalen Deszensus des Thymus vom 3. Kiemenbogen ausgehend in das obere vordere Mediastinum zurück.

▸ **Thymushyperplasie (Thymitis).** Bei etwa 70–80 % der Patienten (insbesondere Azetylcholinrezeptor-Antikörper-positive, vor dem 40. Lebensjahr Erkrankte) besteht eine lymphofollikuäre Hyperplasie, die 1966 von Goldstein als Thymitis beschrieben wurde. Diese besteht in einer dem Lymphknoten ähnelnden Vermehrung lymphozytärer Keimzellinfiltrate aus T- und B-Zellen im Thymusmark und perivaskulär sowie Plasmazellen in großen Keimzentren. Letztendlich ist die Thymushyperplasie das Korrelat einer klassischen vollständig im Thymus ablaufenden Immunreaktion, die vermutlich von den Azetylcholinrezeptor-Epitopen der Myoidzellen des Thymus ausgeht. Auch hier können mitunter Antikörper gegen die quer gestreifte Muskulatur (10–30 %) und Titin (< 5 %) nachweisbar sein.

Merke

Das Gewicht sowie das radiologische und makroskopische Erscheinungsbild der Thymusdrüse sind bei der Thymushyperplasie normal (im Gegensatz zur numerischen Hyperplasie).

▸ **Thymusatrophie.** Bei etwa 10–20 % der Patienten findet man einen lichtmikroskopisch unauffälligen Thymus mit alterskorrelierter Involution. Diese Patienten profitieren von einer Thymektomie eher nicht.

▸ **Thymom.** Ein regelrechter Thymustumor, ein Thymom, ist bei ca. 30 % der Myastheniepatienten nachweisbar (▸ Abb. 13.3). Das autoimmunogene Potenzial der Thymome wird auf die Präsentation von Autoantigenen durch neoplastische Zellen (Azetylcholinrezeptor-, Titin-, Ryanodinrezeptor-ähnlich) zurückgeführt, die das vermehrte Auftreten dieser Antikörper bei Thymompatienten erklärt. Dabei spielen vermutlich eine verminderte Expression des autoimmunen Regulatorgens (AIRE) sowie ein selektiver Verlust regulatorischer T-Zellen eine Rolle [111].

Histologische Klassifikation der Thymome

▸ **WHO-Klassifikation.** Die Klassifikation der Thymome ist in ▸ Tab. 13.3 dargestellt. Ausschlaggebend sind dabei die Morphologie des Tumorepithels und dessen Relation zu den Lymphozyten, wobei die medulläre Differenzierung eher zu benignem, die kortikale Differenzierung eher zu malignem Verhalten führt.

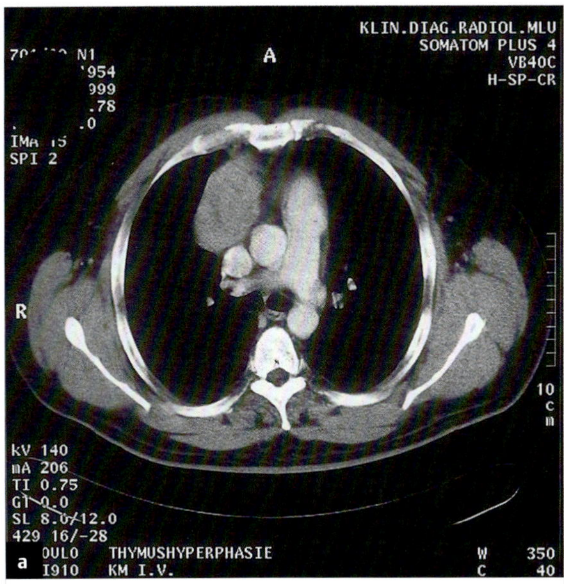

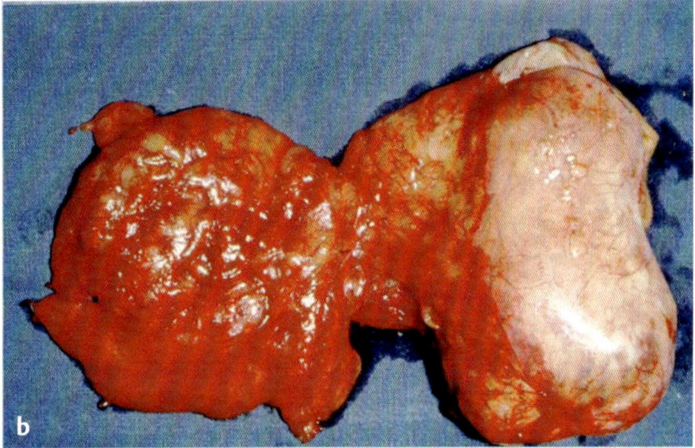

Abb. 13.3 Thymom bei einem Patienten mit Myasthenia gravis.
a Darstellung im CT.
b Operationspräparat.

Tab. 13.4 Klassifikation des Invasionsstadiums des Thymoms nach Masaoka (beruht auf der Histopathologie nach Resektion) [87].

Stadium	Charakteristika
I	makroskopisch und mikroskopisch gekapselter Tumor, Kapselinvasion möglich, aber kein Durchbruch; 5-JÜR: 96 %, 20-JÜR: 89 % (meist Typ A und AB)
II	a) mikroskopisch Kapseldurchbruch, b) makroskopisch Befall des Fettgewebes oder Pleura ohne Durchbruch; 5-JÜR: 86 %, 20-JÜR: 91 %
III	Befall benachbarter Organe: a) ohne Invasion großer Gefäße, b) mit Invasion großer Gefäße; 5-JÜR: 69 %, 20-JÜR: 49 %
IV	Metastase pleural oder perikardial: a) lymphogen oder b) hämatogen; 5-JÜR: 50 %, 20-JÜR: 0 %

WHO-Typ A, AB, B1 entsprechen meist Masaoka-Stadium I und II; JÜR: Jahresüberlebensrate

▸ **Klassifikation nach Masaoka.** Postoperativ kann das biologische Invasionsstadium entsprechend der Klassifikation nach Masaoka festgelegt werden, die maßgeblich die Gesamtprognose des Thymoms und des paraneoplastischen Syndroms bestimmt (▸ Tab. 13.4; [87], [124]).

Paraneoplastische Syndrome bei Thymomen

Das Spektrum paraneoplastischer Syndrome bei Thymomen umfasst neben der Myasthenia gravis weitere Erkrankungen (▸ Tab. 13.5). Selten treten ein Thymom, eine Polymyositis und eine Myasthenia gravis gemeinsam auf [64]. Insbesondere bei Patienten mit thymomassoziierter Myositis kommt es gehäuft zu Myokarditiden mit letalem Verlauf infolge von Rhythmusstörungen.

Tab. 13.3 WHO-Klassifikation der Thymome [86].

Typ	Charakteristika
benigne Thymome	
Typ A (10 %): Spindelzell-/medulläres Thymom	ca. 17 % mit MG assoziiert; neoplastisches Thymusepithel ohne Kernatypie, kaum Lymphozyten, meist gekapselt, selten invasiv; 15-JÜR: 100 %
Typ AB (25 %): gemischtes Thymom	ca. 16 % mit MG assoziiert; histologischer Typ A gemischt mit Anhäufungen von T-Lymphozyten; 15-JÜR > 90 %
maligne Thymome, Kategorie I	lokal invasiv, seltene und späte Metastasen
Typ B1 (9–20 %): vorherrschend kortikales Thymom	lymphozytenreiches, organoides Thymom; 57 % mit MG assoziiert, ähnlich dem physiologischen Thymus; gute Prognose, 20-JÜR: 90 %
Typ B2 (20–36 %): kortikales Thymom, polygonales Thymom	71 % mit MG assoziiert, verstreute plumpe Zellen mit blasigen Kernen zwischen T-Lymphozyten; Palisaden perivaskulärer Tumorzellen; prognostisch deutlich schlechter durch geringe medulläre Anteile, 20-JÜR: 60 %
Typ B3 (10–14 %): epitheliales Thymom, atypisches Thymom, squamoides Thymom, hoch differenziertes Thymuskarzinom	46 % mit MG assoziiert, wenig Lymphozyten und Kernatypie, noch erkennbare kortikale Anteile; 5-JÜR: 80 %, 20-JÜR: 40 %
maligne Thymome, Kategorie II	immer hochmaligne, lymphogene/hämatogene Metastasen (bis zu 70 %)
Typ C (10 %): Thymuskarzinom	definitive zytologische Atypie, nicht organtypisch, keine unreifen T-Lymphozyten, viele Plasmazellen; 5-JÜR: 38 %, 10-JÜR: 28 %; kaum autoimmune paraneoplastische Syndrome

JÜR: Jahresüberlebensrate, MG: Myasthenia gravis

Tab. 13.5 Häufigkeit thymomassoziierter Erkrankungen [64].

Erkrankung	Häufigkeit (%)
Myasthenia gravis	44
Zytopenie	21
Karzinom (ohne Thymus)	12
Hypogammaglobulinämie	6
Polymyositis	5
systemischer Lupus erythematodes	1
Neuromyotonie	3
• davon mit ZNS-Beteiligung	0,8
Sonstige (rheumatoide Arthritis, Thyreoiditis, Sjögren-Syndrom, Colitis ulcerosa, perniziöse Anämie, Dermatomyositis, Sarkoidose)	< 1

▶ **Häufigkeit.** Die Häufigkeit paraneoplastischer Syndrome ist vom Malignitätsgrad des Thymoms abhängig (▶ Tab. 13.6). Eine Myositis als seltenes paraneoplastisches Syndrom tritt am ehesten bei malignen Thymomen auf. Die Häufigkeit der paraneoplastischen Myasthenia gravis erreicht einen deutlichen Gipfel bei Thymomen vom B-Typ [64].

▶ **Isaac-Syndrom.** Eine weitere Besonderheit ist die Assoziation von Thymom und autoimmun erworbener Neuromyotonie (Isaac-Syndrom). Hierbei finden sich neben Antikörpern gegen Azetylcholinrezeptoren auch Antikörper gegen spannungsabhängige Kaliumkanäle [54] und Caspr2 (contactin associated protein-2) [131] (▶ Tab. 13.9).

13.1.5 Klinik

Klassische Form

Merke

Die Mehrzahl der Patienten mit Myasthenie zeigt eine vorzeitige und krankhafte Ermüdbarkeit der Augen- und/oder Skelettmuskulatur, oder es besteht eine permanente, durch Belastung intensivierte myasthene Muskelschwäche.

13

▶ **Muskelschwäche.** Typischerweise fluktuiert die Schwäche innerhalb des Tages, nimmt bei Belastung zu und bessert sich in Ruhe. Gelegentlich beobachtet man aber auch Patienten, die gerade am Morgen, nach dem Erwachen, die stärkste muskuläre Schwäche zeigen. Häufig treten bedingt durch die kompensatorische Mehrbelastung Schmerzen in weniger betroffenen Muskelgruppen auf.

▶ **Lokalisationen.** Die okuläre Beteiligung, die sich als fluktuierende Ptosis oder Doppelbilder (häufig Blickhebung) zeigt, tritt zum Zeitpunkt der Erstmanifestation bei 75–85 % der Patienten auf. Ein asymmetrischer Befall einzelner Muskeln kann gelegentlich als Hirnnervenläsion fehlinterpretiert werden. Die vorzeitige Ermüdbarkeit der Extremitäten ist meist proximal betont und beidseits ausgeprägt. Viele Patienten zeigen eine Schwäche der Gesichtsmuskulatur. Mitunter ist eine Schwäche des M. orbicularis oculi auffällig („afternoon ectropion“, „peek-a-boo sign“).

Die bulbäre Schwäche, die sich als schmerzlose Dysphagie, Dysarthrie oder auch Kauschwäche darstellt, bildet bei ca. 15 % der Patienten das Initialsymptom. Oft ist die Sprache rasch ermüdbar, verwaschen, hypernasal, oder es kommt beim längeren Sprechen zu einem vorübergehenden Sprachverlust. Eine Dysphagie kann sich durch kalte Nahrung, besonders Speiseeis, verbessern (Kap. 13.1.6). Eine frühe respiratorische Beteiligung ist selten, kann dann aber sehr rasch zu einer lebensbedrohlichen Situation führen [66]. In seltenen Fällen zeigt sich ein Gliedergürtelsyndrom oder sogar eine isolierte Schwäche einer Extremität. Die Schwäche des M. tensor tympani kann eine Hypakusis im tiefen Frequenzbereich und die des M. stapedius eine Hyperakusis verursachen.

▶ **Weitere Symptome.** Atrophien zuvor myasthen geschwächter Muskeln kommen nicht nur in der Spätphase, sondern bereits nach einem halb- bis einjährigen Verlauf der Erkrankung bei ca. 14 % der Fälle vor. Die dadurch bedingte Muskelschwäche kann zu einer nicht indizierten und nebenwirkungsreichen Dosissteigerung der Cholinesterasehemmer verleiten. Die „myasthene“ Zungenatrophie ist durch eine längs gerichtete Furchenbildung charakterisiert.

▶ **Komplikationen.** Zur Beurteilung der Atemfunktion wird die Thoraxbeweglichkeit bei maximaler In- und Exspiration überprüft, die Kraft eines willkürlichen Hustenstoßes neben der Atemfrequenz und Vitalkapazität gemessen und ggf. eine Blutgasanalyse durchgeführt. Die Schwäche der laryngopharyngealen Muskulatur birgt die Gefahr des Verschluckens und der Aspiration von Speichel oder Nahrungsresten.

Tab. 13.6 Häufigkeit der Thymome nach WHO [64].

	Typ A	Typ AB	Typ B1	Typ B2	Typ B3	Typ C
Myasthenia gravis (n = 228) [33]	8 (4 %)	22 (10 %)	36 (16 %)	130 (57 %)	8 (4 %)	0 (0 %)
Polymyositis (n = 28) [64]	7 (25 %)		11 (39 %)			10 (36 %)

► **Klinische Untersuchung.** Die Muskeleigenreflexe sind erhalten und oft sogar sehr lebhaft auslösbar. In der klinischen Praxis sind standardisierte Tests zur Erhebung des klinischen Befundes sowie zur Verlaufsuntersuchung bei Myastheniepatienten geeignet. Zur mittel- und langfristigen Beurteilung des klinischen Verlaufs haben sich der Score nach Besinger und Toyka [11] sowie in Anlehnung an die amerikanische Literatur der ADL-Score (ADL: activity of daily life) [133] bewährt (► Tab. 13.7, ► Tab. 13.8).

Merke

Jedem Einzeltest wird entsprechend des Befundes ein Zahlenwert zwischen 0 und 3 zugeordnet. Der Gesamtscore (zwischen 0 und 3) entspricht der Summe der Einzelscores dividiert durch die Anzahl der registrierten Parameter. Im Krankheitsverlauf gilt eine Scoreänderung von ± 0,3 als unverändert, von ± 0,3–1 als relevante Änderung sowie über ± 1 als wesentliche Änderung.

Tab. 13.7 Myastheniescore (nach [11]).

Prüfung	normal	gering	mäßig	schwer
Score	0	1	2	3
1. Armvorhalten (Sekunden): 90 Grad, stehend	> 180	60–180	10–60	< 10
2. Beinvorhalten (Sekunden): 45 Grad, liegend	> 45	30–45	5–30	< 5
3. Kopfheben (Sekunden): 45 Grad, Rückenlage	> 90	30–90	5–30	< 5
4. Vitalkapazität (Liter)				
• männlich	> 4	2,5–4	1,5 –2,5	< 1,5
• weiblich	> 3	2–3	1,2–2	< 1,2
5. Kau-/Schluckfunktion	normal	Ermüdung bei normaler Kost	Verschlucken	Magensonde, Kieferhängen
6. Mimik	normal	geringe Schwäche beim Lidschluss	inkompletter Lidschluss	Amimie
7. okuläre Symptomatik (nach Sekunden): Doppelbilder bei Blick nach lateral, Ptosis bei Aufwärtsblick	> 60	10–60	0–10	spontan

Tab. 13.8 ADL-Score [133].

Grad	0	1	2	3
Sprechen	normal	gelegentlich undeutliche oder nasale Sprache	dauerhaft undeutliche oder nasale Sprache, aber verständlich	schwer verständliche Sprache
Kauen	normal	Ermüdung bei festen Speisen	Ermüdung bei flüssigen Speisen	Magensonde
Schlucken	normal	seltene Erstickungsanfälle	regelmäßige Erstickungsanfälle	Magensonde
Atmung	normal	Belastungsdyspnoe	Ruhedyspnoe	beatmungspflichtig
Fähigkeit, Zähne zu putzen oder Haare zu kämmen	normal	mit Anstrengung, aber ohne Erholungspausen	Erholungspausen notwendig	beides unmöglich
Fähigkeit, aus der Sitzposition aufzustehen	normal	leicht eingeschränkt, gelegentlich mit Armunterstützung	eingeschränkt, immer mit Armunterstützung	schwerst eingeschränkt, hilfsbedürftig
Diplopie	keine	gelegentlich, aber nicht täglich	täglich, aber nicht dauerhaft	dauerhaft
Ptose	keine	gelegentlich, aber nicht täglich	täglich, aber nicht dauerhaft	dauerhaft

Klinische Subtypen

Bei der *MuSK-Myasthenie* bestehen im Vergleich zur klassischen Azetylcholinrezeptor-positiven Form häufiger ausgeprägte okulobulbäre Symptome sowie ein tendenziell schwererer und oft krisenhafter Verlauf mit einem höheren Bedarf an Immunsuppression [47]. Klinisch kristallisierten sich dabei drei charakteristische Phänotypen heraus:

- okulobulbärer Schwerpunkt (vermehrte Atrophie fazialer, lingualer und bulbärer Muskeln)
- prädominante Schwäche der Nacken-, Schulter- und Atemmuskulatur
- ähnlicher Phänotyp wie bei Patienten mit Azetylcholinrezeptor-Antikörpern

Doppelt seronegative Patienten scheinen im Verlauf klinisch weniger beeinträchtigt und bedürfen geringerer Dosen an Immunsuppression (Azathioprin, Kortikosteroide). Aufgrund inzwischen neu identifizierter Antikörper gegen MuSK, den Low-Affinity-Azetylcholinrezeptor und LRP4 sind die Beschreibungen zur seronegativen Myasthenie sehr heterogen, da ursprünglich all diese Patienten als „seronegativ" klassifiziert wurden (▶ Tab. 13.9).

Auslöser der Myasthenia gravis

▶ **Verschiedene Auslöser.** Durch direkte oder indirekte Beeinflussung der Ionenkanäle oder der Azetylcholinesterase an der neuromuskulären Synapse können typische Auslöser wie psychische Belastungen, extreme Temperatureinwirkungen, Menstruation, Infektionen, Fieber, Schilddrüsenerkrankungen, Elektrolytentgleisungen, grelles Licht und Narkosen myasthene Reaktionen auslösen bzw. verschlimmern.

▶ **Neuromuskuläre Blockade durch Medikamente.** Durch eine präsynaptische Hemmung der Azetylcholinausschüttung oder eine postsynaptische Blockierung der Azetylcholinwirkung behindern verschiedene Substanzen die neuromuskuläre Erregungsübertragung, was bei einer klinisch noch inapparenten Myasthenie erstmals eine myasthene Reaktion oder eine myasthene Krise auslösen, aber auch eine bereits bekannte Myasthenie plötzlich verschlimmern kann (▶ Tab. 13.10).

Man unterscheidet Präparate mit hoher Potenz, eine Myasthenie zu verschlechtern, von Präparaten, die dies nur selten und in hohen Dosen bewirken. Grundsätzlich ist bei einer stabilen klinischen Situation der Myasthenie die Gabe eines nur potenziell myasthen wirkenden Medikaments möglich, solange dieses vorsichtig unter engmaschigem klinischem Monitoring erfolgt. D-Penicillamin und Chloroquin können sehr selten eine reversible autoimmune Azetylcholinrezeptor-Antikörper-positive Myasthenie auslösen und sollten daher gemieden werden.

In einer israelischen Studie trat nach Immunisierung mit H1N1- und Influenza-Impfstoff bei Myastheniepatienten keine Verschlechterung der Erkrankung ein [5]. Die Empfehlung für Totimpfstoffe wird bei Myasthenie ausgesprochen, von Lebendimpfstoffen muss bei immunsupprimierten Patienten abgesehen werden (Leitlinien der DGN 2012 [22]).

Tab. 13.9 Subgruppen der Myasthenia gravis.

klinischer Subtyp	Manifestationsalter/ Thymushistologie	Antikörper gegen	Indikation zur Thymektomie
generalisiert, Frühmanifestation (klassische Form)	< 40 Jahre/Hyperplasie	AChR	ja
generalisiert, Spätmanifestation	> 40 Jahre/normal	AChR, Titin, Ryanodinrezeptor	primär nein, in Einzelfällen sinnvoll
thymomassoziiert	meist 40–60 Jahre/Thymom	AChR, Titin, Ryanodinrezeptor, Kalium- und Kalziumkanal, CRMP5, GAD, KCNA4, Caspr2	ja
MuSK	< 40 Jahre (meist)/normal	MuSK	nein
„seronegativ" für MuSK- und Azetylcholinrezeptor-Antikörper[1)]	variabel/einige Hyperplasien	• Low-Affinity-AChR-Antikörper (66 %) • LRP4- Antikörper (bis ca. 50 %) • weitere unklar	in Subgruppen
okulär	Erwachsene in USA und Europa; Kinder in Asien/unklar	AChR in 50 % der Fälle, in Ausnahmefällen MuSK und LRP 4-AK	nein

[1)] sehr geringe Patientenzahlen, zum Teil heterogen, da neue Antikörper identifiziert wurden
AChR: Azetylcholinrezeptor, Caspr2: Contactin Associated Protein, CRMP5: Collapsin Response Mediator Protein, GAD: Glutamatdecarboxylase, KCNA4: spannungsabhängiger Kaliumkanal Typ Kv1.4, MuSK: muskelspezifische Rezeptor-Tyrosinkinase, LRP4: Lipoprotein Receptor Related Protein

Tab. 13.10 Medikamente, die eine Myasthenia gravis verschlechtern können (kursiv: Substanzen mit hohem Potenzial, eine Myasthenie zu verschlechtern).

Substanzgruppe	Substanz
Analgetika	Flupirtin, Morphinpräparate
Antiarrhythmika	*Chinidin, Ajmalin, Mexitil, Procainamid*
Antibiotika	• *Aminoglykoside* (vor allem Streptomycin, Neomycin, weniger Tobramycin) • *Makrolide* (z. B. Erythromycin) • *Ketolide* (Telithromycin), Lincomycin, Polymyxin • *Gyrasehemmer* (Levofloxacin, Ciprofloxacin) • Sulfonamide, Tetrazykline, Penicilline nur in besonders hoher Dosierung
Antidepressiva	Substanzen vom Amitriptylintyp
Antikonvulsiva	Benzodiazepine, Carbamazepin, Diphenylhydantoin, Ethosuximid, Gabapentin, Phenytoin
Antimalariamittel, Antirheumatika	*D-Penicillamin*, Chinin, *Chloroquin* und Analoga
Betablocker	Oxprenolol, Pindolol, Practolol, *Propranolol*, *Timolol* (auch als Augentropfen)
Botulinumtoxin	
Kalziumantagonisten	Verapamil: Diltiazem, Nifedipin und Verwandte
Diuretika	Acetazolamid, Benzothiadiazine, Schleifendiuretika
Glukokortikoide	transiente Verschlechterung bei Behandlungsbeginn mit hohen Dosen
Interferone	*Interferon alpha* (Einzelfälle)
Lokalanästhetika	Procain (Estertyp)
Magnesium	hohe Dosen als Laxanzien
Muskelrelaxanzien	*Curarederivate* (wegen erhöhter Empfindlichkeit initial 10–50 % der Normaldosis wählen); Succinylcholin grundsätzlich meiden, da nicht mit Pyridostigmin antagonisierbar; Baclofen, Dantrolen
Narkotika	Ketamin
Psychopharmaka	Chlorpromazin, Promazin und Verwandte; alle Benzodiazepine und Strukturverwandte wie Zolpidem, Zopiclon, Trizyklika, Barbiturate, *Lithium* (Langzeitbehandlung und bei akuter Überdosierung), Sulpirid, Atypika wie Clozapin
Statine	mehrere Befundberichte über verschiedene Cholesterinsenker (insbesondere Statine)
Varia	Tetanusantitoxin und adrenokortikotropes Hormon (ACTH), Schilddrüsenhormone, Amantadin, Jod, Kontrastmittel, Cetirizin

Tab. 13.11 Medikamente, die bei Myasthenia gravis eingesetzt werden können.

Substanzgruppe	Substanz
Antibiotika	Cephalosporin, Cephalotin, Cephalozin, Penicillin in niedrigen Dosen, Ampicillin, Erythromycin, Chloramphenicol, Nitrofurane, Cotrimoxazol, Isoniazid, Rifampicin, Ethambutol
Antikonvulsiva	Valproinsäure, Lamotrigin, Topiramat, Levetiracetam, Oxcarbazepin
kardiovaskulär wirkende Substanzen	Digitalis, ACE-Hemmer, Ipratropiumbromid, AT-II-Antagonisten, Spironolacton
Rheuma-, Grippemittel	nicht steroidale Antiphlogistika, Azetylsalizylsäure, Paracetamol, Gold, COX-II-Hemmer
nicht depolarisierende Muskelrelaxanzien	Atracurium
Narkotika	Stickoxydul, Isofluran, Halothan, Fentanyl
Lokalanästhetika	heutige Substanzen vom Amidtyp sind unproblematisch
Psychopharmaka	unter Überwachung: Benzodiazepine in niedriger Dosierung, niederpotente Neuroleptika (Promethazin), Tetrazyklika, Serotininwiederaufnahme-Hemmer (SSRI)

13.1.6 Diagnostik

Klinische und pharmakologische Tests

Simpson-Test

Beim Simpson-Test tritt beim Blick nach oben innerhalb kurzer Zeit eine Ermüdung der Lidmuskeln (ein- oder beidseitige Ptose) auf. Mitunter ist die Ptose beim Seitwärtsblick leichter zu provozieren. Das Phänomen der verstärkten Ptosis (enhanced ptosis) beschreibt das dem Hering-Gesetz der gleichmäßigen Innervation folgende Absinken des gesunden Augenlides beim Anheben des hängenden Augenlides durch Nachlassen der kompensatorischen Innervation des M. frontalis.

Tensilontest

Der Tensilontest beruht auf der sehr raschen Hemmung der Azetylcholinesterase durch das injizierte Edrophoniumchlorid (Tensilon), das eine bestehende myasthene Schwäche nach wenigen Sekunden bis zu etwa einer Minute für wenige Minuten wesentlich bessert (▶ Abb. 13.4). Zur Objektivierung des Medikamenteneffekts eignen sich insbesondere eine Ptosis oder Paresen der Augenmuskeln; jedoch können auch funktionelle dem Leistungsniveau des Patienten angepasste Tests (Kniebeuge, Liegestütz, Kopfhaltetest, Sprache) sehr aussagekräftig sein. In bestimmten Fällen kann es notwendig sein, vor der Tensiloninjektion Natriumchlorid zu injizieren, um die spezifische Wirkung des Tensilons zu belegen. Ebenso kann der Tensiloneffekt elektrophysiologisch mithilfe der repetitiven Nervenstimulation erfasst werden.

▶ **Vorgehen.** Der zu testenden Person werden zunächst 0,1–0,2 ml (1–2 mg) Tensilon i. v. gegeben. Wenn innerhalb von 45 Sekunden keine muskarinartigen Nebenwirkungen (Bradykardie, Augentränen, Hypersalivation, massive Darmperistaltik und Harndrang) auftreten, werden 0,8–0,9 ml (8–9 mg) Tensilon injiziert. Bei muskarinartigen Nebenwirkungen injiziert man 0,5 mg Atropin i. v, das bei jedem Tensilontest bereit gelegt werden sollte. Der Test kann nach 30 Minuten wiederholt werden.

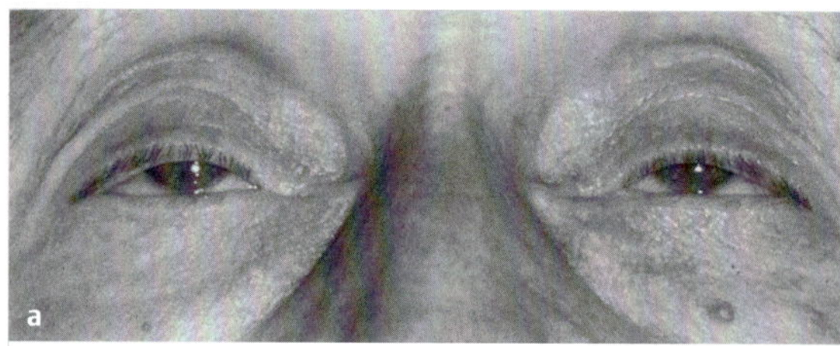

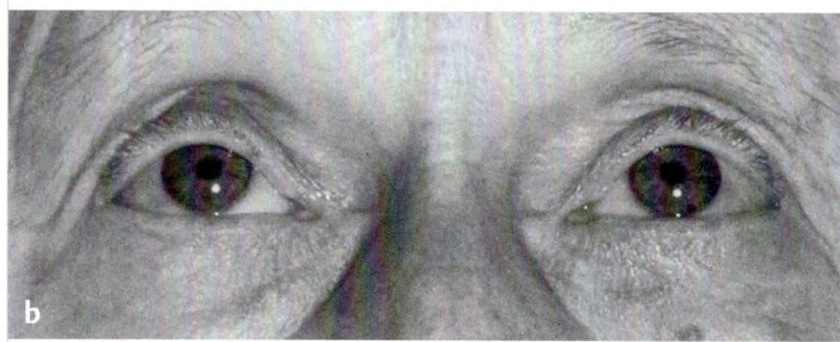

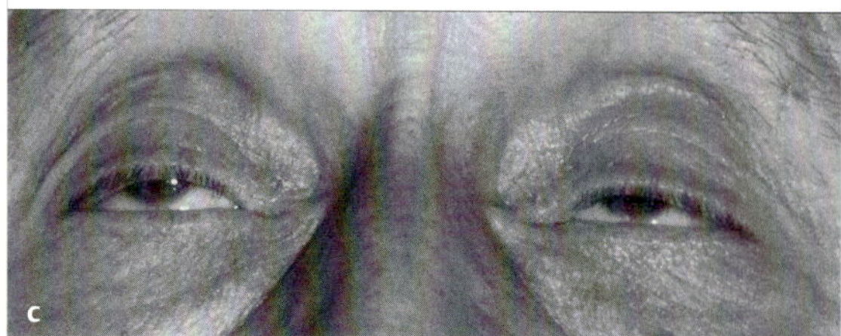

Abb. 13.4 Tensilontest.
a Vor Injektion von Tensilon.
b Nach Injektion von Tensilon.
c Die Wirkung des Tensilons lässt nach 20 Sekunden nach.

Bei *Kindern* mit einem Gewicht bis 34 kg beträgt die Testdosis 0,1 ml (1 mg), bei höherem Gewicht 0,2 ml (2 mg) i. v. oder i. m, beim *Säugling* und *Kleinkind* bis zu 2 Jahren 0,05 ml (0,5 mg) subkutan.

Ist die intravenöse Applikation nicht möglich, kann intramuskulär injiziert werden (Wirkeintritt nach 2–10 Minuten).

▶ **Überprüfung der Therapie.** Wird der Tensilontest zur Überprüfung der Therapie benutzt, führt man ihn ca. eine Stunde nach Einnahme der Cholinesterasehemmer durch. Sollte sich dabei eine Verbesserung der Muskelkraft ergeben, wird die orale Dosis des Cholinesterasehemmers weiter erhöht; bei Verschlechterung wird sie entsprechend reduziert. Insbesondere bei älteren Patienten ist die probatorische orale Gabe von Pyridostigmin (60 mg) zur Evaluierung eines Effekts ohne wesentliche Nebenwirkungen möglich.

▶ **Bewertung.** Der Tensilontest ist *nicht absolut spezifisch*; er kann auch bei anderen Erkrankungen, insbesondere bei amyotropher Lateralsklerose und chronischer Poliomyelitis, kongenitalen myasthenen Syndromen und dem Lambert-Eaton-Syndrom positiv sein. Seine Sensitivität beträgt bei der generalisierten Erkrankungsform der Myasthenie 88 % (78–97), seine Spezifität 97 % (92–100) [9]. Bei der seronegativen Myasthenie sowie gelegentlich auch bei der rein okulären Myasthenie fällt der Tensilontest häufiger negativ aus. Bei der MuSK-positiven Myasthenie ist er bei bis zu 30 % der Patienten negativ; dabei treten ausgeprägte cholinerge Nebenwirkungen auf ([46], [48]).

Eistest

Bei Kontraindikationen gegen den Tensilontest und bei unklarer Ptosis gilt der Eistest als komplikationslose und praktikable Untersuchung. Er beruht auf der besseren Transmission an der neuromuskulären Synapse bei Kälte (z. B. durch verminderte Aktivität der Azetylcholinesterase). Dabei wird dem Patienten ein Kühlkissen 2–5 Minuten über das geschlossene betroffene Auge gelegt und anschließend eine Aussage über einen Rückgang der Ptose bei myasthenen Syndromen getroffen [42].

Eine Metaanalyse zur Aussagekraft diagnostischer Verfahren ergab bei der okulären Myasthenie eine Sensitivität von 94 % und eine Spezifität von 97 % bzw. bei der generalisierten Form entsprechende Werte von 82 und 96 % [9].

Antikörperdiagnostik

▶ **Antikörper gegen Azetylcholinrezeptor (High- und Low-Affinity-Antikörper).** Der Nachweis von Antikörpern gegen an α-Bungarotoxin gebundene markierte humane Azetylcholinrezeptoren gelingt im Immunpräzipitationsassay bei 80 % der Patienten mit generalisierter Myasthenie. Weitere Testverfahren umfassen den Nachweis Azetylcholinrezeptor-modulierender Antikörper (Bio-

13

assay mit Myoblastenkultur) sowie Azetylcholinrezeptor-blockierender Antikörper (Immunpräzipitationstest), ohne jedoch zu einer wesentlichen Erhöhung der diagnostischen Sensitivität zu führen.

Merke

Ein sicher positiver Azetylcholinrezeptor-Antikörpertiter ist für die Diagnose einer Myasthenie beweisend, ein negativer Titer schließt sie jedoch keineswegs aus.

Bei 66% der Patienten mit generalisierter Myasthenie ohne Nachweis von Azetylcholinrezeptor- und MuSK-Antikörpern werden in einem speziellen Testverfahren Low-Affinity-Antikörper gegen den Azetylcholinrezeptor nachgewiesen [78], wobei diese Untersuchung derzeit noch nicht kommerziell angeboten wird.

▶ **Antikörper gegen muskelspezifische Rezeptor-Tyrosinkinase.** Bei ca. 40–70% der Azetylcholinrezeptor-Antikörper-negativen Patienten mit generalisierter Myasthenie werden Antikörper gegen die muskelspezifische Rezeptor-Tyrosinkinase (MuSK) nachgewiesen [130].

▶ **Antikörper gegen den Agrinrezeptor LRP 4.** Die Untersuchung dieses erst 2011 beschriebenen Antikörpers ist inzwischen kommerziell verfügbar [102].

▶ **Weitere Antikörper.** Antikörper gegen die *quer gestreifte Muskulatur*, die zytoplasmatische Proteine wie Titin, Myosin, Aktin und den Ryanodinrezeptor erkennen, werden bei 75–85% der Patienten mit thymomassoziierter Myasthenie nachgewiesen, kommen jedoch auch bei Thymomen ohne Myasthenie vor (▶ Tab. 13.12) [107]. Insbesondere bei einer Frühmanifestation der Myasthenie sollten diese Antikörper den dringenden Verdacht auf ein Thymom lenken. Titinantikörper kommen wiederum bei bis zu 50% der Myasthenie- Spätmanifestationen ohne Thymom vor, so dass ihre Bestimmung insbesondere bei über 50-Jährigen wenig spezifisch ist.

Antikörper gegen den *KCNA4-Kaliumkanal* wurde als nützlicher Parameter bei Thymomen mit begleitender Myokarditis/Myositis beschrieben [125]. Patienten, die diesen Antikörper aufweisen, leiden eher an einer thymomassoziierten Myasthenie und neigen häufiger zu bulbären krisenhaften Verläufen und begleitender Myokarditis und/oder Myositis.

▶ **Relevanz des Antikörpertiters.** Der Azetylcholinrezeptor-Antikörpertiter korreliert nicht mit der Schwere des klinischen Bildes, kann jedoch intraindividuell eine Aussage über den klinischen Verlauf liefern. Nur wenige initial seronegative Patienten entwickeln im Krankheitsverlauf einen erstmaligen Antikörpertiter (Ausnahme: juvenile Myasthenie). Ein Abfall des Titers um mehr als 50% über die Dauer von mehr als einem Jahr zeigt meist eine anhaltende Besserung des klinischen Bildes an. Auch korreliert die klinische Besserung unter Prednison, Azathioprin, Thymektomie oder Plasmapherese meist mit einem Titerabfall [66]. Eine Immunsuppression sowie ein frühes Krankheitsstadium können falsch negative Titer vortäuschen.

Positive Titer werden während einer Remission nur bei 24% der Patienten, bei der okulären Myasthenie in 50%, bei der milden, generalisierten Form in 80%, bei der mäßig schweren oder akuten generalisierten Form in 100% und bei der chronischen schweren Myasthenie in 89% der Fälle nachgewiesen [66]. Der Titer der MuSK-Antikörper korreliert mit dem klinischen Verlauf, bleibt von der Thymektomie jedoch unbeeinflusst [7].

Elektrophysiologie

▶ **Repetitive Nervenstimulation.** Bei der supramaximalen Reizung eines peripheren Nervs mit einer Frequenz von 3 Hz kommt es bei einer myasthenen Störung zu einem initialen Amplitudenabfall des oberflächlichen Summenaktionspotenzials am Muskel, dem sog. Dekrement (Kap. 4). Als pathologisch wird ein Amplitudenabfall des fünften Potenzials von wenigstens 10% der Amplitude des initialen Summenpotenzials bewertet. Prinzipiell kann die diagnostische Ausbeute (insbesondere bei der MuSK-Myasthenie) durch gezielte Untersuchung klinisch betroffener Muskeln (proximal, Nacken, faziale Muskeln) erhöht werden [46]. Gelingt der eindeutige Nachweis eines Dekrements unter diesen Bedingungen nicht, erhöhen Serienreizungen nach Belastung, Aufwärmen oder unter Ischämie die positiven Resultate.

13

Tab. 13.12 Nachweisrate verschiedener Antikörper bei Myasthenie.

Antikörper gegen	Häufigkeit (%)
AChR (bindend)[1]	generalisierte Myasthenie: 85
	okuläre Myasthenie: 50
MuSK(-Rezeptor)	AChR-Antikörper-negative Myasthenie: 20–40
AChR (niedrig affin)	seronegative Myasthenie (generalisierte Symptomatik ohne Antikörper gegen AChR und MuSK): 66
Titin	thymomassoziierte Myasthenie: 95
	Spätmanifestation der Myasthenie ohne Thymom (late onset): 50
Ryanodinrezeptor	thymomassoziierte Myasthenie (gehäuft schwerer Verlauf): 70

AChR: Azetylcholinrezeptor, MuSK: muskelspezifische Rezeptor-Tyrosinkinase
[1] AChR-bindende Antikörper

▸ **Einzelfaser-EMG.** Diese Untersuchungstechnik (Kap. 4) erlaubt die Messung der neuromuskulären Übertragung in einzelnen Endplatten, ist jedoch sehr aufwendig. Bei der MuSK-Antikörper-positiven Myasthenie liefert das Einzelfaser-EMG bei Untersuchung der in der Praxis üblichen Extremitätenmuskeln häufig Normalbefunde (ca. 50–90 % Normalbefunde bei Ableitung des M. extensor digitorum communis). Die Aussagekraft des Verfahrens erhöht sich jedoch bei Untersuchung der fazialen Muskulatur (insbesondere des M. orbicularis oculi) oder der Nackenmuskulatur (in 70–100 % der Fälle pathologischer erhöhter Jitter) [36].

Die Messung der Nervenleitgeschwindigkeit und das übliche „Nadel-EMG" ergeben bei der Myasthenie Normalbefunde.

Merke

Die Aussagekraft elektrophysiologischer Untersuchungen in der Diagnose der Myasthenie stellt sich wie folgt dar:

- repetitive Nervenstimulation: pathologisch bei 75 % der Patienten mit generalisierter Myasthenie, jedoch bei weniger als 50 % mit okulärer Myasthenie
- Einzelfaser-EMG: Sensitivität 95–99 %, jedoch nicht ausreichend spezifisch

Muskelbiopsie

Die Muskelbiopsie hat nach klinischen Gesichtspunkten für die Diagnose der Myasthenie keinen Stellenwert. Selten ist sie bei klinischem Verdacht einer begleitenden thymomassoziierten Polymyositis indiziert [64]. Dabei muss jedoch bedacht werden, dass auch bei der Myasthenia gravis mitunter entzündliche Epiphänomene auftreten.

Eine Prädominanz myopathischer Veränderungen mit deutlichen mitochondrialen Veränderungen scheint bei der MuSK-Myasthenie vorzuliegen, wohingegen bei der Azetylcholinrezeptor-positiven Form eher neurogene Veränderungen und eine Atrophie im Vordergrund stehen [85].

13

Radiologische Diagnostik

▸ **CT, MRT.** Hinsichtlich der Aussagekraft bildgebender Kriterien eines Thymoms sind MRT und CT des Thorax gleichwertig. Eine *CT-Untersuchung* des Thorax mit Kontrastmittel dient der besseren Abgrenzung des Tumorgewebes von umgebenden Gefäßstrukturen bzw. dem Nachweis von Infiltrationen oder Kompression der Gefäße oder des umgebenden mediastinalen Fettgewebes. Unter der Frage nach infiltrativem Wachstum, Metastasierung eines Thymoms oder auch ekotopischen Thymusanteilen muss immer der gesamte Thoraxraum untersucht werden (▸ Abb. 13.5).

Dennoch ist die Diagnose einer Kapselinvasion durch eine Raumforderung ausschließlich histologisch zu stellen. Der Vorteil der *MRT* liegt in der besseren Beurteilung diskreter Thymusveränderungen. Eine Differenzierung zwischen normalem Thymusgewebe und ausschließlich histologisch zu diagnostizierender (lymphofollikulärer) Thymushyperplasie ist radiologisch nicht möglich.

▸ **Szintigrafie.** Die Szintigrafie mit Indium-111-Octreotid, einem Somatostatinanalogon, ermöglicht die Bildgebung von Tumoren mit neuroendokrinem Charakter. Man findet eine Octreotidanreicherung in (insbesondere epithelialen) Thymomen unabhängig vom Stadium (▸ Abb. 13.6), jedoch nicht bei Thymushyperplasie [74]. Damit wird der Rezeptorstatus mit möglicher therapeutischer Konsequenz festgelegt. Die Untersuchung vermag jedoch Läsionen unter 1,5 cm nicht zu erfassen und eignet sich nicht zur Aufdeckung okkulter Tumoren und systemischer Absiedlungen [40].

Die *201-Thallium-Szintigrafie* schien zunächst hilfreich zur Differenzierung zwischen normalem Thymusgewebe, lymphofollikulärer Hyperplasie und Thymom [56]. Dies wurde nachfolgend widerlegt [134], so dass diese Methode in der klinischen Routine keine Anwendung findet.

Das *18-FDG-PET* (Fluorodesoxyglukose-Positronenemissionstomografie) gilt als Option bei Versagen konventioneller Bildgebung oder bioptisch schlecht zugänglicher Läsion. Das höhere Substratuptake bei Malignität erlaubt somit eine Unterscheidung zwischen Hyperplasie und Thymom/Karzinom sowie zwischen residualem Narbengewebe und Thymomrezidiv. Seine Aussagefähigkeit ist jedoch aufgrund der physiologischen Substrataufnahme sowie geringer Sensitivität bei ektopischem Thymusgewebe unter 7 mm deutlich limitiert [27].

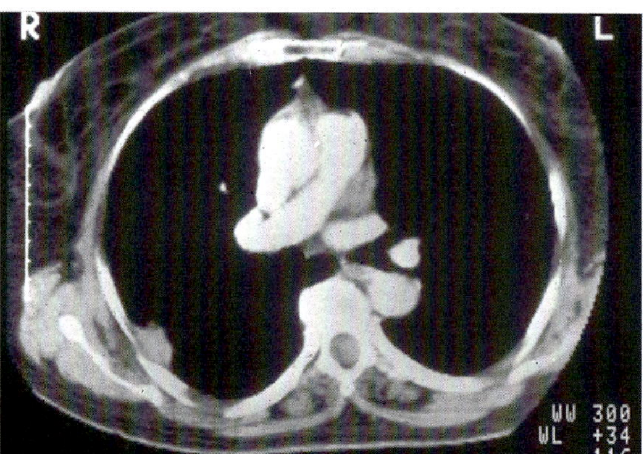

Abb. 13.5 Ektopisches Thymom im Bereich der Pleura rechts bei Postthymektomie-Myasthenie 10 Jahre nach Thymektomie.

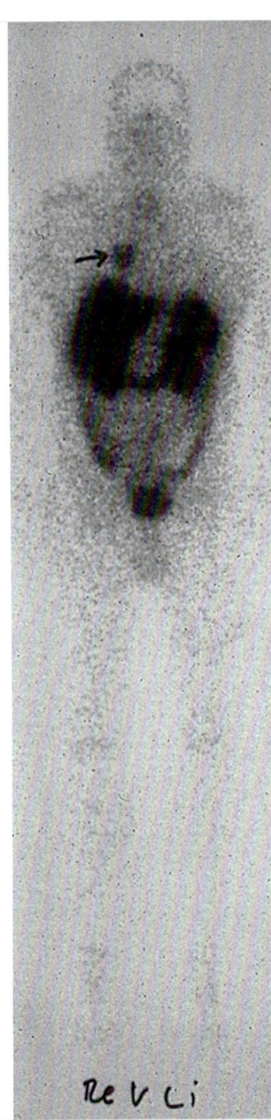

Abb. 13.6 Ganzkörper-Octreotidszintigrafie bei einem Patienten mit Myasthenia gravis. Nach 4 Stunden Octreotidanreicherung im Bereich des rechten Mediastinums.

13.1.7 Therapie

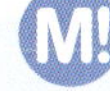

Merke

Die Behandlung der Myasthenie basiert auf der Kombination symptomatischer Behandlungsansätze (Azetylcholinesterase-Hemmer) und kausaler Immuntherapien (Kortikosteroide, Immunsuppressiva, interventionelle Maßnahmen wie Plasmapherese und Immunglobuline). Zusätzlich muss geprüft werden, ob eine Indikation zur zeitnahen Thymektomie vorliegt.

Thymektomie

▶ **Studienlage.** Der Effekt der Thymektomie auf den weiteren Verlauf der Myasthenia gravis wird erstmalig in einer internationalen randomisierten kontrollierten prospektiven Studie untersucht (http://www.clinicaltrials.gov, Rekrutierung beendet). Die bisherigen Empfehlungen zur Thymektomie basieren auf nicht randomisierten retrospektiven Daten inhomogener Patientengruppen [13] sowie einer Metaanalyse von 21 Kohorten [44]. Dabei erhöht sich bei einer Thymektomie die Wahrscheinlichkeit der vollständigen Remission um das 2fache und der klinischen Verbesserung um das 1,7fache. Ein negativer Effekt der Thymektomie ließ sich nicht nachweisen. Insbesondere klinisch schwer betroffene Patienten (mit respiratorischer Beteiligung) scheinen von einer frühen Thymektomie zu profitieren, wobei die langfristigen Remissionsraten sowie die Mortalität nicht begünstigt werden ([43], [44]). Die Thymektomie stellt daher für Patienten mit einer generalisierten Myasthenie ohne Thymom zunächst eine Therapieoption dar [120].

▶ **Indikation.** Derzeit wird die Thymektomie primär als therapeutische Option bei *generalisierter Azetylcholinrezeptor-Antikörper-positiver Myasthenie* mit Manifestation vor dem 50. Lebensjahr erachtet. Für die zeitnahe Thymektomie innerhalb von 1–2 Jahren nach Diagnosestellung gibt es pathophysiologische Argumente, ohne dass dafür evidenzbasierte klinische Daten vorliegen [120]. Kürzlich Erkrankte mit rein okulären myasthenen Symptomen sollten zum Zeitpunkt der Generalisierung thymektomiert werden (Leitlinien der DGN 2012 [22]).

Eine Thymektomie beeinflusst bei *Spätmanifestation der Myasthenie* (nach dem 50/60. Lebensjahr) die Prognose nicht. In seltenen Fällen werden auch bei der späten Manifestation der Myasthenie ein atropher Thymus mit fettiger Degeneration und entzündlichen Infiltraten beschrieben. Diese Patienten können bei unzureichend wirksamer Immunsuppression von einer Thymektomie profitieren [60]. Andererseits wird bei diesen Patienten die Existenz okkulter Thymome, die durch antitumoröse Autoimmunmechanismen unterdrückt werden, vermutet.

Bei *MuSK-Antikörper-positiven* Patienten weist der Thymus meist keine typische lymphofollikuläre Hyperplasie auf. Patienten mit Antikörpern gegen MuSK scheinen von der Thymektomie nicht zu profitieren [76]. Dennoch wurde bei 35 bzw. 75 % MuSK-Antikörper-positiver Myastheniepatienten über typische „hyperplastisch-lymphoide" Thymusveränderungen berichtet ([75], [77]), die ein positives Ansprechen auf die Thymektomie zumindest bei einer Subgruppe erklären könnten. Thymome sind in dieser Subgruppe eine Rarität.

Azetylcholinrezeptor-Antikörper-negative Patienten wiesen in den ersten 3 Jahren nach Thymektomie in der Hälfte der Fälle eine Remission oder eine klinische Besserung auf und waren damit den Azetylcholinrezeptor-

Antikörper-positiven vergleichbar [45]. Eine Thymektomie wird daher mitunter bei *Frühmanifestation einer seronegativen Myasthenie* (negativ für Antikörper gegen Azetylcholinrezeptor und MuSK) befürwortet [119].

Bei *Thymomen* ist die Operationsindikation aufgrund möglicher Malignität oder penetrierenden Wachstums unumstritten. Die Prognose wird primär durch eine frühe und komplette Tumorresektion definiert [19].

Prinzipiell wird die Thymektomie bei der *isolierten okulären Form* der Myasthenie nicht empfohlen. Die Entscheidungsfindung ist jedoch dadurch erschwert, dass 80% der initial ausschließlich okuläre Symptome aufweisenden Patienten eine generalisierte Symptomatik entwickeln, wobei dies in der Mehrheit der Fälle im ersten Jahr eintritt. Diese Tatsache erklärt die positiven Effekte der Thymektomie bei okulärer Myasthenie mit einer Krankheitsdauer unter 2 Jahren [80].

▸ **Technik.** Das Resektionsausmaß des Thymusgewebes korreliert mit der postoperativen Remissionsrate [62]. Histopathologisch wurden winzige, nur mikroskopisch sichtbare, ektope Anteile von Thymusgewebe bei bis zu einem Drittel der Patienten nach Thymusresektion im prätrachealen und anterioren mediastinalen Fettgewebe nachgewiesen [63]. Daher sollte die Operationsmethode deren möglichst vollständige Resektion ermöglichen. Unter diesem Aspekt gilt die erweiterte *transsternale Thorakotomie* (Resektionsrate: 85–99%) weiterhin als Standardmethode der Thymektomie [62].

Seit den 1990er-Jahren haben sich zunehmend die *minimal invasive Thymusresektion* durch die klassische videogestützte Thorakoskopie (VATS) sowie die videogestützte thorakoskopische erweiterte Thymektomie etabliert (VATET) [62]. Vorteile der minimal invasiven Methoden der Thymektomie sind die geringere Gewebezerstörung, die zu weniger Schmerzen, besseren kosmetischen Ergebnissen und kürzerem stationärem Aufenthalt führt ([65], [91], [136]). Derzeit fehlen noch immer valide prospektive Vergleichsdaten der verschiedenen Behandlungsmethoden im Vergleich zur „offenen" Standardoperation.

Ein Thymom muss aus Gründen der radikalen Tumorentfernung immer transsternal reseziert werden. Studien zur thorakoskopischen Thymomektomie sind aufgrund der kurzen Nachbeobachtungszeit (Median: 5 Jahre) noch wenig aussagekräftig [105].

13

▸ **Prä- und postoperative Maßnahmen.** Die Thymektomie ist stets ein elektiver Eingriff und weist bei stabilen klinischen Verhältnissen, d.h. in der Regel nach einer wirksamen Vorbehandlung mit Glukokortikosteroiden, Immunglobulinen oder ggf. einer präoperativen Plasmapherese, eine sehr geringe perioperative Mortalität von weniger als 1% auf. Die Immunsuppression kann unmittelbar vor der Operation abgesetzt werden, Kortikosteroide und Azetylcholinesterase-Hemmer sollten jedoch weiter gegeben werden. Der Bedarf an Azetylcholinesterase-Hemmern sinkt erfahrungsgemäß in den ersten Wochen nach der Operation.

Thymombehandlung

Invasivität (Masaoka-Stadium), Tumorhistologie des Thymoms (nach WHO) und Resektionsausmaß bestimmen maßgeblich die Rezidivrate ([51], [123]) (▸ Tab. 13.3, ▸ Tab. 13.4). Die Mehrheit der Thymome bei Myasthenie-patienten erfüllt zum Erstdiagnosezeitpunkt bereits die Kriterien eines „invasiven" Stadiums. Gleichzeitig führt das paraneoplastische Syndrom zu einer früheren Detektion des Thymoms. Das onkologische Prozedere bei Thymomen ist weiter umstritten und wird in Abhängigkeit von den individuellen klinischen Befunden festgelegt (http://www.cancer.gov) [73].

▸ **Resektion, Radiatio.** Bei *nicht invasiven Thymomen* ist eine radikale Operation (R0-Resektion) ausreichend [105]. Thymome gelten in allen Tumorstadien als radiosensitive Tumoren. Eine Radiatio sollte insbesondere nach inkompletter Resektion durchgeführt werden. Sie scheint jedoch auch nach kompletter Resektion *invasiver Thymome* in den Stadien Masaoka II und III das progressionsfreie Intervall und das Gesamtüberleben zu verbessern [18]. Diese erfolgversprechende Therapieoption wird maßgeblich durch die Strahlentoxizität auf umgebende kardiovaskuläre und pulmonale Strukturen limitiert [51].

▸ **Chemotherapie.** Bei Vorliegen von *Pleura- und Zwerchfellmetastasierung* sollte in einem multimodalen Konzept postoperativ eine Chemotherapie durchgeführt werden. Chemotherapiekombinationen können Remissionsraten von 30–100% erzielen, wobei diese zum einen platinbasiert als PAC-Regime (entsprechend Cyclophosphamid, Doxorubicin, Cisplatin), zum anderen als ADOC (Cyclophosphamid, Adramycin, Vincristin und Cisplatin) gegeben werden. Der Überlebensvorteil einer Chemotherapie bei *Thymuskarzinomen* ist umstritten. Limitierend ist häufig der kardiotoxische Effekt der Anthrazykline. In therapieresistenten Situationen kommen zunehmend „targeted drugs" zum Einsatz.

▸ **Rezidivbehandlung.** Rezidive treten bei fortgeschrittenen Thymomen und Thymuskarzinomen meist nach etwa 5 Jahren und bevorzugt an der Pleura auf. Auch hier steht unter prognostischem Aspekt die chirurgische möglichst radikale Entfernung der Läsion an erster Stelle, wobei dies insbesondere bei pleuralen Tumoranteilen schwierig ist. 81% der Rezidive sind Lokalrezidive, wovon auch im Rezidivstadium bis zu zwei Drittel als resektabel gelten. Die Entscheidung zu postoperativer Bestrahlung oder Chemotherapie fällt individuell in Abhängigkeit von der Vorbehandlung. Zusätzlich können postoperative Radio- und Chemotherapie sowie individuell Kortikosteroide oder Somatostatinrezeptorblocker wie Octreotid mit begrenztem Effekt eingesetzt werden.

Tab. 13.13 Azetylcholinesterase-Hemmer (in Anlehnung an Leitlinien der DGN [22]).

Substanz	Einzeldosis oral [mg]/ Wirkbeginn	Äquivalent i. v. [mg]/ Wirkbeginn	Applikation i. m. [mg]/ Wirkbeginn	Wirkdauer
Pyridostigmin[1)] (Mestinon, Kalymin)	60–90/30–45 min	2–3/3 min	2/10 min	3–5 h
Pyridostigmin retard (Mestinon retard, Kalymin retard)	90–180/45–60 min			6–12 h
Neostigmin (Prostigmin)		0,5/5 min	1,5/30 min	2–3 h
Ambenoniumchlorid (Mytelase)	7,5–10/60 min			6–8 h
Edrophoniumchlorid (Enlon, Tensilon)		10/30 s		3–5 min

[1)] Umrechnungsfaktor: orale Dosis = intravenöse Dosis × 30

► **Nachsorge.** Mehr als 60 % der Thymompatienten sterben an tumorunabhängigen Ursachen. Im Rahmen der Nachsorge sollte 12-monatlich ein Thorax-CT ergänzt und der Status thymomassoziierter Antikörper veranlasst werden.

Cholinesterasehemmer

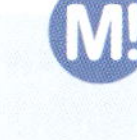

Merke

Azetylcholinesterase-Hemmer gelten als Medikamente der *ersten Wahl* bei der Behandlung der Myasthenie [88]. Ihre Bedeutung liegt insbesondere in der Initialtherapie zur Symptomlinderung, eine alleinige Erhaltungstherapie ist jedoch nur selten und ausschließlich bei milden Verläufen ausreichend [120].

► **Dosierung.** Sie erfolgt einschleichend unter Beachtung von individueller Verträglichkeit und Effekt entsprechend dem klinischen Bedarf. Im Verlauf ist es mitunter notwendig, diesen in Abhängigkeit von körperlichen Belastungen, Infektionen, Schwangerschaft zu modifizieren. Häufig erfordert der Spontanverlauf der Erkrankung oder der Effekt der Thymektomie eine Dosisanpassung.

► **Substanzen.** *Pyridostigmin* gilt als Mittel der ersten Wahl und wird (initial 3-mal 10 mg als Testdosis, anschließend schrittweise bis 30–90 mg 3- bis 6-stündlich) vorsichtig aufdosiert (► Tab. 13.13). Ergänzend kann zur Nacht oder auch über den Tag ein Retardpräparat von 90–180 mg Pyridostigmin hinzugegeben werden. Leichtere und mittelschwere Myasthenien bedürfen einer täglichen Gesamtdosis von 120–360 mg, Dosen von maximal 600–700 mg täglich sind bei ausgeprägter Symptomatik und klinischer Verträglichkeit anwendbar. Mit cholinergen Nebenwirkungen ist etwa ab Dosen von 300 mg oral zu rechnen, wobei die Toleranzgrenze interindividuell sehr verschieden ist. Bei manchen Patienten gelingt es dann, zumindest in niederen Dosierungen, ausschließlich auf Retardpräparate einzustellen.

Um eine optimale Resorption und Wirkung (insbesondere bei Kau- und Schluckschwäche) zu erreichen, sollte die Einnahme ca. 30–60 Minuten vor den Mahlzeiten erfolgen. Intranasal verabreichtes Pyridostigmin eignet sich insbesondere bei morgendlicher schwerer bulbärer Symptomatik, ist jedoch nicht kommerziell verfügbar.

Ambenoniumchlorid (Mytelase) ist ein wenig verbreitetes, jedoch preiswertes, über den Arzneimittelimport erhältliches Präparat. Ambenonium hat weniger muskarinerge, aber häufiger zentralnervöse Nebenwirkungen als Pyridostigmin. Es gilt als Alternative bei Bromunverträglichkeit.

Edrophoniumchlorid (als Tensilon im Handel bekannt) wird wegen seiner kurzen Wirkungszeit nur zu diagnostischen Zwecken eingesetzt.

► **Nebenwirkungen.** Dabei sind grundsätzlich *muskarinerge* (ausschließlich an postganglionären parasympathischen Rezeptoren) und *nikotinerge* (an Ganglien und Endplatten) Nebenwirkungen zu unterscheiden (► Tab. 13.14). Muskarinerge Nebenwirkungen entwickeln sich insbesondere zu Beginn der Therapie mit Cholinesterasehemmern, die nikotinergen Nebenwirkungen manifestieren sich gewöhnlich erst nach längerer Behandlung. Muskarinerge Nebenwirkungen können mit Parasympatholytika (z. B. Atropin, Belladonna) gelindert werden.

Tab. 13.14 Unerwünschte Wirkungen der Cholinesterasehemmer.

muskarinerg	nikotinerg	ZNS
Miose	Muskelschwäche, besonders der Atemmuskulatur, vorzeitige Ermüdbarkeit	Unruhe, Angst
Hypersalivation	Faszikulationen	Schwindel
Schwitzen	Muskelkrämpfe	Insomnie
erhöhte bronchiale Sekretion	Tremor	Kopfschmerz
Diarrhö, Bauchkrämpfe	Dysarthrie, Dysphagie	Bewusstseinstrübung
Übelkeit, Erbrechen		Krampfanfälle
Urin-, Stuhldrang		
Bradykardie, arterielle Hypotonie		

13

Die Nebenwirkungen lassen erfahrungsgemäß im Laufe der Zeit nach. Häufig werden sie erst erkannt, wenn bereits eine cholinerge Krise mit zunehmender Lähmung der Atemmuskulatur oder einer zentralen Atemlähmung bestehen. Bei Einnahme *retardierter Präparate* sind die Nebenwirkungen von Azetylcholinesterase-Hemmern geringer.

Merke

Im Unterschied zur klassischen Azetylcholinrezeptor-Antikörper-positiven Myasthenie scheinen ca. 30 % der Patienten mit MuSK-Antikörpern schlecht oder gar nicht auf Azetylcholinesterase-Hemmer anzusprechen. Gehäuft treten (auch bei geringen Tagesdosen von ca. 120 mg Pyridostigmin) zum Teil ausgeprägte cholinerge Nebenwirkungen (Faszikulationen, Krampi, Myalgien, Durchfall, Sehstörungen) bis zur Intoleranz auf.

Kortikosteroide

▸ **Indikation.** Kortikosteroide gelten als Mittel der *ersten Wahl* zur Immunmodulation bei der Behandlung der Myasthenie. Sie werden zur Induktions- und ggf. auch zur Erhaltungstherapie meist in Kombination mit anderen Immuntherapien (z. B. Azathioprin) eingesetzt. Ihr Vorteil liegt in der raschen Wirksamkeit, die bei initial hoher Dosierung meist nach 2 Wochen einsetzt und mehrheitlich (Ansprechrate bei der generalisierten Myasthenie: 70–80 %) innerhalb eines Monats zur klinischen Besserung führt [89]. Ein verzögertes Ansprechen nach 2 Monaten kann in wenigen Fällen auftreten [66].

▸ **Initiierung der Therapie.** Die Therapie kann mit *initial hohen Dosen* von 60–80 mg (0,75–1,5 mg Prednisonäquivalent/kg Körpergewicht täglich) begonnen werden. Bei einem Drittel der Patienten setzt nach 7–10 Tagen einer solchen Steroiddosis eine vorübergehende krisenhafte Verschlechterung ein, insbesondere bei bulbärer und respiratorischer Symptomatik [100]. Die maximale klinische Verbesserung wird nach 6 Monaten erreicht.

Aufgrund der möglichen initialen steroidinduzierten Verschlechterung kann insbesondere bei klinisch milderem Ausgangsbefund alternativ ein *schrittweises Einschleichen* ausgehend von 15–20 mg Prednison täglich bis zu einer Tagesdosis von 60 mg angewandt werden, wobei eine 3-tägige (mitunter auch wöchentliche) Erhöhung der Tagesdosis um 5–10 mg vorgenommen wird [115]. Dieses Vorgehen kann bei *rein okulärer Myasthenie* effektiver sein als die Gabe von Azetylcholinesterase-Hemmern.

▸ **Erhaltungstherapie.** Nach Erreichen der klinisch wirksamen Tagesdosis sollte diese zunächst bei guter Verträglichkeit für 1–3 Monate beibehalten werden [30]. Anschließend kann eine Dosisreduktion vorgenommen werden, wobei diese 10 mg monatlich nicht überschreiten sollte. Zur Limitierung von Nebenwirkungen wird dazu ein täglich alternierendes Dosierungsschema („one day off") favorisiert. Nach Erreichen einer Erhaltungsdosis von 30 mg täglich sollte die weitere Reduktion nur in 5-mg- und 2,5-mg-Schritten erfolgen. Erfahrungsgemäß tritt eine Verschlechterung der Symptomatik bei 20 mg alternierender (bzw. 10 mg täglich) Dosis ein, so dass diese beibehalten werden muss (s. unten).

Bei *okulärer Myasthenie* kann eine Kortikoidmonotherapie von 10–20 mg Prednison täglich ausreichend sein.

In *Krisensituationen* ist eine hoch dosierte Pulstherapie von 500–2000 mg Methylprednisolon möglich, die ggf. im Abstand von 5 Tagen wiederholt werden kann [4]. Aufgrund der häufig einhergehenden bulbären Verschlechterung muss unter Umständen eine parallele Intervention mit Immunglobulinen oder Plasmapherese erfolgen.

Langfristige Immunsuppression

Bei generalisierter mittelschwerer und schwerer Myasthenie ist eine additive Immunsuppression (z. B. mit Azathioprin) zur Erhaltung des Therapieeffekts notwendig. Diese kann parallel im Rahmen der monatlichen Kortikoidreduktion eindosiert werden und erreicht je nach eingesetztem Wirkstoff innerhalb von 2 Monaten (z. B. Ciclosporin) oder 6 Monaten (Azathioprin) eine klinische Wirksamkeit. Bei rasch progredienten Verläufen kann die ergänzende Immunsuppression auch initial begleitend zu Kortikosteroiden gegeben werden.

Langfristig wird durch die laborchemische und klinische Wirksamkeit ein steroidsparender Effekt erreicht, so dass bei einem Teil der Patienten im Verlauf auch eine Monotherapie (z. B. mit Azathioprin) möglich ist. Dieses Vorgehen wird auch bei milden Myasthenieformen, die auf Azetylcholinesterase-Hemmer und Kortikosteroide nicht ausreichend ansprechen, sowie bei Therapieunverträglichkeit angewendet.

Azathioprin

Merke

Azathioprin ist derzeit in Deutschland das einzige zur Therapie der Myasthenie zugelassene Immunsuppressivum und gilt aufgrund seiner Effektivität bei 70–90 % der Patienten als Medikament der ersten Wahl. Die Wirkung in der Langzeittherapie und der steroidsparende Effekt sind belegt [98].

▸ **Dosierung.** Eine Zieldosis von 2–3 mg/kg Körpergewicht wird empfohlen, wobei eine Initialdosis von 50 mg täglich um wöchentlich 50 mg Tagesdosis gesteigert werden sollte. Aufgrund potenzieller teratogener Schäden muss auf eine zuverlässige Antikonzeption geachtet werden.

▸ **Wirksamkeit.** Eine beginnende klinische Suffizienz zeigt Azathioprin nach 4–12 Monaten, eine maximale Wirkung ist erst nach 6–24 Monaten zu erwarten [120]. Bei der Langzeittherapie sollten Leukozytenwerte zwischen 3 500 und 4 000/µl bzw. eine absolute Lymphozytenzahl zwischen 800 und 1000/µl angestrebt werden. Bei gleichzeitiger Einnahme von Kortikosteroiden sind die Leukozyten erhöht, während die Lymphozytenzahl durch Kortikosteroide eher erniedrigt wird. In diesem Fall sollte eine Leukozytenzahl von 6 000–8 000/µl angestrebt werden. Bei Langzeitbehandlung ist das mittlere korpuskuläre Volumen der Erythrozyten (MCV) gewöhnlich erhöht und kann somit im Verlauf zur Beurteilung der Compliance des Patienten dienen. Regelmäßige Kontrollen des Blutbildes und der Leberwerte sind erforderlich.

▸ **Unerwünschte Wirkungen.** Bei 15–20 % der Patienten tritt innerhalb der ersten 14 Behandlungstage eine *idiosynkratische Reaktion* mit grippeähnlichen Symptomen oder gastrointestinaler Unverträglichkeit (bis Pankreatitis) auf. Häufig kommt es zu einer Erhöhung der Leberwerte, die meist nach kurzfristigem Absetzen und vorsichtiger Wiedereindosierung nicht erneut auftritt.

11 % aller Menschen weisen eine Mutation des Thiopurinmethyltranferase-Gens auf und haben somit eine erhöhte Neigung zur azathioprininduzierten *Myelosuppression*. Azathioprin muss bei Leukozytenzahlen unter 2500/µl vorübergehend abgesetzt werden. Insbesondere bei der Einnahme von Allopurinol (hemmt die Xanthinoxidase und damit den Abbau von Azathioprin) darf Azathioprin nur mit 25 % der Standarddosierung (d. h. 0,5–0,75 mg/kg Körpergewicht) zur Vermeidung von Myelotoxizität eingenommen werden. Alternativ kann das allerdings weniger wirksame Urikosurikum Benzbromaron verabreicht werden.

Bei Myastheniepatienten wurden unter Azathioprin selten *zerebrale Lymphome* und schwere opportunistische *Infektionen* beobachtet [55]. Ein erhöhtes Risiko für *Tumorerkrankungen* scheint nur bei einer Behandlungsdauer von mehr als 10 Jahren zu bestehen.

Ciclosporin

▸ **Indikation, Dosierung.** Ciclosporin kann primär bei Patienten mit Therapieresistenz unter Azathioprin oder dessen Unverträglichkeit eingesetzt werden [120]. Empfohlen sind Dosierungen von 3–4 mg/kg Körpergewicht, später 2–2,5 mg/kg Körpergewicht in 2 Tagesdosen, im Einzelfall können auch Dosierungen von bis zu 6 mg/kg Körpergewicht angestrebt werden. Vorteilhaft ist der rasche Wirkungseintritt innerhalb von 4–6 Wochen.

▸ **Nebenwirkungen.** Sie umfassen in erster Linie die dosisabhängige Nephrotoxizität, die eine Kontrolle der Nüchternspiegel erfordert. Bei Zunahme der Muskelschwäche unter Ciclosporin sollte jedoch neben einer Verschlechterung der Grunderkrankung die Möglichkeit einer ciclosporininduzierten Myopathie bedacht werden.

Mycophenolatmofetil

▸ **Indikation, Dosierung.** Mycophenolatmofetil (MMF) gilt derzeit als Medikament der *dritten Wahl* nach Azathioprin und Ciclosporin. Es war in einer unkontrollierten retrospektiven Studie in der Monotherapie wirksam und zeigte in der Kombinationstherapie einen steroidsparenden Effekt [53]. Eine Mindestbehandlungsdauer von mindestens 9 Monaten in einer Tagesdosis von 2000 mg (bis 3 000 mg möglich) wird zur Beurteilung eines Therapieeffekts empfohlen. MMF erhielt ein positives Votum im Off-label-Verfahren des GBA.

▸ **Nebenwirkungen.** Hervorzuheben sind seine im Vergleich zu anderen Immunsuppressiva günstigeren Nebenwirkungs- und Interaktionsraten (mitunter jedoch auch hier Auftreten von Diarrhö und hämolytischer Anämie). Einzelfälle mit progressiver multifokaler Leukenzephalopathie (PML) bei SLE-Patienten sowie die Entwicklung eines primären ZNS-Lymphoms und einer lymphoproliferativen Erkrankung sind beschrieben [26].

Cyclophosphamid

▸ **Indikation, Dosierung.** Cyclophosphamid kann sowohl zur intravenösen Pulstherapie (500–750 mg/m² Körperoberfläche 4-wöchentlich bis zur Stabilisierung) als auch als orale Dauertherapie (2 mg/kg Körpergewicht) eingesetzt werden [21]. Zu Cyclophosphamid gibt es positive Berichte in der Behandlung der refraktären MuSK-Antikörper-positiven Myasthenie [79] sowie zur Myeloablation bei Therapieresistenz unter Mehrfachtherapie [25].

▸ **Nebenwirkungen.** Zu beachten sind die Prophylaxe der hämorrhagischen Zystitis mit Urometixan, die Myelosuppression sowie die kumulative Dosis. Aufgrund seines Nebenwirkungsprofils (dosis- und behandlungsdauerabhängige Spätmalignome von Harnblase, Leukämie, Fertilitätsstörungen) gilt es derzeit als Reservemedikament der *dritten Wahl*.

Methotrexat

▸ **Indikation, Dosierung.** Obwohl es keine systematischen Studien über den Einsatz von Methotrexat bei der Behandlung der Myasthenie gibt, kann es in einer Dosis von 7,5–25 mg/Woche oral/ i. v./ i. m. unter Folatsubstitution eingesetzt werden [52]. Dies gilt insbesondere bei Therapieresistenz unter Azathioprin, insbesondere auch als Alternative zu Ciclosporin bei älteren Patienten.

▸ **Nebenwirkungen.** Neben der Knochenmarksuppression kann selten eine Lungenfibrose auftreten.

Tacrolimus

Tacrolimus (FK506) ist als Calcineurininhibitor im Vergleich zu Ciclosporin dosisbezogen um den Faktor 10–100 stärker und kann im Off-Label-Einsatz in Monotherapie (0,1 mg/kg Körpergewicht) unter Spiegelkontrolle gegeben werden [103]. Besonders wirksam scheint es bei Patienten mit Ryanodinrezeptor-Antikörpern zu sein [120].

Monoklonale Antikörper (Rituximab)

▶ **Indikation, Dosierung.** Der Anti-CD20-Antikörper Rituximab wird inzwischen erfolgreich und bei guter Verträglichkeit sowohl bei Azetylcholinrezeptor-positiver Myasthenie als auch bei Patienten mit MuSK-Antikörpern eingesetzt ([49], [82]. Der Therapieeffekt setzt mit einer Latenz von mindestens 2–3 Monaten ein.

Unklarheit herrscht noch über das klinisch ausreichend effektive Dosisregime. Bei der Behandlung schwerer therapierefraktärer Myastheniepatienten wird derzeit die Gabe von 2 × 1000 mg Rituximab analog der Behandlung der rheumatoiden Arthritis empfohlen [12]. Nach unserer Erfahrung führt auch eine einmalige Gabe von 375 mg Rituximab/m² Körperoberfläche zu einer 6–9 Monate anhaltenden B-Zell-Depletion.

▶ **Nebenwirkungen.** Auch hier ist neben einer regelmäßigen Kontrolle des Immunstatus ein sorgfältiges klinisches Monitoring unter der Frage einer progressiven multifokalen Leukenzephalopathie erforderlich.

Interventionelle Verfahren

▶ **Plasmapherese.** Eine Plasmapherese ist in erster Linie bei schwerer klinischer Symptomatik im Rahmen einer myasthenen Krise, aber auch präoperativ vor einer Thymektomie und ggf. einer hoch dosierten Steroidtherapie indiziert ([83], [84]). Der klinische Effekt tritt innerhalb einer Woche ein und hält gewöhnlich 1–3 Monate an [6]. Üblich sind 5–7 Behandlungen bis zum Eintritt einer klinischen Besserung; ein alternierendes Behandlungsschema bringt keinen zusätzlichen Effekt [128]. In der Erhaltungstherapie scheint die Plasmapherese nicht effektiv zu sein [92].

Eine wesentliche Bedeutung hat die Plasmapherese in der Behandlung der häufig krisenhaft verlaufenden MuSK-Antikörper-positiven Myasthenie, wo sie wirksamer ist als Immunglobuline ([46], [101]).

▶ **Immunadsorption.** Die Immunadsorption anstelle der Plasmapherese gilt bei der Myasthenie als gleich wirksam. Die Immunadsorption verstärkt den Effekt der Plasmapherese [41]. Das Verfahren der selektiven Entfernung des Immunglobulins G sowie dessen Subklassen macht die Substitution von Plasmaproteinen verzichtbar und verhindert wesentliche Volumenschwankungen.

▶ **Immunglobuline.** Der Effekt von Immunglobulinen und Plasmapherese bei akuter Verschlechterung der Myasthenie (Ansprechrate: ca. 60–80 %) wird sowohl in seinem Ausmaß als auch in seiner Dauer und Nebenwirkungsrate als gleichrangig angesehen ([6], [39]).

Dennoch wird mitunter bei schwer betroffenen Patienten der Plasmapherese ein rascherer und eindrücklicherer klinischer Effekt eingeräumt ([104], [120]). Bei diesen Patienten kann daher zunächst eine Plasmapherese erwogen werden, sofern es unter Berücksichtigung der Kreislaufsituation vertretbar ist. Unser Vorgehen beruht in diesen Fällen auf der Überlegung, dass bei unzureichendem oder protrahiertem Effekt einer initialen Immunglobulintherapie die anschließende Entfernung der zuvor applizierten Antikörper durch eine Plasmapherese ungünstig scheint.

Bei der Immunglobulintherapie existiert kein dosisabhängiger Unterschied im Behandlungseffekt [38], so dass die Gabe von insgesamt 2 g/kg Körpergewicht (an 5 aufeinander folgenden Tagen, alternativ an 2 Tagen) üblich ist. Bei klinisch nur leichter Verschlechterung der Myasthenie sind Immunglobuline gegenüber Methylprednisolon nicht überlegen [114].

Bei wenigen Patienten scheint eine wiederholte Immunglobulingabe langfristig einen stabilisierenden Effekt zu haben und kann daher in begründeten Fällen „off-label" verordnet werden [122].

Absetzen der Immunsuppression

Eine studienbasierte Empfehlung zur Beendigung einer Immunsuppression existiert nicht. Grundsätzlich darf eine klinische Remission der Myasthenie nicht zum Absetzen der Immunsuppression führen. Bei kombinierter Therapie von Immunsuppressiva und Kortikosteroiden sollte zunächst in schrittweisem Reduktionsversuch geprüft werden, ob Letztere (z. B. ausgehend von 20 mg Prednison alternierend in 5-mg-Schritten pro Monat) verzichtbar sind.

Viele Patienten sind ausschließlich auf eine Erhaltungstherapie eines langfristigen Immunsuppressivums eingestellt. Bei mindestens 2-jähriger klinischer Remission oder vernachlässigbaren myasthenen Symptomen kann dessen vorsichtige Dosisreduktion (z. B. um 50 mg Azathioprin alle 6 Monate) begonnen werden. Vor einem erneuten Reduktionsschritt ist das Zeitintervall von 6 Monaten unbedingt einzuhalten, da der klinische Effekt erst bei nachlassender laborchemischer Wirksamkeit ausreichend beurteilbar ist. Somit erstreckt sich ein Absetzversuch erfahrungsgemäß über einen Zeitraum von ca. 2 Jahren.

Sollte ein rascheres Absetzen erforderlich sein (Kinderwunsch, bereits eingetretene Schwangerschaft), müssen unterstützend Kortikosteroide und ggf. Immunglobuline zum Einsatz kommen. Ein zu rasches Absetzen führt nahezu immer zu einer erneuten Exazerbation. Häufig ist im weiteren Krankheitsverlauf auch eine niedrigere als die Ausgangsdosis für die klinische Stabilität ausreichend.

Merke

Bei der Mehrheit der Patienten muss die Immunsuppression lebenslang beibehalten werden.

13.1.8 Verlauf der Myasthenie

Zu Beginn des 20 Jahrhunderts starben ca. 70 % der an einer Myasthenie erkrankten Patienten an respiratorischer Insuffizienz und Pneumonie. Nach Einführung der Azetylcholinesterase-Hemmer im Jahr 1934 sank die Mortalität auf 30 %. Später erleichterten Antibiotika und Kortikosteroide die Behandlung der Komplikationen der Myasthenie. Durch neue intensivmedizinische Methoden und Azathioprin konnte die Mortalität der Erkrankung derzeit auf weniger als 6 % reduziert werden.

▶ **Okuläre Myasthenie.** Bei 70 % der Patienten ist die klinische Manifestation ausschließlich auf die extraokulären Muskeln mindestens in der Initialphase limitiert; bei immerhin 17 % bleibt auch im weiteren Verlauf eine Generalisierung aus (sog. okuläre Verlaufsform), selbst wenn pharmakologische und elektrophysiologische Auffälligkeiten an peripheren Muskeln bestehen (▶ Abb. 13.7). Die Symptomatik erreicht bei rein okulären Verlaufsformen im ersten Jahr bei 70 %, in den ersten 3 Jahren bei 85 % ihren Höhepunkt. Im Langzeitverlauf zeigt etwas weniger als die Hälfte der Patienten eine komplette Remission, wobei der Anteil an Frauen überwiegt [43].

▶ **Generalisierte Myasthenie.** Bei 85 % der Patienten tritt als Erstsymptom eine Ptosis oder Diplopie auf. 80 % dieser Patienten entwickeln eine generalisierte Myasthenie, wovon innerhalb des ersten Monats 20 %, innerhalb von 6 Monaten weitere 48 %, innerhalb des ersten Jahres weitere 20 % und nach dem ersten Jahr nur noch 12 % generalisieren (▶ Abb. 13.7). Bei einer isolierten okulären Symptomatik nach einem Jahr besteht eine 88 %ige Wahrscheinlichkeit einer zukünftigen reinen okulären Verlaufsform [43].

Das klinische Ausmaß der Erkrankung gipfelt innerhalb von 6 Monaten nach Symptombeginn bei 37 % der Patienten, in den 6 Folgemonaten bei 29 % und nur bei 18 % nach Ablauf der ersten 2 Jahre. Eine Remission tritt derzeit bei ca. 10 % der Patienten auf, eine deutliche Symptomverbesserung stellt sich bei mehr als 55 % unter aktuellen Therapieregimes ein. Die kumulative Wahrscheinlichkeit einer kompletten Remission (1 Jahr ohne Therapienotwendigkeit) beträgt für 5 Erkrankungsjahre 13 %, für 10 Jahre 21 %. Nur 20 % der Patienten bleiben klinisch unverändert, nur 4 % verschlechtern sich nach 2 Jahren noch erheblich. Als prognostisch ungünstig gelten ein hohes Lebensalter sowie eine respiratorische und bulbäre Beteiligung sowie der damit häufig einhergehende Nachweis von Ryanodinrezeptor-Antikörpern.

▶ **Thymomassoziierte Myasthenie.** Der Verlauf der thymomassoziierten Myasthenie im Vergleich zur nicht paraneoplastischen Form wird kontrovers diskutiert ([95], [106]). Azetylcholinrezeptor-Antikörper werden nahezu immer bei Patienten mit thymomassoziierter Myasthenie nachgewiesen [94]. Generalisierte Erkrankungsformen mit bulbären und respiratorischen Symptomen scheinen mit 81 % zu überwiegen, wobei der Nachweis positiver Titin- und Ryanodinrezeptor-Antikörper mit schwerwiegenderen Verläufen einhergeht [108]. Bei 10–30 % der Thymompatienten treten onkologische Zweiterkrankungen auf [32]. Im Gegensatz zur nicht paraneoplastischen Myasthenie beeinflusst die Thymektomie den Verlauf der paraneoplastischen Erkrankungsform nicht [33].

Merke

Die Prognose der paraneoplastischen Myasthenia gravis ist von der Fortführung einer suffizienten immunsuppressiven Behandlung auch nach Thymomektomie abhängig ([32], [57], [129]).

13.1.9 Besondere Formen der Myasthenie

Transiente neonatale Myasthenie

▶ **Pathogenese.** Diese Form beruht auf der transplazentaren IgG-Antikörper-Transmission und tritt bei 10–20 % der Kinder von Müttern mit Myasthenie auf [59]. Da jedoch fast alle – auch die gesunden – Kinder von Müttern mit Myasthenie postnatal *Antikörper gegen Azetylcholinrezeptoren* aufweisen, ist vielmehr zu vermuten, dass die

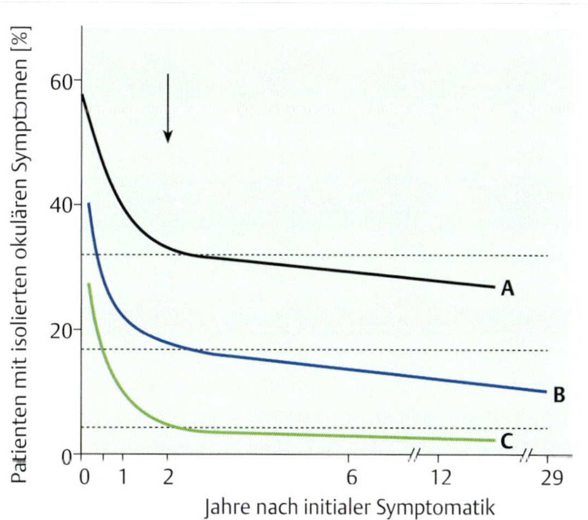

Abb. 13.7 Generalisierung der Myasthenie (nach [96]). A: Frühmanifestation der Myasthenia gravis (early onset, n = 419); B: Spätmanifestation der Myasthenia gravis (late onset, n = 248); C: Thymom (n = 138).

betroffenen Kinder diese Antikörper nach einer Sensibilisierung auch selbst bilden. Diese Vermutung wird dadurch gestützt, dass keine Korrelation zwischen dem Azetylcholinrezeptor-Antikörpertiter der Mutter und dem Auftreten einer neonatalen Myasthenie besteht, eine Korrelation mit dem Titer des Kindes jedoch vorhanden ist.

Inzwischen wurden auch erste Fälle einer transienten neonatalen Myasthenie mit *MuSK-Antikörpern* beschrieben [34].

▸ **Klinik.** Die Neugeborenen zeigen einen maskenhaften Gesichtsausdruck (Facies myopathica) (54%) und eine Ptose (15%); sie sind saug- und schluckschwach (87%), leiden an einer generalisierten Muskelschwäche (69%), Ateminsuffizienz (65%), abgeschwächtem Schreien (60%) und Hustenstoß. Diese Symptome treten einige Stunden bis zu 3 Tage nach der Geburt auf und sistieren spontan nach 3, spätestens 6 Wochen entsprechend der Halbwertszeit der Immunglobuline.

Die neonatale Myasthenie mit MuSK-Antikörpern scheint seltener aufzutreten, aber schwerwiegender als die klassische Azetylcholinrezeptor-Antikörper-positive Form zu sein [34].

▸ **Therapie.** Kinder mit neonataler Myasthenie müssen aufgrund der hohen Mortalität in den ersten Lebenswochen stationär überwacht werden. Ein postpartales Monitoring für bis zu 24 Stunden wird in jedem Fall empfohlen. Subkutan oder intramuskulär verabreichte Azetylcholinesterase-Hemmer unterstützen die Nahrungsaufnahme. Die Gabe von Immunglobulinen ist möglich.

Juvenile Myasthenie

▸ **Charakteristika.** Die infantile/juvenile Myasthenie tritt in Europa deutlich seltener (jährliche Inzidenz: 1–5/1 Million) als in Asien auf [34]. Bei Erkrankung vor der Pubertät weisen nur 50% der Patienten Antikörper gegen den Azetylcholinrezeptor auf, Einzelfälle mit Antikörpern gegen MuSK sind beschrieben [93]. Die spontane Remissionsrate der Erkrankung beträgt ca. 25%. Histologisch findet man in bis zu 80% der Fälle eine lymphofollikuläre Hyperplasie des Thymus [20]. Thymome sind selten, aber häufig maligne [34].

13

▸ **Therapie.** Von einer zeitnahen Thymektomie nach Manifestation einer generalisierten Symptomatik scheinen die Kinder zu profitieren, ohne wesentliche Einschränkungen des Immunsystems zu entwickeln ([16], [116], [127]). Dies ist jedoch weiterhin umstritten. Daher wird die Thymektomie derzeit bei 5- bis 14-Jährigen erst nach unbefriedigendem Ansprechen auf Cholinesteraseinhibitoren und Steroide empfohlen.

Okuläre Myasthenie

▸ **Klinik.** Etwa 10% der Myasthenien verlaufen ausschließlich okulär. Die Anfälligkeit der extraokulären Muskeln bei der Myasthenia gravis beruht auf den geringer ausgeprägten postsynaptischen Fältelungen, der geringeren Anzahl an Azetylcholinrezeptoren und kleineren motorischen Einheiten neben einer geringeren Expression komplementvermittelnder Faktoren [81]. Neben der Prädilektion okulärer und extraokulärer Muskeln ist häufig der M. levator palpebrae betroffen, so dass initial bei 75% der Patienten mit Myasthenia gravis eine fluktuierende Ptosis (uni-/bilateral asymmetrisch) und/oder Doppelbilder auftreten. Eine Ophthalmoparese ist in 90% der Fälle von einer Ptosis (ohne Pupillenstörung) begleitet.

Innerhalb der nächsten 2 Jahre entwickelt sich bei ca. 80% der Patienten eine generalisierte Schwäche. Der Anteil der Generalisierung sinkt mit zunehmendem Erstmanifestationsalter [1] (s. unten „Altersmyasthenie").

▸ **Diagnostik.** Sie wird mitunter durch das fehlende Ansprechen im Tensilontest sowie die nur bei 50% nachweisbaren Azetylcholinrezeptor-Antikörper erschwert. Einzelfälle mit isolierter okulärer Myasthenia gravis bei Nachweis von MuSK-Antikörpern wurden beschrieben [50].

▸ **Therapie.** Es existieren keine evidenzbasierten Empfehlungen zur Therapie der okulären Myasthenie [10]. Neben der Limitierung der okulären myasthenen Symptome gilt als Therapieziel insbesondere die Verhinderung der Generalisierung der Erkrankung.

Von einer *Thymektomie* profitieren Patienten mit okulärer Erkrankung nicht [67], so dass diese nur bei Thymomverdacht (meist Azetylcholinrezeptor-Antikörper positiv) indiziert ist.

Wenige Studien weisen auf einen positiven Effekt von *Steroiden* und frühem Einsatz von *Azathioprin* sowie *Mycophenolatmofetil* auf die Generalisierungstendenz hin ([1], [17], [121]). Azetylcholinesterase-Hemmer in Monotherapie sind häufig in ihrer Wirkung unzureichend und können durch Linderung der Ptosis zum Neuauftreten bislang maskierter Doppelbilder führen. Zusätzliche Steroide sind nach Erzielen eines klinischen Effekts und schrittweiser Dosisreduktion (Kap. 13.1.7) häufig in alternierenden Erhaltungsdosen von 20 mg Prednison (bzw. 10 mg Prednison täglich) langfristig bei geringen Nebenwirkungen klinisch effektiv. Wie bei der generalisierten Form können auch hier zur Einsparung von Steroiden bzw. bei deren Unverträglichkeit Immunsuppressiva (z. B. Azathioprin) eingesetzt werden, wobei deren Effekt nicht belegt ist.

Eine ophthalmologische Mitbetreuung (Ptosisbrille, Schielkorrektur) ist hilfreich.

Altersmyasthenie (spätmanifestierte Myasthenie)

Myasthenien sind im Involutionsalter und Senium bei Männern häufiger als in frühen Lebensdekaden und gehen gehäuft auf ein Thymom zurück. Dennoch stellen sie ab dem 50. Lebensjahr eine unterdiagnostizierte Erkrankung dar. Okuläre und bulbäre Muskelgruppen sind bei der Altersmyasthenie vorrangig betroffen. Aufgrund anderer Komorbiditäten und der physiologischen Belastungsintoleranz im Alter werden häufig myasthene Symptome verschleiert oder nicht erkannt. Die Häufigkeit der Generalisierung ist geringer im Vergleich zur klassischen Myasthenieform (▶ Abb. 13.7).

Die Mehrheit der Patienten spricht auf immunsuppressive Mono- und Kombinationstherapien gut an [1], [31]. Bei über 60-Jährigen ist das Thymusgewebe weitestgehend involutiv verändert. Eine Thymektomie ist daher nur bei Thymomverdacht indiziert.

Myasthenie nach Thymektomie

Nach Entfernung eines Thymoms – unabhängig vom Vorliegen einer Myasthenie – entwickelt sich bei ca. 3 % der Patienten im Verlauf eine Myasthenie (Postthymektomie-Myasthenie) [72]. Diese tritt mit unterschiedlicher Latenz auf, wobei eine Häufung ca. 10 Monate postoperativ besteht. Dabei treten sowohl generalisierte als auch rein okuläre oder bulbäre Formen auf. Prognostische Faktoren für die Entwicklung der Postthymektomie-Myasthenie sowie deren klinischen Verlauf existieren nicht. In erster Linie wird vermutet, dass ausgereifte autoantigenspezifische T-Zellen vom Thymom in die Peripherie (Blut, Milz, Lymphknoten) entsandt werden, wo sie viele Jahre existieren können und eine Autoimmunreaktion unterhalten [14].

Ein Thymomrezidiv sollte ausgeschlossen werden. Der Verlauf ist unter symptomatischer und immunsuppressiver Behandlung meist gut.

Defektmyasthenie

Atrophien der betroffenen Muskeln im Rahmen einer chronischen, schwer verlaufenden oder insuffizient behandelten Myasthenie kennzeichnen die Defektmyasthenie, die etwa 6–10 % der Patienten entwickeln [66]. Dabei treten die Atrophien bevorzugt im Schultergürtel und Nacken sowie in den bulbären Muskelgruppen auf. Häufig kommt es dabei zu einer charakteristischen Dreifachfurchung der Zunge. Auch bei ausgeprägten bulbären Verläufen der MuSK-positiven Myasthenie wurden magnetresonanztomografisch deutliche Atrophien der fazialen und bulbären Muskulatur beschrieben [37].

Myasthenie und Gravidität

Eine Erstmanifestation einer Myasthenie in der Schwangerschaft ist selten. Etwa 30 % der Myasthenien remittieren während der Schwangerschaft, etwa 25 % bleiben stationär. Verschlechterungen treten bei 30 % und meist im ersten Trimenon oder im Wochenbett auf. Das Risiko von Exazerbationen korreliert invers mit der Erkrankungsdauer [23].

Die Schwere der Myasthenia gravis beeinflusst Geburtsgewicht, Schwangerschaftsdauer und Eklampsierate nicht. Eine erhöhte Rate an Aborten oder Frühgeburten bei Myastheniepatientinnen besteht nicht. Eine fetale Arthrogrypose kann in seltenen Fällen als Folge einer mütterlichen Immunreaktion gegen den fötalen Azetylcholinrezeptor auftreten (hohes Rezidivrisiko). Unter präventiven Aspekten ist die Rate an Sektionen höher, wobei sie medizinisch nicht primär notwendig ist.

▶ **Therapie.** Bei Therapienotwendigkeit der Myasthenie ist jeweils eine individuelle Entscheidung zusammen mit der Patientin unter Abwägung von Nutzen und Risiko der Behandlung erforderlich. Zur Krisenintervention bieten sich intravenöse Immunglobuline und ggf. Plasmapherese an. Die Anwendung von Kortikosteroiden ist insbesondere im ersten Trimester durch ein leicht erhöhtes Risiko für Lippen-Kiefer-Gaumen-Spalten limitiert [99], im weiteren Verlauf müssen die erhöhte Rate frühzeitiger Amnionrupturen sowie die negativen Auswirkungen auf die hypophysäre Achse des Kindes bedacht werden. Azetylcholinesterase-Hemmer sind in oraler Anwendung bis 600 mg Tagesdosis in der Schwangerschaft unbedenklich, sollten jedoch nicht intravenös appliziert werden (Gefahr der Uteruskontraktion). Damit lässt sich die Hälfte der Patientinnen suffizient behandeln [23].

Die Rate an Fehlbildungen und Entwicklungsstörungen unter Azathioprin scheint nicht erhöht zu sein, jedoch werden ein geringeres Geburtsgewicht und eine höhere Rate an Frühgeburten berichtet [3] (http://www.embryotox.de). Dennoch ist die Anwendung in der Schwangerschaft nicht zugelassen. Für Ciclosporin liegen vergleichbare Daten vor, so dass auch dieses unter Nutzen-Risiko-Abwägung fortgeführt werden kann. Mycophenolatmofetil, Cyclophosphamid und Methotrexat sind kontraindiziert (Aborte, Fehlbildungen, kindliche Immunsuppression). Für Tacrolimus und Rituximab ist die Datenlage unzureichend.

▶ **Stillen unter Medikation.** Stillen ist, auch unter Einnahme von Kortikosteroiden, prinzipiell möglich. Dabei muss jedoch der dosisabhängige Übertritt des Pyridostigmins in die Muttermilch beachtet werden (cave: Singultus). Ähnliche Effekte werden auch für Azathioprin bzw. Ciclosporin angenommen, wobei hier das Stillen aufgrund der nur geringen Medikamentenkonzentration im Säugling kontrovers diskutiert wird.

Merke

Bei Einnahme von Methotrexat und Cyclophosphamid ist Stillen kontraindiziert [71].

Myasthene und cholinerge Krise

Klinik

▶ **Myasthene Krise.** Sie ist durch eine akute Zunahme der Schwäche der Extremitäten-, Atem- und laryngopharyngealen Muskulatur charakterisiert und kann zu massiver tracheobronchialer Sekretstauung sowie Ateminsuffizienz führen.

Typische Auslöser sind neben Medikamenten insbesondere Infektionen, operative Eingriffe und hormonelle Veränderungen neben Therapiefehlern bei bekannter Myasthenie oder bisher gesunden Personen. Etwa 20 % der Myastheniepatienten entwickeln mindestens eine akute krisenhafte Verschlechterung im Krankheitsverlauf. 75 % der myasthenen Krisen treten in den ersten 2 Jahren nach Erkrankungsbeginn auf [66]. Insbesondere Patienten mit Spätmanifestation einer Myasthenie und MuSK-Antikörper-positiver Erkrankung neigen zur Entwicklung rezidivierender myasthener Krisen.

Von der Verschlechterung der Grunderkrankung (myasthene Krise im eigentlichen Sinne) müssen pathophysiologisch die cholinerge Krise und die insensitive Krise unterschieden werden. Klinisch kann das Bild einer insensitiven Krise eine myasthene oder cholinerge Krise imitieren. Die wesentlichen klinischen Charakteristika sind in ▶ Tab. 13.15 dargestellt.

▶ **Cholinerge Krise.** Bei einer Überdosierung von Azetylcholinesterase-Hemmern kommt es zu einer nikotinergen Blockierung der motorischen Endplatte (cholinerge Krise). Oft handelt es sich hier um schwer einzustellende Myasthenien, bei denen bei persistierender oder progredienter Muskelschwäche eine wiederholte Dosiserhöhung der Azetylcholinesterase-Hemmer vorgenommen wurde. Die Gefahr der Entwicklung einer zunächst unbemerkten cholinergen Krise ist dann besonders groß, wenn die muskarinergen Überdosierungszeichen (glatte Muskulatur) durch Parasympatholytika korrigiert wurden.

13

▶ **Insensitive Krise.** Die vorübergehende Unempfindlichkeit der motorischen Endplatte für Azetylcholin infolge einer Degeneration ist am ehesten durch die langfristige Gabe von Azetylcholinesterase-Hemmern verursacht. Dafür sprechen auch tierexperimentelle Befunde, bei denen sich der postsynaptische Faltenapparat durch eine Langzeitbehandlung mit Cholinesterasehemmern morphologisch verändert zeigte und die Amplitude der Miniaturendplattenpotenziale gemindert war [28]. Der Effekt normalisiert sich bei Absetzen der Cholinesterasehemmer innerhalb von 10–14 Tagen. Interventionelle Verfahren (Immunglobuline, Plasmapherese) sind dabei effektiv.

▶ **Differenzierung der Krisen.** Aufgrund der unterschiedlichen therapeutischen Konsequenzen sollte immer eine Differenzierung zwischen myasthener und cholinerger Krise angestrebt werden, die jedoch klinisch und pharmakologisch nicht immer gelingt. Beide Reaktionen können in verschiedenen Muskeln des Patienten gleichzeitig vorkommen.

Merke

Hilfreich zur Differenzierung der verschiedenen Krisen kann ein vorsichtig durchgeführter Tensilontest sein (1–2 mg Tensilon i. v.). Wird der Patient schwächer und faszikuliert (insbesondere in der mimischen Muskulatur) ist ein vorübergehendes Absetzen der Therapie notwendig, bei Besserung der Muskelschwäche muss die Dosis erhöht werden.

Therapie

▶ **Myasthene Krise.** Im Rahmen der akuten Behandlung sollte zunächst eine vorsichtige, jedoch kontinuierlich unter Berücksichtigung von Effekt und Nebenwirkungen gesteigerte intravenöse Gabe von Azetylcholinesterase-Hemmern erfolgen. Bei Umrechnung der bisherigen oralen auf die intravenöse Dosis ist 1 Dreißigstel der oralen Dosis als äquivalent anzunehmen. Bei Umstellung von intravenöser auf intramuskuläre Applikation ist die 1,5fache bis doppelte Dosis zu wählen. Die intravenöse Applikation sollte kontinuierlich über einen Perfusor erfolgen, sofern die cholinergen Nebenwirkungen unter Berücksichtigung des Sekretstaus tolerabel sind. Kortikoide können ggf. auch als Pulstherapie verabreicht werden.

Die nachfolgenden bei der Behandlung der myasthenen Krise als gleichwertig effektiv bewerteten Therapieverfahren (Plasmapherese, Immunglobuline, Immunadsorption) werden in Kap. 13.1.7 dargestellt.

Tab. 13.15 Myasthene versus cholinerge Krise.

Krise	Charakteristika	Gemeinsamkeiten
myasthene	Mydriasis, Tachykardie, Ptosis, blasse schweißige Haut	Muskelschwäche, Dyspnoe, ängstliche Unruhe, Verwirrtheit
cholinerge	Miosis, Bradykardie, gerötete warme Haut, Faszikulationen, Erbrechen, Diarrhö, Bronchialsekretion, Hypersalivation	

▸ **Cholinerge Krise.** Bei der cholinergen Krise empfiehlt sich zunächst die intravenöse Gabe von 1,0 mg Atropin, die nach etwa 5 Minuten durch eine zweite Injektion von 0,5 mg Atropin wiederholt werden kann. Tagesdosen bis zu 8 mg sind in 4-stündlichen Intervallen unter Beachtung der kardialen Nebenwirkungen möglich. Die Azetylcholinesterase-Hemmer sollten für mindestens 3 Tage pausiert werden. Anschließend sollte eine Dosisanpassung unter Berücksichtigung der muskarinergen Symptome erfolgen. In seltenen Fällen scheint die Gabe des Cholinesterasereaktivators Obidoxim zur Besserung der nikotinergen Symptome, besonders der Muskelschwäche, notwendig.

13.2 Myasthene Syndrome

13.2.1 Lambert-Eaton-Syndrom (LEMS)

Das Lambert-Eaton-Syndrom ist eine Autoimmunerkrankung, bei der Antikörper die spanungsabhängigen Kalziumkanäle vom P/Q-Typ (= CaV1.2) an der präsynaptischen Nervenendigung blockieren (▸ Abb. 13.8). Durch den verminderten Kalziumeinstrom wird die Azetylcholinausschüttung an motorischen und autonomen Synapsen gehemmt.

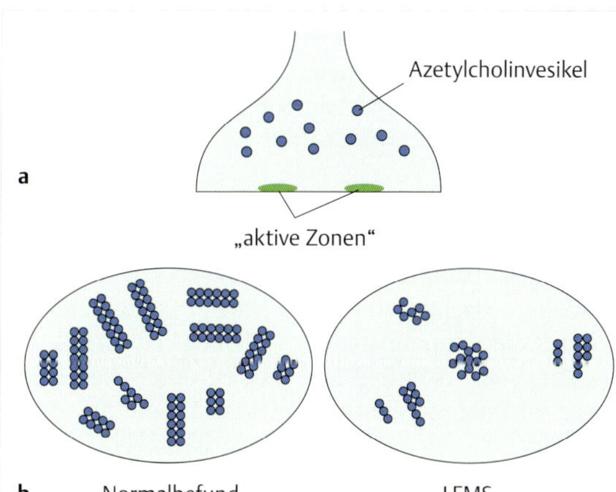

Abb. 13.8 Aktive Zonen der präsynaptischen Membran.
a Schematische Darstellung einer terminalen Nervenendigung und von aktiven Zonen innerhalb der präsynaptischen Membran.
b Schematische Darstellung der aktiven Zonen der präsynaptischen Membran. Im Normalfall (links) besteht eine aktive Zone aus jeweils zwei Doppelreihen parallel angeordneter Membranpartikel, die höchstwahrscheinlich spannungsabhängige Kalziumkanäle repräsentieren. Bei Patienten mit Lambert-Eaton-Syndrom (rechts) sind die Partikel verplumpt und unregelmäßig angeordnet.

Epidemiologie

Das Lambert-Eaton-Syndrom kann idiopathisch auftreten und ist dann häufig mit anderen Autoimmunerkrankungen wie rheumatoider Arthritis, systemischem Lupus erythematodes, Sklerodermie, Sjögren-Syndrom, perniziöser Anämie, Hyper- und Hypothyreose, Vitiligo, Zöliakie und Colitis ulcerosa assoziiert. An diesen Formen erkranken überwiegend junge Frauen und zum Teil auch Kinder.

In 60 % der Fälle tritt die Erkrankung als paraneoplastisches Syndrom bei einem kleinzelligen Bronchialkarzinom auf. In 80 % der Fälle geht das paraneoplastische Syndrom der Tumordiagnose voraus. Eine deutliche Senkung des Karzinomrisikos tritt 2 Jahre nach Manifestation des LEMS ein, nach 4 Jahren gilt es als sehr niedrig. Männer (älter als 40 Jahre) sind häufiger betroffen als Frauen (4,7:1). Eine Assoziation mit anderen paraneoplastischen Syndromen (subakute zerebelläre Degeneration, distale sensomotorische Polyneuropathie, autonome Neuropathie, paraneoplastische Enzephalomyelitis) ist möglich.

Klinik

Merke

Führendes klinisches Symptom des Lambert-Eaton-Syndroms ist ein Gliedergürtelsyndrom, wobei insbesondere die proximalen Beinmuskeln und der Beckengürtel betroffen sind. Charakteristisch sind autonome Störungen (Mundtrockenheit, Hypohidrose, erektile Dysfunktion, Obstipation) [126].

Eine okulobulbäre Symptomatik entwickelt sich bei der Hälfte der Patienten erst im Verlauf (▸ Tab. 13.16). Eine rasche klinische Progredienz unter Einbezug der Arme und distaler Muskeln, eine erektile Dysfunktion und Ataxie treten häufiger bei paraneoplastischen Erkrankungsformen auf [126]. In der Regel besteht keine Muskelatrophie. Das klinische Bild ist nicht vom Antikörperstatus abhängig.

Tab. 13.16 Typische klinische Symptome bei Lambert-Eaton-Syndrom (n = 97) [126].

Symptom	Häufigkeit (%) in den ersten 24 Monaten
Ptosis	46
Doppelbilder	38
Dysarthrie	64
Dysphagie	42
Nackenmuskelschwäche	39
proximale Arm-/Beinschwäche	82/100
distale Arm-/Beinschwäche	54/46
Mundtrockenheit	78
erektile Dysfunktion	65
zerebelläre Ataxie	9

13

Diagnostik

► **Antikörper.** Bei ca. 90 % der Patienten mit Lambert-Eaton-Syndrom sind Antikörper gegen spannungsabhängige Kalziumkanäle (primär vom Typ P/Q = *CaV2.1*) nachweisbar. Dabei weisen tumorassoziierte Formen meist Antikörper auf, diese sind jedoch auch bei ca. 40 % der Patienten mit kleinzelligem Bronchialkarzinom ohne Lambert-Eaton-Syndrom positiv. Bei 75 % der Patienten mit Bronchialkarzinom werden Antikörper gegen den N-Typ des spannungsabhängigen Kalziumkanals (= *CaV2.2*) nachgewiesen, diese existieren jedoch auch bei 40 % der Patienten ohne Tumornachweis [66].

Zusätzliche Assoziationen mit Antikörpern gegen Hu, CV2/CRMP5, PCA-2 und ANNA-3 sowie SOX 1 sind beschrieben [109]. 13 % der Patienten weisen Antikörper gegen den Azetylcholinrezeptor oder die quer gestreifte Muskulatur auf, wobei umgekehrt Patienten mit Myasthenia gravis keine Antikörper gegen den P/Q- oder N-Typ des Kalziumkanals entwickeln.

► **Elektrophysiologie.** Bereits in der Standardneurografie zeigt sich ein niedrigamplitudiges Summenaktionspotenzial. Dieses lässt sich durch maximale Willkürinnervation über 10–20 Sekunden erhöhen (Kap. 4). In der hochfrequenten Serienstimulation, die aufgrund ihrer Schmerzhaftigkeit nur in Einzelfällen angewendet wird, lässt sich das diagnostisch wegweisende Inkrement nachweisen. Ein Inkrement von 60 % gilt als diagnostisch hinreichend, bei mehr als 100 % gilt die Diagnose des Lambert-Eaton-Syndroms als gesichert. Bei der niederfrequenten Serienstimulation (3/Sekunde-Reizung) findet sich häufig wie bei der Myasthenia gravis ein pathologisches Dekrement.

Therapie

► **Symptomatischer Therapieansatz.** Durch Blockade der präsynaptischen Kaliumkanäle mit *3,4-Diaminopyridin* (Amifampridin) kann die Freisetzung von Azetylcholin stimuliert werden. Die Einnahme von initial 10–20 mg in 3 Tagesdosen, die auf eine Gesamtdosis von 80 mg gesteigert werden kann, gilt als klinisch effektiv. Dosisabhängige reversible Nebenwirkungen sind periorale Parästhesien (41 %), Durchfall (13 %) und abdominale Krämpfe.

Die Therapie mit *Azetylcholinesterase-Hemmern* ist zwar beim Lambert-Eaton-Syndrom weniger wirksam als bei der Myasthenia gravis, jedoch werden in Kombination sowohl mit 3,4-Diaminopyridin als auch mit Guanidin durchaus additive Effekte erzielt [66].

► **Immunsuppressiva.** Bei unzureichendem Effekt der symptomatischen Therapie ist eine immunsuppressive Behandlung aufgrund der autoimmunen Genese der Erkrankung sinnvoll. Dabei können Immunsuppressiva wie Prednison, Azathioprin, Ciclosporin oder auch Mycophenolatmofetil (auch in Kombination mit Steroiden) eingesetzt werden [68]. Bei bestehendem Tumorleiden sollten jedoch möglichst nur Kortikosteroide zum Einsatz kommen. Der Steroideffekt ist jedoch meist geringer als bei der Myasthenia gravis.

► **Plasmapherese, Immunglobuline.** Der Effekt von Plasmapherese und Immunglobulinen in der Behandlung der Myasthenie ist belegt, die Verfahren kommen insbesondere bei therapierefraktären Patienten zur Anwendung. Die Plasmapherese gilt dabei als wirksamer [66]. Unter Immunglobulintherapie wurde einhergehend mit der klinischen Verbesserung ein Rückgang der Antikörpertiter gegen Kalziumkanäle beschrieben.

► **Experimentelle Therapieansätze.** Durch B-Zell-Depletion mit CD20-Antikörpern (Rituximab) wurde kasuistisch eine partielle Remission beim Lambert-Eaton-Syndrom berichtet [82].

► **Tumorbehandlung.** Bei paraneoplastischem Lambert-Eaton-Syndrom ist die Tumorbehandlung vorrangig. Die Prognose der Tumorerkrankung ist bei begleitendem Lambert-Eaton-Syndrom günstiger [129].

13.2.2 Kongenitale myasthene Syndrome

Kongenitale Myastheniesyndrome sind seltene Erkrankungen, bei denen die neuromuskuläre Signalübertragung nicht immunvermittelt, sondern aufgrund genetischer Defekte beeinträchtigt ist (► Tab. 13.17).

► **Klinik.** An ein kongenitales myasthenes Syndrom sollte insbesondere bei bereits zum Zeitpunkt der Geburt oder in den ersten 2 Lebensjahren beobachteter Muskelschwäche gedacht werden. Bei einigen Erkrankungsformen tritt die Symptomatik jedoch häufig erst im Erwachsenenalter auf. Während alle Formen durch eine Belastungsintoleranz gekennzeichnet sind, kann die Beteiligung der äußeren Augenmuskeln insbesondere bei Azetylcholinesterase-Mangel, Slow-Channel-Syndrom, Rapsynmangel und DOK7-Mutation fehlen oder nur gering ausgeprägt sein [30].

► **Diagnostik.** Neben der Anamnese sollte elektrophysiologisch einer neuromuskulären Überleitungsstörung ggf. unter Provokation nachgegangen werden. Der Tensilontest ist bei der Azetylcholinesterase-Defizienz immer negativ, kann mitunter bei Slow-Channel-Syndromen positiv sein. Ebenso wie die Wirkung von Azetylcholinesterase-Hemmern schließt ein negatives Testergebnis ein kongenitales myasthenes Syndrom nicht aus, bei Ansprechen ist jedoch keine Abgrenzung zur immunogenen Form möglich.

Tab. 13.17 Häufigkeit kongenitaler myasthener Syndrome (nach [30]; persönliche Mitteilung).

Defektlokalisation	Häufigkeit	Wirksamkeit von	
		AChE-Hemmern	DAP
präsynaptischer Defekt	7 %		
Cholin-Azetyltransferase-Gen (CHAT), familiäre infantile Myasthenie	16/300	+	+
synaptischer Defekt	14 %		
COLQ-Gen (Azetylcholinesterase-Mangel)	43/300	– (häufig schlechter)	
postsynaptischer Defekt	73 %		
Azetylcholinrezeptor-Gen			
• Fast-/Slow-Channel-Syndrom	52/300	Fast: +	Fast: +
		Slow: (+)/–	Slow: (+)
• Azetylcholinrezeptor-(Ionenkanal-)Mangel	110/300	+	+
sonstige postsynaptische Defekte			
• RAPSN-Mutation	44/300	+	+
• NaV1.4-Defekt	1/300	+	
Synaptopathie	6 %		
DOK7-Mutation	27/300	(+)/ –	(+)

AChE: Azetylcholineesterase, DAP: 3,4-Diaminopyridin
+: gut wirksam, (+): mitunter wirksam, –: nicht wirksam

Die meisten Formen (Ausnahme: Slow-Channel-Syndrom) werden autosomal-rezessiv vererbt. Die bisher 12 identifizierten Gene erlauben die genaue Diagnose eines kongenitalen myasthenen Syndroms bei ca. 50 % der Patienten. Die Patienten weisen keine Antikörper gegen den Azetylcholinrezeptor oder MuSK auf. Die häufigsten Formen kongenitaler Myasthenien werden nachfolgend dargestellt ([30], [70], [112]).

Präsynaptischer Defekt

Kongenitales myasthenes Syndrom mit episodischen Apnoen (CHAT-Gen, familiäre infantile Myasthenie)

▸ **Klinik.** Diese autosomal rezessiv vererbte Erkrankung setzt im frühen Säuglingsalter oder Kindesalter ein. Die Hauptsymptome sind intermittierende Ptose und episodische Krisen respiratorischer Insuffizienz mit schwachem Schreien und Saugen, die durch Atemwegsinfekte, Erbrechen oder Aufregung ausgelöst werden. Die Hypoventilation kann zur zerebralen Hypoxie oder gar zum Tod führen. Häufige Fehldiagnosen sind epileptische Anfälle. Im Intervall können die Kinder durchaus beschwerdefrei sein. Mit zunehmendem Alter werden die Krisen seltener. Nach dem 10. Lebensjahr klagen einige Patienten nur über leichte Belastungsintoleranz, andere haben auch in Ruhe eine leichte bis milde Schwäche der Extremitäten sowie der kranialen und respiratorischen Muskulatur. Eine Muskelatrophie besteht nicht. Die Eigenreflexe sind erhalten.

▸ **Therapie.** In der Behandlung sind Azetylcholinesterase-Hemmer sind mäßig wirksam, ggf. kann 3,4-Diaminopyridin ergänzt werden.

Synaptischer Defekt

Kongenitaler Azetylcholinesterase-Mangel (COLQ-Gen)

▸ **Klinik.** Klinisch zeigt sich bei dieser Erkrankung seit dem Säuglingsalter eine deutliche Muskelschwäche vom Gliedergürteltyp mit einer Scapula alata. Im Verlauf sind häufig die Hand- und Fingerextensoren beteiligt [30]. Häufig bestehen eine begleitende Ptosis, eine Schwäche der externen Augenmuskeln und eine verzögerte Pupillenreaktion [30]. Die Erkrankung wird durch intermittierende respiratorische Probleme wesentlich beeinflusst.

Bei repetitiver Reizung besteht ein typisches Dekrement. Ein einzelner supramaximaler indirekter Reiz kann zwei oder mehr Summenpotenziale auslösen, was durch verlängerte Endplattenpotenziale bei fehlender Azetylcholinesterase erklärt wird. Das Fehlen der Azetylcholinesterase kann sowohl licht- als auch elektronenmikroskopisch bzw. zytochemisch nachgewiesen werden. Die übrigen Muskelbefunde sind normal.

▸ **Therapie.** Azetylcholinesterase-Hemmer sind unwirksam und können die Symptomatik verschlechtern. Ephedrin bis zu einer Maximaldosis von 3 mg/kg Körpergewicht kann unter vorsichtiger Eindosierung versucht werden [30].

Postsynaptischer Defekt

Kinetische Abnormalitäten des Azetylcholinrezeptors

▸ **Slow-Channel-Syndrom.** Das Slow-Channel-Syndrom ist die häufigste und meist autosomal-dominant vererbte kongenitale Störung der Kinetik des Azetylcholinrezeptors. Ursächlich sind ca. 20 identifzierte Mutationen der meist transmembranösen Domänen des Azetylcholinrezeptors, die zu einem Depolarisationsblock der neuromuskulären Endplatte und letztlich zur Endplattenmyopathie führt. Schwere Fälle werden bereits im frühen Kindes- oder sogar im Säuglingsalter präsent, wohingegen eine milde Symptomatik auch erst in der 7. Lebensdekade auftreten kann.

Vorrangig sind die Nacken- und Schulter- sowie Unterarmmuskeln (insbesondere intrinsische Handmuskeln und Fingerstrecker) von Schwäche und auch Atrophie betroffen. Ferner kann eine leichte Schwäche der Augenlider, der externen Augenmuskeln, eine Dysphagie und Dysarthrie oder eine proximale Extremitätenschwäche auftreten. Die Beine sind nicht oder nur leicht betroffen. Eine respiratorische Beteiligung tritt mitunter auf und kann durch nächtliche Hypoxie wesentlich zu Fatigue und Schwäche beitragen. Eine leichte Fluktuation der Schwäche ist nicht ungewöhnlich.

Therapeutisch können Chinidinsulfat oder Fluoxetin (60–80 mg täglich) eingesetzt werden. Azetylcholinesterase-Hemmer können die Symptome vorübergehend bessern, sind langfristig jedoch unwirksam [30].

▸ **Fast-Channel-Syndrom.** Im Gegensatz zum Slow-Channel-Syndrom kommt es bei dieser typischerweise autosomal-rezessiv vererbten Erkrankung zu einer verkürzten Öffnungszeit des Azetylcholinrezeptors. Typischerweise manifestiert sich die Erkrankung in der Säuglingszeit oder frühen Kindheit mit Ptosis, Ophthalmoparese, Dysphagie, Dysarthria, Kauschwäche und belastungsabhängiger Schwäche der axialen und Extremitätenmuskeln.

Die Behandlung mit Azetylcholinesterase-Hemmern und/oder 3,4-Diaminopyridin – auch in Kombination – ist klinisch gut wirksam [30].

13

Kongenitaler Azetylcholinrezeptor-Mangel

▸ **Pathogenese.** Mit ca. 70 autosomal rezessiv vererbten Mutationen des Azetylcholinrezeptors stellt der Azetylcholinrezeptor-Mangel die häufigste Form der kongenitalen myasthenen Syndrome dar. Dabei sind Mutationen des für die ε-Untereinheit des Azetylcholinrezeptor kodierenden Genabschnitts sehr viel häufiger als Mutationen der α-, β- oder δ-Untereinheit. Die Funktion einer mutierten ε-Untereinheit kann von der embryonalen γ-Untereinheit des Azetylcholinrezeptors übernommen werden, so dass der klinische Phänotyp eher milder ausgeprägt und sogar homozygote ε-Mutationen mit dem Leben vereinbar sind. Eine verminderte Anzahl an Azetylcholinrezeptoren und ein Rückgang der postsynaptischen Fältelung sind beschrieben.

▸ **Klinik.** Das typische klinische Erscheinungsbild umfasst häufig eine bereits in frühester Kindheit aufgetretene fixierte Ophthalmoparese, Ptosis, Ermüdbarkeit der Schlundmuskulatur sowie eine Schwäche der Gesichts- und Nacken- sowie der Extremitätenmuskeln. Meist sprechen die Patienten gut auf Azetylcholinesterase-Hemmer und 3,4-DAP an. Manchmal setzt auch im frühen Erwachsenenalter eine spontane Besserung ein und der Erkrankungsverlauf bleibt eher mild. Respiratorische Krisen sind im Unterschied zur RAPSN-Mutation eher selten. Gelenkkontrakturen treten nicht auf.

Veränderungen des Clusterings von Azetylcholinrezeptor und Synapse

▸ **RAPSN-Mutation.** Rapsyn verankert den Azetylcholinrezeptor an der postsynaptischen Membran. Die Symptomatik bei RAPSN-Mutationen (receptor associated protein of the synapse) beginnt meist bereits im Säuglingsalter (Geburt bis 1. Lebensjahr; frühe Manifestation), eine spätere Manifestationsform im Erwachsenenalter ist seltener.

Insbesondere bei der *frühen Erkrankungsform* kommt es zu einer ausgeprägten Hypotonie der Muskulatur, einer bulbären Schwäche mit erschwerter Nahrungsaufnahme und einer respiratorischen Insuffizienz. Kontrakturen der Hand- und Fußgelenke (ca. einem Drittel der Patienten) sowie Exazerbationen mit respiratorischen Krisen sind charakteristisch. Prinzipiell bessert sich die Symptomatik im Krankheitsverlauf. Bei der *späteren Manifestationsform* treten kaum bulbäre Symptome auf. Auffällig ist hier neben einer milden generalisierten Belastungsintoleranz eher eine Schwäche der Dorsalflexion des Fußes, die bei Myasthenie ungewöhnlich ist.

Patienten mit dieser Erkrankung sprechen gut auf Azetylcholinesterase-Hemmer an, ggf. kann 3,4-Diaminopyridin hinzugegeben werden.

Synaptopathie

DOK7-Mutation

DOK7 (downstream of kinase 7) ist ein zytoplasmatisches Protein, das die spezifische Rezeptor-Phosphotyrosinkinase MuSK bindet und damit die Zusammensetzung des Azetylcholinrezeptors vermittelt. Bei der autosomal-rezessiv vererbten Erkrankung führt die fehlende oder eingeschränkte Funktion von DOK7 zur Endplattendefizienz.

▸ **Klinik.** Der Manifestationszeitpunkt reicht von kongenital (meist bis 2. Lebensjahr) bis zur 3. Lebensdekade. Das phänotypische Spektrum ist breit, eine proximale

Muskelschwäche (Gliedergürteltyp, zum Teil mit axialer Beteiligung) scheint jedoch vorzuherrschen. Häufig entwickelt sich die Symptomatik nach einer zunächst regelrechten motorischen Entwicklung des Kindes. Eine beidseitige Ptosis kann hinzukommen; eine Ophthalmoparese ist jedoch ungewöhnlich. Faziale und bulbäre Schwäche entstehen später im Krankheitsverlauf, bis zu 50 % der Patienten weisen eine Zungenatrophie auf. Respiratorische Probleme sowie knöcherne Fehlhaltungen (Skoliose/Lordose) sind häufig. Die Erkrankung ist langsam progredient [113].

▶ **Therapie.** Azetylcholinesterase-Hemmer – auch in Kombination mit 3,4-Diaminopyridin – zeigen initial einen mäßigen, langfristig eher keinen klinischen Effekt; zum Teil sind sogar Unverträglichkeiten beschrieben [30]. Ephedrin und Salbutamol gelten als Medikamente der ersten Wahl [132].

Literatur

[1] **Allen** JA, Scala S et al. Ocular myasthenia gravis in a senior population: diagnosis, therapy, and prognosis. Muscle Nerve 2010; 41 (3): 379–384

[2] **Almon** RR, Andrew CG et al. Serum globulin in myasthenia gravis: inhibition of alpha-bungarotoxin binding to acetylcholine receptors. Science 1974; 186 (4 158): 55–57

[3] **Armenti** VT, Radomski JS et al. Report from the National Transplantation Pregnancy Registry (NTPR): outcomes of pregnancy after transplantation. Clin Transpl 2003; 131–141

[4] **Arsura** E, Brunner NG et al. High-dose intravenous methylprednisolone in myasthenia gravis. Arch Neurol 1985; 42 (12): 1149–1153

[5] **Auriel** E, Regev K et al. Safety of influenza and H1N1 vaccinations in patients with myasthenia gravis, and patient compliance. Muscle Nerve 2011; 43 (6): 893–894

[6] **Barth** D, Nabavi Nouri M et al. Comparison of IVIg and PLEX in patients with myasthenia gravis. Neurology 2011; 76 (23): 2017–2023

[7] **Bartoccioni** E, Scuderi F et al. Anti-MuSK antibodies: correlation with myasthenia gravis severity. Neurology 2006; 67 (3): 505–507

[8] **Becker** KL, Titus JL et al. Morphologic evidence of thyroiditis in myasthenia gravis. JAMA 1964; 187: 994–996

[9] **Benatar** M. A systematic review of diagnostic studies in myasthenia gravis. Neuromuscul Disord 2006; 16 (7): 459–467

[10] **Benatar** M, Kaminski H. Medical and surgical treatment for ocular myasthenia. Cochrane Database Syst Rev 2012; 12: CD005 081

[11] **Besinger** UA, Toyka KV et al. Myasthenia gravis: long-term correlation of binding and bungarotoxin blocking antibodies against acetylcholine receptors with changes in disease severity. Neurology 1983; 33 (10): 1316–1321

[12] **Blum** S, Gillis D et al. Use and monitoring of low dose rituximab in myasthenia gravis. J Neurol Neurosurg Psychiatry 2011; 82 (6): 659–663

[13] **Buckingham** JM, Howard jr. FM et al. The value of thymectomy in myasthenia gravis: a computer-assisted matched study. Ann Surg 1976; 184 (4): 453–458

[14] **Buckley** C, Douek D et al. Mature, long-lived CD4 + and CD8 + T cells are generated by the thymoma in myasthenia gravis. Ann Neurol 2001; 50 (1): 64–72

[15] **Casperi** C, Melms A et al. Anti-agrin autoantibodies in myasthenia gravis. Neurology 2014 [in press]

[16] **Castro** D, Derisavifard S et al. Juvenile myasthenia gravis: a twenty-year experience. J Clin Neuromuscul Dis 2013; 14 (3): 95–102

[17] **Chan** JW. Mycophenolate mofetil for ocular myasthenia. J Neurol 2008; 255 (4): 510–513

[18] **Chang** JH, Kim HJ et al. Postoperative radiotherapy for completely resected stage ii or iii thymoma. J Thorac Oncol 2011; 6 (7): 1282–1286

[19] **Chen** G, Marx A et al. New WHO histologic classification predicts prognosis of thymic epithelial tumors: a clinicopathologic study of 200 thymoma cases from China. Cancer 2002; 95 (2): 420–429

[20] **Chiang** LM, Darras BT et al. Juvenile myasthenia gravis. Muscle Nerve 2009; 39 (4): 423–431

[21] **De Feo** LG, Schottlender J et al. Use of intravenous pulsed cyclophosphamide in severe, generalized myasthenia gravis. Muscle Nerve 2002; 26 (1): 31–36

[22] **Diener** HC, Weimar C. In: Leitlinie für Diagnostik und Therapie in der Neurologie, Thieme Verlag, 5. Auflage. 2012

[23] **Djelmis** J, Sostarko M et al. Myasthenia gravis in pregnancy: report on 69 cases. Eur J Obstet Gynecol Reprod Biol 2002; 104 (1): 21–25

[24] **Drachman** DB, Adams RN et al. Mechanisms of acetylcholine receptor loss in myasthenia gravis. J Neurol Neurosurg Psychiatry 1980; 43 (7): 601–610

[25] **Drachman** DB, Jones RJ et al. Treatment of refractory myasthenia: "rebooting" with high-dose cyclophosphamide. Ann Neurol 2003; 53 (1): 29–34

[26] **Dubal** DB, Mueller S et al. T-cell lymphoproliferative disorder following mycophenolate treatment for myasthenia gravis. Muscle Nerve 2009; 39 (6): 849–850

[27] **El-Bawab** H, Al-Sugair AA et al. Role of flourine-18 fluorodeoxyglucose positron emission tomography in thymic pathology. Eur J Cardiothorac Surg 2007; 31 (4): 731–736

[28] **Engel** AG, Lambert EH et al. Study of long-term anticholinesterase therapy. Effects on neuromuscular transmission and on motor endplate fine structure. Neurology 1973; 23 (12): 1273–1281

[29] **Engel** AG, Lindstrom JM et al. Ultrastructural localization of the acetylcholine receptor in myasthenia gravis and in its experimental autoimmune model. Neurology 1977; 27 (4): 307–315

[30] **Engel** A. Neuromuscular junction disorders. Handbook of clinical neurology. Elsevier, New York; 2008

[31] **Evoli** A, Batocchi AP et al. Clinical characteristics and prognosis of myasthenia gravis in older people. J Am Geriatr Soc 2000; 48 (11): 1442–1448

[32] **Evoli** A, Minisci C et al. Thymoma in patients with MG: characteristics and long-term outcome. Neurology 2002; 59 (12): 1844–1850

[33] **Evoli** A, Minicuci GM et al. Paraneoplastic diseases associated with thymoma. J Neurol 2007; 254 (6): 756–762

[34] **Evoli** A. Acquired myasthenia gravis in childhood. Curr Opin Neurol 2010; 23 (5): 536–540

[35] **Evoli** A, Lindstrom J. Myasthenia gravis with antibodies to MuSK: another step toward solving mystery? Neurology 2011; 77 (20): 1783–1784

[36] **Farrugia** ME, Kennett RP et al. Single-fiber electromyography in limb and facial muscles in muscle-specific kinase antibody and acetylcholine receptor antibody myasthenia gravis. Muscle Nerve 2006; 33 (4): 568–570

[37] **Farrugia** ME, Robson MD et al. MRI and clinical studies of facial and bulbar muscle involvement in MuSK antibody-associated myasthenia gravis. Brain 2006; 129 (Pt 6): 1481–1492

[38] **Gajdos** P, Tranchant C et al. Treatment of myasthenia gravis exacerbation with intravenous immunoglobulin: a randomized double-blind clinical trial. Arch Neurol 2005; 62 (11): 1689–1693

[39] **Gajdos** P, Chevret S et al. Intravenous immunoglobulin for myasthenia gravis. Cochrane Database Syst Rev 2012; 12: CD002 277

[40] **Gao** ZR, Kornblum C et al. Somatostatin receptor scintigraphy in the follow-up of myasthenia gravis. Neurol Sci 2007; 28 (4): 175–180

[41] **Gold** R, Schneider-Gold C. Current and future standards in treatment of myasthenia gravis. Neurotherapeutics 2008; 5 (4): 535–541

[42] **Golnik** KC, Pena R et al. An ice test for the diagnosis of myasthenia gravis. Ophthalmology 1999; 106 (7): 1282–1286

[43] **Grob** D, Brunner N et al. Lifetime course of myasthenia gravis. Muscle Nerve 2008; 37 (2): 141–149

[44] **Gronseth** GS, Barohn RJ. Practice parameter: thymectomy for autoimmune myasthenia gravis (an evidence-based review): report of

13

the Quality Standards Subcommittee of the American Academy of Neurology. Neurology 2000; 55 (1): 7–15

[45] **Guillermo** GR, Tellez-Zenteno JF et al. Response of thymectomy: clinical and pathological characteristics among seronegative and seropositive myasthenia gravis patients. Acta Neurol Scand 2004; 109 (3): 217–221

[46] **Guptill** JT, DB Sanders. Update on muscle-specific tyrosine kinase antibody positive myasthenia gravis. Curr Opin Neurol 2010; 23 (5): 530–535

[47] **Guptill** JT, Sanders et al. DB. Anti-MuSK antibody myasthenia gravis: clinical findings and response to treatment in two large cohorts. Muscle Nerve 2011; 44 (1): 36–40

[48] **Hain** B, Hanisch F et al. 2004. ["Seronegative" myasthenia with antibodies against muscle-specific tyrosine-kinase]. Nervenarzt 2011; 75 (4): 362–367

[49] **Hain** B, Jordan K et al. Successful treatment of MuSK antibody-positive myasthenia gravis with rituximab. Muscle Nerve 2006; 33 (4): 575–580

[50] **Hanisch** F, Eger K et al. MuSK-antibody positive pure ocular myasthenia gravis. J Neurol 2006; 253 (5): 659–660

[51] **Harnath** T, Marx A et al. Thymoma-a clinico-pathological long-term study with emphasis on histology and adjuvant radiotherapy dose. J Thorac Oncol 2012; 7 (12): 1867–1871

[52] **Heckmann** JM, Rawoot A et al. A single-blinded trial of methotrexate versus azathioprine as steroid-sparing agents in generalized myasthenia gravis. BMC Neurol 2011; 11 (1): 97

[53] **Hehir** MK, Burns TM et al. Mycophenolate mofetil in AChR-antibody-positive myasthenia gravis: outcomes in 102 patients. Muscle Nerve 2010; 41 (5): 593–598

[54] **Heidenreich** F, Vincent A. Antibodies to ion-channel proteins in thymoma with myasthenia, neuromyotonia, and peripheral neuropathy. Neurology 1998; 50(5): 1483–1485

[55] **Herrlinger** U, Weller M et al. Association of primary central nervous system lymphoma with long-term azathioprine therapy for myasthenia gravis? Ann Neurol 2000; 47 (5): 682–683

[56] **Higuchi** T, Taki J et al. Thymic lesions in patients with myasthenia gravis: characterization with thallium 201 scintigraphy. Radiology 2001; 221 (1): 201–206

[57] **Higuchi** O, Hamuro J et al. Autoantibodies to low-density lipoprotein receptor-related protein 4 in myasthenia gravis. Ann Neurol 2011; 69 (2): 418–422

[58] **Hoch** W, McConville J et al. Auto-antibodies to the receptor tyrosine kinase MuSK in patients with myasthenia gravis without acetylcholine receptor antibodies. Nat Med 2001; 7 (3): 365–368

[59] **Hoff** JM, Daltveit AK et al. Myasthenia gravis in pregnancy and birth: identifying risk factors, optimising care. Eur J Neurol 2007; 14 (1): 38–43

[60] **Ishii** W, Matsuda M et al. Comparison of the histological and immunohistochemical features of the thymus in young- and elderly-onset myasthenia gravis without thymoma. J Clin Neurosci 2007; 14 (2): 110–115

[61] **Jaretzki** A, Barohn RJ et al. Myasthenia gravis: recommendations for clinical research standards. Task Force of the Medical Scientific Advisory Board of the Myasthenia Gravis Foundation of America. Neurology 2000; 55 (1): 16–23

[62] **Jaretzki** A. Thymectomy for myasthenia gravis: analysis of controversies – patient management. Neurologist 2003; 9 (2): 77–92

[63] **Jaretzki** A, Steinglass KM et al. Thymectomy in the management of myasthenia gravis. Semin Neurol 2004; 24 (1): 49–62

[64] **Jordan** B, Eger K et al. [Polymyositis associated with thymoma]. Nervenarzt 2009; 80 (6): 708–711

[65] **Jurado** J, Javidfar J et al. Minimally invasive thymectomy and open thymectomy: outcome analysis of 263 patients. Ann Thorac Surg 2012; 94 (3): 974–981; discussion 981–982

[66] **Kaminski** HJ. Myasthenia gravis and related Disorders. 2nd ed. New York: Humana Press, c/o Springer Science + Business Media; 2009

[67] **Kawaguchi** N, Kuwabara S et al. Treatment and outcome of myasthenia gravis: retrospective multi-center analysis of 470 Japanese patients, 1999–2000. J Neurol Sci 2004; 224 (1–2): 43–47

[68] **Keogh** M, Sedehizadeh S et al. Treatment for Lambert-Eaton myasthenic syndrome. Cochrane Database Syst Rev 2011; (2): CD003 279

[69] **Kim** N, Stiegler AL et al. Lrp4 is a receptor for Agrin and forms a complex with MuSK. Cell 2008; 135 (2): 334–342

[70] **Kinali** M, Beeson D et al. Congenital myasthenic syndromes in childhood: diagnostic and management challenges. J Neuroimmunol 2008; 201–202: 6–12

[71] **Klehmet** J, Dudenhausen J et al. [Course and treatment of myasthenia gravis during pregnancy]. Nervenarzt 2010; 81 (8): 956–962

[72] **Kondo** K, Monden Y 2005. Myasthenia gravis appearing after thymectomy for thymoma. Eur J Cardiothorac Surg 28 (1): 22–5

[73] **Koppitz** H, Rockstroh JK et al. State-of-the-art classification and multimodality treatment of malignant thymoma. Cancer Treat Rev 2012; 38 (5): 540–548

[74] **Lastoria** S, Vergara E et al. In vivo detection of malignant thymic masses by indium-111-DTPA-D-Phe1-octreotide scintigraphy. J Nucl Med 1998; 39 (4): 634–639

[75] **Lauriola** L, Ranelletti F et al. Thymus changes in anti-MuSK-positive and -negative myasthenia gravis. Neurology 2005; 64 (3): 536–538

[76] **Lavrnic** D, Losen M et al. The features of myasthenia gravis with autoantibodies to MuSK. J Neurol Neurosurg Psychiatry 2005; 76 (8): 1099–1102

[77] **Leite** MI, Strobel P et al. Fewer thymic changes in MuSK antibody-positive than in MuSK antibody-negative MG. Ann Neurol 2005; 57 (3): 444–448

[78] **Leite** MI, Jacob S et al. IgG1 antibodies to acetylcholine receptors in "seronegativa" myasthenia gravis. Brain 2008; 131 (Pt 7): 1940–1952

[79] **Lin** PT, Martin BA et al. High-dose cyclophosphamide in refractory myasthenia gravis with MuSK antibodies. Muscle Nerve 2006; 33 (3): 433–435

[80] **Lindner** A, Schalke B et al. Outcome in juvenile-onset myasthenia gravis: a retrospective study with long-term follow-up of 79 patients. J Neurol 1997; 244 (8): 515–520

[81] **Luchanok** U, Kaminski HJ. Ocular myasthenia: diagnostic and treatment recommendations and the evidence base. Curr Opin Neurol 2008; 21 (1): 8–15

[82] **Maddison** P, McConville J et al. The use of rituximab in myasthenia gravis and Lambert-Eaton myasthenic syndrome. J Neurol Neurosurg Psychiatry 2011; 82 (6): 671–673

[83] **Mandawat** A, Kaminski HJ et al. Comparative analysis of therapeutic options used for myasthenia gravis. Ann Neurol 2010; 68 (6): 797–805

[84] **Mandawat** A, Mandawat A et al. Outcome of plasmapheresis in myasthenia gravis: delayed therapy is not favorable. Muscle Nerve 2011; 43 (4): 578–584

[85] **Martignago** S, Fanin M et al. Muscle histopathology in myasthenia gravis with antibodies against MuSK and AChR. Neuropathol Appl Neurobiol 2009; 35 (1): 103–110

[86] **Marx** A, Muller-Hermelink HK. Thymoma and thymic carcinoma. Am J Surg Pathol 1999; 23 (6): 739–742

[87] **Masaoka** A, Monden Y et al. Follow-up study of thymomas with special reference to their clinical stages. Cancer 1981; 48 (11): 2485–2492

[88] **Mehndiratta** MM, Pandey S et al. Acetylcholinesterase inhibitor treatment for myasthenia gravis. Cochrane Database Syst Rev 2011; (2): CD006 986

[89] **Meriggioli** MN, Sanders DB. Autoimmune myasthenia gravis: emerging clinical and biological heterogeneity. Lancet Neurol 2009; 8 (5): 475–490

[90] **Meriggioli** MN, Sanders DB. Muscle autoantibodies in myasthenia gravis: beyond diagnosis? Expert Rev Clin Immunol 2012; 8 (5): 427–438

[91] **Meyer** DM, Herbert MA et al. Comparative clinical outcomes of thymectomy for myasthenia gravis performed by extended transsternal and minimally invasive approaches. Ann Thorac Surg 2009; 87 (2): 385–391

[92] **Newsom-Davis** J, Wilson SG et al. Long-term effects of repeated plasma exchange in myasthenia gravis. Lancet 1979; 1 (8 114): 464–468

[93] **Niks** EH, Kuks JB et al. Epidemiology of myasthenia gravis with anti-muscle specific kinase antibodies in The Netherlands. J Neurol Neurosurg Psychiatry 2007; 78 (4): 417–418

[94] **Okumura** M, Fujii Y et al. Immunological function of thymoma and pathogenesis of paraneoplastic myasthenia gravis. Gen Thorac Cardiovasc Surg 2008; 56 (4): 143–150

[95] **Oosterhuis** HJ. The natural course of myasthenia gravis: a long term follow up study. J Neurol Neurosurg Psychiatry 1989; 52 (10): 1121–1127

[96] **Oosterhuis** H. Myasthenia gravis. Groningen Neurological Press; 1997

[97] **Osserman** KE, Genkins G. Studies in myasthenia gravis: review of a twenty-year experience in over 1200 patients. Mt Sinai J Med 1971; 38 (6): 497–537

[98] **Palace** J, Newsom-Davis J et al. A randomized double-blind trial of prednisolone alone or with azathioprine in myasthenia gravis. Myasthenia Gravis Study Group. Neurology 1998; 50 (6): 1778–1783

[99] **Park-Wyllie** L, Mazzotta P et al. Birth defects after maternal exposure to corticosteroids: prospective cohort study and meta-analysis of epidemiological studies. Teratology 2000; 62 (6): 385–392

[100] **Pascuzzi** RM, Coslett HB et al. Long-term corticosteroid treatment of myasthenia gravis: report of 116 patients. Ann Neurol 1984; 15 (3): 291–298

[101] **Pasnoor** M, Wolfe GI et al. Clinical findings in MuSK-antibody positive myasthenia gravis: a U.S. experience. Muscle Nerve 2010; 41 (3): 370–374

[102] **Pevzner** A, Schoser B et al. Anti-LRP4 autoantibodies in AChR- and MuSK-antibody-negative myasthenia gravis. J Neurol 2012; 259: 427–435

[103] **Ponseti** JM, Gamez J et al. Tacrolimus for myasthenia gravis: a clinical study of 212 patients. Ann N Y Acad Sci 2008; 1132: 254–263

[104] **Qureshi** AI, Choudhry MA et al. Plasma exchange versus intravenous immunoglobulin treatment in myasthenic crisis. Neurology 1999; 52 (3): 629–632

[105] **Ried** M, Guth H et al. Surgical resection of thymoma still represents the first choice of treatment. Thorac Cardiovasc Surg 2012; 60 (2):145–149

[106] **Romi** F, Gilhus H et al. Disease severity and outcome in thymoma myasthenia gravis: a long-term observation study. Eur J Neurol 2003; 10 (6): 701–706

[107] **Romi** F, Skeie H et al. Striational antibodies in myasthenia gravis: reactivity and possible clinical significance. Arch Neurol 2005; 62 (3): 442–446

[108] **Romi** F, Gilhus NE et al. Myasthenia gravis: disease severity and prognosis. Acta Neurol Scand 2006; Suppl. 183: 24–5

[109] **Sabater** L, Titulaer M et al. SOX1 antibodies are markers of paraneoplastic Lambert-Eaton myasthenic syndrome. Neurology 2008; 70 (12): 924–928

[110] **Santa** T, Engel AG et al. Histometric study of neuromuscular junction ultrastructure. I. Myasthenia gravis. Neurology 1972; 22 (1): 71–82

[111] **Scarpino** S, Di Napoli A et al. Expression of autoimmune regulator gene (AIRE) and T regulatory cells in human thymomas. Clin Exp Immunol 2007; 149 (3): 504–512

[112] **Schara** U, Lochmuller H Therapeutic strategies in congenital myasthenic syndromes. Neurotherapeutics 2008; 5 (4): 542–547

[113] **Schara** U, Barisic N et al. Ephedrine therapy in eight patients with congenital myasthenic syndrome due to DOK7 mutations. Neuromuscul Disord 2009; 19 (12): 828–832

[114] **Schuchardt** V. [Immunoglobulin therapy of neuromuscular diseases]. Nervenarzt 1993; 64 (2): 91–97

[115] **Seybold** ME, Drachman DB Gradually increasing doses of prednisone in myasthenia gravis. Reducing the hazards of treatment. N Engl J Med 1974; 290 (2): 81–84

[116] **Seybold** ME. Thymectomy in childhood myasthenia gravis. Ann N Y Acad Sci 1998; 841: 731–741

[117] **Shigemoto** K. Myasthenia gravis induced by autoantibodies against MuSK. Acta Myol 2007; 26 (3): 185–191

[118] **Shiraishi** H, Motomura M et al. Acetylcholine receptors loss and postsynaptic damage in MuSK antibody-positive myasthenia gravis. Ann Neurol 2005; 57 (2): 289–293

[119] **Skeie** GO, Romi F Paraneoplastic myasthenia gravis: immunological and clinical aspects. Eur J Neurol 2008; 15 (10): 1029–1033

[120] **Skeie** GO, Apostolski S et al. Guidelines for treatment of autoimmune neuromuscular transmission disorders. Eur J Neurol 2010; 17 (7): 893–902

[121] **Sommer** N, Sigg B et al. Ocular myasthenia gravis: response to long-term immunosuppressive treatment. J Neurol Neurosurg Psychiatry 1997; 62 (2): 156–162

[122] **Stangel** M, Gold R [Administration of intravenous immunoglobulins in neurology. An evidence-based consensus: update 2010]. Nervenarzt 2011; 82 (4): 415–416, 418, 420 passim

[123] **Strobel** P, Bauer A et al. Tumor recurrence and survival in patients treated for thymomas and thymic squamous cell carcinomas: a retrospective analysis. J Clin Oncol 2004; 22 (8): 1501–1509

[124] **Strobel** P, Marx A et al. Thymoma and thymic carcinoma: an update of the WHO Classification 2004. Surg Today 2005; 35 (10): 805–811

[125] **Suzuki** S, Utsugisawa K et al. Classification of myasthenia gravis based on autoantibody status. Arch Neurol 2007; 64 (8): 1121–1124

[126] **Titulaer** MJ, Wirtz PW et al. The Lambert-Eaton myasthenic syndrome 1988–2008: a clinical picture in 97 patients. J Neuroimmunol 2008; 201–202: 153–158

[127] **Tracy** MM, McRae W et al. Graded response to thymectomy in children with myasthenia gravis. J Child Neurol 2009; 24 (4): 454–459

[128] **Trikha** I, Singh S et al. Comparative efficacy of low dose, daily versus alternate day plasma exchange in severe myasthenia gravis: a randomised trial. J Neurol 2007; 254 (8): 989–995

[129] **Vedeler** CA, Antoine JC et al. Management of paraneoplastic neurological syndromes: report of an EFNS Task Force. Eur J Neurol 2006; 13 (7): 682–690

[130] **Vincent** A, Leite MI et al. Myasthenia gravis seronegative for acetylcholine receptor antibodies. Ann N Y Acad Sci 2008; 1132: 84–92

[131] **Vincent** A, Irani SR Caspr2 antibodies in patients with thymomas. J Thorac Oncol 2010; 5 (10 Suppl. 4): S 277–280

[132] **Wittig** N, Vissing J. Pharamcologic treatment of downstream of tyrosine kinase 7 congenital myasthenic syndrome. JAMA Neurol 2014; 71(3): 350–354

[133] **Wolfe** GI, Herbelin L et al. Myasthenia gravis activities of daily living profile. Neurology 1999; 52 (7): 1487–1489

[134] **Yasukawa** Y, Yoshikawa H et al. Comparative study of pre-operative thymic imaging and pathology in patients with myasthenia gravis. J Clin Neurosci 2004; 11 (6): 610–613

[135] **Zhang** B, Tzartos JS et al. Autoantibodies to lipoprotein-related protein 4 in patients with double-seronegative myasthenia gravis. Arch Neurol 2012; 69 (4): 445–451

[136] **Zielinski** M, Hauer L et al. Comparison of complete remission rates after 5 year follow-up of three different techniques of thymectomy for myasthenia gravis. Eur J Cardiothorac Surg 2010; 37 (5): 1137–1143

14 Spinale Muskelatrophien

Torsten Kraya, Stephan Zierz

14.1 Einleitung, Klassifikation

Die spinalen Muskelatrophien sind eine heterogene Gruppe von Erkrankungen, die durch die Degeneration motorischer Vorderhornzellen des Rückenmarks und zum Teil auch motorischer Hirnnervenkerne verursacht sind. Die Erkrankung wurde erstmals von Werdnig und Hoffmann um 1890 beschreiben ([22], [50]). Spinale Muskelatrophie manifestieren sich in verschiedenen Lebensaltern und zeigen eine sehr unterschiedliche Progression. Es gibt erbliche und sporadische Krankheitsformen.

Merke

Die progressive Muskelschwäche und Atrophien bei ungestörter Sensibilität sind die klinischen *Kardinalsymptome* der spinalen Muskelatrophien.

Die *Inzidenz* liegt zwischen 1/6 000 und 1/10 000 Neugeborenen mit einer Carrier-Frequenz von 1/40 bis 1/60 [43].

In einem weiter gefassten Sinn gehören eventuell auch Syndrome mit Aplasie des unteren Motoneurons in Rückenmark oder Hirnstamm zu den spinalen Muskelatrophien. Die Klassifikation der SMA erfolgt nach klinischen Kriterien ([9], [30]; ▸ Tab. 14.1).

14.2 Krankheitsbilder

14.2.1 Proximale spinale Muskelatrophien

Einteilung

Die Gruppe der proximalen spinalen Muskelatrophien lässt sich hinsichtlich Manifestationsalter und Progredienz der Erkrankung in 4 Typen unterteilen (▸ Tab. 14.2). Da die Grenzen zwischen den einzelnen Formen fließend sind, wird in vielen Fällen eine diagnostische Zuordnung erst im Verlauf möglich.

Bei Typ I–III findet sich ein autosomal-rezessiver Erbgang, bei Typ IV zeigt sich bei 70 % ein autosomal-rezessiver und bei 30 % ein autosomal-dominanter Vererbungsmodus. Während sich bei den meisten Fällen von Typ I, II und III Mutationen im SMN-Gen (SMN: Survival-Motoneuron) nachweisen lassen, finden sich diese nur seltener bei Typ IV ([8], [55], [56]).

Klinik, Verlauf

Spinale Muskelatrophie Typ I (akute infantile Form, Typ Werdnig-Hoffmann)

▸ **Beginn.** Bei etwa 30 % der Fälle ist die Erkrankung schon bei Geburt manifest.

▸ **Klinische Klassifikation.** Es lassen sich drei klinische Subgruppen unterscheiden [4]:

- schwere Muskelschwäche nach der Geburt, kein Anheben des Kopfes
- Beginn nach der Neonatalperiode, aber generell nach 2 Monaten, kein Anheben des Kopfes
- Beginn nach der Neonatalperiode, Anheben des Kopfes möglich

Tab. 14.1 Klassifikation der spinalen Muskelatrophien.

Gruppe	Krankheit
proximale spinale Muskelatrophien	Typ I–IV (▸ Tab. 14.2)
distale spinale Muskelatrophien	SMA vom Peronäaltyp
	SMA vom Unterarmtyp
spinale Muskelatrophien mit speziellem Verteilungsmuster	bulbospinale Muskelatrophie (X-chromosomale SMA Typ Kennedy)
	bulbäre SMA der Kindheit und Adoleszenz
	Skapulo-plus-Formen
	distale gutartige juvenile SMA (Typ Hirayama)
	weitere Sonderformen

Tab. 14.2 Einteilung der proximalen spinalen Muskelatrophien.

Typ	Erkrankungsalter	motorische Entwicklung	Lebenserwartung	Häufigkeit der Mutation auf Chromosom 5q13 (autosomal-rezessive Form)
SMA Typ I (Werdnig-Hoffmann)	0–12 Monate	Sitzen nie erlernt	2–3 Jahre	96 %
SMA Typ II (intermediäre Form)	0–2 Jahre	Stand und Gang nicht möglich, Sitzen möglich	Jugend- bis Erwachsenenalter	94 %
SMA Typ III (Kugelberg-Welander)	< 30 Jahre	freier Stand und Gang	meist normal	82 %
SMA Typ IV (adulte Form)	> 30 Jahre	normal	meist normal	selten

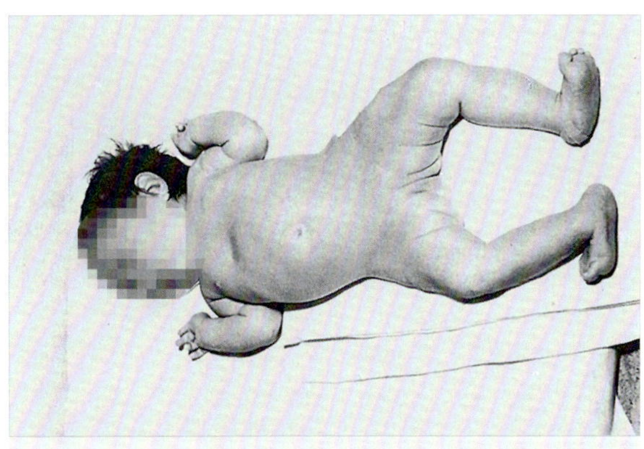

Abb. 14.1 Werdnig-Hoffmann-Form der spinalen Muskelatrophie. Der Säugling zeigt eine allgemeine muskuläre Hypotonie, eine Schwäche und leichte Kontrakturen. Der Kopf kann weder in Bauch- noch in Rückenlage selbstständig gehalten werden.

▶ **Klinik.** In den letzten Schwangerschaftsmonaten können fehlende oder mangelnde Kindsbewegungen erste Symptome sein. Postnatal äußert sich die Erkrankung durch einen schlaffen Muskeltonus, geminderte Spontanbewegungen, Trinkschwäche und schwaches Schreien. Bei dem größeren Teil der akuten Fälle setzen diese Symptome zu einem späteren Zeitpunkt innerhalb des 1. Lebensjahres ein. Die motorische Entwicklung bricht dann abrupt ab, fast alle diese Kinder sind niemals in der Lage zu sitzen, zu stehen oder zu gehen.

Die Muskelschwäche und -atrophie sind besonders im Becken- und Schultergürtel sowie in der Stamm-, Atem- und Halsmuskulatur ausgeprägt. Demzufolge sind die Kinder auffallend bewegungslos bzw. bewegungsarm (▶ Abb. 14.1). Nur etwa 27 % von ihnen können vorübergehend den Kopf selbstständig anheben und halten. Das Gesicht ist ausdruckslos, der Mund oft geöffnet. Die Eigenreflexe fehlen. Faszikulationen können an der Zunge und den Extremitätenmuskeln nicht immer beobachtet werden. Leichtere Kontrakturen und andere orthopädische Deformierungen sind bei 10 % der Fälle vorhanden.

Bei einigen Fällen wurden in den letzten Jahren eine kardiale Beteiligung in Form von Septumdefekten oder Rhythmusstörungen nachgewiesen [45].

▶ **Verlauf.** Der Zustand dieser Kinder verschlechtert sich sehr rasch. Terminal entwickeln sich gewöhnlich eine Ateminsuffizienz und eine Pneumonie oder bulbärparalytische Symptome. Über 90 % der kongenitalen und akuten Form der spinalen Muskelatrophie sterben bereits vor dem 2. Lebensjahr.

Spinale Muskelatrophie Typ II (chronisch infantile Form, intermediärer Typ)

▶ **Beginn.** Der Erkrankungsbeginn liegt im Alter von 6–18 Monaten. Bezüglich Krankheitsbeginn und Progredienz sind zu unterscheiden:

- früher Krankheitsbeginn, aber deutlich gutartigerer Verlauf im Vergleich zum akuten Typ
- Stillstand der Progredienz
- späterer Krankheitsbeginn und langsame, chronische Progredienz

Geschwisterfälle können klinisch sehr ähnlich sein; es gibt aber auch Geschwisterpaare, deren Manifestationsalter und Lebenserwartung um Jahre und Jahrzehnte variiert.

Merke

Oft ist die Unterscheidung zwischen der akuten und chronischen Form erst nach einer 2- bis 3-jährigen Verlaufsbeobachtung möglich. Es gibt Überlappungen zum Typ Werdnig-Hoffmann und Typ Kugelberg-Welander.

▶ **Charakteristika.** Auch die chronischen Formen beginnen gewöhnlich in den proximalen Muskelgruppen der unteren Extremitäten und im Bereich des *Beckengürtels.* Bei einem kleinen Teil der Fälle (ca. 15 %) wird der Prozess im Anschluss an eine infektiöse Erkrankung apparent. Nur sehr selten hatten die Mütter geminderte Kindsbewegungen während der Schwangerschaft bemerkt. Die motorische Entwicklung der Kinder ist deutlich retardiert, jedoch lernt ein Teil der Betroffenen selbstständig zu sitzen, und ein Teil ist auch in der Lage zu gehen. Etwa 20 % der Kranken sind im 10. und ca. 5 % im 20. Lebensjahr noch gehfähig. Neben der typischen chronischen Progredienz gibt es auch kürzere oder längere Stillstände und ein „schubförmiges" Fortschreiten.

Die Muskelschwäche und Atrophie dehnen sich in späteren Krankheitsstadien von der Becken- und Schultergürtel- sowie der proximalen Extremitätenmuskulatur auf die distalen Extremitätenmuskeln, die *Stamm- und Atemmuskulatur* aus. Ferner können die von den Hirnnerven versorgten Muskeln sowie der Hals betroffen sein. Bei den Patienten mit einer schweren Beteiligung der Atemmuskulatur kann es im Verlauf zum respiratorischen Versagen kommen.

Merke

Ein leichter Fingertremor und Gehen auf dem medialen Fußrand stellen differenzialdiagnostische Kriterien gegenüber der progressiven Muskeldystrophie Typ Duchenne dar.

Hypertrophien (z. B. der Wadenmuskeln) können oft beobachtet werden. Faszikulationen an der Zunge und den Extremitäten kommen bei ca. 30 % der Fälle vor. Die Eigenreflexe fehlen oder sind abgeschwächt. Der Liquor ist normal. In fortgeschrittenen Krankheitsstadien verschlimmern sich Kontrakturen und Kyphoskoliosen. Eine Untersuchung von 96 deutschen Patienten mit vor allem SMA Typ II zeigten im Vergleich zu einer altersgematchten Kontrollgruppe keine Intelligenzminderung [16]

▶ **Verlauf.** Etwa 1 Viertel bis 1 Fünftel der spinalen Muskelatrophien des Säuglings- und Kindesalters verläuft chronisch; von 100 Fällen, die vor dem 2. Lebensjahr krank wurden, hatten nach einer Übersicht von Namba et al. (1970) etwa 26 % eine durchschnittliche Lebenserwartung von über 10 Jahren [39].

Spinale Muskelatrophie Typ III (Typ Kugelberg-Welander)

▶ **Beginn.** Der Krankheitsbeginn variiert zwischen dem 1.–3. Lebensjahr (SMA Typ IIIa) und dem 3.–30. Lebensjahr (SMA Typ IIIb), er ist im Kindes- und Jugendalter jedoch häufiger als im Erwachsenenalter. Oft beginnt die proximale Muskelschwäche so schleichend, dass das Erkrankungsalter überhaupt nicht sicher bestimmt werden kann. Manchmal wird die Erkrankung erst im Zusammenhang mit einer Infektionskrankheit, einer längeren Immobilisationen oder nach einer Impfung subjektiv bemerkt. Das männliche Geschlecht ist etwas häufiger betroffen als das weibliche.

▶ **Charakteristika.** Die ersten Symptome zeigen sich in der Regel in der *Beckengürtelmuskulatur* und im Bereich der *Oberschenkel* (▶ Abb. 14.2). Entsprechend sind Gehstörungen, Schwierigkeiten beim Treppensteigen und Aufrichten aus der Hocke die häufigsten subjektiven Klagen. Eine lumbale Hyperlordose, Watschelgang und ein protrusionierter Bauch sind oft vorhanden. Etwa 25 % der juvenil einsetzenden Formen zeigen Pseudohypertrophien der Waden (▶ Abb. 14.2).

Tab. 14.3 Beteiligung der von Hirnnerven versorgten Muskulatur bei 71 von 249 Patienten mit chronischer spinaler Muskelatrophie des Kindes-, Jugend- und Erwachsenenalters (nach [39]).

Symptom[1)]	Anzahl der Patienten [n]	Häufigkeit [%]
Ptose	3	1,2
Diplopie	1	0,4
M. masseter	1	0,4
Gesichtsmuskeln	30	12,0
nasale Sprache der Dysarthrie	13	5,2
Dysphagie	7	2,8
Halsmuskeln	43	17,3
M. trapezius	6	2,4
Zungenatrophie	17	6,8
Zungenfaszikulieren	29	11,6

[1)] einige Patienten wiesen zwei oder mehrere Manifestationen auf

Bei wenigen Patienten bleibt der Prozess auf den Beckengürtel beschränkt, öfter kommt es im Laufe weniger Jahre auch zu einer Schwäche des *Schultergürtels* und der proximalen Muskelgruppen der *oberen Extremitäten.* Die Patienten klagen dann über eine Schwäche beim Heben der Arme über den Kopf und zeigen eine Scapula alata. Später sind oft auch distale Muskelgruppen, besonders die Fußheber, geschwächt. Bei etwa 28 % der Patienten sind auch die von den Hirnnerven versorgten Muskeln betroffen (▶ Tab. 14.3). Dies ist häufiger bei infantilem und adultem Beginn als beim Einsetzen der Erkrankung im jugendlichen Alter.

Nur bei etwa der Hälfte der Kranken sind bei einfacher Inspektion Faszikulationen zu sehen; bei einem kleinen Teil der Fälle sind diese auf die Zungenmuskulatur beschränkt. Bei über 90 % der Betroffenen sind einzelne oder alle Eigenreflexe der Beine abgeschwächt oder erlo-

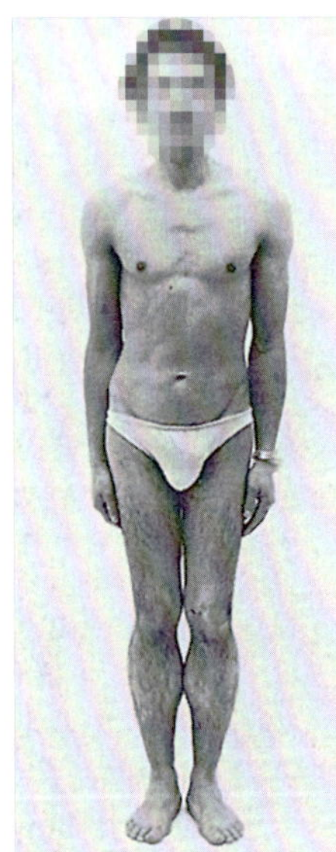
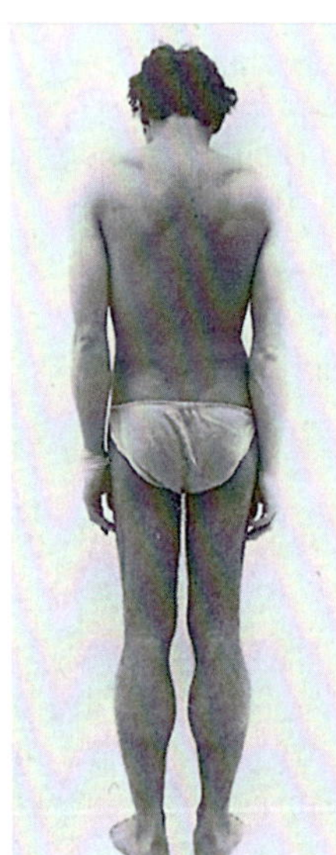
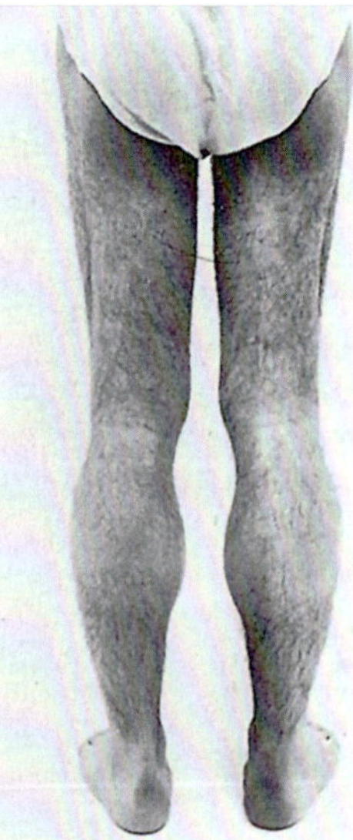

Abb. 14.2 Spinale Muskelatrophie Typ Kugelberg-Welander. Seit dem frühen Knabenalter entwickelten sich eine langsam progrediente Schwäche und Atrophie der Oberschenkel- und Beckenmuskulatur. Die zusätzliche Wadenhypertrophie und eine deutliche CK-Erhöhung hatten zunächst den Verdacht auf eine progressive Muskeldystrophie ergeben.

14

schen, zusätzlich zeigen auch die Armeigenreflexe oft entsprechende Reflexanomalien. Selten wird über Myalgien geklagt, die zum Teil unter Belastung auftreten und in Ruhe reversibel sind. Krampi können ein Erstsymptom sein. Gelegentlich manifestieren sich bei Jugendlichen sehr langsam progrediente spinale Muskelatrophien mit dem klinischen Kardinalsymptom einer beidseitigen Wadenhypertrophie [41].

Es wurden signifikante Unterschiede gefunden bei Patienten mit Beginn der Erkrankung vor (SMA IIIa) oder nach dem 3. Lebensjahr (SMA IIIb) bezüglich der Möglichkeit nicht mehr laufen zu können [56].

▸ **Verlauf.** Die Erkrankung verläuft im Vergleich zu Typ I und Typ II benigner. Das durchschnittliche Todesalter beträgt etwa 51 Jahre (▸ Tab. 14.4). Die Prognose ist bei späterem Beginn günstiger als bei kindlichen chronischen Fällen.

Spinale Muskelatrophie Typ IV (adulte Form)

Die Erkrankung ist eine sehr seltene Form der SMA, die nach dem 30. Lebensjahr beginnt und einen vergleichsweise gutartigen Verlauf nimmt (▸ Abb. 14.3). Die Muskelschwäche bleibt auf die proximalen Extremitäten beschränkt und die Lebenserwartung ist nicht reduziert. Es gibt autosomal-dominante und autosomal-rezessive Erbgänge. Während die autosomal-rezessiven Formen nur in Einzelfällen Deletionen im SMN-Gen aufweisen, zeigen die dominanten Formen bislang in keinem Fall eine Kopplung zu Chromosom 5q [28].

Diagnostik

Die klinischen, elektrophysiologischen und laborchemischen Kriterien der proximalen SMA wurden vom Internationalen SMA-Konsortium aufgestellt (▸ Tab. 14.5). Diese gelten jedoch nicht für die anderen Formen der spinalen Muskelatrophien.

▸ **Labor.** Es findet sich eine normale oder leicht- bis mäßiggradige CK-Erhöhung, die bei Patienten mit langsam progredienten Formen wesentlich höher ist als bei der akuten Form.

▸ **Elektrophysiologie.** Die EMG-Veränderungen variieren in Abhängigkeit von der Verlaufsform der SMA. Bei der rasch progredienten infantilen Form finden sich Fibrillationen sowie auch 5–15/s-Spontanentladungen einzelner motorischer Einheiten, während die Muskelaktionspotenziale (MAP) nur leicht im Sinne einer neurogenen Schädigung verändert sind.

Tab. 14.4 Krankheitsdauer der Typen II und III der proximalen spinalen Muskelatrophie (nach [39]).

Erkrankungsbeginn	Anzahl der Patienten [n]	weniger als 5 Jahre [%]	über 5 Jahre [%]	über 10 Jahre [%]	über 20 Jahre [%]
Kindheit	98	31,6	68,4	45,0	12,2
Jugendalter	106	12,2	87,8	65,0	28,3
Erwachsenenalter	42	21,5	78,5	57,1	33,4

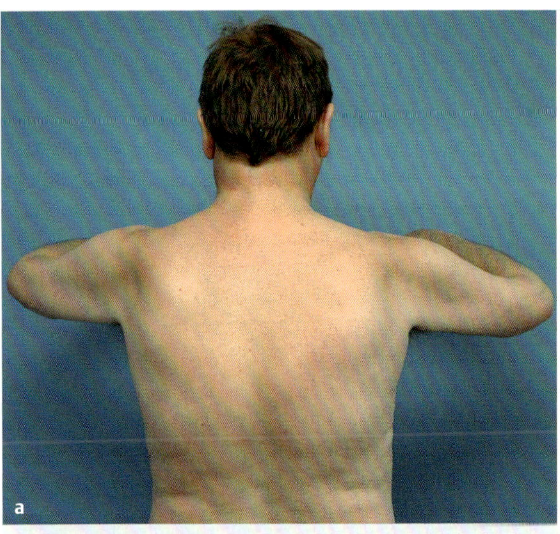

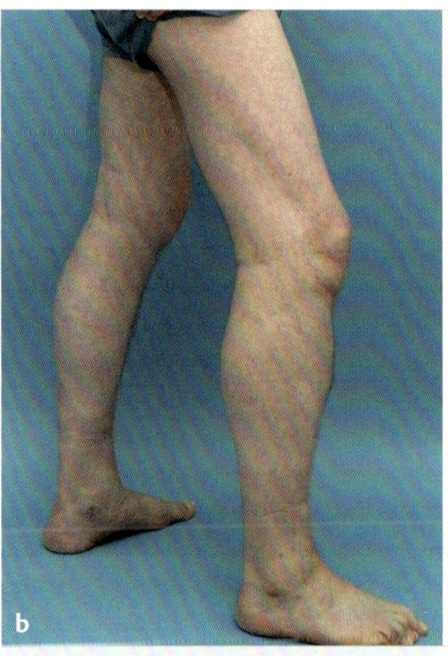

Abb. 14.3 SMA Typ IV bei homozygoter Deletion der Exone 7 und 8 des SMN1-Gens.
a Atrophie im Bereich der Schultermuskulatur.
b Atrophie der Oberschenkel.

Tab. 14.5 Diagnostische Kriterien proximaler spinaler Muskelatrophien nach dem Internationalen SMA-Konsortium (Bonn 1992) [37].

Einschlusskriterien	Ausschlusskriterien
symmetrische Muskelschwäche	ZNS-Beteiligung
proximal > distal	Augenmuskelbeteiligung
Beine > Arme	deutliche Beteiligung der Gesichtsmuskulatur
Beteiligung von Rumpf- und Interkostalmuskulatur	Beteiligung anderer Organe
Faszikulationen	Arthrogryposis
Denervierung im EMG	CK-Erhöhung > 10fach der Norm
neurogene Veränderungen in der Muskelbiopsie	motorische NLG < 70 % der Norm

Bei den juvenilen und adulten Erkrankungsfällen hingegen ist pathologische Spontanaktivität spärlicher oder überhaupt nicht anzutreffen, gelegentlich werden Faszikulationen oder hochfrequente bizarre Entladungen registriert. Die MAP sind chronisch neurogen verändert. Gelegentlich stellt sich auch ein Mischmuster aus neurogenen und myopathischen Veränderungen dar. Bei maximaler Innervation findet man dann allerdings das charakteristische gelichtete Aktivitätsmuster mit hoher Amplitude der chronisch neurogenen Prozesse.

Die motorischen Nervenleitgeschwindigkeiten sind normal, in fortgeschrittenen Fällen mit hochgradiger Muskelatrophie leicht herabgesetzt, während die sensiblen NLG immer regelrecht sind.

▸ **Biopsie.** Myohistologisch sind Zeichen einer Denervierungsatrophie sowie Hinweise für Reinnervation („Typgruppierung") bei der Mehrzahl der Patienten nachweisbar, während ca. 20 % sowohl neurogene als auch myopathische Veränderungen und 20 % unspezifische myopathologische Veränderungen bieten.

▸ **Molekulargenetik.** Sowohl die SMA Typ I als auch Typ II werden autosomal-rezessiv vererbt. Bei der SMA Typ III sind neben autosomal-rezessiven auch autosomal-dominante und X-chromosomale Erbgänge bekannt.

▸ **SMN-Gen.** Auf dem langen Arm von Chromosom 5 wurde das Gen für die autosomal-rezessive proximale SMA identifiziert. Das SMN-(Survival-Motoneuron-)Gen existiert in 2 hochhomologen Kopien, einer telomerischen (SMN 1) und einer zentromerischen (SMN 2) Kopie [18]. Nahezu bei allen Patienten mit SMA Typ I fanden Lefebvre et al. (1995) Alterationen im SMN-Gen, wobei die Patienten ohne Deletionen Punktmutationen aufwiesen [34].

Merke

Die Nachweisrate von Deletionen im SMN-Gen bei den verschiedenen Formen der SMA variiert von 96 % bei Typ I, 94 % bei Typ II und 82 % bei Typ III [51]. Somit ist ein Deletionsscreening in Exon 7 und 8 des SMN-Gen diagnostisch von Bedeutung.

Bei Patienten mit Erkrankungsbeginn jenseits des 30. Lebensjahres (SMA Typ IV) lassen sich jedoch nur in Einzelfällen Deletionen nachweisen.

▸ **NAIP-Gen.** Seltener sind auch Deletionen im NAIP-Gen (NAIP: neuronal apoptosis inhibitor protein), das in der gleichen Region wie das SMN-Gen lokalisiert ist. Allerdings fanden sich bei Patienten mit Deletionen im NAIP-Gen stets homozygote Deletionen im SMN-Gen, so dass das *SMN-Gen als Kandidatengen* für die spinale Muskelatrophie anzusehen ist. Die Funktion des Genprodukts ist bisher allerdings nicht bekannt.

▸ **Pränatale Diagnostik.** Die molekulargenetische Diagnostik gewinnt auch pränatal an Bedeutung. Eine pränatale Diagnose einer SMA wird mit mehr als 99 %iger Sicherheit möglich, wenn in der betroffenen Familie eine Deletion oder Mutation im SMN-Gen identifiziert wurde.

14.2.2 Distale spinale Muskelatrophien

Die distalen Formen der Erkrankung machen etwa 10 % aller spinalen Muskelatrophien aus. Es gibt autosomal-rezessive und autosomal-dominante Typen. Das Erkrankungsalter liegt zwischen dem 2. und dem 40. Lebensjahr. Schwere und Verlaufsintensitäten variieren stark, insgesamt ist die Prognose bezüglich der Lebenserwartung gut.

Die größere Gruppe betrifft die unteren Extremitäten (*Peronäaltyp*), die kleinere die oberen Extremitäten (*Typ Aran-Duchenne*). Es mag zu Verwirrungen führen, dass im angelsächsischen Sprachgebiet die verschiedenen Peronäaltypen als Charcot-Marie-Tooth-Krankheiten klassifiziert werden.

SMA vom Peronäaltyp

▸ **Erbgang.** Die bisher bekannten Erkrankungen sind sporadisch, autosomal-dominant oder autosomal-rezessiv erblich.

▸ **Charakteristika.** Die primäre Manifestation und der Lokalisationsschwerpunkt des atrophischen Prozesses betreffen bei dieser Form der spinalen Muskelatrophie die Unterschenkelmuskulatur (▸ Abb. 14.4) [11]. In einigen Fällen sind in späteren Krankheitsphasen auch die Hände

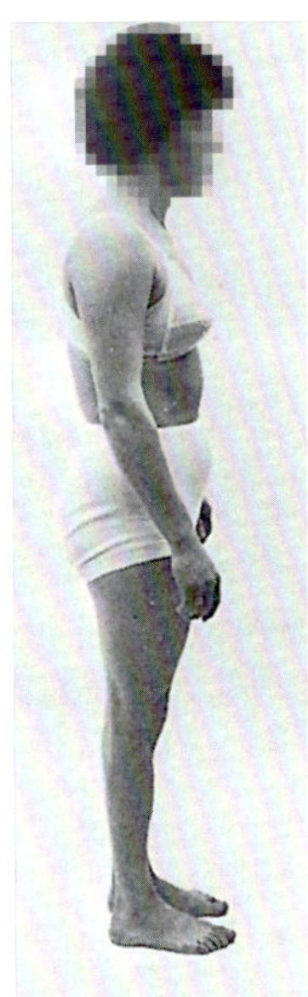
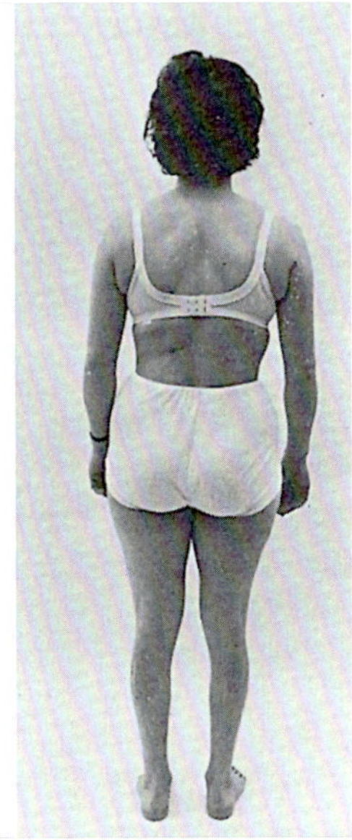
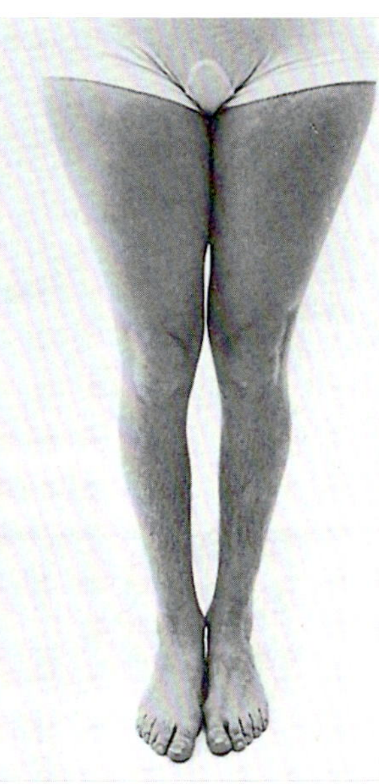

Abb. 14.4 Peronäaltyp der spinalen Muskelatrophie mit Schwerpunkt der Atrophie und Schwäche in der Unterschenkel- und Fußmuskulatur. Die motorischen und sensiblen Nervenleitgeschwindigkeiten sind normal.

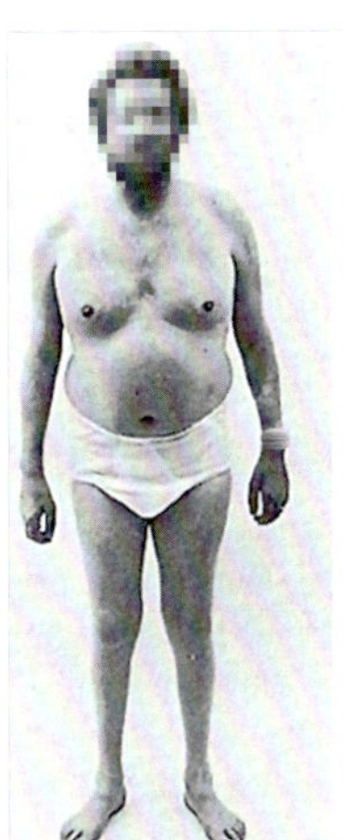
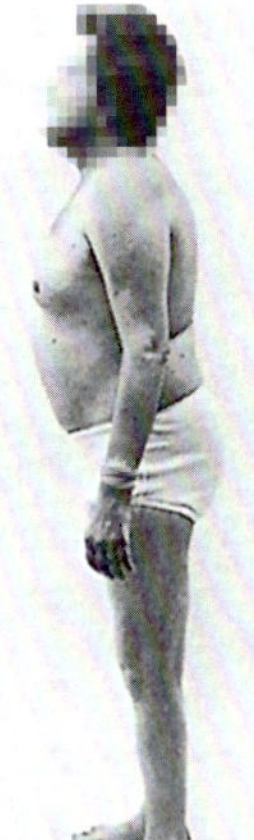
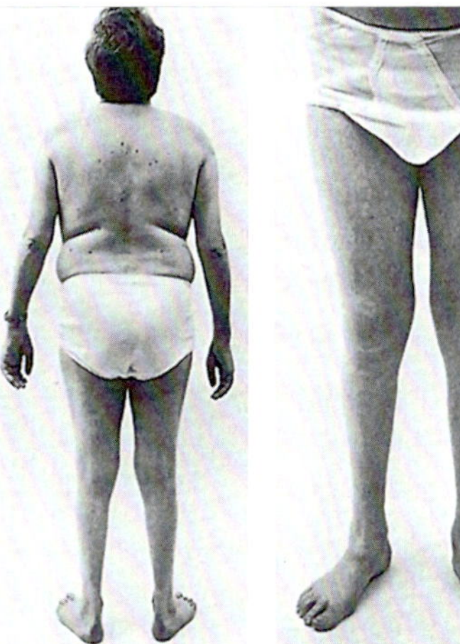

Abb. 14.5 Spinale Muskelatrophie vom Typ Duchenne-Aran mit Schwerpunkt der Atrophie und Schwäche im Bereich der Unterarm-, Hand-, Unterschenkel- und Fußmuskulatur. Der Patient ist nicht mehr in der Lage, sich aus der Hocke alleine wieder aufzurichten.

und Unterarme sowie Oberschenkel- und Stammmuskeln mitbetroffen. Der Hackengang ist infolge der Atrophie des M. tibialis anterior schon früh nicht mehr möglich, später können die Kranken auch nicht mehr auf den Fußspitzen stehen und zeigen zudem eine Schwäche der Peronäusgruppe, des M. tibialis posterior und der kleinen Fußmuskeln. Oft besteht ein Hohlfuß, viele der Patienten leiden an einer Skoliose. Überschneidungen mit dem skapuloperonäalen Typ kommen vor.

▶ **Beginn, Verlauf.** Die Erkrankung setzt entweder während der Kindheit oder erst im Erwachsenenalter ein. Die Lebenserwartung ist nicht oder nur leicht verkürzt. Bodechtel und Schrader berichteten allerdings über einige rasch progrediente Verläufe mit der Entwicklung von zusätzlich spastischen Zeichen; diese Fälle sind dem Formenkreis der amyotrophen Lateralsklerose zuzuordnen.

▶ **Differenzialdiagnostik.** Der peronäale Typ der progressiven Muskelatrophie ist aufgrund fehlender Sensibilitätsstörungen, einer normalen motorischen und sensiblen Nervenleitgeschwindigkeit sowie einer normalen Suralisbiopsie von der neuralen Muskelatrophie (HMSN) Typ Charcot-Marie-Tooth und Dejerine-Sottas gut abgrenzbar.

SMA vom Unterarmtyp (Typ Aran-Duchenne)

▶ **Charakteristika.** Charakteristisch sind die Atrophie und Schwäche der Hand- und Unterarmmuskulatur sowie Faszikulationen (▶ Abb. 14.5). Subjektiv bemerken die Patienten ihre Behinderung gewöhnlich bei feinen manuellen Verrichtungen. Der Prozess dehnt sich später auch auf die Oberarmmuskeln und den Schultergürtel aus. Auch die Hals- und Stammmuskulatur, die Unter-

schenkel- und Fußmuskulatur können mitbetroffen sein, so dass eine generalisierte Muskelatrophie bis zur völligen Skelettierung resultiert.

▸ **Beginn, Verlauf.** Die SMA vom Unterarmtyp beginnt zwischen dem 5. und 40. Lebensjahr, gelegentlich auch früher oder erst nach dem 5.–6. Lebensjahrzehnt. Meist ist der Prozess nur sehr langsam progredient, gelegentlich findet man bei Kontrollen nach 10–20 Jahren ein fast unverändertes Bild.

▸ **Differenzialdiagnostik.** Nur bei progredienten Fällen sollte eine SMA Typ Aran-Duchenne diagnostiziert werden. Andernfalls handelt es sich eher um eine fokale SMA Typ Hirayama (s. unten).

Bei einigen Fällen handelt es sich um primär atrophische Formen einer amyotrophen Lateralsklerose, die nach kurzer Zeit zusätzlich kortikospinale Degenerationen mit entsprechenden spastischen Symptomen entwickeln und sehr rasch progredient sind.

Eine weitere wichtige Differenzialdiagnose ist die behandelbare multifokale motorische Neuropathie (MMN).

14.2.3 Spinale Muskelatrophien mit speziellem Verteilungsmuster

Bulbospinale Muskelatrophie (X-chromosomale SMA Typ Kennedy)

▸ **Charakteristika.** Die Erkrankung beginnt gewöhnlich zwischen dem 20. und 40. Lebensjahr (15–59 Jahre). Die Lebenserwartung ist nicht wesentlich verkürzt [29]. Muskelkrämpfe und transiente Schwächeepisoden können den übrigen Muskelsymptomen um Jahre vorausgehen. Die Muskelschwäche beginnt proximal in den unteren Extremitäten und dehnt sich dann auf den Schultergürtel, das Gesicht und die bulbäre Muskulatur aus.

Faszikulationen und ein Haltetremor der Hände (91 %) sind oft zu beobachten. Über 50 % der Betroffenen zeigen eine Gynäkomastie, seltener liegen ein Diabetes, Potenzstörungen oder eine Hodenatrophie vor.

Eine Dysphagie und Dysarthrie sowie eine Ausbreitung der Paresen auf die distalen Extremitätenabschnitte zeigen sich gewöhnlich nach einem 10- bis 20-jährigen Krankheitsverlauf. Eine Reduktion der Lebenserwartung besteht nicht. Weibliche Überträgerinnen können ebenfalls klinisch durch Krämpfe, milde Muskelschwäche und Faszikulationen symptomatisch sein [23].

▸ **Ätiologie.** Genetisch lässt sich die Erkrankung durch den Nachweis eines verlängerten CAG-Repeats (> 40) im Androgenrezeptor-Gen auf dem X-Chromosom sichern. Höhere Repeats führen zu einem früheren Krankheitsbeginn und möglicherweise zu einer schwereren Ausprägung. Der kausale Zusammenhang zwischen klinischem Bild und der Veränderung des Androgenrezeptors bzw. der Anzahl der CAG-Repeats ist jedoch nicht bekannt [48].

Bulbäre SMA der Kindheit und Adoleszenz

▸ **Vialetto-van-Laere-Syndrom.** Dieses autosomal-rezessiv vererbte Syndrom ist mit Taubheit verbunden und betrifft die unteren 6 Hirnnerven. Die Erkrankung manifestiert sich meistens zwischen dem 10. und 20. Lebensjahr mit Facies myopathica, Dysphagie, Dysarthrie und breitet sich später in Form einer Muskelschwäche auf die Extremitäten und Interkostalmuskeln aus. Die Lebenserwartung kann 20–40 Jahre betragen. Die Ursache sind heterozygote Mutationen im C20ORF54 Gen [17].

▸ **Fazio-Londe-Typ.** Der autosomal-dominante oder autosomal-rezessive Fazio-Londe-Typ beginnt gewöhnlich im 2. oder 3. Lebensjahr. Er ist nicht durch Taubheit gekennzeichnet, etwa die Hälfte der betroffenen Kinder stirbt schon nach einem 1- bis 2-jährigen Krankheitsverlauf.

Skapulo-plus-Formen

Skapulohumeraler Typ (Vulpian-Bernhard)

Im Gegensatz zum Typ Kugelberg-Welander ist der myatrophische Prozess hier asymmetrisch im Schultergürtel lokalisiert. Ursache sind ebenfalls Mutationen im C20ORF54 Gen [6]. Betroffen sind besonders die Mm. deltoideus, supra- und infraspinatus und serratus anterior. Im weiteren Verlauf greift der Prozess auf die oberen und distalen Abschnitte der Arme und des Stammes über. Die Beine bleiben ausgespart oder werden erst später befallen. Die Erkrankung schreitet sehr langsam fort und beginnt häufig erst jenseits des 45. Lebensjahres. Das Vulpian-Bernhard-Syndrom entspricht einer Variante des Flail-Arm-Syndroms bei der ALS (siehe dort) [26].

Fazioskapulohumeraler Typ

Über eine dominant erbliche Form der spinalen Muskelatrophie mit fazioskapulohumeraler Manifestation, Beginn im Jugendalter und nur sehr leichter Progredienz berichteten Fenichel et al. [13]. Ein sporadischer Fall mit rascher Progredienz wurde von Furukawa et al. [14] beobachtet.

Skapuloperonäaler Typ

▸ **Charakteristika.** Autosomal-dominante Erblichkeit, Beginn zwischen dem 30. und 50. Lebensjahr sowie eine symmetrische Schwäche und Atrophie der Zehen- und Fußextensoren mit Ausbreitung des myatrophischen Prozesses nach einem vieljährigen Verlauf auf den Schultergürtel charakterisieren dieses Krankheitsbild [27]. Eine weitere Ausdehnung auf die Unterschenkel- und Oberschenkelmuskeln sowie die bulbäre Muskelgruppen ist bei einigen Fällen zu erwarten.

Die Eigenreflexe sind abgeschwächt oder erloschen. Sowohl im EMG als auch in der Biopsie können neben neurogenen auch myopathische Veränderungen vorherrschen. Die Zuordnung zur Gruppe der spinalen Muskelatrophie ist deshalb in Einzelfällen schwer und bleibt gelegentlich zweifelhaft. Autoptisch ist jedoch eine Vorderhorndegeneration erwiesen.

► **Andere Formen.** Sporadische und autosomal-rezessive Fälle mit ähnlicher Verteilung des myatrophischen Prozesses mit Beginn in der frühen Kindheit sind verschiedentlich beschrieben worden. Fußdeformitäten und Gelenkkontrakturen kommen vor.

► **Verlauf.** Sowohl die autosomal-dominanten als auch die autosomal-rezessiv erblichen Formen bleiben – soweit man bis heute weiß – in der Regel gehfähig, die Lebenserwartung scheint nicht oder nur leicht reduziert zu sein.

Distale gutartige juvenile SMA (benigne monomelische oder segmentale Amyotrophie Typ Hirayama)

Diese meist sporadische, nur selten autosomal-dominant erbliche Erkrankung betrifft überwiegend Männer. Die meisten Patienten sind in Asien beschrieben worden [20].

► **Pathogenese.** Die Pathogenese der Erkrankung ist derzeit noch umstritten. Während die familiären Formen und auch die Ergebnisse kernspintomografischer Untersuchungen an 9 Patienten [46] pathogenetisch für eine Motoneurondegeneration im Sinne einer SMA sprechen, wird auch eine *zervikale Myelopathie* als Ursache des Krankheitsbildes diskutiert.

Diese Hypothese basiert auf neuroradiologischen Hinweisen für eine Kompression des unteren Zervikalmarks gegen die Wirbelkörper bei Halsflexion [21]. Diese Verschiebung des Halsmarks ist überwiegend in Höhe C 5–C 7 zu beobachten, wobei die ausgeprägtesten Veränderungen in Höhe C 6 sichtbar werden. Die dynamische, nicht permanente Kompression könnte das selektive Schädigungsmuster erklären. Ätiologisch werden Mikrozirkulationsstörungen bei wiederholter Halsflexion postuliert, die zu einer Schädigung der Vorderhornzellen führen, die gegenüber einer chronischen Ischämie am vulnerabelsten sind (► Abb. 14.6b).

Ein genetischer Hintergrund wurde aufgrund mehrerer familiärer Fälle angenommen. Als mögliche Gene wurden bei 24 koreanischen Patienten KIAA1377 und C 5orf42 identifiziert [35].

► **Klinik.** Charakteristisch ist eine einseitige bzw. einseitig betonte Atrophie und Schwäche der Unterarm-Hand-Muskulatur (► Abb. 14.6a). Eine symmetrische Verteilung ist äußerst selten [19]. Es findet sich keine Atrophie der Gesichts-, Hals-, Rumpf- oder Beinmuskulatur. Faszikulationen können auftreten. Darüber hinaus kann es bei mäßiger Fingerextension zu feinen, schnellen, irregulären und nicht synchronen, tremorartigen Fingerbewegungen kommen. Bemerkenswert ist das häufige Auftreten einer Kälteunverträglichkeit, die bei bis zu 77 % der Fälle festgestellt werden kann. Auch Aran hat diese Beobachtung 1850 bei einigen seiner Fälle gemacht.

► **Beginn, Verlauf.** Der Krankheitsbeginn liegt meist in der Adoleszenz oder unterhalb des 24. Lebensjahres. Nach einem 2- bis 3-jährigen progredienten Verlauf kommt es in der Regel zu einem Stillstand bzw. nur noch zu einem extrem langsamen Fortschreiten der Ausfälle.

► **Differenzialdiagnostik.** Die Differenzierung der distalen juvenilen spinalen Muskelatrophie von dem Typ Aran-Duchenne ist nicht immer möglich. Bei der letztgenannten

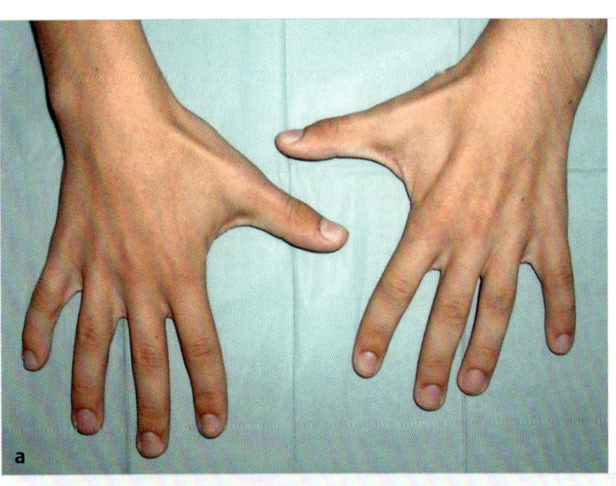

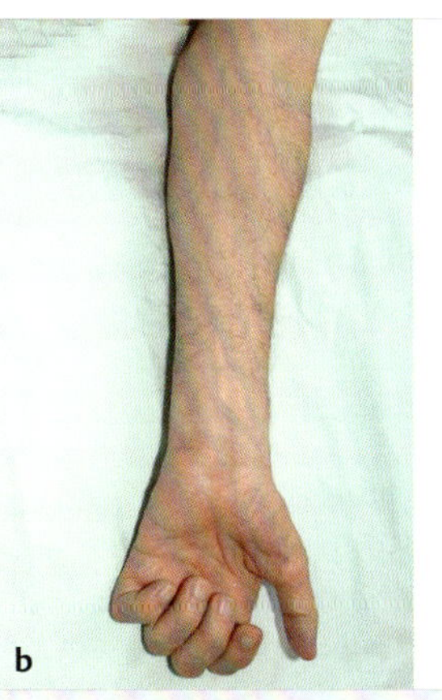

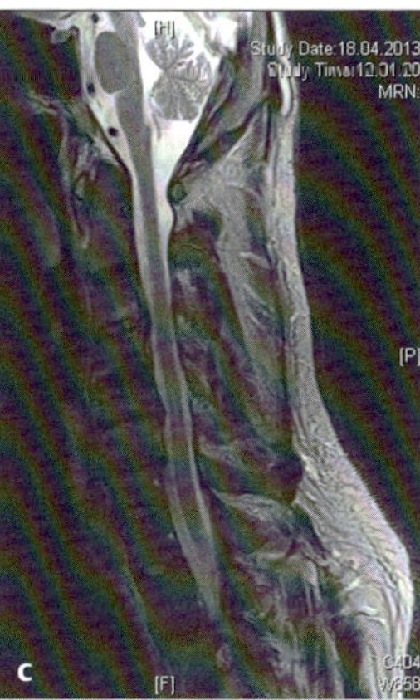

Abb. 14.6 Benigne juvenile segmentale Amyotrophie.
a 30-jährige Patientin mit linksseitiger Atrophie sowie Paresen der Hand- und Unterarmmuskulatur ohne Sensibilitätsstörungen.
b 57-jähriger Patient mit seit dem 30. Lebensjahr bestehender linksseitiger Atrophie sowie Paresen der Hand- und Unterarmmuskulatur ohne Sensibilitätsstörungen und Progression.
c MRT der Halswirbelsäule mit Signalintensitätssteigerung im Bereich HWK 5–6.

Form liegt das Erkrankungsalter höher, und es besteht meist eine chronische Progredienz über viele Jahre.

Weitere Sonderformen

Vielfach gibt es Krankheitsbilder, die nicht eindeutig den bisher dargestellten Formen der spinalen Muskelatrophie zuzuordnen sind. In der Literatur werden zahlreiche solche Syndrome mitgeteilt, deren nosologische Entitäten jedoch nicht gesichert sind.

▸ **Quadrizeps-SMA.** Es wurden wenige Fälle einer chronisch neurogenen Quadrizepsamyotrophie mit Erstmanifestation sowohl in der Kindheit als auch im Erwachsenenalter beschrieben.

▸ **SMA mit Wadenhypertrophie.** Die Erkrankung beginnt im Jugendalter, eine Gehunfähigkeit tritt ca. 5 Jahre nach Diagnosestellung ein. Es ist ungeklärt, ob es sich um ein eigenständiges Krankheitsbild oder um ein untypisches frühes Stadium einer SMA Typ Kugelberg-Welander handelt [25].

▸ **SMA mit Myoklonusepilepsie.** Verschiedene Fälle des gemeinsamen Auftretens einer Myoklonusepilepsie und einer distalen SMA, assoziiert mit anderen Symptomen wie zerebellärer Ataxie oder Taubheit, wurden beschrieben ([12], [24], [32], [33]).

▸ **Progressive SMA mit Mikrozephalie und geistiger Behinderung.** Drei Brüder einer Familie wurden mit progedienter proximaler SMA, Mikrozephalie und geistiger Behinderung von Spiro et al. (1967) beschrieben [49].

▸ **Ryukyuan-SMA.** Das Krankheitsbild stellt eine spezielle Form der SMA dar, die bisher nur auf der Ryukyuan-Inselgruppe in Südwestjapan beobachtet wurde ([31], [38]). Die Erkrankung beginnt im Kleinkindalter, ist bis zur Pubertät progredient und danach meist stationär. Initial ist überwiegend der Beckengürtel, im weiteren Verlauf sind auch die Arme betroffen.

▸ **SMA mit Stimmbandlähmung.** Über die Assoziation einer Stimmbandlähmung mit einer distalen bzw. proximalen SMA wurden sowohl familiäre als auch sporadische Fälle berichtet ([5], [47], [52]).

14

▸ **Distale SMA mit Ragged-red-Fasern.** Dobkin und Verity (1976) beschrieben eine autosomal-dominante progrediente bulbäre und distale SMA mit juvenilem Beginn der Bulbärsymptomatik und im Erwachsenenalter auftretende distale Muskelschwäche mit Ragged-red-Fasern in der Muskelbiopsie [10].

▸ **Okulopharyngeale SMA.** Es wurden 7 Patienten mit proximaler und distaler SMA, Ophthalmoplegie und bulbärer Beteiligung beschrieben [36]. Die nosologische Entität ist jedoch umstritten [53]. Es bleibt offen, ob es sich um eine Variante der SMA vom Typ Kugelberg-Welander mit Hirnnervenbeteiligung handelt [1] oder ein eigenständiges Krankheitsbild [2].

▸ **SMA und Ophthalmoplegie.** Eine externe Ophthalmoplegie als Symptom spinaler Muskelatrophien wird bei verschiedenen Formen, aber relativ selten beobachtet. Es gibt Mitteilungen über die Assoziation einer externen Ophthalmoplegie mit einer proximalen SMA sowie im Rahmen der skapuloperonäalen Muskelatrophie ([27], [40]).

▸ **SMA und Arthrogryposis (kongenitale Kontrakturen).** Geringgradig ausgeprägte Gelenkkontrakturen treten bei schweren Formen der SMA Typ Werdnig-Hoffmann durch fehlende Kindsbewegungen im letzten Drittel der Schwangerschaft auf. Davon ist das eigentliche Krankheitsbild der Arthrogryposis mit nicht progredienter und nicht erblicher ausgeprägter, überwiegend distaler Muskelschwäche, deutlichen kongenitalen Kontrakturen, muskulärer Hypotonie und Areflexie am ehesten durch exogene Noxen bedingt zu unterscheiden. Des Weiteren werden Fälle autosomal-rezessiv erblicher neurogener Arthrogryposis ([3], [44]) sowie autosomal-dominant erbliche Formen [42] beschrieben.

▸ **Kongenitale Syndrome.** Kongenitale Syndrome mit Aplasie des unteren Motoneurons in Hirnstamm und Rückenmark sind eventuell dem Formenkreis der SMA-Erkrankungen zuzurechnen. Dazu gehören etwa die Syndrome mit kongenitaler Atrophie extraokulärer Muskeln (z. B. Duane-, Möbius- und Poland-Syndrom). Diese werden als kongenitale kraniale Dysinnervationserkrankungen (CCDD) klassifiziert und sind durch kongenitale Veränderungen mit Abnormalitäten der Bulbusbeweglichkeit sowie der Innervation der Lid- und Gesichtsmuskulatur gekennzeichnet.

Davon unterschieden werden muss die kongenitale Fibrose der extraokulären Augenmuskeln (CFEOM) mit einer Ptose und einer Störung der Augenbeweglichkeit [7].

14.3 Therapie, prognostische Beurteilung

M!

Merke

Symptomatische Behandlungsmaßnahmen, genetische und sozialmedizinische Beratungen sowie eine psychagogische Führung sind für den Kranken und seine Angehörigen sehr hilfreich.

Es gibt bisher keine Therapie, mit der ein Stillstand oder gar eine Heilung der Erkrankung zu erzielen wäre. Auch die Behandlung mit verzweigtkettigen Aminosäuren hat keinen überzeugenden Effekt gezeigt.

► **Krankengymnastik, Mobilisierung.** Krankengymnastik und die bestmögliche Förderung der Mobilität und der Selbstständigkeit sind für die Betroffenen mit SMA wichtig. Das neuromuskuläre System sowohl des Kranken als auch des Gesunden bedarf einer täglichen Übung. Da eine Behandlung durch eine krankengymnastische Fachkraft in der Regel nur 1- bis 3-mal pro Woche zu realisieren ist, sollte der Betroffene selbst oder die Angehörigen mit dem Kranken nach entsprechender Anleitung täglich adäquat aktiv sein. Es gilt, durch aktive und ggf. passive Bewegungen, Kraftleistungen gegen leichten Widerstand und Dehnungen den Trainingsverlust zu mildern, Kontraktionen, Fehlhaltungen, Skoliosen und Schmerzen vorzubeugen und den physiologischen Bewegungsradius der Gelenke zu erhalten.

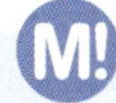

Merke

Schwimmen ist sehr förderlich; ein Krafttraining und andere Überlastungen der Muskulatur müssen vermieden werden, da dadurch Muskelfaserschäden entstehen.

Es ist schwer, die individuelle Belastungstoleranz für das Training festzulegen, da es hierfür im Rahmen der Krankengymnastik – im Gegensatz zur Sportmedizin – keine objektivierbaren Parameter gibt. Subjektive Klagen über ungewöhnliche Ermüdung und Muskelkater sollten Anlass geben, die Trainingsbelastung etwas zurückzunehmen.

Der Kranke sollte auch wissen, dass alle *Aktivitäten des täglichen Lebens* – Stehen, Gehen, Sitzen, Waschen, Kleiden, Zubereiten des Essens, Hauspflege, Schreiben usw. – sehr wichtige Trainingseffekte haben. Auch sensible und sensorische Reize, affektive Reaktionen und intellektuelle Tätigkeit induzieren über eine allgemeine Stimulierung des Nervensystems trophische Effekte auf den neuromuskulären Apparat.

► **Orthopädische Maßnahmen.** Wenn die genannten Maßnahmen alleine nicht ausreichen, ist zu prüfen, ob die Mobilität durch orthopädische haltungskorrigierende und stützfunktionenleistende Hilfen erhalten werden kann. In Betracht kommen unter anderem *Orthesen* zum Ausgleich von Stellungsanomalien der Füße und Gelenke, zur Kompensation einer Fußheber- oder Quadrizepsschwäche, *Liege- und Sitzschalen* oder *Kopfstützen*.

Frühzeitig sollte beurteilt werden, ob vorhandene Skoliosen konservativ oder operativ behandelt werden müssen und wann ein *Rollstuhl* erforderlich ist. Eine gute Mobilität im Rollstuhl und damit eine bessere Kommunikation für Ausbildung, Beruf und Geselligkeit sind zweifellos einem stark eingeschränkten Bewegungsradius bei schwer behindertem selbstständigem Gehen vorzuziehen. Allerdings darf durch den Rollstuhl das Training der erhaltenen Steh- und Gehfunktionen nicht vernachlässigt werden.

► **Weitere Maßnahmen.** Die Schwäche der Atemmuskeln ist eine weitere mögliche Komplikation der spinalen Muskelatrophie. In jährlichen Abständen sollte auch bei subjektiv atemkräftigen Patienten eine *spirometrische Untersuchung* erfolgen. Atemtherapie, Klopfmassage, Absaugen, medikamentöse Schleimverdünnung, Infektionsbekämpfung, ggf. artifizielle Atemhilfen und permanente Beatmung sind geeignet, um Linderungen zu erzielen.

Bei Trink- und Schluckschwäche ist über die Indikation zur *Sondenernährung* zu entscheiden.

Kardiale Affektionen sind zwar bei den progressiven Muskeldystrophien viel häufiger, einzelne SMA mit Kardiomyopathien oder Reizleitungsstörungen und Herzinsuffizienz sind jedoch beobachtet worden. Im Abstand von 1–2 Jahren sollte deshalb eine *kardiologische Kontrolle* stattfinden. Daraus ergeben sich ggf. sehr wichtige Therapiekonsequenzen für den Patienten.

Kranke mit SMA sollten Übergewicht vermeiden und eine gesunde Ernährungsweise einhalten.

► **Psychoreaktionen.** Vielfältige Psychoreaktionen bei den Kranken, den Eltern, den Geschwistern und familiäre Interaktionen im Zusammenhang mit Überbehütung, Depression, Angst, Eifersucht unter Geschwistern sind möglich und müssen ggf. durch einen familientherapeutisch geschulten Arzt oder Psychologen analysiert und behandelt werden.

► **Beratung.** Viele junge und erwachsene Kranke suchen Rat und Hilfe für die Gestaltung partnerschaftlicher Beziehungen und der Sexualität. Die Kranken bedurften einer sehr sorgfältigen Beratung für ihre Ausbildung und den Beruf. Die besten Beratungsergebnisse sind zu erwarten, wo es möglich ist, die Leistungskapazität des Kranken nach neurologischen bzw. neuropädiatrischen, neuropsychologischen, ergotherapeutischen und physiotherapeutischen individuellen Analysen zu beurteilen.

► **Prognostische Beurteilung.** Aufgrund der sehr unterschiedlichen Progredienzintensität der verschiedenen SMA ist bei der prognostischen Beurteilung größte Vorsicht geboten. Die große Analyse von 186 Kranken aus 152 Familien [54] hat gezeigt, wie schwierig die prognostische Beurteilung des Verlaufs der SMA ist. Selbst bei Krankheitsbeginn im 1. Lebensjahr, autosomal-rezessiver Erblichkeit und Nichterreichen einer Gehfähigkeit, einer Situation, in der in der Regel eine sehr schlechte Prognose gestellt wird, variiert die *Lebenserwartung* von einem Jahr

14

bis ins 3. Lebensjahrzehnt. Erwachsene mit SMA können eine normale Lebenserwartung haben.

Auch die Dauer der *Gehfähigkeit* ist nicht exakt zu prognostizieren und streut bei den proximalen Formen der SMA über wenige Jahre bis zu mehrere Jahrzehnte.

Literatur

[1] **Aberfeld** DC, Namba T. Progressive ophtalmoplegia in Kugelberg-Welander disease. Arch Neurol 1969; 20: 253–256

[2] **Baraister** M. The genetics of neurological disorders. Oxford: Oxford University Press; 1990

[3] **Bargeton** E, Nezelot C, Guran P et al. Etude anatomique d'un cas dàrthrogrypose multiple congenitale et familiale. Revue Neurol 1961; 104: 479

[4] **Bertini** E, Burghes A, Bushby K et al. 134th ENMC International Workshop: outcome measures and treatment of spinal muscular atrophy. 11–13 February 2005, Naarden, The Netherlands. Neuromuscul Disord 2005; 15: 802–816

[5] **Boltshauser** E, Lang W, Spillmann T et al. Hereditary distal muscular atrophy with vocal cord paralysis and sensorineural hearing loss: a dominant form of spinal muscular atrophy? J Med Genet 1989; 26: 105–108

[6] **Bosch** AM, Abeling L et al. Brown-Vialetto-Van Laere and Fazio Londe syndrome is associated with a riboflavin transporter defect mimicking mild MADD: a new inborn error of metabolism with potential treatment. J Inherit Metab Dis 2011; 34: 159–164

[7] **Bosley** TM, Abu-Amero KK, Oystreck DT. Congenital cranial dysinnervation disorders: a concept in evolution. Curr Opin Ophthalmol 2013 Sep; 24(5): 398–406

[8] **Brahe** C, Servidei S, Zappata S et al. Genetic homogeneity between childhood-onset and adult-onset autosomal recessive spinal muscular atrophy. Lancet 1995; 346: 741–742

[9] **D'Amico** A, Mercuri E, Tiziano FD et al. Spinal muscular atrophy. Orphanet J Rare Dis 2011; 6: 71

[10] **Dobkin** BH, Verity MA. Familial progressive bulbar and spinal muscular atrophy. Neurology 1976; 26: 754–763

[11] **Dyck** PJ. Peripheral neuropathy. Changing concepts, differential diagnosis and classification. Med Clin North Am 1968; 4: 895–908

[12] **Feit** H, Kirkpatrick J, van Woert MH et al. Myoclonus, ataxia, and hypoventilation: response to L-5-hydroxytryptophan. Neurology 1983; 33: 109–112

[13] **Fenichel** GM, Emery ES, Hunt P. Neurogenic atrophy simulating facioscapulohumeral dystrophy. A dominant form. Arch Neurol 1967 Sep; 17(3): 257–260

[14] **Furukawa** T, Tsukagoshi H, Sugita H, Toyokura Y. Neurogenic muscular atrophy simulating facioscapulohumeral muscular dystrophy with particular reference to the heterogenety of Kugelberg-Welander disease. J Neurol Sci 1969 Sep–Oct; 9(2): 389–397

[15] **Furukawa** T, Akagami N, Maruyama S. Chronic neurogenic quadriceps amyotrophy. Ann Neurol 1977; 2: 528–530

[16] **von Gontard** A, Rudnik-Schöneborn S, Zerres K. Stress and coping in parents of children and adolescents with spinal muscular atrophy. Klin Padiatr 2012; 4: 247–251

[17] **Green** P, Wiseman M, Crow Y J et al. Brown-Vialetto-Van Laere syndrome, a ponto-bulbar palsy with deafness, is caused by mutations in C20ORF54. Am J Hum Genet 2010; 86: 485–489

[18] **Hahnen** E, Schonling J, Rudnik-Schöneborn S et al. Hybrid survival motor neuron genes in patients with autosomal recessive spinal muscular atrophy: new insights into molecular mechanism responsible for the disease. Am J Hum Genet 1996; 59: 1057–1065

[19] **Hirayama** K, Toyokura Y, Tsubaki. Juvenile muscular atrophy of unilateral upper extremity – a new clinical entity. Psychiatr Neurol Jpn 1959; 61: 2190–2197

[20] **Hirayama** K. Non-progressive juvenile spinal muscular Atrophy of the distal upper Limb (Hirayama's Disease). In: de Jong JM, ed. Handbook of clinical Neurology. Diseases of the motor system. Amsterdam: Elsevier Science Publishers; 1991

[21] **Hirayama** K, Tokumaru Y. Cervical dural sac and spinal cord in juvenile muscular atrophy of distal upper extremity. Neurology 2000; 54: 1922–1926

[22] **Hoffmann** J. Über chronische spinale Muskelatrophie im Kindesalter, auf familiärer Basis. Dtsch Z Nervenheilkd 1893, 3: 427–470

[23] **Ishihara** H, Kanda F, Nishio H et al. Clinical features and skewed x-chromosome inactivation in female carriers of x-linked recessive spinal and bulbar muscular atrophy. J Neurol 2001; 248: 856–860

[24] **Jankovic** J, Riviera VM. Herditary myoclonus and progressive distal muscular atrophy. Ann Neurol 1979; 6: 227–231

[25] **Jerusalem** F, Boxler K. Atypische und uncharakteristische Befunde bei spinalen Muskelatrophien und anderen chronischen Denervationsprozessen. Fortschr Myologie 1984; VII: 261–274

[26] **Jordan** A, Boll MC. The Vulpian-Bernhard Syndrome, In: The Clinical Spectrum Of Amyotrophical Lateral Sclerosis: A Case Report And Literature Review. Neurology 2014; 82 (10) Supplement P3.038

[27] **Kaeser** HE. Scapuloperoneal muscular atrophy. Brain 1965; 88: 407–418

[28] **Kausch** K, Müller CR, Grimm T et al. No evidence for linkage of autosomal dominant proximal spinal muscular atrophies to chromosome 5q markers. Hum Genet 1991; 86: 317–318

[29] **Kennedy** WR, Alter M, Sung JH. Progressive proximal spinal and bulbar muscular atrophy of late onset. A sex-linked recessive trait. Neurology. 1968; 18(7): 671–680

[30] **Kolb** SJ, Kissel JT. Spinal muscular atrophy: a timely review. Arch Neurol 2011; 8: 979–984

[31] **Kondo** K, Tsubaki T, Sakamoto F. The Ryukyuan muscular atrophy-an obscure heritable neuromuscular disease found in the islands of Southern Japan. J Neurol Sci 1970; 11: 359–382

[32] **Koskiniemi** M, Donner M, Majuri H et al. Progressive myoclonus epilepsiy. A clinical and histological study. Acta Neuropathol Scand 1974; 50: 307–332

[33] **Lance** JW, Evans WA. Progressive myoclonic epilepsiy, nerve deafness and spinal muscular atrophy. Clin Exp Neurol 1983; 19: 141–151

[34] **Lefebvre** S, Bürglen L, Reboullet S et al. Identification and characterization of the spinal muscular atrophy determining gene. Cell 1995; 80: 155–165

[35] **Lim** YM, Koh I, Park YM et al. Exome sequencing identifies KIAA1377 and C5orf42 as susceptibility genes for monomelic amyotrophy. Neuromuscul Disord 2012; 5: 394–400

[36] **Matsunaga** M, Inokuchi T, Ohnishi A et al. Oculopharyngeal involvement in familial neurogenic muscular atrophy. J Neurol Neurosurg Psychiatr 1973; 36: 104–111

[37] **Munsat** TL, Davies KE. International SMA Consortium Meeting. 26–28 June 1992, Bonn, Germany. Neuromuscul Disord 1992; 2: 423–428

[38] **Nakazato** H, Kinoshita M, Satoyoshi E. A case of Ryukyuan muscular atrophy. Clin Neurol 1977; 17: 353–356

[39] **Namba** T, Aberfeld DC, Grob D. Chronic proximal spinal muscular atrophy. J Neurol Sci 1970; 5: 401–423

[40] **Pachter** BR, Pearson J, Davidowitz J et al. Congenital total external ophtalmoplegia associated with infantile spinal muscular atrophy. Fine structure of extraocular muscle. Invest Ophtalmol 1976; 15: 320–324

[41] **Pearn** J, Hudgson P. Anterior-horn cell degeneration and gross calf hypertrophy with adolescent onset. Lancet 1978; I: 1059–1061

[42] **Pleury** P, Hagemann G. A dominantly inherited lower motor neuron disorder presenting at birth with associated arthrogryposis. J Neurol Neurosurg Psychiatr 1985; 48: 1037–1048

[43] **Prior** TW, Snyder PJ, Rink BD et al. Newborn and carrier screening for spinal muscular atrophy. Am J Med Genet A 2010; 152A: 1605–1607

[44] **Rosenmann** A, Arad I. Arthrogryposis multiplex congenita: neurogenic type with autosomal recessive inheritance. J Med Genet 1974; 11: 91–94

[45] **Rudnik-Schöneborn** S, Heller R, Berg C et al. Congenital heart disease is a feature of severe infantile spinal muscular atrophy. J Med Genet 2008, 45: 635–638

[46] **Schröder** R, Keller E, Flacke S et al. MRI findings in Hirayama's disease: flexion-induced cervical myelopathy or intrinsic motor neuron disease. J Neurol 1999; 246: 1069–1074

[47] **Serratrice** G, Pellissier JF, Gastaut JL et al. Amyotrophie spinale chronique avec paralysie des cordes vocales: syndrome de Young et Harper. Rev Neurol 1984; 140: 657–658

[48] **Sperfeld** AD, Karitzky J, Brummer D et al. X-linked bulbo-spinal neuronopathy: Kennedy disease. Arch Neurol 2002; 59: 1921–1926

[49] **Spiro** AJ, Fogelson MH, Goldberg AC. Microcephaly and mental subnormality in chronic progressive spinal muscular atrophy of childhood. Develop Med Child Neurol 1967; 9: 594–601

[50] **Werdnig** G. Zwei frühinfantile hereditäre Fälle von progressiver Muskelatrophie unter dem Bilde der Dystrophie, aber auf neurotischer Grundlage. Arch Psychiatr Nervenkr 1891; 22: 437–480

[51] **Wirth** B. An update of the mutation spectrum of the survival motor neuron gene (SMN I) in autosomal recessive spinal muscular atrophy (SMA). Human Mutation 2000; 15: 228–237

[52] **Young** ID, Harper PS. Hereditary distal spinal muscular atrophy with vocal cord paralysis. J Neurol Neurosurg Psychiatr 1980; 43: 413–418

[53] **Zerres** K. Klassifikation und Genetik spinaler Muskelatrophien. Stuttgart: Thieme; 1989

[54] **Zerres** K, Rudnik-Schöneborn S, Rietschel M. Heterogeneity in proximal spinal muscular atrophy. Lancet. 1990 Sep 22; 336(8717): 749–750

[55] **Zerres** K, Rudnik-Schöneborn S, Dubowitz V. Guidelines for symptomatic therapy in spinal muscular atrophy. Acta Cardiol 1995; 7: 61–66

[56] **Zerres** K, Rudnik-Schöneborn S, Forrest E et al. A collaborative study on the natural history of childhood and juvenile onset proximal spinal muscular atrophy (type II and III SMA): 569 patients. J Neurol Sci 1997; 146: 67–72

15 Amyotrophe Lateralsklerose und andere Motoneuronerkrankungen

Katharina Eger, Stephan Zierz

15.1 Einleitung

Definition

Die amyotrophe Lateralsklerose (ALS) ist eine progrediente, degenerative Erkrankung des 1. (oberen) und 2. (unteren) motorischen Neurons.

Die Bezeichnung amyotrophe Lateralsklerose wurde von Charcot geprägt, der Ende des 19. Jahrhunderts erste umfassende Beschreibungen der Erkrankung veröffentlichte (z. B. [10]). Dazu gehörten auch neuropathologische Untersuchungen, die sowohl die Degeneration der Pyramidenbahn in den Seitensträngen des Rückenmarks zeigten (Lateralsklerose), als auch die Degeneration der Vorderhornzellen (▶ Abb. 15.1), die zu Atrophien am Zielorgan Muskel (Amyotrophie) führt.

Im englischen Sprachraum wurde 1962 von Brain der Begriff der Motoneuronerkrankungen (motor neuron disease, MND) eingeführt. Motoneuronerkrankungen sind ätiologisch heterogene Erkrankungen überwiegend des 1. und/oder 2. Motoneurons, z. B. die klassische ALS mit Beteiligung des 1. und 2. Motoneurons, die *progressive Muskelatrophie* (PMA) mit überwiegender Beteiligung des 2. Motoneurons oder die *primäre Lateralsklerose* (PLS) mit überwiegender Beteiligung des 1. Motoneurons. Teilweise werden die Begriffe ALS und MND synonym verwendet; die klinische Charakteristik oder wenn möglich auch Ätiologie sollten in der Krankheitsbezeichnung Berücksichtigung finden.

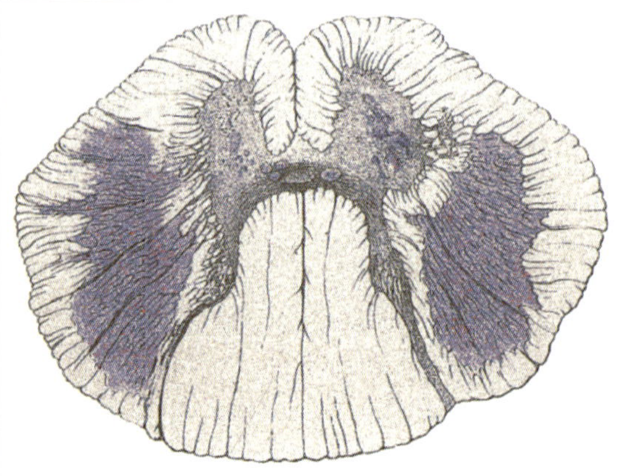

Abb. 15.1 Zeichnung von Charcot (1878): „Symmetrische Sklerose der Vorderseitenstränge, Zerfallsherde an verschiebenden Punkten der grauen Substanz" auf Höhe des unteren zervikalen Rückenmarks.

15.2 Klassifikation

▶ **Klinische Einteilung.** Klinisch lassen sich bei der ALS fünf Unterformen abgrenzen:

- klassische ALS mit dem Nebeneinander von Zeichen des 1. und 2. Motoneurons
- ALS mit bulbärem Beginn: progressive Bulbärparalyse (PBP)
- ALS mit Beginn am 1. Motoneuron: primäre Lateralsklerose (PLS)
- ALS mit Beginn am 2. Motoneuron: progressive Muskelatrophie (PMA)
- ALS mit Symptomen, die über das pyramidal-motorische System hinausgehen (ALS-plus)

Diese klinischen Bilder zeichnen sich durch eine unterschiedlich ausgeprägte Beteiligung des 1. und 2. Motoneurons aus. Die meisten Patienten zeigen die klassische Form der ALS mit Zeichen des 1. und 2. Motoneurons im frühen Verlauf der Erkrankung. Manchmal kommen initial aber nur bulbäre Symptome oder Zeichen nur des oberen oder nur des unteren Motoneurons vor, die sich erst im späteren Verlauf der klassischen ALS annähern. In seltenen Fällen bleibt eine Entwicklung zur klassischen ALS aus, und man spricht von progressiver Bulbärparalyse, primärer Lateralsklerose und progressiver Muskelatrophie. Es ist jedoch umstritten, inwieweit die PLS und PMA als Unterformen der amyotrophen Lateralsklerose oder als eigenständige Krankheitsbilder einzustufen sind.

Darüber hinaus gibt es selten Patienten mit Symptomen, die über das pyramidal-motorische System hinausgehen und als ALS-plus-Syndrome bezeichnet werden. Zusätzliche Zeichen bei ALS-plus-Syndromen sind:

- extrapyramidale Zeichen
- zerebelläre Zeichen
- Demenz
- Mitbeteiligung des autonomem Nervensystems
- objektive Sensibilitätsstörungen
- Augenbewegungsstörungen

▶ **El-Escorial-Einteilung.** Die revidierten El-Escorial-Kriterien empfehlen folgende Einteilung (s. Kap. 15.6.8; [7], [8]:

- sporadische ALS (sALS)
- familiäre ALS (fALS)
- ALS-plus-Syndrome

15

- ALS mit Laborauffälligkeiten unbestimmter Signifikanz (ALS-LAUS)
- ALS-imitierende Erkrankungen

Bei den ALS-imitierenden Erkrankungen handelt es sich um differenzialdiagnostisch zu berücksichtigende Erkrankungen wie z. B. die multifokale motorische Neuropathie (MMN), die klinisch von der ALS schwierig abgrenzbar sein können (▶ Tab. 15.5; Kap. 15.7).

Beide Einteilungen finden in der Praxis nach wie vor Anwendung; künftig werden sehr wahrscheinlich weitere Erkenntnisse zur Pathogenese der ALS dazu führen, dass sich eine ätiologisch orientierte Klassifikation der ALS im Spektrum der Motoneuronerkrankungen auch im klinischen Alltag etabliert.

15.3 Epidemiologie

Die *Inzidenz* der ALS liegt weltweit zwischen 0,8 und 2,6/100 000 und erreicht in Europa etwa die Inzidenz der multiplen Sklerose. Aufgrund der deutlich verkürzten Lebenserwartung der ALS-Patienten ergibt sich daraus aber nur eine *Prävalenz* zwischen 3 und 8/100 000. Das *Lebenszeitrisiko*, an einer ALS zu erkranken, beträgt etwa 1:1000.

Das Haupterkrankungsalter für die ALS liegt zwischen dem 50. und 70. Lebensjahr mit einem Häufigkeitsgipfel um das 60. Lebensjahr (▶ Abb. 15.2). Männer sind etwas häufiger betroffen als Frauen (etwa 1,6:1,0). Allerdings scheint sich im höheren Lebensalter das Risiko, an einer ALS zu erkranken, für Männer und Frauen anzugleichen. Nur 5 % aller Patienten weisen eine positive Familienanamnese auf. Bei der familiären Form der ALS liegt das durchschnittliche Erkrankungsalter früher, etwa zwischen dem 47. und 52. Lebensjahr. Die mittlere Zeitdauer bis zur Diagnosestellung ALS beträgt 13–18 Monate.

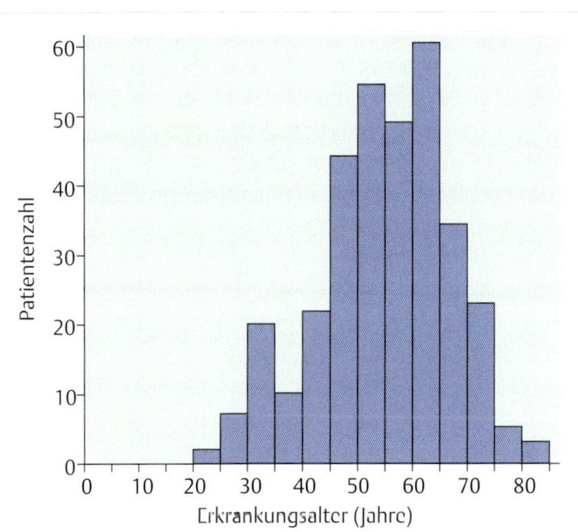

Abb. 15.2 Altersverteilung bei Erkrankungsbeginn von 333 Patienten mit ALS der Neurologischen Universitätsklinik Bonn. [16]

Die Erkrankung manifestiert sich in ca. 25 % der Fälle mit bulbären Symptomen. Im höheren Lebensalter ist die bulbäre Manifestation jedoch häufiger (34–55 % > 70 Jahre) [20].

Wesentliche geografische oder ethnische Schwankungen der Inzidenz wurden nicht beobachtet, mit Ausnahme des ALS-Parkinson-Demenz-Komplexes in bestimmten Regionen Asiens. In drei geografisch und genetisch isolierten Regionen des Westpazifiks (Marianen-Inseln, Südwesten Neuguineas, Halbinsel Kii im Süden Japans) wurden Mitte des 20. Jahrhunderts Inzidenzen bis zu 1000/100 000 bestimmt und zum Teil auch ein familiäres Auftreten festgestellt, ohne dass ein eindeutiger Erbmodus erkennbar war (West-Pacific-ALS). Allerdings war die Inzidenz in diesen Gebieten in den letzten Jahrzehnten stark rückläufig, so dass erbliche Faktoren eine geringe Rolle spielen dürften.

15.4 Ätiologie, Pathogenese

15.4.1 Sporadische ALS

In etwa 95 % kommt die ALS sporadisch (sALS) vor. Die Ätiologie der sporadischen ALS ist noch immer ungeklärt. Eine Vielzahl verschiedener Hypothesen wurde in den vergangenen Jahrzehnten diskutiert.

▶ **Exogen-toxische Hypothese.** Epidemiologische Beobachtungen auf einigen Inseln im Westpazifik (s. oben) zeigten, dass eine Intoxikation mit β-Methylamino-Alanin, das im Samen der falschen Sagopalme Cycas circinalis enthalten ist, offenbar vor einem genetischen Hintergrund zu einem ALS-Parkinson-Demenz-Komplex führt (West-Pacific-ALS). Dies und die Modellerkrankung des Lathyrismus durch Genuss der Kichererbse Lathyrus sativus sowie der Cassavaismus führten zu einer generellen exogen-toxischen Hypothese, bei der bislang nicht identifizierte Substanzen als Ursache der ALS auch in anderen Regionen postuliert wurden.

▶ **Autoimmunmechanismus.** Die erhöhte Inzidenz von Auto-/Immunphänomenen, von monoklonalen Paraproteinämien, Antikörpern gegen Ganglioside sowie von Lymphomen bei Patienten mit dem klinischen Bild einer motorischen Systemdegeneration führte dazu, einen Autoimmunmechanismus bei der ALS anzunehmen. Bislang lässt sich dies aber nur so interpretieren, dass es sich bei diesen Erkrankungen um der ALS ähnliche klinische Syndrome (ALS-imitierende Erkrankungen, s. oben) mit einer Autoimmunpathogenese handelt.

▶ **Virushypothese.** Eine Infektion durch neutrope Viren bzw. Retroviren wurde immer wieder als Ursache diskutiert. Obgleich auch Enterovirus-RNA in der grauen

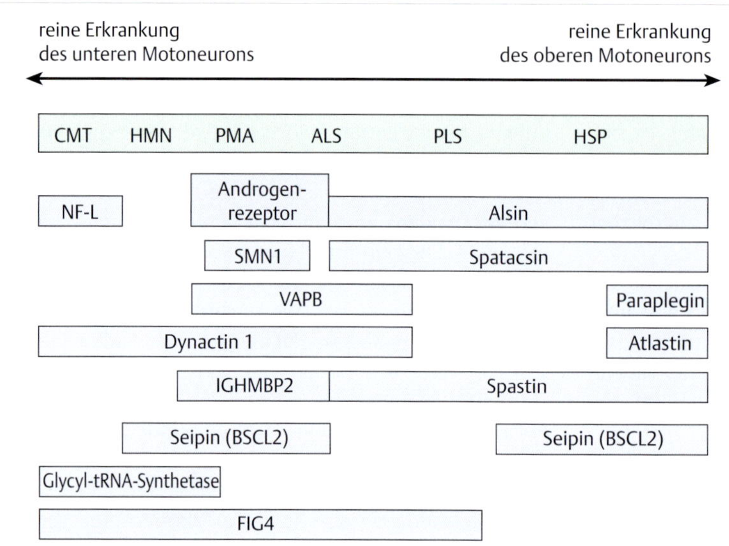

Abb. 15.3 Beziehung zwischen der ALS sowie anderen Motoneuronerkrankungen und motorischen Neuropathien (ALS: amyotrophe Lateralsklerose, CMT: Charcot-Marie-Tooth-Erkrankung, HMN: hereditäre motorische Neuropathie, PLS: primäre Lateralsklerose, PMA: progressive Muskelatrophie) [1].

Substanz im Rückenmark von ALS-Patienten nachgewiesen werden konnte [4], gibt es bis heute keine eindeutig überzeugenden Befunde für die Virushypothese.

▸ **Defekte von Wachstumsfaktoren.** Die Hypothese, dass Defekte einzelner Wachstumsfaktoren Ursache motorischer Systemdegeneration sein könnten, und die damit verknüpfte Hoffnung auf therapeutische Möglichkeiten haben sich ebenfalls nicht halten lassen.

▸ **Exzitotoxizität.** Eine weitere Hypothese zur Pathogenese der ALS stellt das Phänomen der Exzitotoxizität dar. Es ist bekannt, dass die physiologisch exzitatorischen Aminosäurentransmitter Aspartat und Glutamat bei ganz verschiedenen neurodegenerativen Erkrankungen eine Rolle spielen. So wird bei der ALS postuliert, dass eine gesteigerte Wirkung von Glutamat zu einer postsynaptischen Neuronenschädigung führt. Die molekulare Grundlage eines möglichen Defekts des astrozytären Glutamattransporters EAAT2 wird kontrovers diskutiert. Auch wenn ein gestörter Glutamatstoffwechsel nicht die Ursache der ALS sein sollte, belegen die therapeutischen neuroprotektiven Effekte des Glutamatantagonisten Riluzol bei ALS-Patienten jedoch, dass es sich dabei zumindest um ein pathogenetisch relevantes Phänomen handelt.

Mit der Entdeckung des Proteins TDP-43, das bei der sporadischen und der familiären ALS, aber auch bei der ALS mit frontotemporaler Demenz (ALS-FTD) nachweisbar ist, ergaben sich einerseits neue pathogenetische Hinweise für die ALS. Es ergaben sich daraus aber auch Hinweise darauf, dass es sich bei der ALS um eine Erkrankung in einem breiteren Spektrum neurodegenerativer Erkrankungen handeln könnte [28].

▸ Abb. 15.3 zeigt die phänotypische Überlappung und den Einfluss von verschiedenen Genen, die in unterschiedlichem Ausmaß das 1. und 2. Motoneuron oder die Axone beeinflussen können.

15.4.2 Familiäre ALS

Eine familiäre Form der ALS (fALS) tritt in etwa 5 % der Fälle mit ALS auf [9]. Mit den bislang bekannten Genen lassen sich jedoch derzeit nur etwa 40 % der familiären ALS-Fälle aufklären ▸ Tab. 15.1.

▸ **ALS 1 (SOD1, Superoxiddismutase 1).** Das SOD1-Gen ist in 15–20 % der fALS- und bei 1–2 % aller ALS-Patienten als Krankheitsursache anzusehen. Die meisten der bereits über 100 beschriebenen SOD1-Mutationen werden autosomal-dominant vererbt mit kompletter oder inkompletter Penetranz, seltener autosomal-rezessiv oder sie treten als De-novo-Mutation auf. SOD1 ist an der Detoxifizierung von freien Sauerstoffradikalen beteiligt. SOD1-Mutationen können zu einem toxischen Effekt führen, der die Degeneration motorischer Neurone zur Folge hat.

Grundsätzlich ist die SOD1-assoziierte ALS klinisch nicht von der sALS oder anderen fALS-Formen zu unterscheiden. Das Manifestationsalter liegt jedoch bei durchschnittlich 46 Jahren im Vergleich zur sporadischen ALS mit etwa 60 Jahren. Einige häufigere Mutationen können mit einem längeren Überleben assoziiert sein (z. B. c.G93C-Mutation). Am häufigsten ist die Mutation c.D90A, die mit einem autosomal-rezessiven Erbgang und langsamerer Progression assoziiert ist.

In ▸ Tab. 15.1 sind weitere Formen der familiären ALS aufgeführt.

15

Tab. 15.1 Genetische Ursachen der amyotrophen Lateralsklerose (ALS; s. auch [24]).

Bezeichnung	Gen	Genprodukt	Chromosom	Vererbungsmodus	mögliche klinische Phänotypen	Häufigkeit in der Gruppe der familiären ALS[1)] [%]
ALS 1	SOD1	Cu/Zn-Superoxiddismutase 1	21q	AD, AR	ALS, PLS, HSP	15–20
ALS 2	ALS 2	Alsin	2q	AR	juvenile ALS, PLS	
ALS 3	n.b.	n.b.	18q	AD	ALS	
ALS 4	SETX	Senataxin	9q	AD	juvenile ALS, Ataxie mit okulomotorischer Apraxie Typ 2 (AOA2)	
ALS 5	SPG11	Spatacsin	15q	AR, AD	juvenile ALS, HSP mit dünnem Corpus callosum	
ALS 6	FUS	Fused in Sarcoma	16p	AD, AR	ALS mit überwiegender Beteiligung des 2. Motoneurons, FTD	1–4
ALS 7	n.b.	n.b.	20p	AD	ALS	
ALS 8	VAPB	Vesicle-associated Membrane Proteine B and C	20q	AD	ALS, PMA	
ALS 9	ANG	Angiogenin	14q	AD	ALS, PLS, FTD	2–3
ALS 10	TARDBP	Transactive Response DNA-binding Protein 43 (TDP-43)	1p	AD	ALS mit überwiegender Beteiligung des 2. Motoneurons, FTD, ALS-FTD	1–4
ALS 11	FIG4	Factor-induced Gene 4 Protein (Sac Domain-containing Inositolphosphatase 3)	6q	AD, AR	ALS mit überwiegender Beteiligung des 2. Motoneurons, CMT 4J	
ALS 12	OPTN	Optineurin	10p	AD, AR	ALS, FTD, primäres Offenwinkelglaukom (POAG)	1,2
ALS 13	ATXN2	Ataxin 2	12q	AD	ALS, SCA-2	
ALS 14	VCP	Valosin-containing Protein	9p	AD	ALS, ALS-FTD, distale Myopathie mit VCP-Defekt, IBMFD	
ALS 15	UBQLN2	Ubiquilin 2	Xp	XD	ALS, ALS-FTD	
ALS 16	SIGMAR1	Sigma non-opioid intracellular Receptor 1	9p	AR	juvenile ALS	
ALS 17	CHMP2B	Charged multivesicular Body Protein 2B	3p	AD	ALS, FTD	
ALS 18	PFN1	Profilin 1	17p	AD	ALS	
ALS-FTD1	C9orf72	Chromosome 9 open reading Frame 72	9p	AD	ALS, ALS-FTD, FTD	22 (–46)
ALSDC	NEFH	Neurofilament, Heavy Polypeptide	22q	AD		
	SPG4	Spastin		AD	ALS, HSP	
	PGRN	Progranulin			FTD-ALS (überwiegend 2. Motoneuron)	
	DCTN1	Dynactin1	2p	AD	Suszeptibilität für ALS, FTD, langsam progrediente distale hereditäre motorische Neuropathie mit Stimmbandparese (HMN7B), Perry-Syndrom (Parkinsonismus mit alveolärer Hypoventilation und mentaler Depression)	
	PRPH	Peripherin	12q	AD	Suszeptibilität, an ALS zu erkranken	
	VEGF	Vascular endothelial Growth Factor			Suszeptibilität, an ALS zu erkranken	

AD: autosomal-dominant, ALS-FTD: ALS mit frontotemporaler Demenz, AR: autosomal-rezessiv, fALS: familiäre ALS, FTD: frontotemporale Demenz, HSP: hereditäre spastische Paraplegie, PLS: primäre Lateralsklerose, PMA: progressive Muskelatrophie, sALS: sporadische ALS; n.b.: nicht bekannt

[1)] fALS-Formen, bei denen keine Angaben zur Häufigkeit gemacht wurden, sind bisher als Einzelfälle oder nur an wenigen Familien beschrieben; die jeweilige Form der fALS ist entweder sehr selten oder die Häufigkeit bisher nicht bekannt

Tab. 15.2 Symptomatik im Anfangsstadium der ALS.

	Gubbay et al. (1985) [18]	Norris et al. (1993) [29]	Güldenberg et al. (1994) [19]
Anzahl [n]	318	613	333
Paresen Arme [%]	19	34	42
Paresen Beine [%]	32	41	29
kombinierte Paresen [%]	12	1	n. u.
Spastik [%]	1	n. u.	n. u.
bulbäre Symptome [%]	22	25	29

n.u.: nicht untersucht

15.4.3 Klinik

▶ **Initialsymptome.** Die ALS zeigt initial überwiegend Symptome des 2. Motoneurons (atrophische *Paresen*, *Faszikulationen*), nur selten zeigt sich als Erstsymptom eine *Spastik* (▶ Tab. 15.2). Die atrophischen Paresen beginnen häufig asymmetrisch fokal, häufiger an den Unterarmen und Händen (▶ Abb. 15.4), weniger häufig an den Unterschenkeln und Füßen oder im Bereich der proximalen Extremitätenabschnitte des Becken- oder Schultergürtels.

Bei etwa 10 % der Fälle können auch im weiteren Erkrankungsverlauf die Zeichen einer Schädigung des 1. Motoneurons fehlen. Dies kann zu Schwierigkeiten in der Abgrenzung zu Vorderhornerkrankungen mit deutlich besserer Prognose führen, z. B. der adulten spinalen Muskelatrophie (SMA) oder der spinobulbären Muskelatrophie (SBMA, Kennedy-Syndrom; Kap. 15.7).

Faszikulationen können durch sorgfältige Inspektion und Ertasten gefunden werden. Manchmal lassen sie sich durch Beklopfen des Muskels provozieren und besser sichtbar machen. Selten werden sie jedoch als Erstsymptom vom Patienten wahrgenommen.

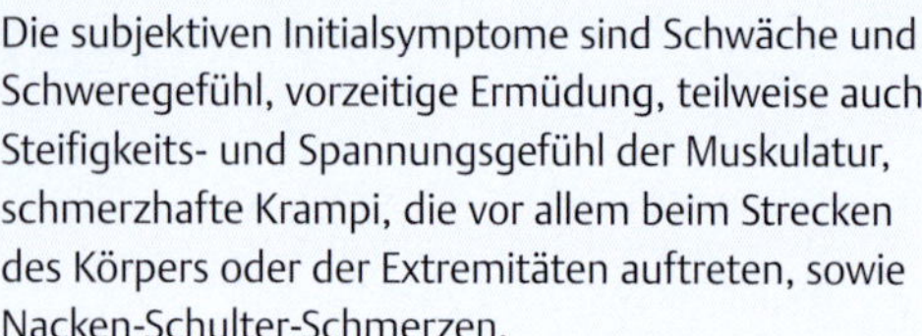

Merke

Die subjektiven Initialsymptome sind Schwäche und Schweregefühl, vorzeitige Ermüdung, teilweise auch Steifigkeits- und Spannungsgefühl der Muskulatur, schmerzhafte Krampi, die vor allem beim Strecken des Körpers oder der Extremitäten auftreten, sowie Nacken-Schulter-Schmerzen.

▶ **Spätere Symptome.** In späteren Krankheitsstadien breiten sich die Muskelatrophien und Paresen auf andere Muskelgruppen aus und betreffen früher oder später auch die von den oberen Zervikalsegmenten versorgten Muskeln, so dass eine Schwäche der Hals-, Rumpf- (bis hin zum Bent-Spine-Syndrom) und Atemhilfsmuskulatur auftritt. Dies führt zur respiratorischen Insuffizienz. Nur selten prägt eine Ateminsuffizienz das frühe Erkrankungsstadium, deutet dann jedoch eine schlechte Prognose an.

▶ **Ausbreitung der Symptome.** Die Dissemination der progredienten Symptomatik zeigt häufig eine gewisse Gesetzmäßigkeit. Die Ausbreitung erfolgt bei Manifestation in den Beinen meist auf die Gegenseite, seltener auf die ipsilaterale obere Extremität, nicht jedoch auf die kontralaterale obere Extremität. Bei Beginn an einer Hand wird in der Regel zunächst die proximale Muskulatur des gleichen Arms befallen, bevor der Prozess den anderen Arm und später die unteren Extremitäten mit einbezieht. Beginnt die Erkrankung als Bulbärparalyse, breitet sie sich im weiteren Verlauf typischerweise zunächst auf die Arme und anschließend auf die Beine aus.

Charakteristisch für die ALS ist ferner in etwa 90 % der Fälle die Entwicklung einer *spastischen Tonuserhöhung*, besonders der Beine, mit gesteigerten Eigenreflexen der Extremitäten, gesteigertem Masseterreflex, Reflexen der Babinski-Gruppe und Primitivreflexen (z. B. Palmomentalreflex), jedoch meist erhaltenen Bauchhautreflexen. Häufig ist die spastische Tonuserhöhung nur gering ausgeprägt.

Faszikulationen und *Krampi* sind in der Anfangsphase der Erkrankung am intensivsten ausgeprägt und lassen

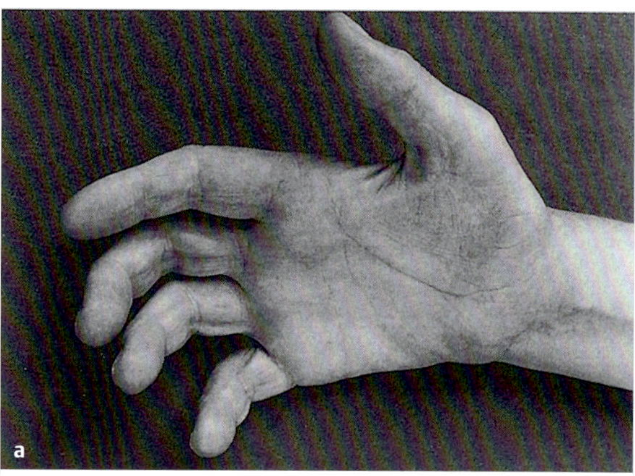

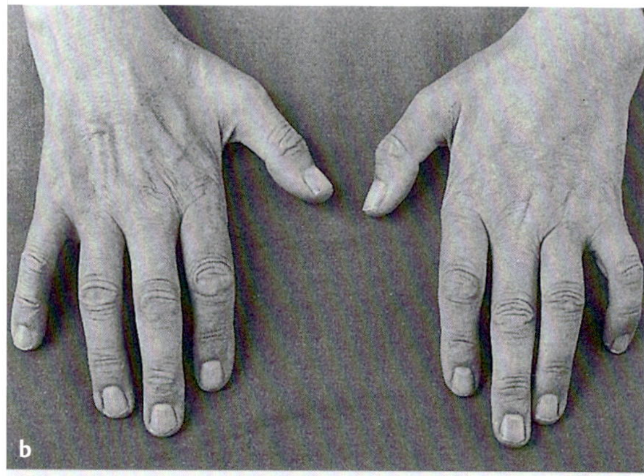

Abb. 15.4 Muskelatrophie bei einer Patientin mit ALS. [16]
a Atrophie der kleinen Handmuskeln.
b Im Vergleich beider Hände deutlich ausgeprägterer Befall der rechten Hand.

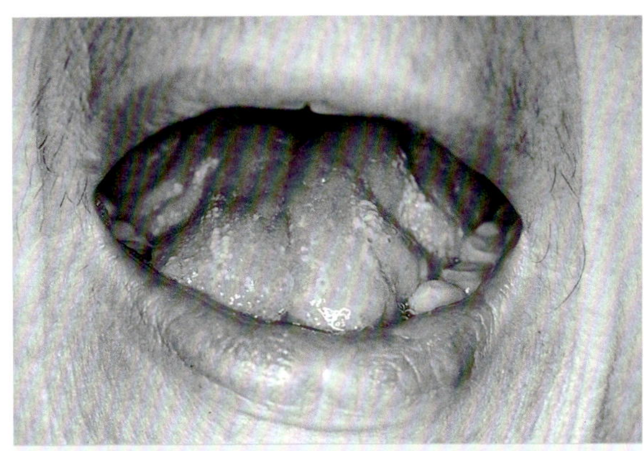

Abb. 15.5 Zungenatrophie bei ALS mit bulbärem Beginn. Die Zunge kann nur noch gering bewegt werden und zeigt deutliche Fibrillationen.

mit voranschreitender Erkrankung in ihrer Häufigkeit und Intensität nach.

▸ **Bulbärparalyse.** Sind die motorischen kaudalen Hirnnervenkerne betroffen, kommt es zur Bulbärparalyse, die bei rund 25 % der ALS-Patienten beobachtet wird (▸ Tab. 15.2). Sie zeichnet sich aus durch eine Kau- und Schluckschwäche, eine Zungenatrophie mit Hypomotilität (▸ Abb. 15.5), Fibrillieren der Zunge sowie eine Dysarthrie, die bis zur Anarthrie fortschreiten kann. Der Masseterreflex fehlt oder ist abgeschwächt. Die Beteiligung der Gesichtsmuskulatur bedingt eine ausdruckslose Mimik. Die Nahrungsaufnahme wird zunehmend erschwert und kann schließlich wegen Kau- und Schluckschwäche unmöglich werden. Bei Ausdehnung des Krankheitsprozesses auf das Halsmark entwickelt sich eine Schwäche der Halsmuskulatur, so dass der Kopf schließlich nicht mehr frei gehalten werden kann.

Die meisten Patienten mit einer Bulbärparalyse haben auch Zeichen von *supranukleären Affektionen*. Die Sprache kann dann spastisch-gepresst erscheinen. Der Masseterreflex ist gesteigert, der Palmomentalreflex ist sehr häufig positiv. Oft tritt auch eine Affektinkontinenz auf mit Zwangsweinen, seltener auch Zwangslachen.

Hinweisend auf eine gestörte Schluckfunktion kann die Angabe von vermehrtem Speichel sein (Pseudohypersalivation). Oft ist das Abschlucken von Flüssigkeiten stärker und frühzeitiger beeinträchtigt als das Schlucken von festen Speisen.

Prägen atrophische Paresen an den Armen das klinische Bild, spricht man vom *Dreschflegel-Arm-Syndrom* (flail arm syndrome) [22]. Hierbei sind die Arme relativ symmetrisch mit Zeichen des 2. Motoneurons betroffen. Die übrigen Körperregionen bleiben lange weitgehend unauffällig. Bei dieser heute als ALS-Variante aufgefassten Erkrankung handelt es sich wahrscheinlich um das als Vulpian-Bernhardt-Syndrom bekannte und lange den spinalen Muskelatrophien zugeordnete Krankheitsbild. Das Flail-Arm-Syndrom tritt überwiegend bei Männern auf. Die Überlebenszeit ist länger als bei der klassischen ALS. Jedoch ist zu beachten, dass es aufgrund der stammbetonten Muskelschwäche zur raschen Entwicklung einer respiratorischen Insuffizienz kommen kann.

▸ **Dekubitus.** Bemerkenswert ist, dass chronisch bettlägerige ALS-Kranke kaum Dekubitalgeschwüre bekommen. Als Ursache wurde eine veränderte Struktur des Kollagens gefunden ([30]). Trotzdem sollte eine sorgfältige Dekubitusprophylaxe durchgeführt werden.

ALS als Multisystemerkrankung

Merke

Klassischerweise müssen für die Diagnose einer ALS folgende Symptome ausgeschlossen sein: sensible und vegetative Beteiligung, Störungen der Okulomotorik, Sphinkterfunktionsstörung, extrapyramidale Syndrome.

Es gibt jedoch zunehmend Hinweise darauf, dass es sich bei der ALS um eine Multisystemerkrankung mit disseminierter Beteiligung nicht motorischer Systeme handelt, bei der zwar die Motoneurone bevorzugt betroffen sind, aber auch die Hinterstränge, das autonome System, der spinozerebelläre Traktus, die Basalganglien und der extramotorische Kortex zumindest subklinisch betroffen sein können.

▸ **ALS und frontotemporale Demenz (ALS-FTD).** Die intellektuellen Fähigkeiten und neuropsychologischen Funktionen sind in der Regel während des gesamten Krankheitsverlaufes der ALS nicht merkbar gestört. Eine (subklinische) kognitive Dysfunktion mit Einschränkungen in der Frontalhirnfunktion kann bei 20–50 % der Patienten mit ALS mittels subtiler neuropsychologischer Testung identifiziert werden, die auch mit entsprechenden Veränderungen in PET-Untersuchungen einhergehen [26].

Etwa 3–5 % der Patienten entwickeln eine Demenz, die sich in der Regel als frontotemporale Demenz (FTD) klassifizieren lässt. Verschiedene Gene wurden als ursächlich für eine ALS-FTD gefunden (▸ Tab. 15.1).

Bei 50 % der Patienten mit primärer FTD hingegen lässt sich eine – teilweise nur subklinische – Störung der Motoneurone nachweisen.

▸ **Sensible Funktionsstörungen.** Ein Teil der ALS-Patienten beklagt Missempfindungen, die sich aber nur in wenigen Fällen in der neurologischen Untersuchung verifizieren lassen. Bei 2–20 % der Patienten wurden elektrophysiologisch Hinweise auf eine Affektion zentraler und peripherer sensibler Systeme gefunden [33]. Es wird vermutet, dass eine Störung im Bereich der Ganglien der Hinterstränge zu einer axonalen Neuropathie sensibler Nerven führt.

▶ **Autonome Funktionsstörungen.** Es gibt Hinweise auf eine subklinische Beteiligung des sympathischen Nervensystems (erhöhte Noradrenalinspiegel, erhöhte sympathische Nervenaktivität) und des parasympathischen Nervensystems (verminderte Herzfrequenzvariation und verminderter Baroreflex, Funktionsstörung im Gastrointestinaltrakt und der Funktion der Speichel- und Tränendrüsen). Autonome Funktionsstörungen könnten zum Kreislaufversagen oder plötzlichen Herztod bei beatmungspflichtigen Patienten führen, jedoch findet sich eine sympathische Hyperaktivität nur bei einem Teil der beatmeten ALS-Patienten. Die meisten Funktionsstörungen scheinen jedoch nicht mit dem Funktionsscore, der Dauer und der Schwere der Erkrankung zu korrelieren. Keiner der Tests für die autonome Funktion hat bisher einen Stellenwert in der Diagnostik finden können. Die Medikation der Patienten (häufig anticholinerg) sollte immer berücksichtigt werden [2].

15.5 Verlauf, Prognose

Zur Abschätzung des Schweregrades in der Dokumentation des Krankheitsverlaufs findet vor allem in wissenschaftlichen Studien die revidierte *ALS-Funktionsbewertungsskala* (ALS functional rating scale, ALS-FRS-r) Anwendung; aber auch im klinischen Bereich kann sie wegen der Beschreibung funktioneller Einschränkungen in den verschiedenen Bereichen (Extremitäten, Bulbärbereich, Atemfunktion) hilfreich sein (http://www.oxfordmnd.net).

▶ **Lebenserwartung.** Die Lebenserwartung ist auf wenige Jahre verkürzt. Etwa die Hälfte der Betroffenen verstirbt innerhalb der ersten 3 Jahre, 10–40 % überleben die ersten 5 Krankheitsjahre; ca. 10 % der Patienten haben einen längere Lebenserwartung (> 10 Jahre) [20]).

Ein Vergleich zwischen einer großen historischen Kohorte (1980er- und 1990er-Jahre) und einer großen aktuellen Kohorte zeigte ein um 12 Monate verlängertes Überleben (3,2 Jahre versus 4,3 Jahre) [13]. Wahrscheinlich ist dies das Ergebnis verbesserter therapeutischer Angebote.

Ein jüngeres Lebensalter bei Erkrankungsbeginn und eine hohe forcierte Vitalkapazität bei Diagnosestellung sowie ein Manifestationsbeginn an den Extremitäten sind mit einem längeren Überleben assoziiert. Patienten mit bulbärem Beginn haben eine schlechtere Prognose.

▶ **Einschränkung der Atemfunktion.** Todesursache bei der ALS ist meist die Ateminsuffizienz, häufig in Verbindung mit einer Aspiration und Pneumonie. Die respiratorische Insuffizienz kündigt sich oft durch den verstärkten Einsatz der Atemhilfsmuskulatur an. Dyspnoe bei geringen Belastungen (z. B. beim Sprechen) oder das Erfordernis, im Liegen den Oberkörper höher zu lagern, sind klinische Hinweise auf eine relevante Einschränkung der Atemfunktion. Typischerweise wird dann auch die nächtliche Hyperkapnie symptomatisch, beispielsweise durch morgendliche Kopfschmerzen, unruhigen Schlaf und ausgeprägte Tagesmüdigkeit. Im Endstadium kann eine subjektive Dyspnoe hinzukommen, bevor die CO_2-Narkose einsetzt.

15.6 Diagnostik

Die Diagnose beruht in erster Linie auf dem klinischen Befund und wird gestützt durch elektrophysiologische Untersuchungen. Auch bei sorgfältiger Berücksichtigung der Differenzialdiagnosen ist es häufig erst durch Verlaufsuntersuchungen möglich, die Diagnose einer ALS zu sichern.

▶ Tab. 15.3 gibt einen Überblick über das diagnostische Vorgehen.

Tab. 15.3 Diagnostisches Vorgehen bei ALS.

obligate Zusatzuntersuchungen	optionale Zusatzuntersuchungen
• neurologische Untersuchung • Körpergewicht/Body-Mass-Index • Elektromyografie • motorische Neurografie • (sensible Neurografie) • *obligate* Laboruntersuchungen: BSG, CRP, Blutbild mit Differenzialblutbild, ASAT, ALAT, LDH, TSH, fT 3, fT 4, Vitamin B_{12}, Folsäure, Methylmalonsäure, Serumeiweißelektrophorese, Immunfixation (Immunelektrophorese), Creatinkinase (CK), Kreatinin, Elektrolyte (Na, K, Ca, Cl, PO_4), Glukose, Borrelienserologie • Lungenfunktionstestung/Blutgasanalyse • MRT von Kopf/HWS, Röntgen-Thorax	• transkranielle Magnetstimulation • Muskelbiopsie • Biopsie von Nerv, Knochenmark • neuropsychologische Testung • Untersuchung der Schluckfunktion (Videofluoroskopie/HNO-Untersuchung) • *fakultativ* je nach Differenzialdiagnose: z. B. ACE, Laktat, Hexosaminidase A und B, Arylsulfatase A, Gangliosid-GM1-Antikörper, Antikörper gegen spannungsabhängigen Kaliumkanal, anti-HU, -MAG, -RA • Liquor

ACE: Angiotensin Converting Enzyme, ALAT: Alaninaminotransferase, ASAT: Aspartataminotransferase, BSG: Blutkörperchensenkungsgeschwindigkeit, CRP: C-reaktives Protein, fT 3: Trijodthyronin, LDH: Laktatdehydrogenase, TSH: thyreoideastimulierendes Hormon

15.6.1 Laboruntersuchungen

► **Obligate Laboruntersuchungen.** Sie sind in ► Tab. 15.3 zusammengefasst.

Die CK ist bei der Hälfte der Patienten leicht (normalerweise nicht mehr als 10fach) erhöht. Eine Korrelation mit der Verlaufsintensität und der Krankheitsdauer ist nicht gegeben. Jedoch scheint sie mit dem Ausmaß der Faszikulationen zu korrelieren; sie geht mit der Abnahme der Faszikulationen im weiteren Krankheitsverlauf zurück.

► **Fakultative Laboruntersuchungen.** Sollten der klinische Befund oder andere Zusatzuntersuchungen nicht eindeutig mit der Diagnose der ALS vereinbar sein, können weitere Laboruntersuchungen in Abhängigkeit der jeweiligen Differenzialdiagnose erforderlich werden (Kap. 15.7).

► **ALS-LAUS.** Bei einigen ALS-Patienten lassen sich abnorme Laborwerte erheben, deren Signifikanz hinsichtlich der Pathogenese der ALS unklar bleiben kann. Diese werden als ALS mit Laborauffälligkeiten unbestimmter Signifikanz (ALS-LAUS) klassifiziert. So lassen sich bei ca. 10 % der ALS-Patienten Gangliosid-(GM1-)Antikörper nachweisen, die besonders häufig bei der multifokalen motorischen Neuropathie mit Leitungsblock (MMN) zu finden sind. In diesen Fällen muss neurografisch besonders gründlich nach Leitungsblöcken gesucht werden, die auf eine MMN hinweisen.

Weitere mögliche Laborauffälligkeiten sind:

- Autoantikörper (z. B. ANA)
- Paraproteine
- endokrinologische Auffälligkeiten (z. B. Hyperthyreose, Hyperparathyreoidismus)
- Virusinfektionen (z. B. HIV, Varicella-Zoster-Virus)
- exogene Toxine (z. B. erhöhte Schwermetallwerte für Blei oder Quecksilber)

► **Liquor.** Die Liquoruntersuchung dient dem Ausschluss entzündlicher ZNS-Erkrankungen (z. B. Neuroborreliose) oder entzündlicher Neuropathien (z. B. Gangliosid-[GM1-] Antikörper). Das Gesamteiweiß und Liquor-Tau-Protein können leicht erhöht sein, die übrigen Standardparameter sind in der Regel unauffällig.

15.6.2 Elektrophysiologische Untersuchungen

► **EMG.** Ziel ist der Nachweis eines generalisierten Befalls des 2. Motoneurons. Im EMG ist das Nebeneinander von Denervierung und Regeneration typisch. Als Zeichen der *Denervierung* findet man Fibrillationen und positive scharfe Wellen sowie Faszikulationen, die in der klinischen Untersuchung nicht gut sichtbar sein können, wenn sie in tiefer liegenden Muskelpartien auftreten.

Regenerationszeichen sind hochamplitudige, verbreiterte polyphasische Potenziale. Die kollaterale Reinnervation kann den Verlust von mehr als 50 % der für einen Muskel zuständigen Motoneurone kompensieren [15]. Dies erklärt, warum bei der ALS auch in den noch kräftigen Muskeln ausgeprägte neurogene Veränderungen im EMG zu finden sind. Auch ein gelichtetes Interferenzmuster bzw. eine erhöhte Rekrutierungsrate können die Schädigung des unteren Motoneurons aufzeigen.

Im Gegensatz zu anderen Motoneuronerkrankungen (spinale Muskelatrophie, aber auch spinobulbäre Muskelatrophie Typ Kennedy) kommen *Riesenpotenziale* nicht vor, da der Verlauf der Erkrankung für deren Ausbildung zu progredient und zu kurz ist. *Komplex-repetitive Potenziale* sprechen ebenfalls eher für einen langen Erkrankungsverlauf und kommen eher bei SMA und Zustand nach Poliomyelitis vor.

Faszikulationspotenziale ohne Nachweis anderer Zeichen der akuten Denervierung (Fibrillationen, positive scharfe Wellen) sprechen diagnostisch zunächst nicht für eine Motoneuronerkrankung, da sie auch als isoliert vorkommende „benigne Faszikulationen“ mitunter diffus auftreten können. In der Frühphase der ALS sind die Faszikulationspotenziale stabiler und leichter abzuleiten. Eine ausreichend lange Ableitzeit zur Erfassung von Faszikulationen (maximal 60–90 Sekunden) im jeweiligen Muskel kann erforderlich sein.

Merke

Wesentlich ist es, bei der EMG-Untersuchung nachzuweisen, dass die Veränderungen über Nervenwurzel- oder Nervenversorgungsgebiete hinausgehen.

Zur Stützung der Diagnose ALS ist die EMG-Untersuchung in vier Regionen (Hirnnervenkerne, Zervikal-, Thorakal- und Lumbosakralmark) erforderlich. Für die Untersuchung des Hirnstamms sind Lingua, M. masseter, Gesichtsmuskulatur oder M. trapezius geeignet. Die Muskelsummenaktionspotenziale (MSAP) der bulbären Muskeln sind von kürzerer Dauer und niedrigerer Amplitude als die der Extremitätenmuskeln und haben eine gering erhöhte Entladungsfrequenz.

Durch die Anwendung der revidierten El-Escorial-Kriterien (1998) und ihrer Modifikation in den Awaji-Kriterien (2008) (Kap. 15.6.8) wurde der Stellenwert der EMG-Untersuchung in der Diagnostik der ALS deutlich aufgewertet und ermöglicht eine frühere Diagnosestellung [12]. Neurografie und evozierte Potenziale dienen dagegen überwiegend der differenzialdiagnostischen Abgrenzung ähnlicher Krankheitsbilder.

► **Elektroneurografie.** Neurografische Untersuchungen sind zur differenzialdiagnostischen Abgrenzung von Mononeuropathien und einer multifokalen motorischen Neuropathie prinzipiell notwendig.

▸ **Motorische Neurografie.** Sie ist häufig unauffällig. In fortgeschrittenen Fällen und solchen mit distal deutlichen Atrophien und Paresen können eine Abnahme der Amplitude der MSAP und eine Verlangsamung der Nervenleitgeschwindigkeit auftreten. Dies erklärt sich vermutlich durch die bevorzugte Degeneration großer Motoneurone mit höherkalibrigen Axonen und hohen Leitgeschwindigkeiten.

Wichtig ist die motorische Neurografie zum Nachweis von Leitungsblöcken außerhalb von typischen Engpassstellen, die bei der differenzialdiagnostisch zu berücksichtigenden multifokalen motorischen Neuropathie vorkommen. Ein Abfall der Amplitude des MSAP im Vergleich der proximalen mit der distalen Amplitude bis zu 30 % ist im Rahmen einer temporalen Dispersion als normal anzusehen. Als sicher ist ein Leitungsblock erst ab einer Amplitudenreduktion um 40–50 % einzuschätzen.

▸ **Proximale Stimulation und F-Wellen-Untersuchung.** Sie erfolgt zum Ausschluss einer proximalen Leitungsstörung. Im Spätstadium der ALS können F-Wellen mit monomorphem Aussehen und gelegentlich hohen Amplituden (repeater F-waves) auftreten, da die Antworten nur noch von wenigen motorischen Einheiten mit einer hohen Faserdichte stammen.

▸ **Sensible Neurografie.** Die sensiblen Nervenleitgeschwindigkeiten sind meist normal, wenngleich geringe Verlangsamungen bei 10–20 % der ALS-Patienten vorkommen können.

▸ **Repetitive Stimulation.** In der repetitiven 3/s Stimulation lässt sich in bis zu 50 % der Fälle ein pathologisches Dekrement (> 10 %) nachweisen. Dies scheint Ausdruck einer Instabilität im Bereich der neuromuskulären Endplatte im Rahmen der rasch ablaufenden Neurodegeneration zu sein.

▸ **Transkranielle Magnetstimulation (TMS).** Bei klinisch fehlenden Zeichen einer Pyramidenbahnschädigung und bei im Vergleich zum Parese- und Atrophiegrad lebhaften, aber nicht gesteigerten Muskeleigenreflexen (probable upper motoneuron sign, PUMNS) ist die transkranielle Magnetstimulation hilfreich, um eine subklinische Schädigung der Pyramidenbahn aufzuzeigen ([17], [32]). Die dabei nachweisbare Verzögerung der zentralen motorischen Latenz lässt sich in erster Linie durch einen Ausfall der schnell leitenden kortikospinalen Verbindungen erklären.

Somatosensibel evozierte Potenziale weisen bei ca. 30 % der Patienten eine subklinische Beteiligung zentraler sensibler Bahnen anhand pathologisch verlängerter Latenzen nach.

15.6.3 Bildgebung

▸ **MRT.** Neuroradiologische Untersuchungen dienen vor allem der Differenzialdiagnostik (Kap. 15.7).

Bei Patienten mit ALS kann man im Schädel-MRT eine kortikale Atrophie im Sinne einer Hypointensität in der T2-Wichtung insbesondere in der Präzentralregion („Ribbon-like"-Hypointensität) feststellen [11]. Darüber hinaus finden sich bei manchen ALS-Patienten im MRT des Kopfes in der T2-Wichtung, Protonenwichtung oder in FLAIR-Sequenzen Hyperintensitäten der Pyramidenbahn, besonders zwischen Capsula interna und Mittelhirn (▸ Abb. 15.6) [23]. Spezifität und Korrelation zur Klinik sind jedoch umstritten, so dass die diagnostische Aussage der MRT-Veränderungen sehr begrenzt ist.

▸ **Weitere bildgebende Verfahren.** Das *Diffusion Tensor Imaging* (DTI) zum Nachweis einer frühen Beteiligung des Tractus corticospinalis, *SPECT*- und *PET-Untersuchungen* zum Nachweis eines möglichen frontalen Hypometabolismus, *Magnetresonanzspektroskopie* (MRS) zum Nachweis einer Beteiligung des 1. Motoneurons finden bislang ausschließlich bei wissenschaftlichen Fragestellungen Anwendung.

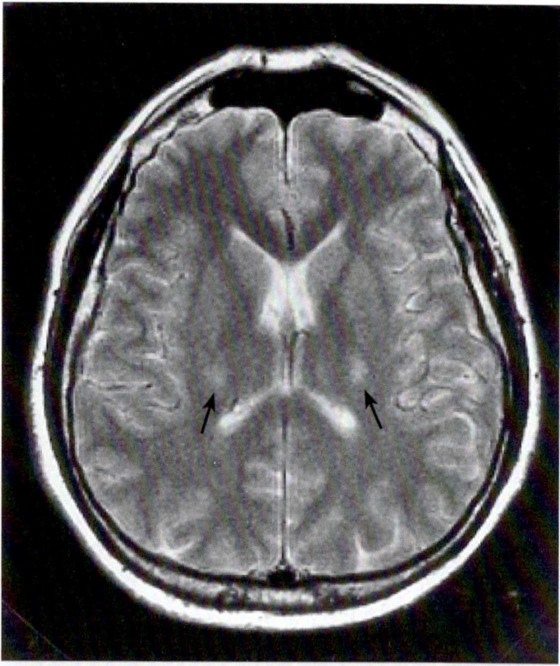

Abb. 15.6 Schädel-MRT eines ALS-Patienten in T2-Wichtung. Im hinteren Anteil der Capsula interna beidseitig Hyperintensitäten als Zeichen der Pyramidenbahndegeneration. (Die Abbildung wurde dankenswerterweise von Herrn Prof. Lindner zur Verfügung gestellt.)

15

15.6.4 Muskelbiopsie

Merke

Eine Muskelbiopsie ist in der Regel nur dann erforderlich, wenn klinischer Verlauf, elektrophysiologische oder laborchemische Untersuchungen atypische Befunde zeigen. Dann sollte insbesondere nach Zeichen einer sporadischen Einschlusskörpermyositis gesucht werden.

Bei ALS-Patienten sieht man das typische Bild eines chronisch neurogenen Gewebesyndroms, bei dem beide Fasertypen betroffen sind (im Gegensatz zur SMA I, II, [III], bei der Typ-I-Fasern häufig hypertrophiert sind). Bei der ALS findet man atrophische Fasern mit angulärer Konfiguration bis hin zu Muskelfasern, bei denen nur noch pyknotische Kerne innerhalb des Sarkolemms zu finden sind (nuclear bags), im Gegensatz zu den atrophischen Fasern bei der SMA, die häufig einen runden Querschnitt aufweisen. Eine „Large-Group"-Atrophie ist typisch für eine SMA, insbesondere die Typen I und II. Eine Fasertypengruppierung spricht für eine Reinnervation denervierter Fasern und kann bei sehr rasch progredient verlaufender ALS oder in der Frühphase der Erkrankung fehlen. Veränderungen oxidativer Enzyme (coreähnliche Veränderungen, Targetfasern) können nachweisbar sein.

15.6.5 Untersuchung der Schluckfunktion

▸ **50-ml-Wasser-Test.** Dieser Test ist als Screeningtest geeignet; typische Zeichen für eine Schluckstörung sind hierbei: Veränderung der Stimmqualität nach dem Schlucken (gurgelnde Stimme), Verschlucken oder Erstickungsanfälle, Husten oder Räuspern direkt nach dem Schlucken. Zu achten ist auf die Dauer des Austrinkens und mögliche kompensatorische Manöver.

▸ **Videofluoroskopie, Videopharyngolaryngoskopie.** Als apparative Diagnoseverfahren können je nach Verfügbarkeit die Videofluoroskopie und transnasale Endoskopie (Videopharyngolaryngoskopie) eingesetzt werden. Mit der Videofluoroskopie lässt sich die häufige Dysfunktion des oberen Ösophagussphinkters besser erkennen, mit der transnasalen Endoskopie die orale und die pharyngeale Phase.

Videofluoroskopische Daten zeigten, dass 50 % der ALS-Patienten schon vor dem Wahrnehmen der Schluckstörung eine Beeinträchtigung der oralen und pharyngoösophagealen Schluckphase aufweisen [21].

15.6.6 Untersuchung der respiratorischen Funktion

Neben der Untersuchung klinischer Zeichen einer gestörten respiratorischen Funktion (s. oben) stehen als apparative Verfahren die Messung kapillärer Blutgase (Astrup), des Hustenspitzenflusses (Peak Cough Flow) und der Lungenfunktion zur Verfügung. Sollte der Patient eine Beatmungstherapie nicht prinzipiell ausschließen, sind auch regelmäßige Polysomnografien zur frühen Erfassung nächtlicher Hyperkapnien sinnvoll.

▸ **Vitalkapazität.** Üblicherweise wird die *forcierte Vitalkapazität* (FVC) gemessen, die einen wichtigen Prädiktor für das Überleben darstellt. Bei einer FVC < 70 % sollte jedoch die *langsame Vitalkapazität* gemessen werden, die die Veränderungen der Vitalkapazität sensitiver abbildet. Bei Patienten, die eine mimische Schwäche aufweisen, muss die Vitalkapazität mit Maske gemessen werden.

Ein Abfall der FVC im Liegen im Vergleich mit der FVC im Sitzen ist Ausdruck einer diaphragmalen Schwäche und korreliert mit Symptomen der Orthopnoe.

Nächtliche Entsättigungen < 90 % für länger als eine kumulative Minute sind ein sensitiverer Indikator für eine nächtlichen Hypoventilation als FVC und MIP.

▸ **Hustenspitzenfluss.** Ein guter Parameter der Hustenneffizienz ist der Hustenspitzenfluss. Die Höhe des Hustenspitzenstoßes korreliert mit dem Überleben. Dieser kann bei einer Schwäche der thorakalen, abdominellen und bulbären Muskulatur vermindert sein. Es gelten alters-, größen- und geschlechtsbezogene Werte.

Der Hustenspitzenfluss sollte > 270 l/min liegen. Bei Werten < 160 l/min ist die Indikation zum aktiven Sekretmanagement gegeben.

15.6.7 Fakultative genetische Diagnostik

Eine genetische Untersuchung ist nur bei Patienten mit positiver Familienanamnese sinnvoll. Sie kann auch im Rahmen der Differenzialdiagnostik bei sporadischen Fällen erwogen werden, z. B. bei ungewöhnlich frühem Manifestationsalter oder bei atypischem Verlauf. Die bisher bekannten genetischen Ursachen für eine ALS sind in ▸ Tab. 15.1 aufgeführt.

15.6.8 Diagnostische Kriterien

▸ **Revidierte El Escorial Kriterien.** Die El-Escorial-Kriterien (1994, revidiert 1998) wurden primär entwickelt, um für wissenschaftliche Studien eine gemeinsame Basis zu schaffen [7].

Danach erfordert die Diagnose ALS die Anwesenheit von Zeichen der Degeneration des 2. (unteren) und 1. (oberen) Motoneurons sowie eine progressive Ausbreitung der Symptomatik. Gleichzeitig dürfen keine Zeichen anderer Erkrankungen vorliegen, die die Degeneration der Motoneurone erklären können. In ▶ Tab. 15.4 sind die Kriterien im Detail dargestellt.

▶ **Awaji-Kriterien.** Neuere Kriterien, die neurophysiologische und klinische Befunde gleichsetzen – die Awaji-Kriterien – scheinen eine höhere Sensitivität aufzuweisen als die revidierten El-Escorial-Kriterien [12]. Denervierungszeichen im EMG werden danach gleichwertig zu den klinischen Zeichen bewertet. Somit würde die El-Escorial-Kategorie „wahrscheinliche, durch elektrophysiologische Zusatzdiagnostik gestützte ALS" entfallen; bei entsprechenden EMG-Auffälligkeiten ließe sich dann bereits die „wahrscheinliche ALS" diagnostizieren. In Muskeln mit neurogenen EMG-Veränderungen werden Faszikulationspotenziale im klinischen ALS-Kontext als Zeichen aktiver bzw. akuter Denervierung gewertet wie auch Fibrillationen oder positive scharfe Wellen.

Merke

Für den klinischen Gebrauch können die El-Escorial-Kriterien in dem Sinne hinderlich sein, dass statt der gewünschten diagnostischen Klarheit eher Unsicherheit vermittelt wird. Sie sollten daher im klinischen Kontext nicht als Diagnose (z. B. „wahrscheinliche ALS") verwendet werden.

15.7 Differenzialdiagnostik

Nur ein Teil der Patienten erfüllt initial die Kriterien einer klinisch sicheren ALS mit dem Nebeneinander von Zeichen der Schädigung des 1. und 2. Motoneurons. Daher kommt der Berücksichtigung von Differenzialdiagnosen bei der ALS eine besondere Bedeutung zu. Viele Erkrankungen können eine ALS vor allem bei Erkrankungsbeginn imitieren (▶ Tab. 15.5). Eine Fokussierung kann dabei in Abhängigkeit davon, ob der Patient eher periphere oder eher zentrale Symptome oder aber doch eine Kombination aus beiden zeigt, vorgenommen werden.

▶ **Zentrale und periphere Symptome.** So kann z. B. eine zervikale Myelopathie (▶ Abb. 15.7) an den Armen radikuläre, d. h. periphere (2. Motoneuron), und an den Beinen zentrale (1. Motoneuron) Symptome zeigen. Da degenerative Veränderungen der HWS mit Einengung des Spinalkanals im Alter häufig sind, ist es manchmal schwierig, deren klinische Relevanz richtig zu werten. Auch bei Patienten mit lymphoproliferativen Erkrankungen (Lymphomen, Leukämien, Gammopathien) wurden zentrale und periphere Zeichen einer Motoneuronenerkrankung beobachtet.

▶ **Periphere Symptome.** Wichtige Differenzialdiagnosen mit alleinigen peripheren Symptomen sind z. B. polysegmentale Wurzelkompressionen oder die multifokale motorische Neuropathie mit Leitungsblock (MMN). Auf die diagnostische Bedeutung der GM1-Antikörper und der

Tab. 15.4 Revidierte El-Escorial-Diagnosekriterien (1998).

diagnostische Kategorie	charakteristische Zeichen
definitive/sichere ALS	klinische Zeichen des 1. und 2. Motoneurons in drei von vier Körperregionen (bulbär, zervikal, thorakal, lumbosakral)
wahrscheinliche ALS	klinische Zeichen des 1. und 2. Motoneurons in zwei von vier Körperregionen, wobei die Zeichen des 1. Motoneurons rostral (oberhalb) der Zeichen des 2. Motoneurons zu finden sein müssen
wahrscheinliche, durch elektrophysiologische Zusatzdiagnostik gestützte ALS	klinische Zeichen des 1. und 2. Motoneurons in einer von vier Körperregion *oder* klinische Zeichen des 1. Motoneurons nur in einer Körperregion
	und
	In beiden Fällen zusätzlich elektromyografische Zeichen des 2. Motoneurons in mindestens zwei Extremitäten sowie Ausschluss anderer Ursachen mit geeigneter Bildgebung und Labordiagnostik
mögliche ALS	klinische Zeichen sowohl des 1. als auch des 2. Motoneurons zusammen in lediglich einer Körperregion *oder* Zeichen des 1. Motoneurons in zumindest zwei Körperregionen *oder* Zeichen des 2. Motoneurons rostral von Zeichen des 1. Motoneurons, wobei eine klinisch wahrscheinliche, durch Zusatzdiagnostik gestützte ALS nicht nachgewiesen werden kann
	und
	in allen drei Fällen Ausschluss anderer Erkrankungen
klinisch vermutete ALS	nur Zeichen des 2. Motoneurons

Tab. 15.5 Differenzialdiagnosen der ALS.

Krankheiten mit zentralen und peripheren Symptomen	Krankheiten mit peripheren Symptomen	Krankheiten mit zentralen Symptomen
zervikale Myelopathie	polysegmentale Wurzelkompression	kraniozervikaler Tumor-/Gefäßfehlbildung
Syringomyelie/-bulbie	spinale Muskelatrophie- (SMA Typ I–III)	Pseudobulbärparalyse nach Ischämie
paraneoplastische Syndrome (Anti-Hu-, Anti-Yo-, Anti-Ri-Syndrom-, Paraproteinämie)	spinobulbäre Muskelatrophie Typ Kennedy (SBMA)	familiäre spastische Spinalparalyse (hereditäre spastische Paraplegie, HSP)
Enzephalomyeloradikulitiden (Borreliose, AIDS, Lues)	multifokal motorische Neuropathie (MMN)	multiple Sklerose
lymphoproliferative Erkrankungen (Plasmozytom)	chronisch inflammatorische demyelinisierende Polyneuropathie/Polyradikulitis (CIDP)	
Vitamin-B_{12}-Mangel	(sporadische) Einschlusskörpermyositis	
Hexosaminidase-A-Mangel	Post-Polio-Syndrom	
Thyreotoxikose, Hyperparathyreoidismus	Morbus Hirayama (monomelische Amyotrophie)	
Schwermetallvergiftung (Blei, Quecksilber, Cadmium, Mangan)	diabetische Amyotrophie	
	benignes Krampus-Faszikulations-Myalgie-Syndrom	

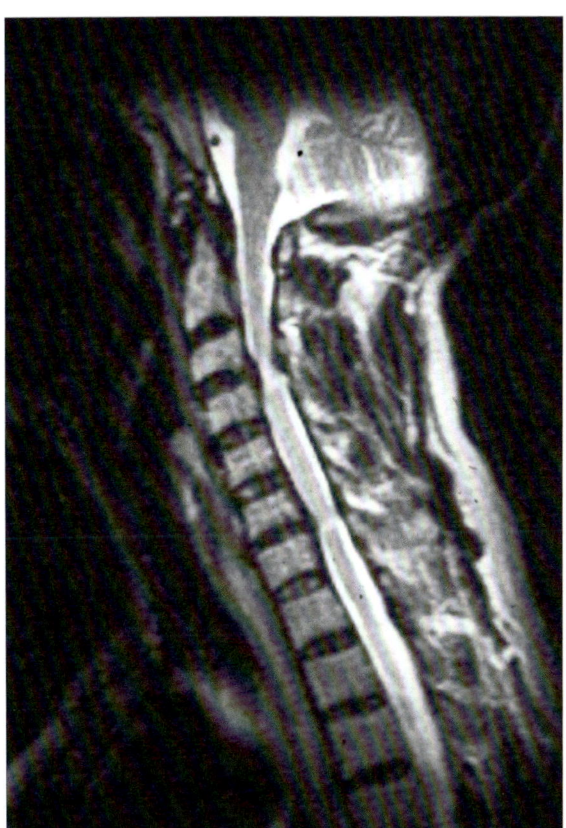

Abb. 15.7 Zervikale Myelopathie infolge knöcherner Einengung des Spinalkanals und Kompression des Myelons [16].

Leitungsblockuntersuchung bei der MMN wurde bereits hingewiesen (Kap. 15.6). Auch die spinalen Muskelatrophien sind eine wichtige Differenzialdiagnose der ALS, wenn diese mit einer Zweitmotoneuronsymptomatik beginnt. Dabei ist bei bulbärer Symptomatik insbesondere die spinobulbäre Muskelatrophie (SBMA, Kennedy-Syndrom) von differenzialdiagnostischer Bedeutung.

Da Myalgien, Faszikulationen und Krampi bei etwa 10 % der ALS-Patienten als Erstsymptome wahrgenommen werden, kann das benigne Krampus-Faszikulations-Myalgie-Syndrom eine weitere Differenzialdiagnose darstellen. Dieses Krankheitsbild hat einen gutartigen Verlauf mit allenfalls leichten Paresen und fehlenden zentralmotorischen und bulbären Symptomen, selten werden Antikörper gegen spannungsabhängige Kaliumkanäle nachgewiesen.

15.8 Therapie

15.8.1 Allgemeine Therapie

▸ **Aufklärung über Prognose.** Obwohl es bis heute keine Therapie der ALS mit Aussicht auf einen Stillstand oder gar Heilung gibt, ist ein therapeutischer Nihilismus bei dieser Erkrankung nicht gerechtfertigt. Vielmehr erfordert gerade der schwere und prognostisch ungünstige Krankheitsverlauf eine intensive ärztliche Betreuung des Patienten. Nach Abwägung der vielen Differenzialdiagnosen kommt einer dem Einzelfall und dem Krankheitsstadium angemessene Aufklärung über die Prognose und Behandlungsmöglichkeiten allein schon therapeutische Bedeutung zu, da dadurch den Patienten sinnlose und teure Alternativtherapien erspart bleiben können, wenn sich ein entsprechendes Vertrauensverhältnis aufbauen lässt. Dabei ist es auch bedeutsam, dass der sachlich zutreffende Hinweis auf einen gewissen Prozentsatz gutartiger Verläufe unverzichtbarer Hoffnung Raum gibt.

▶ **Teilnahme an Therapiestudien.** Bereits frühzeitig nach Diagnose und Aufklärung kann – vor allem vor dem Hintergrund begrenzter Therapieoptionen – die Teilnahme an einer Therapiestudie für ALS-Patienten erwogen werden. Welche Therapiestudien aktuell laufen oder sich in Planung befinden, ist beispielsweise unter http://www.als-charite.de einsehbar. Die Teilnahme an einer Therapiestudie hat für den Patienten neben der neuen Therapieoption den Vorteil, zusätzlich zur neurologischen Behandlung am Wohnort an ein spezialisiertes Zentrum angebunden zu sein, in dem eine multidisziplinäre Mitbetreuung angeboten wird (z. B. bei Dysphagie, Dyspnoe, beginnender Einschränkung der Kommunikation).

▶ **Selbsthilfegruppen.** Die Patienten sollten ermutigt werden, Kontakt zur Selbsthilfegruppe der Deutschen Gesellschaft für Muskelkranke (DGM e. V., http://www.dgm.org) und zu lokalen Selbsthilfegruppen aufzunehmen. Schon frühzeitig sollte den Patienten Informationsmaterial (z. B. der DGM e. V., Homepage der ALS-Ambulanz der Charité Berlin: http://www.als-charite.de) zur Verfügung gestellt werden.

15.8.2 Spezifische Therapie

▶ **Obsolete Substanzen.** In den vergangenen Jahrzehnten wurden verschiedene Therapieversuche propagiert, die sich an den jeweils aktuellen Hypothesen zur Pathogenese orientierten. Diese Medikamente und Substanzen, die letztlich alle keinen gewünschten therapeutischen Effekt zeigten oder deren Nebenwirkungen nicht tolerabel waren, umfassen unter anderem Immunsuppressiva, Lithium, Valproinsäure (HDAC-Inhibitor), Kreatin, Glatirameracetat, selektive AMPA-Agonisten, Antioxidanzien (Coenzym Q, Vitamin E), Pioglitazon, TRH (thyreotropin-releasing hormone), Minocyclin, Anabolika sowie neurotrophe und Nervenwachstumsfaktoren (IGF-1, CNTF).

▶ **Riluzol.** Das bisher einzige für die Behandlung der ALS zugelassene Medikament ist Riluzol ([3], [25]). Die pharmakologische Wirkung des Riluzols beruht auf seinem antiglutamatergen Effekt, der in komplexer Weise an mehreren Stellen der Glutamatsignaltransduktion angreift:

- präsynaptische Hemmung der Glutamatausschüttung
- nicht kompetitive Blockade der Rezeptoren für exzitatorische Aminosäuren
- Inaktivierung neuronaler spannungsabhängiger Natriumkanäle
- Aktivierung von G-Protein

Welcher dieser Mechanismen für die neuroprotektive Wirkung bei der ALS verantwortlich ist, ist nicht eindeutig geklärt.

Klinisch wurde gezeigt, dass eine 18-monatige Behandlung mit Riluzol (2 × 50 mg/Tag) die mittlere Lebenszeit um 3 Monate verlängerte ([3], [25]; ▶ Abb. 15.8). In retrospektiven Analysen zeigte sich, dass ein früherer Einsatz des Medikaments zu einem langsameren Nachlassen der motorischen Funktionen führte [31] und der lebensverlängernde Effekt durch den Einsatz von Riluzol zwischen 6 und 20 Monaten lag.

Merke

M!

Es wird empfohlen, möglichst frühzeitig mit einer Riluzoltherapie zu beginnen, auch wenn die diagnostischen El-Escorial-Kriterien für eine „sichere ALS“ noch nicht erfüllt sind.

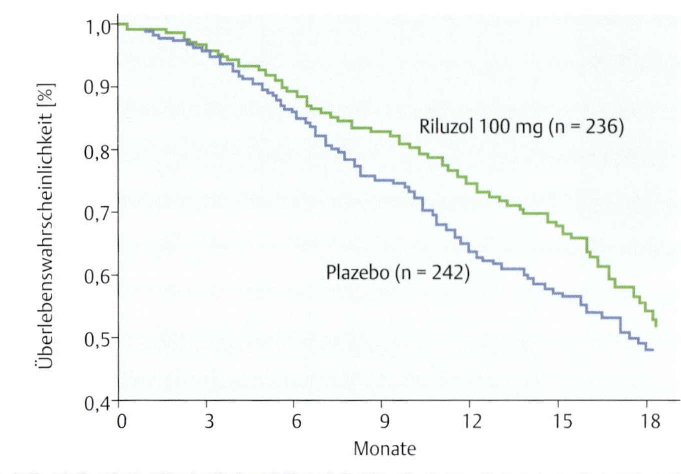

Abb. 15.8 Überlebenswahrscheinlichkeit bei ALS (Kaplan-Meier-Plot) ohne Tracheotomie (nach [25]).

15

15.8.3 Symptomatische Therapie

Im Verlauf der Erkrankung treten verschiedene Beschwerden und Komplikationen auf, die teilweise sehr wirksam behandelt werden können und sollten. Es ist anzumerken, dass die folgenden Therapievorschläge überwiegend Off-Label-Therapien darstellen, die aber im palliativen Therapiebereich meist unverzichtbar sind.

Muskelschwäche

▸ **Krankengymnastik, Ergotherapie.** Hilfreich ist in jedem Fall eine individuell angepasste Krankengymnastik und Ergotherapie, die kontinuierlich und frühzeitig angeboten werden sollte, auch um den Patienten das Gefühl körperlicher Leistung zu vermitteln, Kompensationsstrategien zu erlernen und um motorisch-funktionelle Restfunktionen optimal zu nutzen. Nachlassende körperliche Aktivität und Immobilisation potenzieren die krankheitsbedingte Schwäche und können zu Kontrakturen und Schmerzen führen. Entsprechend ist der Kranke zu motivieren, solange wie möglich in den Verrichtungen des täglichen Lebens aktiv und selbstständig zu bleiben. Schwimmen unterstützt die krankengymnastische Übungen sehr gut. Plegische Extremitäten und der Stamm können im Wasser durch Luftreifen Auftrieb erhalten. Lokalisierte und auch diffuse Muskelschwächen können teilweise durch orthopädische Hilfen passager kompensiert werden.

Die wissenschaftliche Prüfung des Einflusses von Krankengymnastik auf den Verlauf der ALS ist bisher noch unzureichend [14].

▸ **Azetylcholinesterasehemmer.** Nur selten ist durch Azetylcholinesterasehemmer (z. B. Pyridostigmin) kurzzeitig eine Steigerung der Muskelkraft zu erreichen. Da sie zur Hypersalivation und Diarrhö führen können, ist ihr Einsatz zusätzlich eingeschränkt und bei Anwendung regelmäßig kritisch zu prüfen.

Spastik

▸ **Krankengymnastik.** Spastik kann krankengymnastisch behandelt werden (beispielsweise Ergometertraining bei kleinster Watteinstellung, Bobath-Konzept, Bewegungsbad).

▸ **Muskelrelaxanzien.** Eine antispastische Therapie sollte vorsichtig begonnen werden, da mit der Tonusreduzierung bulbäre und Skelettmuskelparesen verstärkt in Erscheinung treten können. Es werden zentral wirksame Muskelrelaxanzien gegeben (z. B. Baclofen, Tizanidin).

Muskelkrämpfe

▸ **Krankengymnastik.** Schmerzhafte Muskelkrämpfe können ein behinderndes und den Nachtschlaf störendes Symptom darstellen, vor allem in der Frühphase der Erkrankung. Oft können physiotherapeutische Manöver, insbesondere die Dehnung des betroffenen Muskels helfen, den Krampus zu lösen (beispielsweise durch rasche Dorsalflexion des Fußes bei Wadenkrampf). Magnesium ist in der Regel nicht wirksam.

▸ **Medikamentöse Maßnahmen.** Eine gute Datenlage existiert mit zwei plazebokontrollierten Studien für Chininsulfat (Limptar N, initial 200 mg abends, falls erforderlich 2 × 200 mg/Tag). Zu beachten sind die kardialen Nebenwirkungen (z. B. QT-Zeitverlängerung), Einschränkung bei Niereninsuffizienz und Wechselwirkungen (z. B. Amitriptylin).

Das Auftreten von Muskelkrämpfen lässt sich auch reduzieren durch Carbamazepin (z. B. 2 × 200 mg ret.), Levetiracetam, Naftidrofuryl, Pregabalin, Baclofen.

Immobilität

▸ **Krankengymnastik, Schmerzmittel.** Mit zunehmender Immobilisierung entwickeln sich weitere, den Patienten sehr belastende Probleme, die eine umsichtige Therapie bzw. Pflege erfordern: Obstipation, Schlaflosigkeit und Schmerzen durch das stundenlangen Verharren in einer bestimmten Körperposition. Den durch Immobilität und statische Fehlbelastung bedingten Schmerzen ist durch Krankengymnastik, häufiges Umlagern und durch Schmerzmittel zu begegnen.

▸ **Gehhilfen, elektrische Hilfen.** Geeignete Gehilfen, ein elektrisch angetriebener Rollstuhl, spezielle elektrisch verstellbare Krankenbetten und elektronische Steuergeräte bis hin zu Kommunikationssystemen bieten dem Kranken oft eine Erleichterung.

Sialorrhö („Pseudohypersalivation")

Die Sialorrhö beruht nicht auf einer verstärkten Speichelproduktion, sondern auf einer Schwäche der perioralen Muskulatur und der Beeinträchtigung des Schluckaktes. Neben der subjektiven und sozialen Beeinträchtigung erhöht sie auch das Aspirationsrisiko.

▸ **Medikamentöse Maßnahmen.** Therapeutisch werden in erster Linie Substanzen mit anticholinerger Wirkung eingesetzt (*Amitriptylin*, *Scopalamin*, z. B. TTS Scopoderm Pflaster aller 3 Tage). Mit diesen Mitteln lässt sich in 70 % der Fälle eine suffiziente Reduktion des Speichels erzielen. Manchmal werden durch die medikamentösen Maßnahmen die Konsistenz des Speichels erhöht und die Beschwerden dadurch intensiviert. Werden die Medikamente zu hoch dosiert, kann eine ebenfalls unangenehme

Mundtrockenheit auftreten. Häufig berichten die Patienten mit Hypersalivation am Tag über eine Mundtrockenheit in der Nacht.

Sollte die medikamentöse Therapie nicht ausreichend sein, kann die ultraschallgesteuerte lokale Applikation von *Botulinumtoxin* (z.B. 15–40 MU Botulinumtoxin je Glandula parotidea und 10–15 MU Botulinumtoxin je Glandula submandibularia; *cave:* vorsichtiges individuelles Eintitrieren) angewendet werden.

▸ **Bestrahlung.** Ultima Ratio stellt eine niedrig dosierte Bestrahlung der Speicheldrüsen (Einzeldosis: 7–8 Gy) dar. Nebenwirkungen sind Halsschmerzen und Übelkeit.

▸ **Absaugen.** Ein transportables Absauggerät kann ergänzend verordnet werden.

Dysarthrie

Über 80% der Patienten mit ALS entwickeln im Verlauf eine sprachliche Kommunikationsstörung. Bei bulbären Verlaufsformen ist dies schon frühzeitig behindernd und kann zu reaktiv-depressiven Episoden führen. Die zunehmende Atemstörung kann zusätzlich die Symptome der Dysarthrie, Dysphonie und Dysphagie verstärken.

▸ **Logopädie, Kommunikationshilfen.** Solange die an der Sprachbildung beteiligte Muskulatur noch wenig betroffen ist, sollten frühzeitig logopädische Sprechtechniken (langsames Sprechen, respiratorisches Training, ausreichende Mundfeuchtigkeit) und nicht verbale Ersatztechniken erlernt werden. Dabei sollten auch die Angehörigen des Patienten mit einbezogen werden. Später können Buchstabentafeln oder Notebooks (große Schrift einstellen) eingesetzt werden.

Bei fortgeschrittener Dysarthrie und Anarthrie sollten elektronische Kommunikationshilfen eingesetzt werden.

▸ **Elektronische Sprachausgabesoftware.** Ist das Sprechen noch wenig beeinträchtigt, kann die Stimme des Patienten aufgenommen und „konserviert“ werden, damit sie später in eine elektronische Sprachausgabesoftware umgewandelt werden kann. Der Patient kann dann später über Kommunikationssystem mit „eigener Stimme“ sprechen (http://www.meine-eigene-Stimme.de).

Dysphagie, Aspiration

Merke

Der Ernährungszustand des ALS-Patienten ist ein unabhängiger Risikofaktor für das Überleben.

Meist ist zuerst das Schlucken von Flüssigkeiten und im weiteren Verlauf erst das von festen Speisen beeinträchtigt. Daraus kann eine so stark reduzierte Nahrungsaufnahme resultieren, dass eine Unterernährung entsteht. Der Katabolismus resultiert nicht nur aus den zunehmenden Schluckstörungen und der progredienten Muskelatrophie, sondern kann auch durch eine vermehrte Atemarbeit bei respiratorischer Insuffizienz oder einem erhöhten Kalorienbedarf durch eine hypermetabole Stoffwechsellage bedingt sein. Der Ruheenergieverbrauch ist bei bis zu 50% der Patienten mit ALS erhöht. Malnutrition kann den Muskelschwund durch Katabolismus beschleunigen und zu Fatigue führen (50–66% der Patienten mit sporadischer ALS).

▸ **Logopädie, Erleichterung des Schluckens.** Bei den ersten Anzeichen einer Schluckstörung sollte eine logopädische Therapie initiiert werden. Eine symptomatische Erleichterung des Schluckens kann durch folgende kompensatorische und diätetische Maßnahmen erreicht werden:

- Andicken der Flüssigkeiten
- Trinken mit einem Strohhalm mit Ventilfunktion
- Passieren fester Nahrung
- „Chin-tuck-Manöver“ (kurze Kopfbeugung während des Schluckaktes) als Aspirationsprophylaxe
- „supraglottisches Schlucken“ mit tiefer Einatmung vor dem Schluckvorgang und Hustenstoß danach als Aspirationsprophylaxe
- kräftiges Schlucken (effortful swallowing) mit verbesserter Schubkraft der Zunge und damit des Bolustransports
- Mendelsohn-Manöver: während des Schluckens wird der Kehlkopf wenige Sekunden willkürlich in der angehobenen Position gehalten, wobei die Zunge gegen das Gaumendach drückt
- kleine Schlucke oder Bissen
- Essen und Trinken zeitlich trennen
- nach jedem Schluck (mehrmals) „leerschlucken“
- taktil-thermale Stimulation der Gaumenbögen: Bestreichen der vorderen Gaumenbögen mit eisgekühltem Stab
- Einnahme fett- und eiweißreicher Nahrung
- Ergänzung durch hochkalorische Trinknahrung (eiweißreich, hochkalorisch 1 kcal/ml, 1,5 kcal/ml, 2,0 kcal/ml, mit oder ohne Ballaststoffe, z. B. Fresubin)
- stabile Sitzposition auf ergonomisch angepassten Sitzen und Kopfhaltevorrichtungen bei Nackenschwäche

Auf eine ausreichende *Mundhygiene* ist zu achten, bei tetraplegischen Patienten kann dies auch mit gebrauchsfertigen Mundspüllösungen erfolgen (z. B. Chlorhexamed 0,1%).

▸ **PEG, PEJ.** Im Fall einer Aspirationsgefahr und bei progredientem Gewichtsverlust ist die Anlage einer Ernährungssonde mit dem Patienten zu besprechen. Das Körpergewicht und Body-Mass-Index (BMI) sollten daher regelmäßig kontrolliert werden. Die Indikation zur Anlage einer Magen- oder Jejunumfistel (PEG/PEJ) sollte nicht zu lange hinausgeschoben werden, um einen Katabolismus möglichst zu vermeiden und das periinterventionelle Risiko gering zu halten; dieses ist bei einer FVC < 50 % erhöht.

Merke

Bei einem Gewichtsverlust von > 10 % des Körpergewichts innerhalb von 12 Monaten und einem BMI < 18,5 kg/m² (bzw. < 20,5 kg/m² bei einem Lebensalter > 60 Jahre) ist die PEG in Betracht zu ziehen.

► **Gastrostomie.** Die perkutane radiologisch durchgeführte Gastrostomie (PRG, engl.: RIG, radiologically inserted gastrostomy) unter CT- oder Ultraschallsteuerung und nach Luftinsufflation in den Magen über eine Magensonde benötigt eine geringere Prämedikation und minimiert das Risiko periinterventioneller respiratorischer Störungen und Komplikationen. Diese Variante wird von Patienten in der Aufklärung besser angenommen, jedoch bislang nur in wenigen Zentren angeboten. Nachteilig ist die geringe Nutzdauer der PRG, die alle 3–6 Monate gewechselt werden muss, verglichen mit 10 Monaten bei PEG.

Emotionale Labilität (Zwangslachen, Zwangsweinen)

► **Aufklärung.** Diese Affektstörungen sind häufig mit einer Störung des 1. Motoneurons assoziiert (Pseudobulbärsyndrom) und kommen bei 20–50 % der ALS-Patienten vor. Ätiologisch werden eine frontale Enthemmung, Läsionen dopaminerger Neurone sowie eine Disinhibition des Striatums und des Hirnstamms diskutiert. Wichtig ist ein aufklärendes Gespräch, da diese Symptome häufig eher von Angehörigen als beeinträchtigend wahrgenommen werden. Oft ist eine Therapie dieser Symptome nicht erforderlich.

► **Medikamentöse Maßnahmen.** Wegen der zusätzlichen anticholinergen Wirkung (Pseudohypersalivation) kommen Antidepressiva (Amitriptylin, Fluvoxamin) in Betracht. Alternativ hat sich eine fixe Kombination aus Dextromethorphan//Chinidin (30 mg/30 mg 2 ×/Tag) bei dieser Indikation als wirksam erwiesen, allerdings führte die hohe Nebenwirkungsrate (Schwindel, Übelkeit, Somnolenz) in einer Studie in 24 % der Fälle zum Abbruch der Therapie (off-label).

Chronische respiratorische Insuffizienz

Die im Krankheitsverlauf auftretende respiratorische Insuffizienz als Folge der fortschreitenden Muskelschwäche ist letztlich der die Lebenserwartung begrenzende Faktor bei der ALS. Es ist wichtig, die pulmonale Leistungsfähigkeit regelmäßig zu prüfen (Vitalkapazität, Blutgasanalyse) und mögliche respiratorische Komplikationen zu besprechen, damit im Akutfall die medizinischen Maßnahmen dem Patientenwillen entsprechen.

Eine *akut* einsetzende respiratorische Insuffizienz kann durch Pneumonie oder Atelektasen bedingt sein. Symptome wie nächtliche Schlafstörungen, Unruhezustände, morgendliche Kopfschmerzen, Tagesmüdigkeit sowie vermehrtes Schwitzen und Tachykardie können eine *chronische* respiratorische Insuffizienz anzeigen.

► **Nicht invasive Beatmung.** Patienten mit spinaler Symptomatik profitieren deutlicher von der nicht invasiven Beatmung (CPAP-NIV; CPAP: Continuous Positive Airway Pressure) als Patienten mit bulbärer Symptomatik [5].

Neben den positiven Aspekten der Maskenbeatmung (erholsamerer Schlaf, verringerte Tagesmüdigkeit) kann allerdings der Einsatz der NIV mit erheblichen Problemen verbunden sein (unzureichend angepasste bzw. schmerzhafte Maske, die in nächtlicher Seitlage verrutscht, Alarmprobleme, Speichelfluss in die Maske). Eine Mundtrockenheit unter nächtlicher Beatmung kann mit einem Befeuchter verbessert werden. Die Maske sollte zunächst nachts und im Liegen tagsüber eingesetzt werden. Regelmäßige Kontrollen der Blutgaswerte und Beatmungsparameter sowie die Prüfung der Effizienz der NIV durch ein Beatmungsteam sind erforderlich.

► **Invasive Beatmung, Tracheotomie.** Das Für und Wider invasiver Beatmungstechniken und einer Tracheotomie sollten schon im Vorfeld ausführlich mit dem Patienten und seinen Angehörigen besprochen werden. Eine Notfallintubation ohne Aufklärung und Einwilligung sollte vermieden werden, ggf. sollte dies in einer Patientenverfügung vermerkt sein.

In der Regel ist der Patient in der Lage, seine Zustimmung oder Ablehnung zu der Beatmung auch nicht verbal zu signalisieren. Im Falle einer Ablehnung kann eine elektive Terminierung der Beatmung durchgeführt werden (s. auch [27]).

Sekretexpektoration

Merke

Bei einem Hustenspitzenfluss (Peak Cough Flow) < 160 l/Minute ist die Indikation zum aktiven Sekretmanagement gegeben.

Eine ausreichende Flüssigkeitszufuhr kann die Viskosität des Atemsekrets verringern. Eine Sekretolyse (Vibrationsmassage, Inhalation hypertoner Kochsalzlösung, Sekretolytika wie N-Acetylcystein) ohne Hilfe zum Abhusten kann zum respiratorischen Versagen führen.

Der Hustenspitzenstoß kann über das *„Air-Stacking"-Manöver* („Luftstapeln") erhöht werden.

15

Falls dadurch kein ausreichender Effekt erzielt wird, kann 3- bis 4-mal täglich für mehrere Atemzüge ein *mechanischer Insufflator/Exsufflator* (Cough Assist) eingesetzt werden, der quasi wie ein Staubsauger das Sekret aus den Atemwegen zieht.

Außerdem kann die Mobilisierung von pulmonalen Sekreten durch *hochfrequente Oszillation* an der Thoraxwand erfolgen (thorakale Hochfrequenz-Oszillationstherapie, HFCWO; The Vest).

Zusätzlich kann ein *Absauggerät* zur Verfügung gestellt werden.

Dyspnoe

▸ **Lorazepam.** Die Patienten sollten darüber aufgeklärt werden, dass ein friedlicher Tod die Regel darstellt und kein qualvolles „Ersticken" zu erwarten ist. Dennoch können häufig, vor allem bei tetraplegischen Patienten, Panikattacken mit Hyperventilation auftreten, die dann mit Lorazepam (Tavor expidet 1 mg sublingual) kupiert werden können. Lorazepam kann in diesen Fällen auch auf regelmäßiger Basis als Anxiolytikum eingesetzt werden, bei vorsichtiger Aufdosierung ist keine signifikante Atemdepression zu erwarten.

Eine schwere Dyspnoe kann jedoch auch Folge einer Aspirationspneumonie sein oder eines Sekretverhalts bei Sekretolyse ohne suffiziente Sekretentfernung. Differenzialdiagnostisch muss bei schwerer Dyspnoe auch an Laryngospasmen gedacht werden.

▸ **Morphin.** In der Terminalphase kann auf Wunsch des Patienten eine rein symptomatische Therapie mit Morphin erfolgen (initial 1–2 mg alle 4 Stunden s. c. mit Aufdosierung in 1-mg-Schritten in Abhängigkeit von der Wirkung).

Laryngospasmen

Laryngospasmen sind unwillkürliche, selbst limitierende Kontraktionen der Larynxmuskulatur, die zu einem inspiratorischen Stridor, einer Obstruktion der oberen Atemwege mit Erstickungsangst führen können. Bei ca. 20 % der ALS-Patienten kommen diese Spasmen vor.

Die Patienten sind über den selbst limitierenden Charakter dieser Spasmen aufzuklären. In dieser Situation sollte der Patient versuchen, bewusst möglichst *gleichmäßig zu atmen*. Als Auslöser können gastroösophagealer Reflux, emotionale Reize oder kalte Atemluft in Betracht kommen.

Depression, Angst

Depressionen und Panikattacken sind bei der ALS seltener als bei anderen schweren neurologischen Erkrankungen und treten häufiger zu Beginn der Erkrankung auf. Die Behandlung der Depressionen erfolgt mit trizyklischen Antidepressiva (z. B. Amitriptylin) oder Serotoninwiederaufnahme-Hemmern (z. B. Fluvoxamin). Die Behandlung der Panikattacken erfolgt mit Lorazepam (Tavor expidet 1 mg). Eine psychologische Beratung und Begleitung sollten angeboten werden.

Terminalstadium

▸ **Häusliche Betreuung, Hospiz.** Die meisten ALS-Patienten werden von den Angehörigen gepflegt und haben den Wunsch, auch im Terminalstadium der Erkrankung zu Hause zu bleiben. Zur Unterstützung der Angehörigen kann eine professionelle 24-Stunden-Hilfe beantragt werden (z. B. Intensivpflegeteams, vor allem auch bei beatmeten Patienten). Die häusliche Versorgung des Patienten kann auch unterstützt werden durch Palliativteams (spezialisierte ambulante Palliativversorgung). Wenn Patient oder auch Angehörige Schwierigkeiten mit der häuslichen Versorgung sehen, kann auch eine Hospizaufnahme erforderlich werden.

▸ **Medikamente, Sauerstoff.** Wenn Angst, Unruhe, Schlafstörungen und Schmerzen es erfordern, können im Terminalstadium Benzodiazepine, niederpotente Neuroleptika oder Opiate gegeben werden. Die Insufflation von Sauerstoff ist für den Kranken oft eine psychologische Hilfe.

▸ **Aufklärung.** Oft leiden die Kranken unter der Angst vor einem qualvollen Tod. Darüber hinaus wünschen viele Patienten ein Gespräch über Einzelheiten der präfinalen Beschwerden und die Todesart. Hier kann der Arzt sehr beruhigend wirken, indem er darauf hinweist, dass durch die allmählich nachlassende Kraft der Atemmuskulatur und zum Teil auch durch hinzutretende pulmonale Infektionen Wahrnehmung und Bewusstsein verändert werden und dass die vom Laien erwarteten terminalen Qualen nicht zu erwarten sind.

Siehe auch Leitlinie ALS (Motoneuronerkrankungen) unter http://www.dgn.org

Literatur

[1] **Andersen** PM, Borasio GD, Dengler R et al. EFNS task force on management of amyotrophic lateral sclerosis; guidelines for diagnosing and clinical care of patients and relatives. Eur J Neurol 2006; 12: 921–938

[2] **Baltadzhieva** R, Gurevich T, Korczyn AD. Autonomic impairment in amyotrophic lateral sclerosis. Curr Opin Neurol 2005; 18: 487–493

[3] **Bensimon** G, Lacomblez L, Meininger V. A controlled trial of riluzole in amyotrophic lateral sclerosis. N Engl J Med 1994; 330: 585–591

[4] **Berger** MM, Kopp N, Vital C et al. Detection and cellular localization of enerovirus RNA sequences in spinal cord of patienth with ALS. Neurology 2000; 54: 20 –25

[5] **Bourke** SC, Gibson GJ. Non-invasive ventilation in ALS: current practice and future role. Amyotroph Lateral Scler Other Motor Neuron Disord 2004 Jun; 5 (2): 67–71

[6] **Brain** WR. Diseases of the nervous system. London: Oxford University Press; 1962: 531–541

[7] **Brooks** BR. El Escorial World Federation of Neurology criteria for the diagnosis of amyotrophic lateral sclerosis. Subcommittee on Motor Neuron Diseases/Amyotrophic Lateral Sclerosis of the World Federation of Neurology Research Group on Neuromuscular Diseases and the El Escorial "Clinical limits of amyotrophic lateral sclerosis" workshop contributors. J Neurol Sci 1994; 124 (Suppl): 96–107

[8] **Brooks** BR, Miller RG, Swash M et al. El Escorial revisited: revised cirteris for the diagnosis of amyotrophic lateral sclerosis. Amyotroph Lateral Scler Other Motor Neuron Disord 2000; 1: 293–299

[9] **Byrne** S, Walsh C, Lynch C et al. Rate of familial amyotrophic lateral sclerosis: a systematic review and meta-analysis. J Neurol Neurosurg Psychiatry 2011; 82: 623–627

[10] **Charcot** JM. Klinische Vorträge über Krankheiten des Nervensystems. Zweite Abteilung. Deutsch von B. Fetzer. Stuttgart; 1878

[11] **Cheung** G, Gawel MJ, Cooper PW et al. Amyotrophic lateral sclerosis: correlation of clinical and MR imaging findings. Radiology 1995; 194: 263–270

[12] **Costa** J, Swash, M, de Carvalho M. Awaji criteria for the diagnosis of Amyotrophic lateral sclerosis: a systematic review. Arch Neurol 2012; 13: 1–7

[13] Czaplinski A, Yen AA, Simpson EP et al. Predictability of disease progression in amyotrophic lateral sclerosis. Muscle Nerve 2006; 34: 702–708

[14] **Dal Bello-Haas** V, Florence JM. Therapeutic exercise for people with amyotrophic lateral sclerosis or motor neuron disease. Cochrane Database Syt Rev 2013; 31: 5. CD005 229

[15] **Dengler** R, Konstanzer A, Hesse S et al. Collateral nerve sprouting and twitch forces of single motor units in conditions with partial denervation in man. Neurosci Lett 1989; 97: 118–122

[16] **Dengler** R, Zierz S, Jerusalem F, Hrsg. Amyotrophe Lateralsklerose. Stuttgart: Thieme; 1994

[17] **Floyd** AG, Yu QP, Piboolnurak P et al.Transcranial magnetic stimulation in ALS: utility of central motor conduction tests. Neurology 2009; 72: 498–504

[18] **Gubbay** SS, Kahana E, Zilber N et al. Amyotrophic lateral sclerosis. A study of its presentation and prognosis. J Neurol 1985; 232: 295–300

[19] **Güldenberg** V, Zierz S, Dengler R et al. Klinik und Differentialdiagnose. In: Dengler R, Zierz S, Jerusalem F, Hrsg. Amyotrophe Lateralsklerose. Stuttgart: Thieme; 1994

[20] **Haverkamp** LJ, Appel V, Appel SH. Natural history of amyotrophic lateral sclerosis in a database population. Validation of a scoring system and a model for survival prediction. Brain 1995; 118: 707–719

[21] **Higo** R, Tayama N, Nito T. Longitudinal analysis of progression of dysphagia in amyotrophic lateral sclerosis. Auris Nasus Larynx 2004; 31: 247–254

[22] **Hu** MT, Ellis CM, Al-Chalabi A et al. Flail arm syndrome: a distinctive variant of amyotrophic lateral sclerosis. Neurol Neurosurg Psychiatry 1998; 65: 950–951

[23] **Hofmann** E, Ochs G, Pelzl A et al. The corticospinal tract in amyotrophic lateral sclerosis: an MRI study. Neuroradiology 1998; 40: 71–75

[24] **Kaplan** JC, Hamroun D. The 2013 version of the gene table of monogenic neuromuscular disorders (nuclear genome). Neuromuscul Disord 2012; 22: 1108–1135

[25] **Lacomblez** L, Bensimon G, Leigh PN et al. Dose-ranging study of riluzole in amyotrophic laterals sclerosis. Lancet 1996; 347: 1425–1431

[26] **Ludolph** AC, Langen KJ, Regard M et al. Frontal lobe function in amyotrophic lateral sclerosis: a neuropsychologic and positron emission tomography study. Acta Neurol Scand 1992; 85: 81–89

[27] **Meyer** T, Dullinger JS, Münch C et al. Elective termination of respiratory therapy in amyotrophic lateral sclerosis. Nervenarzt 2008; 79: 684–690

[28] **Neumann**, M, Sampathu DM, Kwong LK et al. Ubiquitinated TDP-43 in frontotemporal lobar degeneration and amyotrophic lateral sclerosis. Science 2006; 314: 130–133

[29] **Norris** F, Shepherd R, Denys E et al. Onset, natural history and outcome in idiopathic adult motor neuron disease. J Neurol Sci 1993; 118: 48–55

[30] **Ono** S, Imai T, Shimizu N et al. Increased expression of laminin 1 in the skin of amyotrophic lateral sclerosis. Eur Neurol 2000; 43: 215–220

[31] **Riviere** M, Meininger V, Zeisser P et al. An analysis of extended survival in patients with amyotrophic lateral sclerosis treated with riluzole. Arch Neurol 1998; 55: 526–528

[32] **Schulte-Mattler** WJ, Müller T, Zierz S. Transcranial magnetic stimulation compared with upper motor neuron signs in patients with amyotrophic lateral sclerosis. J Neurol Sci 1999; 170: 51 –56

[33] **Schulte-Mattler** WJ, Jakob M, Zierz S. Focal sensory nerve abnormalities in patients with amyotrophic lateral sclerosis. J Neurol Sci 1999; 162: 189–193

16

16 Miszellanea

Katharina Eger, Stephan Zierz

16.1 Rippling-Muskelerkrankung

▸ **Definition.** Die Rippling-Muskelerkrankung (rippling muscle disease, RMD) ist eine seltene, autosomal-dominant vererbte Myopathie, die durch mechanische Übererregbarkeit der Skelettmuskulatur gekennzeichnet ist. 1975 wurde durch Tobergsen erstmals das Symptom der rollenden Bewegung in einer Muskelgruppe durch Berührung oder Dehnung als „Rippling" beschrieben [54].

▸ **Pathogenese.** Ursache der Rippling-Muskelerkrankung sind *Mutationen im Caveolin-3-Gen* (Chromosom 3p25) ([9], [58]). Caveolin-3 ist als skelettmuskelspezifische Isoform der Caveolinproteinfamilie das wichtigste Strukturprotein der Caveolen. Caveolen besitzen Funktionen als Transporter (Podozytose, Transzytose) in der Zelle, als Teil der Signaltransduktion, bei der Kalziumaufnahme in die Zelle und der Stabilisierung während der mechanischen Beanspruchung der Skelettmuskelzelle.

Erkrankungen infolge Mutationen im Caveolin-3-Gen, sog. Caveolinopathien, sind klinisch heterogen. Neben der Rippling-Muskelerkrankung sind auch der Phänotyp eines Gliedergürtelsyndroms (Gliedergürteldystrophie, Typ LGMD1C, siehe Kap. 5.4), eine distale Myopathie oder auch eine isolierte CK-Erhöhung möglich ([37], [39], [53]).

Die Rippling-Muskelerkrankung wurde in einigen Fällen auch als sporadisch auftretende Autoimmunerkrankung beschrieben. Insbesondere die Assoziation mit einer Myasthenia gravis ist möglich ([3], [48]). Für die Möglichkeit eines Autoimmunprozesses als Ursache der Rippling-Muskelerkrankung sprechen neben fehlendem Mutationsnachweis im Caveolingen das erfolgreiche Ansprechen der Symptomatik auf eine immunsuppressive Therapie sowie die wiederholt beschriebene Koinzidenz mit einer Azetylcholinrezeptor-Antikörper-positiven Myasthenia gravis mit oder ohne Thymom und/oder der Nachweis verschiedener Muskelantigene im Serum von Patienten mit immunogener Rippling-Muskelerkrankung (z.B. Titinisoform N2A, ATP-Synthase 6, PPP1R3) und der Nachweis von Titinantikörpern [60]. Es ist zu vermuten, dass ein *spezifischer Autoantikörper* pathogenetisch bei der Rippling-Muskelerkrankung von Bedeutung ist; dieser ist jedoch bislang noch nicht identifiziert.

▸ **Klinik, Diagnostik.** Charakteristisch sind belastungsabhängige Myalgien, Muskelkrämpfe und schmerzhafte Muskelsteife sowohl in Ruhe als auch bei Belastung. Eine Myoglobinurie nach Belastung kann vorkommen. Paresen und Muskelatrophien sind keine typischen Symptome, können aber vor allem im fortgeschrittenen Erkrankungsstadium vorkommen.

Typisch für die Erkrankung sind klinische Zeichen der *mechanischen Übererregbarkeit der Muskulatur*:

- *PIRC (percussion/pressure-induced rapid muscle contractions):* Durch kurzes Beklopfen der Muskulatur mit dem Reflexhammer oder durch schnelle Druckausübung auf den Muskel kommt es zu einer schnellen und sichtbaren Muskelkontraktion mit Bewegungseffekt; sie sind gut sichtbar am M. vastus, M. tibialis anterior und an den Armmuskeln; zu unterscheiden ist die Perkussionsmyotonie (myotone Reaktion bei Beklopfen, z.B. bei myotoner Dystrophie Curschmann-Steinert am Thenar sehr gut sichtbar), die etwas träger abläuft und elektromyografisch zu differenzieren ist; PIRC sind sehr charakteristisch für die Rippling-Muskelerkrankung [57].
- *Rippling:* Es handelt sich um wellenartig sich ausbreitende Muskelkontraktionen, die vor allem am M. vastus oder an der Schultergürtelmuskulatur gut sichtbar sind und spontan oder durch rasche Dehnung der Muskulatur auftreten. Obwohl dieses Symptom für die Erkrankung namengebend ist, kann es nicht regelhaft bei RMD-Patienten nachgewiesen werden.
- *PIMM (percussion-induced muscle mounding):* Es handelt sich um eine durch Perkussion auslösbare Muskelwulstbildung; die auch bei anderen Myopathien vorkommen kann.

In vielen Fällen sind eine Muskelhypertrophie (insbesondere der Waden) und eine CK-Erhöhung nachweisbar.

Merke

Diagnostische Kriterien für das Vorliegen einer Rippling-Muskelerkrankung sind: PIRC in mindestens zwei Muskeln der oberen und unteren Extremitäten bei normalen Muskeldehnungsreflexen, elektromyografisch kein Nachweis myotoner Serien und eines der folgenden Merkmale: Rippling, Mounding oder CK-Erhöhung. Der direkte Nachweis von Mutationen im Caveolin-3-Gen sollte dann angestrebt werden.

Elektromyografisch können Bursts von sehr kurzen Spike-Potenzialen und eine verlängerte Insertionsaktivität bei Nadelbewegung beobachtet werden; die Rippling-Kontraktionen hingegen sind typischerweise elektrisch stumm.

▸ **Differenzialdiagnostik.** Differenzialdiagnostisch sind vor allem myotone Myopathien abzugrenzen (z.B. myotone Dystrophie Curschmann-Steinert, PROMM). Bei belastungsinduzierten Myalgien und CK-Erhöhung sind auch metabolische Myopathien, entzündliche Myopathien oder Muskeldystrophien in Betracht zu ziehen.

16.2 Amyloidmyopathie

▶ **Definition, Pathogenese.** Amyloid ist definiert als Eiweißablagerung im Körper, die durch eine homogene Struktur in Form von irregulär angeordneten Fibrillen gekennzeichnet ist und dazu führt, dass die Ablagerungen mit dem Farbstoff Kongorot anzufärben sind und mit dieser Färbung unter dem Polarisationsmikroskop eine charakteristische gelb-grüne anomale Polarisationsfarbe zeigen.

Es sind heute über 25 Proteine bekannt, die Amyloid bilden können. Die hierdurch entstehenden Krankheiten werden Amyloidosen genannt. Ursache von Amyloidosen sind entweder genetisch bedingte Strukturveränderungen der amyloidbildenden Eiweiße oder bestimmte Erkrankungen, die zu erhöhten Serumspiegeln amyloidogener Eiweiße führen. Dabei können entweder örtliche Ablagerungen entstehen (lokale Amyloidose) oder mehrere Organe (systemische Amyloidose) betroffen sein.

Merke

Die Amyloidmyopathie ist charakterisiert durch Amyloidablagerungen um kleine Blutgefäße und Muskelfasern. Eine weitere neurologische Manifestationsform kann eine Polyneuropathie einschließlich Beteiligung des autonomen Nervensystems sein.

Die Amyloidmyopathie ist meist mit einer sogenannten AL-Amyloidose assoziiert, ist aber auch bei der ATTR- (Transthyretin-) und AGel-Amyloidose beschrieben worden [51].

▶ **Klinik.** Die klinische Symptomatik ist gekennzeichnet durch eine langsam progrediente, proximal betonte Muskelschwäche. In seltenen Fällen werden auch Myalgien, Muskelverhärtung und -steifigkeit beobachtet. Gelegentlich besteht eine Muskelvergrößerung, insbesondere der Zunge und des M. masseter; ebenso können Muskelatrophien vorliegen.

▶ **Diagnostik.** Laborchemisch findet sich in der Mehrzahl der Fälle eine CK-Erhöhung im Serum. Das EMG weist myopathische Veränderungen auf. Die Diagnose einer Amyloidmyopathie wird histologisch gesichert, wobei die Erkrankung vor Einsatz der Kongorotfärbung als Routineanwendung unterdiagnostiziert wurde [51]. Neben myopathischen Veränderungen ist in der Kongorotfärbung Amyloid perimysial und perivaskulär nachweisbar. Elektronenmikroskopisch finden sich unverzweigte, starre Fibrillen unterschiedlicher Länge mit einem Durchmesser von ca. 10 nm [13].

16.3 Axiale Myopathie

▶ **Klinik.** Eine axiale Myopathie ist durch eine rumpfbetonte Muskelschwäche gekennzeichnet. Klinische Varianten können zum Beispiel als isolierte Nackenextensormyopathie (Dropped-Head-Syndrom) oder durch einen selektiven Befall der paraspinalen Muskulatur (Bent-Spine-Syndrom, auch Kamptokormie genannt) imponieren.

▶ **Nackenextensormyopathie.** Bei älteren Patienten wurde mehrfach eine „isolierte Nackenextensormyopathie" beschrieben ([4], [25], [43], [52], [59]). Die Schwäche entwickelt sich über Wochen bis Monate und zeigt keine Progredienz im Verlauf von Jahren. Häufig tritt begleitend eine geringe Schwäche der Schultergürtel- und Oberarmmuskulatur auf. Die CK-Werte im Serum sind gewöhnlich normal. Im EMG und in der Muskelbiopsie finden sich myopathische Veränderungen sowohl isoliert im Bereich der Nackenmuskulatur als auch bei einigen Patienten zusätzlich in der proximalen Extremitätenmuskulatur.

▶ **Bent-Spine-Syndrom.** Ähnlich dem Dropped-Head-Syndrom bei Schwäche der Nackenextensoren wird das Bent-Spine-Syndrom bei Schwäche der paraspinalen thorakalen Muskulatur beobachtet ([35], [44], [45], [50]).

Bislang ist unklar, ob die axiale Myopathie – speziell das Dropped-Head- und das Bent-Spine-Syndrom – Ausdruck einer axialen Myopathie im Sinne einer nosologischen Entität sind. Die Beobachtung, dass die genannten Syndrome bei einer Vielzahl anderer neurologischer, auch nicht primär neuromuskulärer Erkrankungen, auftreten, spricht sogar dafür, dass es sich bei der axialen Myopathie um ein heterogenes Krankheitsbild handelt.

Hingegen haben eigene Untersuchungen gezeigt, dass in einer Reihe von acht Patienten mit „axialem Myopathiesyndrom" bei vier Patienten die Diagnose der axialen Myopathie nach den Kriterien von Majneh et al. (2002) [35] aufrechterhalten wurde.

▶ **Differenzialdiagnostik.** Wichtige Differenzialdiagnosen sind fazioskapulohumerale Muskeldystrophie (FSHD) und Morbus Pompe (▶ Tab. 16.1).

16.4 McLeod-Syndrom

▶ **Definition.** Das McLeod-Syndrom ist eine seltene, X-chromosomal vererbte Erkrankung, die durch Akanthozytose der Erythrozyten (durch ultrastrukturelle Abnormitäten der Erythrozytenmembran reduzierte Membranfluidität) und abnorme Expression der Erythrozytenantigenität im Kell-Blutgruppen-System charakterisiert ist.

Die Erkrankung manifestiert sich multisystemisch mit Beteiligung des ZNS, des peripheren Nervensystems, der Skelettmuskulatur, des Herzmuskels und hämatologischen Auffälligkeiten, wobei die jeweiligen Organbeteiligungen unterschiedlich schwer ausgeprägt sein können.

Tab. 16.1 Wichtige Differenzialdiagnosen der axialen Myopathie.

Neurogen	Z. n. Poliomyelitis
	Chronisch entzündliche demyelinisierende Polyneuropathie (CIDP)
	Amyotrophe Lateralsklerose
	Spinale Muskelatrophie
	Benigne fokale Amyotrophie der Paravertebralmuskulatur
Neuromuskulär	Myasthenia gravis
Muskulär	Muskeldystrophien, z. B. LGMD, FSHD, distale Myopathien, Dystrophinopathie Typ Becker
	Metabolische Myopathien, z. B. M. Pompe
	Entzündliche Myopathien, z. B. Poly-/Dermatomyositis
	Weitere: Einschlußkörpermyopathie, Nemaline-Myopathie, Proximale Myotone Myopathie (PROMM)
Extrapyramidal-motorische Erkrankungen	M. Parkinson
	Multisystematrophie
Dystonien	
Wirbelsäulenerkrankungen	Osteoporose
	Wirbelfraktur
	M. Bechterew
Endokrine Erkrankungen	Cushing-Syndrom
	Hypothyreose

▸ **Pathogenese.** Ursache des McLeod-Syndroms sind Mutationen im XK-Gen (Xp21.2-p21.1), das für die Vorstufe der Kell-Blutgruppe kodiert [19]. Die Pathogenese der Myopathie im Rahmen eines McLeod-Syndroms ist bisher unbekannt.

▸ **Klinik, Diagnostik.** Weltweit wurden bisher ca. 150 Patienten beschrieben. Erste Symptome können zwischen dem 20. und 60. Lebensjahr auftreten. Die ursprünglich als „gutartige" McLeod-Myopathie bezeichnete Erkrankung ist wahrscheinlich weniger gutartig als zunächst angenommen [18]. Alle Betroffenen weisen erhöhte CK-Werte im Serum auf ([18], [26], [62]). Häufig wird eine Myopathie mit Muskelatrophie und Paresen manifest. Im EMG und in der Muskelbiopsie können myopathische, aber auch neurogene Veränderungen unterschiedlichen Ausmaßes beobachtet werden. Post-Mortem-Untersuchungen motorischer und sensibler Nerven legen die Vermutung nahe, dass die atrophischen Paresen eher Folge einer axonalen Läsion motorischer Nerven als einer primären Myopathie sind [18].

Wenige Fälle wurden auch mit einer myopathologisch nachgewiesenen Polymyositis beschrieben [5]. Das gemeinsame Auftreten einer Duchenne-Muskeldystrophie, eines McLeod-Syndroms und einer chronischen granulomatösen Erkrankung bei einem Patienten, der eine Deletion auf Chromosom Xp21 aufwies, wurde berichtet [16].

Das McLeod-Syndrom manifestiert sich häufig mit einer ZNS-Symptomatik. Psychotische Symptome, Depression, Angst, Persönlichkeitsveränderungen bis hin zu kognitiven Störungen, epileptischen Anfällen und choreatiformer Symptomatik sind möglich [18]. Eine choreatiforme Symptomatik entwickeln im Erkrankungsverlauf bis zu 95 % der Patienten. Die multisystemische Beteiligung der Erkrankung zeigt sich auch bei bis zu 60 % der Betroffenen in kardialen Symptomen bis hin zum plötzlichen Herztod, chronischer Herzinsuffizienz infolge dilatativer Kardiomyopathie oder Arrhythmien (Vorhofflimmern, Tachyarrhythmie).

Bei den betroffenen Männern ist eine Akanthozytose der Erythrozyten nachweisbar, ein Drittel weist eine Hepatosplenomegalie auf. Auch heterozygote Frauen können Symptome des McLeod-Syndroms aufweisen.

Merke

Die *Diagnose* des McLeod-Syndroms kann bei entsprechender klinischer Symptomatik durch Nachweis der Akanthozytose, das Fehlen der Kx-Substanz und die Verminderung des Kell-Antigens der Erythrozyten gestellt werden [24].

▸ **Differenzialdiagnostik.** Differenzialdiagnosen sind Chorea Huntington, andere Neuroakanthozytose-Syndrome (z. B. Neuroakanthozytose mit Dyslipoproteinämien, Chorea-Akanthozytose), Morbus Wilson, Lesch-Nyhan-Syndrom [24].

16.5 Critical-Illness-Myopathie und -Neuropathie

▸ **Definitionen.** Das Auftreten einer Polyneuropathie bei komatösen Patienten wurde bereits erstmals in den 1960er-Jahren [38] und später von verschiedenen Arbeitsgruppen als häufige Komplikation bei Intensivpatienten mit Sepsis und Multiorganversagen beschrieben ([12], [20], [33], [34]). Myohistologische Untersuchungen ergaben jedoch auch, dass intensivmedizinisch betreute Patienten häufig an Myopathien leiden. Eine muskuläre Beteiligung wird bei 50–100 % der Patienten mit Sepsis, septischem Schock oder Multiorganversagen vermutet (*Critical-Illness-Myopathie*, CIM).

Eine *Critical-Illness-Polyneuropathie* (CIP) kann unabhängig von der CIM auftreten, wird aber häufig in Kombination mit ihr beobachtet und kommt vergleichbar häufig wie die CIM vor ([30], [31]). Die Differenzierung zwischen CIP und CIM ist häufig sowohl klinisch als auch elektrophysiologisch schwierig bis unmöglich. Die isolierte Betrachtung von CIM und CIP ist deswegen im klinischen Alltag nicht sinnvoll. Dies hat zur Einführung des *Begriffes Critical-Illness-Myopathie und -Neuropathie* (CRIMYN) geführt ([6], [32]).

▸ **Pathogenese.** Die Pathogenese der Critical-Illness-Myopathie ist bislang nicht geklärt, insgesamt scheint der Entstehungsmechanismus multifaktoriell zu sein. Die systemische Entzündung wird als Hauptrisikofaktor für die Entstehung der CIM angesehen. Es wird vermutet, dass ausgelöst durch den Entzündungsprozess die wachstumsfaktorvermittelte Insulinsensitivität beeinflusst wird und damit in der Pathogenese eine wesentliche Rolle spielt [61].

Möglicherweise wird im Rahmen der Sepsis durch Interleukin-1 und Tumor-Nekrose-Faktor eine katabole Myopathie mit Typ-II-Faser-Atrophie induziert [11]. Eine katabole Myopathie könnte jedoch auch durch eine von freien Radikalen verursachte mitochondriale Schädigung bedingt sein ([47], [64]).

Bislang ist die klare Abgrenzung der Critical-Illness-Myopathie gegen die durch hoch dosierte Glukokortikoide oder Muskelrelaxanzien induzierte Myopathie schwierig (siehe Kap. 12).

▸ **Klinik.** Bei wachen Patienten sind klinisch eine meist generalisierte Muskelschwäche bis hin zur Tetraplegie mit respiratorischer Insuffizienz infolge einer Atemmuskelparese sowie im Verlauf auch Muskelatrophien zu erkennen. Die Muskeleigenreflexe sind abgeschwächt oder fehlen.

Wenn die Patienten komatös oder analgosediert sind, ist die klinische Beurteilbarkeit des neuromuskulären Systems eingeschränkt. In diesen Fällen kann zur Stützung der Verdachtsdiagnose einer CIP oder CIM eine elektrophysiologische, unter Umständen auch eine myohistologische Diagnostik erforderlich sein.

▸ **Diagnostik**

▸ **Labor.** Die CK-Werte sind in der Regel normal oder nur leichtgradig erhöht. Bei deutlich höheren Werten muss differenzialdiagnostisch an eine unter Umständen toxisch bedingte Rhabdomyolyse oder eine bislang klinisch nicht manifeste und jetzt demaskierte andere Myopathie gedacht werden.

▸ **Elektrophysiologie.** Elektrophysiologisch finden sich bei der CIP überwiegend Zeichen einer axonalen Polyneuropathie (Reduktion der Amplituden der motorischen und sensiblen Reizantwortpotenziale in der Neurografie, pathologische Spontanaktivität in Form von Fibrillationen im Elektromyogramm). Die Reduktion der Nervenleitgeschwindigkeit ist gering [10].

Aber auch bei der CIM finden sich niedrige Amplituden der motorischen Reizantwortpotenziale und pathologische Spontanaktivität (Fibrillationen, positive scharfe Wellen), so dass die elektrophysiologische Differenzierung zwischen CIP und CIM schwierig oder unmöglich sein kann. Zur Differenzierung kann die sensible Neurografie beitragen; hier sind die Amplituden bei der CIM normal. Allerdings ist die Verwertbarkeit der sensiblen Neurografie oft wegen Ödemen an den Extremitäten des Intensivpatienten eingeschränkt.

Differenzialdiagnostisch schwierig kann auch die Frage sein, ob – insbesondere bei älteren Patienten und längerer Intensivtherapie – die Immobilisation allein Ursache der muskulären Veränderungen mit atrophischen Paresen sein kann. Auch bei prolongiertem Weaning bzw. Weaningversagen ist die Frage nach einer CIM und/oder CIP als Ursache des Problems oft schwierig zu beantworten. Wenn bei Patienten mit Langzeit-Intensivtherapie (mehr als 21 Tage Behandlungsdauer) und Weaningversagen keine Hinweise auf andere Ursachen erkennbar sind und klinisch eine allgemeine Schwäche vorliegt, ist eine CIP/CIM anzunehmen [42].

▸ **Muskelbiopsie.** Ihr kommt die entscheidende diagnostische Rolle zu, wenn zwischen CIP und CIM differenziert werden soll oder die klinische bzw. elektrophysiologische Diagnose der CIM unsicher ist. Wegen fehlender therapeutischer Konsequenz wird man jedoch überwiegend von einer Muskelbiopsie absehen.

In der Muskelbiopsie findet sich lichtmikroskopisch neben einer Typ-I-Faser-Atrophie vor allem eine Atrophie der Typ-II-Fasern. Entzündliche Veränderungen kommen nicht vor.

Es können sich auch sog. „thick filaments" zeigen, so dass die CIM zum Teil auch als „thick filament myopathy" bezeichnet wird. Charakteristisch ist hierbei ein Verlust des intermyofibrillären Netzwerkes, der in der NADH-Dehydrogenase- und ATPase-Reaktion sichtbar wird. Elektronenmikroskopisch war bei einigen Patienten im Zusammenhang mit Verdacht auf eine CIM ein diffuser Verlust der Myosinfilamente nachweisbar. Ausgeprägte nekrotische Veränderungen der Muskulatur wurden ebenfalls teilweise beobachtet, sind aber möglicherweise Ausdruck einer medikamentös-toxischen Myopathie [65].

Die Bezeichnungen „thick filament myopathy", „acute myopathy with myosin loss" und „nekrotisierende Myopathie" im Zusammenhang mit der CIM sind verwirrend, insbesondere weil nach wie vor unklar ist, ob es sich dabei um Varianten einer Form oder um eigenständige Krankheitsbilder handelt (siehe auch Kap. 12).

▸ **Therapie.** Gegenwärtig ist *keine spezifische Therapie* der Critical-Illness-Myopathie und -Neuropathie bekannt. Da Muskelrelaxanzien, Kortikosteroiden und anderen Substanzen, die die neuromuskuläre Überleitung beeinflussen, eine besondere Rolle in der Pathogenese zukommt, sollte die Indikation zum Einsatz dieser Substanzen beim Intensivtherapiepatienten prinzipiell abgewogen werden, wenngleich beim kritisch Kranken die medikamentösen Therapien sich nach der Dringlichkeit der Behandlung richten.

▸ **Prognose.** Sowohl die CIP als auch die CIM können mit einer guten Prognose und einer raschen Besserung einhergehen. Der Schweregrad der elektrophysiologisch messbaren Veränderungen korreliert mit der Prognose ([6], [27]).

16.6 Fibromyalgie, chronisches Fatigue-Syndrom

16.6.1 Fibromyalgie

Frühere Synonyme für die Fibromyalgie sind Weichteilrheumatismus, psychogener Weichteilrheumatismus, generalisierte Tendomyose, Fibrositis, Myofibrositis, Myofasziitis und Pantalgiesyndrom.

▶ **Ätiologie.** Die Ätiologie ist bislang unbekannt. Die Frage, ob es sich um eine organische oder psychogene Erkrankung handelt, wird kontrovers diskutiert. Vielfach wurden psychogene Faktoren als Krankheitsursache der Fibromyalgie angenommen, weil objektivierbare morphologische und biochemische Befunde fehlen und psychologische Tests sowie psychiatrische Untersuchungen darauf hinweisen. Insbesondere die Häufigkeit depressiver Symptome ist auffallend.

▶ **Klinik.** Klinisch ist dieses Syndrom durch diffuse oder multilokuläre akute oder chronische Muskelschmerzen, multiple schmerzhafte Muskeldruckpunkte („tender points"), Ermüdung, Morgensteifigkeit, Adynamie, Insomnie, Parästhesien und depressive Verstimmungen gekennzeichnet. Tender Points haben typischerweise keinen pathologischen Palpationsbefund. Sie finden sich vorwiegend, jedoch nicht ausschließlich im Übergangsbereich vom Muskel zur Sehne. Die meist bilateralen Muskelschmerzen sind besonders im Nacken-, Schulter-, Becken- und Gesäßbereich sowie in der Hüftregion und den proximalen Extremitätenabschnitten lokalisiert.

Oft wachen die Patienten mehrmals während der Nacht wegen Myalgien und Steifigkeit auf, so dass die meisten Betroffenen über Schlafstörungen klagen. Die Betroffenen nehmen teilweise Schonhaltungen ein und können wegen des Bewegungsschmerzes Paresen vortäuschen.

▶ **Diagnostik.** Außer den Schmerzfokussen und eventuellen schmerzbedingten Fehlhaltungen oder Bewegungseinschränkungen finden sich *keine neurologischen Ausfälle*. BSG, muskuläre Serumenzyme, EMG, Röntgenaufnahmen und Muskelbiopsie sind meist normal. Der gelegentliche myohistologische Nachweis einer Typ-II-Atrophie ist unspezifisch und vermutlich durch die Adynamie mitverursacht.

Merke

Es gibt keine spezifischen Labor- oder anderen Testbefunde. Die Diagnose kann entsprechend den klinischen Kriterien des American College of Rheumatology gestellt werden, die unter anderem die Untersuchung typischer Tender Points erfordern [63].

▶ **Differenzialdiagnostik.** Differenzialdiagnostisch wird die generalisierte oder multilokuläre Fibromyalgie von dem akut einsetzenden *myofaszialen Schmerzsyndrom* abgegrenzt, mit dem eng lokalisierte, singuläre oder wenige Schmerzfokusse bezeichnet werden [8]. Im Unterschied zu den Tender Points bei der Fibromyalgie soll der myofasziale Schmerz hierbei durch sog. Triggerpunkte im betroffenen Skelettmuskel initiiert werden, die typischerweise einen Übertragungsschmerz in eine für jeden Muskel spezifische Referenzzone auslösen. Als Auslösefaktoren werden beispielsweise Kontusionen, Distorsionen, anhaltender Druck auf die Muskulatur, muskuläre Überbeanspruchung oder Fehlbelastung sowie Zugluft und Ähnliches diskutiert.

▶ **Therapie.** Therapeutisch sind abends 25–50 mg Amitriptylin oder täglich 10–40 mg Cyclobenzaprin zu empfehlen [8].

Zusätzlich sollten eine sorgfältige psychagogische Führung und Information über die Gutartigkeit der Erkrankung sowie eine Physiotherapie erfolgen. Bei fokalen Beschwerden sind feucht-heiße Packungen (Fango), die Injektion von Lokalanästhetika und Massagen sinnvoll.

Die S 3-Leitlinie nimmt zu Kontroversen der Klassifikation und Therapie des Fibromyalgiesyndroms Stellung (AWMF, Definition, Pathophysiologie, Diagnostik und Therapie des Fibromyalgiesyndroms. http://www.uniduesseldorf.de/AWMF/II/041-004.htm 2012).

16.6.2 Chronisches Fatigue-Syndrom

▶ **Ätiologie.** Bislang ist nicht geklärt, ob das chronische Fatigue-Syndrom ein eigenständiges Krankheitsbild ist. Nach verschiedenen Virusinfektionen (z. B. Epstein-Barr-Virus, Herpesvirus Typ 6, Poliomyelitisvirus) kann ein *postinfektiöses* chronisches Fatigue-Syndrom beobachtet werden. Daneben existiert dieses Syndrom auch ohne vorangegangene Virusinfekte. Betroffen sind hauptsächlich Frauen.

▶ **Klinik.** Im Vordergrund der Beschwerden stehen Abgeschlagenheit, Müdigkeit und Myalgien. Zusätzlich werden Kopfschmerzen, Schlaf- und Konzentrationsstörungen, Schwindel, Parästhesien und Gelenkschmerzen geklagt.

► **Diagnostik.** In der körperlichen und laborchemischen Untersuchung lassen sich keine konstanten krankheitstypischen Parameter fassen.

16.7 Sarkopenie

► **Definition.** Als Sarkopenie wird die altersbedingte Abnahme der Muskelmasse bezeichnet [46]. Sie stellt nicht notwendigerweise eine eigene Muskelerkrankung dar. Folgen der Sarkopenie sind vor allem eine Abnahme der Muskelkraft, daraus resultierend eine Abnahme der Knochendichte, eine Zunahme des Sturz- und Frakturrisikos sowie eine Beeinflussung des Körperstoffwechsels (z. B. Rückgang des Grundumsatzes). Die Sarkopenie ist eine wesentliche Ursache von Behinderung im Alter ([15], [41]). Abzugrenzen ist der Begriff der Dynapenie, der altersbedingten Abnahme der Muskelkraft und der Kontraktionsgeschwindigkeit.

► **Epidemiologie.** Die Muskelmasse nimmt ca. 3–8 % pro Dekade ab dem 30. Lebensjahr ab, ab dem 60. Lebensjahr sogar noch stärker [36]. Die Sarkopenie ist häufig; die Prävalenz wird auf 5 % bei 65-Jährigen und 50 % bei über 80-Jährigen geschätzt ([21], [22], [55]).

► **Ätiologie, Pathogenese.** Die Sarkopenie ist ein multifaktorieller Prozess und *Folge des physiologischen Alterungsprozesses*. Sie tritt unabhängig von anderen Begleiterkrankungen auf; solche können den Prozess jedoch beschleunigen. Als mögliche Ursachen der Sarkopenie werden diskutiert: immunologische Faktoren (z. B. Zytokine, Anstieg von IL-6, TNF-alpha), neurogene Faktoren (z. B. Abnahme von Motoneuronen), metabolische Faktoren (z. B. Hypermetabolismus, Hyperinsulinämie), hormonelle Faktoren (z. B. Abnahme des Östrogenspiegels bei der Frau, des Testosteronspiegels beim Mann, Abnahme des Wachstumshormons), nutritive Faktoren (Malnutrition, „empty refrigerator") und körperliche Inaktivität.

Außerdem werden oxidativer Stress und der Einfluss freier Radikale als wesentliche Endstrecken in der Entwicklung der Sarkopenie angesehen [40].

Auf die Rolle der mitochondrialen Dysfunktion bei zunehmendem Alter wird im Abschnitt der Mitochondriopathien im Alter eingegangen.

► **Diagnostik.** Die Sarkopenie stellt bei Patienten im höheren Lebensalter eine wichtige Differenzialdiagnose zu den oben genannten Myopathien dar. Sie ist jedoch schwierig zu objektivieren, da es an entsprechenden einfachen klinischen, biochemischen und bildgebenden Verfahren fehlt. Es gibt bisher auch keine einheitlichen Diagnosekriterien für die Sarkopenie. Es wurde vorgeschlagen, ab einer Skelettmuskelmasse unter zwei Standardabweichungen im Vergleich zu gesunden jungen Erwachsenen von einer Sarkopenie zu sprechen ([7]).

Klinische Methoden zur Diagnostik der Sarkopenie sind die Anthropometrie und die funktionelle Untersuchung. Bei der *Anthropometrie* erfolgt eine grobe Abschätzung der Muskelmasse mithilfe der Messung des Oberarmumfangs in Verbindung mit der Messung der Trizepshautfaltendicke (Referenzwerte und Perzentilen bei [17]). Bei der *funktionellen Untersuchung* wird die maximale Kraft in einzelnen Muskelgruppen beurteilt und in Grade M0 (Plegie) bis M5 (volle Kraft) eingeteilt. Hier wird jedoch lediglich die funktionelle Folge der Sarkopenie erfasst.

Bessere Informationen über die Muskelmasse erhält man mittels *bioelektrischer Impedanzmessung* und DEXA (dual-energy X-ray absorptiometry) (Normwerte bei [28], [29]).

In der *Muskelbiopsie* finden sich lediglich unspezifische Veränderungen. Sie kann aber im Rahmen der Differenzialdiagnostik notwendig sein.

► **Prävention, Therapie.** Regelmäßiges körperliches Training ist eine der kostengünstigsten Präventivmaßnahmen, von der ca. 90 % der über 50-Jährigen profitieren können. Detaillierte Ratschläge zur regelmäßigen körperlichen Aktivität finden sich bei [23].

Kontrollierte Studien zu einer medikamentösen Therapie der Sarkopenie (z. B. Hormonersatztherapie: Testosterongabe beim Mann, Östrogengabe bei der Frau) stehen bisher nicht in ausreichendem Umfang zur Verfügung. Zu erwartende Nebenwirkungen von Hormonersatztherapien könnten jedoch limitierend für einen solchen Einsatz sein. Es wurde aber gezeigt, dass körperliches Training (möglichst in ärztlich betreuten Trainingseinheiten) in Verbindung mit optimierter Ernährung eine effektive Maßnahme zur Behandlung der Sarkopenie ist [56].

16.8 Stiff-Person-Syndrom

Moersch und Woltmann beschrieben 1956 14 Patienten mit Muskelsteife und Muskelspasmen, für die sie den Namen Stiff-Man-Syndrom wählten, heute auch Stiff-Person-Syndrom genannt. Obwohl es sich bei dieser Erkrankung unter pathomechanistischen Gesichtspunkten nicht um eine Muskelerkrankung handelt, findet sie aufgrund ihrer Symptomatik in diesem Buch Erwähnung; sie zeichnet sich durch eine Muskelsteifigkeit aus und lässt möglicherweise an eine Myopathie, insbesondere eine myotone Myopathie, denken.

► **Pathogenese.** Das Stiff-Person-Syndrom ist *autoimmuner* oder *paraneoplastischer* Genese und sehr wahrscheinlich durch Antikörper vermittelt. Dafür spricht die Assoziation mit verschiedenen Antikörpern, deren Zielantigene überwiegend an hemmenden Synapsen des ZNS exprimiert werden [1]:

- Glutamatdecarboxylase (GAD)
- Amphiphysin
- Gephyrin
- GABA-A-Rezeptor-assoziiertes Protein (GABARAP)

Für die autoimmune Pathogenese spricht außerdem die häufige Assoziation mit anderen Autoimmunerkrankungen, besonders mit einem juvenilen Diabetes mellitus (in ca. 35 % der Fälle), immunogener Thyreoiditis oder Kollagenosen. Eine Assoziation zu MHC-Klasse-II-Allelen DQβ1 und DRβ1 ist ebenfalls nachweisbar ([14], [1]).

Im Rahmen eines paraneoplastischen Syndroms wurde die Erkrankung insbesondere bei Mamma- und Bronchialkarzinom beschrieben.

Bei den meisten Patienten lassen sich Autoantikörper gegen Glutamatdecarboxylase im Serum und im Liquor nachweisen. Diese sind jedoch nicht spezifisch für das Stiff-Person-Syndrom und finden sich häufig auch bei Patienten mit Diabetes mellitus, selten auch bei anderen Autoimmunerkrankungen und anderen neurologischen Erkrankungen (insbesondere zerebellären Ataxien).

Insbesondere Autopsien von Patienten mit der Plusvariante PERM (progressive Enzephalomyelitis mit Rigidität und Myoklonien), die bevorzugt zusätzlich Hirnstammsymptome zeigen, stützen die Annahme einer *entzündlichen* Genese, da sich in Rückenmark und Hirnstamm entzündliche Infiltrate zeigen. Damit vereinbar wäre auch der Nachweis von entzündlichen Liquorveränderungen bei einem Teil der Stiff-Person-Patienten.

Nach wie vor ist unklar, welches das primäre Autoantigen beim Stiff-Person-Syndrom ist und wie die Antikörper den Krankheitsprozess verursachen.

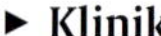

▸ Klinik

▸ Charakteristika. Das Stiff-Person-Syndrom tritt sporadisch auf betrifft bevorzugt Frauen mit einem Symptombeginn von der 2.–9. Dekade (Mittel: 46 Jahre) [1]. Leitsymptome sind eine fluktuierende, teils massive Muskelsteife der axialen Rumpf- und proximalen Extremitätenmuskeln sowie Attacken mit häufig schmerzhaft einschießenden Spasmen der betroffenen Muskeln (▸ Abb. 16.1). Diese Attacken können spontan auftreten, häufig sind sie aber auch durch psychische Anspannung, Aufregung oder Erschrecken provozierbar. Initial kommt es daher häufig zur Fehldiagnose einer psychogenen Störung, insbesondere auch, weil oft zusätzlich eine Ängstlichkeit oder phobische Störung Teil der Symptomatik ist. Weitere Auslöser von Attacken der Muskelsteife können Berührung oder Geräusche (z. B. Telefonklingeln) sein.

Die Intensität der Spasmen ist variabel. Sie können kaum spürbar oder aber so heftig sein, dass die Patienten stürzen oder sich „spontane" Frakturen oder Luxationen zuziehen (▸ Abb. 16.2). Häufig führen die Muskelverspannungen zu Wirbelsäulenverbiegungen (z. B. lumbaler Hyperlordose) oder zu Veränderungen der Körperhaltung.

Die Muskelsteife ist während des Schlafes typischerweise nicht vorhanden.

▸ Autonome Störungen. Autonome Störungen mit teils krisenhaftem Auftreten sind häufig. Bevorzugt treten sympathikotone Symptome mit Mydriasis, profusem Schwitzen, Tachykardie, Tachypnoe und arterieller Hypertonie auf. Die Symptomatik kann auch in einen Kreislaufschock münden.

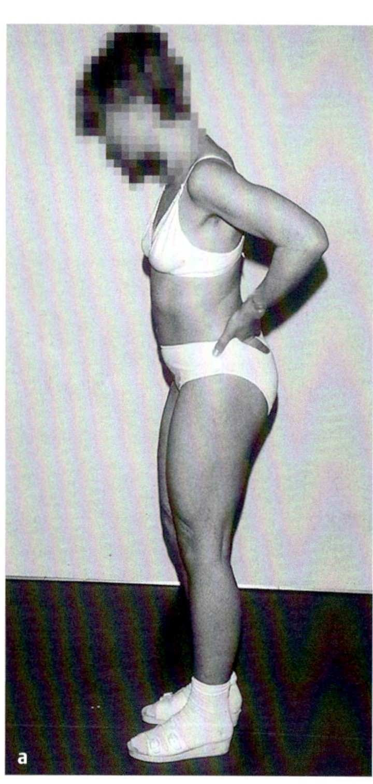

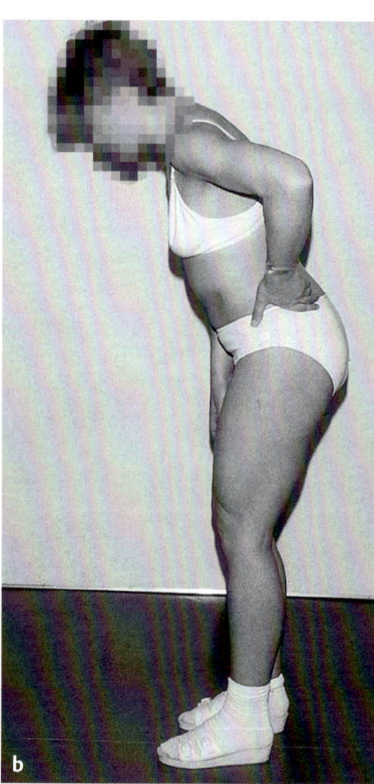

Abb. 16.1 27-jährige Patientin mit Stiff-Person-Syndrom.
a Im Stehen.
b Beim Versuch, den Oberkörper nach vorne zu beugen.

▶ **Minusvariante.** Die Symptomatik kann als Minusvariante nur eine Extremität betreffen und wird dann als *Stiff-Limb-Syndrom* (SLS) bezeichnet.

▶ **Plusvariante.** Zentrale neurologische Symptome gehören nicht zum klassischen Stiff-Person-Syndrom. Es existiert jedoch eine Plusvariante der Erkrankung, die sich insbesondere durch eine Hirnstammbeteiligung auszeichnet. Besonders häufig sind Augenbewegungsstörungen, aber auch Pyramidenbahnzeichen, Gefühlsstörungen, Lähmungen oder epileptische Anfälle wurden beobachtet. Da bei diesen Fällen häufiger progrediente oder schubförmige Verläufe auftreten, wurde die Bezeichnung *progressive Enzephalomyelitis mit Rigidität und Myoklonien* (PERM) gewählt. Foudroyante Fälle mit vegetativer Entgleisung oder Spasmen der Atem- und Larynxmuskulatur wurden beschrieben. Andererseits kann das Stiff-Person-Syndrom über Jahre stabil sein.

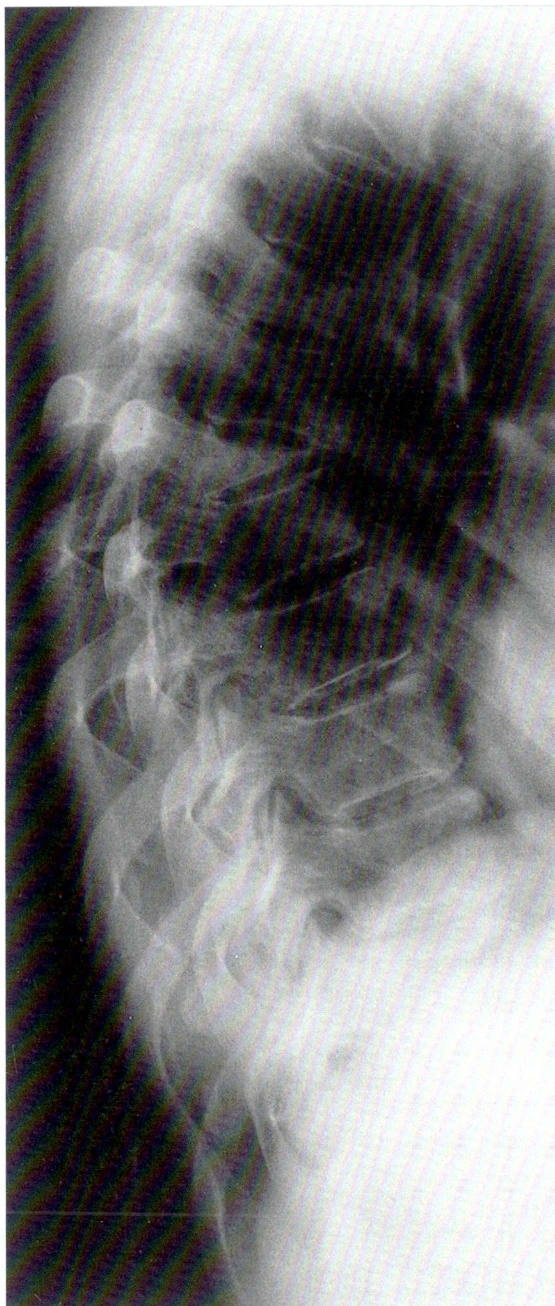

Abb. 16.2 Seitliche Röntgenaufnahme der BWS einer 48-jährigen Patientin mit Stiff-Person-Syndrom: In Verbindung mit einer Osteoporose kam es zu Kompressionsfrakturen von BWK4 und BWK6 (Keilwirbelbildung) ohne vorliegendes Trauma.

▶ **Diagnostik**

▶ **Labor.** Im Serum und Liquor lassen sich bei 80 % der Stiff-Person-Patienten GAD-Antikörper nachweisen [14]. GABARAP-Antikörper sind bei 70 % der GAD65-positiven Stiff-Person-Patienten nachweisbar. Es besteht keine Korrelation zwischen der Höhe der Antikörpertiter und der Schwere der Erkrankung.

Im Liquor zeigen etwa 60 % der Patienten oligoklonale Banden, ein kleiner Teil zeigt auch eine leichte Pleozytose.

Eine höhere diagnostische Wertigkeit hat der Nachweis der intrathekalen Produktion von GAD-Autoantikörpern (Leitlinien der DGN 2008, Stiff man Syndrom. Leitlinien für Diagnostik und Therapie in der Neurologie; 4. überarbeitete Auflage 2008, S. 654ff, Georg Thieme Verlag Stuttgart).

Da die Glutamatdecarboxylase auch in Inselzellen zu finden ist, können die Inselzellantikörper bestimmt werden. In Einzelfällen mit Assoziation zum Mammakarzinom wurden Autoantikörper gegen Amphiphysin festgestellt.

▶ **Elektrophysiologie.** Im EMG findet sich in den betroffenen Muskeln trotz maximaler Entspannung des Patienten eine kontinuierliche Aktivität motorischer Einheiten, die sich von normaler Willküraktivität prinzipiell nicht unterscheiden lässt und bei Spasmen plötzlich zunimmt. Außerdem lässt sich häufig ein myoklonischer Reflexspasmus nachweisen. Es handelt sich dabei um reflektorische EMG-Aktivität, die 50–80 ms nach Reizung des N. medianus oder N. tibialis zunächst in den am stärksten betroffenen Muskeln beginnt, sich dann längs der Neuraxis ausbreitet und für einige Sekunden anhält (tonisch-desynchronisierte EMG-Aktivität). Möglicherweise haben auch die in der transkraniellen Magnetstimulation festgestellten abnormen späten Antworten eine diagnostische Bedeutung (▶ Abb. 16.3) [49].

▶ **Bildgebung.** Bildgebende Verfahren zeigen keine krankheitsspezifischen Befunde und sind eher hinsichtlich bestimmter Differenzialdiagnosen wichtig (z. B. multiple Sklerose, Tumor, Gefäßmalformation).

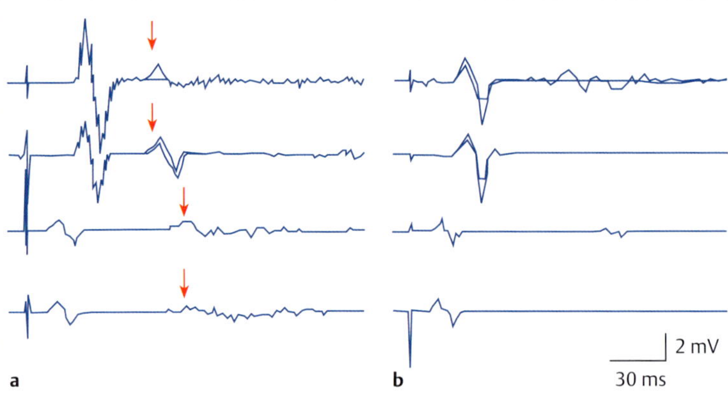

Abb. 16.3 Pathologische späte Reizantworten beim Stiff-Man-Syndrom in der transkraniellen Magnetstimulation während der physiologischen „silent period" bei einer 29-jährigen Patientin. Jede Spur zeigt 5 Reizantworten vom M. tibialis anterior, die oberen beiden Spuren nach kontralateraler Kortexstimulation (oben: Reiz links; unten: Reiz rechts), die unteren beiden Spuren nach ipsilateraler lumbaler Reizung (oben: Reiz links; unten: Reiz rechts). (nach Schulte-Mattler et al. 2000 [51])
a Die späten Antworten vor Benzodiazepintherapie sind mit Pfeilen markiert.
b Nach Therapie sind die späten Antworten nicht mehr nachweisbar.

▸ **Internistische Diagnostik.** Bei Patienten mit kurzer Anamnese (< 5 Jahre) und bei Patienten mit PERM sollte eine Tumorsuche durchgeführt werden (vor allem Mamma-, Lungenkarzinom) und die Bestimmung der Amphiphysin-Antikörper erfolgen. Bei Patienten mit GAD-Antikörpern ist selbst bei initialem Ausschluss eines Diabetes mellitus die halbjährliche Kontrolle anzuraten, da ein hohes Risiko für die Entwicklung eines Diabetes besteht. Die Kontrolle der Schilddrüsenwerte (einschließlich MAK, TRAK, TPO-Antikörper) und des Vitamins B_{12} (DD: Perniziosa) wird ebenfalls empfohlen (Leitlinien der DGN 2008).

▸ **Differenzialdiagnostik.** Differenzialdiagnostisch sind folgende Erkrankungen in Erwägung zu ziehen:

- Myopathien (vor allem myotone Myopathien)
- Neuropathien
- Crampus-Faszikulations-Syndrom
- ZNS-Erkrankungen
  - Tetanus
  - Startle Disease, Hyperekplexie
  - Neuromyotonie (Isaacs-Syndrom)
  - spinale Tumoren oder Gefäßfehlbildungen
  - atypische multiple Sklerose
  - axiale Dystonie
  - Myelopathie (z. B. paraneoplastisch, entzündlich)
- schmerzbedingter Muskelhartspann
- psychogene Bewegungsstörung

▸ **Therapie**

▸ **Symptomatische Therapie.** Mittel der ersten Wahl bei der antispastischen Medikation sind *Benzodiazepine*, die auch als Dauermedikation in Tagesdosen bis 50 mg Diazepam oder 6 mg Clonazepam eingesetzt werden. Mittel der zweiten Wahl ist *Baclofen* (50–100 mg/d), auch in Kombination mit Benzodiazepinen. Tizanidin (20–40 mg/d) oder Antikonvulsiva (z. B. Valproat, Gabapentin, Carbamazepin) können versucht werden. Außerdem besteht die Option, Baclofen intrathekal über eine Pumpe zu applizieren.

Bei drohender Gelenkschädigung aufgrund einer sehr ausgeprägten Muskelrigidität kann die Botulinuminjektion sinnvoll sein (off-label use).

Merke

Vor einem abrupten Absetzen der Medikation muss gewarnt werden, da dies lebensbedrohliche krisenhafte Verschlechterungen mit sich bringen kann, insbesondere bei Unterbrechung der intrathekalen Baclofenzufuhr oder Unterbrechung der Benzodiazepingabe.

Physiotherapie kann symptomlindernd sein. Verhaltenstherapeutische Maßnahmen gegen Angstattacken sind unwirksam (Leilinien der DGN 2008).

▸ **Immunsuppressive Therapie.** Die initial hochdosierte Langzeittherapie mit Methylprednisolon ist wirksam (500 mg/Tag i. v. für 5 Tage, im Verlauf von 6–8 Wochen Reduktion auf 6–10 mg/Tag oder 6–10 mg/zweitägig als Erhaltungsdosis). Mit steroideinsparendem Ansatz kann eine Langzeit-Immunsuppression erwogen werden (z. B. mit Azathioprin, Mycophenolatmofetil). Plasmapherese oder Rituximab wurde Einzelfallberichten zufolge erfolgreich eingesetzt.

Darüber hinaus gibt es Berichte über eine erfolgreiche Therapie mit intravenösen Immunglobulinen (2 × 1 g/kg KG an zwei aufeinander folgenden Tagen pro Monat bis alle 2–3 Monate) (Leitlinien der DGN 2008).

Literatur

[1] **Alexopoulos** H, Dalakas MC. A critical update on the immunopathogenesis of stiff person syndrome. Eur J Clin Invest 2010; 40 (11): 1018–1025

[2] **Alexopoulos** H, Dalakas MC. Immunology of stiff person syndrome and other GAD-associated neurological disorders. Expert Rev Clin Immunol. 2013; 9: 1043–1053

[3] **Ansevin** CF, Agamanolis DP. Rippling muscles and myasthenia gravis with rippling muscles. Arch Neurol 1996; 53: 197–199

[4] **Baquis** GD, Moral L, Sorrell M. Neck extensor myopathy: a mitochondrial disease. Neurology 1997; 48: A443

[5] **Barnett** MH, Yang F, Hand H et al. Unusual muscle pathology in McLeod syndrome. J Neurol Neurosurg Psychiatry 2000; 69: 655–657

[6] **Baum** P, Bercker S, Villmann T et al. Critical-Illness-Myopathie und -Neuropathie (CRIMYN). Nervenarzt 2011; 82: 468–474

[7] **Baumgartner** RN, Koehler KM, Gallagher D et al. Epidemiology of sarcopenia among the elderly in New Mexico. Am J Epidemiol 1998; 147: 755–763

[8] **Bennett** RM. Myofascial Pain Syndromes and the Fibromyalgia Syndrome: a comparative Analysis. In: Fricton JR, Awad E, eds. Advances in Pain Research and Therapy. Vol. 17. New York: Raven Press, Ltd.; 1990: 43–65

[9] **Betz** RC, Schoser BG, Kasper D et al. Mutations in CAV3 cause mechanical hyperirritability of skeletal muscle in rippling muscle disease. Nat Genet 2001; 28: 218–219

[10] **Bolton** CF, Laverty DA, Brown JD et al. Critically ill polyneuropathy: electrophysiological studies and differentiation from Gaillain-Barré-Syndrome. J Neurol Neurosurg Psychiatry 1986; 49: 563–573

[11] **Bolton** CF, Young GB, Zochodne DW. The neurological complications of sepsis. Ann Neurol 1993; 33: 94–100

[12] **Bolton** CF. Sepsis and the systemic inflammatory response syndrome: neuromuscular manifestations. Crit Care Med 1996; 24: 1408–1416

[13] **Cohen** AD, Calkins, E. Electron microscopic observations on a fibrous component in amyloid of diverse origins. Nature 1959; 183: 1202–1203

[14] **Dalakas** MC, Fujii M, Li M et al. The clinical spectrum of anti-GAD antibody-positive patients with stiff-person-syndrome. Neurology 2000; 55: 1531–1535

[15] **Evans** WJ, Cyr-Campbell D. Nutrition, exercise, and healthy aging. J Am Diet Assoc 1997; 97: 632–638

[16] **Francke** U, Ochs HD, de Martinville B et al. Minor Xp21 chromosome deletion in a male associated with expression of Duchenne muscular dystrophy, chronic granulomatous disease, retinitis pigmentosa, and McLeod syndrome. Am J Hum Genet 1985; 37: 250–267

[17] **Frisancho** AR. Nutritional anthropometry. J Am Diet Assoc 1988; 88: 553–555

[18] **Hewer** E, Danek A, Schoser B et al. McLeod myopathy revisited: more neurogenic and less benign. Brain 2007; 130: 3 285–3 296

[19] **Ho** MF, Monaco AP, Blonden LA et al. Fine mapping of the McLeod locus (XK) to a 150–380-kb region in Xp21. Am J Hum Genet 1992; 50: 317–330

[20] **Hund** E, Fogel W, Krieger D et al. Critical illness polyneuropathy: clinical findings and outcomes of a frequent cause of neuromuscular weaning failure. Crit Care Med 1996; 24: 1328–1333

[21] **Iannuzzi-Sucich** M, Prestwood KM, Kenny AM. Prevalence of sarcopenia and predictors of skeletal muscle mass in healthy, older men and women. J Gerontol A Biol Sci Med Sci 2002; 57: M772–777

[22] **Janssen** I. The epidemiology of sarcopenia. Clin Geriatr Med 2011; 27: 355–363

[23] **Jeschke** D, Zeilberger K. Physical training in coronary heart disease. Internist (Berl) 2000; 41: 1374–1381

[24] **Jung** HH, Danek A, Walther RH. Neuroacanthocytosis syndromes. Orphanet J Rare Disord 2011; 6 (68): 1–9

[25] **Katz** JS, Wolfe GI, Burns DK et al. Isolated neck extensor myopathy: a common cause of dropped head syndrome. Neurology 1996; 46: 917–921

[26] **Kawakami** T, Takiyama Y, Sakoe K et al. A case of McLeod syndrome with unusually severe myopathy. J Neurol Sci 1999; 166: 36–39

[27] **Koch** S, Spuler S, Deja M et al. Critical illness myopathy is frequent: accompanying neuropathy protracts ICU discharge. J Neuro Neurosurg Psychiatry 2011; 82: 287–293

[28] **Kyle** UG, Genton L, Hans D et al. Age-related differences in fat-free mass, skeletal muscle, body cell mass and fat mass between 18 and 94 years. Eur J Clin Nutr 2001; 55: 663–672

[29] **Kyle** UG, Genton L, Hans D, Pichard C. Validation of a bioelectrical impedance analysis equation to predict appendicular skeletal muscle mass (ASMM). Clin Nutr 2003; 22: 537–543

[30] **Latronico** N, Fenzi F, Recupero D et al. Critical illness myopathy and neuropathy. Lancet 1996; 347: 1579–1582

[31] **Latronico** N, Peli E, Botteri M. Critical illness myopathy and neuropathy. Curr Opin Crit Care 2005; 11: 126–132

[32] **Latronico** N, Bertolini G, Guarneri B et al. Simplified electrophysiological evaluation of peripheral nerves in critically ill patients: the Italian multi-centre CRIMYNE study. Crit Care 2007; 11: R11

[33] **Lindner** A, Kappen K, Zierz S. Akute Enzephalopathie, Polyneuropathie und Myopathie des kritisch Kranken. Internist 1998; 39: 485–492

[34] **Maher** J, Rutledge F, Remtulla H et al. Neuromuscular disorders associated with failure to wean from the ventilator. Intensive Care Med 1995; 21: 737–743

[35] **Mahjnek** I, Marconi G, Paetan A et al. Axial myopathy: an unrecognized entity. J Neurol 2002; 249: 730–734

[36] **Melton** LJ, Khosla S, Crowson CS et al. Epidemiology of sarcopenia. J Am Geriatr Soc 2000; 48: 625–630

[37] **Merlini** L, Carbone I, Capanni C et al. Familial isolated hyperCKaemia associated with a new mutation in the caveolin-3 (CAV-3) gene. J Neurol Neurosurg Psychiatry 2002; 73: 65–67

[38] **Mertens** HG. Die disseminierte Neuropathie nach Koma. Nervenarzt 1963; 32: 71–79

[39] **Minetti** C, Sotgia F, Bruno C et al. Mutations in the caveolin-3 gene cause autosomal dominant limb-girdle muscular dystrophy. Nat Genet 1998; 18: 365–368

[40] **Navarro** A, Lopez-Cepro JM, Sanchez del Pino MJ. Skeletal muscle and aging. Fron Biosci 2001; 6: 26–44

[41] **Newman** AB, Kupelian V, Visser M et al. Sarcopenia: alternative definitions and associations with lower extremity function. J Am Geriatr Soc 2003; 51: 1602–1609

[42] **Oehmichen** F, Pohl M, Schlosser R et al. Critical illness polyneuropathy und polymyopathy. How certain is the clinical diagnosis in patients with weaning failure? Nervenarzt 2012; 83: 220–225

[43] **Oerlemanns** WG, Visser M. Dropped head syndrome and bent spine syndrome: two separate clinical entities or different manifestations of axial myopathy? J Neurol Neurosurg Psychiatry 1998; 65: 258–259

[44] **Redondo** L, Polo MA, Rodriguez F et al. The bent spine syndrome: a focal axial myopathy of late onset. Neurologia 1999; 14: 408–411

[45] **Ricq** G, Laroche M. Acquired lumbar kyphosis caused in adults by primary paraspinal myopathy. Epidemiology, computed tomography findings, and outcomes in a cohort of 23 patients. Joint Bone Spine 2000; 67: 528–532

[46] **Roubenoff** R, Hughes VA. Sarcopenia: current concepts. J Gerontol A Biol Sci Med Sci 2000; 55: 716–724

[47] **Schorah** CHJ, Downing CH, Piripitsi A et al. Total vitamin C, ascorbin acid, and dehydroascorbic acid concentrations in plasma of critically ill patients. Am J Clin Nutr 1996; 63: 760–765

[48] **Schoser** B, Jacob S, Hilton-Jones D et al. Immune-mediated rippling muscle disease with myasthenia gravis: a report of seven patients with long-term follow-up in two. Neuromuscul Disord 2009;19:223–228

[49] **Schulte-Mattler** WJ, Deschauer M, Kornhuber M et al. Pathologische späte Reizantworten nach transkranieller Magnetstimulation bei Patienten mit Stiff-Man-Syndrom. Klin Neurophysiol 2000; 31: 59–64

[50] **Serratrice** G, Pouget J, Pellissier JF. Bent spine syndrome. J Neurol Neurosurg Psychiatry 1996; 60: 51–54

[51] **Spuler** S, Emslie-Smith A, Engel AG. Amyloid myopathy: an underdiagnosed entity. Ann Neurol 1998; 43: 719–728

[52] **Suarez** GA, Kelly JJ. The dropped head syndrome. Neurology 1992; 42: 1625–1627

[53] **Tateyama** M, Aoki M, Nishino I et al. Mutation in the caveolin-3 gene causes a peculiar form of distal myopathy. Neurology 2002; 58: 323–325

[54] **Tobergsen** T. A family with dominant hereditary myotonia, muscular hypertrophy, and increased muscular irritability, distinct from myotonia congenita Thomsen. Acta Neurol Scand 1975; 51: 225–232

[55] **Visser** M, Kritchevsky SB, Goodpaster BH et al. Leg muscle mass and composition in relation to lower extremity performance in men and women aged 70 to 79: the health, aging and body composition study. J Am Geriatr Soc 2002; 50: 897–904

[56] **Volpi** E, Nazemi R, Fujita S. Muscle tissue changes with aging. Curr Opin Clin Nutr Metab Care. 2004; 7: 405–410

[57] **Vorgerd** M, Bolz H, Patzold T et al. Phenotypic variability in rippling muscle disease. Neurology 1999; 52: 1453–1459

[58] **Vorgerd** M, Ricker K, Ziemssen F et al. A sporadic case of rippling muscle disease caused by a de novo caveolin-3 mutation. Neurology 2001; 57: 2273–2277

[59] **Waclawik** AJ, Lotz BP, Salamat SM et al. Myopathic dropped head syndrome. An expanding clinicopathological spectrum. Neurology 1997; 48: 445

[60] **Watkins** TC, Zelinka LM, Kesic M et al. Identification of skeletal muscle autoantigens by expression library screening using sera from autoimmune rippling muscle disease (ARMD) patients. J Cell Biochem 2006; 99: 79–87

[61] **Weber-Carstens** S, Schneider J, Wollersheim T et al. Critical illness myopathy and GLUT4: significance of insulin and muscle contraction. Am J Respir Crit Care Med 2013; 187: 387–396

[62] **Witt** TN, Danek A, Reiter M et al. McLeod syndrome: a distinct form of neuroacanthocytosis. Report of two cases and literature review with emphasis on neuromuscular manifestations. J Neurol 1992; 239: 302–306

[63] **Wolfe** F, Smythe HA, Yunus MB et al. The american college of rheumatology 1990 criteria for the classification of fibromyalgia. Report of the multicenter criteria committee. Arthritis Rheum 1990; 33: 160–172

[64] **Zochodne** DW, Bolton CF, Wells GA et al. Critical illness polyneuropathy: a complication of sepsis and multiple organ failure. Brain 1987; 110: 819–842

[65] **Zochodne** DW, Ramsay DA, Saly V et al. Acute necrotizing myopathy of intensive care: electrophysiological studies. Muscle Nerve 1994; 17: 285–292

Sachverzeichnis

D

E

F

G

H

I

M

N

O

P

Q

R

S

T